药物化学与药物研发案例

刘刚 主编

清华大学出版社
北京

图书在版编目（CIP）数据

药物化学与药物研发案例 / 刘刚主编 . — 北京：清华大学出版社，2022.10（2024.12 重印）
ISBN 978-7-302-62026-6

Ⅰ . ①药… Ⅱ . ①刘… Ⅲ . ①药物化学—研究 Ⅳ . ① R914

中国版本图书馆 CIP 数据核字（2022）第 191133 号

责任编辑：孙 宇
封面设计：钟 达
责任校对：李建庄
责任印制：刘 菲

出版发行：清华大学出版社
　　　　　网　　　址：https://www.tup.com.cn，https://www.wqxuetang.com
　　　　　地　　　址：北京清华大学学研大厦 A 座　　　邮　　编：100084
　　　　　社 总 机：010-83470000　　　　　　　　　邮　　购：010-62786544
　　　　　投稿与读者服务：010-62776969，c-service@tup.tsinghua.edu.cn
　　　　　质量反馈：010-62772015，zhiliang@tup.tsinghua.edu.cn
印 装 者：三河市铭诚印务有限公司
经　　销：全国新华书店
开　　本：185mm×260mm　　　**印　张：**48.75　　**字　数：**1093 千字
版　　次：2022 年 11 月第 1 版　　　　　　　　　**印　次：**2024 年 12 月第 4 次印刷
定　　价：298.00 元

产品编号：087059-02

主　编：刘　刚

编　委：（按姓氏笔画排序）

Jie Jack Li　勤浩医药（苏州）有限公司

丁　冬　罗氏研发（中国）有限公司

丁　克　暨南大学药学院

卜宪章　中山大学药学院

卫小文　药明康德新药开发有限公司

马　瑶　中国医学科学院药物研究所

马　涛　北京中医药大学中药学院

王　健　沈阳药科大学

王　勇　中国海洋大学

王晓卿　罗氏研发（中国）有限公司

尤启冬　中国药科大学

牛有红　北京大学药学院

文　睿　沈阳药科大学

龙亚秋　苏州大学药学院

叶新山　北京大学药学院

付健民　康龙化成（北京）新药技术有限公司.北京

刘　刚　清华大学药学院

刘亚飞　罗氏研发（中国）有限公司

刘新泳　山东大学药学院

孙天文　江苏先声药业有限公司

孙绍毅　Xenon Pharmaceuticals Inc. 温哥华. 加拿大

李中军　北京大学药学院

李志裕　中国药科大学

李卓荣　中国医学科学院医药生物技术研究所

李忠堂　北京大学药学院

李紫鹏　北京大学药学院

杨振军　北京大学药学院

杨哲洲　上海医药工业研究院有限公司

吴　瑶　罗氏研发（中国）有限公司

沈　宏　罗氏研发（中国）有限公司

张永辉　清华大学药学院

张晓进　中国药科大学

张福利　上海医药工业研究院有限公司

陈文腾　浙江大学药学院

陈硕斌　中山大学药学院

陈道远　中山大学药学院

尚　海　中国医学科学院药用植物研究所

罗海彬　海南大学药学院

周海兵　武汉大学药学院

周新洋　北京大学药学院

郑　伟　海思科医药集团股份有限公司

郑朴荣　宁波康柏睿格医药科技有限公司

郑嘉旻　罗氏研发（中国）有限公司

柯博文　四川大学

柳　红　中国科学院上海药物研究所

俞永平　浙江大学药学院

耿鹏飞　清华大学药学院

钱　海　中国药科大学

徐锦优　上海偕怡医药科技有限公司

郭　磊　中山大学药学院

郭小可　中国药科大学

唐叶峰　清华大学药学院

涂　杰　海军军医大学

展　鹏　山东大学药学院

黄志纾　中山大学药学院

盛春泉　海军军医大学

崔阿龙　中国医学科学院医药生物技术研究所

麻笑雨　武汉大学药学院

梁学武　中国科学院上海药物研究所

梁贵柏　上海偕怡医药科技有限公司

寇宾宾　Novo Nordisk Indianapolis research center Inc.
　　　　（诺和诺德，美国）

彭丽洁　暨南大学药学院

董　毅　中国医学科学院药物研究所

韩　帅　上海药明康德新药开发有限公司

程卯生　沈阳药科大学

潘宇飞　北京大学药学院

　　药物化学是化学领域里一个比较特殊的分支，从事药物化学的研究者及教学工作者除需具备较好的有机化学基础知识及实验技能外，还要具备设计和合成具有特定生物活性或成药性的化学（有机）分子的能力。合格的药物化学研究者及教学工作者必须深入了解和掌握特定药物靶点相关的生物学、药理学、分子的药代动力学和药效动力学、以及相关的医学知识，同时还要学习并掌握相关的药物制剂（递送）、药物分析及质量控制等知识。当然，相关人员对药物的安全评价知识也需要有较深入的了解。

　　到目前为止，药物化学，乃至药学仍是一门半经验式学科。药物化学研究者必须对分子的成药性具有机敏的感知能力以及忍受失败的精神高阈值，必须做好为实现目标进行长期努力的准备，以便当那份几率很低的运气来临时不至于擦肩而过！因此，成功的药物化学家在其职业生涯中都会不断地学习和积累相关的知识，并长期站在实验、实践的角度考虑分子成药性的问题。据我的理解，药物的研发过程就是不断地总结三个关系的过程，包括：分子的化学结构与活性的关系（构−效关系）、与药物代谢的关系（构−代关系）、以及与安全的关系（构−毒关系），来最终满足药物用于临床诊断、治疗及预防需求所必备的三个要素，即：安全、有效及可控。

　　全球科学家参与合作，历时20多年的人类基因组项目完成后，人类第一次能够阅读完整的人类基因图谱，并能够预测所有蛋白质的氨基酸序列，致使越来越多与疾病相关的生命物质，如蛋白质、核酸以及糖类化合物，以及基因、受体、酶、离子通道、信号通路、代谢通路等被发现。但遗憾的是，迄今为止成功开发为药物靶标的仍只是其中很小的一部分。然而，在现代生物技术飞速发展的今天，过去被认为不能开发出药物的生物靶分子，如本书第30章介绍的"RNA剪切小分子调节剂"已经将核糖核酸开发成为药物新靶标，并成功开发出治疗脊髓性肌萎缩症的小分子新药——利司扑兰。显然，伴随着生物学的发展，药物化学也一直在实践中得到进步，并且生物学在新药研发中的作用也变得越来越重要！

　　自20世纪90年代初开始学习药物化学以来，我从事相关研究已有三十余载。与所有从事药物化学的研究者（如本书的所有作者）一样，在"追梦"过程中始终保持着对药物化学的浓厚兴趣。我刚好有幸经历了国家重大研究计划的项目征集、计划制订以及三个重大新药创制五年计划的完整实施过程，见证了我国药物研发从初级仿制到跟随陪跑，再到目前欣欣向荣的自主创新过程，在追梦的征途中热血沸腾地参与了创新药物相关的各类研发计划，期间也在教学过程中越来越感受到知识的不足及教学形式的枯燥，开始萌生和实践用药物研发案例辅助进行《药物化学》课程教学的想法，将药物化学的教学思政体现在具体药物研发的案例中，也正好适应了教育部高等学校药学类专业教学指导委员会牵头组织研究的基础药学拔尖人才培养方案的教学要求。

2005年时，我在*Chemical and Engineering News*上读到了影响人类的46个药物的简短介绍时被深深触动！从那时起，我开始萌生用影响药物研发的关键性事件写一本教材的冲动，来反映人类在开发药物过程中所展示出来的智慧和毅力。直到2019年8月，在成都中国药物化学学术会议暨中欧药物化学研讨会期间，我与几位好友相聚聊天，提出了这个想法，获得了他们的积极评价，荣幸之至。尤其黎健博士，沈宏博士、阳华博士及付健民博士均在第一时间给出了中肯的建议和实际支持，使得本书的编写计划得以顺利启动！

随后，我们陆续邀请了国内外有相关药物研发及教学经历的专家、教授、研究员等70余人参与编写，他们都是长期从事药物化学研究和药物研发的优秀工作者及教学者，为本书提供了卓越的支持。本书撰写最初的时期比较困难，原因是我们没有合适的模板供大家参考。但我们的想法比较清晰，就是每章要写出药物化学的故事性，应该重点描述和介绍药物化学在先导化合物的发现及成药（甚至靶点确认）过程中的关键性事件及作用。幸运的是，曾经参与研发"抗2型糖尿病药物西格列汀的药物化学与工艺研究"（第1章）的徐锦优博士和梁贵柏博士、以及教学经验丰富的黄志纾教授的"降胆固醇药物阿托伐他汀实例"（第5章）各自很快给出了他们的初稿。前者是从药物研发亲历者的视角，讲述了一个开发Best in Class药物案例所解决的各种成药性、以及后期化学生产等故事；后者则对曾经是全球第一销售额的小分子药物（立普妥，120亿～150亿美元/年）的发现、药物化学、药物–药物相互作用等内容的细致且全面的总结和介绍。两章章节清晰合理，便于学习和记忆。它们则成为撰写本书的章节模板！

本书撰写历时四年有余，希望为新时代教育部教指委重点部署的药学拔尖人才培养起到积极的作用！

是为序！

刘　刚
于清华大学人环楼
2022年4月

什么是药学？要回答这个问题，首先要理解人类为什么需要药物治疗？药物治疗的本质是什么？就我个人理解而言，人体的基本生命活动，包括神志活动、呼吸运动、新陈代谢等等都是在正常的信号通路（受体）、生化反应（酶）、代谢、以及免疫调节等完美平衡条件下实现的。当它们中的某一个环节失衡，并导致临床症状、或增加临床事件的风险时，即会产生疾病。因此，需要药物将这些基本调控回路的失衡状态再调节回到可接受的平衡状态，来维持人类正常健康生活的能力和水平。中国国家药品监督管理局对药品最新的定义为：用于预防、治疗、诊断人的疾病，有目的调节人的生理机能并规定有适应症或者功能主治、用法和用量的物质，包括中药、化学药和生物制品等。因此，药物需要在具备特定的适应证时才可以使用。

药物化学贯穿了药物研发过程中的全部环节，包括从发现活性化合物、分子的成药性研究、以及药物靶点确证等。药物研发是一个极其艰苦而又充满风险的过程，凝聚了多个交叉学科的知识总结和实践活动。候选药物在上市前的每一个开发阶段都有可能导致失败，如因为、但不限于医学生物学基础研究不够扎实、多种因素导致的安全窗口问题、患者获益（unmet medical needs）及医学伦理问题、市场（驱动的研发过程）等因素。由于药物研发涉及了多个学科的综合影响因素，包括生物学、化学、药理学、毒理学、制剂学、药代\药动、药物分析、制药工艺、生物信息、药物管理（法律法规）、临床及基础医学，统计学，市场（产品）……，因此有人曾比喻，开发一个创新药物比发射一颗卫星还要难！

从化学层面来说，药物化学家必须对以碳–碳键组成的主体结构骨架的有机分子的空间结构有非常深入和细致的了解；药物化学家需要对刚性化合物结构及其表面极性基团的低能量取向有足够的认识之外，也必须对柔性分子在不同环境下的构像变化有比较准确的预判；药物化学家还须对小分子化合物与其作用靶点，比如蛋白质和核酸分子的非结合性作用方式有足够的理解，包括以无方向性的疏水效应为主的驱动力，以盐桥、氢键、偶极矩等方向性作用力组成的特异性结合等；当然，药物化学家也要对现代结合性药物分子的反应性及特异性进行深入的理解。化学药品因其具有稳定性高、使用方便、可及性好、生产成本低、价格亲民等优点，依然是全球创新药研发的主力军。自从发明磺胺类及青霉素类抗生素以来，纵观各个成功案例的成功和失败经验，化学药在人类医疗的历史上留下了不可磨灭的功绩，而其中最重要的贡献就是为人类建立了药物研发的一般方法和要求，使"安全、有效及可控"成为药物的基本条件。

启动本书编写的初心是想突出药物化学的故事性，重点描述和介绍药物化学在先导化合物的发现及成药（甚至靶点确认）过程中的关键性事件及作用，使教材的使用者及读者学习起来不会感到枯燥无味、千篇一律，希望能让学生甚至其他读者对药物化学产生兴趣，并投身于药物化学研究的事业中，也希望出现更多的创新药物，能够为患者治病解难！

本书最终共收集了31个案例，大致可分为抗肿瘤药物、抗菌及抗寄生虫药物、抗代谢紊乱药物、精神麻醉药物、抗病毒药物、抗心脑血管性疾病药物、抗骨质疏松药物、以及孤儿药等。根据化学结构的特点可以分为：天然产物来源的药物、小分子杂环药物、多肽药物、糖类药物、核酸药物等。本书突出的特点是将分子的成药性作为每章的重点进行介绍，强调了故事性及实用性，既有药学相关、尤其是药物化学相关的基础知识介绍，也有延展性知识介绍，但限于篇幅，不可能全部囊括，因此会有一定的阅读难度，必要时，读者们可以通过一些关键词进行文献查阅，通过延展学习更加深入地了解药物化学在药物研发过程中的作用。

在本书编写过程中，本着学有所用、学以致用的想法，我们邀请了上海药明康德新药开发有限公司、康龙化成（北京）新药技术股份有限公司、宁波康柏睿格医药科技有限公司和罗氏研发（中国）有限公司的相关专家参与了本书的编写，介绍了我国代表性企业在药物研发及创新方面的案例，同时它们也提供了部分资金支持，让本书成为校企合作的典范，在此，我们表示衷心的感谢！

书中涵盖内容广泛，难免有谬误或不恰当之处，因每个人理解不同、抑或理解错误，还可能是主编的知识粗浅，或者在组织过程中未能发现等原因所致，望读者及时指出和纠正！

本书适合药学专业的高年级同学及研究生使用，每章作者也为使用本教材的老师准备了基本的课件PPT内容和习题，欢迎授课老师使用，并实时更新！

最后，向所有参与写作以及给予建议的同行、朋友们再次表示最真挚的谢意！

刘　刚
于清华大学人环楼
2022年4月

目录

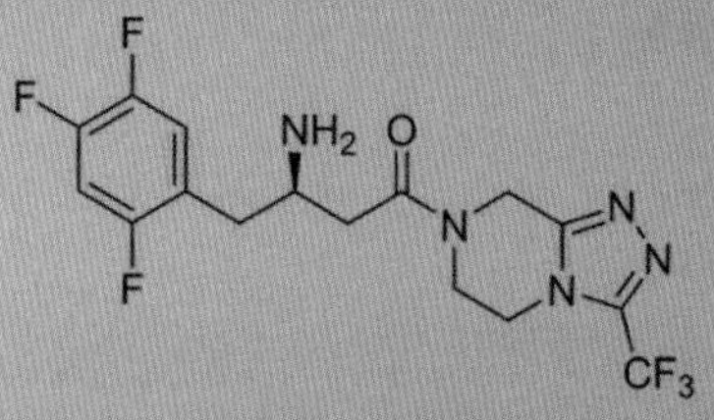

西格列汀

第一章

抗2型糖尿病药物西格列汀的药物化学与工艺研究

徐锦优　梁贵柏

　　本章以西格列汀研发过程中的重要节点为背景，介绍肠促胰岛激素在调控血糖中的作用和DPP-4抑制剂的药物化学研究，包括肠促胰岛激素效应（incretin effect）、先导化合物（lead compound）的确认和优化（identification and optimization）、药代动力学与药效学（pharmacokinetics and pharmacodynamics）的评估、新型抑制剂的设计（novel inhibitor design）等内容。最后，本章简要介绍了西格列汀化学合成的工艺研究。

第一节　抗2型糖尿病药物西格列汀简介

　　调控血糖依赖性胰岛素分泌（glucose-dependent insulin secretion，GDIS）又称高血糖诱发性胰岛素分泌（glucose stimulated insulin secretion，GSIS），是调控血糖的新兴策略，近年来受到学术界和制药业的高度重视，其治疗2型糖尿病的相关研究及新药研发均取得了突破性的进展。格列汀类（gliptin）药物属于二肽酰肽酶-4（dipeptidyl peptidase-4，DPP-4）抑制剂，主要通过减缓肠促胰岛激素（incretin）的重要成员——胰高血糖素样肽-1（glucagon-like peptide-1，GLP-1）的降解，促进餐后高血糖时胰岛素的合成和分泌，从而实现调控血糖的目的。与已有的磺胺酰脲类（sulphonylurea）等糖尿病药物相比，该类药物可以大幅降低诱发低血糖的危险。

　　2006年10月，美国食品药品监督管理局（Food and Drug Aderminstration，FDA）正式批准由美国默沙东制药公司研发的高效、高选择性的格列汀类药物——西格列汀（sitagliptin）作为治疗2型糖尿病的新药上市（结构式见图1-1-1），为有效控制和治疗2型糖尿病开拓了全新的路径，给全球大约2亿4千万糖尿病患者带来了新的希望。西格列汀上市后年销售峰值超过70亿美元，是一款名副其实的重磅药物。

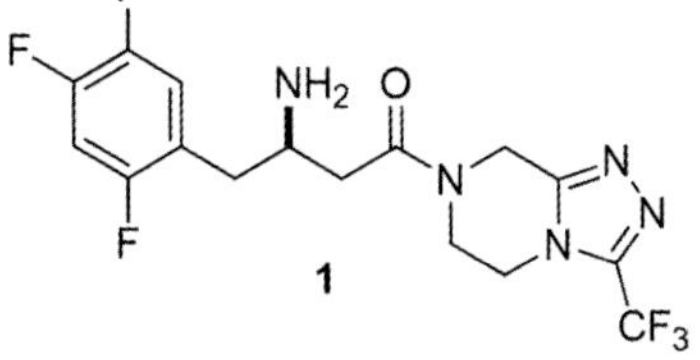

图 1-1-1　西格列汀（化合物 1）

第二节　肠促胰岛激素及其降解酶二肽酰肽酶-4（DPP-4）

肠促胰岛激素是从肠道黏膜中提取的对血糖具有调节作用的一组激素，其中两个主要成员是GLP-1和葡萄糖依赖性胰岛素释放肽（glucose-dependent insulinotropic peptide，GIP），两者的分泌、功能与降解如图1-2-1所示。

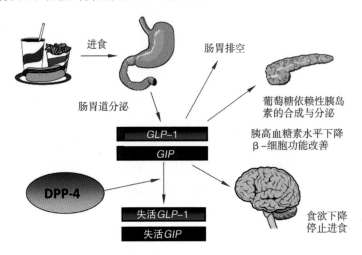

图1-2-1　肠促胰岛激素的分泌、功能及其降解

肠促胰岛激素产生后便可激活它们各自的受体。胰脏β-细胞上的GIP和GLP-1受体被激活后，细胞内环腺苷酸（cAMP）的浓度就会迅速升高，从而导致胰岛素的分泌[1]。同时，胰岛素的生物合成（biosynthesis）和β-细胞的分裂均增加[2]。此外，活化的GLP-1受体还有助于抑制胰高血糖素（glucagon）的分泌，使人体减少食物摄入量（food intake）并减缓肠胃排空（gastric emptying[3]）。由于GIP和GLP-1的合成及分泌只在进食后血糖升高才会发生，继而其受体被活化，所以合成与分泌胰岛素的过程也只会在高血糖的情况下才会发生，这被称为"血糖依赖性胰岛素分泌"（glucose-dependent insulin biosynthesis and secretion）。而正常的GLP-1水平不会影响胰高血糖素的分泌，因此，抑制胰高血糖素的分泌同样只发生在餐后的高血糖阶段，几乎不会有低血糖的风险[4]。

正常人空腹时，GLP-1含量一般在5~10 pmol/L范围，进食后会迅速提高至15~50 pmol/L。但是，人体内循环的GIP和GLP-1不会维持在高水平，很快会在多肽酶的作用下被降解而失去活性成为失活GLP-1（inactive GLP-1）及失活GIP（inactive GIP），其中最主要的降解酶是DPP-4。

20世纪60年代，人们首先从大鼠的肝脏里发现了DPP-4[5]。随后的研究发现，DPP-4在人体内的各类器官中广泛存在，肾脏、肠道和骨髓含量较高，肝脏、胰脏、胎盘、胸腺和淋巴等处也有存在，其在血浆中存在可溶形式，提示科学家可以针对DPP-4开发降糖药物。至20世纪90年代后期，有关DPP-4对体内能量平衡（energy homeostasis）的作用已经引起了学术界和医药工业界的广泛关注。

　　DPP-4是细胞表面的丝氨酸酰肽酶，属于脯氨酰寡肽酶家族，对脯氨酸（proline）和丙氨酸（alanine）特异性敏感，可从多肽的N末端切割X-脯氨酸或X-丙氨酸二肽残基（X代表蛋白或者多肽中的天然氨基酸残基）。DPP-4可降解多种蛋白及多肽底物，包括生长因子、趋化因子、神经肽和血管活性肽等。DPP-4的晶体结构发表于2003年[6]，它是一种可与细胞膜结合的同二聚酶（homodimer），每个单体的分子量为110~150 kDa。目前已知在人体内，GIP和GLP-1是DPP-4的天然底物。

　　由于DPP-4的降解作用，肠促胰岛激素在生物体（包括人体）内的半衰期（halflife）通常很短，如GIP的半衰期仅约10 min，而GLP-1的半衰期仅约1 min，这严重限制了肠促胰岛激素在临床上的直接应用[7]。实验结果表明，由静脉或皮下注入的GLP-1经DPP-4降解后，只剩下10%~20%的活性物质，因此无法降低糖尿病患者体内过高浓度的血糖（主要是葡萄糖）水平[5]。由此，科学家提出设想：通过有效抑制DPP-4的活性，延长GLP-1在人体内的滞留时间，提高GLP-1在人体内的浓度，进而恢复2型糖尿病患者的肠促胰岛激素效应，增加胰岛素的分泌，增强β-细胞功能（improved β-cell function），可达到控制血糖的效果和目的。经过不断探索，1996年科学家在动物体内实验中首次让这一设想实现，确认DPP-4是一个潜在的抗2型糖尿病新药物靶标（drug target）。此后，各大制药公司便开始纷纷研发DPP-4抑制剂，开启了治疗2型糖尿病的新纪元[8]。

第三节　基于性质的药物设计

　　将一个小分子优化成为一个安全有效的药物是一个漫长而又艰难的多参数优化过程（multi-parameter optimization process）。常见需要优化的药物成药性性质包括：生物活性（potency）、靶标的选择性（selectivity）、化合物的溶解性（solubility）、细胞的渗透性（cellular permeability）、代谢稳定性（metabolic stability）、口服生物利用度（oral bioavailability）、与血浆蛋白的结合（plasma protein binding）能力、细胞色素P450（cytochrome P450，CYP）的抑制与诱导能力、hERG等离子通道的抑制，以及化合物的杂泛性（promiscuity）引起的毒性等。

　　药物化学是科学和艺术的综合，也是一门半经验式的科学，每一名优秀的药物化学工作者都必须经过长期的实践才能够成为真正意义上的药物化学家[9]。药物化学家在优化先导化合物的生物活性、选择性、药代动力学（pharmacokinetics，PK）和药效学（pharmacodynamics，PD）等性质的同时，要重点关注及考虑避免可能出现的毒性（toxicity）和潜在的包括靶标（on-target）以及非靶标（off-target）等相关的不良反应。因此，先导化合物的优化是一个在活性、口服生物利用度和各种毒副作用之间取得最佳平衡的持续过程。然而，药物化学家在优化化合物的某个性质时，经常会忽略结构的变化对其他性质的影响，致使在解决一个问题后又引入新问题。如此，分子结构愈加复杂，分子量和亲脂性相应增加，导致化合物的类药性（drug-like property）降低。

　　药物研发的每一个循环均包括假设（hypothesis）、合成（synthesis）、体内外生物测试（test *in vitro* and *in vivo*）和分析（analysis）等过程，过程漫长又耗费资金。有经验的药物设计者（drug desinger）会在开始设计分子时尽可能综合考虑及讨论可能出现的各种问题以及变通方法，明确合成每个化合物的目的。通常，在先导化合物的确认（identification）阶段，需要合成一定数量的、结构多样性的化合物，以供选择和确认构-效关系（structure-activity relationship，SAR），但进入先导化合物的优化（optimization）阶段，当需要对分子的性质进行微调（fine-tuning）时，则要考虑结构的细微变化对药物整体性质的影响，尽量避免引入新问题。例如，为了解决药物候选物的脱靶（off-target）活性，药物化学家经常会在分子上引入极性基团，这便可能影响化合物的渗透性，也容易致使分子成为P-糖蛋白（P-glycoprotein，P-gp）等外排转运体（efflux transporter）底物被转运出细胞以外，从而影响药物的吸收[12]。

　　20世纪70年代初，随着蛋白质晶体学和磁共振波谱学的快速发展，测试蛋白质与配体络合物的三维结构成为常规技术，基于结构的设计（structure-based drug design）和计算机辅助药物设计（computer-aided drug design）得到大力推进，翻开了药物设计的新篇章。由于早期缺乏高质量的实验数据，以及对影响化合物吸收（absorption）、分布（distribution）、代谢（metabolism）、排泄（excretion）以及毒性（toxicity）（简称ADMET）等因素的认知有限，当时的计算机辅助药物设计主要用来帮助药物化学家优化化合物的活性。

　　直到20世纪90年代，随着各个相关学科的发展，特别是计算机化学（computer chemistry）、生理学（physiology）、生物化学（biochemistry）、药物代谢学（drug metablism）、药代动力学（pharmacokinetics）、药物转运学（drug transportaion）以及不同生物体内药物行为学（drug behaviors *in vivo*）等学科的发展，使药物设计跨入新时代，逐渐发展出了各种合理药物设计（rational drug design）模型和技术。

　　西格列汀（sitagliptin）的研发过程便是药物分子性质影响成药性的成功案例。项目团队成员（包括本章作者）采用了基于性质的药物设计方法。基于性质的药物设计（property-based drug design）是针对先导化合物或者候选药物的结构进行药代动力学性质的设计与优化，以实现药物具有良好口服吸收（A）、定向分布（D）、可控代谢（M）、优化消除（E）和降低毒副作用（T）的目的[10]。目前，越来越多的制药公司要求药物化学家在合成化合物前要先对其ADMET性质进行评估，力争将失败因素控制在先导化合物的确认及优化阶段，尽量避免发生在药物开发的后期阶段，如临床试验研究阶段。

第四节　常见影响药物 ADME/T 性质的因素

　　影响分子类药性（drug-like property）的因素包括分子量（molecular weight）、溶解性（solubility）、亲脂性（lipophilicity）、氢键配体数（number of hydrogen bond donor）、氢键受体数（number of hydrogen bond acceptor）、可旋转键数目（number of rotatable bond）、极性表面积（polar surface area，PSA）和芳基的数目（number of aromatic ring）（表1-4-1）。这些因素会直接影响药物的ADMET[11]，要求药物设计者对影响分子的类药性特征的因素、药物的生理过程及靶标，如蛋白质等生物大分子的生物活性

特点等均具备深刻的理解和认识。

表 1-4-1　常见影响药物 ADMET 的分子的理化性质

分子的理化性质	理　想　值
分子量（Da）	< 500
亲脂性	clogP 在 2 ～ 3 之间
极性表面积	非 CNS 药物 < 120；CNS 药物在 60 ～ 70 之间比较理想（如当一分子的极性表面积 > 1.2nm² 时，其在细胞的穿透性就会变差；需穿越血 – 脑脊液屏障的药物，其极性表面积在 0.6 ～ 0.7 nm² 比较理想）
氢键受体数	< 10 个
氢键供体数	< 5 个
分子内可旋转键数目	< 10 个
芳基的数目	< 2 个

极性表面积（polar surface area，PSA），化合物内极性分子的总表面积，多为氧原子及氮原子，也包括与其相连的氢原子

　　分子量影响药物的水溶性、渗透性、代谢和毒性，是设计药物分子需重点考虑的因素之一。1997年，美国辉瑞公司的药物化学家利平斯基（Lipinski）通过将已上市及在Ⅱ/Ⅲ期临床试验阶段失败的口服药物的特点进行研究与对比，发表了著名的口服小分子药物利平斯基五规则（Lipinski rule of five）[13,14]。口服小分子药物被定义为：分子量<500 Da；氢键供体<5；氢键受体<10；脂水分配系数计算值（clogP）<5。同时，该规则认为任一化合物如果不能满足其中至少两条，便难于成为口服药。尽管如此，随着现代技术的不断发展，以及科学对肠道吸收机制的理解加深，如今已有一些口服药物突破了该规则。

　　分子亲脂性对药物的所有性质，如水溶性、肠黏膜的吸收、细胞的渗透性、分子与血浆蛋白结合的能力、肝脏和其他器官的代谢以及毒性等都均具有显著影响。通常，化合物的logP在2～3最为理想，其在溶解性、渗透性和毒性之间可达到良好的平衡。logP过低，化合物的渗透性较差，而logP过高（logP>5）则水溶性较差，化合物更容易被细胞色素酶代谢，导致高肝清除率（high hepatic clearance），从而影响药物的吸收和口服生物利用度。此外，logP过高会增加药物与血浆蛋白结合的能力，从而减少血液中自由药物的浓度（free drug concentration），造成临床上药代动力学与药效动力学的脱节（PK/PD disconnection）。logP过高还可能导致高杂泛性，增加药物的脱靶活性和不良反应的风险。

　　药物的口服生物利用度是药物设计者面临的重大挑战。口服生物利用度主要与药物的吸收和代谢相关。常见影响药物吸收的因素包括溶解性、渗透性、小肠首过代谢（intestine first pass metabolism）效应、肝脏首过代谢（liver first pass metabolism）效应，以及与药物是否为P-糖蛋白等外排转运体的底物有关。药物的渗透性与分子量、亲脂性、分子内可旋转键数目、形状以及极性表面积等因素有关（表1-4-1）。如前所述，药物的亲脂性（logP）控制在2～3可具备比较理想的渗透性和溶解性。近期研究表明，相较于亲脂性，分子的极性表面积能够更准确地反映分子的渗透能力，已经成为常用的一个参数。当药物的分子内可旋转键数目<10，极性表面积<120 Å²时，药物通常具有良好的渗透性

和口服生物利用度。而对于要进入大脑的药物，极性表面积一般 <90 Å^2，在 $60 \sim 70$ Å^2 范围内比较理想[15]。

为使药物的口服吸收率最大化，药物分子除应具有较好的渗透性外，还应该避免被P-糖蛋白等外排转运体排出细胞外，同时也需要避免被肠道中的细胞色素酶快速氧化代谢。位于细胞膜上的转运体是体内重要的功能性膜蛋白，在肠道、肝脏、肾脏，以及血-脑脊液屏障等其他生物膜上均有广泛的分布，可以多方位影响药物的吸收、分布以及排泄等过程。介导药物外排的转运体主要包括P-糖蛋白、多药耐药相关蛋白（multidrug resistance-associated proteins，MRPs）、乳腺癌耐药蛋白（breast cancer resistance protein，BCRP）等。人体小肠有效吸收的表面积为 200 m^2 左右，为防止肠道内有毒的物质进入体内，肠道表面分布有众多的外排转运体，包括P-糖蛋白和BCRP，它们和细胞色素等代谢酶一同起到限制药物渗透进入血液循环系统的作用[16]。

药物分子的血浆蛋白结合能力也是评估药代动力学和毒性的一项重要指标。化合物的高血浆蛋白结合（high plasma protein binding）是西格列汀研发过程中遇到的一个重要问题。由于只有自由的、与血浆蛋白未结合的药物分子才会和药物靶标发生直接的相互作用，因此，高血浆蛋白结合的药物分子不仅会影响药物的分布、代谢和排泄，还会影响药物的药效。由于药物与血浆蛋白结合的程度会受患者的年龄、疾病状态以及同时服用其他药物的影响，FDA现已要求药物研发者必须针对具有高血浆蛋白结合的化合物进行额外的安全性研究[17]。

临床严重的不良反应往往是导致药物研发失败的最关键的因素。在西格列汀的研发过程中，化合物的脱靶效应（off-target effect）和毒性致使项目团队放弃了许多具有良好生物活性和药代动力学性质的化合物。药物常见的毒性包括细胞毒性（cytotoxicity）、肝毒性（hepatotoxicity）、基因毒性（genetoxicity）、致癌毒性（carcinogenicity）、心脏毒性（cardiac toxicity）等。对于药物设计者来讲，在设计阶段就必须尽可能避免产生这些毒性的因素[18]。这些毒副作用的来源不仅包括候选药物分子本身，也包括其代谢产物可能产生的毒副作用以及药物-药物相互作用（drug-drug interaction，DDI）引起的毒副作用。

人体内细胞色素P450酶超家族是代谢药物的主要酶，是一类主要存在于肝脏及肠道中的单加氧酶，多位于细胞内质网上，能催化多种内、外源物质的（包括大多数临床药物）氧化代谢过程。抑制或者诱导细胞色素P450酶会影响药物、体内激素和内源毒素，以及所有可能进入人体的物质（包括各种有毒物质）的代谢，所以维持正常的细胞色素P450酶的功能是机体健康的一个重要保证。许多慢性病或多重疾病患者需要服用多种药物或者需要长期联合用药，而抑制或者诱导细胞色素P450酶的药物可能会影响其他药物的药代动力学，从而影响血浆中药物的浓度，导致药物-药物之间产生相互作用。因此，防止药物可能引起的DDI也是药物设计者必须考虑的另一个重要内容[19]。

在DPP-4抑制剂研发项目中，药物化学家遇到的最大挑战是解决化合物的hERG活性问题。hERG（human *ether-à-go-go*-related gene）在人的心肌、脑、肝脏、脾脏等组织中均有表达，其中心肌组织表达量最高。当hERG钾离子通道介导的电流通过细胞膜的能力受到抑制时，会导致QT间期延长综合征这一潜在的致命性疾病发生，造成严重的心律失常。目前，检测化合物对hERG钾离子通道的作用已成为FDA要求新药报批的必备资料，以此规避药物心脏毒性的风险[20]。

如果一个化合物具有较好的活性、选择性、药代动力学和药效动力学性质，在其正式被选为临床前候选物（pre-clinical candidate，PCC）之前，还需要做大量的脱靶活性和毒性测试。制药公司希望在设计阶段对化合物产生脱靶活性和毒性的可能性进行评估，以避免浪费已经投入的大量人力、物力和财力。杂泛性是这几年被不少公司用来判断药物的选择性和安全性的一个重要概念。杂泛性是指一个化合物可与多个靶标包括各种未知靶标发生作用，产生治疗作用和（或）不良反应。在分析了大量已知化合物与脱靶活性和毒性的关系后，研究者发现化合物的clogP越大，杂泛性越高，即亲脂性分子倾向于与多个靶点结合[21]。

第五节　早期 DPP-4 抑制剂的药效及毒性研究

早期临床试验结果显示，使用DPP-4抑制剂确实能降低糖尿病患者进食后血糖的升高幅度，提供了疗效的概念证明（proof-of-concept，POC）。但与此同时，早期DPP-4抑制剂显示出一定的毒副作用。

一、早期DPP-4抑制剂的药效研究

默沙东于1999年开始研发DPP-4抑制剂项目，在此之前已有两个公司的DPP-4抑制剂候选物进入临床试验阶段。诺华公司的DPP728（化合物2，图1-5-1）和前东德Probiodrug公司的P32/98（化合物3）的I期临床试验结果均显示，健康志愿者在第一次服药后均无明显的不良反应，血浆中活性GLP-1含量也均有所增加，用餐或直接口服葡萄糖后血糖的升高幅度也明显降低，与动物实验结果类似。

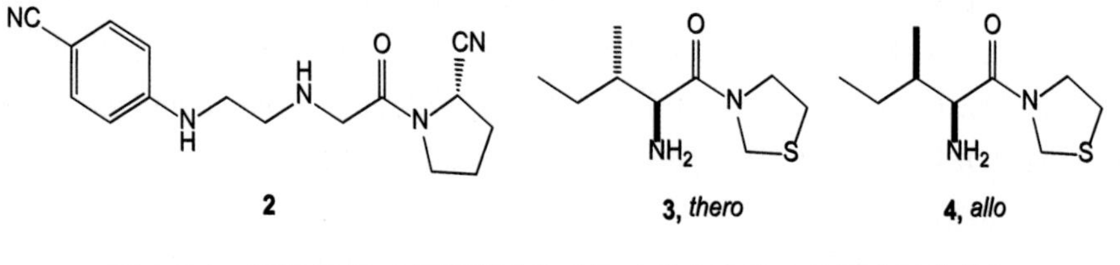

图 1-5-1　早期 DPP-4 抑制剂（化合物 4 为化合物 3 的同分异构体）

2002年，诺华公司报道了DPP-4抑制剂II期临床试验的初步结果。在93个2型糖尿病患者参加的为期4周的试验中，与服用安慰剂的对照组相比，用药患者用餐或直接口服葡萄糖后的血糖升高幅度、空腹血糖水平和24 h的血糖水平均明显下降，这样的结果首次提供了小分子DPP-4抑制剂可作为抗2型糖尿病药物的直接证据[22]。这是一个重要的里程碑式的事件，称为"临床的概念证明（clinical proof of concept，cPOC）"。但由于化合物2在大鼠中的半衰期只有15 min，在人体中的半衰期也小于1 h，诺华公司最终决定终止了化合物2进一步的临床试验研究。

二、早期DPP-4抑制剂的毒性研究

2000年，默沙东从Probiodrug公司购买了DPP-4抑制剂化合物3和其异构体4的研发权。在临床前安全性评价化合物3和其异构体4的试验中，项目团队发现实验大鼠发生贫血、血小板减少等不良症状，最终可导致大鼠死亡；在犬的试验中也出现急性胃肠道出血的明显副作用[23]。对于动物实验中发现的毒性，项目团队及时进行了正确的分析，这是最终成功开发DPP-4抑制剂成为药物的一个关键点。由此可见，分析和研究明确观察到的动物毒副作用是否与抑制DPP-4本身相关[称为机制相关毒性（mechanism-based toxicity）]是至关重要的。如果毒性与抑制DPP-4相关，那么DPP-4就不可能是成药靶标（druggable target），DPP-4抑制剂也不可能进一步开发成为新药。

为明确化合物3和其异构体4引起的毒副作用的来源，项目团队对其脱靶活性进行了深入研究。在药物化学研究策略中，脱靶活性是通过反筛选（counter screen）来实现的，一般分为特异性反筛选（specific counter screen）和覆盖式反筛选（global counter screen）。特异性反筛选通常只针对与靶标非常相近的蛋白质家族成员或同家族的亚型进行评估，而覆盖式反筛选则是测定该化合物对各种已知蛋白质家族成员的作用。因为后者数量众多、实验耗资巨大，一般只用于对少数结构上具有代表性的化合物进行评价，首选临床研究的候选物。在MDS Pharma Services（一家为制药公司提供覆盖式反筛选的CRO公司）的全面反筛选中，化合物3和其异构体4的杂泛性很低，未发现任何$IC_{50}<40\ \mu mol/L$的靶标外活性。但是在进行特异性反筛选时，化合物3和其异构体（化合物4）对DPP-8和DPP-9显示出较强的抑制活性（图1-5-2）。

根据化合物3（*threo* isomer）和其异构体（化合物4）（*allo* isomer）的动物毒性试验结果，研究者推测化合物的毒副作用应该与抑制DPP-4无关。无论在体内还是体外实验中，化合物3和其异构体（化合物4）对DPP-4的抑制活性几乎完全相同，但它们在动物试验中显示的毒性却差别很大。从动物给药剂量及测得的血药浓度来推算，*allo*-异构体（化合物4）的毒性比化合物3的毒性强约10倍，这与它们分别对DPP-4的抑制活性剂量并不相关，因此基本排除了机制相关毒性的可能性[23]。分子的毒性（molecule-based toxicity）很可能来源于早期DPP-4抑制剂对靶标外（off-target）酰肽酶家族中其他成员的作用，如对DPP-8/9的非特异性抑制作用。

为进一步证实上述结果，项目团队挑选大鼠中药代动力学参数基本相同、但活性选择性不同的化合物5和化合物6 [化合物5（图1-5-2）选择性抑制DPP-8/9，化合物6（图1-5-2）选择性抑制DPP-7（又称QPP，quiescent cell proline peptidase）] 在大鼠中进行了为期两周的比较毒理试验。结果显示：对DPP-8/9专一性抑制的化合物5在大鼠中产生与*allo*-异构体（化合物4）类似的毒性，但对QPP专一性抑制化合物6除在很高剂量时稍有异常之外，未观察到明显毒性。此外，DPP-4特异性抑制剂也未发现任何明显的病变[23]。这一结果非常有力地支持了项目团队的推测，也突显出DPP抑制剂研发过程中化合物选择性的重要性。

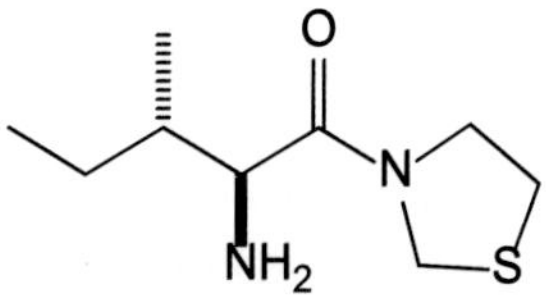

图 1-5-2 早期 DPP-4 抑制剂的选择性（QPP: quiescent cell peptidase inhibitor）

3

IC_{50}(DPP-4) = 420 nmol/L
IC_{50}(DPP-8) = 2170 nmol/L
IC_{50}(DPP-9) = 1600 nmol/L

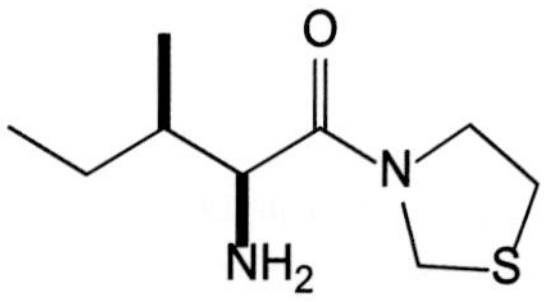

4

IC_{50}(DPP-4) = 460 nmol/L
IC_{50}(DPP-8) = 220 nmol/L
IC_{50}(DPP-9) = 320 nmol/L

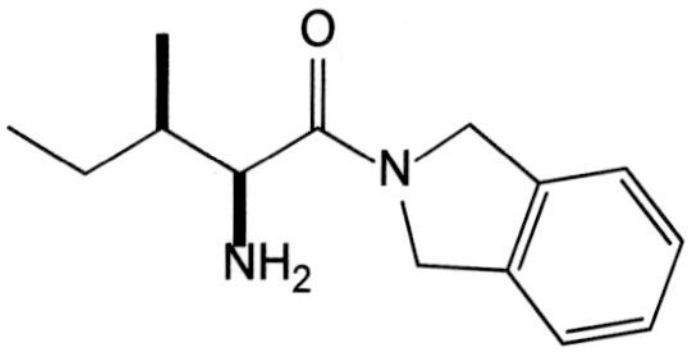

5' DPP8/9 selective

IC_{50}(DPP-8) = 38 nmol/L
IC_{50}(DPP-9) = 55 nmol/L

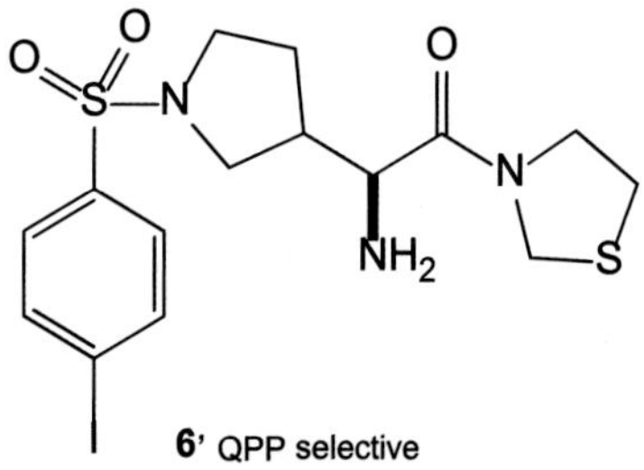

6' QPP selective

IC_{50}(QPP) = 19 nmol/L

三、DPP-4抑制剂优化策略的确定

默沙东项目团队最早设定的目标是找到一个同类最优（best-in-class，BIC）的药物。成为同类最优的药物，除了具有很好的活性、药代动力学和药效动力学性质以外，还必须具有很好的选择性和安全性，实际上仅具有最优生物活性的化合物很少成为同类最优的药物。因此，项目团队认为，安全有效的DPP-4抑制剂除了应该具备高DPP-4抑制活性之外，还必须对酰肽酶家族的其他成员有超过1000倍以上的选择性，尤其是对DPP-8和DPP-9的选择性最为重要。同时，由于糖尿病是慢性疾病，用药周期很长，药物不能对其他具有重要生物功能的蛋白质家族产生作用，如各类离子通道（ion channel）对心脏的正常工作至关重要，不能被扰乱。此外，细胞色素酶是非常重要的代谢酶家族，化合物对细胞色素酶的抑制或诱导都有可能紊乱药物的正常代谢，从而导致DDI，继而产生严重后果。因此，必须将对离子通道、细胞色素酶有作用的分子筛除掉。

第六节　先导化合物的确认

一、什么是理想的先导化合物？

在药物化学研究中，正确选择和设计先导化合物是成功开发药物最关键的第一步。在优化先导化合物成为药物的过程中，往往需要同时优化7～9个不同的参数，所以化合物的合成路线越简单越好。在优化活性和渗透性时，化合物的分子量和亲脂性会增加许多，所以先导化合物的分子量和亲脂性（通过clog*P*衡量）越小越好。

二、α-氨基酸衍生的DPP-4抑制剂

在项目团队尚未发现抑制DPP8/9会造成动物多器官毒性以前，早期的DPP-4抑制剂先导化合物（图1-6-1）都是由α-氨基酸7衍生而来。化合物8便是一种理想的先导化合物，它合成简单，柔性小，具有非常好的药效学和药代动力学性质及安全性数据，但进一步测试发现化合物8对DPP-8和DPP-9缺乏足够的选择性[24]。为了解决选择性的问题，项目团队对化合物8进行了较大改造，发现许多活性很好的化合物（如化合物9和化合物10），但它们对DPP-8和DPP-9仍缺乏足够的选择性。此时，通过高通量筛选技术，项目团队发现了全新的β-氨基酸衍生物化合物，对DPP-8和DPP-9有一定的选择性，所以项目团队决定暂停对α-氨基酸衍生物的研究，转而优化β-氨基酸衍生物系列。由此可见，储备结构多样性的先导化合物，可以帮助项目团队及时地调整优化方向。

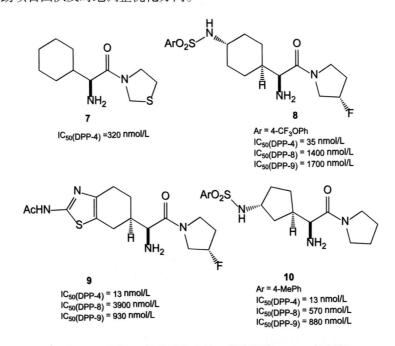

7

IC$_{50}$(DPP-4) =320 nmol/L

8

Ar = 4-CF$_3$OPh
IC$_{50}$(DPP-4) = 35 nmol/L
IC$_{50}$(DPP-8) = 1400 nmol/L
IC$_{50}$(DPP-9) = 1700 nmol/L

9

IC$_{50}$(DPP-4) = 13 nmol/L
IC$_{50}$(DPP-8) = 3900 nmol/L
IC$_{50}$(DPP-9) = 930 nmol/L

10

Ar = 4-MePh
IC$_{50}$(DPP-4) = 13 nmol/L
IC$_{50}$(DPP-8) = 570 nmol/L
IC$_{50}$(DPP-9) = 880 nmol/L

图 1-6-1　早期 α- 氨基酸衍生的二肽酰肽酶 DPP-4 抑制剂

药物研发是个系统工程，候选物可能在成药之前的任何一个环节出现问题，制药公司通常会另外选择一个高质量、结构全新的备选化合物（backup compound）作为应急方案。在发现西格列汀（β-氨基酸衍生物）以后（开展临床研究之前），项目团队重新研究了α-氨基酸衍生的DPP-4抑制剂，观察到化合物3和其异构体4的唯一差别是β-位置的立体异构不同，两者对DPP-8的抑制活性竟相差约10倍。项目团队在化合物3的基础上进一步优化以提高对DPP-8/9的选择性，合成了化合物11（图1-6-2）。生物活性测试结果表明，化合物11对DPP-8和DPP-9的选择性非常好，但是活性不够理想。经过分析以往α-氨基酸衍生的DPP-4抑制剂的数据，项目团队设想可通过在苯环上引入不同取代基团来提高该系列化合物的生物活性。比如，在化合物11（IC$_{50}$ = 1400 nmol/L）苯基的4-位引入4-氟苯基，得到化合物12（IC$_{50}$ = 64 nmol/L），其活性提高了20倍，同时保持对DPP-8和DPP-9较

高的选择性，其药物代谢与药代动力学（drug metabolism and pharmacokinetics，DMPK）性质也很好。遗憾的是，进一步研究发现化合物12具有很高的血浆蛋白结合能力，对hERG的选择性也较差。继续对化合物12的性质进行微调（fine-tuning），通过降低化合物的亲脂性和引进极性基团，得到了吡啶酮（pyridone）化合物13[25,26]，以及进一步优化的三唑（triazole）化合物14。化合物14不仅活性非常好，也具有很好的选择性和ADMET性质，最终被选择为西格列汀的备选化合物（backup compound）[27]。从发现化合物11到发现化合物14，项目团队只合成了300余个化合物，证明了基于性质的药物设计具有非常高效的策略优势。

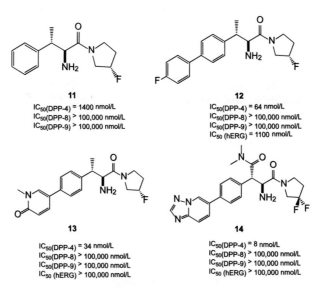

图 1-6-2　α-氨基酸衍生的 DPP-4 抑制剂的优化

三、β-氨基酸系列先导化合物的确认

随着高通量筛选技术的发展，项目团队发现了全新的β-氨基酸衍生物化合物15（图1-6-3）和化合物16，两者对DPP-8和DPP-9有一定的选择性。从先导化合物分子量的角度来分析，化合物15和16非常不理想。项目团队很快发现这个系列化合物的口服生物利用度非常差。对化合物15进行简化，发现化合物17的活性和化合物15相当，但分子量（MWt = 250 Da）降低较多，为进一步β-氨基酸衍生物优化奠定了良好基础。对苯基上的取代基进行深入研究，项目团队发现了2,4,5-三氟代衍生物化合物18（IC$_{50}$ = 119 nmol/L）[28]。

化合物18的活性虽然不错，但它对DPP-8和DPP-9的选择性仍旧不够理想。进一步的构-效关系研究发现了新的先导化合物19（图1-6-4）[29]。化合物19具备了分子量小（MW = 355 Da）、活性高（IC$_{50}$ = 140 nmol/L）、选择性好和容易修饰等特点，为药物的进一步优化提供了必要条件。

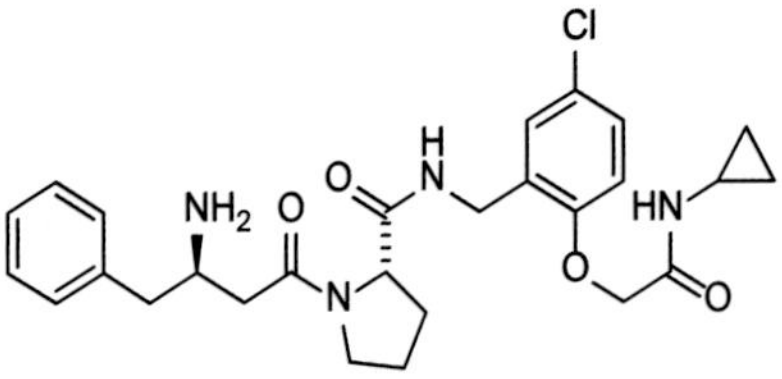

15

IC$_{50}$ DPP-4 = 1900 nmol/L

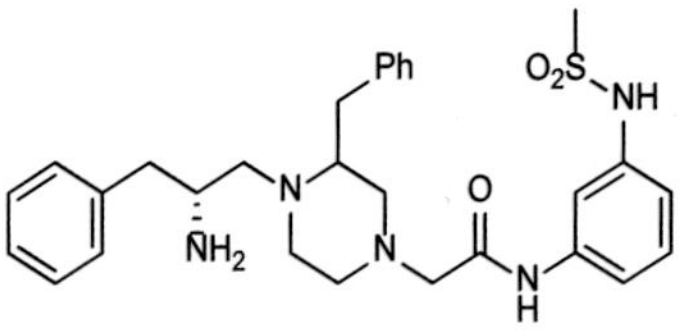

16

IC$_{50}$ DPP-4 = 11,000 nmol/L

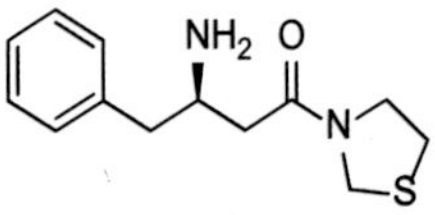

17

IC$_{50}$ DPP-4 = 3000 nmol/L
IC$_{50}$ DPP-8 = 2000 nmol/L
IC$_{50}$ DPP-9 = 23,200 nmol/L

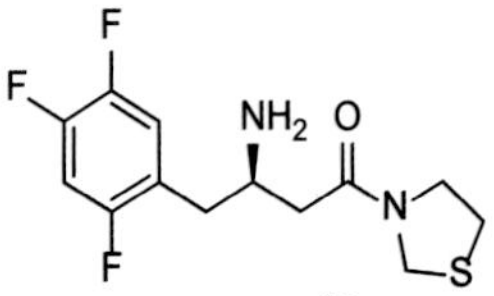

18

IC$_{50}$ DPP-4 = 119 nmol/L
IC$_{50}$ DPP-8 = 2700 nmol/L
IC$_{50}$ DPP-9 = 19,400 nmol/L

图 1-6-3　高通量筛选中标物的发现与优化

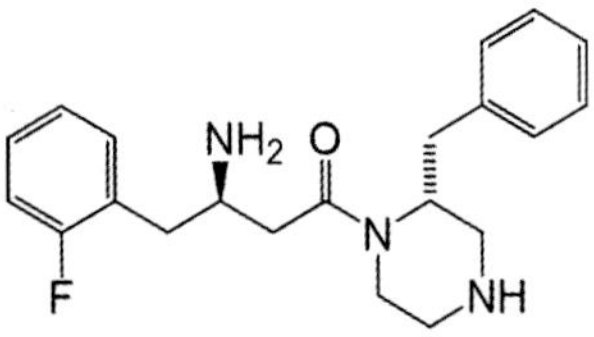

19

IC$_{50}$(DPP-4)=139 nmol/L
IC$_{50}$(DPP-8) >100,000 nmol/L
IC$_{50}$(DPP-9)=41,700 nmol/L

图 1-6-4　先导化合物

第七节　β-氨基酸系列先导化合物的优化

先导化合物与进入临床研究的候选物往往相差甚远。以化合物19为例，研究者发现，在动物体内，2-氟代苯环会形成谷胱甘肽（glutathione）的加合物。另外，哌嗪环（piperazine）因为体内发生氧化而缺乏代谢稳定性（metabolic stability），导致产生口服生物利用度低等不理想的药代动力学性质。

为了消除哌嗪环在体内易被氧化的现象，提高DPP-4抑制剂代谢的稳定性，同时保持对DPP-8/9和hERG的选择性，研发团队进行了一系列化学设计研究，其中最成功的是并环策略化合物21～化合物23（图1-7-1）[30,31]。

在随后合成的双环哌嗪衍生物里，项目团队发现了许多具有高活性、高选择性的DPP-4抑制剂，比如三唑哌嗪的并环化合物21～化合物23。化合物21（IC$_{50}$ = 460 nmol/L）

与非并环哌嗪类似物化合物20（图1-7-1）（IC_{50} = 3100 nmol/L）相比，活性得到了显著提高。在药物代谢研究中，乙基取代的衍生物22（IC_{50} = 230 nmol/L）证实了三唑哌嗪的并环可以提高体内氧化代谢的稳定性，但其口服生物利用度仍然不理想[31]。化合物22的渗透性非常差，由于提高分子的亲脂性可以提高化合物的渗透性，三氟甲基衍生物化合物23（IC_{50} = 130 nmol/L）在提高DPP-4抑制活性的同时，显示出很好的代谢稳定性和口服生物利用度［F（rat）= 44%］。构–效关系研究还发现，"左手边"苯环上氟取代可以进一步提高化合物的活性。将两者结合在一起，得到了如图1-7-2所示的系列化合物。其中2,5-氟代衍生物化合物24（IC_{50} = 27 nmol/L，图1-7-2）大鼠的口服生物利用度达到50%，2,4,5-三氟代衍生物1（IC_{50} = 18 nmol/L）大鼠的口服生物利用度更是提高到76%。化合物24的衍生物1（西格列汀）最终被开发成为同类最优新药。

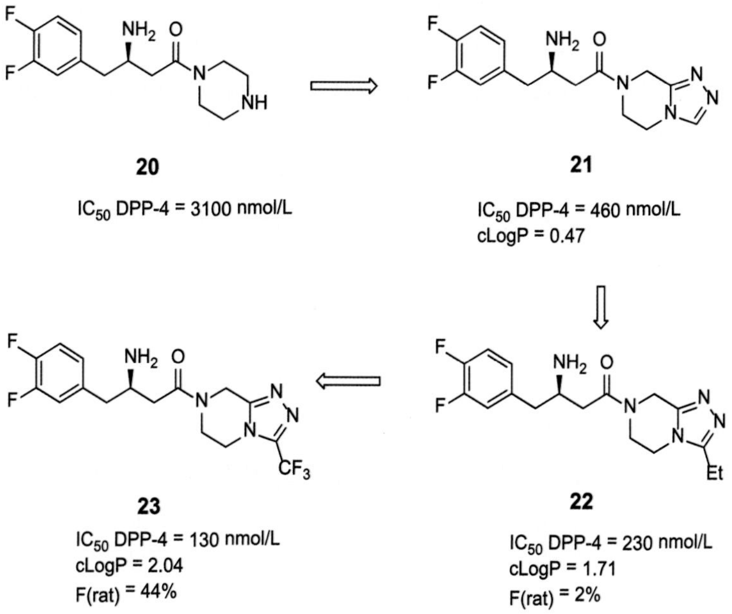

20

IC_{50} DPP-4 = 3100 nmol/L

21

IC_{50} DPP-4 = 460 nmol/L
cLogP = 0.47

23

IC_{50} DPP-4 = 130 nmol/L
cLogP = 2.04
F(rat) = 44%

22

IC_{50} DPP-4 = 230 nmol/L
cLogP = 1.71
F(rat) = 2%

图 1-7-1 优化化合物代谢，渗透性和生物利用度的策略

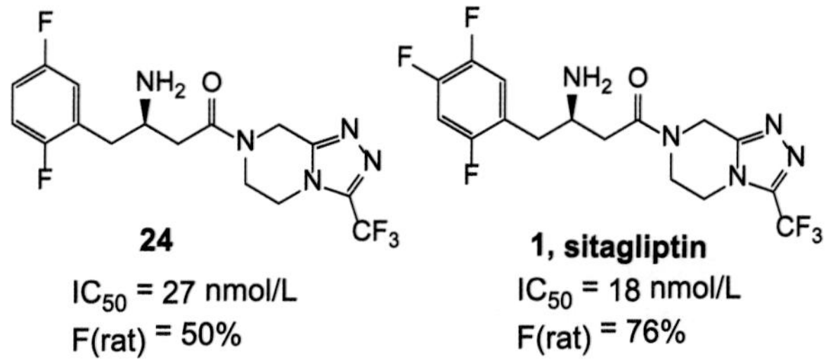

24

IC_{50} = 27 nmol/L
F(rat) = 50%

1, sitagliptin

IC_{50} = 18 nmol/L
F(rat) = 76%

图 1-7-2 临床前候选化合物 24 和 JANUVIATM（1，sitagliptin，西格列汀）

第八节　新药西格列汀的临床研究

由先导化合物19衍生而来的一系列以β-氨基酸为基础的DPP-4抑制剂普遍具有良好的选择性，它们对于DPP-8和DPP-9的抑制活性一般较弱（$IC_{50} > 45$ μmol/L）。例如，化合物24和其衍生物（化合物1）对DPP-8和DPP-9选择性均超过1000倍，达到了预期的指标。

在其他反筛选方面，化合物24和其衍生物（化合物1）也都具有很好的选择性。它们对于代谢酶CYP450均无明显抑制或诱导作用，对各类离子通道也均无明显阻碍作用，也未发现值得注意或者值得跟踪的体外脱靶活性。

在小鼠进行的药效实验中，研发者发现化合物24对小鼠DPP-4的抑制活性略有降低（$IC_{50} = 100$ nmol/L），但在3 mg/kg口服剂量下即可达到高幅度降低血糖的最佳疗效，其血药浓度可达到700 nmol/L。对于由高脂食物和链脲左菌素（streptozotocin，HFD/STZ）诱发的糖尿病小鼠，在长期服用化合物24后，根据其糖化血红蛋白（glycosylated hemoglobin，HbA1c）的含量可以确认其血糖水平的降低与化合物24的用量相关[32]。病理切片研究结果显示，这些长期服药的糖尿病小鼠胰岛内的β-细胞有所增加，为抑制DPP-4有助于恢复胰脏和β-细胞的功能和胰岛的正常形态提供了依据。

针对化合物24和其衍生物1为期两周的安全性评价（safety evaluation or safety assessment）的研究结果显示，在实验条件下，它们对大鼠和实验犬均无可观测到的毒性。但是在犬的心血管实验模型试验中，化合物24在剂量为10 mg/kg（血浆浓度为46 μmol/L）时引起了血压和心率降低，以及心电图P波和R波的间隔增加等不良反应。这些现象在剂量为1.0 mg/kg（血浆浓度为6.5 μmol/L）时则未出现，这在安全性评价实验中被称为"无毒性剂量"（no effect level，NOEL）。在相同的心血管模型试验中，衍生物1则未出现不良反应，其安全性的无毒性剂量为10 mg/kg（血浆浓度为59 μmol/L），因而安全系数更高。进一步的安全性评价也证实了化合物1是更适合作为临床研究的候选药物（clinical candidate）。

随后的临床试验结果也证实，化合物1（临床代号MK-0431）对DPP-4的抑制与剂量相关。当剂量达到100 mg以上时，MK-0431对DPP-4的抑制活性可以在24 h内保持在80%以上[33]，这也是在临床前动物实验中实现最大药效所需的抑制水平。MK-0431在人体内的半衰期可达到8~14 h，适合于每天一次服药（QD dosing），人的口服生物利用度高达87%[34]。服药后的糖尿病患者再摄入葡萄糖时，其血糖的升高幅度降低，同时伴随着升高的生物标志物有：活性GLP-1、GIP、胰岛素和C-肽，降低的生物标志物是胰高血糖素[35]。在一项为期24周的单独用药的III期临床试验中，与安慰剂相比，糖尿病患者的HbA1c含量从基线的8.0%下降了0.6%~0.8%[36]。在HbA1c基线更高（>9%）的糖尿病患者人群中，MK-0431引起的HbA1c下降更为显著，可达1.52%。用药患者的空腹血糖和餐后血糖水平均有所下降，还有迹象表明患者的β-细胞功能有所恢复。临床试验中未发现因服药而引起的低血糖和体重增加等不良反应。

除单独使用外，临床试验结果还表明，MK-0431（后被命名为西格列汀）可以有效地与其他降血糖药物，（如匹格列酮（pioglitazone）[37]或二甲双胍（metformin）[38]）联合用药。在一项为期52周的比较试验里，对服用二甲双胍（≥1500 mg）的糖尿病患者分别用西格列汀（100 mg）和磺胺酰脲类药物格列吡嗪（glipizide, 5~20 mg）进行联合治疗[39]。整个糖尿病患者组的HbA1c下降了0.67%，其中HbA1c总量下降到7%以下的糖尿病患者在西格列汀组中占63%，在格列吡嗪组中占59%，基本相同。但是格列吡嗪组中有32%的患者发生了低血糖，而西格列汀组中只有4.9%发生低血糖。另外，格列吡嗪组患者平均体重增加了1.5 kg，西格列汀组患者平均体重下降了1.1 kg。

2006年10月，FDA正式批准了由美国默沙东制药公司研发的第一个格列汀（-gliptin，DPP-4抑制剂药名的指定词根）类药物——西格列汀作为新药上市，为2型糖尿病的治疗提供了一个全新、安全和有效的治疗手段。在中国，西格列汀被批准用于配合饮食控制和运动，改善2型糖尿病患者血糖控制的单药治疗。另外西格列汀和二甲双胍固定剂量的复方制剂也已经在美国和欧盟被批准上市。

第九节　西格列汀的工艺化学

一、什么是工艺化学？

具体来说，小分子药物合成的工艺化学（process chemistry）就是实用有机合成，涉及从实验室规模的化学合成到中试生产、再到商业生产3个阶段。

工艺研究部门的任务及责任主要包括两部分：①设计和开发可放大量生产的化学工艺，这些工艺应满足合成线路短、原子经济（atom economy）效率高，成本效益高，技术可靠且对环境影响（environmental impacts）低等重要标准；②制备符合标准的药物活性成分（也称为原料药，active pharmaceutical ingredient，API），在候选药物的整个临床开发阶段中能够支持药物研发的顺利进行，并对上市以后的药物生产提供技术支持[40]。

除此之外，工艺开发部还需要提供全面的文档记录，详细描述可重复的生产方法。在许多制药公司中，工艺部门还负有对药物商业流程的整个生命周期的管理责任（life cycle management）。

新化合物的合成都是首先由药物化学部门完成的。为了提高效率，同时满足早期筛选的需求，首次合成的新化合物一般只是毫克级，用于体外的生物化学实验、初步筛选与特异性反筛选，以及药代动力学实验等初步评价。随着筛选及优化的推进，通常需要药物化学部门进一步提供1~100 g的高纯度化合物，进行各种动物模型试验和早期毒理评估等。

通过这些筛选、反筛选和各种评估之后，被选出的化合物就会进入新药临床试验申请（investigational new drug，IND）启动研究（enabling studies）阶段，所需化合物的量会跃增至千克级水平。在绝大多数情况下，药物化学部门为早期筛选建立起来的合成方法不能满足千克级的生产需要，所以工艺化学部在进入IND之前就会正式启动该项目的工艺研究，以实现从药物化学到工艺化学的无缝衔接，保证项目的顺利进行。

近几十年来，规模化生产小分子药物合成工艺的设计和开发受到了极大关注，已完全整合到制药研发部门的价值链中，被视为制药行业的核心能力之一，需要很高的科学素养和实验技术能力。

西格列汀的合成工艺，以药物化学部的首次合成为基础，经过工艺部门的迭代升级，实现了大规模、可持续的稳定量产，两次获得美国"总统绿色化学挑战奖"（Presidential Green Chemistry Challenge Award），堪称药物工艺化学的经典案例。

二、化学反应的效率

说到化学反应的效率，大家一般首先想到的是产率，这是从反应物到产物的转化率，是衡量化学反应效率的重要参数之一，可以通过改变温度、压力、溶剂和反应试剂等各种条件来进行逐个优化，得到理想的产率。除了实际获得的产率之外，衡量化学反应效率还有另一个更为基础的指标，就是原子经济（atom economy）。这个概念是美国著名有机合成化学家特罗斯特（Trost）在1991年提出的[41]。特罗斯特教授认为，对于任何一个化学反应，有多少反应物最终可以被包含在预设的产物中，可以称其为原子经济。而最高程度的原子经济方法是"将两个或多个反应物与仅需催化量的任何其他试剂的简单组合而构成。"他因此提出了如下的原子经济效率的计算公式：

$$原子经济效率（\%）= \frac{预设产物的分子量}{所需当量的反应物与试剂的分子量总和} \times 100\%$$

这个参数不仅考虑了从反应物到产物的转化，同时还体现出反应废料的产生。根据这个计算公式，如维蒂希反应（Wittig reaction），因为等当量的辅基三苯基磷并没有被包含在产物分子里，所以原子效率很低，不适合用于大规模化学工艺流程。相反，狄尔斯–阿尔德环加成反应（Diels-Alder reaction）仅需催化剂就可以将两个反应物结合在一起生成产物，无其他副产物，具有很高的原子效率。有兴趣的同学可以用这个公式去计算所学过的化学反应的原子效率，进而思考如何才能优化得到最佳反应条件，在提高产率的同时减少副产物和废料。

通过简单的计算不难看出，催化反应与等当量的辅基反应相比在原子经济上有很大的优势。西格列汀的工艺研究便是从开始应用手性辅基（chiral auxiliary）反应，到最后发展成为高效率的催化反应工艺，符合绿色、可持续的现代工艺化学理念。

从有机合成的角度分析，西格列汀的分子结构并不复杂，只有一个手性碳原子，如何建立这个手性中心自然成为工艺研究的焦点。限于篇幅，这一节重点讨论手性β-氨基酸的合成工艺，杂环部分的合成工艺不包括在内，有兴趣的读者可以自己查阅文献[42]。

三、西格列汀的药物化学合成：手性辅基的应用

西格列汀的药物化学合成最初采用了手性辅基的方法。这是一项成熟的不对称合成技术，应用非常广泛，适用于引进多种不同的化学官能团[43]。在药物化学的早期开发阶段，时间紧、所需的化合物量相对较少，而且手性辅基的诱导效应预见性好，线路开发相对快捷，经常会成为首选方法。

目前可供选择的手性辅基有许多种，最常见的有8-苯基薄荷醇、噁唑烷酮、硫酸伪麻黄碱、叔丁基亚磺酰胺等，可用于多种不同的化学反应，包括羟醛缩合反应、烷基化反

应、狄尔斯–阿尔德环加成反应等常用的形成碳碳键的反应，以及连接各种杂原子等。

α-氨基酸的手性合成方法可有多种选择，已被广泛研究。从α-氨基酸到β-氨基酸的转化也有多种成熟的方法，所以默沙东的药物化学团队首先尝试了手性辅基的重氮化反应以及烷基化反应，均获得成功（图1-9-1）[31]。在小规模合成中这两条线路的实验结果大致相同。

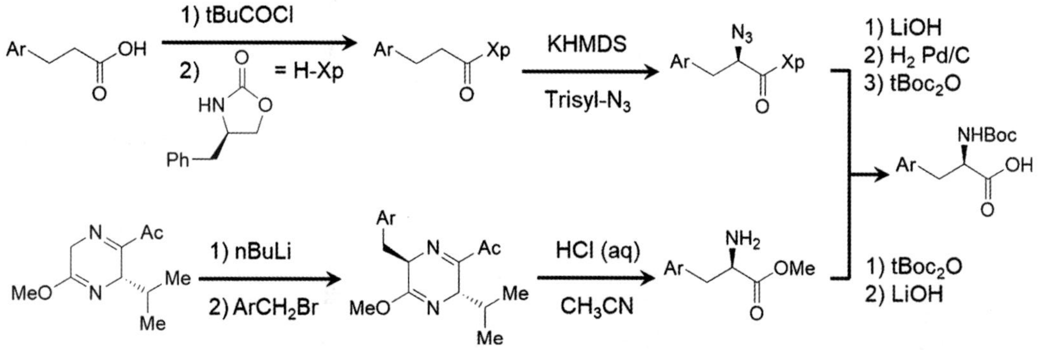

图 1-9-1 西格列汀药物化学合成线路中手性辅基的应用

从α-氨基酸到β-氨基酸的转化可通过Wolff重排反应实现（图1-9-2）。该反应条件温和、产率高，但是应用剧毒易爆的重氮甲烷，也不适合于放大量制备。

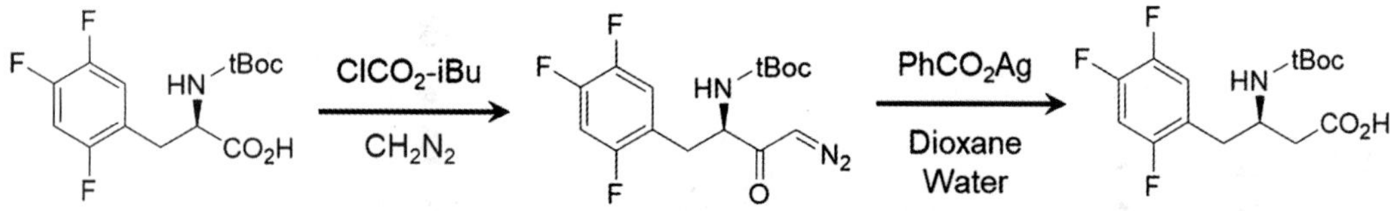

图 1-9-2 西格列汀药物化学合成线路中从 α- 氨基酸到 β- 氨基酸的转化

手性辅基的成功应用为药物化学研究和早期的动物实验及时提供了足够的西格列汀样品，保证了项目的快速推进。但是，手性辅基也具有一定的局限性。除了上述提到的剧毒易爆重氮试剂之外，连接和去除手性辅基增加了两个线性的合成步骤，不但效率有所降低，而且相关的化学溶剂和试剂的用量、能源消耗都会显著增加，液体和固体废料的处理和排放都会受到影响。从原子经济学的角度看，一个当量的手性辅基不能被包含在产物结构中，完全成了废料，即使可以回收也会增加工序和成本。

四、西格列汀工艺化学：不对称催化氢化的应用

与药物化学部交接之后，工艺化学部认真评估了前期的合成路线，认为应用该路线进行千克级的放量生产不仅步骤长、效率低、环境影响大，而且存在巨大的安全隐患。工艺部门决定放弃手性辅基路线，采用不对称催化氢化反应来合成β-氨基酸的手性中心。

手性催化氢化反应在有机合成中同样具有非常广泛的应用[44]。研究手性催化氢化反应的领军人物是日本化学家野依良治（Ryoji Noyori）和美国化学家威廉·诺尔斯（William Knowles），他们于2001年共同获得了诺贝尔化学奖。

目前可供选择的手性氢化催化剂一般由铂族的过渡金属与手性配体组成。常见的过渡金属有钌（Ru）、铑（Rh）、钯（Pd）、铱（Ir）等，最常见的手性配体是烷基膦配体（phosphine ligands），可用于多种不同的催化氢化反应，包括碳碳双键和三键的加氢、羰基的还原，以及烯胺的加氢等常用的还原反应。

（一）第一代西格列汀工艺化学：手性氢化工艺合成

第一代工艺化学选择了羰基的不对称还原作为核心反应（图1-9-3）。以廉价的羧酸为起始原料，经丙二酸酯反应延展碳链形成手性氢化的底物β-羰基酯。随后，研究者通过系统地筛选选择和优化手性氢化反应的催化剂（金属与配体）和反应条件，最后锁定了钌与手性联萘的络合物，催化剂的负载量<0.1 mol%，产物经水解后可以分离得到83%产率和94%对映体过量（ee）的羧酸[42]。

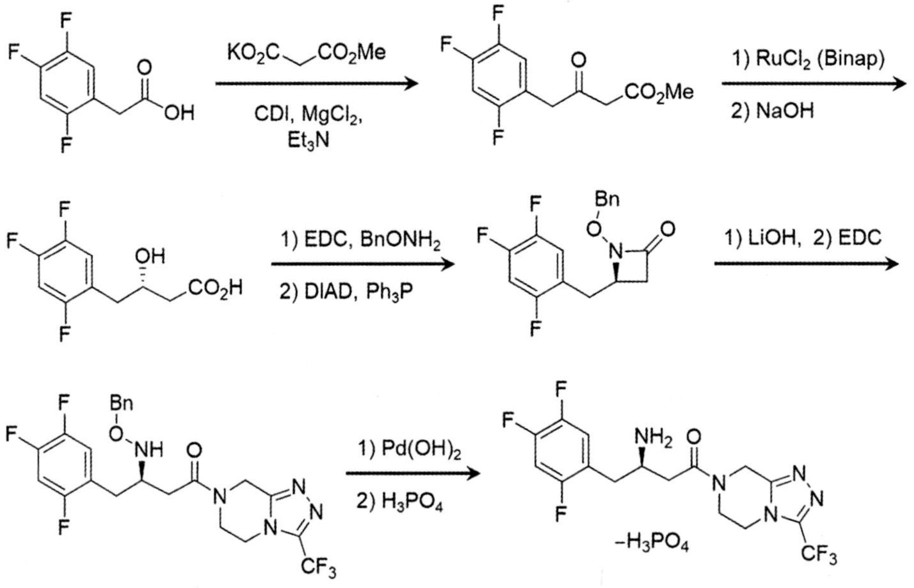

图 1-9-3　第一代西格列汀工艺合成线路

经过标准的EDC酰胺偶联反应之后，通过光延反应（Mitsunobu reaction）形成了四元环内酰胺，并同时实现了手性中心的构型翻转，从而完成了手性β-氨基酸的不对称合成。整条合成路线经过了9个线性步骤，终产率为52%，平均每步反应产率为93%，被成功用于100千克级的西格列汀合成。

从有机合成的原子经济学角度看，这条工艺路线采用的反应，如光延反应、EDC酰胺偶联反应等，都必须加入等当量的三苯基膦和偶氮二甲酸二异丙酯（DIAD——光延反应的关键中间体）、EDC（酰胺偶联反应）等反应试剂，不能被包含在产物的结构中，所以效率不高，会产生大量废料，对环境的影响也很大，不利于更大规模的生产。

（二）第二代西格列汀工艺化学：手性氢化工艺合成

为了进一步提高合成效率，降低对环境的影响，默沙东工艺部继续优化了前体合成的绿色工艺，同时探索出首例无氮取代基的烯胺的不对称催化氢化反应，成功地开发出以烯胺不对称催化氢化为核心的第二代西格列汀生产工艺。

在新的前体合成工艺中，米氏酸的应用实现了从羧酸的延展、到预制杂环胺耦合、再到烯胺转化的"一锅"法合成，大大简化了工艺流程。反应副产物主要是二氧化碳、丙酮、叔丁醇等水溶性小分子，去除了大量对环境有害的化学试剂（图1-9-4）[45]。

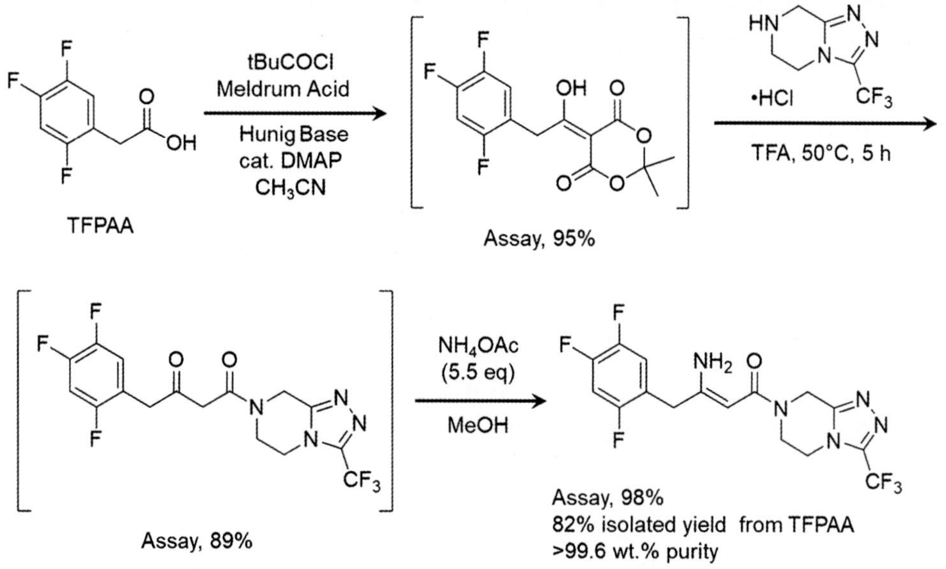

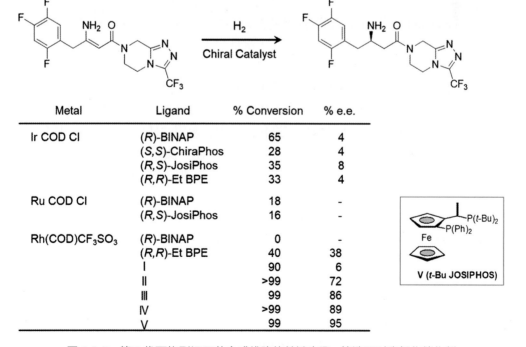

图 1-9-4　第 2 代西格列汀工艺合成线路：氢化前体的"一锅"法合成

默沙东工艺团队经过系统筛选后，首次发现了以金属铑为核心的高效不对称烯胺催化氢化体系，后经优化首次用于工业生产中（图1-9-5）[44]。

Metal	Ligand	% Conversion	% e.e.
Ir COD Cl	(R)-BINAP	65	4
	(S,S)-ChiraPhos	28	4
	(R,S)-JosiPhos	35	8
	(R,R)-Et BPE	33	4
Ru COD Cl	(R)-BINAP	18	-
	(R,S)-JosiPhos	16	-
Rh(COD)CF₃SO₃	(R)-BINAP	0	-
	(R,R)-Et BPE	40	38
	I	90	6
	II	>99	72
	III	99	86
	IV	>99	89
	V	99	95

图 1-9-5　第 2 代西格列汀工艺合成线路的关键步骤：筛选不对称氢化催化剂

从生产成本和收益角度来看，这项新工艺可以回收超过95%的贵金属催化剂铑，大大降低了催化剂的成本；同时新工艺只有3个操作步骤，成本下降70%，总体收益增加近50%。与此同时，以不对称催化氢化为核心的生产工艺使生产西格列汀原料药的工业废料也降低了80%，因此该法荣获了2006年美国总统绿色化学挑战奖。据估计，在西格列汀的整个商品周期里，这一改进使默沙东的生产部门减少了化工废料约15万吨，这是一个惊人的数字。

（三）第三代西格列汀工艺化学：酶催化的应用

上述工艺流程中，烯胺催化氢化反应的不对称选择性仍仅为95%，必须经过一步游离碱的重结晶才能达到符合要求的99.7%的原料药标准；同时，催化氢化反应必须在15~20个大气压条件下进行，需要特殊的耐高压反应设备；另外，回收贵金属催化剂铑，以及清除产物中残留的痕量金属铑，也都需要增加操作步骤和生产成本。

为了进一步提高不对称选择性、简化工艺，工艺部门继续成功开发了转氨酶催化工艺。新工艺取代了贵金属催化氢化反应，不再需要任何金属（铑和铁）试剂和高压反应釜设备，进一步大幅降低了资源消耗（图1-9-6）。

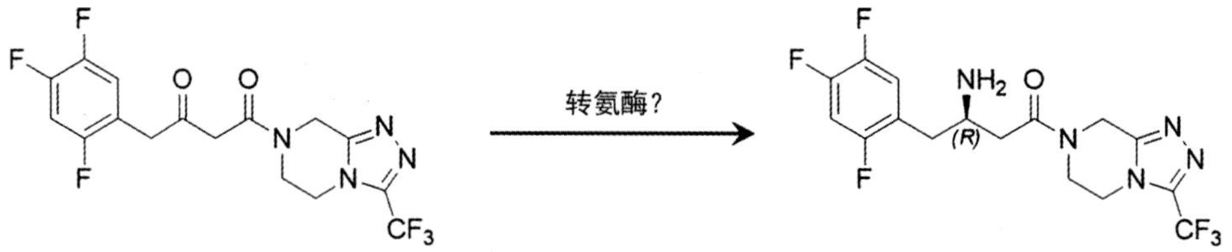

图 1-9-6 第三代西格列汀工艺合成路线：转氨酶还原胺化？

酶催化工艺是新型生物化学工艺，近年来得到快速发展，其中突破性的"酶定向进化"（directed evolution of enzymes）技术最为关键[46]。2018年，对此项研究做出重要贡献的法兰西斯·阿诺德（Frances Arnold）荣获了诺贝尔化学奖。

开发酶催化工艺的关键是发现或发明适用的酶。对于西格列汀的合成工艺来说，就是找到或开发出一种高转化率、高选择性并适用于大规模工业化生产的转氨酶。

西格列汀是一个完全由人工设计合成的化合物。经过筛选，最初能收集到的转氨酶都未检测到烯氨转换的活性。基于"酶定向进化"技术，采用"诱导"的方式，从化学结构上的相似处着手，研发者合成了一些反应过渡态中间体，使原始转氨酶通过一步一步地"学习"，逐步进化出一个可以检测到转化率的转氨酶，但当时这个酶的转化率仅有0.5%（图1-9-7）。

研发者再接再厉，以原代转氨酶为起点，再次采用定点突变技术对该转氨酶进行随机人工突变，筛选出转化率更好的"突变酶"，使转氨酶完成了一个轮次的"进化"。第二个轮次则以此新"进化"的转氨酶为起点，再进行随机的定点突变和筛选，直到获得满意的结果。在西格列汀合成工艺中烯氨转换酶的筛选及优化过程中，仅用了11个"突变–筛选"轮次便将转氨酶从转化率0.5%提高到95%以上，"进化"之后的最佳转氨酶的催化效率比原代转氨酶提高了惊人的25 000倍。更重要的是，在整个转氨酶的进化过程中，不对称选择性的比率始终保持在99.9%以上（图1-9-8）[47]。

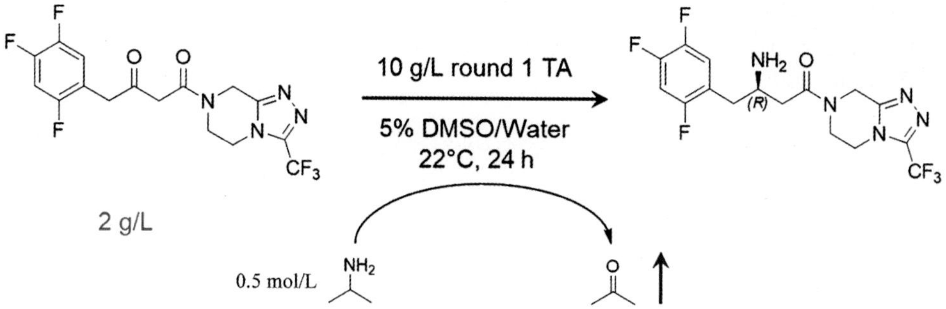

图 1-9-7　第 3 代西格列汀工艺合成路线：转化率为 0.5% 的原代转氨酶

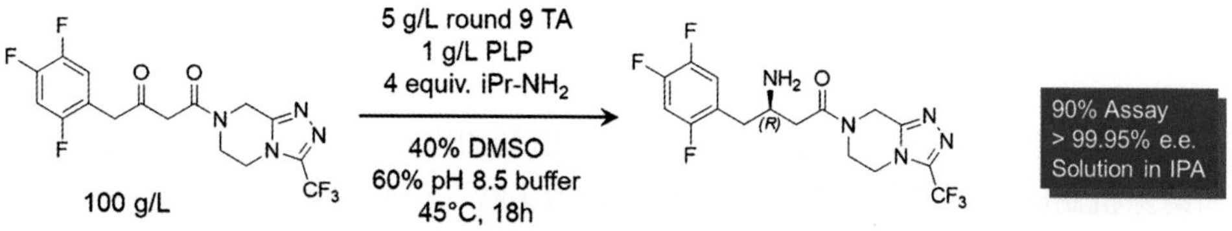

终止反应：89% ~ 97% sitagliptin, 3% ~ 10% ketoamide, 1% ~ 4% dimer

图 1-9-8　第 3 代西格列汀工艺合成路线：进化之后的高效转氨酶

转氨酶催化新工艺将现有设备的生产力提高了56%，总产率提高了10% ~ 13%，整体废物产生量减少了19%，该工艺路线于2010年再次获得美国总统绿色化学挑战奖。

五、绿色化学大有可为

绿色化学（green chemistry）或可持续化学（sustainable chemistry）的定义是"减少或消除有害物质使用的化学工艺流程"。近年来，随着全球工业化进程的加速以及气候变化与资源损耗的日趋严重，人类对绿色化学工艺和消除有害化工产品的期望值也越来越高，绿色化学在工艺研发中的重要性必将受到越来越多的关注[48]，绿色化学对未来人类的生活环境也必将起到极为重要的作用。

本章以抗糖尿病药物西格列汀工业制备的工艺绿色化学为结束内容，希望强调可持续化学在药物化学中的重要性，并可以用原子经济学的观点去分析化学反应对人类生活环境的影响。当然，我们也希望西格列汀的工艺研究历史能激发更多的同学们和读者贡献自己的智慧、青春和经验，将目光投向更加可持续的化学工艺。最后，借用一句诺贝尔奖获得者野依良治教授的话鼓励有志的同学们："绿色化学不仅仅是一个流行的口头禅，而是人类生存之关键。"

数字资源

第二章

胰岛素药物的研发历程

钱　海　寇宾宾

本章首先简单介绍了糖尿病，归纳了引发高血糖的原因，并介绍了胰岛素结构、作用机制和清除机制的探明过程。随后，以时间轴为主线，分析了胰岛素药物的研发历程，介绍了在胰岛素药物探索优化过程中衍生出不同的胰岛素改造策略，如胰岛素多聚体、胰岛素肽链氨基酸替换、胰岛素缀合长脂肪链、构建硼酸分子血糖感受器及甘露糖受体（mannose receptor）竞争、凝集素（lectin）降解策略等。最后总结展望了多肽类降糖药物的前景以及当前新型药物开发的瓶颈和挑战。

第一节　糖尿病及胰岛素简介

一、糖尿病

糖尿病（diabetes mellitus，DM）是一种以慢性高血糖为主要特征的异质性代谢性疾病，常见症状有烦渴、多饮、多尿、多食、视物模糊以及消瘦等，严重时可导致酮症酸中毒或非酮症性高渗状态。随着糖尿病病程的延长，患者易并发心、脑、肾、视网膜及神经系统慢性进行性病变，严重影响患者的生命健康和生活质量。

糖尿病的病因及发病机制复杂，但胰岛素分泌不足、或者是胰岛素受体抵抗、肝葡萄糖输出增加、外周葡萄糖利用水平下降，被认为是造成2型糖尿病的核心原因。随着对糖尿病的研究不断进展，脑部神经传导失调、胰高血糖素分泌增加、胃泌素分泌降低、肾脏重吸收增强，以及脂肪分解增加等因素，也被认为与高血糖相关。

二、胰岛素的发现历史[1-3]

胰岛素作为药物的应用已有百年历史，并开创了药物研发史上的数个第一。例如，第一个被发现并应用于人体的生物制品药物、第一个半合成生物制品药物、第一个基因重组生产的药物、第一个非天然序列的生物制品药物、年均药物使用量第一的生物制品药物等。此外，胰岛素类似物还拥有数个市场和销售额的桂冠，产生出了数个重磅药物

（blockbuster）。截至目前，胰岛素类药物的使用量以及销售额在全球市场中仍遥遥领先。

1890年，科学家们首次发现在全胰腺切除术后，犬可以发展为糖尿病，证明了胰腺在糖代谢调节中的关键作用。1894年人们首次提出胰岛组织可能对血糖控制有影响。1909年，胰岛组织的分泌物首次被命名为"insuline"。

1920年，班廷（Banting）萌生设想：结扎狗的胰导管，待其腺泡萎缩只剩胰岛后，分离其中的内分泌物，来观察其对糖尿病治疗的作用。1921年5月，班廷和贝斯特（Best）在麦克劳德（Macleod）教授的实验室中开展了实验，证明胰岛的粗提取物能够降低胰腺切除犬的血糖。之后，科利普（Collip）改进了胰岛素的纯化工艺，并于1922年1月23日对男孩（Leonard Thompson）进行了临床试验，取得了巨大的成功。1923年班廷和麦克劳德被授予诺贝尔生理学或医学奖。

1923—1924年，礼来制药、诺和诺德制药和赫斯特制药等公司将牛和猪的胰腺提取物研制成药，并用于人类糖尿病的治疗，但这些胰腺提取物的纯度相对较低。随后的研究主要集中于纯化结晶有效成分，以便了解胰岛素的细致化学结构，并直接推动了结晶胰岛素的出现[4,5]，最终确定了胰岛素的成分是蛋白质。1954年，Sanger等[6,7]报道了胰岛素的蛋白一级结构，并获得1958年诺贝尔化学奖。

我国科学家在人工合成牛胰岛素研究方面也作出了巨大贡献。从1958年开始，中国科学院上海生物化学研究所、中国科学院上海有机化学研究所和北京大学化学系三个单位合作，王应睐为组织者，由龚岳亭、邹承鲁、杜雨苍、季爱雪、邢其毅、汪猷、徐杰诚等组成协作组，开始探索用化学方法人工合成胰岛素，并于1965年9月17日首次完成了结晶牛胰岛素的全合成。合成工作分为三步：第一步，将天然胰岛素拆成A、B两条链，分别单独进行合成。第二步，得到两条链后，再用人工合成的B链同天然的A链相连接。第三步，最后将经过验证的半合成A链与B链再连接起来。经过严格的鉴定，合成胰岛素的结构、生物活性、物理化学性质、结晶形状均和天然牛胰岛素完全一样。这是世界上第一个人工合成的蛋白质，标志着人类在认识生命、探索生命奥秘的征途上迈出了重要的一步。王应睐因此被著名英国学者李约瑟（Joseph Needham，1900—1995年）誉为"中国生物化学的奠基人之一"。

1974年，人类首次实现了人胰岛素的全化学合成，该方法十分复杂，包含了数百个反应[6,8]。之后，科学家们开始研究合成胰岛素的其他途径，例如，猪胰岛素向人胰岛素的转化[8]。1976年，Obermeier和Geiger进行了第一次半合成，但总收率不到10%[9]。1978年，Homandberg等[10]突破性地发现，在水和有机溶剂的混合物中进行蛋白酶催化可以使人胰岛素实现大规模生产。此后，又诞生了几种涉及酶转化的方法，如Markussen等[11]发现可以通过转肽法将猪胰岛素直接转化为人胰岛素酯，该工艺收率高达97%。

20世纪80年代末期，礼来制药公司与Genentech制药公司通过重组DNA技术，采用大肠埃希菌或酵母进行生物合成人胰岛素[6]。第一个重组人胰岛素的合成是A链和B链分别生产，然后再经过化学连接得到完整的胰岛素[8]。

三、胰岛素的结构

胰岛素的药物化学必须以正确理解其空间三维结构为基础。天然胰岛素的一级结构（图2-1-1）由A和B两条链构成，其中A链含21个氨基酸残基，B链则含30个氨基酸残基，两条链之间通过两对二硫键（A7-B7和A20-B19）相连，A链自身还有一对分子内二硫键（A6-A11）[6]。胰岛素单体可与二价金属离子结合，其中锌离子（Zn^{2+}）是最常见的配体，它们在Zn^{2+}的作用下可聚合形成六聚体[12]，而这种聚合过程依赖于pH。

不同种属的动物胰岛素序列相对保守，A链和B链的长度基本不变，并且半胱氨酸残基的数量和位置也固定。序列对比显示，脊椎动物的51个氨基酸中10个氨基酸（GlyA1、IleA2、ValA3、TyrA19、LeuB6、GlyB8、LeuB11、ValB12、GlyB23和PheB24）完全保守，其中5个（IleA2、ValA3、TyrA19、GlyB23和Phe24）参与了与受体的相互作用，另外5个（LeuB6、GlyB8、LeuB11、GluB13和PheB25）则与配体维持受体结合的构象有关[13]。总的来说，在A链中，有三个区域对胰岛素的结构和活性至关重要，包括：A1 ~ A3，A12 ~ A17和A19；而在B链中B8 ~ B25则最为重要。

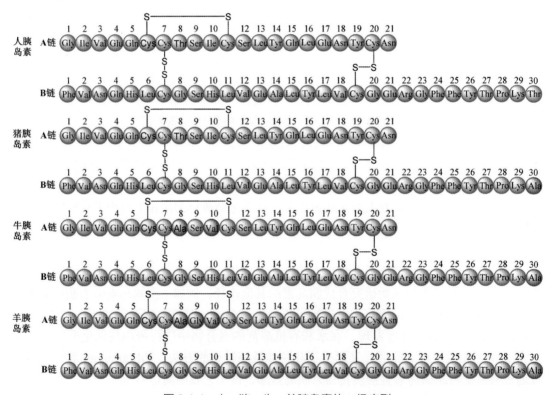

图 2-1-1　人、猪、牛、羊胰岛素的一级序列

胰岛素具有相较于多肽（polypeptide）复杂、但相较于蛋白质（protein）又相对简单的二级结构（图2-1-2）。其中A链有两个长度较短且处于反向平行的α螺旋结构A1 ~ A8、A12 ~ A19，而A9 ~ A12则形成一个非典型性的转角结构连接两个α螺旋且使A链氨基和羧基末端靠近。B链有一个相对较长的α螺旋结构B9 ~ B19，两个β转角结构（B7 ~ B10）和

（B20～B23），以及相较于α螺旋B9～B19的β线串结构（β-strand）B24～B28，B1～B5则是相对灵活的伸展区域。B7～B10的β转角可以使B5的组氨酸侧链的咪唑环与A7和B7形成的二硫键产生相互作用，起到稳定构象的作用。B20～B23的β转角可以起到引导B链羧基末端B23～B30伸展方向的作用，使其反向平行且靠近B链的α螺旋，两段结构（B9～B19和B23～B30）和侧链（B11、B15亮氨酸，B12缬氨酸，B24苯丙氨酸，B26酪氨酸）通过疏水作用起到稳定分子构象的作用[14]。

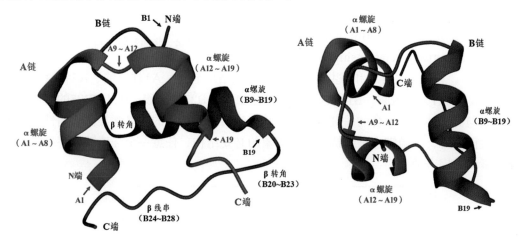

图 2-1-2　胰岛素分子的三维结构

左图为从A链方向观察，右图为从A链B链侧方观察，绿色代表A链，橙色代表B链[6]

胰岛素在生理条件下以单体（monomer）形式存在，在浓度升高时（>10^{-6} mol/L）可自缔合成二聚体（dimer），这一过程主要由B链羧基末端（B23～B28）的中侧链氨基酸的疏水作用驱动。通过改变侧链的结构，可以干扰其疏水作用力，最终会影响二聚体的形成。3个胰岛素二聚体在两个二价Zn^{2+}的络合作用下，可以形成稳定的胰岛素六聚体（hexamer），六聚体根据其构象的细微差别又可细分为3种形态（state）（图2-1-3 A和图2-1-3B）分别是T_6、$T_3R_3^f$和R_6，3种形态之间可以相互转化。图2-1-4说明T和R形态构象的细微差别主要有两处，其中T形态更接近于胰岛素单体的构象。一是B1～B8，红点代表B8的甘氨酸，B1～B5处于伸展较为灵活的构象；反观R形态，自B1～B9也形成α螺旋结构，与B9～B19连接成为一个整体的α螺旋。二是B25的苯丙氨酸，T形态B25的苯环侧链处于蛋白表面，被认为是与胰岛素受体作用的一个重要位点。而R形态B25的苯环侧链折叠至内部，使其与受体的结合能力大为降低。所以一般认为T形态更为疏水，是更具受体亲和力的形态[15]。二

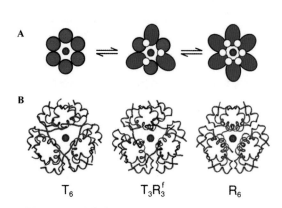

图 2-1-3　胰岛素六聚体不同形式的相互转化图

A为胰岛素六聚体不同形式（T和R形态）相互转化的模式图；B为胰岛素六聚体不同形式（T和R形态）相互转化的ribbon图[15]

价Zn^{2+}的络合作用主要通过一个Zn^{2+}与三个B10组氨酸咪唑侧链的配位键，一旦B10组氨酸被突变成其他残基，这种络合作用会消失，导致无法形成稳定的六聚体[16]。在胰岛素的药物化学研究中，干扰胰岛素二聚体以及六聚体的形成起到了非常重要的作用，后面在讲解胰岛素药物的章节中会详细介绍。

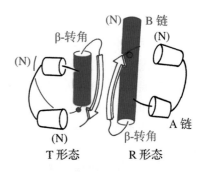

图2-1-4   胰岛素单体的T形态和R形态[15]

通过丙氨酸扫描（alanine scan）的构–效关系（structure-activity relationship，SAR）研究[17]（图2-1-5），以及X线衍射和磁共振（MR）研究结果显示，A1甘氨酸、A5谷氨酰胺、A19酪氨酸、A21天冬酰胺、B12缬氨酸、B16酪氨酸、B23甘氨酸、B24和B25的苯丙氨酸是胰岛素与其受体表面结合的关键残基，对其突变会导致相应的胰岛素类似物活性大幅降低[18]。显而易见，二硫键也是维持胰岛素构象的必要结构，任意一个二硫键的替换都会导致胰岛素活性完全消失[19,20]。

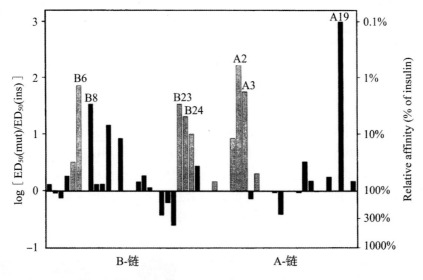

图 2-1-5   胰岛素的丙氨酸扫描得到的构 – 效关系

所有类似物均为单一丙氨酸取代，活性数据取自于胰岛素与受体的结合实验，空白处表示无实验数据[17]

四、胰岛素的作用机制

在细胞内，胰岛素主要激活两条信号通路，包括：3-磷酸肌醇激酶（phosphotidy linositide-3-kinase，PI3K）通路和丝裂原激活蛋白激酶（mitogen-activated protein kinase，MAPK）通路，进而调节细胞代谢。胰岛素与靶组织细胞膜上的胰岛素受体相结合是其激活信号通路的第一步。胰岛素受体仅可与胰岛素或含有胰岛素分子的胰岛素原结合，具有高度的特异性，且分布广泛。胰岛素受体是一种糖蛋白，由两个α亚基和两个β亚基通过二硫键连接形成四聚体。两个α亚基位于细胞质膜的外侧，分子量为130 kDa，由723个氨基酸残基构成，其上有胰岛素、胰岛素样生长因子-Ⅰ（insulin-like growth factor-Ⅰ，IGF-Ⅰ）、IGF-Ⅱ结合位点；两个β亚基是跨膜蛋白，分子量为95 kDa，由620个氨基酸残基构成，跨膜时由23个疏水氨基酸形成α螺旋[21]。每个α亚基有2个胰岛素结合位点，但只能与1个胰岛素分子结合。胰岛素分子有2个结合位点，分别在A链和B链上，与2个α亚基上不同的位点结合。β亚基具有酪氨酸蛋白激酶活性，而α亚基可以抑制β亚基的酪氨酸蛋白激酶活性。

胰岛素与α亚基结合后，迅速引起胰岛素受体的构型改变，进而激活β亚基的酪氨酸激酶结构域，催化底物蛋白（如胰岛素受体底物）上的酪氨酸残基发生磷酸化，启动了PI3K及MAPK通路。PI3K被激活后，即磷酸化后产生磷脂酰肌醇-3,4,5-三磷酸（phos-phatidylinositol-3,4,5-triphosphate，PIP3），PIP3随后作为第二信使激活磷酸肌醇依赖性蛋白激酶-1（phosphoinositide-dependent protein kinase-1，PDK-1）和PDK-2，再募集蛋白激酶B（protein kinase B，PKB）到细胞膜上，使PKB磷酸化并使其蛋白激酶活性被激活。PKB会磷酸化许多下游信号分子，包括磷酸化糖原合酶激酶-3（phospho-glycogen synthase kinase-3，pGSK-3）并导致葡萄糖转运体-2（glucose transporter-2，GLUT-2）和葡萄糖转运体-4（GLUT-4）从胞质转移到质膜，促进细胞摄取葡萄糖，抑制糖原的合成，从而达到降糖目的。

五、胰岛素的清除机制

目前，胰岛素在内环境（internal enviroment）的清除（clearance）机制已研究得较为清晰，与其他化学物质类似，其清除主要通过肝脏的代谢和肾脏的过滤机制完成，约各占50%[22]。

肝脏的代谢和胰岛素与其受体结合并发挥其生物活性作用密切相关。胰岛素受体主要分布于肝脏，部分分布于骨骼肌中。胰岛素受体属于酪氨酸激酶受体，当胰岛素与其受体结合，激活酪氨酸激酶结构域，催化底物蛋白上的酪氨酸残基磷酸化，从而启动PI3K及MAPK通路。与此同时胰岛素及其受体复合物通过胞吞（endocytosis）进入细胞内（internalization）[22]，在启动对基因转录（gene transcription）调节的同时会形成胞内体（endosome），胞内体内含有大量的胰岛素降解酶（insulin degrading enzyme，IDE）。IDE是一类酶家族的统称，包括二硫键异构酶以及多种肽酶，可以降解胰岛素。未被降解的胰岛素会被进一步递送至溶酶体（lysosome）中，溶酶体内富含大量酸性蛋白酶，可进一步降解胰岛素。当然也会有一定量的胰岛素未被降解而被转移至细胞外，重新进入内环境。研究认为，会有不超过50%的完整胰岛素重新进入内环境，也就是说有一半以上的胰岛素会通过其受体结合机制所清除。因此，生物活性强、与受体结合紧密（high binding affinity）的胰岛素类似物会有更快的清除速率，导致血浆半衰期变短。事实上，在这种受体清除机制变得越来越清晰之后，药物化学家的研究观念也在转变。20世纪70年代后，随着多肽固相合成技术的成熟，化学家们可以轻松地在短时间内对胰岛素的序列进行定点突变，甚至可以引入D型氨基酸和具有多样性侧链的非天然氨基酸（unnatural amino acid），以期通过构-效关系的研究发现超级胰岛素。然而，随着生物科学进一步阐明胰岛素与其受体的作用方式及其清除机制，以及临床医学家对临床胰岛素治疗认识的加深，近20年来，药物化学家们已经开始从调控胰岛素分子聚合和体内分布等其他方向入手来优化其药物特性,从而解决临床所遇到的糖尿病患者的治疗问题。

小分子药物进入体内血液中首先会与血浆蛋白(albumin)结合,该结合是可逆的,是决定小分子药物半衰期长短的主要机制之一。然而,亲水性极强的多肽蛋白类大分子均无法与血浆蛋白结合,导致其极易被肾脏过滤,或者通过近曲小管的重吸收(proximal tubular reabsorption)转移至细胞内,在细胞内经溶酶体(lysosome)降解。因此,绝大多数多肽蛋白类激素的血浆半衰期仅有几分钟至十几分钟,甚至更短。胰岛素也不例外,也可通过肾小球的过滤作用(glomerular filtration)、以及近曲小管的重吸收,通过内吞过程使胰岛素转移至溶酶体,在溶酶体内IDE的作用下导致降解。肾脏代谢与肝脏代谢的细微不同是,胰岛素在肾脏内主要通过溶酶体降解,而在肝脏内则主要通过胞内体降解。经肝脏代谢后剩余的一小部分胰岛素,会经肾脏进一步降解,这两个器官的代谢作用构成其降解代谢的绝大部分(几乎占100%)。

第二节 胰岛素药物的研发

前文提到,胰岛素是一个用于控制血糖、治疗糖尿病的"百年老药",其进步与发展与其他药物类似,也是通过临床的深入研究,不断发现治疗中的各种需求并加以解决的实践过程,从而推动了胰岛素药物的深入优化。

显然,控制血糖的终极理想目标,是实现胰岛素疗法(insulin therapy)能够模拟胰岛素的生理性分泌模式(physiological secretion pattern),从而使血糖水平恢复正常的生理状态[23]。图2-2-1显示了人体血糖在一天中的生理变化,以及对应的胰岛素的生理分泌模式。人体的生理状态下血糖浓度的动态变化(dynamic range)保持在一个范围很窄且极其稳定的区间(3.8 ~ 7.8 mmol/L),此区间可以再细分为基础血糖范围(3.8 ~ 5.6 mmol/L)和餐后血糖范围(5.6 ~ 7.8 mmol/L)。与之对应也存在基础胰岛素水平(basal insulin level)和餐后胰岛素水平(prandial bolus insulin level)。由此可以推测并在临床实践中得到证实,胰岛素具有较窄的治疗窗(therapeutic window)。

外源性胰岛素虽然可以模拟人体内源性胰岛素的降糖作用,在一定程度上弥补糖尿病患者自身胰岛素分泌不足的问题,但是其半衰期较短,且起效和达峰的速度均较慢。此外,外源性胰岛素本身还有两个明显的缺陷,导致其不能完全模拟胰岛素的生理性分泌模式: 一是内源性胰岛素是通过响应机体血糖升高后的内分泌途径发挥降糖作用的,而外源性胰岛素则是通过体外注射输送的;二是当患者血糖水平下降时,外源性胰岛素却不能通过负反馈调节抑制自身的水平,容易引发低血糖(hypoglycemia)。对于1型糖尿病患者,低血糖发生率高达36%;即便对于血糖控制较好的2型糖尿病患者的低血糖发生率也接近10%[24]。低血糖会导致患者晕厥,认知能力降低甚至丧失认知能力,注意力显著下降等,导致意外事件发生的概率大大提高,甚至直接导致死亡[25]。胰岛素类似物的研发是为了更好地模拟内源性胰岛素的分泌来得到更好的体内药代动力学性质,从而将糖尿病患者的血糖水平控制在理想范围内。

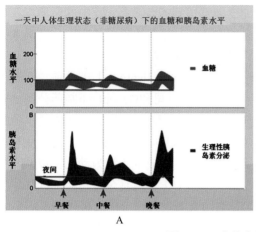
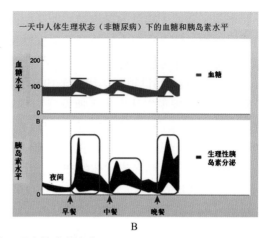

图 2-2-1 人体血糖一天内的生理变化

A：上图为人体生理状态下的血糖浓度范围，两条橙色线表示基础血糖范围70～100 mg/dL，下图为人体生理状态下的胰岛素分泌水平，橙色线表示基础胰岛素水平；B：上图为人体生理状态下餐后血糖浓度范围，橙色线表示餐后血糖范围70～140 mg/dL，下图为人体生理状态下餐后胰岛素分泌的脉冲，橙色区域表示餐后胰岛素分泌有一个快速增加然后降低至基础水平的过程[26]

一、胰岛素药物的研发过程

自从1921年被加拿大学者班廷和贝斯特发现并应用于临床治疗，胰岛素药物历经了几个重要的阶段。

第一阶段： 1921年至20世纪70年代末。作为胰岛素领域的先锋开拓者，美国的礼来制药公司和丹麦的诺和诺德制药公司并肩开创了从动物胰脏中提取胰岛素的方法并应用于临床，使糖尿病从无法治疗变成可以较好控制的疾病，拯救了数以百万计的糖尿病患者。前文提到，不同种属哺乳动物的胰岛素与人胰岛素具有很强的序列相似性（其中猪胰岛素与人胰岛素仅有B30一个残基不同）和交叉反应活性（猪胰岛素与人胰岛素的活性相当）[27]，因此最初的胰岛素药物均是从猪、牛及羊的胰腺中提取并重结晶提纯得到。在这个阶段，为了克服胰岛素血浆半衰期短的缺陷，主要采取优化胰岛素制剂的方法，例如，在胰岛素的制剂中加入Zn^{2+}、苯酚和甲苯酚组分等[28]，使胰岛素在药物制剂中形成更多的R_6六聚体等。当药物注射到体内，再通过可逆的转化，形成T_6六聚体，进而解离成二聚体甚至单体后发挥其药理作用，这一物理解离转化过程延缓了胰岛素释放及降解的进程，从而达到延长药物作用时间的目的。这一制剂研究成果至今仍沿用在长效基础胰岛素药物中。1950年，诺和诺德制药公司的鱼精蛋白与胰岛素共结晶的NPH胰岛素（neutral protamine hagedorn insulin）上市。鱼精蛋白是一种饱含精氨酸的带有多正电荷的蛋白质，其通过与胰岛素的电荷相互作用，在中性条件下形成共沉淀，以延缓胰岛素解离进入内循环的时间，实现延长药物的作用时间。根据文献报道[29]，NPH胰岛素的起效时间为1～2 h，达峰时间为4～8 h，持续作用时间8～14 h，血浆半衰期约4 h，比胰岛素单体的6 min半衰期有了巨大的进步。这也使NPH胰岛素实现了一日两次用药，成为第一阶段最优选的胰岛素药物。然而，其缺点也十分明显，如个体化差异导致的低血糖，以及达峰时间慢，需要精准个性化的调整治疗剂量和用药时间，给医生和患者带来不便。此外，此时的胰岛素主要来源于猪或牛胰脏的提取物，即便结晶后纯度能够达到97%以上，其中的杂质以及其他种属动物的胰岛素与人体的交叉免疫性反应会使90%以上的药物使用者产生抗胰岛素抗体（产生的抗体可使药物失效）[30]，严重影响了药物的疗效和安全性。

第二阶段：　20世纪80年代初至1996年赖脯胰岛素（insulin lispro）上市之前。在这个阶段，随着基因重组技术的飞速发展，1982年由礼来制药公司和Genentech制药公司通过重组DNA技术生产的人胰岛素获得FDA批准上市，人源序列胰岛素药物逐渐取代了通过动物提取和半合成的方法生产的胰岛素。其优点是：　①人胰岛素显著降低了交叉免疫原性，大大降低了抗胰岛素抗体的产生。②降低了胰岛素的生产成本（约为动物提取成本的40%）。虽然每支胰岛素的剂量仅为3~10 mg（100~300 U），但是全球每年的胰岛素需求量则有上千吨，此时，胰岛素的生产成本仍然是制约胰岛素药物价格的重要因素。

第三阶段：　以1996年赖脯胰岛素获FDA批准上市为标志至今，开创了胰岛素药物研究的新纪元。赖脯胰岛素是由礼来制药公司研发的餐后速效胰岛素，因为其是第一个上市临床使用的非天然序列蛋白生物制品，在研发和注册阶段引发了广泛的争议，争议的焦点在于其非天然氨基酸序列。对于赖脯胰岛素来说，药物研发者将B28脯氨酸和B29赖氨酸进行了位置调换，使之成为从未在任何动物种属中检测到的多肽序列。部分研究者，特别是工业界研究者认为，激素等生物活性多肽以及蛋白是经过上千万年自然选择优化的结果，一定是最优结果，无须也不能改变，尤其是还存在免疫原性的问题，因此他们对此研发结果持否定意见。我们现在已经知道，这个观点并不是十分站得住脚，即免疫原性是可以克服的，而且即便是天然序列，在药理状态和生理状态下也会存在很大差别，药理状态下有时也会产生抗药抗体。在笔者看来，这在当时是一种科学观念的交锋，科学应该一切从客观数据出发，实践才是检验真理的唯一标准。幸运的是，当时礼来制药公司的项目负责人力排众议，坚持将项目推进了下去，并最终使其成功上市，成为第一个胰岛素类似物药物，开创了新一代胰岛素药物研究的新纪元。

二、胰岛素类似物的结构改造策略

前文提到，在高浓度时，外源性的胰岛素会自缔合形成六聚体，因此，常规人胰岛素注射入人体后需要经过一个从六聚体解离成单体的过程才能发挥作用，而这一过程限制了其起效时间。因此，研发胰岛素释放和起效持续时间更接近内源性胰岛素的类似物是结构改造的关键内容之一。

目前已上市的药用胰岛素（表2-2-1），按人体内作用持续时间可分为速效胰岛素、短效胰岛素、中效胰岛素和长效胰岛素，其中除短效胰岛素是重组人胰岛素外，其余都是胰岛素类似物。

表 2-2-1　胰岛素及其类似物的药代动力学及药效学特征

胰岛素分类	胰岛素名称	起 效 时 间	达峰时间	作用时间（h）
速效胰岛素	赖脯胰岛素	10~15 min	30~70 min	2~5
	门冬胰岛素	10~20 min	1~3 h	3~5
	赖谷胰岛素	10~20 min	55 min	约6

续表

胰岛素分类	胰岛素名称	起效时间	达峰时间	作用时间（h）
短效胰岛素	人胰岛素	20 ~ 30 min	1.5 ~ 3.5 h	7 ~ 8
中效胰岛素	NPH	1.5 ~ 4 h	2.8 ~ 13 h	约24
长效胰岛素	甘精胰岛素	1 ~ 3 h	–	约24
	地特胰岛素	1 ~ 2 h	6 ~ 8 h	约24
	德谷胰岛素	0.5 ~ 1.5 h	–	每日一次，24 h

相应的胰岛素类似物改造策略逐一介绍如下。

（一）氨基酸替换

胰岛素制剂的吸收和起效时间取决于其皮下注射后分解成单体的速率。所以，可以通过增强电荷排斥效应来抑制二聚体的形成，由此可研发起效更为迅速的胰岛素类似物。研究表明，胰岛素分子的B26 ~ B30区是胰岛素受体识别区的非关键部分，但可影响胰岛素分子的自缔合过程[31]，在这一区域进行氨基酸替换可获得速效胰岛素类似物。

研究发现，单独去除ProB28或LysB29时并不影响胰岛素单体的自缔合过程，但在同时去除B28 ~ B30区的所有氨基酸残基时，可在保持其生物活性的同时显著降低胰岛素单体的自缔合能力；将Pro28替换为Asp28、Ala28或Lys28时也可以抑制其自缔合过程，其中将Pro28替换为Asp28时自缔合程度最低。另外，研究者还发现，额外将Lys29替换为Pro29时可进一步降低其自缔合能力，但未能通过动物实验验证其降糖活性。

赖脯胰岛素与常规人胰岛素的分子结构差异在于B链上的Pro28和Lys29顺序发生了互换，如图2-2-2所示[32,33]。这一改变并没有改变整个胰岛素分子的等电点，但却改变了分子的构象，使B链C-端的正常结合发生了偏移，导致六聚化不稳定[33,34]，从而使六聚体能够迅速解离成二聚体和单体。与人胰岛素相比，赖脯胰岛素与胰岛素受体的亲和力虽然为84%，但与胰岛素受体的解离速率相同[35]，而其二聚化能力却大大减弱，仅为人胰岛素的1/300[31]。有意思的是，若药物制剂中存在Zn^{2+}及苯酚时，赖脯胰岛素仍能形成稳定的六聚体。此外，赖脯胰岛素可与鱼精蛋白结合成为中效制剂（neutral protamine lispro），鱼精蛋白在溶液中容易成团，胰岛素与其结合后形成不均匀混悬液，可延长皮下吸收时间。

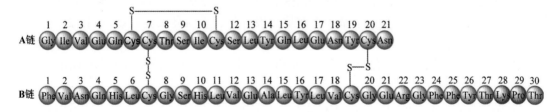

图2-2-2　赖脯胰岛素的分子结构

门冬胰岛素（insulin aspart，图2-2-3）与常规人胰岛素的分子结构差异在于B链上的Pro28替换成了带负电荷的Asp28[32,36]。快速起效的原理是通过破坏单体间相互作用来抑制二聚体及六聚体的形成[31]，使其能够快速进入血液循环起效。与人胰岛素相比，其二聚化常数降低了200 ~ 300倍。门冬胰岛素制剂中添加了精氨酸和烟酰胺，加快了单体的形成速率，从而加快了吸收速率。药代动力学研究数据表明，门冬胰岛素的吸收速率和达峰浓度为人胰岛素的2倍，但作用时间更短。

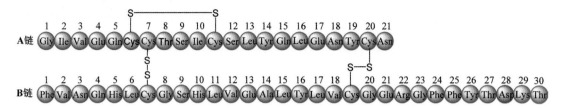

图2-2-3　门冬胰岛素的分子结构

赖谷胰岛素（insulin glulisine，图2-2-4）与常规人胰岛素的分子结构差异在于B链上的Asn3和Lys29替换成了Lys3和Glu29[32,37]。这两处氨基酸的替换可将分子的等电点从5.4降至5.1，提高了分子在生理pH条件下的溶解度，从而加快其分解成单体的速率。此外，将Lys29替换为Glu29不仅可减少胰岛素的二聚化，还可提高其物理稳定性[37]。赖谷胰岛素的缓冲体系中未添加Zn^{2+}，但加入了聚山梨酯20作为稳定剂，防止了六聚体的形成，进一步增加了其吸收速率。

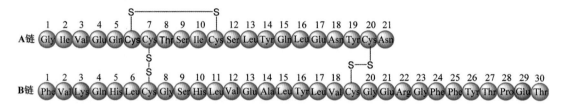

图2-2-4　赖谷胰岛素的分子结构

速效胰岛素类似物可以模拟生理餐时胰岛素的分泌，且作用更为迅速，在控制餐后血糖水平及降低餐前低血糖发生率等方面优于常规人胰岛素。赖脯胰岛素、门冬胰岛素和赖谷胰岛素都是通过替换胰岛素B链C末端的氨基酸残基，增加电荷斥力，抑制其在溶液中的自缔合过程达到速效目的的，这也是目前开发速效胰岛素类似物的常用策略。同样的策略也可应用于长效胰岛素类似物的开发。

在胰岛素的肽链上加入带正电荷的氨基酸使其等电点从5.4提高到中性可延长其作用时间[38]。Novosol Basal是第一个基于上述原理设计的长效胰岛素类似物（图2-2-5），它是将AsnA21替换为GlyA21，ThrB27替换为ArgB27，并将ThrB30的羧基替换为酰胺基。Novosol Basal在作用时间上有所延长，但是由于其个体差异性大且体内生物利用度低[39]，未能进入临床研究。

甘精胰岛素（insulin glargine，图2-2-6）与常规人胰岛素的分子结构差异在于B链C-末端添加了两个带正电荷的Arg，A链上的Asn21替换成了Gly21[32,40]。B链上添加两个碱性的Arg可将分子的等电点从5.4提高至6.7，降低了分子在生理pH下的溶解性，降低分解为单体的速率。但是由于制剂必须在酸性条件下配制，而A链上的Asn21对酸敏感，易导致脱酰胺和二聚化，所以用酸性的Gly21代替中性的Asn21可以中和分子的电性，并使分子在弱酸条件下稳定[40]。甘精胰岛素在皮下注射后即形成无定形的沉淀，并在皮下组织紧密聚集形成一个贮存库，使分子缓慢释放，这种特性可延缓达峰时间，在很大程度上降低了患者夜间低血糖的发生率。甘精胰岛素U300是甘精胰岛素U100的改进型产品，两者区别主要在于浓度。前者在生理pH条件下沉淀，然后在注射部位形成紧密的聚集体，导致吸收的表面积减少，从而延长吸收和作用时间，且其夜间低血糖发生率较后者低21%；后者在生理pH条件下也会沉淀，但形成的聚集体紧密程度不如前者，因此作用时间相对要短。

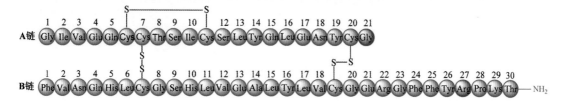

图2-2-5　Novosol Basal 的分子结构

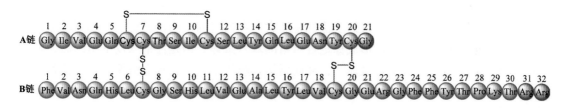

图2-2-6　甘精胰岛素的分子结构

作为一种长效胰岛素类似物，甘精胰岛素的设计与速效胰岛素类似物不同，前者是通过添加碱性氨基酸使等电点提高达到长效化目的，此外替换氨基酸的作用在于其显示的中和电性而不是影响与受体相互作用力；后者则是通过替换氨基酸增加电荷斥力，抑制其在溶液中的自缔合过程，达到速效目的。

（二）缀合长链脂肪酸

缀合长链脂肪酸是另一种延长胰岛素作用时间的策略，原理是长链脂肪酸可与人血清白蛋白（human serum albumin，HSA）结合。人血清白蛋白是一种多功能转运蛋白，可与多种内源性物质和药物进行可逆性结合。因此，可以通过形成白蛋白–药物的复合物实现透膜运输，其中通过改变药物对白蛋白的亲和性可以用来改善药物的药代谢动力学性质。

地特胰岛素（insulin detemir，图2-2-7）是人胰岛素的酰化衍生物，它与常规人胰岛素的分子结构差异在于其去除了B链上的Thr30，并在Lys29处连接了一个14个碳的肉豆蔻酰脂肪酸[32]，添加的脂肪酸链有助于胰岛素分子在注射位点自缔合形成二聚体[41]。地特胰岛素在溶液中形成的是弱二六聚体，但在注射部位形成的却是强二六聚体。并且，在注射部位和血液循环中，地特胰岛素均可与白蛋白进行可逆性结合，其吸收效率和作用时间均得到了很大程度的提高和延长。脂肪酸酰化胰岛素与白蛋白的结合是疏水作用和离子键作用的共同结果，在一定程度上，其与白蛋白的结合力与脂肪酸链中碳原子的数目有关。当酰基链中的碳原子从10个增加到14个时，缔合常数增加了8倍[42]。同时，去除B30残基使C端氨基酸（Lys）羧基的负电荷更靠近与B链上Lys29连接的脂肪链，导致的电荷空间定位和非极性脂肪酸链的关联模拟了对白蛋白具有高亲和力的游离脂肪酸本身[43]。

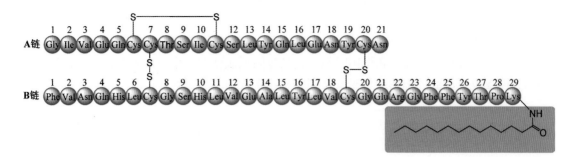

图 2-2-7　地特胰岛素的分子结构

德谷胰岛素（insulin degludec，图2-2-8）也是长效胰岛素类似物，与常规人胰岛素的分子结构差异在于去除了B链上的Thr30，并通过一个额外的谷氨酸残基间隔在Lys29处连接了一个16个碳的脂肪酸[32]。德谷胰岛素的设计目标是保持其可溶性，但增强其注射后的自缔合能力来达到延长吸收的目的。德谷胰岛素具有独特的作用延长机制： 在苯酚和Zn^{2+}的存在下，德谷胰岛素分子可形成稳定且可溶的双六聚体，但是注射入皮下组织后，随着苯酚扩散，它会重新形成多六聚体[44]，从而延缓其吸收。另外，在血液循环中，德谷胰岛素也可与白蛋白进行可逆性结合，延缓了释放速率。德谷胰岛素的特性使它的吸收和作用时间均很大程度上得以延长。

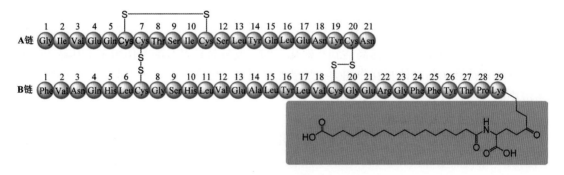

图 2-2-8　德谷胰岛素的分子结构

缀合长链脂肪酸是延长药物作用时间的常用策略，在本书第三章中介绍的胰高血糖素样肽-1（GLP-1）的长效类似物设计中也用到了这一策略。与甘精胰岛素相比，地特胰岛素和德谷胰岛素的优势不仅在于更长的作用时间，还在于它们可配制成中性溶液，避免了注射制剂的皮肤刺激性。

总之，现有的长效胰岛素制剂主要通过4种机制来延缓吸收从而延长作用时间（表2-2-2），包括：①添加鱼精蛋白，通过与胰岛素的电荷相互作用，在中性条件下形成共沉淀，减缓释放，如NPH胰岛素；②添加高浓度锌，限制或者减慢六聚体解聚，减缓胰岛素单体吸收速度，如胰岛素锌混悬液；③特定pH下聚集沉淀，但在生理pH条件下能够释放胰岛素，如甘精胰岛素；④增加胰岛素与人血白蛋白结合的机会和能力，实现缓释目的，如地特胰岛素等[41]。

表 2-2-2 不同胰岛素制剂之间吸收和作用速率差异 [32]

	德谷胰岛素	甘精胰岛素 U300	甘精胰岛素 U100	地特胰岛素	人 NPH 胰岛素	人常规胰岛素	赖脯 / 门冬 / 赖谷胰岛素	速效门冬胰岛素
溶液中	双六聚体	六聚体	六聚体	双六聚体	六聚体 - 鱼精蛋白	六聚体	六聚体和多聚体	六聚体
皮下注射部位	多六聚体（＞ 5000 kDa）	密集六聚体集体	松散六聚体集体	六聚体 - 白蛋白	六聚体 - 鱼精蛋白	六聚体和单体	六聚体和单体	六聚体、二聚体和单体
吸收速率	很慢 ————————————————————————→ 很快							
作用时间	长 ————————————————————————→ 短							

从结构上来看，胰岛素类似物的设计主要还是针对B链，不管是替换氨基酸还是缀入长链脂肪酸，都是通过调节分子间作用力来实现目的的（图2-2-9）。

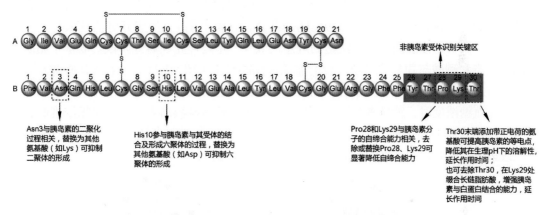

图 2-2-9 胰岛素类似物的结构修饰策略

（三）硼酸分子血糖感受器（boronic glucose sensor）

对于低血糖副作用，药物化学家们提出了血糖敏感胰岛素（glucose sensitive insulin）的概念，其理念是实现胰岛素活性可以根据血糖浓度予以自动调整，因此可以避免低血糖的副作用。这一理念的优点显而易见，但实现目标却具有巨大的挑战 [45]。如前文所提及，人体在正常生理状态下，血糖动态范围很窄，只有3.8 ~ 7.8 mmol，即使在病理状态下，常见也仅仅有3倍左右的范围，一般来说3.5 mmol便会有低血糖反应，3.0 mmol患者就会有生命危险。因此，要想实现上述目的，就需要血糖敏感胰岛素对血糖的动态变化有敏感而且可逆的响应。但基于对化学知识的积累和了解，一般的化学反应，不可能达到如此精准的动态范围。下文就开发血糖敏感胰岛素的例子进行介绍。

目前，实现血糖敏感胰岛素的一个主要策略是构建硼酸分子血糖感受器（boronic glucose sensor）。硼酸分子可以和糖分子上的多羟基共价结合，快速并且可以可逆进行，形成硼酸酯（boronate），类似于有机化学中的缩醛结构。一般情况下，制备脂肪族硼酸衍生物需要高pH值条件，但合成芳香族硼酸衍生物便可以在生理pH条件下完成。该策略存在的主要问题包括：①能够控制血糖的动态范围还远远大于生理状况，即在实践中离能接受的控糖范围还相差甚远。②难以实现对血液中葡萄糖和乳酸酯类分子（lactate）的选择性。葡萄糖和乳酸酯类分子在血液中有相似的浓度，若不能对两者进行有效区分，可能会带来不良反应问题。③硼类物质本身的毒性问题，即对于治疗糖尿病患者需长期服用的药物，慢性累积性毒性也可能是潜在的安全问题。

诺和诺德制药公司曾经利用硼酸衍生物做出过多种尝试。①基于德谷胰岛素六聚体的策略（图2-2-10）：利用胰岛素衍生的多醇羟基，胰岛素上的硼酸基团与葡萄糖的多羟基进行竞争可逆结合，实现在单体与六聚体之间转换达到起效与失效的功能变化。其主要问题还是在于对血糖相应的动态范围（dynamic range）和速度（kinetics）控制仍不够理想[43]。②基于构象开关的策略：胰岛素的前体胰岛素原（proinsulin）的A链N端与B链C端，中间通过C肽（C peptide）段连接，结构完整时无胰岛素活性。需经过酶切将C肽段除去后才会形成完全活性的胰岛素。科学家们研究发现，如将A链N端与B链C端通过共价键结合，胰岛素就会完全丧失活性。基于此特点，将多羟基结构与B29位赖氨酸侧链连接，硼酸血糖感受器连接于A链N端，在低血糖浓度时，B29位与A1位共价结合，分子无活性；在高血糖浓度时，高浓度的葡萄糖与B29位硼酸结合，置换出A链，形成开链活性胰岛素，实现血糖敏感调节。该法同样也无法达到理想的效果，最终停止在研究阶段。③基于脂肪酸与白蛋白亲和硼酸与葡萄糖可逆反应的血糖敏感胰岛素（图2-2-11）：前述脂肪酸及连接分子可与血浆白蛋白高亲和力结合，硼酸可与血糖可逆性反应，将这两个作用机制结合起来，在低血糖浓度时，胰岛素为脂肪酸化分子，为活性基础胰岛素；在高血糖浓度时，硼酸与血糖结合抑制脂肪酸与白蛋白的结合，使药物分子快速被肾脏过滤而清除。遗憾的是，该策略也没有达到预想的目的。

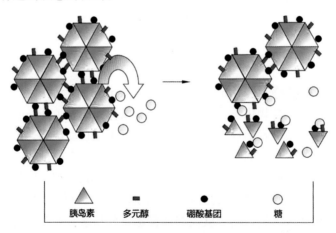

图2-2-10　血糖敏感德谷胰岛素六聚体[46]

（四）甘露糖受体（mannose-receptor）竞争，凝集素（lectin）降解策略

实现血糖敏感胰岛素的另外一个策略，即甘露糖受体（mannose receptor）竞争、凝集素（lectin）降解策略。2010年，默克制药公司斥巨资10亿美元收购了Smart Cells Inc.公司的临床前药物Smart Insulin，即是一种血糖敏感的胰岛素分子类似物，后更名为MK-2640（图2-2-12）。该分子在胰岛素A1、B29位连接了4个甘露糖分子。甘露糖受体广泛存在于凝集素表面，凝集素是人体免疫系统的屏障，可溶性凝集素分子在循环系统中识别外源性感染源，通过内吞作用将识别的分子递送至溶酶体（lysosome）降解[47]。连接了4个甘露

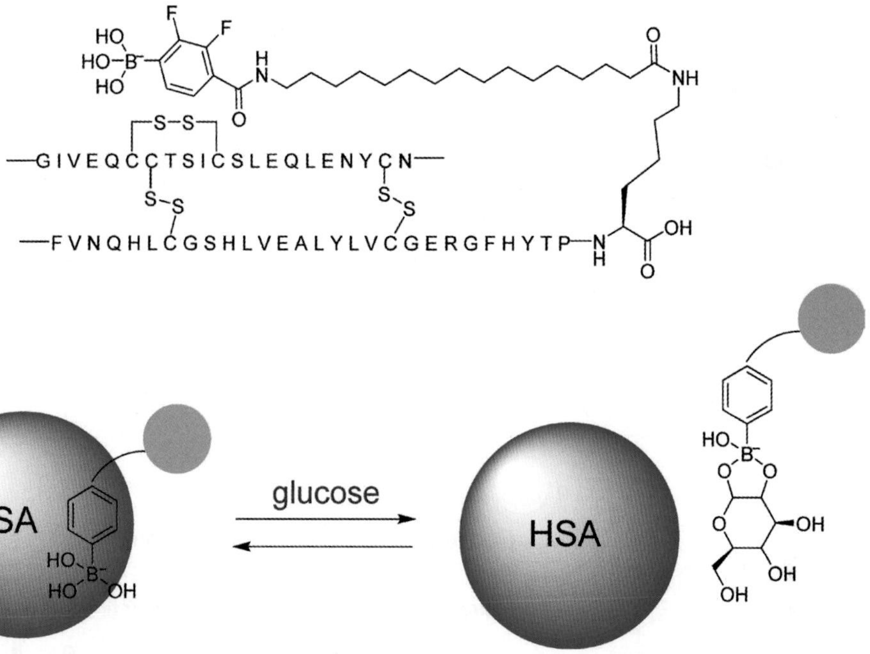

图 2-2-11 基于脂肪酸与白蛋白和硼酸与葡萄糖双机制的血糖敏感胰岛素[45]

HSA：人血清白蛋白；glucose：葡萄糖

糖分子的胰岛素，在血糖浓度低时，会被凝集素的甘露糖受体结合而被降解；在血糖浓度高时，血糖会竞争性结合甘露糖受体，避免胰岛素被结合，使其发挥作用。这是一个较硼酸分子更为敏感的策略。默克制药公司获得该分子授权后进行了 I 期临床试验研究，经过数据分析发现，该分子确实可将天然胰岛素的治疗窗从2.19倍提升至2.9倍，但并没有显著提高，没有真正实现血糖敏感调节的目的[48]。由于该分子受体的亲和力较低，也不能延长作用时间，导致既不适合开发为速效胰岛素，也不适合开发成基础胰岛素，其生产成本也很高，最终促使默克公司终止了该项目。看来，开发血糖敏感胰岛素仍然任重道远！

胰岛素药物研究的另一个热点是口服胰岛素。作为生物大分子药物，由于理化性质所限，其口服生物利用度极低，目前必须以注射方式给药。为了实现质量控制下的使用，目前的胰岛素及其衍生物药物均需要制成液体制剂（liquid formulation），并于2～8℃贮存才能使用，给患者带来了极大的不便，也使药物的成本较高。多肽及蛋白类分子口服生物利用度低的原因是其易被胃肠道的蛋白酶所降解，从而无法递送至小肠，加上极强的亲水性致使多肽及蛋白类药物分子即便到达胃或小肠的吸收部位也无法穿过消化道的上皮黏膜细胞（mucosal cell）而进入血液。研究显示，多肽及蛋白分子药物吸收进入血液需要克服的屏障包括[46]：① 胃内强酸性环境的化学降解，和胃肠道中的胃蛋白酶（pepsin）与胰蛋白酶（trypsin）的降解；② 胃肠道黏膜层的黏蛋白（mucins）的保护作用，黏蛋白是多达20种以上的糖蛋白，起到胃肠道润滑和抵抗外源性病原体的作用，同时也可以阻挡亲水性大分子的穿透。

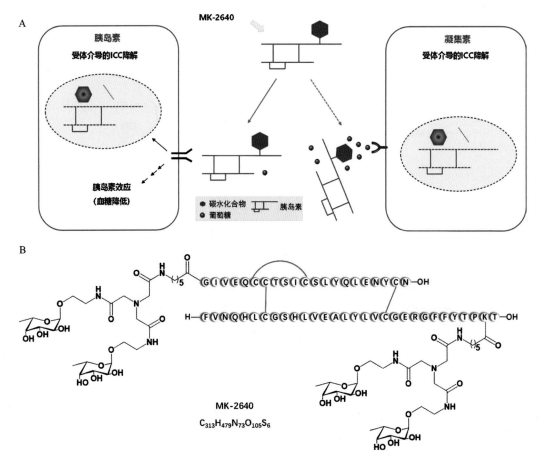

图 2-2-12

A：Smart Cells Inc.血糖敏感胰岛素作用机制；B：MK-2640的分子结构[48]

近年来，通过制剂技术的进步，出现了一类暂时性穿透增强剂（transient permeation enhancer，TPE，图2-2-13）。暂时性穿透增强剂是一类具有亲脂亲水二元结构的小分子化合物，其功能为：① 因其亲脂亲水的二元结构，可以协助大分子穿入并穿出上皮细胞膜，最终进入血液（transcellular pathway）；② 暂时性作用于黏蛋白使其结构松散在黏膜上皮细胞之间并产生相对较大的管道，使大分子可以暂时性穿过进入血液（paracellular pathway）[49]。

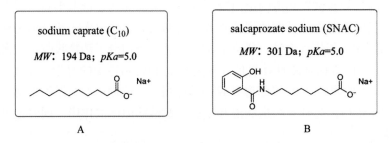

图 2-2-13 两类 TPE 的化学结构

A：脂肪酸钠类；B：酰化氨基水杨酸钠类

结合一些蛋白酶抑制剂，抑制输送过程的降解，可显著提高生物大分子，特别是多肽药物的口服生物利用度。目前已有口服司美格鲁肽（RYBELSUS®）和口服生长抑素（MYCAPSSA®）经FDA批准上市，还有更多的口服多肽甚至蛋白药物处于临床试验阶段。胰岛素作为全球使用量最大的多肽蛋白药物，口服用药途径的研发也自然受到更多重视。诺和诺德公司临床研究候选分子OI-338，拥有70 h的人体半衰期，10倍以上对胃肠道蛋白酶降解的抵抗作用，极低的受体清除速率，再与暂时性穿透增强剂（TPE）共同制剂，其生物利用度在犬的实验中达到3.9%，相比天然胰岛素提高了6倍。作为每日一次的口服制剂，OI-338完成了临床Ⅱ期a试验研究，分析结果表明，其药代动力学效能与短效胰岛素类似，存在吸收阶段的峰值，但与基础胰岛素皮下注射的无峰曲线存在不同（图2-2-14），低血糖发生率较低，总体来说基本可以满足基础胰岛素的临床需求。但诺和诺德制药公司依然在结束临床Ⅱ期a试验后暂停了该项目。主要原因有：①其药效及药代动力学结果并未真正达到预期的优化结果；②由于酶降解和受体清除率的问题，药物化学家们仍然认为口服生物利用度较低，并导致需使用较高用量的胰岛素，进而使生产成本显著提高。

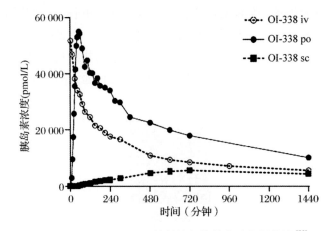

图 2-2-14　OI-338 不同给药途径的药代动力学曲线 [50]

其他公司的口服胰岛素分子也处于临床试验研究阶段，如Insulin Tregopil（IN-105）通过B29位的丙三醇衍生化以及TPE能使其口服生物利用度达到约1%，目前正在进行临床Ⅱ期试验。特别要提到的是天麦生物的ORMD-0801，使用天然胰岛素与一种尚未被披露的暂时性穿透增强剂以及蛋白酶抑制剂，可使口服生物利用度达到了5%～8%，每日三次口服可以达到日常控制血糖的程度，且无明显低血糖副作用[51]，该分子目前正在中美两国进行临床Ⅱ期a试验研究。

第三节　总结与展望

胰岛素药物研究的最前沿问题一直没有改变，甚至从药物诞生的时刻就未曾改变过，那就是服务于糖尿病患者，解决临床治疗中不断出现的需求问题，并通过优化药物最终治愈或是更好地控制疾病给患者带来的痛苦。从胰岛素诞生时起，科学家们首先解决了从无到有的问题，并证明通过使用胰岛素控制糖尿病成为可能，显然是改变人类重大疾病治疗历史的药物。动物胰岛素、半合成胰岛素、重组胰岛素的发展使生产成本大幅下降，也让普通患者能够负担得起长期治疗的费用。NPH胰岛素、甘精胰岛素等基础胰岛素可以控制基础血糖稳态，模拟生理状态胰岛素的分泌，更加精准地管理糖尿病，降低了胰岛素药物固有的低血糖且增加体重等不良反应，使患者获益于血糖控制，极大地延缓了糖尿病并发症的进程，同时对其他慢性病治疗亦有明显的辅助作用[52]。

　　目前所有抗糖尿病药物的Ⅲ期临床试验都必须向FDA提供对心血管疾病，甚至非酒精性脂肪肝和慢性肾病治疗效果的证据，以此来衡量与其他药物对比的优劣，并给予批准与否的建议。速效胰岛素则是从另一个方向起到模拟生理胰岛素的功效，也是糖尿病治疗中十分重要的一环。随着脂肪酸化、抗体Fc化技术平台的成熟并应用于胰岛素药物的开发，人类实现了延长药物半衰期，降低血药浓度的波动性，更大程度地发挥了基础胰岛素的功效，增强了患者使用的方便性与依从性，也成为胰岛素药物研发的趋势和必然。目前胰岛素药物尚存在的主要问题主要是低血糖不良反应以及与每日注射给患者带来的痛苦与不便性。其未来的研发方向仍然是朝向解决更快的起效速度、更长的作用时间、更平坦的血糖控制曲线以及更高的安全性和便利性等临床需求目标前进，因此，成功开发更加具有挑战性的葡萄糖响应性药物很可能会成为发展下一代胰岛素药物的里程碑。同时，探索注射给药途径的其他替代方案（如吸入、透皮和口服）也会具有远大的前景。

数字资源

利拉鲁肽

第三章

GLP-1 受体激动剂的研发历程

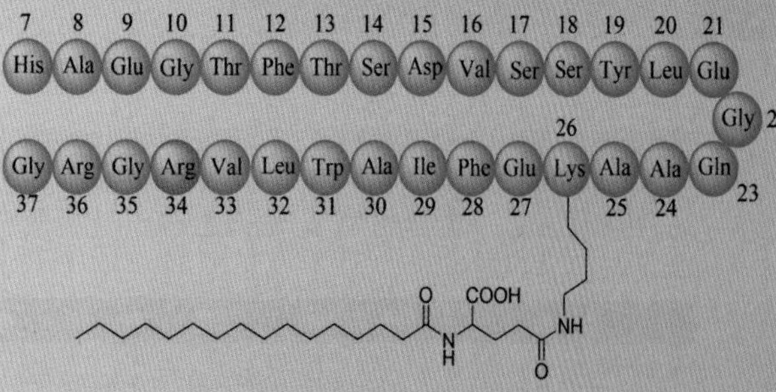

寇宾宾　钱　海

本章首先介绍了多肽GLP-1的概念、结构、作用机制以及成药的困难，随后简要回顾了GLP-1类似物的研发历程。为使GLP-1作用更加长效，药物化学家开发了多种策略应用于对GLP-1的结构改造，包括改变氨基酸序列、缀合脂肪酸、融合人血清白蛋白、融合抗体Fc片段和聚乙二醇（PEG）化等。最后总结展望了GLP-1类似物及其联合其他药物疗法的前景以及肠泌素（incretin）和胰高血糖素（glucagon）多重激动剂作为药物的潜在价值。

第一节　胰高血糖素样肽-1

一、胰高血糖素样肽-1简介

胰高血糖素样肽-1（glucagon like peptide-1，GLP-1）是由肠道L细胞分泌的促进胰岛素分泌的多肽激素。其与另一种具有类似功能的多肽激素——葡萄糖依赖性胰岛素释放肽（glucose-dependent insulinotropic peptide，GIP），并称为肠泌素。两者具有相似的生理功能，能够刺激或调节餐后胰岛素的分泌，促进胰腺β细胞的生长与分化，减少β细胞的凋亡，同时抑制胰高血糖素的分泌，减慢胃肠道排空，抑制食欲[1,2]。虽然GIP的发现早于GLP-1[3]，但由于其生理功能以及对血糖的调节机制更为复杂，目前仍存在很大的争议。

二、GLP-1药物的研发历史

GLP-1药物的研发历经40余年，期间包括其基因及氨基酸序列的发现、受体确证以及生理功能研究、作为抗糖尿病药物的尝试、发现结构和药理作用相似的艾塞那肽（exenatide），实现每日以及一周一次注射用药、成功研发口服剂型、发现其减肥效果[4]、建立与其治疗相关的心血管检测指标（cardiovascular benefit）[5]、改善非酒精性脂肪肝炎（NASH）[6]、以及推广用于治疗多种慢性病等内容（图3-1-1）。

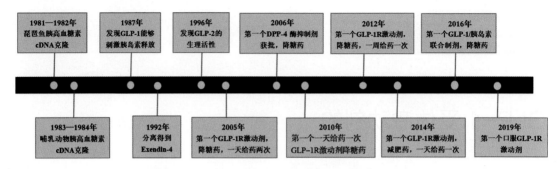

图 3-1-1　GLP-1 药物疗法历史进程中的重要节点[7]

最初，科学家们观察到口服葡萄糖比通过注射葡萄糖更能够刺激胰岛素的分泌，推测可能存在某种胃肠道激素，可调节胰岛素的分泌[8]。20世纪80年代初期，科学家们发现了后被命名为GLP-1的肠泌激素。GLP-1的发现与DNA重组技术的发展密不可分。科学家们通过解码信使RNA（mRNA）的cDNA文库，从不同种属的动物中鉴定了胰高血糖素原（proglucagon）的氨基酸序列。胰高血糖素原是一种激素原（prohormone）蛋白，经过翻译后选择性酶切，生成了一系列具有生物活性的肽类激素（图3-1-2），包括GLP-1和GLP-2等。

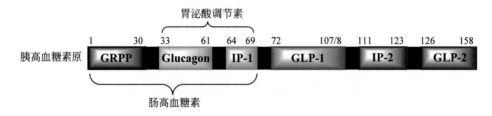

图 3-1-2　胰高血糖素原蛋白经过转换酶的酶切作用产生了不同的活性肽类激素

GRPP：肠高血糖素相关多肽；Glucagon：胰高血糖素；IP-1：插入肽-1

三、GLP-1的结构与生理

分析酶切位点时，最初GLP-1被认为是含有37个氨基酸的羧基末端（1~37 COOH）多肽或者为36个氨基酸的酰胺末端（1~36 NH_2）多肽[9]。但后来的研究发现，真正具有生物活性的激素序列为GLP-1（7~37 COOH）和GLP-1（7~36 NH_2）[10,11]（图3-1-3），最终均由固相多肽化学合成后确定其活性结构［小知识：固相多肽合成化学（solid phase peptide synthesis，SPPS），是指多肽肽链的延长过程在树脂载体上完成后，再从树脂上裂解下来并经过纯化得到。美国科学家R. Bruce Merrifield凭借在肽合成方面的贡献，于1984年获得了诺贝尔化学奖］。科学家们进一步研究发现，对胰高血糖素原的酶切作用主要发生在肠道而不是胰腺，也证明了GLP-1确实产生于肠道。

GLP-1受体是G蛋白偶联受体（G protein-coupled receptor，GPCR）家族的一员，其分布广泛，除主要的胰岛和中枢神经系统外，还包括心脏、肾脏和胃肠道等[12-14]（表3-1-1）。位于胰岛β细胞的GLP-1受体被激活会刺激产生cAMP，后者作为第二信使进一步激活系列生物级联反应，升高的血糖和第二信使会促进细胞内ATP的合成，进而使ATP依赖的K^+离子通道关闭，导致细胞膜除极，Ca^{2+}内流。细胞内升高的Ca^{2+}浓度会启动胰岛素基因的转录调节，刺激胰岛素的分泌。由于GLP-1激活其受体刺激胰岛素分泌的过程有赖于高血糖水平，因此低血糖情况下GLP-1促进胰岛素分泌的作用则会消失[15]。同样基于此独特作用，GLP-1极少会导致低血糖不良反应的发生[13]。

```
HDEFERHAEGTFTSDVSSYLEGQAAKEFIAWLVKGRG-OH      GLP-1(1~37 COOH)
HAEGTFTSDVSSYLEGQAAKEFIAWLVKGRG-OH            GLP-1(7~37 COOH)
HAEGTFTSDVSSYLEGQAAKEFIAWLVKGR-NH₂            GLP-1(7~36 NH₂)
```

图 3-1-3　GLP-1 的相关氨基酸序列

人大脑中有产生胰高血糖素原的神经元，因此，GLP-1受体也广泛分布于大脑内，主要位于下丘脑（hypothalamus）部位。大脑中产生的GLP-1作用于受体后，会产生抑制食欲和降低食物摄入的效果[16,17]。外周GLP-1可以减慢胃肠道蠕动和排空。另外，GLP-1的本质是亲水性多肽，几乎无法透过血-脑脊液屏障，且在人体内的半衰期极短，仅有$1\sim2$ min。那么外周GLP-1给药理论上无法在脑中枢内达到有效药物浓度，但无论是动物实验还是临床试验结果均显示，外周注射GLP-1均有良好的食欲抑制和降低体重的效果[18,19]，这也无疑成为GLP-1药物的另一个显著特点[20]。

表 3-1-1　GLP-1 及其受体激动剂在不同组织器官的生理及药理作用 [21]

	GLP-1 生理作用	GLP-1Ras 药理作用
大脑	食欲下降、饱腹感上升	一定程度防止神经退行
心脏	改善内皮功能	血压下降、心率上升、心肌收缩力上升、舒张压上升、心脏保护功能增强
胃肠道	肠道蠕动变慢	药理和生理功能一致
胰腺	胰岛素分泌增加，胰高血糖素分泌减少	促进 β 细胞增殖
脂肪组织	—	促进脂肪分解、葡萄糖摄取增加
肾脏	利于排钠	—
肌肉	促进糖原合成和葡萄糖氧化	—

第二节　GLP-1 药物的研发

一、GLP-1成药的局限性

随着GLP-1的发现以及对其生理药理活性的研究，科学家们充分认识到了其在2型糖尿病治疗领域的巨大应用价值。但经过多年研究，GLP-1在动物和人体临床试验中的结果均不理想。其主要原因有两点：一是GLP-1极易被肾脏过滤清除（renal clearance）；二是GLP-1极易被DPP-4降解失活（小知识：DPP-4，4型-二肽基肽酶可以选择性水解N末端两个氨基酸，可以使多种激素失活，是人体调控众多激素活性的生理手段），产生无活性代谢产物GLP-1（$9\sim37$或$9\sim36$ NH₂），且上述无活性代谢产物本身还是GLP-1受体的拮抗剂（antagonist）[22]。在生理条件下，GLP-1代谢机制是调节激素作用水平的必要环节[23]，但在药理条件下，注射到体内的GLP-1会快速降解为无活性产物，严重降低其药效[24]。此时，一个类似于GLP-1的分子——Exexdin-4（艾塞那肽）走进了科学家们的视野[25]。

二、GLP-1类似物的长效化策略

前文提到，临床应用GLP-1的主要挑战是肾脏的快速清除及体内酶降解失活问题。因此，药物化学家们开启了GLP-1类似物长效化的研究，主要策略是通过修饰多肽序列，包括：①对多肽序列中的酶切位点进行定点修饰，降低肽酶对GLP-1多肽的切割效率；②将多肽与人血浆白蛋白、抗体片段或聚乙二醇片段等聚合物结合，增加多肽的相对分子质量，减少肾脏的滤过清除。

（一）改变多肽的氨基酸序列

最初，Exendin-4是从美洲毒蜥蜴（gila monster）的唾液中分离提取的多肽类物质。约翰·恩格（John Eng）博士，同时也是一名内分泌科医生，带领他的研究团队利用高效液相色谱仪C18反相柱分析法于1992年首次分离提纯了Exendin-4，再采用质谱技术和胰蛋白酶降解多肽片段的方法最终确定了其天然多肽序列，并将其命名为Exexdin-4[26]。后研究发现，Exendin-4与GLP-1存在53%的序列相似性[27]（图3-2-1），且两者生理活性类似，Exendin-4激活其受体后也可产生cAMP第二信使。

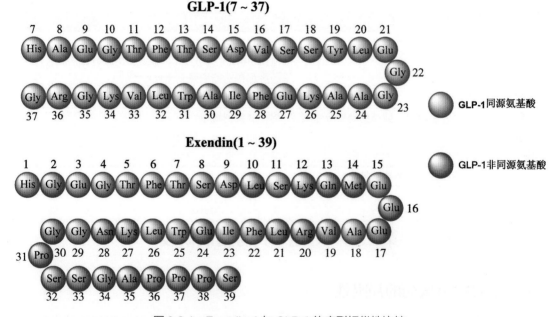

图 3-2-1　Exendin-4 与 GLP-1 的序列相似性比较

当然，科学家最终也证明了Exendin-4受体其实就是GLP-1受体。虽然其生物活性与GLP-1相似，但结构及与GLP-1受体的作用方式却不尽相同。Exendin-4由39个氨基酸组成，其二级结构是一个α-螺旋结构，从N末端第11位（Ser11）开始至第27位（Lys27）氨基酸，是与GLP-1受体结合的部位（图3-2-2A）。N末端前10个氨基酸形成了无规则卷曲结构、且与受体无相互作用。在其28～30位则形成了转角结构，30～39位为多脯氨酸结构与第25位色氨酸作用构成了色氨酸笼（Trp cage）的微型三级结构，起到了稳定α-螺旋结构的作用[28,29]。Exendin-4与GLP-1受体相互作用的主要部分是19～27位氨基酸，但对1～10位中的任意一个氨基酸发生缺失进行替换或缺失则会导致分子仅剩与GLP-1受体的结合能力，而失去其原有的受体激动功能，转而成为受体拮抗剂[30]（图3-2-2B）。30～39的羧基末端结构可以稳定α-螺旋结构从而增强其与受体的结合能力。相较于GLP-1，Exendin-4与GLP-1受体的结合能力更强，约为GLP-1的400倍（K_d值 6 vs. >500 nmol/L）[31]，是艾塞那肽在临床使用剂量显著低于GLP-1类似物的原因。Exendin-4同样可被DPP-4降解失活，但其N端的第二个氨基酸与GLP-1有所不同，为甘氨酸（Gly）而非丙氨酸（Ala）。科学家在研究DPP-4时发现，该酶对不同氨基酸底物的催化活性有着巨大的差别[32]。DPP-4对第二个氨基酸为脯氨酸（Pro）和丙氨酸（Ala）的序列拥有最强的催化水解活性[33]。Exendin-4的DPP-4降解位点为甘氨酸，其水解反应活性也因此大大低于GLP-1的丙氨酸，其血浆半衰期可达2.4 h，远长于GLP-1的1～2 min[34,35]。最初，Exendin-4的这一特点并未引起研究者足够的兴趣，原因在于其并不是人体的天然序列，而是来自爬行类动物，存在免疫原性隐患。但后来的临床前和临床试验均发现，Exendin-4具有与GLP-1同样的预期药理效果、以及更为出色的药代动力学特性，对2型糖尿病有明确的疗效，且具有一定的控制体重的作用，产生抗药抗体的滴度也很低。因此，FDA于2005年准予艾塞那肽上市，用于治疗2型糖尿病。作为第一个上市的GLP-1受体激动剂药物，艾塞那肽可同时控制血糖和体重，克服了既往大多数抗糖尿病药物会增加患者体重，并导致病情持续加重的问题[36]，后来也证明，艾塞那肽还具有改善心血管以及慢性肝肾疾病的功效。GLP-1类药物逐渐成为抗2型糖尿病药物的主力，艾塞那肽可谓是GLP-1类药物的先驱。遗憾的是，虽然其后的各种GLP-1受体激动剂药物均获得了巨大的成功，但艾塞那肽即使在其销售峰值时也未突破10亿美元的销售额，而与"真正的重磅药物"失之交臂。主要原因是其血浆半衰期虽较天然GLP-1有了很大提高，但仍然无法实现每日一次给药的疗效，须保持每日两次用药，且由于其生物大分子的特征，不得不采用注射的方式，患者依从性较差。之后，虽然通过制剂的改进[37]，在2012年上市了可一周一次给药的Bydureon，但此时，其光芒已被于2009年上市的利拉鲁肽

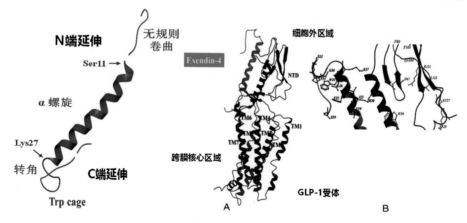

图3-2-2　Exendin-4 的二级结构和与 GLP-1 受体胞外区域（ECD）的相互作用示意

A：Exendin-4的二级结构；B：Exendin-4与GLP-1受体胞外区域（ECD）的相互作用示意图[25]

（liraglutide）所掩盖。

（二）缀合脂肪酸链

1. 利拉鲁肽（liraglutide） 如前所述，由于GLP-1超短的血浆半衰期，其在很长时间内并未能成为抗糖尿病的热点药物。GLP-1与受体作用方式与Exendin-4相似，但也有不同之处。根据习惯，GLP-1被称为7～37（或7～36 NH$_2$），其N末端的第一个氨基酸组氨酸（His），被称为7位，所以以下的GLP-1序列皆以此为标准，如13位为苏氨酸（Thr）实为其第7个残基。GLP-1的二级结构基本上是一个从13位苏氨酸(Thr)至33位缬氨酸(Val)构成的连续的α-螺旋结构，其中24位丙氨酸（Ala）至33位缬氨酸部分与受体胞外区域（ECD）通过α-螺旋结构固有的亲水及亲脂两个不同侧面产生相互作用[38]（图3-2-3）。与Exendin-4类似，其N末端并不参与受体结合，但对其前六个氨基酸进行突变或被DPP-4切除二肽后，其激动作用几乎完全消失，GLP-1（9～37）转而成为受体拮抗剂[30]。

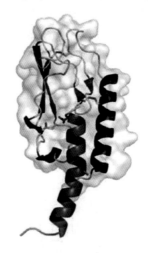

图 3-2-3　GLP-1 的二级结构（蓝色带状图）与 GLP-1 受体胞外区域（ECD）的相互作用示意图

黑色、蓝色带状图为受体ECD区域与GLP-1相互作用的α-螺旋区域[38]

在第二章有关胰岛素药物案例中谈到，进入21世纪后，多肽和蛋白质长效化技术取得了长足进步。先后有聚乙二醇化、脂肪酸化、抗体化（Fc）、白蛋白化等平台技术的出现及发展[39]。脂肪酸化在改善大分子药物的药学性质上有多重作用，如可延长药物半衰期；可改变药物亲水、亲脂性质，从而改善药物与受体的结合能力以及通过细胞膜的能力；可降低免疫原性等[39]。显然，脂肪酸化也明显改善了GLP-1药物的理化性质，并逐步获得了临床上的治疗意义，出现了两个治疗2型糖尿病的重磅药物。第一个就是在2010年获得FDA批准上市的利拉鲁肽[40]。诺和诺德制药公司是脂肪酸化药物设计的先驱者，首个脂肪酸化的多肽类药物是地特胰岛素，其侧链的脂肪酸为14碳单羧酸，通过其与白蛋白的非共价可逆性结合作用，使胰岛素的半衰期从6 min延长至约6 h。利拉鲁肽的脂肪酸侧链则为增加了γ-谷氨酸连接分子的16碳单脂肪羧酸（图3-2-4），其对白蛋白的结合能力是14碳单羧酸的数倍。利拉鲁肽与GLP-1的序列同源性高达97%[41]，不同之处在于其34位为精氨酸（Arg）而非GLP-1的赖氨酸（Lys）。出于选择性修饰的考虑，其34位氨基酸的替换，既保留了亲水性的正电荷基团，也保证了侧链修饰反应的单一选择性[41]。多肽一般指氨基酸数目少于50的分子，其性质与蛋白类似，但也有显著不同。研究表明，多肽的免疫原性远弱于蛋白质药物，因此在多肽的药物化学研究中，对于天然序列氨基酸的突变的容忍度要大于蛋白质药物，产生高滴度抗药抗体的可能性相对较小[42]。但在GLP-1药物的研究中也有例外，后文将详细介绍。目前通过应用In Silico软件对免疫原性的预测可以辅助药物化学家更好地进行定点突变的药物设计，降低临床试验失败的概率[43]。利拉鲁肽经皮下注射进入血液循环后，大于98%会以白蛋白复合物形式存在[41]，减少了肾脏的过滤；形成的白蛋白复合物亦可抵抗DPP-4的降解[44]。另外，脂肪酸侧链使利拉鲁肽在制剂中形成了七聚体[45,46]，经给药后，七聚体再经过缓慢解离成单体，实现了缓释效果。在上述几个方面作用的综合影响下，其血浆半衰期延长至约13 h[41, 47]，生物利用度为55%[48]，实现了每日一次注射用药的目的。利拉鲁肽可以显著降低糖尿病患者血液中的平均糖化血红蛋白含量，控制血糖水平，也有可观的减轻体重的效果和极低的低血糖不良反应发生率[49, 50]。

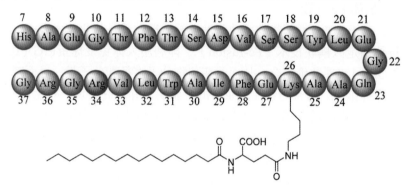

图 3-2-4　利拉鲁肽（liraglutide）的结构

2. 司美格鲁肽（semaglutide） 诺和诺德制药公司的下一代脂肪酸化 GLP-1 药物是司美格鲁肽，于 2017 年经 FDA 批准上市。与利拉鲁肽结构类似，亦在其 26 位赖氨酸侧链通过两个寡聚乙二醇分子和 γ- 谷氨酸（2OEG-γGlu）连接了一个 18 碳二羧酸脂肪酸（图 3-2-5），其脂肪酸侧链的连接分子和所带的负电荷使其与白蛋白的结合能力较利拉鲁肽又提高了近 20 倍。司美格鲁肽保留了利拉鲁肽的 34 位精氨酸，将天然 GLP-1 序列的 8 位丙氨酸替换为氨基异丁酸（Aib），进一步降低了被 DPP-4 酶降解的能力[51]，其与 GLP-1 的序列同源性仍高达 94%[52]，人体中的半衰期更达到惊人的 165 h[41, 52]，且体外对 GLP-1 受体的激动活性甚至高于天然序列 2 ~ 3 倍[49]。目前，司美格鲁肽具有优秀的降糖效果，并具有明显的减重[53]和降低心血管疾病风险[54]的效果，因其极长的半衰期，实现了每周用药一次的效果[54]。

从以上的介绍内容可以看到，脂肪酸化对延长GLP-1类药物的血浆半衰期有极其显著的作用，对于此类类似GLP-1的生物大分子需通过注射实现疗效的药物来说，极大地降低了注射的频率，大大减少了患者的痛苦，极大地提高了患者用药的方便性和依从性。

在司美格鲁肽的基础上，通过应用第二章胰岛素药物中提到的TPE制剂技术，口服的司美格鲁肽（RYBELSUS®）于2018年底再获成功上市。司美格鲁肽与TPE八碳氨基水杨酸钠（SNAC）的共同制剂，口服后可在胃中崩解，使司美格鲁肽以单体形式存在，并通过胃壁被吸收[55]，其口服生物利用度得到极大的提高（F=1.5%）。再经过提高口服剂量，达到了满意的治疗效果[56]。

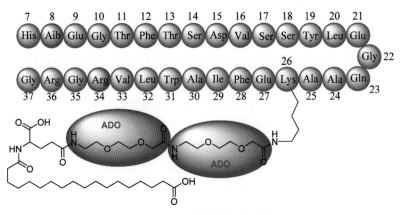

图 3-2-5   司美格鲁肽的结构

（三）融合抗体 Fc 片段

截至目前，对于GLP-1类药物的成功研发主要体现在其长效化技术方面。上文提到近20年出现了抗体固定区耦联技术（Fc-fusion），即利用人体免疫球蛋白G（IgG）的固定区域（Fc）与GLP-1实现共价结合，从而改变药物分子直径和分子量，进而减少肾脏的过滤清除和酶的降解作用，延长药物在血浆中的半衰期，并最终实现长效化目的。IgG的Fc片段是人体IgG的固定区域（图3-2-6A），而IgG是生物体对抗外源性致病原感染的重要免疫分子（广义的抗体），主要由可变区（Fab）和固定区（Fc）组成。Fab负责与致病源（pathogen）结合，Fc可以与免疫杀伤细胞的Fc受体（FcRn）结合，将结合了致病源的IgG分子复合物内吞递送至免疫细胞内进行处理[57]。在细胞内弱酸性（pH=6.5）环境下使致病源与抗体复合物解离，FcRn与IgG会再循环至细胞表面进行再利用，这个过程被称为抗体固定区受体介导的抗体再循环利用（FcRn mediated IgG recycling）[58]（图3-2-6B），IgG的血浆半衰期可达22～23 d，可被用来提高药物在人体内的循环半衰期。

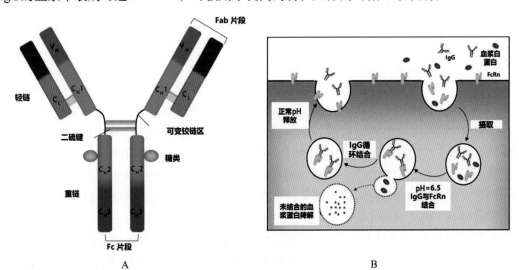

图 3-2-6   抗体固定区耦联技术

A：抗体IgG的结构，红色绿色区域为可变区（Fab），蓝色区域为固定区（Fc）；B：抗体固定区受体介导的抗体再循环利用（FcRn mediated IgG recycling）的示意图[59]

礼来制药公司利用Fc片段的特性，采用蛋白重组技术将GLP-1与Fc进行共价连接（图3-2-7），由于Fc是经一对二硫键连接的二聚体，Fc分子实际连接了两个GLP-1类似物分子。其GLP-1部分有三处氨基酸突变：①第8位的丙氨酸突变为甘氨酸，从而减少DPP-4对GLP-1的降解；②第22位甘氨酸突变为谷氨酸，从而提高与受体的结合能力；③第36位上的精氨酸被甘氨酸替换，可避免潜在的免疫原性[60]。通过与Fc的共价结合和GLP-1的氨基酸突变，度拉糖肽（dulaglutide）的分子量约60 kDa，降低了肾脏的清除作用，增强了对DPP-4的抵抗活性，最终使其半衰期达到约120 h，实现了每周一次注射给药[60]。同时由于FcRn的再循环利用，减少了药物的使用剂量，相较于司美格鲁肽，其摩尔剂量约为1/10，对于慢性病用药的患者也可减少不良反应的发生，提高长期用药的安全性。

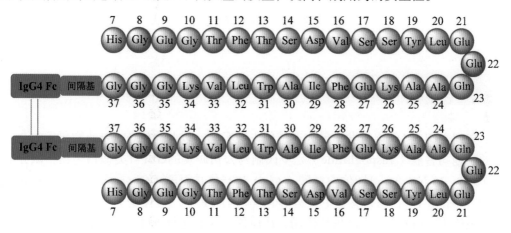

图 3-2-7　度拉糖肽的结构

（四）融合人血清白蛋白

白蛋白（albumin）是人体的组成蛋白之一，在血浆总蛋白的比重中约占60%，且有2～3周的半衰期，几乎无免疫原性，使其非常适合成为药物的载体，从而将白蛋白与药物耦联，实现药物的长效化。利用融合人血清白蛋白技术实现药物长效目的的核心设计原则和关键是选择融合的位点，包括白蛋白的位点，如氨基或者羧基末端、抑或是蛋白序列中的任何区域（通过化学修饰而非重组表达完成），以及药物分子本身的修饰位点，应以降低药物活性最少为原则[61]。阿必鲁肽（albiglutide）是利用蛋白重组技术表达的人源血清白蛋白，在其N末端通过GLP-1的C末端连接了两个GLP-1（7～36）分子（图3-2-8），其中8位的丙氨酸突变为甘氨酸。连接后的共轭分子分子量达到73 kDa，极大地降低了肾脏的清除过滤[41]，并同时降低了DPP-4对GLP-1的降解[62, 63]，其半衰期也达到120 h[64]。阿必鲁肽于2014年经FDA批准上市，但其对血糖的控制相较于其他同类药物处于中游水平，弱于度拉糖肽和司美格鲁肽，且对体重降低及心血管风险控制也不及两者，仅被推荐用于2型糖尿病的辅助治疗64，最终于2018被其开发公司——葛兰素史克公司撤出了全球市场。

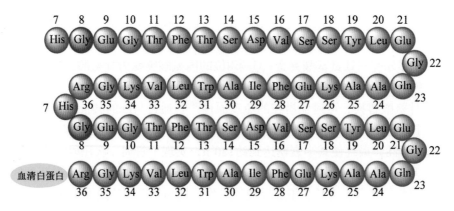

图 3-2-8   阿必鲁肽的结构

第三节   GLP-1 药物研发中的失败案例及其启示

下文列举GLP-1药物研发中最为遗憾的失败案例，以此介绍GLP-1药物研发中会遇到的问题。他司鲁肽（Taspoglutide）是罗氏制药公司研发的GLP-1类似物药物，该分子为GLP-1（7~36 NH$_2$），且8位丙氨酸（Ala）和35位甘氨酸（Gly）均突变为氨基异丁酸（Aib）（图3-3-1），两处突变主要是用于提高对DPP-4（8位突变）、纤溶酶（plasmin）和激肽释放酶（kallikrein）的抵抗作用，从而延长其半衰期，再通过制剂技术，实现注射每周一次给药，可谓是长效技术在GLP-1应用的先驱。该药物对2型糖尿病的血糖控制有很好的疗效，且具有可观的降低体重的作用，然而最终却在2010年的Ⅲ期临床试验结束后，被罗氏制药公司宣布终止该药物的研发，也直接导致罗氏公司关闭了位于美国的研发中心。其原因有以下几点：①该药物的胃肠道刺激不良反应，如恶心、呕吐以及胃肠道胀气等，明显多于其他GLP-1对照药物；②注射部位的不适反应明显多于其他GLP-1对照药物；③变态反应性明显高于其他GLP-1对照药物，产生抗药抗体（anti-drug antibody）的患者数量明显增多，甚至导致了变态反应，最终部分患者不得不提前退出临床试验[65]。通过上述临床不良反应也引出了GLP-1药物研发中的一般性安全问题。GLP-1类似物以其控制血糖效果好，几乎不产生低血糖副作用，可降低体重，并伴随心血管疾病改善等特点，逐渐成为2型糖尿病治疗的一线重磅药物，但其本身的引起的不良反应或者副作用也必须在早期研究中得到发现和解决，才能提高该类药物研发的成功率。GLP-1类药物引起的不良反应主要有[66]：①伴随其降低血糖和体重控制功能而产生的胃肠道副作用，恶心呕吐，胃肠道蠕动排空减慢。②胰腺增生和胰腺炎。由于GLP-1受体被激活可以促进胰岛β细胞分化与增殖，从而刺激胰岛素的分泌，所以GLP-1类似物往往会使胰岛β细胞长期处于活跃状态，最终导致胰脏增生甚至发生坏死。在动物和临床试验中已明确观察到该现象，在药物研发中也必须引起足够的重视并使其消除。③抗药抗体导致的变态反应。GLP-1虽是内源性物质，但其类似物需经过氨基酸突变以及与长效化载体共价结合处理，特别是在高浓度药理条件下，目前临床应用的全部GLP-1药物均会产生抗药抗体，尤其是艾塞那肽类似物产生抗药抗体的能力远远大于其他GLP-1类似物。抗药抗体的产生不仅会降低药物的药效（抗药抗体可结合药物），更加令人担心的是其会导致变态反应，极大地增加了药物的安全性风险。药物的安全性是药物研究中的首要问题，很多疗效好的潜在药物候选物都会因为安全性问题而失败。④注射部位反应（injection site reaction）。虽然所有注射给药的大分子药物都存在上述隐患，但不同药物引起的反应却千差万别，在药物研发的过程中必须将工作做到足够细致，并提前充分考虑到各种不良反应所引起的问题，以满足患者使用的依从性，研制出更加安全有效的药物。

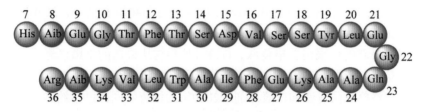

图 3-3-1　他司鲁肽的结构

除了上述的GLP-1类似物药物，还有赛诺菲制药公司于2016年上市的利西那肽（lixisenatide，图3-3-2A），以及聚乙二醇洛塞那肽（PEG-loxenatide）等[67]（图3-3-2B）。利西那肽是艾塞那肽的类似物，治疗2型糖尿病的二线药物[68]；聚乙二醇是一种由重复环氧乙烷单元组成的聚合物，化学惰性且低毒，已被美国FDA批准用于口服、静脉注

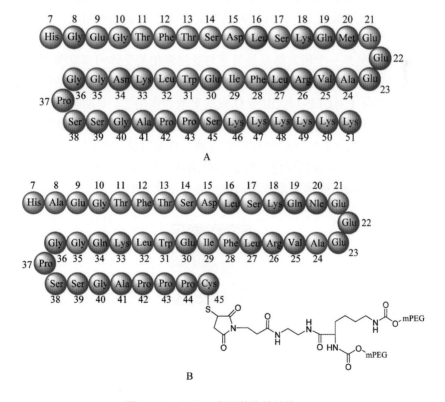

图 3-2-2　GLP-1 类似药物的结构

A：利西那肽（lixisenatide）的结构；B：聚乙二醇洛塞那肽（PEG-loxenatide）的结构

射和皮肤应用药物制剂的开发[69]。作为一种有效的长效化载体，聚乙二醇已被广泛研究和应用，然而其存在免疫反应性和大脑蓄积的安全性隐患[70]，近10年对慢性病用药已不再具有强大的吸引力，但仍然可以用于长效化的抗感染药物或免疫治疗药物。

第四节　总结与展望

从1992年约翰·恩格博士发现并对Exendin-4进行药物研发至今，30年来，从最初每日两次使用的艾塞那肽，到每日一次的利拉鲁肽，再到长效化的每周一次的度拉糖肽和司美格鲁肽，以及最新的口服司美格鲁肽，GLP-1类药物从最初的稚嫩已经成长为成熟且疗效明确的一线抗2型糖尿病药物。2014年上市的度拉糖肽注射液年销售额在2020年已超过50亿美元，司美格鲁肽注射液和口服片剂于2020年的销售额同样已达约37亿美元，并以更快的速度进行追赶。相比于其他抗糖尿病药物，GLP-1类药物有低血糖发生率低、减轻体重、改善心血管及慢性肝肾疾病的特点[71]，目前，研发更新型的GLP-1类药物热点也集中于此。一个就是与胰岛素的混合制剂（co-formulation）药物的应用。在第二章有关胰岛素药物案例中已经提到，胰岛素降低血糖的机制之一是促进血糖进行脂肪的合成，因此长期使用胰岛素的副作用之一就是体重和体脂的增加[72]，这对慢性病患者来说非常不利。即便最新型的基础胰岛素对体重的控制优于传统胰岛素，但依然是胰岛素疗法中的重要问题。GLP-1类药物可有效降低体重，因此将两者联合使用，做到相辅相成，会得到更好治疗糖尿病的效果[73, 74]。前面提到的利西那肽就是赛诺菲制药公司专门为与甘精胰岛素混合制剂而开发的药物。另外一个研发热点是关于与肠泌素相关受体的多重激动剂的使用，包括但并不限于，与GIP受体的双重激动剂（如礼来制药公司于2022年被美国FDA批准上市的Tirzepatide[75]，该分子对GLP-1和GIP受体有双重激动作用）。Ⅲ期临床数据显示有更加优秀的降低体重的作用。还有GLP-1、GIP及胰高血糖素受体的三重激动剂[76, 77]，目前也处于临床试验研究阶段，GLP-1和GIP有控制血糖、抑制食欲的作用，而胰高血糖素在可轻微升高血糖的同时可加快能量代谢，促进脂肪消耗，从而增强减肥效果。还有与其他脑-肠肽（brain-gut peptide）受体的多重激动剂也处于研究之中。

数字资源

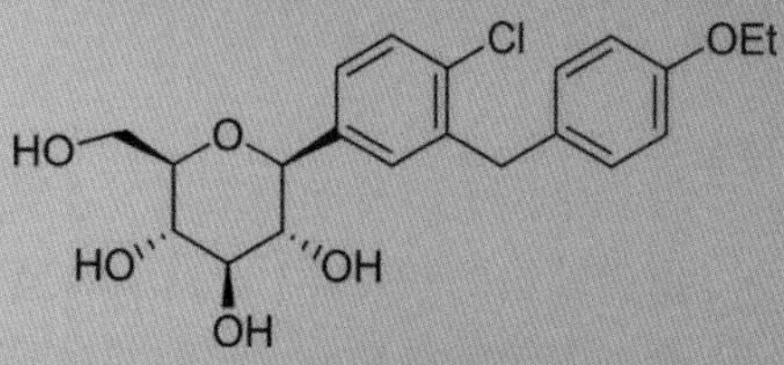

第四章

达格列净

基于钠 – 葡萄糖协同转运体（SGLT2）抑制剂开发的抗糖尿病药物

牛有红[^] 叶新山

第一节　糖尿病及抗糖尿病药物概述

一、糖尿病的定义、分类及现状

糖尿病是一种由胰岛素分泌或胰岛素作用缺陷或同时由两种缺陷引起的糖（葡萄糖）、脂肪和蛋白质代谢障碍，以慢性高血糖为特征的内分泌代谢性疾病[1, 2]。国际糖尿病联盟（International Diabetic Federation，IDF）将糖尿病主要分为3类：①1型糖尿病。1型糖尿病占所有糖尿病患者约10%，引起1型糖尿病的主要原因，是人体的自身免疫系统攻击产生胰岛素的细胞，致使胰岛素分泌减少或不分泌胰岛素，进而产生糖尿症状。1型糖尿病多见于儿童和青少年。②2型糖尿病。2型糖尿病较为常见，约占糖尿病患者总数的90%，其特征为胰岛素抵抗，患者一般年龄较大，有家族遗传现象。③妊娠糖尿病。妊娠糖尿病是一种容易被忽视的糖尿病类型，是指在女性妊娠过程中出现的血糖水平升高，产后孕妇血糖水平便会恢复正常的现象。妊娠糖尿病也会引起较多的并发症并威胁孕妇和孩子的健康。此外，妊娠糖尿病也会增加孕妇和孩子患2型糖尿病的风险[3, 4]。

长期血糖增高会使人体的血管、微血管受损并危及心、脑、肾、周围神经、眼睛、足等器官，并导致并发症。糖尿病并发症高达100多种[5-7]，是目前已知并发症最多的一种慢性疾病，包括糖尿病心血管疾病、周围神经病变、糖尿病肾病、视网膜病变、糖尿病眼病、神经损伤、糖尿病足病及增加感染风险等。

二、糖尿病发病的相关因素

糖尿病的发生及发展是多因素、多基因参与的过程，其致病机制复杂，目前尚不完全清楚[8]，但普遍认为与以下因素相关：①遗传因素。遗传学研究表明，糖尿病发病率在血统亲属中与非血统亲属中有明显差异，前者较后者高出约5倍。遗传因素在1型和2型糖尿病中的重要性明显不同，在1型糖尿病中遗传因素约占50%，而2型糖尿病中遗传因素的重要性达到90%以上。这里的遗传性是指易感性而非遗传糖尿病。②精神因素。21世纪以来，中外学者确认了精神因素在糖尿病发生、发展中的作用，认为精神紧张、情绪激动和各种应激状态均会引起升高血糖的激素，如生长激素、去甲肾上腺素、胰升糖素和肾上腺皮质激素的大量分泌。③肥胖因素。目前认为肥胖也是诱发糖尿病的重要因素。研究发现有60%～80%的成年糖尿病患者在发病前均为肥胖者，而且发病率与肥胖程度成正比。④长期摄食过多因素。饮食过多而不节制，营养过剩使原已经功能低下的胰岛β细胞（分泌胰岛素）负担过重，进而诱发糖尿病。⑤病毒感染。幼年型糖尿病与病毒感染有显著关系。感染本身不会诱发糖尿病，但可以使无症状糖尿病得以外显。⑥妊娠。研究发现妊娠次数与糖尿病的发病有关，多次妊娠易诱发糖尿病。⑦基因。目前的研究认为糖尿病是由几种基因受损所造成的：1型糖尿病由人类第六对染色体短臂上的HLA-D基因损伤引起；2型糖尿病由胰岛素基因、胰岛素受体基因、葡萄糖溶酶基因和线粒体基因损伤引起；青少年发病的成年型糖尿病（maturity onset diabetes of the young，MODY）已被证实是单基因遗传突变引起[9, 10]。

三、临床抗糖尿病药物及其作用靶点和机制

目前，糖尿病的治疗以注射胰岛素和口服降糖药物为主，根据其作用机制[11-13]大致可以分为以下几类。

（一）胰岛素及其类似药物（见本书第二章）

（二）胰岛素分泌促进剂

2型糖尿病患者常常伴有继发性β细胞功能缺陷，从而使胰岛素分泌不足。胰岛素分泌促进剂可促使胰岛β细胞分泌更多的胰岛素以降低血糖水平。该类药物通过抑制ATP依赖性钾通道，使K^+外流，β细胞除极，Ca^{2+}内流，诱发胰岛素分泌；此外，还可加强胰岛素与其受体结合，使胰岛素的作用得以增强。

按照化学结构，胰岛素分泌促进剂可以分为磺酰脲类和非磺酰脲类。磺酰脲类促泌剂代表性结构见表4-1-1，其中取代基R和R_1不同，其降糖作用时间和降糖强度也不同。

表4-1-1　磺酰脲类促泌剂

药物	R	R_1	体内半衰期（h）	体内作用持续时间（h）
第一代				
甲苯磺丁脲 Tolbutamide	CH_3	$-nC_4H_9$	4.5～6.5	6～12
氯磺丙脲 Chlorpropamide	$-Cl$	$-nC_4H_9$	36	＞60

续表

药物	R	R₁	体内半衰期（h）	体内作用持续时间（h）
妥拉磺脲 Tolazamide	CH_3	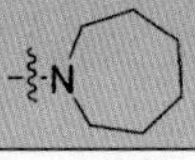 （七元氮杂环，氮杂䓬基）	7	12 ~ 14
醋酸己脲 Acetohexamide	CH_3CO-	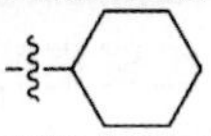 （环己基）	6 ~ 8	12 ~ 18
第二代				
格列本脲 Glyburide	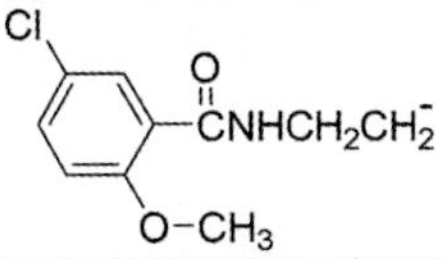 （5-氯-2-甲氧基苯甲酰胺基乙基结构，含 Cl、$C=O$、$NHCH_2CH_2-$、$O-CH_3$）	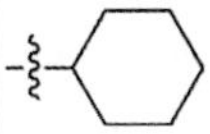 （环己基）	1.5 ~ 3.0	> 24
格列吡嗪 Glipizide	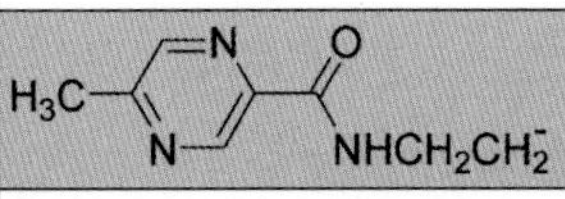 （5-甲基吡嗪-2-甲酰胺基乙基结构，H_3C、N、$C=O$、$NHCH_2CH_2-$）	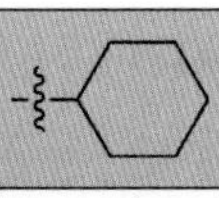 （环己基）	4	> 24
格列齐特 Gliclazide	CH_3	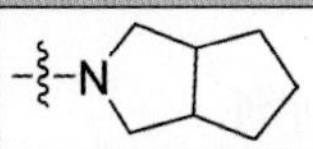 （八氢环戊并吡咯基，含 N）	10 ~ 12	> 24
格列美脲 Glimepiride	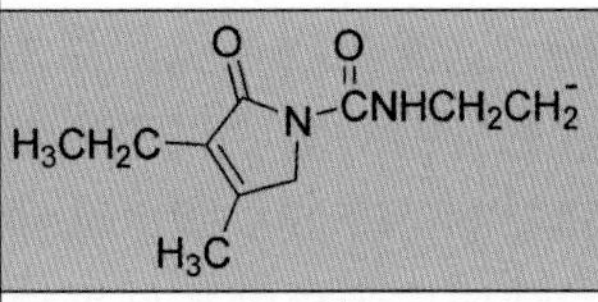 （3-乙基-4-甲基-2,5-二氧代吡咯啉甲酰胺基乙基结构，H_3CH_2C、H_3C、$C=O$、$NHCH_2CH_2-$）	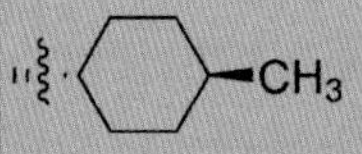 （4-甲基环己基，$-CH_3$）	2 ~ 3	> 24
格列喹酮 Gliquidone	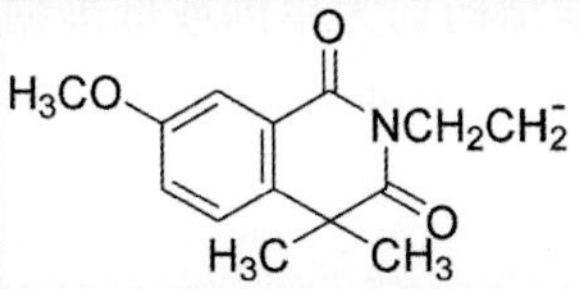 （7-甲氧基-4,4-二甲基异喹啉-1,3-二酮-2-乙基结构，H_3CO、NCH_2CH_2-、H_3C、CH_3）	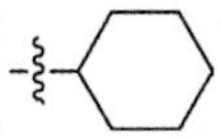 （环己基）	1.5	16 ~ 24
格列派特 Glisoxepide	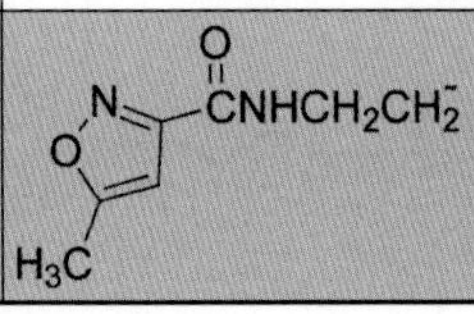 （5-甲基异噁唑-3-甲酰胺基乙基结构，N、O、$C=O$、$NHCH_2CH_2-$、H_3C）	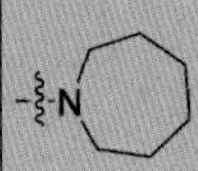 （七元氮杂环，氮杂䓬基）		

　　非磺酰脲类促泌剂可直接改善胰岛素早期分泌的缺陷，对降低餐时、餐后血糖有独特的优势。这类药物和磺酰脲类药物的化学结构虽然不同，但有相似的作用机制[14]。现有获批临床使用的药物主要有瑞格列奈、那格列奈、米格列奈（图4-1-1），其中米格列奈是一对对映异构体混合物。

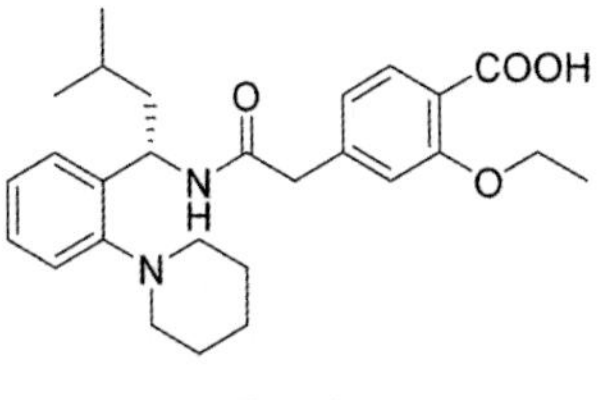

瑞格列奈 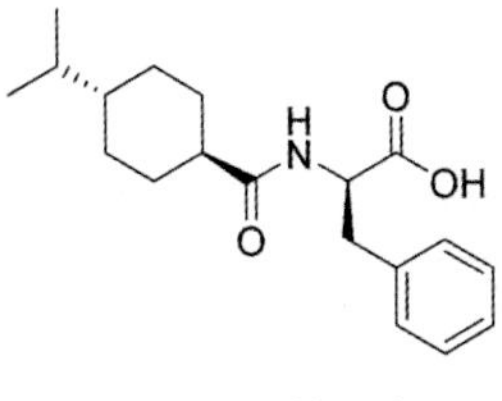　　　　　　那格列奈 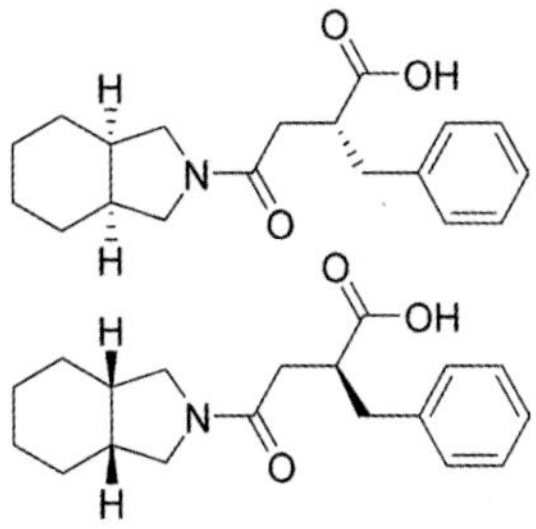　　　　　　米格列奈

图 4-1-1　非磺酰脲类促泌剂

（三）双胍类

此类药物主要通过促进外周组织摄取葡萄糖、抑制葡萄糖异生、降低肝糖原输出、延迟葡萄糖在肠道吸收等实现降低血糖的作用。代表性药物有苯乙双胍和二甲双胍（图4-1-2）。二甲双胍是目前临床使用的一线用药，特点是毒性较小，对正常人无降糖作用，几乎不会引起低血糖；此外，二甲双胍还具有增加胰岛素受体、减低胰岛素抵抗的作用，也有改善脂肪代谢及纤维蛋白溶解、减轻血小板聚集的作用，因而有利于缓解心血管并发症的发生与发展。

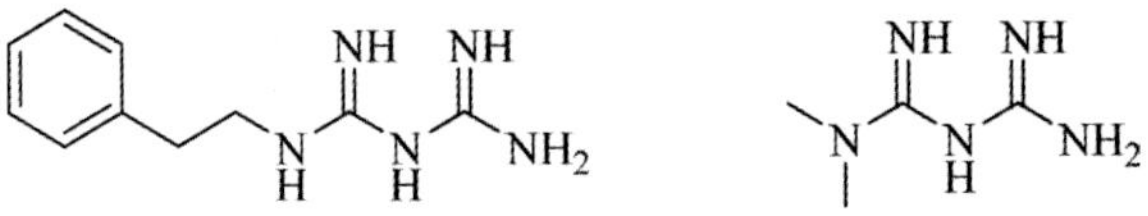

图 4-1-2   苯乙双胍和二甲双胍的化学结构

（四）α- 葡萄糖苷酶抑制剂

α-葡萄糖苷酶抑制剂是目前的临床一线降糖药，这类药物可竞争性抑制α-葡萄糖苷酶的活性，降低多糖分解产生葡萄糖的速度，并延缓葡萄糖的吸收以缓解餐后血糖水平，达到降低血液血糖的作用，长期服用α-葡萄糖苷酶抑制剂可降低空腹血糖和糖化血红蛋白的浓度。目前临床使用的α-葡萄糖苷酶抑制剂的化学结构均为单糖或低聚糖的结构类似物，代表性药物为阿卡波糖、伏格列波糖[15]和米格列醇[16]（图4-1-3）。

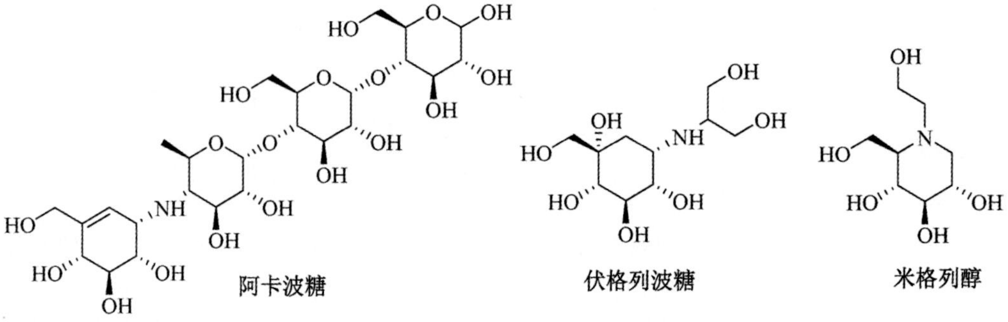

图 4-1-3   几种 α- 葡萄糖苷酶抑制剂的化学结构

（五）胰岛素增敏剂

胰岛素增敏剂药物通过提高靶组织对胰岛素的敏感性和利用胰岛素的能力，改善糖代谢能力，有效降低空腹及餐后血糖。胰岛素增敏药主要是噻唑烷二酮类，包括罗格列酮、吡格列酮、曲格列酮和环格列酮（图4-1-4）。该类药物单独使用不引起低血糖，常与其他类口服降糖药合用，能产生明显的协同作用。罗格列酮和吡格列酮降糖效果更为明显，安全性更高。

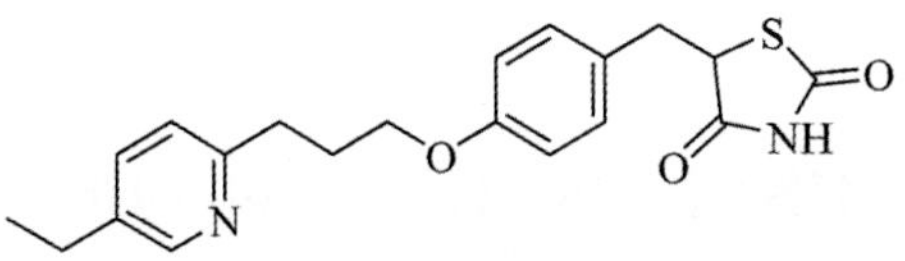

吡格列酮 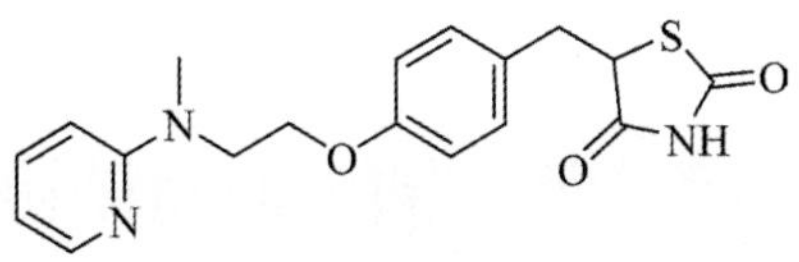　　　　　　　　　　　　　罗格列酮

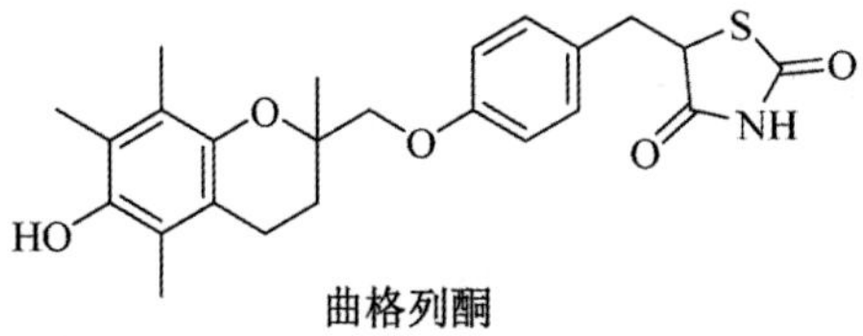

曲格列酮 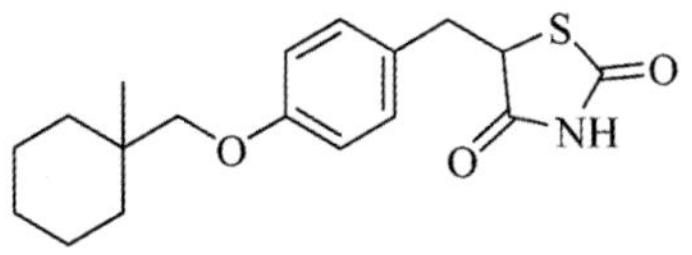　　　　　　　　　　　　　环格列酮

图 4-1-4　噻唑烷二酮类药物的化学结构

（六）GLP-1 受体激动剂（见本书第三章）

（七）DPP-4 抑制剂（部分内容见本书第一章）

肠促胰岛素是一类肠道L细胞生成的具有促胰岛素分泌作用的多肽激素，在人体内主要包括GLP-1和GIP，通过作用于GLP-1受体以葡萄糖依赖的方式促进胰岛β细胞分泌胰岛素从而降低血糖，还可以调节胰岛β细胞再生、增殖和存活。但是GLP-1在体内易被细胞表面的丝氨酸蛋白酶DPP-4水解而失活，因此，抑制DPP-4酶的活性使DPP-4失活可提高GLP-1水平，发挥控制血糖的作用。

自2006年以来，已上市多种DPP-4抑制剂，包括西格列汀、利格列汀、吉格列汀、维格列汀、阿格列汀、沙格列汀和替格列汀等（图4-1-5）[17-20]。

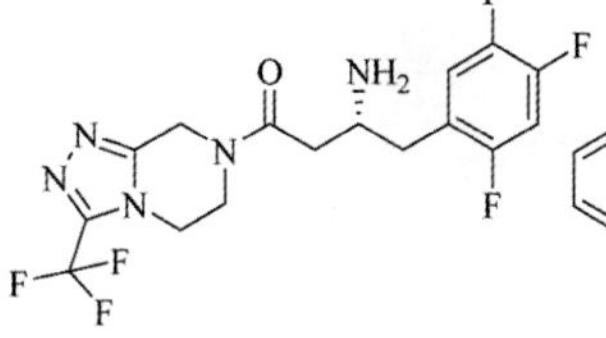

西格列汀 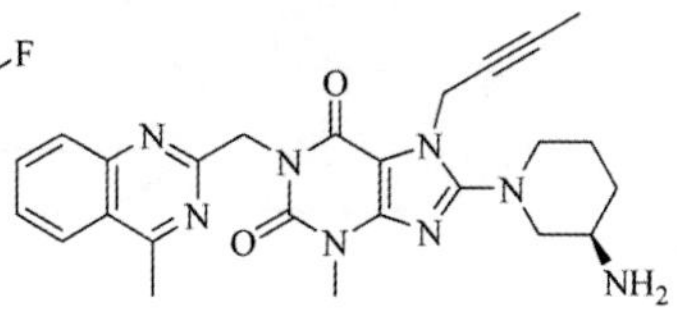　　　　　　　　利格列汀 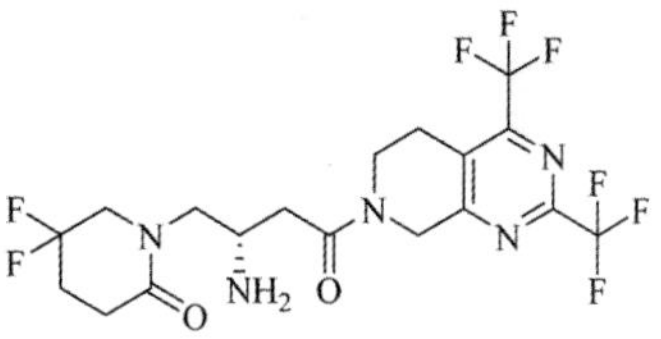　　　　　　　　　吉格列汀

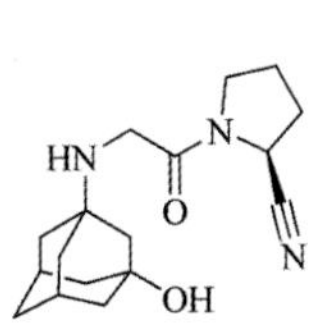

维格列汀 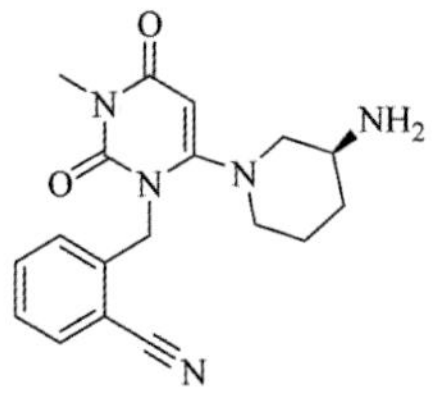　　　　　阿格列汀 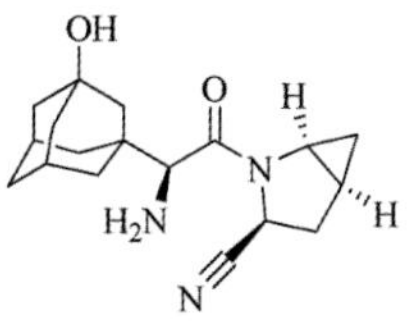　　　　　　沙格列汀 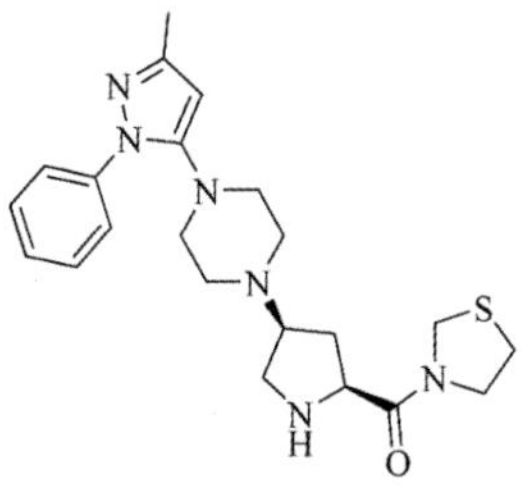　　　　　　替格列汀

图 4-1-5　DPP-4 抑制剂的化学结构

第二节　钠－葡萄糖协同转运蛋白（SGLT2）抑制剂

一、SGLT2抑制剂作为治疗糖尿病药物靶点的生物学基础

糖代谢平衡是胃肠道、肝脏、胰腺、肾脏、脂肪组织和肌肉组织共同参与的结果，各类抗糖尿病药物分别通过作用于糖代谢平衡的相应调节组织和器官（图4-2-1）[21]控制血糖水平。肾脏也是血糖平衡非常重要的调节器官之一，通过肾小球滤过量和肾小管吸收量控制血糖平衡。肾脏每天大约滤过162 g（900 mmol）葡萄糖，当血糖水平＜10 mmol/L，滤过的葡萄糖会在肾小管被全部重新收，从而帮助维持正常的空腹血糖水平（3.9～6.0 mmol/L）。若血糖＞10 mmol/L（肾糖阈），超出肾脏对其的最大重吸收能力，那些未能被重吸收的葡萄糖就会随尿液排出形成尿糖，从而使血糖不至于上升过高。

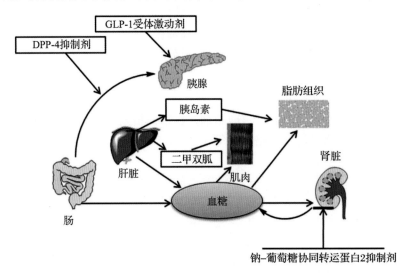

图 4-2-1　机体血糖平衡调节重要器官组织及针对相应靶点的糖尿病治疗药物

葡萄糖是极性分子，不能自由穿过细胞膜，需要依靠两类载体蛋白辅助其转运，它们是钠–葡萄糖协同转运蛋白（sodium-glucose co-transporters，SGLTs）和葡萄糖转运蛋白（glucose transporters,GLUTs）[22–24]。钠–葡萄糖协同转运蛋白可以使葡萄糖逆浓度梯度被转运到细胞内，由SLC5A家族基因编码，主要包括SGLT1、SGLT2、SGLT3、SGLT4、SGLT5。葡萄糖转运蛋白是顺浓度梯度被动转运葡萄糖的载体蛋白，由SLC2A家族基因编码，主要包括GLUT1、GLUT2、GLUT3、GLUT4等，分布在红细胞、肝脏、大脑、肾脏、胰腺、肌肉等组织器官，是细胞代谢的重要能量供应通道[25]。SGLT1是一类高亲和力、低负载的转运蛋白，主要表达于肾脏肾小管末梢S3区段，负责肾小球滤过约10%的葡萄糖的重吸收。SGLT2是一类低亲和力、高负载的转运蛋白，主要表达于肾脏肾小管末梢S1区段，负责肾小球滤过的约90%的葡萄糖的重吸收[26]。在分子水平（图4-2-2）[27]，SGLT1转运一个分子葡萄糖，需要协调转运两个钠离子提供能量；而SGLT2转运一分子葡

萄糖，只需要协调转运一个钠离子提供能量，相同点都是需要细胞基侧膜内的钠钾离子ATP泵维持细胞内外钠离子的浓度梯度。肾脏重吸收滤过的血糖主要由SGLT2载体蛋白完成[28]。

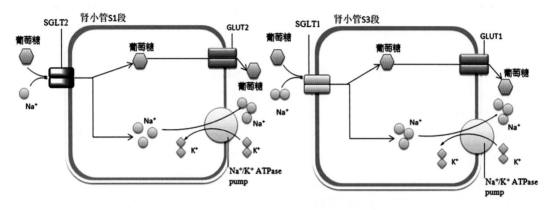

图 4-2-2　SGLT1 和 SGLT2 吸收葡萄糖的分子机制

SGLT1：钠-葡萄糖协同转运蛋白1；SGLT2：钠-葡萄糖协同转运蛋白2；GLVT1：葡萄糖转运蛋白1；GLVT2：葡萄糖转运蛋白2

肾脏控制血糖水平机制在糖尿病患者中是异常的。研究显示，在家族性糖尿病患者体内SGLT2的表达及活性均上升。在持续的慢性高血糖状态下，肾脏对葡萄糖的最大重吸收能力升高，即肾糖阈升高，可继续重吸收较高水平的葡萄糖，因而会导致血糖的持续增高；而持续的高血糖又反过来加剧葡萄糖重吸收，陷入高糖毒性循环。慢性高血糖状态下，SGLT2会介导更多的葡萄糖转运，使其更多地被重吸收，最终让患者的血糖居高不下。因此，研发SGLT2抑制剂作为新型糖尿病治疗药物尤为引人注目[29]。

二、SGLT2抑制剂及达格列净的研制成功

SGLT2抑制剂的研究最初主要是对根皮苷（phlorizin，化合物1，图4-2-3）进行结构修饰[30, 31]，预期提高对SGLT2/SGLT1的选择性抑制和其体内代谢的稳定性时发现的。根皮苷是二氢查尔酮的葡萄糖苷，存在于许多果实中。早在1835年，法国科学家从苹果树皮中分离得到根皮苷，并发现该化合物有退热功效并用于治疗疟疾。1886年，von Mering在动物实验中发现，当使用剂量＞1 g时，根皮苷能够导致糖尿，因此用它来制造糖尿病模型以及研究肾脏功能状态。此外，研究还发现长期给犬使用根皮苷不仅会导致糖尿，而且还会产生多尿症并致体重减轻。自1950年起，科学家们开始在细胞水平和分子水平上研究根皮苷导致尿糖的机制，发现根皮苷能够抑制细胞表面的一种依赖钠离子的葡萄糖转运蛋白（SGLTs），包括抑制SGLT2和SGLT1，但无选择性。随后的动物实验发现根皮苷会导致严重的不良反应甚至导致实验动物死亡。后来的研究发现，产生不良反应的原因是根皮苷也抑制了SGLT1。1987年，Rossetti等首次证实根皮苷能够通过降低血糖减轻葡萄糖毒性进而帮助恢复胰岛素的敏感性。但由于根皮苷对SGLT2和SGLT1具有无选择性抑制作用，而且在肠道中容易被β-葡萄糖苷酶降解，导致利用率降低，致使其未能应用于临床。于是，以根皮苷为基础，各大制药公司和药物研究机构的药物化学家们对其展开了结构修饰

和改造，以寻求实现如下目标： ① 提高化合物对SGLT2受体抑制的特异性；②防止糖苷酶对化合物的降解以保证化合物的活性；③满足口服给药的条件。

1997—2004年，强生制药公司的研究人员通过对根皮苷的结构改造，尤其是对距离糖部位最远的芳环部分和两个芳环间的连接部分进行结构改造，发现了根皮苷类似物2（T-1095A，图4-2-3）。其中根皮苷对位苯酚由一个苯并呋喃替换，一个酚羟基由甲基替换；进一步在糖的6-位引进酯基，得到前药T-1095（化合物3）。采用n-STZ大鼠、Goto–Kakizaki大鼠、ZDF大鼠、KKAy小鼠及*db/db*小鼠等模型的研究显示，T-1095降血糖的同时不会造成低血糖副作用，在外围组织可以减少胰岛素的耐受（包括肝脏和骨骼肌肉），可预防胰岛β细胞的衰亡，也可通过缓解葡萄糖中毒改善胰岛素分泌及胰岛素的敏感性，有缓解糖尿病并发症的潜力。该化合物进入了临床Ⅱ期试验研究阶段，并成为*O*-糖苷类SGLT2抑制剂中除了根皮苷之外最受关注的分子[32-39]。但可惜的是，T-1095中的*O*-糖苷键对β-葡萄糖苷酶不耐受，最终还是无法成药。不过，上述的研究结果为后续开发全新的、代谢更加稳定的药物奠定了坚实的基础。

同一时期，日本卫材制药公司（Kissei Pharmaceutical Co., Ltd.）发现了选择性抑制SGLT2的抑制剂sergliflozin（化合物4，图4-2-3），并将其制备成前药碳酸乙酯sergliflozinA（化合物5，图4-2-3），开展了体内活性研究[40, 41]。另外，Shing等合成了sergliflozin类似物（化合物6），但具体活性结果并未公布与发表[42]。

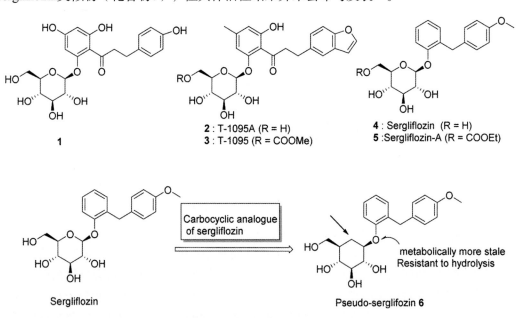

2：T-1095A (R = H)
3：T-1095 (R = COOMe)

4：Sergliflozin (R = H)
5：Sergliflozin-A (R = COOEt)

Sergliflozin

Carbocyclic analogue of sergliflozin

metabolically more stale
Resistant to hydrolysis

Pseudo-sergliflozin **6**

图 4-2-3   根皮苷及其结构修饰

百时美–施贵宝制药公司的药物化学家们也在SGLT2抑制剂方面进行了深入研究。起初他们主要合成基于葡萄糖氧苷的SGLT2抑制剂（图4-2-4），包括*O*-芳基葡萄糖苷类（化合物7）[43]、*O*-苯甲酰胺葡萄糖苷类（化合物8）[44]、*O*-吡唑葡萄糖苷SGLT2抑制剂（化合物9）[45]等，从中发现了remogliflozin（化合物10，图4-2-4）。Remogliflozin是结构全新（根皮苷的糖苷连接的苯环由吡唑环代替，苯环应该被看作是该类抑制剂的支撑结构）

的SGLT2强效选择性抑制剂，体外抑制人源SGLT1和SGLT2的EC_{50}值分别为4520 nmol/L和12.4 nmol/L，2013年被批准以前药11（remogliflozin etabonate，图4-2-4）的形式开展了临床试验研究[46]。有研究报道WAY123783（12，图4-2-4）具有增加糖尿和降低血糖水平的活性，被认为是SGLT2抑制剂。据此，Ajinomoto Co., Inc.的研究人员Koji Ohsumi等合成了吡唑葡萄糖氧苷13（图4-2-4），该化合物在10 μmol/L时对大鼠肾SGLT2的抑制率为84%，而T-1095在相同浓度下的抑制率为90%。化合物13也能导致尿糖排泄，在剂量为3 mg/kg时可产生63 g尿糖，而T1095在相同剂量下可产生300 g尿糖[47]。前期围绕根皮苷的修饰与改造虽然获得了部分有潜力的降糖葡萄糖氧苷化合物，但它们均有一个共同的缺点，即在体内容易被葡萄糖苷酶降解或酸水解失去葡萄糖部分，从而失去降糖活性。然而，这些研究也让药物化学家们获得了有价值的构–效关系，总结如下：①糖基部分对降糖活性是必须的，水解去掉糖基后的化合物，其抑制SGLT2的活性会明显减弱或者消失；②与糖基部分邻近的芳基对抑制SGLT2活性十分重要。

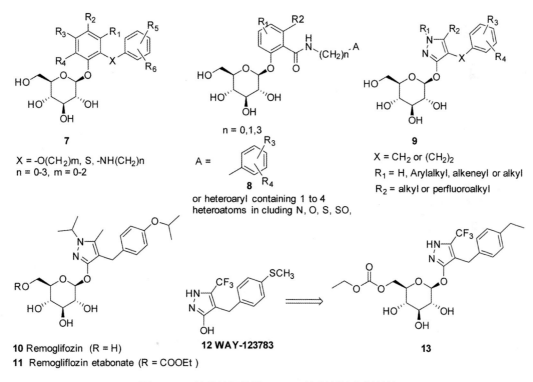

图 4-2-4　葡萄糖氧苷类 SGLT2 抑制剂的化学结构

碳苷是一大类糖苷类化合物，其结构特征是糖基部分由1-位（端基位置）通过碳–碳键与苷元部分相连（图4-2-5）。这类化合物也存在于许多生物活性的天然产物结构中，其特点是对糖苷酶耐受，不能被糖苷酶所降解。另外，从药物化学的角度看，端基碳是氧的电子等排体，通常碳苷可以作为氧苷化合物的模拟物而发挥生物效应。基于以上信息，利用生物电子等排原理，百时美–施贵宝制药公司的研究人员最先合成了根皮苷的芳基碳苷化合物14（图4-2-6），其EC_{50}值为1.3 μmol/L。碳苷化合物对β-葡萄糖苷酶稳定，进而他们以化合物14为模板，依据以上获得的葡萄糖氧苷类抑制剂的构–效关系，在保留葡萄糖基的基础上对苷元进行了系统的结构改造及优化，得到一系列化合物15（图4-2-6）。最终，研究人员发现间位取代的芳基甲基为苷元的葡萄糖碳苷16（图4-2-7）是SGLT2抑制剂更好的骨架结构[48]。进一步对两个苯环的4-位和4'-位，即R和X基团进行多样化取代修饰，最终发现了上市药物化合物17（达格列净）（图4-2-7）[49]。

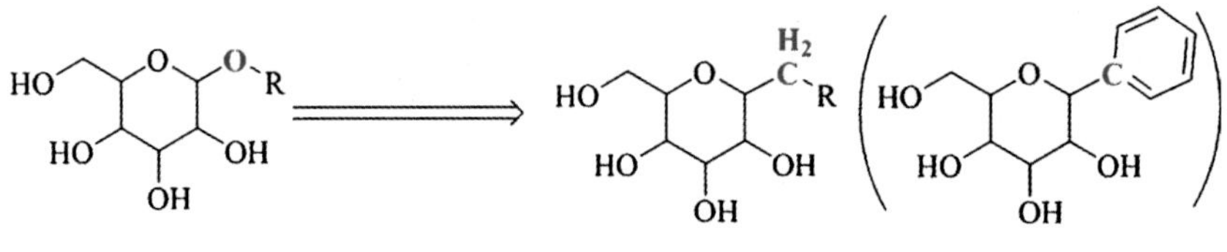

氧苷   碳苷

图 4-2-5　氧苷和碳苷化合物的化学结构

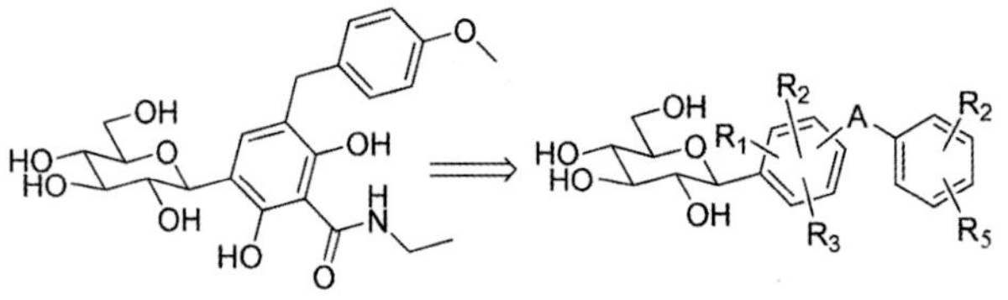

14   **15**

图 4-2-6　葡萄糖碳苷类 SGLT2 抑制剂的化学结构

R_1和R_2，R_3和R_2，R_2和R_3为连在一起的五、六或七元碳环或杂环；R_4，R_5分别为H，OH，OAryl，OCH$_2$Aryl，CF$_3$，-OCHF$_2$，-OCF$_3$，halogen，-CH，-CO$_2$R，-COR，CH（OH）R，-CH（OR）R，-CONRR，-NHCOR，-NHSO$_2$R，-NHSO$_2$Aryl，-SR，SOR，SO$_2$R；或R_3和R_4为连在一起的五、六、七元碳环或杂环；A=S，NH，O，CH$_2$，CH$_2$CH$_2$或者CH$_2$CH$_2$CH$_2$；上述R分别为短脂肪链

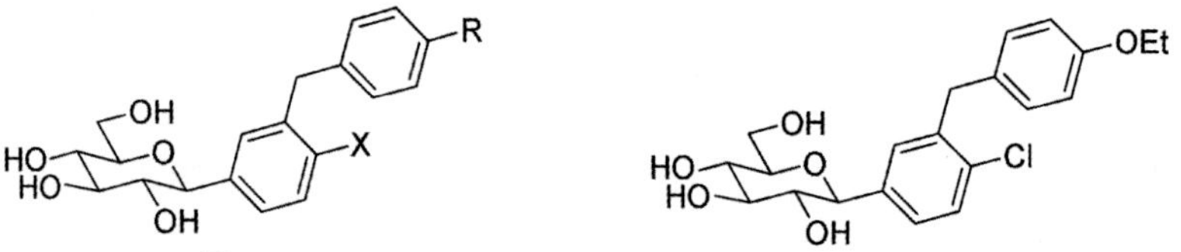

16   **17**

图 4-2-7　化合物 16、化合物 17（达格列净）的化学结构

化合物17是非常强效、具有很好选择性的SGLT2抑制剂，与化合物2、4和14比较，其在抑制SGLT2活性和选择性方面均得到了极大的改善（表4-2-1）。化合物17在体外抑制鼠源rSGLT2和人源hSGLT2的EC$_{50}$值分别为3.0 nmol/L和1.1 nmol/L，而抑制鼠源rSGLT1和人源hSGLT1的EC$_{50}$值分别为1.4 μmol/L和1.39 μmol/L。正常Sprague–Dawley大鼠口服化合物17后，24 h内即表现出具有统计学意义的剂量依赖性葡萄糖尿症。与溶媒对照组比较，小鼠对糖的排泄量升高了1000～10 000倍（图4-2-8）。大鼠口服单剂量0.1 mg/kg、1.0 mg/kg、10 mg/kg，在24 h内导致排泄的葡萄糖的量为550 mg、1100 mg、1900 mg。这些结果均提示葡萄糖碳苷键的稳定性对化合物17促葡萄糖的排出起到了决定性的作用。

表 4-2-1　化合物 2、4、14、17 对 hSGLT2 和 hSGLT1 的抑制活性

化合物	hSGLT2 EC$_{50}$（nmol/L）	hSGLT1 EC$_{50}$（nmol/L）	Selectivityvs hSGLT1（fold）
2	6.6±0.7（$n=3$）	211±29（$n=3$）	30
4	9.2±0.8（$n=3$）	>8000（$n=2$）	>90
14	1300±600（$n=3$）	>8000（$n=2$）	>10
17	1.1±0.06（$n=18$）	1390（$n=16$）	1200

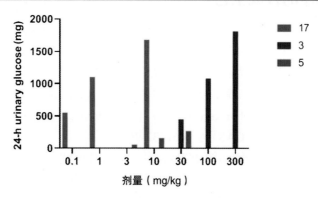

图 4-2-8　正常小鼠口服化合物 17 后 24 h 剂量依赖的糖尿变化

化合物17（达格列净）具有C-葡萄糖苷的化学结构，在小肠不被β-葡萄糖苷酶水解，因此口服稳定，具有很好的药代动力学性质，半衰期和作用时间相对较长。患者禁食后口服化合物17的2 h后达峰浓度，平均半衰期在11.2～16.6 h范围内波动，一般情况下每日只需服用1次。在治疗剂量范围内，最大浓度（$C_{\max}$）与AUC均随剂量增加成正比例增加。口服该药品10 mg，生物利用度为78%；与禁食相比，高脂饮食可使本品的$C_{\max}$降低50%，浓度达峰时间（$T_{\max}$）延长约1 h，AUC无变化。该药品血浆蛋白结合率为91%；肝脏和肾脏损伤的患者，蛋白结合率无变化。该药品主要通过UGT1AG代谢，人体中CYP介导的代谢很少；[^{14}C]标记研究发现该药品主要代谢为无活性的3-O-葡萄糖醛酸产物。达格列净及其代谢产物主要通过肾排泄。

体外研究表明，化合物17与3-O-葡萄糖醛酸不会抑制CYP1A2、2C9、2C19、2D6或3A4，化合物17与P-糖蛋白（P-gp）作用较弱，其代谢产物3-O-葡萄糖醛酸为OAT3活性转运蛋白的底物。化合物17或其3-O-葡萄糖醛酸代谢物不影响P-gp、OCT2、OAT1或OAT3底物的药代动力学性质。与二甲双胍、吡格列酮、西他列汀、格列美脲、伏格列波糖、氢氯噻嗪、布美他尼、辛伐他汀、利福平、甲酚酸钠，以及华法林及地高辛联用时，达格列净及其联用药物的$C_{\max}$和AUC均无明显变化，因此联用时达格列净的剂量不需要调整。

临床试验研究表明，单独使用或者与其他药物（如双胍类和磺脲类糖尿病治疗药物）合用，达格列净能够显著降低血糖水平和HbA1c水平，同时能够降低体重，且无低血糖等副作用。基于良好的活性、选择性及药代动力学数据，化合物17最后被命名为达格列净（dapagliflozin）[50]，是第一个获准上市用于治疗2型糖尿病的SGLT2抑制剂，2017年5月在中国批准上市。达格列净的发现为其他芳基碳苷SGLT2抑制剂药物的发展奠定了基础，并成为糖尿病药物治疗中的重要选择之一。达格列净的疗效与二肽酰肽酶抑制剂等数种新型

降糖药物相当，并且可轻度降低血压和体重。在健康受试者中的药代动力学试验研究中发现，达格列净口服后可较快吸收，达峰时间（T_{max}）为1~2 h，蛋白结合率为91%，口服生物利用度约为78%，血浆终末半衰期为12.9 h。口服后，药物主要在肝脏经尿苷二磷酸葡萄糖苷酸基转移酶1A9（UGT1A9）代谢为无活性的代谢物，较小部分经P450酶代谢，对P450酶无抑制或诱导作用。

三、达格列净的合成工艺

达格列净[51]由百世美–施贵宝（Bristol-Myers Squibb）公司开发，2012年11月12日首先获得欧盟委员会批准上市，2014年获美国FDA批准上市（商品名为Faxiga）。

达格列净的中文化学名称为：（2S,3R,4R,5S,6R）-2-[4-氯-3-（4-乙氧基苄基）苯基]-6-羟甲基-四氢-2H-吡喃-3,4,5-三醇；英文化学名称为：（2S,3R,4R,5S,6R）-2-[4-chloro-3-（4-ehoxy-benzyl）phenyl]-6-（hydroxymethyl）-tetrahydron-2H-pyran-3,4,5-triol；分子式：$C_{21}H_{25}ClO_6$；分子量：408.13；CAS号：461432-26-8。

有多篇专利和论文涉及达格列净的合成，其主要合成路线总结如下[52-54]：糖基部分以D-葡萄糖酸-δ-内酯（化合物22）为原料，经三甲基氯硅烷保护羟基后获得2,3,4,6-四-O-三甲基硅烷基-D-葡萄糖酸-δ-内酯（化合物23）；苷元部分以5-溴-2-氯-苯甲酸（化合物18）为原料，首先用草酰氯将其转化为苯甲酰氯衍生物（化合物19），再与乙氧基苯在三氯化铝存在的条件下发生傅克酰基化反应，邻对位选择性为7:1，用乙醇重结晶以65%产率得到对位取代的二苯甲酮衍生物（化合物20）；然后用三氟化硼乙醚和三乙基硅烷还原酮羰基得到乙氧基二苯甲烷（化合物21）。中间体（化合物21）在-78℃下，以正丁基锂或仲丁基锂为碱制备锂试剂A，再与2,3,4,6-四-O-三甲基硅烷基-D-葡萄糖酸内酯在-70℃条件下加成，得到中间体不经分离再经甲磺酸/甲醇处理，异头碳羟基醚化和脱三甲基硅烷保护基得到关键中间体（化合物24）；经三乙基硅烷/三氟化硼-乙醚还原，还原产物存在呋喃环异构体和α-异构体。该混合物与各种有机小分子多次共结晶除去杂质得到达格列净共结晶物质（化合物17）。常用的共结晶小分子化合物为脯氨酸，还有1,4-丁炔二醇等其他有机小分子化合物[52]（图4-2-9）。

上述产物纯化方法的缺点是需要多次重结晶步骤，会导致损失较多的目的产物。为克服这一缺点，BMS和普林斯顿的研究人员对达格列净的合成工艺进行了改进（图4-2-10）。他们将中间体（化合物24）用三乙基硅烷/三氟化硼–乙醚还原脱除甲氧基后直接进行羟基乙酰化，得到的全乙酰化中间体（化合物25)再用乙醇重结晶得到高光学纯度产品（化合物26），最后水解脱去全部的乙酰基得到达格列净，总收率可达到40%[54]。

以上的达格列净的生产工艺路线总体上不错，但某些步骤仍然存在一些明显的缺点，比如中间体2,3,4,6-四-O-三甲基硅烷基-D-葡萄糖酸内酯（化合物23）为糖浆状，质量控制性及可操作性较差，不利于工业化生产操作；并且在异头碳羟基醚化及脱三甲基硅烷保护基步骤中会产生呋喃环和异构体杂质，导致后续步骤中需多次重结晶才能有效去除杂质，从而影响了产品总收率。

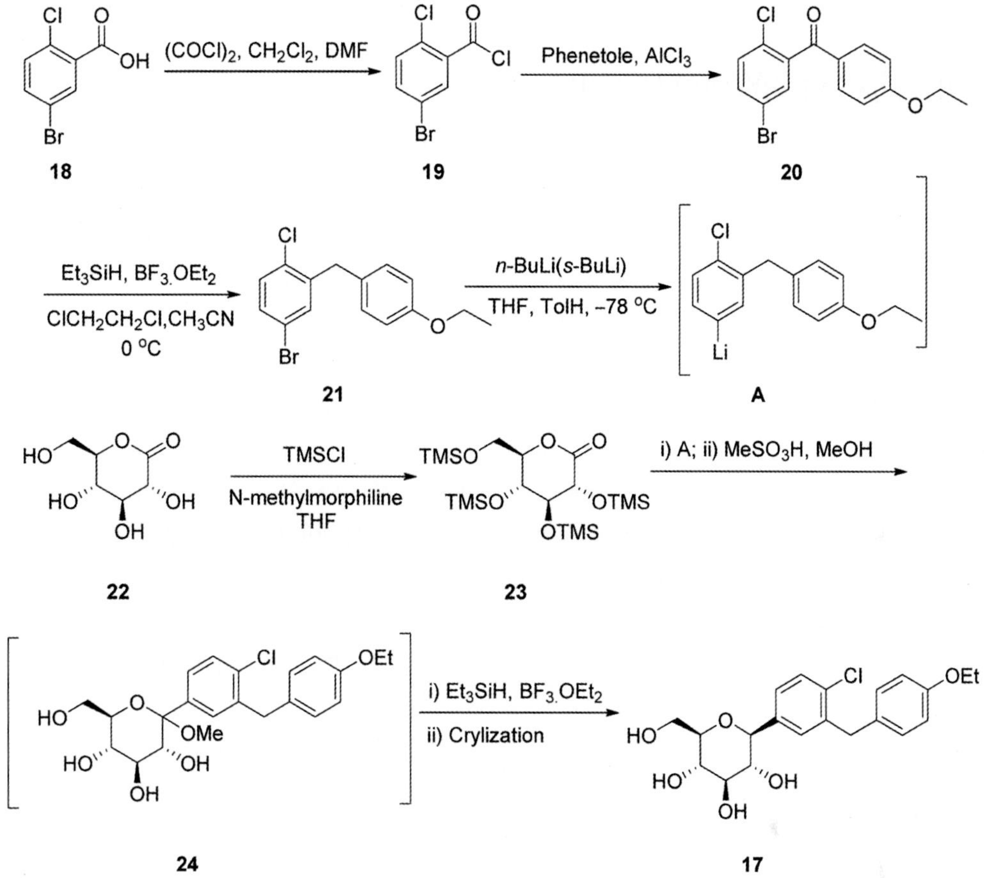

图 4-2-9　初期的达格列净合成路线

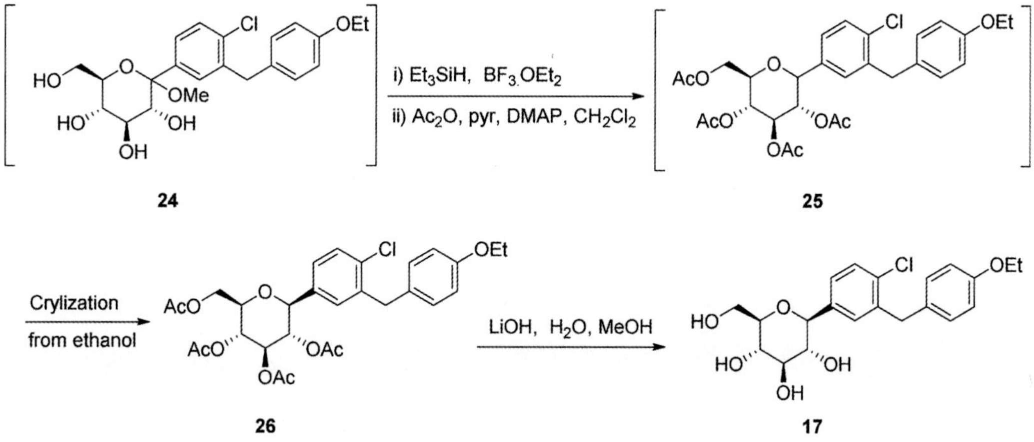

图 4-2-10　达格列净改进后的合成路线

　　除上述的合成工艺路线外，我国多个单位也开展了达格列净合成路线的探索[55-61]，但这些改进并未见应用于生产实践中。总结多个合成路线可以发现，生产达格列净的工艺路线都不可避免要用到丁基锂试剂，而丁基锂是易燃易爆的危险化学品，且合成条件苛刻，操作比较烦琐。到目前为止，这一问题尚未得到很好的解决，有待进一步优化。

四、达格列净的功效与作用

达格列净通过抑制葡萄糖在肾脏的重吸收而发挥降糖作用。除此之外，达格列净还有以下其他的作用[62]：①降低体重。达格列净可增加尿液葡萄糖50～80 g/d，相当于消耗200～320 kcal热量，连续使用3～6个月，大概可降低体重1.5～3.5 kg。②降低血压。达格列净可减少钠的吸收，增加钠离子排泄可使血浆容量下降。数据分析显示，SGLT抑制剂能引起收缩压平均下降3.77 mmHg。③降低尿酸。相关研究表明，SGLT2抑制剂可以通过加速尿酸排泄速度而降低血尿酸；不管是单药治疗还是与其他降糖药联合使用，达格列净均能有效降低血尿酸水平。④肾脏保护。由于流经球旁器致密斑（JGA）的钠离子和葡萄糖浓度升高，小管液中上述溶质信息的变化通过管–球反馈使小球反馈使入球小动脉收缩，肾压力下降，肾小球滤过率（GFR）得以恢复，蛋白尿减少，这是达格列净保护肾脏的机制之一。另外，达格列净能使血尿酸水平下降显然对糖尿病肾病的控制有利，对于伴有慢性肾脏病的2型糖尿病患者，可优选SGLT2抑制剂。⑤心血管获益。达格列净具有心血管保护作用，对于伴有心血管疾病的2型糖尿病患者，SGLT2抑制剂可降低心血管和全因死亡（指心血管疾病引起的其他因素导致死亡的总和，如由脑卒中猝死、冠心病或心血管并发症导致死亡等多种因素导致的死亡）及心衰住院风险，可以作为伴心血管2型糖尿病患者的一线治疗选择之一。达格列净引起不良反应包括：酮症酸中毒、急性肾损伤和肾功能损害、尿脓毒症和肾盂肾炎、与胰岛素和胰岛素促泌剂联合使用引起低血糖、生殖器真菌感染、低密度脂蛋白胆固醇（LDL-C）升高等。

五、其他列净类药物

除达格列净外，到目前为止全球还批准了7个基于SGLT2抑制剂的抗糖尿病药物（表4-2-2）。它们都是糖的芳基碳苷化合物，其基本特征是糖连接芳基B，通过亚甲基连接芳环C，不同的是两个芳环取代基有所不同[63-64]。

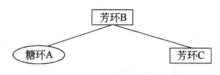

表4-2-2   其他列净类药物

名称（中文名/英文名）	结　构	原研公司	商　品　名
卡格列净 Canagliflozin		杨森制药	Invokana

续表

名称（中文名/英文名）	结　构	原研公司	商品名
伊格列净 Ipragliflozin	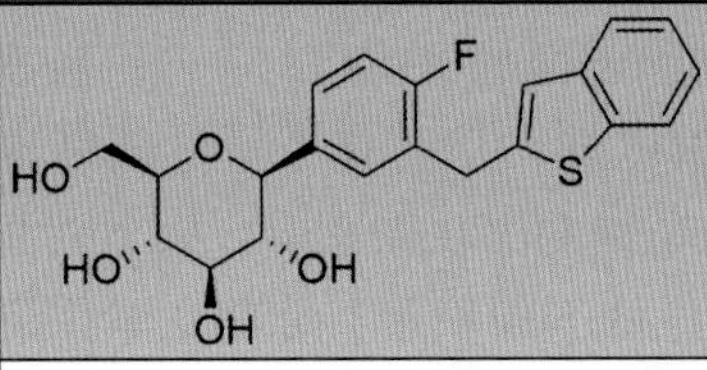	安斯泰来	Suglat
恩格列净 Empagliflozin	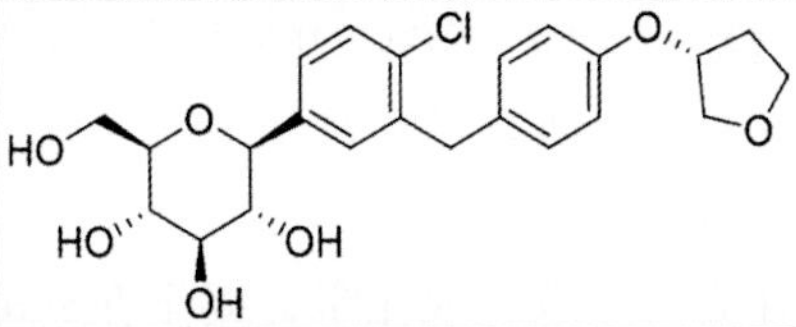	勃林格殷格翰和礼来制药联合开发	Jardiance
托格列净 Tofogliflozin	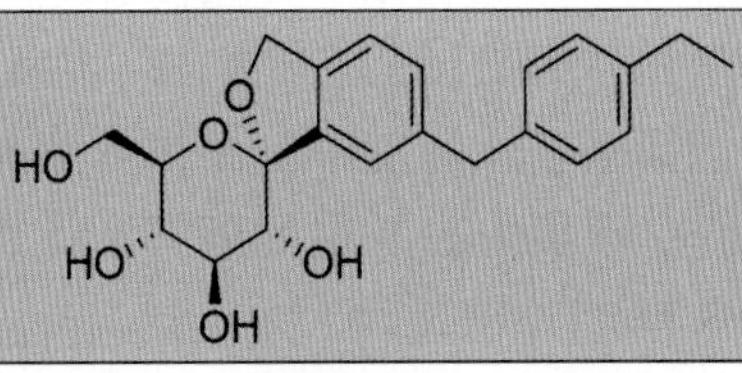	中外制药、兴和制药及法国赛诺菲公司	DEBERZA
鲁格列净 Luseogliflozin	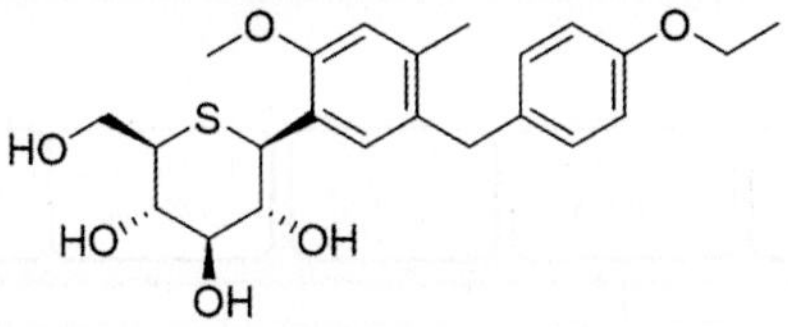	诺华（Novartis）和大正制药（Taisho）	Lusefi
索格列净 Sotagliflozin	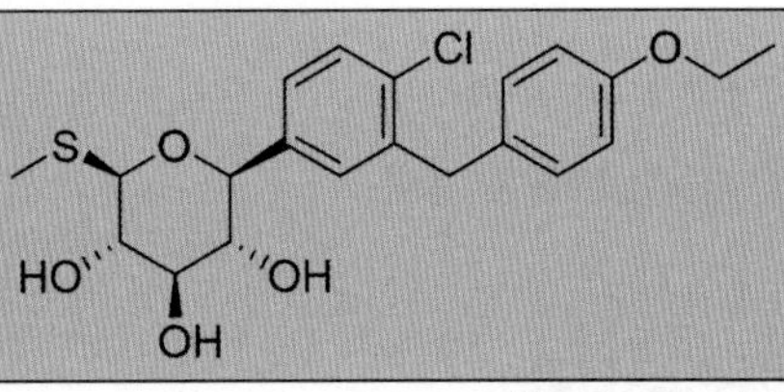	Lexicon 制药公司	Zynquista
艾格列净 Ertugliflozin	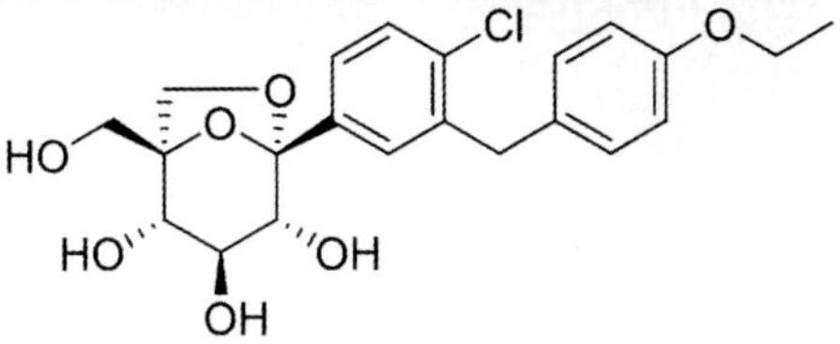	辉瑞及默沙东联合开发	Steglatro

因此，目前全球共有8款SGLT2抑制剂获批上市。其中，卡格列净、达格列净、恩格列净和艾格列净已在中国获批上市，前三者也已经通过谈判纳入了2019年国家医保乙类目录。

第三节　达格列净研发成功经验

作为治疗2型糖尿病的新靶点，SGLT2抑制剂类药物凭借其独特的作用机制，较其他口服降糖药物有不会造成低血糖、对肾脏有一定的保护作用、可以在一定程度上降低患者的体重以及改善胰岛β细胞功能等优点，正逐渐在扩大口服降糖药物的市场份额。

　　达格列净的研发过程（图4-3-1）是一个从化学生物学向药物化学发展的典型案例，即从"（天然）化学小分子探针"向药物实体分子转化的案例。人们早在19世纪初期就发现了根皮苷具有增加糖尿的作用，根据这一现象对根皮苷促糖尿的机制开展的研究揭示了根皮苷促进糖尿的原因是抑制了近曲小管细胞表面的SGLT1/2——一种血糖重吸收的转运蛋白，因而使多余的葡萄糖通过尿液被排出体外，从而在不增加胰岛素分泌的情况下改善血糖水平，最终确定了SGLT2为研发降糖药物的潜在新靶点。随着对根皮苷开展的关键性系列修饰与改造以及所得到构–效关系信息的不断积累，药物化学家们设计合成了结构多样的酚苷化合物，发现了新的潜力化合物。此时，SGLT2的选择性抑制问题（期望只抑制SGLT2而不抑制SGLT1）以及氧糖苷键的酶代谢不稳定性问题成为开发口服药物的关键障碍（慢性病以开发口服药物为最佳）。因此，糖药物化学家选择了芳基碳苷（*C*-aryl-glycoside）衍生策略，并发展了相关的碳苷键的高效合成化学，终于在SGLT2高选择性以及对葡萄糖苷酶稳定性两个方面均取得了理想的结果，最终开发出了达格列净，也为后来开发一类新作用机制的抗糖尿病药物打下了基础。从树皮中分离根皮苷到最后成功开发出达格列净，经历了相当漫长的时间，是人们对现象由表及里的理解和认识逐渐加深的过程，也是生物化学以及药物化学教材中的经典案例。

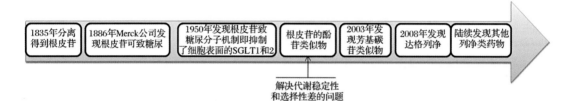

图 4-3-1　达格列净的研发过程

数字资源

第五章

降胆固醇药物阿托伐他汀

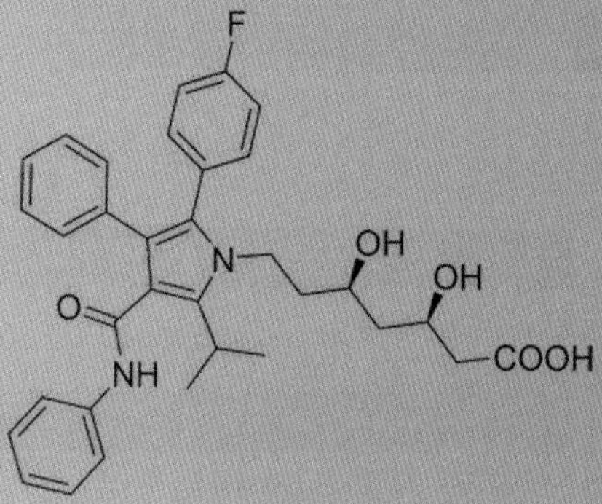

阿托伐他汀

黄志纾　陈硕斌

随着人们生活水平的不断提高和饮食习惯的改变，糖脂代谢紊乱类疾病日益加剧，严重影响人类的身体健康。本章从脂质代谢和胆固醇调控基本知识出发，简述了高胆固醇血症的发病机制；以降胆固醇药物阿托伐他汀为代表，重点讲述了他汀类药物的作用靶点与作用原理、设计与合成、构–效关系、化学合成等内容。希望以成功开发阿托伐他汀为例，梳理药物发现过程中药物化学所涉及的一些理论知识、研究策略、设计思路和技术方法。

第一节　高胆固醇血症与心血管疾病

一、脂类代谢

脂类（lipids）化合物是广泛存在于动、植物体内的一大类不溶于水的天然物质。脂类物质主要包括三酰甘油（triglycerid，TG）、磷脂（phospholipid）和胆固醇（cholesterol，CHL）等。脂类代谢对生命活动具有重要意义，它不仅是机体活动的能量物质，而且经代谢可以产生多种具有重要生理功能的活性物质（如维生素、激素等）。机体脂类代谢紊乱将会导致包括心血管疾病在内的多种严重代谢性疾病。

在人体内，脂类代谢主要涉及TG、磷脂、胆固醇和血浆脂蛋白（plasma lipoprotein）4类脂类物质的代谢，受胰岛素、胰高血糖素、饮食营养、体内生化酶活性等多重因素调控，复杂而精密。从食物中摄取的脂肪经小肠消化和吸收进入血液循环系统，再通过血液运输到达各个组织和器官，进行分解与合成代谢。肝脏、脂肪组织以及小肠是脂肪合成的重要场所，并以肝脏器官的合成能力为最强。肝脏中，合成的脂肪与载脂蛋白、胆固醇等结合成极低密度脂蛋白（very-low-density lipoprotein，VLDL），入血后被运送到肝外组织储存或加以利用。运送过程中会进一步转变成不同密度的脂蛋白，包括中间密度脂蛋白（intermediate-density lipoprotein，IDL）、低密度脂蛋白（low-density lipoprotein，LDL）和高密度脂蛋白（high-density lipoprotein，HDL）（表5-1-1）。

表 5-1-1　各种血浆脂蛋白理化参数

	乳糜微粒	极低密度脂蛋白	中间密度脂蛋白	低密度脂蛋白	高密度脂蛋白
分子量（×10^{-6}）	> 400	10 ~ 80	5 ~ 10	2 ~ 3	0.18 ~ 0.36
密度（g/cm^3）	< 0.95	0.95 ~ 1.006	1.006 ~ 1.019	1.019 ~ 1.063	1.063 ~ 1.210
载脂蛋白类型	apoA apoB48 apoC apoE	apoB100 apoC apoE	apoB100 apoC apoE	apoB100	apoA apoC apoD apoE
化学组成（%）					
蛋白质	2	10	18	25	33
三酰甘油	85	50	31	10	8
胆固醇	4	22	29	45	30
磷脂	9	18	22	20	29

　　脂蛋白中的蛋白质称为载脂蛋白（apolipoprotein），对脂蛋白颗粒的大小以及结构的稳定起重要作用。此外，它还具有运载脂类物质、识别细胞受体以及激活脂质代谢酶等功能。最常见的载脂蛋白有apoA、apoB、apoC和apoE。尽管各种脂蛋白的结构相似，但载脂蛋白种类以及脂质/载脂蛋白的相对比例会有所不同。

　　脂蛋白的主要功能是在全身运输脂质和脂溶性物质。其中，低密度脂蛋白的主要功能是向外周（非肝）组织运输胆固醇，其表面上的apoB100等可被细胞表面的低密度脂蛋白受体（low-density lipoprotein receptor，LDLR）识别，通过受体的内吞作用，使低密度脂蛋白被组织吸收（图5-1-1）。血浆中高水平的低密度脂蛋白胆固醇（low-density lipoprotein cholesterol，LDL-C，又称"坏胆固醇"）和apoB以及低密度脂蛋白受体的功能缺陷将导致低密度脂蛋白在动脉内膜积聚，是动脉粥样硬化的危险因素之一。因此，低密度脂蛋白又被称作致动脉粥样硬化因子。另一方面，高密度脂蛋白也是一种富含胆固醇的脂蛋白颗粒，其表面的载脂蛋白apoA-Ⅰ与跨膜的ABCA1转运体（ATP-binding cassette A1 transporter）相互作用，捕集胆固醇，即高密度脂蛋白胆固醇（high-density lipoprotein cholesterol，HDL-C，又称"好胆固醇"），产生新生高密度脂蛋白颗粒（图5-1-1）。这种高密度脂蛋白介导的胆固醇清除被称为反向胆固醇转运。由于高密度脂蛋白调节了动脉巨噬细胞中过量胆固醇的转移，将胆固醇释放到肝脏中并进行最终代谢和排泄，其水平升高与动脉粥样硬化风险的降低密切相关。因此，高密度脂蛋白又被称作抗动脉粥样硬化因子。

二、胆固醇代谢调控和高胆固醇血症

　　胆固醇（图5-1-2）是一类重要的生物小分子，它不仅是真核生物细胞膜的重要组成部分，也是维生素D、胆汁酸和类固醇类激素合成的前体分子。对人体来说，胆固醇是一把双刃剑，它既是生长发育所必需的物质，也与多种疾病密切相关。高浓度胆固醇能导致巨噬细胞泡沫化和凋亡，造成动脉粥样硬化斑块和坏死中心的形成，是引起动脉粥样硬化和心血管疾病的主要因素之一。此外，胆固醇还与脂肪肝、胆结石以及糖尿病等多种疾病有关。

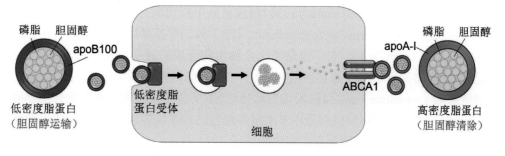

图 5-1-1　低密度脂蛋白和高密度脂蛋白在胆固醇代谢中的作用

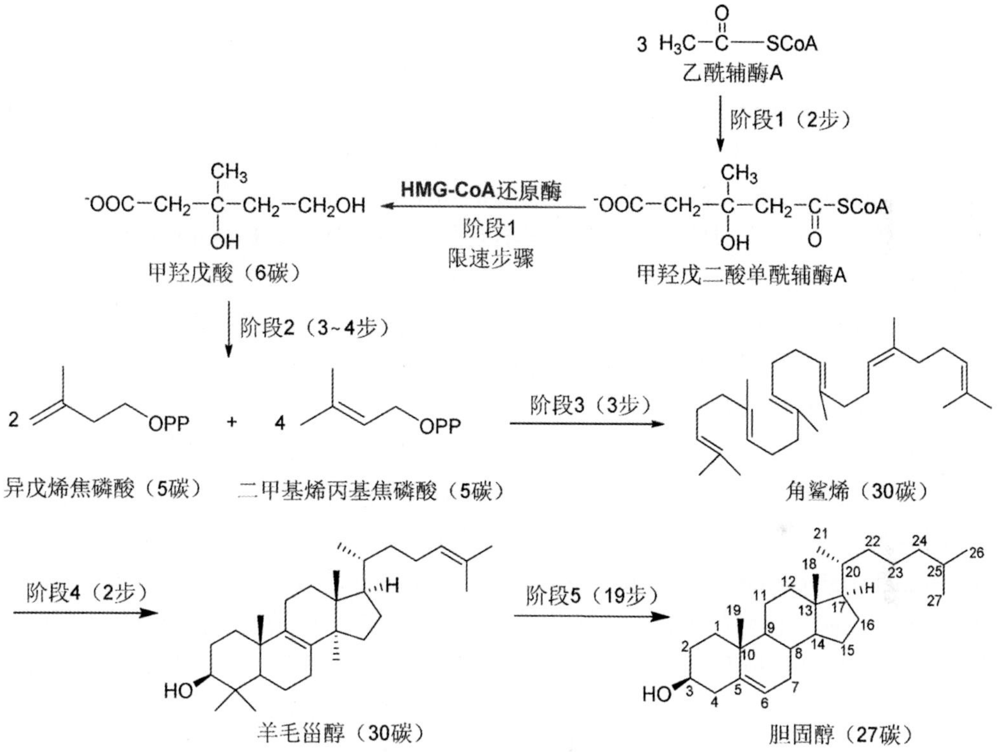

图 5-1-2　胆固醇分子生物合成的全过程

　　生物体内的胆固醇水平是通过一系列高度复杂、相互联系的生化机制来调控的。健康机体中，胆固醇的生物合成、利用和运输之间保持着一种复杂的平衡，使其有害沉积保持在最低的限度。

（一）胆固醇的生物合成及其调控

　　几乎所有的动物细胞都可以自己合成胆固醇。人体循环中的胆固醇大约1/5来源于饮食，其他4/5则来源于内源性肝脏器官的合成途径。同位素示踪的方法研究证明，胆固醇所有的碳原子均来自乙酰辅酶A（acetyl coenzyme A，acetyl-CoA）。胆固醇的生物合成全过程共包含31步化学反应，可分为5个阶段。如图5-1-2所示，第1阶段是由3个乙酰CoA经2步形成3-羟基-3-甲基戊二酸单酰辅酶A（3-hydroxy-3-methylglutaryl coenzyme A，HMG-CoA），然后在HMG-CoA还原酶（HMG-CoA reductase）的催化下，生成甲羟戊酸（mevalonic acid 或 mevalonate）；第2阶段是从甲羟戊酸分别经3步和4步反应各自合成异戊烯焦磷酸（isopentenyl pyrophosphate，IPP）和二甲基烯丙基焦磷酸（dimethylallyl pyrophosphate，DMAPP），它们是萜类化合物生物合成的重要结构构建单元；第3阶段是通过3步反应将两分子异戊烯焦磷酸和4分子二甲基烯丙基焦磷酸化合生成1分子的三萜化合物角鲨烯（squalene）；第4阶段是角鲨烯经2步反应转化成四环三萜化合物羊毛甾醇（lanosterol）；最后的第5阶段则是由羊毛甾醇经过约19步反应将3个甲基脱去以及使双键移位至5，6位，得到含27个碳原子的胆固醇分子。

整个胆固醇分子的生物合成途径中，HMG-CoA还原酶是限速酶，控制着胆固醇的合成速率。由于HMG-CoA还原酶的活性易受短期某种形式的调控，如竞争性抑制、变构效应以及可逆磷酸化修饰等，因此成为药物研究的重要靶点[1]。另外，HMG-CoA还原酶又会受到长期反馈调控，主要包括两个胆固醇负反馈调控途径：甾醇调控元件结合蛋白（sterol regulatory element binding protein，SREBP）通路及HMG-CoA还原酶降解通路[2]。如图5-1-3所示，胆固醇水平升高时，一方面，胆固醇可结合SREBP断裂激活蛋白（SREBP cleavage activating protein，SCAP），通过SCAP-SREBP途径在转录水平抑制胆固醇合成基因的表达；另一方面，合成胆固醇的中间体羊毛甾醇可促进HMG-CoA还原酶降解，从而减少胆固醇的合成。除此之外，胆固醇还可以通过酰基辅酶A-胆固醇酰基转移酶（acyl CoA-cholesterol acyltransferase，ACAT）转化为胆固醇酯。所以，人体是通过多样化的调控方式来维持体内胆固醇水平处于稳态的，保证对人体的组织或者器官不因胆固醇过多而受到损伤。

（二）胆固醇的运输及其调控

如图5-1-4所示，人体血液中的胆固醇有外源性及内源性两个来源。外源性胆固醇（食物）经小肠消化和吸收后，最终以乳糜微粒形式经由淋巴系统进入血液循环系统；内源性胆固醇则由人体肝脏器官首先合成得到胆固醇酯，然后在肝微粒体三酰甘油转运蛋白（microsomal triglyceride transfer protein，MTTP）作用下，与三酰甘油、载脂蛋白组装成新生的极低密度脂蛋白颗粒入血，再转化为低密度脂蛋白。低密度脂蛋白是转运肝合成的内源性胆固醇进入肝外组织的主要形式。肝及其他细胞膜表面存在低密度脂蛋白受体。低密度脂蛋白受体暴露的配体结合区与低密度脂蛋白颗粒上的apoB100结合，并与低密度脂蛋白受体衔接蛋白1（LDLR adaptor protein 1，LDLRAP1）共同形成内吞复合物，通过内吞作用进入细胞内，并在溶酶体内将低密度脂蛋白降解，释放出低密度脂蛋白胆固醇；而低密度脂蛋白受体会重新回到细胞膜表面行使新一轮功能。低密度脂蛋白降解产生的游离胆固醇可抑制细胞自身胆固醇的进一步合成以及减少细胞对低密度脂蛋白的进一步摄取，以维持胞内的胆固醇水平。血液中低密度脂蛋白胆固醇水平升高，细胞内胆固醇的水平就会上调，这将激活枯草菌素9前蛋白转化酶（proprotein convertase subtilisin/kexin 9，PCSK9）的表达，其在内质网合成并经高尔基体加工后分泌至血浆中，结合低密度脂蛋白内吞复合物后，导致包括低密度脂蛋白受体在内的所有成分在细胞内被降解，影响低密度脂蛋白受体的正常循环，从而降低低密度脂蛋白分解代谢水平[3]。由此可见，低密度脂蛋白胆固醇水平升高会进一步增加低密度脂蛋白受体介导的胆固醇运输障碍。

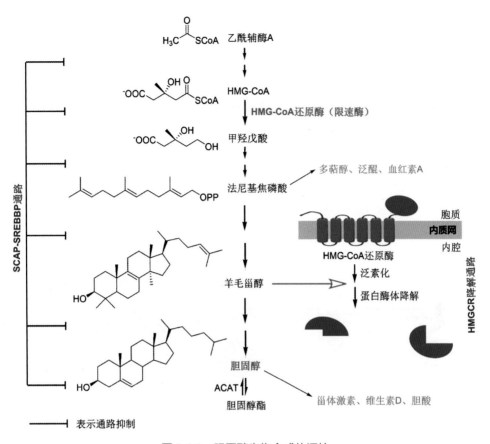

图 5-1-3　胆固醇生物合成的调控

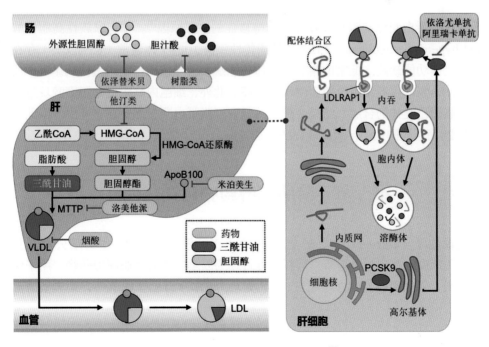

图 5-1-4　胆固醇的运输及其调控 [3]

（三）高胆固醇血症发病机制

高胆固醇血症（hypercholesterolemia）是指血液中的胆固醇含量过高，过多的胆固醇会逐步堆积在动脉壁上形成斑块，称为"动脉粥样硬化斑块"（图5-1-5）。胆固醇在动脉壁上的堆积会使动脉血管变窄，导致血液通过受阻，可引起血压升高，器官缺血等症状；时间久了，还会导致血管壁变硬、弹性下降，易崩裂。斑块破裂时将会导致炎症和血块的形成，即形成血栓。当血栓堵塞心脏和脑血管，造成血流突然中断时，就会引发心脏病和脑卒中。

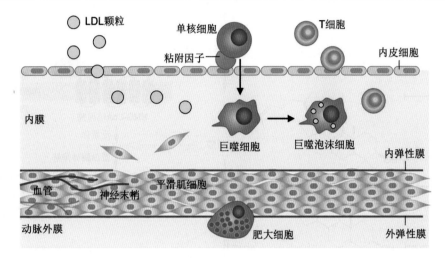

图 5-1-5　动脉粥样硬化的发生和发展

病变早期，低密度脂蛋白颗粒聚集在动脉内膜中并被氧化修饰。血液循环中的单核细胞，通过与活化的内皮细胞黏附因子结合进入动脉壁内膜，进一步发育成巨噬细胞，并与氧化修饰后的低密度脂蛋白颗粒结合形成巨噬泡沫细胞，促进动脉粥样硬化斑块的形成。T淋巴细胞可进入内膜，调节内皮细胞、平滑肌细胞等的功能

低密度脂蛋白受体缺陷是导致高胆固醇血症的主要原因[4]。患有家族性高胆固醇血症[familial hypercholesterolemia，FH（一种遗传性疾病）]的个体通常（85%以上）存在低密度脂蛋白受体功能缺陷。低密度脂蛋白受体功能缺失会导致低密度脂蛋白从循环中的清除率降低，使血浆低密度脂蛋白胆固醇水平升高。此外，细胞内高浓度的胆固醇反过来会抑制低密度脂蛋白受体的合成，结果使更多的低密度脂蛋白颗粒保留在血浆中。因此，长期摄入高脂肪/高胆固醇也会导致高胆固醇血症。

第二节　降胆固醇药物阿托伐他汀

阿托伐他汀（atorvastatin）是全球第5个上市的他汀类药物，由辉瑞公司开发，于1997年由美国FDA首先批准上市。阿托伐他汀作为安全有效的降胆固醇药物，用于保护心血管和降脂，年销售额连续多年超过120亿美元，曾多年雄踞全球第一，是典型的重磅炸弹药物。

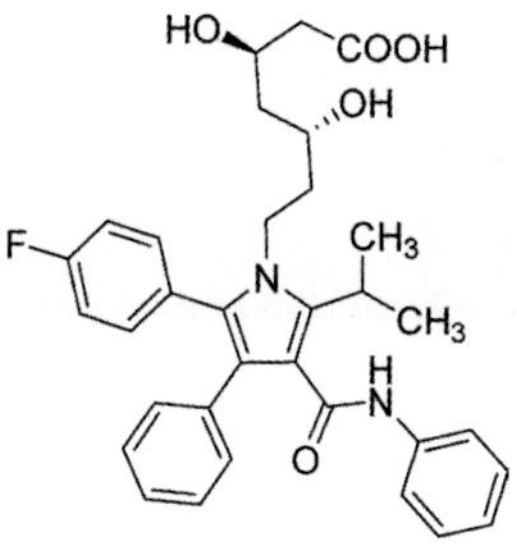

化学名	(3R,5R)–7–[2–(4–氟苯基)–3–苯基–4–(苯基氨基甲酰基)–5–异丙基–吡咯–1–基]–3,5–二羟基庚酸
英文名	[(3R,5R)–7–(2–(4–fluorophenyl)–5–isopropyl–3–phenyl–4–(phenylcarbamoyl)–1H–pyrrol–1–yl)–3,5–dihydroxyheptanoic acid]
分子式	$C_{33}H_{35}FN_2O_5$
分子量	558.65
熔点	176～178℃
商品名	立普妥（Lipitor，通用名为阿托伐他汀钙片。每两个阿托伐他汀分子与一个Ca^{2+}螯合，并结合3分子水，分子量为1209.42）

一、阿托伐他汀的发现

20世纪50—60年代，人们认识到血浆胆固醇升高是导致冠心病的主要风险因素之一，为此开始寻找能够降低血浆胆固醇的药物。其中一种可行的途径就是抑制胆固醇的生物合成，而HMG-CoA还原酶作为胆固醇生物合成途径中的限速酶则成为潜在的靶点。此外，HMG-CoA还原酶的底物HMA-CoA是水溶性物质，易于被排泄清除，抑制HMG-CoA还原酶后不会造成其累积毒性，也使HMG-CoA还原酶成为理想的药物靶点。自20世纪70年代开始，基于HMG-CoA还原酶抑制剂，研究和开发降血脂药物成为重要方向，并且先后开发了美伐他汀、洛伐他汀、辛伐他汀、普伐他汀、氟伐他汀、阿托伐他汀、西立伐他汀、瑞舒伐他汀和匹伐他汀等9个他汀类药物或者候选物（表5-2-1）。其中，7个药物最终获批上市，用于治疗高血压等适应证。根据药物来源的不同，人们将天然来源的洛伐他汀、辛伐他汀和普伐他汀归为第一代（Ⅰ型）他汀类药物，而全合成来源的其他药物归为第二代（Ⅱ型）他汀类药物[5-7]。

表 5-2-1 他汀类药物研发一览表

	药物名称（商品名称）	化学结构及编号	来源	血清 LDL-C 降低率（40 mg 口服剂量）（%）	上市时间	开发公司
第一代	美伐他汀 Mevastatin	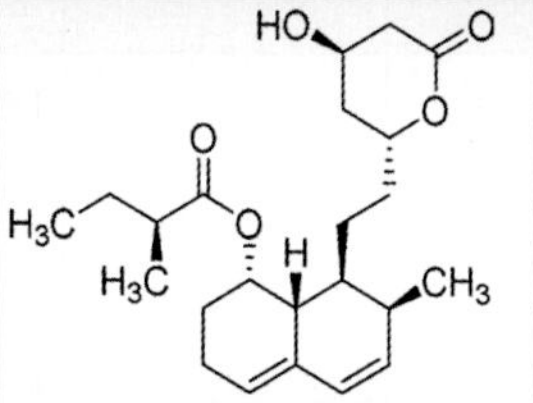	天然（橘青霉）	–	未上市	三共（Sankyo）
	洛伐他汀 Lovastatin（Mevacor, Altocor & Altoprev）	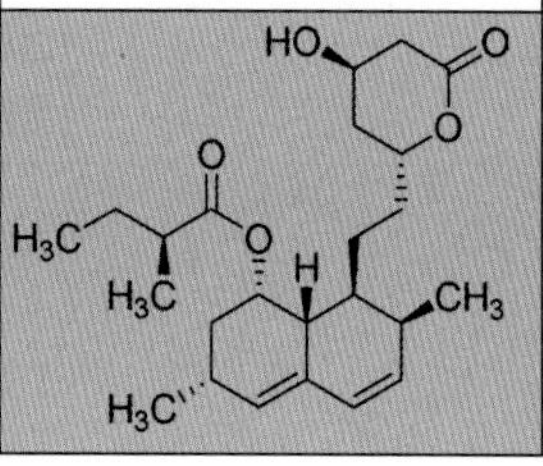	天然（土曲霉）	34	1987 年	默沙东（Merck）

续表

	药物名称 （商品名称）	化学结构及编号	来源	血清 LDL-C 降低率（40 mg 口服剂量） （%）	上市 时间	开发公司
第一代	辛伐他汀 Simvastatin （Zocor & Lipex）		天然 化学修饰	41	1988 年	默沙东 （Merck）
	普伐他汀 Pravastatin （Pravachol, Selektine & Lipostat）		天然 生物转化	34	1989 年	三共 （Sankyo）
第二代	氟伐他汀 Fluvastatin （Lescol）		全合成	24	1994 年	山德士 （Sandoz）
	阿托伐他汀 Atorvastatin （Lipitor & Torvast）		全合成	50	1997 年	华纳－朗伯特 （Warner- Lambert）； 辉瑞 （Pfizer）
	西立伐他汀 Cerivastatin （Lipobay & Baycol）		全合成	28	1997 年 （会导 致横纹 肌溶解 症，于 2001 年 撤市）	拜耳 （Bayer）

药物名称 （商品名称）	化学结构及编号	来源	血清 LDL-C 降低率（40 mg 口服剂量）（%）	上市时间	开发公司
第二代 瑞舒伐他汀 Rosuvastatin （Crestor）	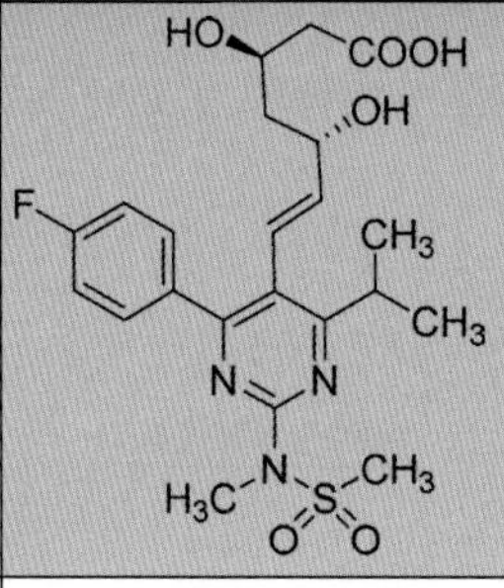	全合成	63	2003 年	盐野义 （Shionogi）； 阿斯利康 （AstraZeneca）
匹伐他汀 Pitavastatin （Livalo & Pitava）	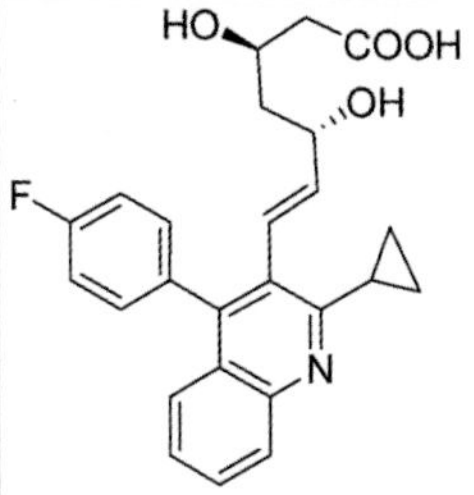	全合成	48	2003 年	兴和 （Kowa）

（一）美伐他汀（Mevastatin）：他汀类药物的开端

美伐他汀是20世纪70年代由日本三共制药研究者在橘青霉菌（*Penicillium citrium*）中发现的第一个HMG-CoA还原酶抑制剂[8]。它能有效降低实验犬和猴血浆中的总胆固醇（total cholesterol，TC，各种脂蛋白所含的胆固醇）和低密度脂蛋白胆固醇。但在临床Ⅰ期和Ⅱ期研究期间同时开展的犬长期毒性实验中呈现出致癌作用，进而终止了临床试验。但却产生了该类药物的他汀（-statin）英文词缀。

（二）洛伐他汀（Lovastatin）：第一个上市药物

洛伐他汀是1978年默沙东公司的研究者从土曲霉菌（*Penicillium terreus*）分离出的另一个HMG-CoA还原酶抑制剂，其化学结构与美伐他汀极其相似，只在六氢萘环上多了一个甲基[9]，但未出现致癌作用。洛伐他汀于1987年获批上市，是第一个成功推向市场的他汀类药物。

（三）辛伐他汀（Simvastatin）和普伐他汀（pravastatin）：天然产物的简单修饰

辛伐他汀是默沙东在洛伐他汀侧链上引入一个甲基而开发出的半合成药物。而普伐他汀则是三共制药在美伐他汀的六氢萘环上引入一个羟基，同时打开内酯环而开发出的另一个半合成药物。它们先后于1988年和1989年分别在瑞典和日本获批上市。

（四）氟伐他汀（Fluvastatin）：六氢萘环骨架的替换

氟伐他汀是山度士制药公司开发的第一个全合成他汀类药物。观其结构不难发现，天然分子中的六氢萘环被替换为吲哚环，同时环上的异戊酯基和甲基等疏水性基团也被替换为氟代苯基和异丙基。氟伐他汀于1994年首先在英国获批上市。

（五）阿托伐他汀（Atorvastatin）：重磅炸弹药物 [10-12]

罗切斯特大学的Roth研究组于1981年开始进行他汀类化合物的合成和构–效关系研究。他们从1,2,5-三取代吡咯衍生物出发，设计合成了多个结构类似物，从中得到的优选化合物被证实并不能很好地占据酶的活性口袋，进而又设计合成了一系列五取代的衍生物，从中发现了高活性的阿托伐他汀前药。最终，Parke-Davis公司（Warner-Lambert的分公司，1999年被辉瑞公司收购）选定（+）-3R,5R型异构体，于1997年将其成功开发上市（图5-2-1，表5-2-2）。

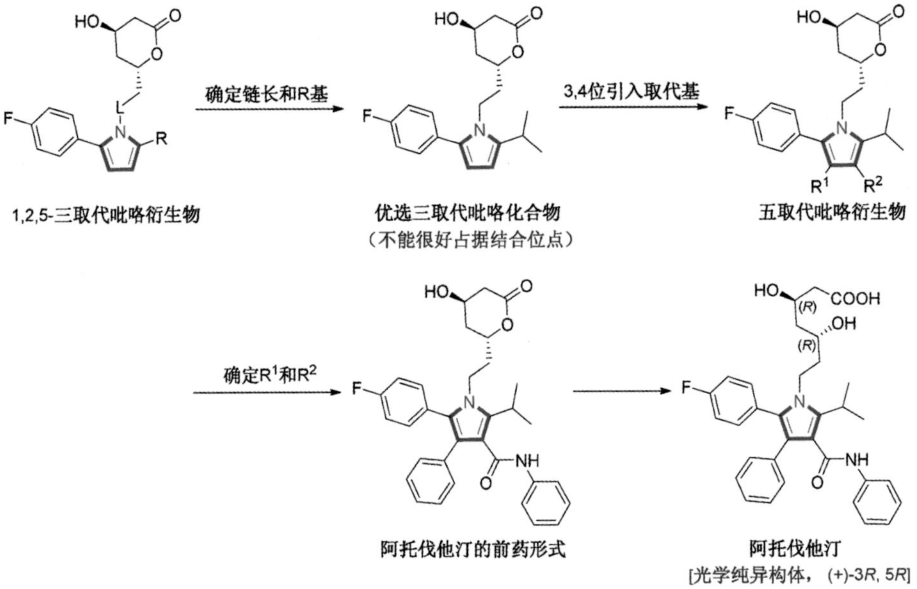

图 5-2-1　阿托伐他汀的发现历程

（六）西立伐他汀（Cerivastatin）、瑞舒伐他汀（Rosuvastatin）和匹伐他汀（Pitavastatin）

西立伐他汀、瑞舒伐他汀和匹伐他汀分别由拜耳公司于1997年、盐野义和阿斯利康公司于2003年以及日本兴和制药于2003年开发上市。其中，西立伐他汀在使用中会导致不容忽视的横纹肌溶解症患病风险，拜耳公司于2001年主动撤市。

表 5-2-2　阿托伐他汀研发大事记

时间	事　件
1959 年	发现胆固醇生物合成途径的限速酶
1973 年	三共公司发现第一个 HMG-CoA 还原酶抑制剂——美伐他汀
1978 年	默沙东发现洛伐他汀
1980 年	受美伐他汀疑似致癌结果的影响，美伐他汀和洛伐他汀临床研究先后终止
1982 年	默沙东重启洛伐他汀临床研究
1985 年	Bruce Roth 首次合成阿托伐他汀钙
1986 年	Warner-Lambert 公司申请专利，保护消旋体阿托伐他汀
1987 年	第一个他汀类药物——洛伐他汀上市

续表

时间	事件
1989 年	阿托伐他汀进入Ⅰ期临床
1991 年	Warner-Lambert 公司申请专利，保护（＋）-3R,5R 光学纯阿托伐他汀
1996 年	Warner-Lambert 与辉瑞联合开展Ⅲ期临床研究，疗效显著优于其他同类产品
1996 年	7 月，Warner-Lambert 公司申请阿托伐他汀晶型专利
1996 年	12 月，FDA 批准阿托伐他汀上市，辉瑞负责市场开发，商品名为"立普妥"
1999 年	辉瑞以 900 亿美元全资收购 Warner-Lambert
2003 年	ASCOT 证实立普妥显著降低致命性及非致命性心脏病发作和脑卒中风险
2004 年	FDA 批准立普妥新适应证，用于降低心脏病发作、血运重建及心绞痛风险
2004 年	立普妥成为史上第一个年销售过百亿美元的药物，并连续 7 年维持百亿水平
2005 年	FDA 批准立普妥用于降低无心脏病 2 型糖尿病患者脑卒中和心脏病风险
2006 年	心脏病协会推出新指南建议：立普妥作为 2 级预防治疗药以降低低密度脂蛋白胆固醇
2007 年	FDA 批准了立普妥新适应证，用于降低心脏病患者非致死性心肌梗死、致死性和非致死性脑卒中、血运重建、充血性心力衰竭而住院、心绞痛风险
2014 年	《新英格兰医学杂志》回顾现代医学走过的 200 年历程，立普妥榜上有名

ASCOT：Anglo-Scandinavian Cardiac Outcome Trial，盎格鲁-斯堪的那维亚心脏终点研究。

二、阿托伐他汀的作用原理、临床适应证和安全性[13]

（一）作用原理

阿托伐他汀是胆固醇生物合成限速酶HMG-CoA还原酶的选择且竞争性抑制剂，因此，阿托伐他汀可抑制胆固醇在肝脏中的合成。在动物模型中，阿托伐他汀不仅可抑制肝内HMG-CoA还原酶，减少胆固醇的生物合成，还可增加肝细胞表面低密度脂蛋白受体的数量，进而增强低密度脂蛋白的肝摄取和分解代谢，从而降低血浆胆固醇和脂蛋白水平。

（二）适应证

1. 预防心血管疾病　在无明显冠心病临床症状但有多种冠心病危险因素（如年龄、吸烟、高血压、高低密度脂蛋白胆固醇或有早期冠心病家族史）的成人患者中，阿托伐他汀可用于降低心肌梗死、脑卒中、血管重建手术和心绞痛风险。在 2 型糖尿病和无明显冠心病临床症状但有多种冠心病危险因素（如视网膜病变、蛋白尿、吸烟或高血压等）的患者中，该药物可用于降低心肌梗死和脑卒中风险。在有明显冠心病临床症状患者中，该药物可用于降低非致命性心肌梗死、致命和非致命性脑卒中、血管重建手术、因充血性心力衰竭住院以及心绞痛等风险。

2. 治疗高脂血症　作为饮食辅助手段，阿托伐他汀不仅可用于降低总胆固醇、低密度脂蛋白胆固醇、apoB 和三酰甘油水平，增加原发性高胆固醇血症和混合性血脂异常患者的高密度脂蛋白胆固醇水平，也可用于治疗血清三酰甘油水平升高的患者。阿托伐他汀可以治疗对饮食治疗无适当反应的原发性 β- 脂蛋白血症，也可以降低因其他降血脂治疗无效的纯合子家族性高胆固醇血症患者的总胆固醇和低密度脂蛋白胆固醇。此外，如果经适当饮食治疗，仍出现以下结果：① 低密度脂蛋白胆固醇保持 ≥10.6 mmol/L 或②低密度脂蛋白胆固醇保持 ≥8.9 mmol/L，并且有早发心血管疾病阳性家族史，或儿科患者中存在两个或更多其他心血管疾病危险因素，该药物可用于降低杂合子家族性10至17岁男性和产后女性的总胆固醇、低密度脂蛋白胆固醇和apoB水平。

（三）安全性

阿托伐他汀不良反应包括：肌病/横纹肌溶解、肝功能不全、内分泌功能受影响、中枢神经系统毒性、近期卒中或短暂性脑缺血发作患者病情加重。该药物常见副作用包括：出血性卒中、关节痛、腹泻和鼻咽炎。其他副作用包括：尿路感染、失眠、四肢疼痛、肌肉痉挛、肌肉骨骼疼痛、肌痛和恶心。

第三节　阿托伐他汀的药物化学

一、他汀类药物的作用靶点——HMG-CoA还原酶

编码HMG-CoA还原酶（EC1.1.1.34）的基因位于人5号染色体q13.3-q14上，其启动子区有固醇反应元件（sterol responsive element，SRE），雌激素反应元件（estrogen response element，ERE）和cAMP反应元件（cyclic AMP response element，CRE）。

系统发育学分析指出存在两类HMG-CoA还原酶。真核生物和一些古生菌的HMG-CoA还原酶属于Ⅰ类酶，原核生物和部分古生菌的HMG-CoA还原酶归属为Ⅱ类酶。真核生物的HMG-CoA还原酶锚定在内质网上，而原核生物的HMG-CoA还原酶却是可溶性的。两类酶尽管具有相似的最大反应速率和米氏常数，但他汀类药物对两者的抑制能力相差甚远，通常对Ⅰ类酶的抑制能力高出Ⅱ类酶3~5个数量级。哺乳动物的HMG-CoA还原酶在维持细胞内胆固醇稳态方面发挥着重要作用，它在转录、翻译和翻译后水平存在多种调控机制。

人HMG-CoA还原酶是由四个相同的亚基组成的四聚体。每个亚基含有888个氨基酸残基，分子量约为97 kDa，分为N-端不保守的跨膜域、C-端高度保守的催化域和中间的连接臂。在催化域中含有N域、L域和S域三个亚结构域。其中，N域介于L域与连接臂之间；L域由两个肽段组成，负责结合底物HMG-CoA；S域则负责结合辅酶NADP（H）。催化域872位的Ser为磷酸化位点，可通过可逆的磷酸化对酶活性进行调控（磷酸化会降低酶活性）。Glu^{559}，Lys^{691}，Asp^{767}和His^{866}是参与催化的四个关键氨基酸残基。此外，683~693肽段所形成的顺式环（cis-loop）是人HMG-CoA还原酶所特有的结构特征（图5-3-1）。

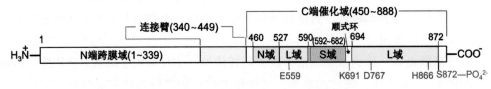

图 5-3-1　人 HMG-CoA 还原酶结构图

HMG-CoA还原酶是为数不多的4电子氧化还原酶，它催化从底物（S）-HMG-CoA到产物（R）-甲羟戊酸的还原脱酰基化反应（图5-3-2）。反应涉及三个阶段：阶段1和阶段3属于还原反应，由还原型辅酶NADPH提供电子和质子，阶段2是类缩醛转变为醛的水解反应。反应过程中形成的甲羟戊醛并不被酶释放，而是走两条相反的路径：一是继续进行

阶段3的正反应，二是回到起始物（S）-HMG-CoA的逆反应；甲羟戊酸也可以被HMG-CoA还原酶催化氧化回到（S）-HMG-CoA[14]。

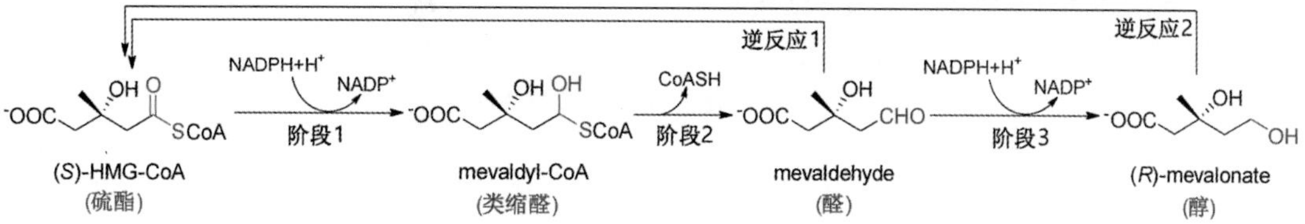

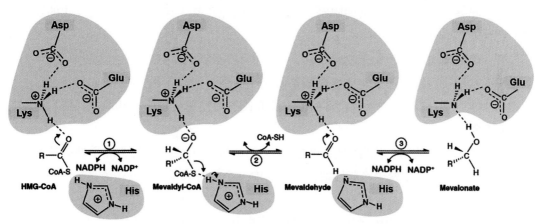

图5-3-2　HMG-CoA还原酶催化反应步骤

突变蛋白的酶促反应动力学研究以及晶体结构解析证实：活性部位的4个氨基酸残基（组氨酸、赖氨酸、天冬氨酸和谷氨酸）在催化中起重要作用。其中，组氨酸的作用是为离去的CoA硫负离子及时提供质子，从而避免硫负离子进攻生成的甲羟戊醛而影响正反应的顺利进行；赖氨酸、天冬氨酸和谷氨酸则与HMG-CoA待还原羰基相互作用，形成一个氢键网络。酶定点突变研究指出，天冬氨酸在反应各阶段都起着重要作用，是氢键网络的核心，并且可能在质子穿梭传递中扮演角色；而谷氨酸虽然对各阶段反应都有一定的影响，但更多是在阶段3发挥广义碱的作用（使赖氨酸N上的质子更容易给出）；质子化的赖氨酸（带正电荷）一方面可以稳定第一步产物甲羟戊醛CoA负离子，另一方面为第3步反应提供质子。当然，最终质子都来源于还原型辅酶NADPH（图5-3-3）。

图5-3-3　HMG-CoA还原酶的催化反应机制[14]

二、他汀类药物抑制HMG-CoA还原酶的构–效关系

整个研发他汀类药物的历程所采取的主要策略是基于靶点的药物设计，即从靶点功能出发，通过筛选、分子的相互作用研究、构–效关系分析、结构优化、体内评价等环节，最终确定药物候选物。

他汀类化合物的活性评价多采用以下两种体外评价模型。

CSI（cholesterol synthesis inhibition screening）法：评价化合物对胆固醇合成的抑制作用。

$$[^{14}C]\text{-乙酸} \xrightarrow{\text{大鼠肝匀浆}} [^{14}C]\text{-胆固醇}$$

COR（CoA reductase inhibition screening）法：评价化合物对HMG-CoA还原酶的抑制作用。

$$D，L\text{-}[^{14}C]HMG\text{-}CoA \xrightarrow{\text{纯化的大鼠肝微粒体酶}} [^{14}C]\text{-甲羟戊酸}$$

两种评价模型分别采用IC_{50}-CSI和IC_{50}-COR（即化合物抑制产物生成理论量50%时的浓度）作为活性指标。据分析，两种评价模型的IC_{50}值具有中等相关性。

图5-3-4列出了9个代表性他汀类药物分子的化学结构和酶抑制活性数据。可以看出，他汀类药物分子结构大体可分为三个部分：①二羟戊酸侧链。其与酶底物HMG-CoA分子中的HMG结构部分类似，是抑制剂产生竞争性抑制作用的关键药效团，是不可改变或者替代的结构片段。其在分子1～3的结构中是以内脂形式存在，在体内经酯酶水解得到开链的药效团二羟戊酸结构，故可看作是前药形式。②疏水结构片段。该片段与酶变构后产生的疏水口袋结合，是抑制剂产生超强结合力的关键药效团。由于酶变构后产生的疏水口袋结构具有较强的柔性和可塑性，可容纳多种大小和形状不同的结构进行结合，因此可以在该部分结构上进行修饰和优化。总结已经成药的分子结构特点可以发现，该疏水片段均含有一个中心环和两个与二羟戊酸侧链邻近的取代基（R^1和R^2）。③连接链。其将上述两个片段连接起来，长度有较严格的限制，以两个碳的亚乙基（$-CH_2CH_2-$）或反式的亚乙烯基（$-CH=CH-$）为最佳。

第一代他汀类药物（化合物1～化合物4）的结构特征：中心环为六氢萘环，环上有1～2个甲基取代，同时还有一个异戊酯基取代。从洛伐他汀（化合物2）和普伐他汀（化合物4）的活性可以看出，六氢萘环6-位甲基取代的活性明显强于羟基取代，提示疏水性结构的重要性。

第二代他汀类药物（化合物5～化合物9）的结构特征：中心环为非手性的疏水芳香母核，母核上存在至少两个亲脂性取代基，其中一个是对氟苯基，另一个是异丙基（化合物9为环丙基）。

以上可以得出简单的构-效关系：他汀类药物由一个基本的药效团（二羟戊酸）以及一个基本的支撑母核（中心环）组成，其他取代基则通过诱导酶的可变构象产生相互作用。

（一）中心环的替换——消除不必要的手性中心

由于第一代他汀类药物的中心环为六氢萘环，存在5个手性中心，非常不利于化学合成及工业制备。于是，科学家们尝试消除中心环不必要的手性中心。幸运的是，用非手性的芳香环替换六氢萘环后，人们获得了多个活性优异的抑制剂，其中包括上市的四个药物（氟伐他汀、阿托伐他汀、瑞舒伐他汀和匹伐他汀）。从图5-3-4可以清楚地看出，中心环系对多样性结构的容忍度很大，包括单环的苯环、吡啶环、嘧啶环、吡咯环以及稠环的吲哚环、喹啉环等，充分说明酶结合抑制剂的疏水结构片段无需手性控制。

（二）以吡咯环为中心环的结构优化——阿托伐他汀问世 [12,15,16]

阿托伐他汀的药物化学极其经典，具体可参考文献[12]、[15]和[16]。本章仅以吡咯环为中心环的结构优化过程为例，简述阿托伐他汀的发展过程。

1. 2-位取代基的构–效关系　从分子的基本骨架分析，吡咯环起到了药效团的支撑作用，其2-位取代基相当于天然他汀类药物分子中的异戊酯基部分（图5-3-4）。分子模拟研究表明，此部分结构与酶的疏水空腔结合，对于增强抑制剂与酶的相互作用至关重要。固定连接链为亚乙基、5-位为甲基，改变2-位取代基，各抑制剂（化合物10～化合物27）的活性数据列于表5-3-1。表中数据表明：①所有化合物的活性明显弱于美伐他汀（化合物1），其中活性最强的化合物16的活性仅约为美伐他汀的1/20。②不同的芳香基取代对活性有一定的影响。其中，苯基上取代基的位置、推拉电子性质对活性影响均不明显。③R为4-取代苯基的系列化合物（化合物16～化合物20）的活性差异较大。4-氟取代（化合物16）活性相对最强，4-甲氧基（化合物18）、4-氯代（化合物19），以及4-苯基（化合物20）取代均明显降低了活性，说明芳香基对位的氟原子在增强活性方面起到了一定的作用。④R为苄基（化合物21）、萘基（化合物22、化合物23）取代也明显降低了活性。⑤R为脂肪环（化合物24）及桥环（化合物25～化合物27）取代的化合物均保留了一定的活性。显然，初步的构–效关系提示2-取代苯基的4-位氟原子参与了与靶点的相互作用。

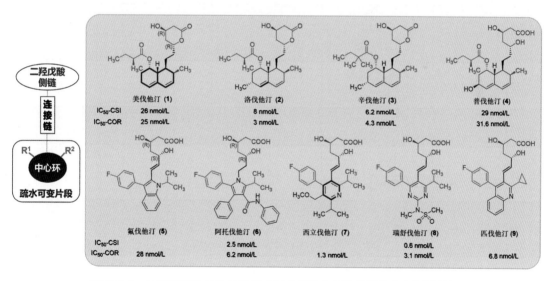

图 5-3-4　他汀类药物结构片段组成及代表性分子的化学结构和活性数据

表 5-3-1　固定 5-甲基变换 2-位取代基的化合物活性 [a]

化合物	R	IC$_{50}$-CSI（μmol/L）	相对活性（%）[b]	IC$_{50}$-COR（μmol/L）
1（美伐他汀）		0.026	100	0.025
10	C$_6$H$_5$	1.4	0.4	13
11	2-HO-C$_6$H$_4$	2.5	1.1	30
12	2-CH$_3$O-C$_6$H$_4$	2.1	0.9	25
13	3-HO-C$_6$H$_4$	1.9	1.4	12
14	3-CH$_3$O-C$_6$H$_4$	2.5	0.8	11
15	3-F$_3$C-C$_6$H$_4$	1.5	0.3	5.4
16	4-F-C$_6$H$_4$	0.51	0.9	2.8
17	4-HO-C$_6$H$_4$	2.6	1.0	6.3
18	4-CH$_3$O-C$_6$H$_4$	12	0.1	28
19	4-Cl-C$_6$H$_4$	10	0.2	3.2
20	4-Ph-C$_6$H$_4$	23	0.1	23
21	Ph$_2$CH	13	0.1	8.9
22	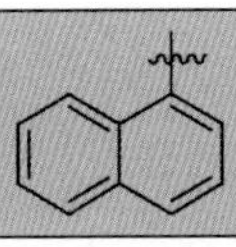	1.8	0.7	4.0
23	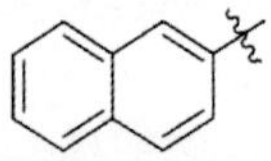	16	0.1	3.6
24	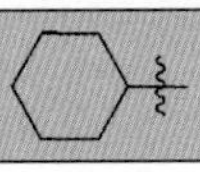	0.69	0.5	2.2
25	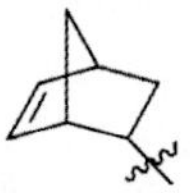	1.4	1.1	5.8
26	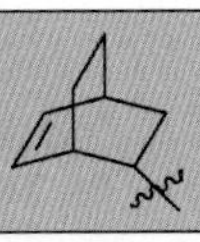	1.3	1.6	3.2
27	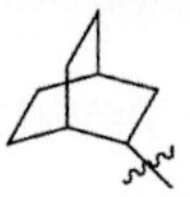	2.3	1.1	2.3

　　a. 受试物样品需经过碱（0.1 mol/L氢氧化钠溶液）处理水解成开环结构，下同。每次评价化合物的同时，测定美伐他汀的活性，下同。由于活性测定的系统误差，化合物之间的IC$_{50}$与相对活性不成比例，但比值之间具有可比性。

　　b. 相对活性（%）=（美伐他汀IC$_{50}$-CSI /受试物IC$_{50}$-CSI）×100%。

　　2. 5- 位取代基的构 – 效关系　将优选出的 4- 氟苯基固定在 2- 位，变换 5- 位取代基为不同的饱和烃基发现（表 5-3-2）：

　　（1）取代基为异丙基（化合物28）和三氟甲基（化合物34）的两个化合物的活性略

强于取代基为甲基的化合物16。对于三氟甲基取代的活性强于甲基取代，推测可能是三氟甲基的吸电子效应降低了吡咯环的电子云密度，有利于与酶的结合。如同经常会用氟原子替代氢原子一样，药物化学研究中也经常用三氟甲基替代甲基，研究强吸电子基团对活性的影响。

（2）当5-位取代基为体积更大的叔丁基（化合物29）和2-乙基丙基（化合物30），则导致活性明显降低，说明酶的结合口袋对5-位取代基的大小有较严格的限制。

（3）不同环大小的环烷烃取代对活性有明显影响。从5-环丙基（化合物31）、到5-环丁基（化合物32）、再到5-环己基（化合物33）取代的化合物，随着取代环的依次增大，活性依次明显变弱，甚至消失，再一次提示酶的结合口袋对5-位取代基体积有明确的限制。

经优化后选择5-位为异丙基取代。

表 5-3-2　固定 2-（4- 氟苯基）变换 5- 位取代基的化合物活性

化合物	R	IC_{50}-CSI（μmol/L）	相对活性（%）[a]	IC_{50}-COR（μmol/L）
16	CH_3	0.51	0.9	2.8
28	（CH_3）$_2$CH	0.40	30.3	0.23
29	（CH_3）$_3$C	1.6	1.7	1.8
30	（C_2H_5）$_2$CH	20	0.1	32
31	▷§-	2.2	1.3	2.6
32	◇§-	17	0.2	–
33	⬡§-	> 100	< 0.01	> 100
34	CF_3	0.25	8.0	0.63

a：相对活性 =（美伐他汀IC_{50}-COR /受试物IC_{50}-COR）×100%，需同时测定

3. 2- 位取代基构 - 效关系的深入探究　小分子化合物与生物大分子靶点通过相互诱导适合的构象进行结合，往往是多重因素的综合结果。前文所述，经初步发现 5- 异丙基取代对保持相对较好的活性有利，科学家们返过来对 2- 位取代基再次进行了考察（表 5-3-3）。很显然，一系列不同 2- 位取代的化合物（化合物 35 ~ 化合物 44）的活性均不如 2- 位为 4- 氟苯基的化合物 28，再次说明 4- 氟苯基仍然是 2- 位的优势片段。后来的阿托伐他汀与酶晶体结构的相互作用研究结果也证明，分子中吡咯环 2- 位的 4- 氟苯基的氟原子与 590 位

的精氨酸残基存在强的氢键相互作用，而 2- 氟（化合物 35）或 3- 氟（化合物 36）苯基取代化合物可能因为距离问题导致氢键的相互作用变弱。值得一提的是，当 2- 位取代基为饱和烃基（化合物 44）时，活性则完全丧失，说明 2- 位芳香环结构对活性有利，有文献认为 Arg^{590} 的胍基与 2- 位芳香环存在阳离子 -π 相互作用。

表 5-3-3　固定 5- 异丙基变换 2- 位取代基的化合物活性

化合物	R	IC$_{50}$-CSI（μmol/L）	相对活性（%）[a]	IC$_{50}$-COR（μmol/L）
28	4-F-C$_6$H$_4$	0.40	30.3	0.23
35	2-F-C$_6$H$_4$	3.2	0.9	1.8
36	3-F-C$_6$H$_4$	1.3	1.8	2.6
37	2，4-F$_2$-C$_6$H$_3$	1.6	1.5	2.6
38	2-CH$_3$O-C$_6$H$_4$	2.2	1.0	5.6
39	2,6-（CH$_3$O）$_2$-C$_6$H$_3$	19	0.2	87
40	2，5-（CH$_3$）$_2$-C$_6$H$_3$	12	0.2	16
41	2-（CH$_3$）$_2$CH-C$_6$H$_4$	3.2	0.9	—
42	2-Cl-C$_6$H$_4$	3.2	0.5	9.1
43		9.6	0.2	25
44	（CH$_3$CH$_2$）$_2$CH	> 100	< 0.01	—

[a]相对活性 =（美伐他汀IC$_{50}$-COR /受试物IC$_{50}$-COR）×100%，需同时测定

4. 2- 位和 5- 位取代基尺寸大小对活性的影响　科学家们利用分子模拟技术，对上述一些化合物分子中 R^1 和 R^2 取代基的长度以及从 R^1 经吡咯环到 R^2 的宽度进行了计算（表 5-3-4）。可以看出高活性化合物（IC$_{50}$ < 1.6 μmol/L）取代基的尺寸有一定的限度，其中，2- 位取代基 R^1 的长度（d_1）< 5.8 Å，5- 位取代基 R^2 的长度（d_2）< 3.3 Å，而 R^1 到 R^2 的宽度（d_3）≤ 10.6 Å。也说明酶的活性疏水性口袋对抑制剂分子的大小有一定的要求，过大不利于两者的结合。

表 5-3-4 2- 位和 5- 位取代基的尺寸大小及化合物活性

化合物	R^1	R^2	IC$_{50}$-CSI（μmol/L）	d_1（Å）	d_2（Å）	d_3（Å）
1			0.026	5.66	1.50	8.81
16	4-F-C$_6$H$_4$	CH$_3$	0.51	5.58	1.50	7.66
19	4-Cl-C$_6$H$_4$	CH$_3$	10	5.89	1.50	9.33
25a	(endo)	CH$_3$	1.4	3.64	1.50	7.22
25b	(exo)	CH$_3$	1.4	4.27	1.50	7.87
28	4-F-C$_6$H$_4$	（CH$_3$）$_2$CH	0.40	5.58	2.48	10.12
29	4-F-C$_6$H$_4$	（CH$_3$）$_3$C	1.6	5.58	2.48	10.20
30	4-F-C$_6$H$_4$	（C$_2$H$_5$）$_2$CH	20	5.58	3.47	10.99
32	4-F-C$_6$H$_4$	◇-	17	5.58	3.35	10.62
33	4-F-C$_6$H$_4$	⬡-	> 100	5.58	4.33	11.92

5. 3- 位和 4- 位取代基的构 – 效关系 综合上述结果可知，1- 位连接链为亚乙基或亚乙烯基、2- 位为 4- 氟苯基、5- 位为异丙基的化合物 28 表现出相对高的活性，IC$_{50}$-COR 为 230 nmol/L，但其活性与美伐他汀相比，仍差一个数量级。科学家们于是开始对吡咯环的 3- 位和 4- 位进行了优化研究（表 5-3-5）。

表 5-3-5 变换 3- 位和 4- 位取代基的化合物活性

化合物	R^1	R^2	IC$_{50}$-COR（μmol/L）	相对活性（%）[a]
1（美伐他汀）			0.030	100

化合物	R^1	R^2	IC$_{50}$-COR（μmol/L）	相对活性（%）^{a}
28	H	H	0.23	10.9
45	H	C$_6$H$_5$	0.12	36.3
46	C$_6$H$_5$	H	0.35	12.5
47	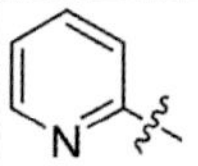	H	0.046	76
48	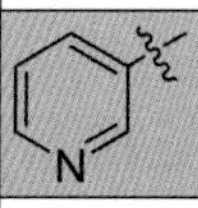	H	0.071	9.4
49	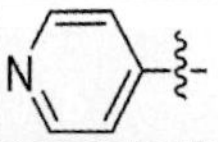	H	0.31	2.1
50	CF$_3$CO	H	0.80	8.8
51	CH$_3$	CH$_3$	0.14	16
52	Cl	Cl	0.028	78.6
53	Br	Br	0.028	78.6
54	CH$_3$OCO	CH$_3$OCO	0.18	14.3
55	C$_2$H$_5$OCO	C$_2$H$_5$OCO	0.35	2.8
56	C$_2$H$_5$OCO	C$_6$H$_5$	0.050	100
57	C$_6$H$_5$	C$_2$H$_5$OCO	0.20	35.5
58	4-CN- C$_6$H$_4$	C$_2$H$_5$OCO	0.28	16.2
59	C$_6$H$_5$	C$_6$H$_5$CH$_2$OCO	0.040	24.0
60（±）	C$_6$H$_5$	C$_6$H$_5$NHCO	0.025	81.4
60（+）	C$_6$H$_5$	C$_6$H$_5$NHCO	0.007	500
60（-）	C$_6$H$_5$	C$_6$H$_5$NHCO	0.44	13.9

相对活性 =（美伐他汀IC$_{50}$-COR /受试物IC$_{50}$-COR）×100%，需同时测定

开始的工作是在3-位或4-位引入单个取代基（化合物45 ~ 化合物49），选择的是芳香基（化合物45，化合物46）及杂芳香基（化合物47 ~ 化合物49）取代策略。令人欣慰的是，3-位杂芳香基化合物（化合物47，化合物48）的活性与美伐他汀接近，处在同一数量级的活性水平。当3-位和4-位同时引入卤素原子时（化合物52、化合物53），活性略强于美伐他汀，总体看3-位和4-位双取代有利于提高分子的活性。具体构–效关系总结如下：

（1）吡咯环电子云密度降低（引入吸电子基团）有利于活性增加。例如，3-位2-吡啶基取代的化合物47和3-吡啶基取代的48活性明显强于无取代的化合物28和苯基取代的化合物46（但是4-吡啶取代的化合物49活性并未改善，推测可能与4-吡啶基的亲水性有关）。

（2）疏水性降低（引入亲水性基团）不利于活性提高，反之疏水性增加有利于活性增强。例如，三氟乙酰基取代的化合物50活性有所下降，可能与该取代基极性过强（亲脂性下降）有关。由于甲基属于弱的给电子基团（超共轭效应），同时具有亲脂性，3,4-双甲基取代的化合物51活性略强于化合物28，可推测甲基亲脂性的正贡献超过了给电子效应的负贡献。

（3）降低吡咯环电子云密度的同时，增加疏水性，活性明显增强。例如，3,4-双氯或

双溴取代的化合物52和化合物53活性达到美伐他汀的79%，其中化合物53曾被进一步推向临床研究，但由于其毒性问题而被终止。3-位和4-位均为酯基的化合物54（甲酯）和化合物55（乙酯）活性并未改善，推测可能与酯基有一定的极性相关。

（4）苯环的引入有利于活性提高。在3,4-双取代系列中，引入一个或两个苯环（化合物56～化合物60），活性普遍明显增强。其中互为位置异构体的化合物56和化合物57的活性相差明显，推测化合物56分子中3-位酯基的极性被相邻的两个苯基屏蔽，从而体现出酯基吸电子的正贡献和苯基疏水性的正贡献，因此表现出高活性。

（5）将吸电子氰基引入3-位苯基的对位（化合物58），活性略有下降，提示进一步降低电子云密度对活性影响不明显。

总之，3-位为苯基、4-位为苄酯基或苯氨甲酰基的化合物59和化合物60表现出高活性。其中消旋化合物60的活性达到美伐他汀的81%，而拆分后的右旋体（＋）-60（3'R,5'R）的活性显著提高，是美伐他汀的5倍，而左旋体（－）-60（3'R,5'S）的活性则明显要弱，提示分子间的相互结合有空间取向的要求。

6. 总体构－效关系（图5-3-5）

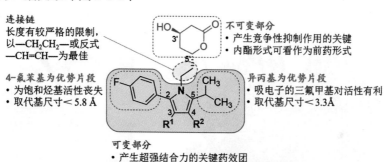

图5-3-5 以吡咯环为中心环的他汀类药物的构－效关系

7. 阿托伐他汀获批上市 通过以上细致的构－效关系研究，人们最终发现了（＋）-60是HMG-COA还原酶强效抑制剂，其对鼠肝细胞HMG-CoA还原酶的IC_{50}值为0.6 nmol/L，强于之前上市的洛伐他汀（IC_{50}=2.7 nmol/L）和普伐他汀（IC_{50} = 5.5 nmol/L）。放射性同位素标记实验研究表明，阿托伐他汀给药2 h后在大鼠的肝脏分布高于其他组织28～254倍[17]，具有良好的肝组织选择性。临床前药理研究进一步证实：①在酪蛋白原饲料喂养高胆固醇血症兔模型上，该化合物的低（1 mg/kg）、中（3 mg/kg）、高（10 mg/kg）剂量组均表现出明显的降胆固醇活性，显著优于洛伐他汀[18]；②在高三酰甘油血症大鼠模型上，该化合物1 mg/kg剂量就能显著降低血浆三酰甘油，而相同剂量的洛伐他汀作用不明显[19]。最终，科学家们确定（＋）-60为药物候选化合物，并定其学名为阿托伐他汀（atorvastatin），其钙盐为药品的形式，商品名为立普妥（Liptor）。

临床研究结果表明，阿托伐他汀降低胆固醇和三酰甘油等指标均明显优于当时已经获批上市的前4种他汀类药物（洛伐他汀、普伐他汀、辛伐他汀、氟伐他汀）。从1982年项目启动，到1989年结束临床前研究，再到1996年完成Ⅲ期临床试验，历时14年，阿托伐他汀终获批上市。Ⅳ期临床试验更进一步证实了阿托伐他汀的显著疗效，成为后来居上、同类最优的降胆固醇药物。加之辉瑞公司成功的商业运作，使其成为连续7年年销售额过百亿的药物。

三、他汀类药物与HMG-CoA还原酶的相互作用

（一）相互作用模式

图5-3-6A是人HMG-CoA还原酶（PDB ID：1DQA）催化域的一个四聚体结构。他汀类药物与HMG-CoA还原酶的复合物晶体结构研究显示[20,21]：①抑制剂分子中与HMG类似的结构部分（二羟戊酸侧链药效团）占据了酶的底物结合口袋（图5-3-6B），与底物分子中的HMG形成了竞争关系；②酶与底物分子中CoA结合的口袋发生了明显变化，暴露出一个较浅的疏水口袋，用于与抑制剂分子中大体积的疏水性结构发生强疏水相互作用。实际上，不仅酶活性口袋C-端部分可以通过其较好的柔性来改变自身构象，以适应他汀类配体分子中大疏水基团的结合；而且他汀类分子自身也可以通过调整构象实现与酶疏水空腔最佳的结合，从而有效阻断底物与酶的相互作用。这种酶和抑制剂双方良好的诱导契合作用使两者之间达到高度互补状态，实现极低的（纳摩尔级）抑制常数（表5-3-6）。

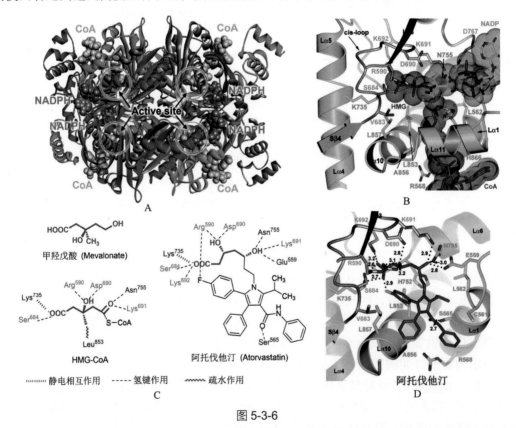

图 5-3-6

A：人HMG-CoA还原酶（PDB ID：1DQA）催化域的一个四聚体结构。其中，四个相同的亚基结构分别被标以不同颜色。B：人HMG-CoA还原酶与天然底物HMG-CoA和NADP形成复合物的活性位点位于两个单体间的界面。C：阿托伐他汀结构中与底物HMG-CoA和产物甲羟戊酸结构相似的部分（红色）以及它们与酶活性口袋的结合模式。D：阿托伐他汀（蓝色）与HMG-CoA还原酶活性位点的结合[20, 21]

表 5-3-6　四个他汀类药物与 HMG-CoA 还原酶相互作用相关参数 [23]

	氟 伐 他 汀	普 伐 他 汀	阿 托 伐 他 汀	瑞 舒 伐 他 汀
K_i（nmol/L）[a]	256	103	5.7	3.1
ΔG（kcal/mol）[b]	-9.0 ± 0.4	-9.7 ± 0.4	-10.9 ± 0.8	-12.3 ± 0.7
ΔH（kcal/mol）[b]	～ 0	-2.5 ± 0.1，25.8%[c]（42%）[d]	-4.3 ± 0.1，39.5%[c]（57%）[d]	-9.3 ± 0.1，75.6%[c]（100%）[d]
$-T\Delta S$（kcal/mol）[b]	～ -9.0	-7.2 ± 0.4	-6.6 ± 0.6	-3.0 ± 0.7
BSASA极性（Å²）	291	–	323	341
BSASA非极性（Å²）	593	–	692	512
疏水区域的氢键数（个）	0	–	1	1
疏水区域可旋转键数（个）	4	–	9	6

　　a：37℃下测得的酶抑制常数；b：25℃下通过等温滴定量热法（ITC）测得的热力学参数；c：25℃下焓变占结合自由能的百分比；d：37℃下焓变占结合自由能的百分比

　　具体从图5-3-6C和5-12D中可以看到，阿托伐他汀的3',5'-二羟基戊酸片段结合于酶底物HMG所处的位置，与两者发生相互作用的氨基酸残基也基本相同。例如，末端羧基同样与酶的Lys[735]、Ser[684]发生了相互作用，此外还与Lys[692]存在相互作用；3'-位羟基同样与酶的Arg[590]和Asp[690]形成了氢键；5'-位羟基与酶的Lys[691]、Glu[559]和Asn[755]形成氢键网络。此外，阿托伐他汀分子中的疏水片段对其与酶的强结合作用贡献明显。其中，氟苯基上的氟原子与酶的Arg[590]残基侧链胍基上的ε-NH存在明显的氢键作用，有效增加了药物与酶的亲和力。与其他他汀类药物分子比较，阿托伐他汀与酶结合最大的区别在于4-位的酰胺片段。其酰胺上的羰基氧与酶的Ser[565]羟基形成了氢键，从而使亲和力进一步增加，显著提高了阿托伐他汀对酶的抑制能力。

（二）亲和力及热力学特征

　　多数药物与靶点作用采取非共价结合形式，形成的复合物与游离的药物和靶点之间呈动态平衡。这种非共价结合作用（亲和力，如解离常数K_d或酶抑制常数K_i）的强弱与药物分子表现出来的体外活性（如EC_{50}或IC_{50}）密切相关，是初期衡量化合物优劣的主要指标。配体与靶点的亲和力可转换为结合自由能（ΔG），进而可用热力学实验方法将结合能"化解"成焓和熵的贡献，这样，在结构优化过程中，测定化合物自由能、焓变（ΔH）和熵变（$-T\Delta S$），就可从原子和基团的性质、取向、位置和距离的变化等更加微观的层面上理解其对活性的影响和量变的规律，再结合配体-靶点复合物的结构生物学特征，便可深入揭示配体与靶点结合的本质和呈现活性的内涵，进而从焓-熵的量变中把握结构变换对活性的影响。因此，亲和力及热力学行为研究是解析药物作用机制和指导分子设计的有效途径[22]。表5-3-6列出了氟伐他汀、普伐他汀、阿托伐他汀以及瑞舒伐他汀等4个他汀类药物分子与HMG-CoA还原酶相互作用的亲和力和热力学参数。

　　由表5-3-6中可知，他汀类药物与酶结合的亲和力均在纳摩尔范围内，比天然底物高得多（K_m = 4 μmol/L）。这可解释为天然底物分子中并非所有的基团都与酶发生了有效的相互作用，这可能有利于还原产物甲羟戊酸从结合部位的顺利释放。其中，瑞舒伐他汀与

HMG-CoA还原酶的亲和力相对最强，其与酶的结合自由能也最低，其次是阿托伐他汀。

通常来说，类似物因化学结构的差异，其与同一靶点的结合能的焓与熵的贡献是不同的。一般认为主要由焓驱动的结合多为特异性相互作用，如氢键、静电作用和范德华力（形状互补）等；而主要由熵驱动的结合大都为疏水相互作用，结合的特异性相对较差[24]。

有趣的是，按照他汀类药物上市的时间排序，大致总结出如下趋势：新的他汀类化合物不仅抑制HMG-CoA还原酶的活性提高，而且焓的贡献逐渐加大，表明其提高了与酶的特异性结合。例如，氟伐他汀、普伐他汀、阿托伐他汀和瑞舒伐他汀这四个代表性他汀类药物，它们的活性强度不断提高，用等温滴定量热法（ITC）测定它们的热力学数值表明，氟伐他汀的结合全为熵的贡献，$\Delta H \approx 0$；普伐他汀虽然有焓的贡献，但以熵占优；阿托伐他汀焓的贡献进一步增大，而瑞舒伐他汀的焓贡献达到75.6%。在生理温度（37℃）下，他汀类分子结合靶点的焓变均相应增加，特别是瑞舒伐他汀的结合完全由焓决定。

事实上，他汀类分子中的疏水片段（图5-3-4）结构上的差异在很大程度上决定了它们不同的热力学行为。当配体分子与酶靶点结合时，由于疏水作用导致配体分子以及酶结合口袋的部分原子脱溶剂化，这种结合前后溶剂接触面上的变化可用溶剂可及表面积埋藏量（burial of solvent-accessible surface area，BSASA）表示，包括极性表面积和非极性表面积两种，实际上体现了相互作用后的脱溶剂化效应。如表5-3-6所列，不同他汀类药物在与HMG-CoA还原酶结合时具有不同的极性和非极性表面。一方面，阿托伐他汀以及瑞舒伐他汀与酶的结合导致溶剂可及极性表面积的埋藏量（分别为323 Å^{2}和341 Å^2）显著大于氟伐他汀（291 Å^2）。这种极性区域埋藏量的增加与他汀类分子疏水区域与酶形成氢键的能力以及数量有关，亦即主要体现焓的贡献。形成氢键的能力越强、数量越多，则极性区域埋藏量越大，结合时焓的贡献也越大。例如，阿托伐他汀疏水区域的羰基氧与Ser^{565}的羟基形成氢键（2.79 Å），而瑞舒伐他汀的磺酰基与Ser^{565}的羟基形成强氢键（2.67 Å）。因此，阿托伐他汀，特别是瑞舒伐他汀表现出最强的结合焓。

另一方面，结合时由于溶剂被排除在外（表现为溶剂熵增加），而构象自由度会降低（表现为构象熵减少），因此两者是导致他汀类药物结合熵差异的主要因素。例如，阿托伐他汀具有最大的疏水区域，表现为最大的非极性表面积埋藏量（692 Å^2），故而阿托伐他汀溶剂熵对结合的贡献最大，但是阿托伐他汀疏水区的可旋转键数却高达9个，导致构象熵损失也相对较大，两者相抵，使阿托伐他汀的熵变并不是很突出。相反，对于可旋转键数最少的氟伐他汀，溶剂熵增加明显大于构象熵减少，因此，其与酶的结合几乎完全由熵驱动。

总之，相对大的疏水区域（扩大环结构）会产生更多的非极性相互作用，体现在熵的贡献增加，而疏水区域含氧（或氮）基团的存在会增加氢键相互作用，体现在焓的贡献增加，最终综合体现在结合自由能的提高，从而增加抑制剂的体外活性。

四、他汀类药物的体内构效、构代及构毒关系

药物分子的化学结构不仅决定药物的药理活性，而且决定药物的成药性。一方面，由于药物分子与靶标结合通常都是多点结合，这就意味着药物分子与靶点的多维度匹配性是

产生高活性和高选择性的关键。因此，药物分子的活性决定于其精细结构；另一方面，药物分子的亲脂/亲水性等理化性质，对体内药效以及药物在体内的吸收、分布、代谢、排泄乃至安全性等均产生重要的影响，而分子的亲脂/亲水性由化学结构决定。这里以氟伐他汀、普伐他汀、阿托伐他汀以及瑞舒伐他汀为代表性药物进行总结（表5-3-7）[25-27]。

表 5-3-7　4 种代表性他汀类药物的亲水 / 亲脂性及人体药代动力学特征 [26,27]

特　　性		氟 伐 他 汀	普 伐 他 汀	阿托伐他汀	瑞伐他汀
亲水 / 亲脂性	亲水 / 亲脂程度	两亲	亲水	亲脂	亲水
	水中溶解度	2 mg/mL（钠盐）	19 mg/mL（钠盐）	0.6 mg/mL（钙盐）	
	pK_a	4.72	4.31	4.39	4.25
	$\log P^a$	3.62	1.44	4.13	0.42
	$\log D$（pH 7.4）[a]	1.0 ~ 1.25	-0.84	1.5 ~ 1.75	−0.33
药效	血清 LDL-C 降低率（%）*	24	34	50	63
	血清 HDL-C 增加率（%）*	8	12	6	10
	血清 TG 降低率（%）*	10	24	29	28
吸收	吸收率（%）	98	34	30	50
	T_{max}（h）*	< 1	1 ~ 1.5	1 ~ 2	3 ~ 5
	C_{max}（ng/mL）*	200 ~ 400	45 ~ 66	13 ~ 67	19
	AUC［(ng · h)/mL］*	320 ~ 570	110 ~ 140	58 ~ 620	176
	口服生物利用度（%）*	24	17	14	20
分布	蛋白结合率（%）*	98	50	98	88
	肝提取率(吸收剂量的%)	> 70	46 ~ 66	> 70	55 ~ 71
代谢	代谢酶 CYP	2C9	不代谢	3A4	有限量, 2C9
	活性代谢物	否	否	是	是（少量）
排泄	$t_{1/2}$（h）*	0.5 ~ 2.3	1.3 ~ 2.8	14	19
	粪便排出率（%）*	90	71	70	90
	尿液排出率（%）*	6	20	2	10

pK_a为解离常数；$\log P$为正辛醇-水体系油水分配系数对数值，指未解离的分子在油相与水相的分配平衡情况；$\log D$指所有存在形式的化合物（离子与分子形式）在油相与水相的分配平衡情况，与pH有关。通常采用$\log D$（pH 7.4）来表达药物在肠道环境中的表观分配系数；T_{max}为达峰浓度时间；C_{max}为最大浓度；*40 mg口服剂量

（一）亲水 / 亲脂性与体内药效、药代动力学特征及不良反应

1. 亲水 / 亲脂性　从表 5-3-7 中的脂水分配系数 $\log D$ 可知，4 个代表性化合物的亲脂性强弱顺序是阿托伐他汀＞氟伐他汀＞瑞舒伐他汀＞普伐他汀。氟伐他汀和阿托伐他汀分子中氟代苯基的存在，使它们具有较好的亲脂性，同时还表现出不同程度的亲水性。由于阿托伐他汀含有更大的疏水环系，其亲脂更为突出。普伐他汀和瑞舒伐他汀因疏水性中心环上分别有一个羟基和一个甲磺酰胺基，使这两个药物分子表现出更强的亲水性（$\log D$为负值）。

2. 药效动力学特征　由于肝脏是胆固醇合成的主要器官，而机体同时需要非肝组织细胞产生胆固醇来维持正常生理活动。因此，HMG-CoA 还原酶抑制剂对肝脏组织的选择性无疑是实现其体内药效和减少不良反应的关键，是评判该类抑制剂能否成药的一个重要指标。

表5-3-7中4个药物的肝提取率均在50%以上，表明它们在肝组织具有较高的含量，确保了它们体内药效的发挥。与药物的体外酶抑制活性一致，四个他汀类药物中，瑞舒伐他汀的药效最强，在40 mg剂量下其降低低密度脂蛋白胆固醇水平可达63%，阿托伐他汀次之，可达到50%。

3. 药代动力学特征

（1）吸收：从药代动力学数据（表 5-3-7）可以看出，四种他汀类药物给药后均迅速被吸收，在 4 h 内达峰，吸收率为30% ~ 98%。普伐他汀和瑞舒伐他汀的水溶性好，在胃肠道能迅速溶解，但不易通过被动扩散透膜，因此主要通过转运体介导的方式主动转运进入细胞。氟伐他汀的两亲性（既有亲脂性，又有亲水性）使其一方面具有一定的溶解性，同时又能通过被动扩散透膜，在空肠部位具有较高的透过性，表现出高吸收率（98%）。由于空肠没有相应的转运体，因此氟伐他汀主要通过被动转运吸收进入细胞。阿托伐他汀的溶解性较差，主要通过被动扩散透膜吸收进入细胞，其空肠部位的透过性低，因此表现出较低的吸收率。另外，4 个药物虽然肝首过提取率均较高（＞ 46%），但细胞色素酶（CYP）代谢途径较弱，主要通过胆汁途径的粪便排泄，它们的口服生物利用度并不高（14% ~ 24%）。

（2）分布：他汀类药物的亲水/亲脂性决定药物的血浆蛋白结合程度。脂溶性强的化合物（如阿托伐他汀和氟伐他汀）易与血浆蛋白结合，表现出较高的血浆蛋白结合率（表5-3-7）。若大量药物在体内与血浆蛋白结合，势必导致血浆中游离的药物减少，限定药物只能在中央室，而不能向外周组织分布与积累，致使药物选择性地分布在肝组织。亲水性最强的普伐他汀的血浆结合率最低（50%），但由于外周组织缺乏其有效的转运体，也使其无法进入外周组织，而选择性地进入肝组织。

另一方面，肝首过提取在一定程度上也反映了药物在肝脏的选择性分布。口服药物经小肠吸收后，首先通过门静脉进入肝脏，而药物是否被肝脏提取而浓集在肝部与药物的脂溶性有关。相对而言，亲水性他汀类药物的肝细胞摄取率低于亲脂性药物，因此其体循环暴露量会大于亲脂性药物。

总之，无论是亲水还是亲脂性的他汀类药物，虽然它们进入细胞的方式有所不同，但是它们均具有较好的肝组织选择性。

（3）代谢：一般情况下，亲脂性他汀类药物更容易被细胞色素P450（CYP450）系统代谢。普伐他汀和瑞舒伐他汀属于相对亲水的药物，CYP450酶代谢相对不明显，因此两者可能是更安全的他汀类药物，且由于它们不能或只有部分能被CYP450系统代谢，主要通过肾系统以基本未修饰的原型药形式排出。

阿托伐他汀经细胞色素P450-3A4等代谢酶氧化代谢为邻羟基和对羟基化的衍生物以及β-氧化产物，其中邻羟基阿托伐他汀PD152873和对羟基阿托伐他汀PD142542是被明确鉴定的两个主要初级代谢产物，具有与原型相当的HMG-CoA还原酶抑制活性。正是由于这些活性代谢物的持续存在，使血浆半衰期为14 h的阿托伐他汀在人体内对HMG-CoA还原酶的抑制半衰期能够达到20 ~ 30 h。

（4）排泄：来源于真菌代谢物的普伐他汀的血浆半衰期较短，为1.8 h。而全合成来源的氟伐他汀、阿托伐他汀、瑞舒伐他汀的血浆半衰期差异明显，在1.2 ~ 19 h范围内，其中阿托伐他汀（14 h）和瑞舒伐他汀（19 h）血浆清除明显慢于其他他汀类药物。

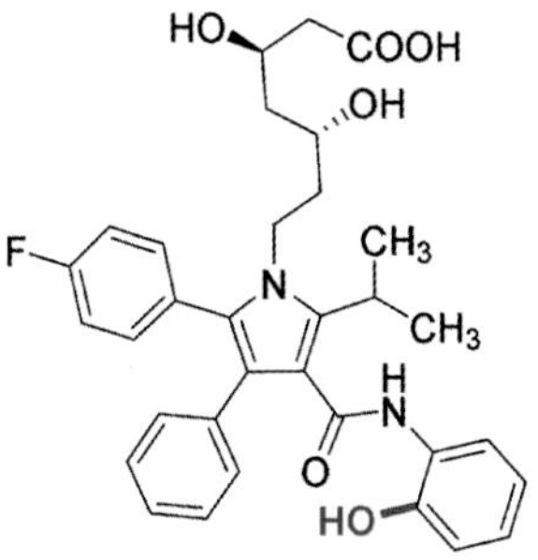

PD152873 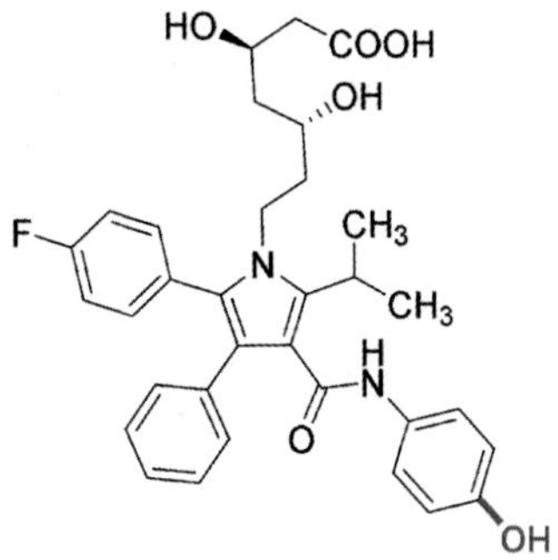　　　　　　　**PD142542**

由表5-3-7可知，他汀类药物的代谢产物主要从胆汁途径由粪便排泄，肾排泄量很低。一般来说，高脂溶性的药物通过肾排泄会被重吸收，只有代谢成为亲水性的代谢产物时才可能从肾脏排泄。

4. 不良反应　由于甲羟戊酸及其产物（包括胆固醇）在细胞内稳态的形成和维持中发挥着重要作用，因此，高剂量的抑制甲羟戊酸及其产物生成的药物有可能在许多不同的组织中产生各种各样的不良反应。

对于大多数他汀类药物来说，它们均表现出良好的耐受性和安全性。但是，仍有少数患者因他汀类药物对肌肉组织的影响而出现肌痛。临床试验中有2%～7%的患者发生肌痛，这一比例会随着药物剂量的增加而提高，导致部分患者因此不遵守治疗方案，依从性较差。而这种副作用最严重的后果是导致横纹肌溶解症，甚至致命。他汀类药物引起的肌痛机制复杂，部分原因涉及这类药物能够抑制肝外组织（尤其是肌肉）的HMG-CoA还原酶，从而干扰翻译后的蛋白修饰（如异戊烯基化）以及电子传递中重要的异戊二烯类生物分子（如泛醌）的生物合成。有证据表明，通过提高HMG-CoA还原酶抑制剂的肝组织靶向性而限制其暴露于肝外组织，可以降低他汀类药物引起肌痛的可能性，因此实现肝脏中HMG-CoA还原酶的选择性抑制是HMG-CoA还原酶抑制剂开发的一个重要方向[28,29]。

一般来说，亲脂性他汀类药物在肝外组织的暴露程度更高，相反，亲水性越强的他汀类药物对肝组织的选择性越强。因此，从药物化学的角度来看，可以通过控制抑制剂的亲脂性来调节其对肝组织的选择性[30]。即在分子中引入熵驱动的结构片段（亲水性片段），降低其脂溶性，进而增加药物靶向肝组织的选择性。如继阿托伐他汀之后上市的瑞舒伐他汀（图5-3-4），其分子中的磺酰基与酶568位的精氨酸存在静电相互作用，明显提高了熵变在自由能变化中的贡献[24]。极性甲磺酰氨基的存在使该药物呈现较低的亲脂性，导致其被动扩散能力较低，难于进入肝外组织，表现出选择性分布并作用于肝组织细胞中HMG-CoA还原酶的特点。同时，其相对水溶性的特点还使其能够避免在消除前被CYP代谢，从而大大降低与其他药物相互作用的概率。

（二）阿托伐他汀的药物－药物相互作用 [13,26]

阿托伐他汀通过CYP-3A4进行代谢。因此，与其他药物合用时，首先应考虑药物-药物相互作用的可能性。当他汀类药物必须与CYP-3A4抑制剂、诱导剂或底物合用时，应优先选择氟伐他汀、普伐他汀、瑞舒伐他汀和匹伐他汀，以减少药物-药物相互作用的发生。

阿托伐他汀药物相互作用的具体情况如下：

（1）CYP-3A4的强抑制剂：当阿托伐他汀与强CYP-3A4抑制剂联合用药时，可导致血浆阿托伐他汀浓度升高。相互作用的程度取决于对CYP-3A4作用的不同，包括克拉霉素、蛋白酶抑制剂（利托那韦、沙奎那韦等）和伊曲康唑的联合使用。

（2）葡萄柚汁：含有一种或多种抑制CYP-3A4的成分，尤其当葡萄柚汁的过量摄入（每天超过1.2 L）时，可增加血浆中阿托伐他汀浓度。

（3）环孢素：阿托伐他汀和阿托伐他汀代谢产物是OATP1B1转运体的底物，OATP1B1抑制剂（如环孢素）可增加阿托伐他汀的生物利用度。

（4）利福平或其他CYP-3A4诱导剂：阿托伐他汀与CYP-3A4诱导剂合用（例如，伊法韦仑、利福平）可导致血浆阿托伐他汀浓度降低。鉴于利福平的相互作用机制，一般建议阿托伐他汀和利福平同时给药。若在使用利福平后给予阿托伐他汀，其血浆浓度将显著降低。

（5）地高辛：多剂量阿托伐他汀和地高辛合用时，稳态血浆地高辛浓度增加大约20%。

（6）口服避孕药：联合使用阿托伐他汀和口服避孕药，会增加炔诺酮和炔雌醇的血药浓度–时间曲线下面积（AUC），即增加体内药物暴露量。

临床研究表明，瑞舒伐他汀是降低低密度脂蛋白胆固醇最有效的药物，其次是阿托伐他汀。总之，他汀类药物通常耐受性良好，严重的不良事件（如横纹肌溶解症）发生率低。了解他汀类药物之间的差异，有助于临床合理用药。

五、阿托伐他汀的全合成

阿托伐他汀的结构可分为两部分，一部分是一个五取代的吡咯环母核结构，另一部分是具有两个手性中心的3,5-二羟基庚酸侧链结构。因此，该分子合成的关键在于如何构建多取代吡咯环及在侧链上引入两个手性中心。目前阿托伐他汀的合成方法主要有Paal-Knorr合成法、[3+2]环加成法、不对称合成法等主要方法。在这些方法中涉及以下重要的有机化学反应：

1. Paal-Knorr 吡咯合成反应　由1,4-二羰基化合物与胺类化合物在酸催化下合成吡咯衍生物的一类反应，是经典的吡咯合成反应，反应条件温和。

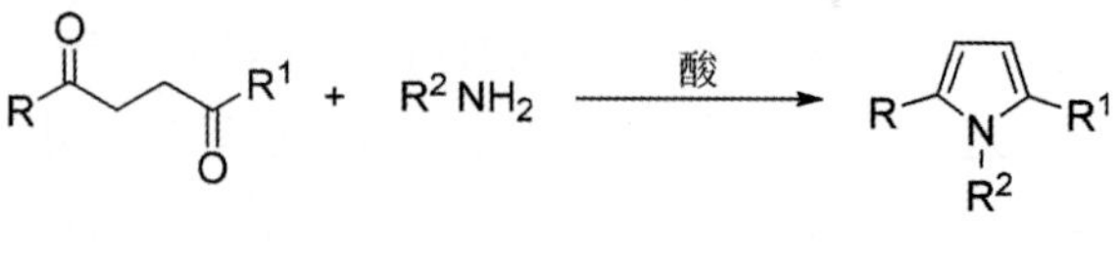

$$R \overset{O}{\underset{}{\Vert}} \diagup \diagdown \overset{O}{\underset{}{\Vert}} R^1 \ + \ R^2NH_2 \xrightarrow{\text{酸}} R \diagup \underset{R^2}{N} \diagdown R^1$$

2. 缩合反应

（1）羟醛缩合反应：具有α-氢原子的醛或酮在一定条件下形成烯醇负离子，再与另一分子羰基化合物发生加成反应，并形成β-羟基羰基化合物的一类反应。两个醛类分子发生该类反应的反应式如下：

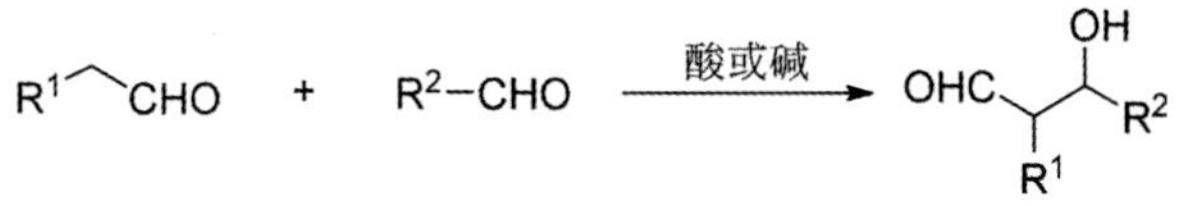

$$R^1\text{—CHO} + R^2\text{—CHO} \xrightarrow{\text{酸或碱}} \text{OHC—CH}(R^1)\text{—CH}(OH)\text{—}R^2$$

（2）Claisen缩合反应：含有α-活泼氢的酯类在醇钠等强碱性条件下缩合失去一分子醇得到β-酮酸酯类的一类反应。

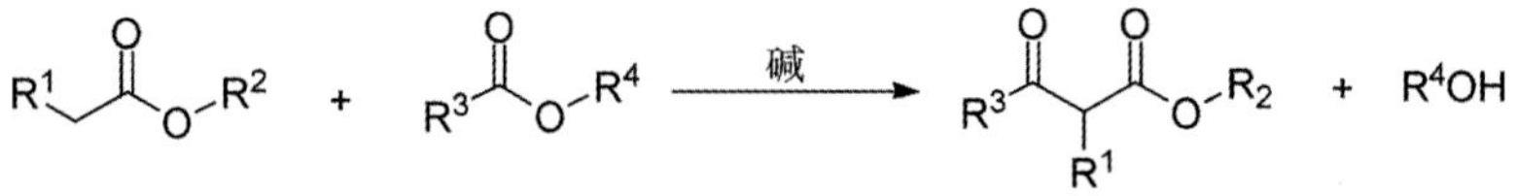

$$R^1\text{—CO—O—}R^2 + R^3\text{—CO—O—}R^4 \xrightarrow{\text{碱}} R^3\text{—CO—CH}(R^1)\text{—CO—O—}R^2 + R^4\text{OH}$$

（3）Knoevenagel缩合反应：具有活性亚甲基的化合物（如丙二酸酯、β-酮酸酯、氰乙酸酯、硝基乙酸酯等）在氨、胺或其羧酸盐的催化下，与醛、酮发生羟醛缩合并脱水得到α，β-不饱和化合物的一类反应。

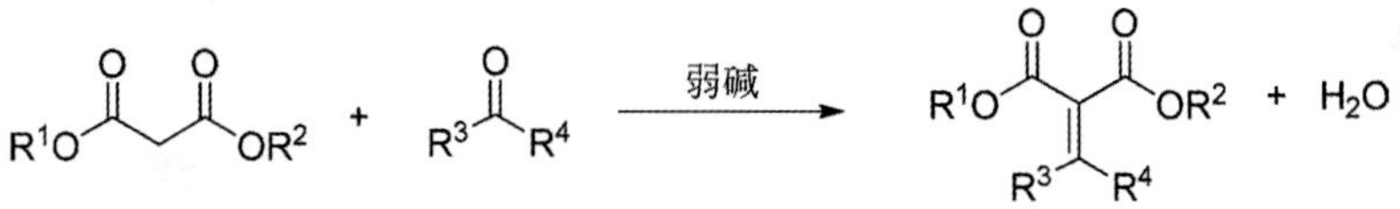

$$R^1O\text{—CO—CH}_2\text{—CO—O}R^2 + R^3\text{—CO—}R^4 \xrightarrow{\text{弱碱}} R^1O\text{—CO—C}(\text{=C}R^3R^4)\text{—CO—O}R^2 + H_2O$$

3. [3+2] 环加成反应（1,3- 偶极环加成反应） 发生在 1,3- 偶极体和烯烃、炔烃或相应衍生物之间的一类环加成反应，产物是一个五元杂环化合物。德国化学家 Rolf Huisgen 首先广泛应用此类反应制备五元杂环化合物，因此也称为 Huisgen 反应。

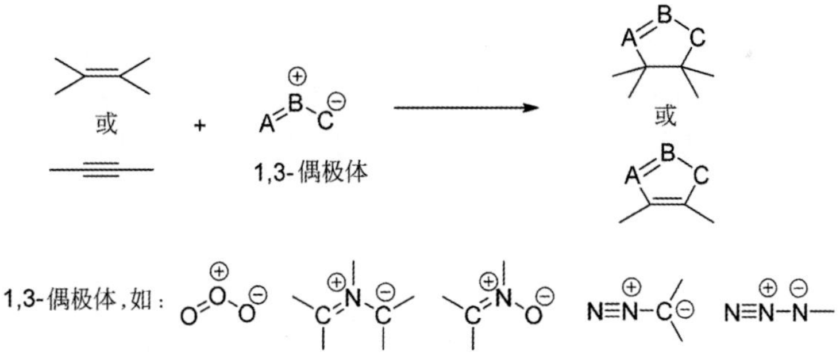

1,3-偶极体，如：

4. Stetter 反应 在氰化物或噻唑盐催化下，醛羰基碳对 α,β- 不饱和化合物进行 1,4- 加成，生成 1,4- 二羰基化合物及其类似物的一类反应。此反应也被称为 Michael-Stetter 反应。

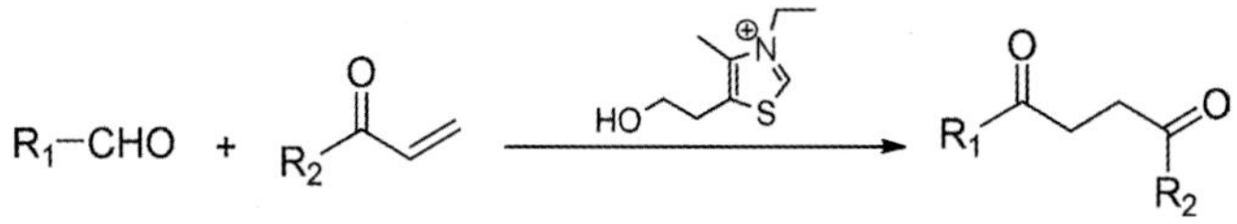

$$R_1\text{—CHO} + R_2\text{—CO—CH=CH}_2 \xrightarrow{} R_1\text{—CO—CH}_2\text{—CH}_2\text{—CO—}R_2$$

（一）Paal–Knorr 吡咯合成法 [31, 32]

根据图5-3-7所示的逆合成分析，阿托伐他汀可由中间体a1和a2通过Paal-Knorr吡咯合成反应获得。

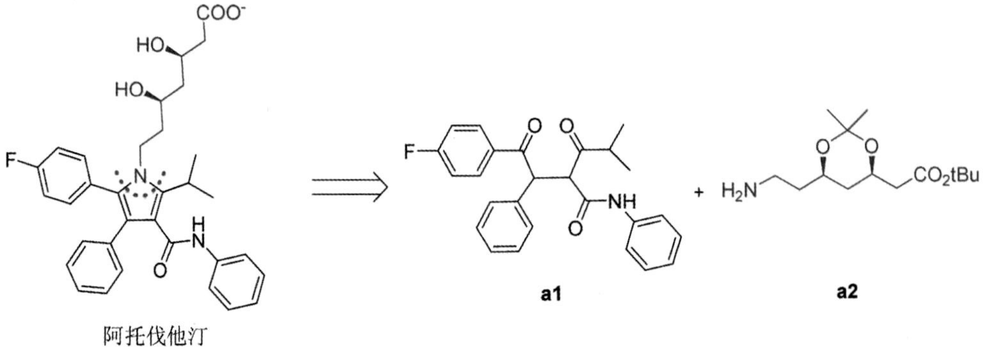

图 5-3-7　Paal-Knorr 吡咯合成法的逆合成分析

1. 中间体 a1 的合成　以异丁酰乙酰甲酯 a1-1 为原料，与苯胺通过胺酯交换得到异丁酰乙酰苯胺 a1-2。a1-2 与苯甲醛通过 knoevenagel 缩合得到中间体 a1-3。a1-3 再发生 Stetter 反应得到关键中间体 a1。该路线反应条件相对温和，操作较简便，无涉及危险的金属试剂，且原料易得，产率高，是 a1 合成的常用方法。

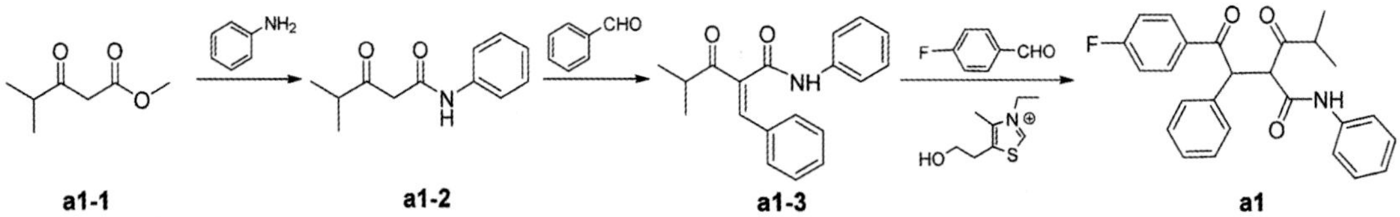

2. 中间体 a2 的合成　以手性试剂 a2-1 和乙酸叔丁酯为原料，通过 Claisen 酯缩合获得碳链增加了两个碳的中间体 a2-2，再经 NaBH$_4$ 立体选择性还原得到赤式 1,3- 二醇中间体 a2-3。将 a2-3 的双羟基保护生成 a2-4，最后通过兰尼镍催化氢化，将氰基还原为伯胺，得到中间体 a2。

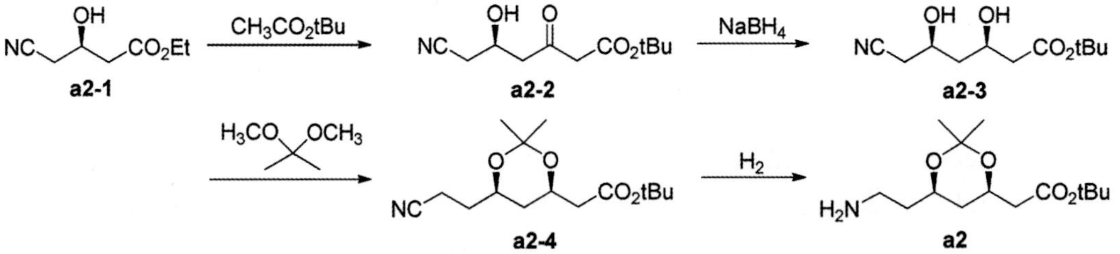

3. 目标化合物的合成　中间体 a1 和 a2 以特戊酸为催化剂，在混合溶剂甲苯：正己烷：四氢呋喃（1：4：1，体积比）中回流，发生 Paal-Knorr 吡咯合成反应，得到重要的关环产物 a1a2，然后经脱保护得到阿托伐他汀，随后可将其制备成钙盐等用药形式。此合成方法操作简便，收率高，是工业中最常用的合成方法。后期还发展了将 a1a2 转化成高纯度阿托伐他汀钙的高效方法，其关键是在制备钙盐步骤中使用乙酸乙酯萃取，蒸发后即可获得纯度超过 95% 的产品 [33]。

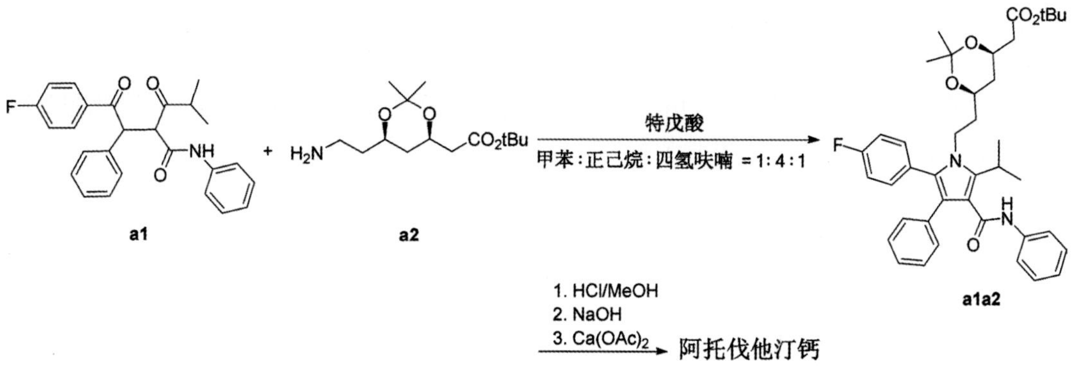

（二）[3+2] 环加成吡咯合成法 [16]

吡咯环的构建还可以采用[3+2]环加成的方法，利用—C=N—C—型偶极体与炔烃的环加成反应实现。由图5-3-8的逆合成分析可知，可以采取两条路线，一条是通过中间体b1、b2和b3先构建目标分子结构，然后在后阶段通过手性拆分获得光学纯的目标产物；另一条是先通过手性引入的方法构建手性中间体b4，然后再与炔类中间体b1通过[3+2]环加成反应制得目标产物。

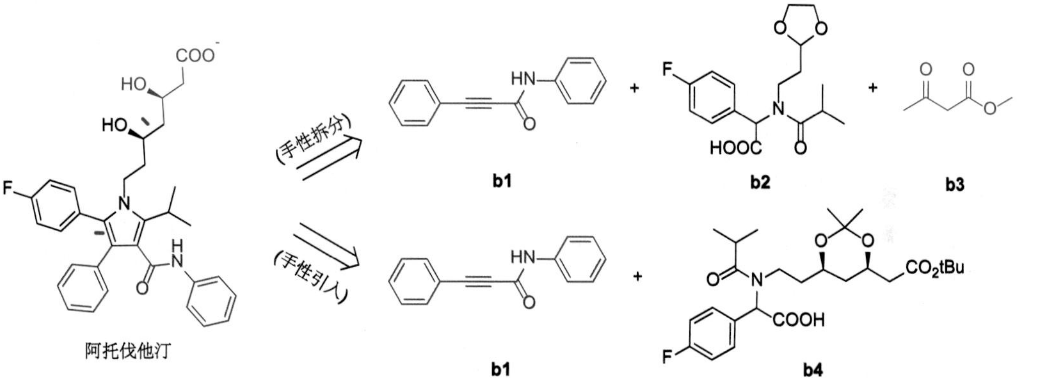

图 5-3-8　[3+2] 环加成吡咯合成法的逆合成分析

1. 手性拆分法　关键中间体 b2 的合成是以 b2-1 为原料，与 3- 氨基 -1- 丙醛缩乙二醇发生亲核取代反应生成中间体 b2-2，再与异丁酰氯经胺酰化反应获得中间体 b2-3，最后经酯水解得到 b2。

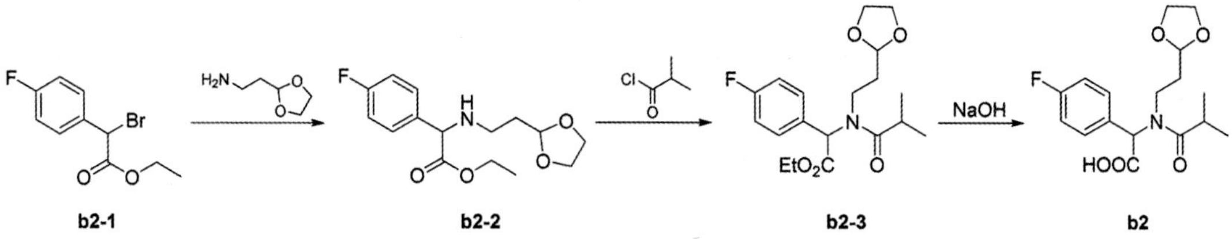

炔类中间体b1与b2发生[3+2]环加成反应生成五取代吡咯化合物b1b2-1，再经缩醛脱保护得到关键中间体b1b2-2。b1b2-2与乙酰乙酸甲酯（b3）发生羟醛缩合反应生成化合物

b1b2b3-1，然后用NaBH$_4$还原生成二醇化合物b1b2b3-2，再以甲苯为溶剂回流得到反式构型为主的阿托伐他汀内酯b1b2b3-3（*trans*：*cis* = 9：1），再经甲苯-乙酸乙酯重结晶后几乎可得到单一的反式构型产物。由于反式构型的产物仍然为一对对映异构体，因此需要进行手性拆分。可使用（*R*)-2-甲基苄胺为拆分剂，经拆分得到单一手性的产物b1b2b3-4，再经过氢氧化钠、二氯化钙溶液依次作用获得阿托伐他汀钙（图5-3-9）。由于该合成路线比较烦琐，且通过手性拆分必然损失一部分产物，因此产率低、成本高。

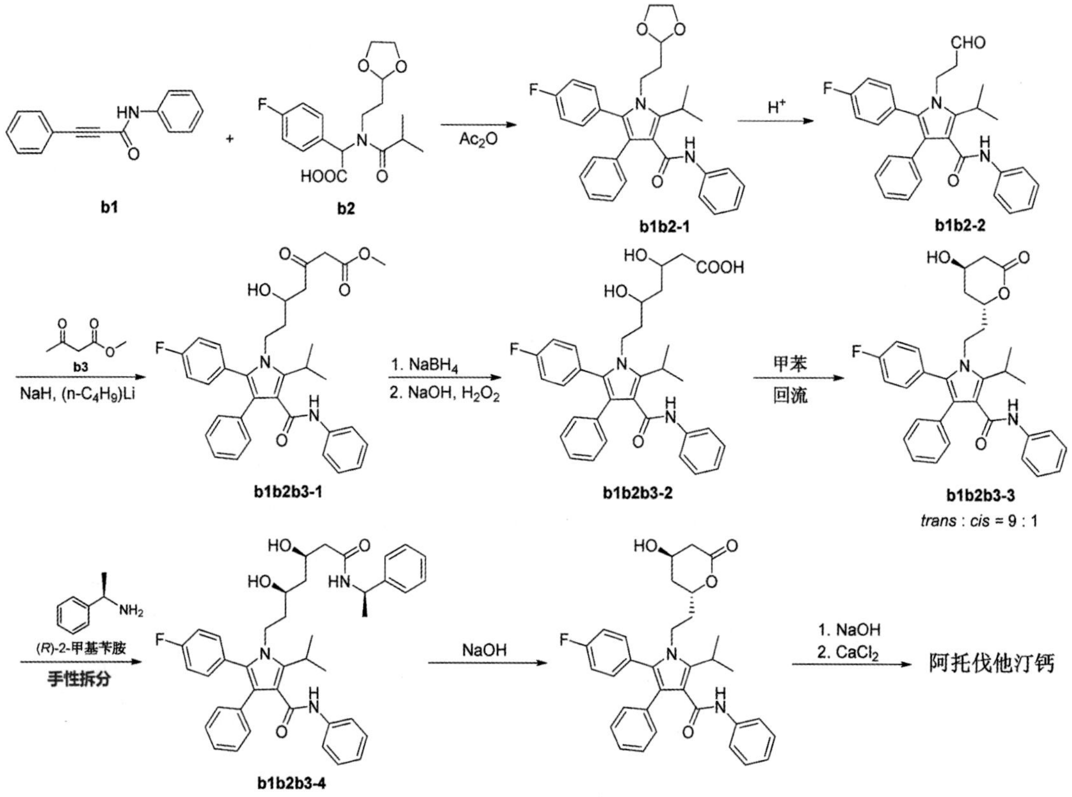

图 5-3-9　[3+2] 环加成吡咯合成法中的手性拆分策略

2. 手性引入法　手性引入法是将 [3+2] 环加成反应步骤置于手性侧链构建之后。该路线首先要合成带手性侧链的中间体 b4。以 4- 氟苯乙酸（b4-1）为起始物，通过酯化和溴化两步后合成溴代酯中间体 b4-2，再与手性胺 a2（合成路线见前述）发生取代反应生成b4-3，然后用异丁酰氯对仲铵进行酰化，产生酰胺中间体 b4-4，进一步碱水解得到 b4。b4与炔类中间体 b1 经 [3+2] 环加成反应就得到中间体 b1b4（同 a1a2），最后经盐酸溶液和氢氧化钠溶液脱保护，再与 Ca（OAc）$_2$ 反应得到阿托伐他汀钙（图 5-3-10）。该路线的缺点是在制备关键中间体 b4 时需进行柱色谱纯化，不利于工业生产。

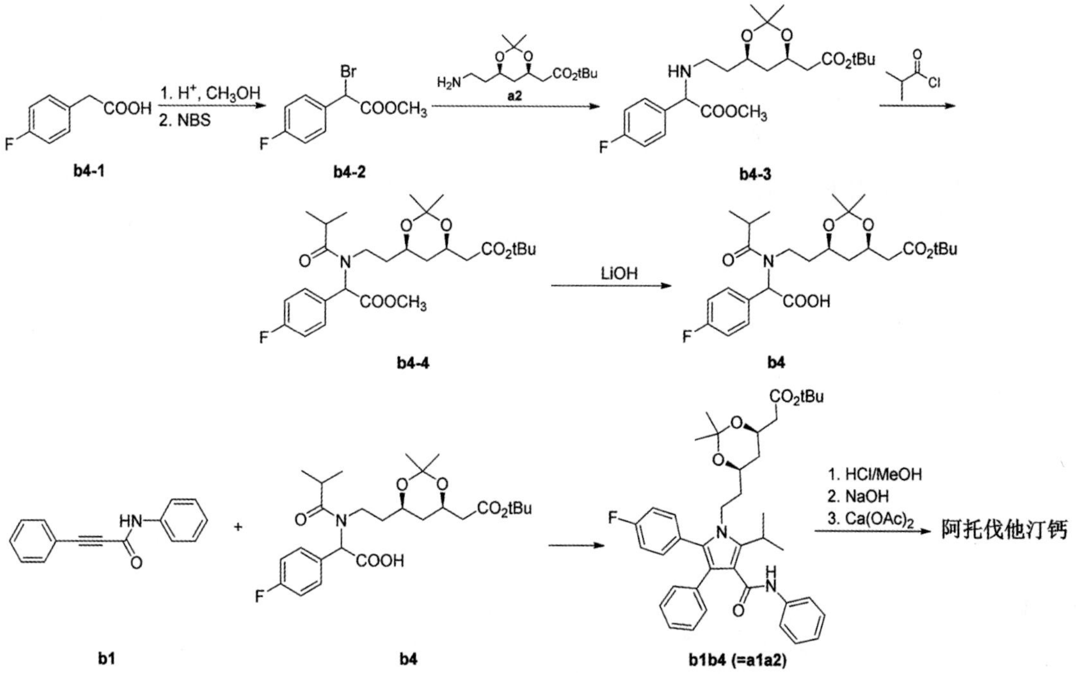

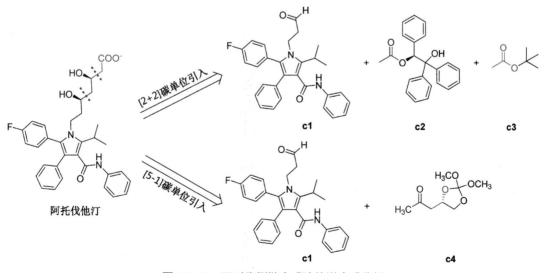

图 5-3-10 [3+2] 环加成吡咯合成法中的手性引入策略

（三）不对称侧链合成法 [34-36]

除了上述两种以构建五取代吡咯环为关键步骤的合成方法外，针对侧链手性的构建也发展了一些不对称合成方法。这里，根据引入手性的碳单位数不同介绍两条具有代表性的合成路线。从图5-3-11的逆合成分析可以看到，在获得了五取代吡咯中间体c1后，可通过不对称合成手段延长侧链，增加四个碳原子。一条路线是通过中间体c2和c3，两个碳原子、两个碳原子地分次引入，另一条则是通过中间体c4先一次引入五个碳原子，然后再切去一个碳原子。

图 5-3-11 不对称侧链合成法的逆合成分析

1. [2+2] 碳单位引入法　这一合成方法中，首先要合成手性乙酸酯 c2。c2 可利用不对称合成法将乙酰氯（c2-1）与（S）-（+）-1,1,2- 三苯基乙二醇（c2-2）反应得到。利用该手性乙酸酯与中间体 c1 进行非对映选择性的羟醛缩合反应，获得侧链增加了两个碳原子的手性中间体 c1c2-1，然后在甲醇钠作用下生成甲酯中间体 c1c2-2，接着在二异丙基氨基锂（LDA）作用下，与乙酸叔丁酯 c3 发生 Claisen 酯缩合反应，得到侧链进一步增加了两个碳的中间体 c1c2c3-1，再经过四氢硼钠的立体选择性还原生成含两个手性中心的 c1c2c3-2，随后进行酯水解和 CaCl₂ 处理便可获得阿托伐他汀钙（图 5-3-12）。但是该路线在进行羟醛缩合反应时的区域选择性差，且用到了有机锂试剂，条件苛刻，收率也不高。

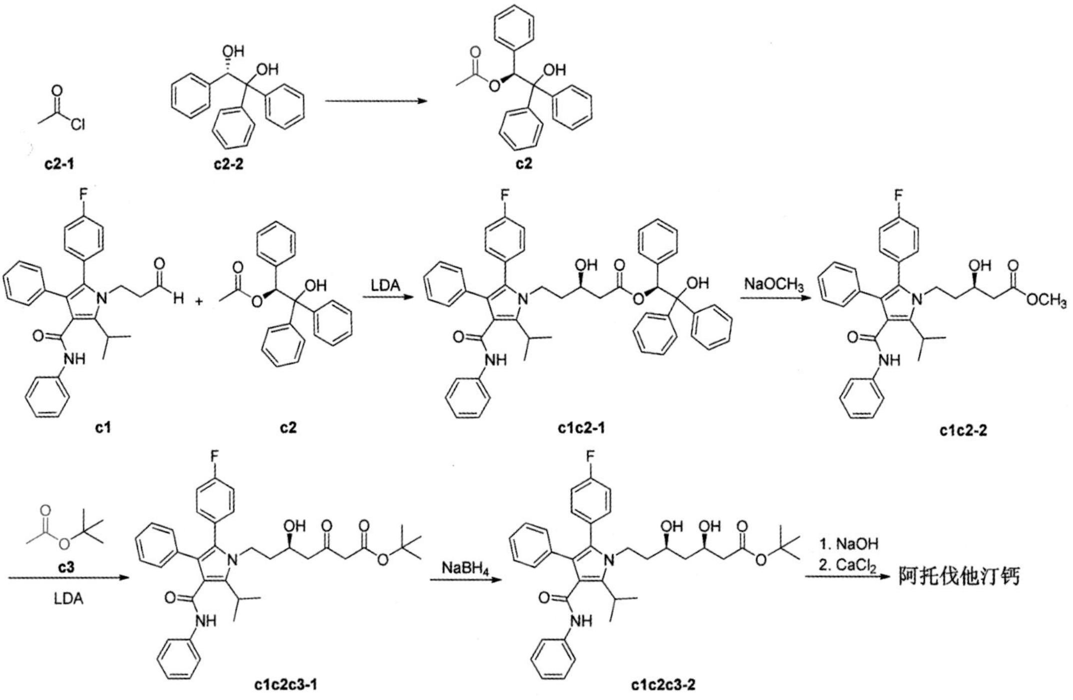

图 5-3-12　不对称侧链合成法中的 [2+2] 碳单位引入策略

2. [5-1] 碳单位引入法　此合成方法的关键是吡咯醛中间体 c1 与手性酮试剂 c4 在有机硼试剂作用下发生羟醛缩合反应，实现远程的 1,5- 反式不对称诱导合成，获得侧链增加了五个碳原子的手性中间体 c1c4-1，再经 NaBH₄ 立体选择性还原生成 c1c4-2，随后经酸水解、重结晶可获得高光学纯的关键中间体 c1c4-3，再经高碘酸钠氧化断裂切去一个碳原子生成 c1c4-4，该中间体经二氧化锰氧化即可获得阿托伐他汀内酯，最后获得阿托伐他汀钙（图 5-3-13）。该法合成步骤较短，总产率较高。

3 种代表性的合成方法中，Paal-Knorr 吡咯合成法首先分别制备关键中间体 a1 和 a2，再经过关环、脱保护等步骤得到光学活性的阿托伐他汀钙。该方法的特点是汇聚式的，a1 和 a2 各自独立合成，中间步骤相对较少，保证了较高的总产率。[3+2] 环加成吡咯合成法中，手性拆分策略是直线式合成，步骤多，产率低，且手性拆分就意味着浪费一部分产物，因此工业生产不可取；而在手性引入策略中，尽管不完全属于直线式合成，但手性中间体 b4 的合成需要较多的步骤，且需要柱色谱分离，不利于工业化生产。而不对称侧链合成法需要首先构建五取代吡咯中间体，汇聚程度较低，反应中又涉及多个低温反应，转化产率也较低，实现工业化有难度。

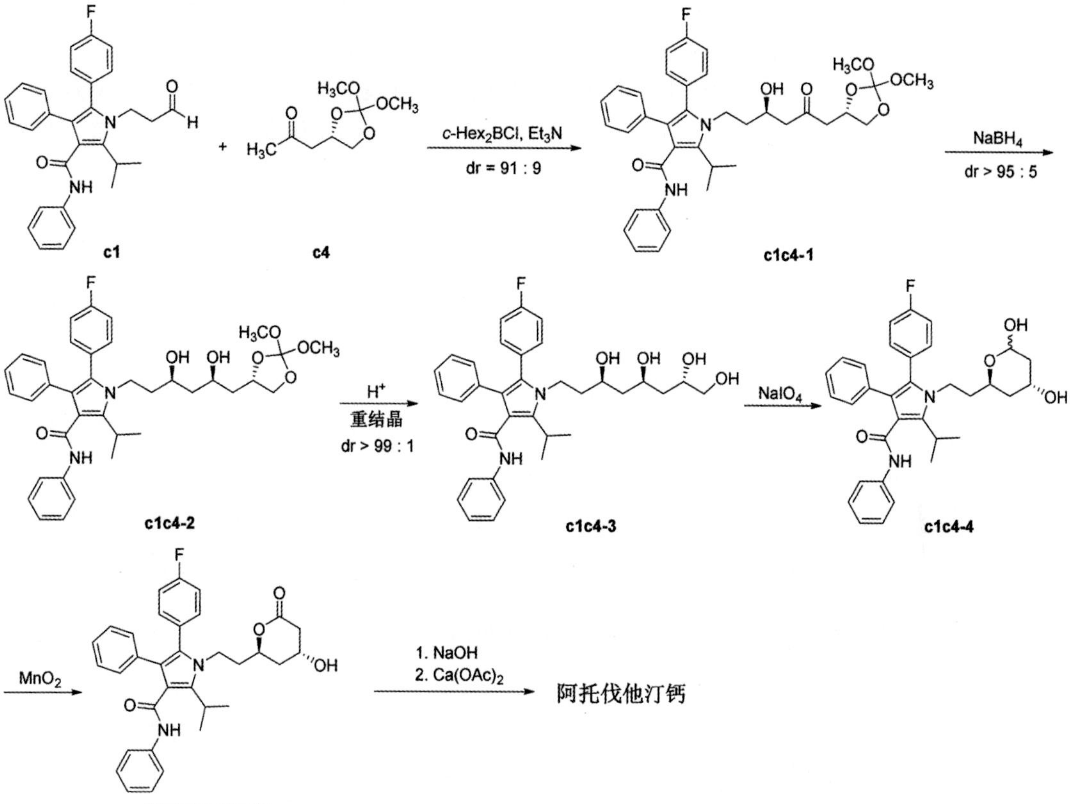

图 5-3-13　不对称侧链合成法中的 [5-1] 碳单位引入策略

此外值得一提的还有生物催化法。有研究以4-氯乙酰乙酸乙酯为原料，经酮还原酶和卤代醇脱卤酶催化，转化成手性纯的关键中间体 (R)-4-氰基-3-羟基丁酸酯，从而高效率地构建光学活性的侧链片段[37]。

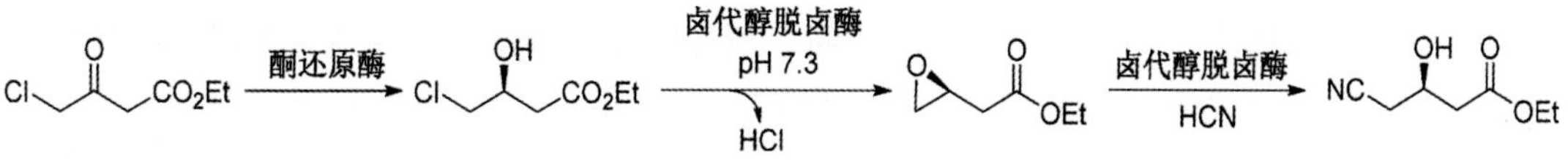

第四节　总结与展望

一、本章总结

随着人们生活方式的改变，高胆固醇血症患者人数呈逐年上升趋势。由高胆固醇血症引发的动脉粥样硬化、冠心病等心血管疾病，严重威胁着人们的生命安全与健康。他汀类药物通过抑制胆固醇生物合成途径中的限速酶HMG-CoA还原酶，进而减少肝脏中胆固醇的合成，同时还能降低低密度脂蛋白胆固醇（"坏胆固醇"）的水平，发挥降脂作用。事实上，他汀类药物降低低密度脂蛋白胆固醇的机制要比简单的抑制HMG-CoA还原酶这一限速酶复杂得多，其中重要的一点是，这类药物会引起肝脏低密度脂蛋白受体上调，从而增加血浆中低密度脂蛋白的清除。

阿托伐他汀是第五个上市的他汀类药物，其研究与开发属于已知靶点的"快速跟进"（fast-follow）或"模仿创新"（me-too）。通过制药公司的不懈努力和科学决策，最终在临床试验中用充分翔实的数据证明了阿托伐他汀是同类最优产品。

阿托伐他汀是在对多取代吡咯衍生物系统的构–效关系研究中发现的。早期基于活性的小分子抑制剂的研究揭示了抑制剂与酶相互作用的基本规律，为后期设计新型抑制剂奠定了基础。阿托伐他汀的发现过程充分说明了系统深入的构–效关系研究的必要性。另一方面，通过抑制剂–酶复合物结构的解析，可以更好地理解抑制剂与酶的相互作用模式，为进一步设计更优的抑制剂提供理论指导。

阿托伐他汀的合成已发展了多种不同的方法。从工业生产的角度，应该考虑路线长短、反应条件难易、产率高低、制备过程繁简等因素。

尽管阿托伐他汀有较好的肝组织选择性，耐受性和安全性良好，但仍然存在如肌痛等不良反应。另外，其经CYP-3A4代谢，使用时应注意药物相互作用带来的不良反应。

二、知识拓展：靶向HMG-CoA还原酶的新分子

由于抑制其他酶的作用仍有一些不能忽视的副作用，在胆固醇生物合成过程中HMG-CoA还原酶仍是最具吸引力的药物靶点。因此，研发HMG-CoA还原酶新型抑制剂的脚步一直没有停歇，涌现出一些有开发前景的新实体分子。这些新实体分子包括大部分在现有他汀类药物基础上的结构改造分子以及一些新骨架分子，如萜类、甾醇类和肽类分子，但遗憾的是它们都无法达到纳摩尔级水平的抑制活性。

（一）HMG-CoA 还原酶新型抑制剂 [38]

1. 他汀类　新发现的 HMG-CoA 还原酶抑制剂仍然以他汀类化合物为主，基于现有他汀类分子结构，通过对部分结构片段的修饰，以期获得更好的化合物。值得一提的是，多篇文献指出他汀类分子药效团侧链的关环形式是低活性形式（内酯前药形式），只有开环形式（二羟戊酸形式）才具有高活性。然而，新的体外抑制试验研究结果表明，阿托伐他汀关环形式的活性实际上要略强于其开环形式。图 5-4-1 列出了活性强于现有药物的两个酶抑制剂，可以看出，它们的结构特征都是在现有药物的侧链的半缩醛环上引入了大体积的取代基。

2. 其他　一些研究证实，植物中的一些天然甾醇和五环三萜化合物也具有一定程度的HMG-CoA 还原酶抑制作用。图 5-4-2 列出了从红曲霉发酵大米中分离得到的两个甾醇类化合物以及桤叶唐棣（*Amelanchier alnifolia*）浆果主要成分蔷薇酸（euscaphic acid，又名野鸭椿酸）的化学结构，它们均表现出一定的 HMG-CoA 还原酶抑制活性。

由于以大豆食品作为一种主要膳食成分的亚洲人比典型的西方饮食者的心血管病发病率更低，一些公司也在开发从植物蛋白中提取的小肽，它们在降低胆固醇方面显示出一定的潜力。一些动物和人类临床研究表明，大豆中存在的蛋白质能够降低低密度脂蛋白胆固

醇，而不影响高密度脂蛋白胆固醇。也有研究认为，大豆中的伴大豆球蛋白和大豆蛋白主要负责大豆的降胆固醇作用，且这些蛋白质消化后降解生成的小肽才是降胆固醇作用的活性化合物。例如，从伴大豆球蛋白消化后获得的24肽LRVPAGTTFYVVNPDNDENLRMIA被证明可使人HepG2细胞的低密度脂蛋白摄取增加41%。

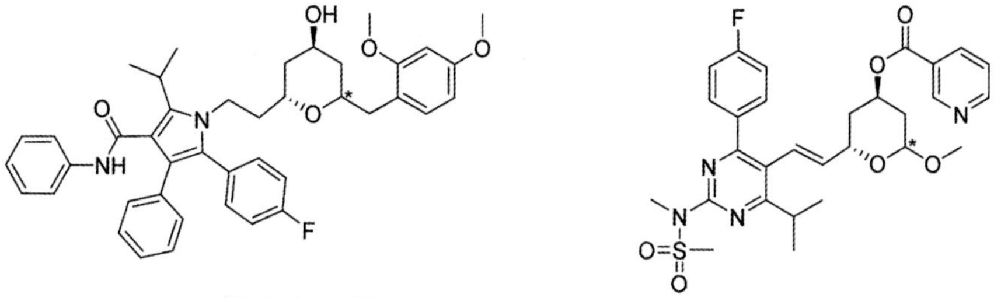

IC$_{50}$ < 1 nmol/L
阿托伐他汀衍生物

IC$_{50}$ < 1 nmol/L
瑞舒伐他汀衍生物

图 5-4-1 高活性他汀类新分子的化学结构

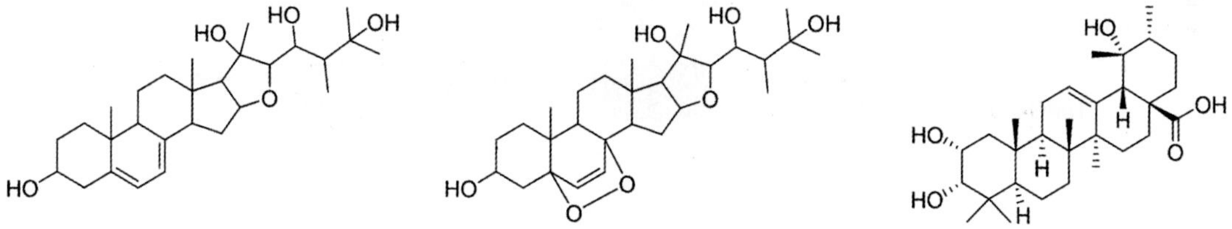

80 μg/mL 浓度下抑制率为29.4%
(80 μg/mL 洛伐他汀的抑制率为54.4%)

100 μg/mL 浓度下抑制率为31.4%
(40 μg/mL 洛伐他汀的抑制率为42.3%)

3 μmol/L 浓度下抑制率为91%
(3 μmol/L 洛伐他汀的抑制率为100%)

红曲霉发酵大米中分离得到的甾醇类化合物

蔷薇酸

图 5-4-2 具有 HMG-CoA 还原酶抑制活性的天然甾醇类和萜类分子的化学结构

（二）他汀与其他试剂联用

虽然他汀类药物在降低胆固醇水平方面非常有效，但是心血管疾病往往会涉及一系列复杂的风险因素和原因，因此，应该考虑在多个方面实现缓解，才能有效控制心血管疾病。例如在降低胆固醇的同时，要降低三酰甘油水平、抑制肠道胆固醇吸收、降低血压等。已经证明通过多靶点联合用药的治疗方案对心血管疾病和其他慢性疾病（如2型糖尿病，病毒感染和癌症等）更加有益。例如，联合使用阿托伐他汀和钙通道阻滞剂氨氯地平可得到良好的心血管疾病治疗效果。与他汀类药物联合使用的药物主要包括：通过抑制二酰基甘油酰基转移酶-2（diacylglycerol acyltransferase-2，DGAT2）来降低血液中三酰甘油水平的ω-3脂肪酸（ω-3 fatty acids，长链高不饱和脂肪酸）、抑制DGAT2的烟酸（niacin）、肾素-血管紧张素系统降压药、胆酸螯合剂、胆固醇肠道吸收抑制剂、PCSK9抑制剂、血小板凝集抑制剂、钙通道阻滞剂、纤维酸盐、泛醌、动脉粥样硬化斑块乳化剂、胆固醇酯转移蛋白（CETP）抑制剂、微粒体三酰甘油转移蛋白（MTP）抑制剂等。

（三）HMG-CoA 还原酶降解剂 [39]

研究发现，他汀类药物使用后会引起HMG-CoA还原酶补偿性地增加，表现为负反馈调节作用，这就可能减弱他汀类药物的降脂效果并增加不良反应风险。研究者受胆固醇中间体触发还原酶降解这一现象的启发，提出了另一种靶向HMG-CoA还原酶抑制胆固醇合成的策略，即寻找HMG-CoA还原酶降解剂，通过蛋白泛素化降解途径，减少HMG-CoA还原酶在体内的积累，进而降低胆固醇的生物合成（图5-4-3）。通过对甾醇类似物的结构-活性关系分析，发现小分子HMG449可能是一种有效的降解剂（结构见图5-4-3）。该降解剂可刺激还原酶的泛素化和降解，从而显著减少各种他汀类药物诱导的蛋白积累。在小鼠体内，HMG449可以单独作用或与他汀类药物协同作用以降低胆固醇和减少动脉粥样硬化斑块。这些结果表明，通过HMG-CoA还原酶降解剂单独或联合他汀类药物诱导还原酶降解可能是治疗心血管疾病的新策略。

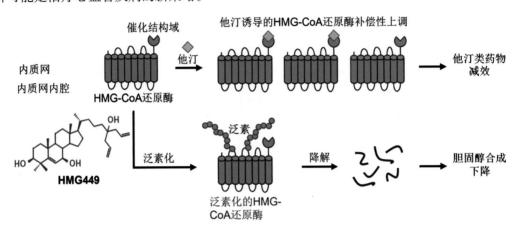

图 5-4-3   HMG-CoA 还原酶降解剂 HMG449 的作用方式

三、知识拓展： 他汀类药物的其他作用[38,40]

抑制HMG-CoA还原酶不仅能抑制肝脏中胆固醇的合成，也干扰了许多其他以甲羟戊酸为前体的非甾体异戊二烯类化合物的合成，如线粒体呼吸链中的重要成分泛醌、蛋白质后修饰基团异戊烯基等。由于这些化合物是多个细胞信号蛋白执行功能的关键中间体，包括Ras、Rac和Rho等，它们作为分子开关控制着多种信号通路和细胞功能，如维持细胞形状、运动、因子分泌、分化和增殖等。近些年的一些研究也发现，他汀类药物也可用于治疗其他疾病，如炎症、自身免疫性疾病、不同类型的癌症、糖尿病、哮喘、骨再生、神经退行性疾病和神经发育性疾病等。

（一）炎症和自身免疫性疾病

他汀类药物在各种组织中具有广泛的抗炎作用，它们能够抑制血管和心肌炎症，很好地控制血管和心肌的氧化还原状态，并增加一氧化氮的生物利用度。有人提出，他汀类药物可以改善血管内皮细胞的凋亡，导致血管功能改变，也可能显著降低移植后卒中和血管病变的风险。研究发现，他汀类药物与抗糖尿病药物二甲酸胍联用能够显著改善血管、自身免疫（如多发性硬化症）以及炎症性疾病的治疗效果。

（二）癌症

近些年来，他汀类药物被认为是预防癌症发展的潜在药物。它们在多种癌症类型中具有潜在的治疗活性，如乳腺癌、胃癌、胰腺癌、肺癌、结直肠癌、卵巢癌和前列腺癌、神经母细胞瘤、黑色素瘤、间皮瘤和急性髓系白血病细胞。其作用方式包括以下几个方面。①促凋亡作用：诱导不同敏感性细胞死亡。②抗血管生成作用：通过下调促血管生成因子抑制血管生成、减少内皮细胞增殖；通过阻断细胞间黏附因子减少细胞黏附。③免疫调节作用：调节涉及抗原呈递的基因编码关键分子，或下调与免疫调节密切相关的核转录因子NF-κB。

（三）糖尿病与代谢性疾病

2型糖尿病的特征是高血糖、胰岛素抵抗（导致血脂异常）或胰岛素缺乏。这种代谢性疾病伴有高脂血症，导致心血管事件增加。由于他汀类药物主要通过降低低密度脂蛋白胆固醇水平发挥作用，对其他脂蛋白的影响较小，因此只建议低密度脂蛋白水平正常的糖尿病患者使用。然而，最近的研究发现，他汀类药物在心血管危险因素患者中可能具有致糖尿病的风险。2012年，美国FDA更改了他汀类药物的安全标签，称他汀类药物可能会提高糖化血红蛋白和空腹血糖水平。他汀类药物在糖尿病中的这种有害作用可能是通过不同的机制发生的，如下调脂肪细胞上GLUT4的表达，从而导致胰岛素介导的细胞葡萄糖摄取减少。

（四）哮喘等呼吸系统疾病

他汀类药物在减轻氧化应激和炎症方面也表现出多效性。有研究表明，他汀类药物可能减轻哮喘患者的气道炎症，主要是吸烟者和对主要抗炎药物反应较差的肥胖患者。然而，他汀类药物并不能显著改善肺功能。近些年来的一些研究指出含有他汀类药物的一些组合药物可用于治疗哮喘等呼吸系统疾病，并且首选药物是瑞舒伐他汀。

（五）骨再生

他汀类药物的另一个重要的多效性是它在骨再生、牙周病和骨组织工程领域的治疗作用。在骨关节炎发病进程中，他汀类药物作为软骨细胞老化和关节软骨退变的保护剂，有可能抑制炎症性关节炎。有学者认为他汀类药物能够抑制炎症因子IL-1β诱导的软骨基质对金属蛋白酶-1和-13降解作用的发生，也能抑制软骨细胞的衰老。事实上，他汀类药物可以极大地改善骨转换和再生的过程，这使其有可能成为骨科领域中因炎症引起的软骨破坏（如骨关节炎）的一种治疗方案。

（六）神经退行性疾病

他汀类药物可能对神经退行性疾病也有治疗作用（但流行病学研究并不支持这一结论），如阿尔茨海默病和帕金森病以及神经发育障碍/自闭症综合征（如雷特综合征、脆性X染色体综合征、神经纤维瘤和结节性硬化症）。此外，他汀类药物可能也具有抗抑郁作用。有趣的是，基于他汀类药物对大脑胆固醇水平的影响很小，这种治疗并不会损害胆固醇的其他功能。

四、知识拓展：其他降胆固醇的药物及靶点[41]

他汀类药物存在一定的局限性。一方面，常规起始剂量（瑞舒伐他汀5 mg，普伐他汀、辛伐他汀和阿托伐他汀各10 mg，氟伐他汀和洛伐他汀各20 mg）下，他汀类药物可使低密度脂蛋白胆固醇降低20%～39%，此后如剂量加倍，低密度脂蛋白胆固醇值下降幅度只增加约6%，这就是"他汀6原则"。另一方面，随着他汀类药物（瑞舒伐他汀除外）

剂量的增加，肌痛发生率也会增高，并且对肝脏的不良影响也会加大。因此，在不能单纯靠提升他汀药物剂量来达到治疗目标的情况下，往往需要通过联合用药提高降低胆固醇的效果。

目前除他汀类药物外，针对其他靶点的降胆固醇药物也在不断开发。根据作用原理的不同，降低胆固醇的药物可分为7类：

（一）HMG-CoA 还原酶抑制剂

以他汀类药物为代表，可将低密度脂蛋白胆固醇水平降低多达60%。

（二）肠道胆固醇吸收抑制剂

依泽替米贝（ezetimibe）是其中的代表性药物（图5-4-4），其通过抑制肠道对胆固醇的吸收使低密度脂蛋白胆固醇水平降低大约20%。这类分子能够减少胆固醇被输送到肝脏、降低肝脏胆固醇的含量以及上调肝脏低密度脂蛋白受体。依泽替米贝在他汀类药物治疗不足或他汀类药物不耐受的患者中作为辅助治疗非常有效，且几乎没有副作用。

（三）胆汁酸螯合剂

这类试剂能够使低密度脂蛋白胆固醇水平下降10%～30%。常用的药物有考来烯胺（chlestyramine，消胆胺）、考来替泊（colestipo，降胆宁），为碱性阴离子交换树脂。这类药物主要通过减少肠道对胆汁酸的吸收来降低体内胆汁酸的量，进而刺激胆固醇合成胆汁酸，最终导致肝脏胆固醇含量下降和肝脏低密度脂蛋白受体上调。但是，胆汁酸螯合剂会减少多种药物的吸收，可能会增高三酰甘油水平，且存在便秘和其他胃肠道副作用，因此较少使用。

（四）PCSK9 单克隆抗体

这类抗体通过结合PCSK9可以使低密度脂蛋白胆固醇水平降低50%～60%。PCSK9是一种肝源性分泌型丝氨酸蛋白酶，其通过结合并降解低密度脂蛋白受体，使肝细胞表面低密度脂蛋白受体减少，进而使肝细胞对低密度脂蛋白胆固醇颗粒的清除能力下降，导致胆固醇升高。PCSK9抑制剂尤其适用于他汀类不耐受、抵抗和家族遗传性高胆固醇血症患者，副作用很少。代表性药物alirocumab和evolocumab分别于2015年7月24日和8月28日获得美国FDA批准上市，它们分别是全人源IgG1和IgG2型单克隆抗体，均作为PCSK9抑制剂，结合PCSK9并抑制循环型PCSK9与低密度脂蛋白受体的结合，从而阻止PCSK9介导的低密度脂蛋白受体降解。

（五）ATP- 枸橼酸裂合酶抑制剂

代表性药物为贝派度酸（bempedoic acid，图5-4-4），其能够使低密度脂蛋白胆固醇水平下降15%～25%。在ATP和HSCoA存在下，ATP-枸橼酸裂合酶（ATP citrate lyase，ACL）催化枸橼酸裂解为乙酰CoA和草酰乙酸，而乙酰CoA是脂肪酸、甾醇合成的原料。因此，在脂质形成过程中，对该酶的抑制实际上是在他汀类分子作用靶点（HMG-CoA还原酶）的上游进行阻断。研究证明，二羧酸化合物贝派度酸对肝脏ATP-枸橼酸裂合酶和AMPK有双重调节作用，这两种酶对肝脏中脂肪酸和甾醇代谢以及糖类合成都有显著影响。贝派度酸能够导致肝脏胆固醇的合成减少、肝脏胆固醇含量降低、低密度脂蛋白受体上调，并具有良好的安全性和有效性，可用于最大耐受他汀类药物治疗未达到低密度脂蛋白胆固醇目标的患者或不耐受他汀类药物的患者。

（六）载脂蛋白反义寡核苷酸

代表性药物为米泊美森（mipomersen）。它是一种合成的硫代磷酸寡核苷酸，被FDA批准用于治疗纯合子型家族性高胆固醇血症。作为反义核酸类药物，米泊美森通过与apoB100蛋白（低密度脂蛋白和极低密度脂蛋白的主要载脂蛋白）mRNA的编码区互补配对，抑制apoB100蛋白的翻译合成，降低患者的低密度脂蛋白胆固醇、总胆固醇等水平，同时增加高密度脂蛋白胆固醇水平。但米泊美森的肝毒性须注意。

（七）微粒体三酰甘油转运蛋白抑制剂

代表性药物为洛美他派（图5-4-4）。微粒体三酰甘油转运蛋白（MTTP）位于肝细胞和小肠细胞微粒体腔内，是继apoB之后发现的参与三酰甘油转运及极低密度脂蛋白组装的重要脂质转运蛋白之一。洛美他派可直接结合并抑制该转运蛋白，从而防止含apoB脂蛋白在肠上皮细胞和肝细胞的组装，抑制乳糜微粒和极低密度脂蛋白的合成。洛美他派同样可能引起肝毒性。

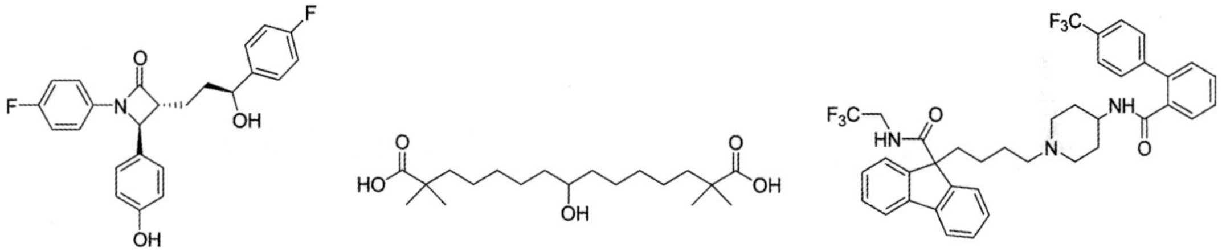

依泽替米贝　　　　　贝派度酸　　　　　洛美他派

图 5-4-4　部分其他类型降胆固醇分子的化学结构

数字资源

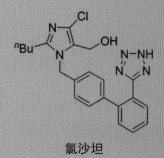

氯沙坦

第六章

高血压血管紧张素 II 受体拮抗剂氯沙坦及其类似物的发现

付健民　孙绍毅

第一节　高血压及治疗高血压的常用药物

一、高血压简介

高血压是一种常见的动脉血压持续高于正常血压的慢性疾病。高血压人群在我国的情况和全球现状基本相似，大约每3位成年人中便有1例高血压患者；在每4个死亡的人中，就有1位死于高血压。高血压也很容易引起脑血管疾病、缺血性心脏病、心肾衰竭等并发性疾病。可见高血压是直接影响人类健康和生活质量的重大疾病之一，也是全人类一直致力于寻找治疗和控制高血压新药的动力所在。

通过测量血压可以确定人的血压是否正常。使用血压计测量血压是常见和方便的方法，通过测量，会得到一个最大值和一个最小值。最大值表示收缩压（高压），最小值则表示舒张压（低压）。早在2000多年前，我们的祖先就在《黄帝内经》里对有关动脉压力升高的现象进行过描述："按尺寸，观浮沉滑数，而知病所生；以治无过，以诊则不失矣。审其阴阳，以别柔刚，心者，生之本，神之变也，其华在面，其充在血脉，是故多食咸则脉凝泣而变色。"研究高血压的近代史始于对心血管系统的理解，其基础是近代生理学之父哈维（William Harvey）在著作《血液运动论》中对血液循环系统的描述。英国牧师黑尔斯（Stephen Hales）于1733年首次发表了血压的测量结果。后来，法国医生普赛利（Jean Louis Marie Poiseuille）通过自制的一个内装水银的玻璃管用来测量血压。意大利医生里瓦罗基（Scipione Riva-Rocci）将其改制成了袖带血压计。最后，俄罗斯医生柯洛特（Nikolai Korotkoff）第一个使用听诊器辅助测量血压，从而可以测量收缩压和舒张压，形成了沿用至今的血压测量方法。

对于大多数成年人来说，正常的血压为：收缩压100~130 mmHg、舒张压60~80 mmHg。在未使用任何降压药物的情况下，如果3次（不在同一天）血压测量高于正常值，即收缩压≥ 140 mmHg和（或）舒张压≥ 90 mmHg，则可诊断为高血压。按血压升高的数值可分为3个危险层：血压在140 ~ 159/90 ~ 99 mmHg属1级为低危；血压在160 ~ 179/100 ~ 109 mmHg属2级为中危（或1级高血压伴随1 ~ 2个其他危险因素）；血压在≥180/110 mmHg属3级为高危（或1级或2级高血压伴随≥3个其他危险因素）。

二、治疗高血压的常用药物

治疗高血压的一线药物目前主要有五大类（图6-1-1），包括：①噻嗪类利尿剂（化合物1，氢氯噻嗪）；②β-受体阻滞剂（化合物2，美托洛尔）；③钙通道阻滞剂（化合物3，硝苯地平）；④血管紧张素转换酶抑制剂（化合物4，卡托普利）；⑤血管紧张素 II 受体拮抗剂（化合物5，氯沙坦）。本章将重点介绍第五类血管紧张素 II 受体拮抗剂的发现和开发，主要包括第一个进入市场的氯沙坦，以及沙坦类的其他类似化合物。

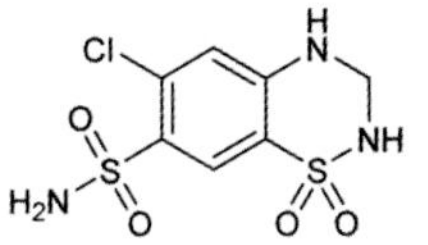

1. 氢氯噻嗪（hydrochlorothiazide）

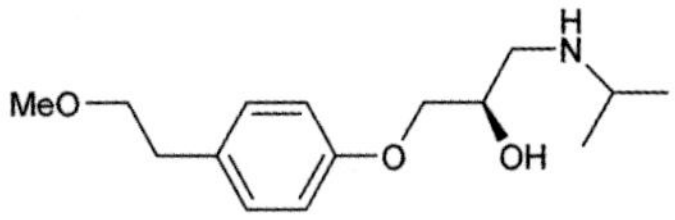

2. 美托洛尔 [（2R）-metoprolol]

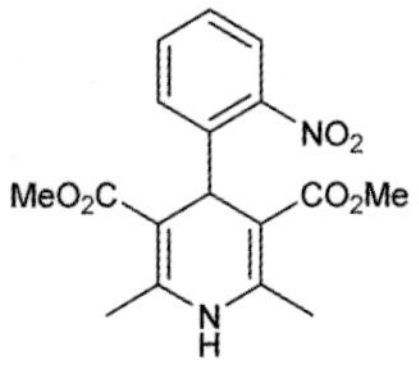

3. 硝苯地平（nifedipine）

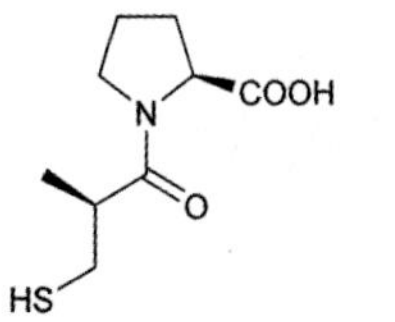

4. 卡托普利（captopril）

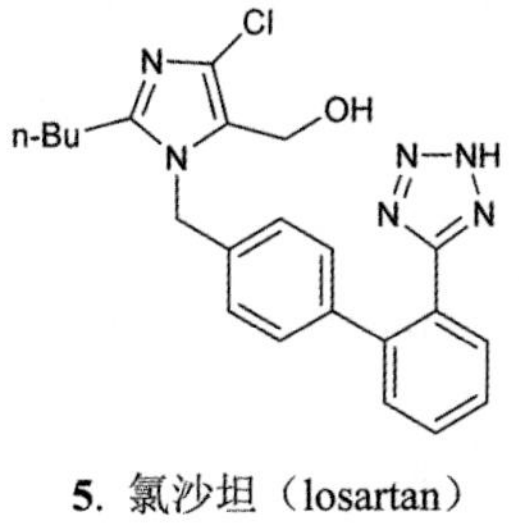

5. 氯沙坦（losartan）

图 6-1-1　治疗高血压的常用药物的化学结构

第二节　肾素血管紧张素系统

1897年，瑞典卡洛琳斯卡研究所的生理学教授泰格斯太德（Robert Tigersted）和他的学生伯格曼（Per Bergman）研究发现，将肾脏提取物注射到兔子体内会引发血压明显升高。因此，他们认为肾脏能产生出一种升高血压的蛋白质，并将其命名为肾素，揭开了肾素与血压升高关系的研究。后来的实验证实，肾素是一种天冬氨酸蛋白水解酶，在影响血压升高的肾素血管紧张素系统（renin angiotensin system，RAS）中起源头作用。肾素在人体内通过一系列的级联肽键的裂解，最终可以调节细胞外液（血浆、淋巴液和组织液）和动脉血管收缩的次数，由此产生的结果则调节了身体的平均动脉血压[1]。图6-2-1展示了RAS与血压升高的关系。

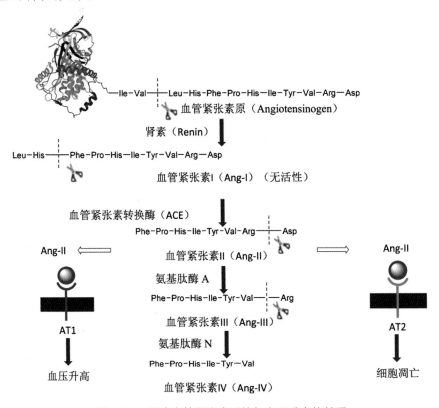

图 6-2-1   肾素血管紧张素系统与血压升高的关系

（1）当血压降低时，肾脏开始分泌肾素（天冬氨酸蛋白酶，Renin），作用是裂解其目前唯一已知的底物——在肝脏中生成的血管紧张素原（angiotensinogen），使后者生成十肽血管紧张素 I（angiotensin I，Ang-I），这是一个限速步骤。

（2）无生物活性的Ang-I被从肺中产生的金属蛋白酶，即血管紧张素转换酶（angiotensin-converting enzyme，ACE）进一步裂解为内源性八肽血管紧张素 II（angiotensin II，Ang-II）[2]。

人体内存在血管紧张素受体，现在已经发现有4个亚型，包括血管紧张素1型受体（AT1）、血管紧张素2型受体（AT2）、血管紧张素3型受体（AT3）和血管紧张素4型受体（AT4）。AT1在人体内含量最高，AT2受体含量较低，目前对AT3受体和AT4受体的了解还比较少。Ang-II与AT1受体结合后，就会启动一系列生理效应，如血管收缩以及肾脏对钠离子和水的重新吸收等，继而增加体液容量，最终导致血压的净升高。Ang-II也可以与AT2受体结合，引起细胞分化和凋亡，也可能有血管舒张作用。人们以AT2受体作为药物靶点研究治疗特发性肺纤维化[3]，此内容不在本章的介绍范围之内。近期的研究发现，Ang-II可以继续被氨基肽酶A裂解为血管紧张素 III（angiotensin III，Ang-III），然后被氨基肽酶 N 裂解为血管紧张素 IV（angiotensin IV，Ang-IV）。Ang-III 和 Ang-IV 已被证明与中枢神经系统疾病有关。目前对 Ang-III 和 Ang-IV 的研究还只是在初始阶段。

20 世纪 70 年代，人们就开始研究用小分子干扰肾素血管紧张素系统以达到降低血压的目的。经过 30 年的不懈努力，人们终于找到了具有一定口服生物利用度的拟肽类药物阿利克仑（aliskiren）（图 6-2-2）[4]。此药于 2007 年获批上市，也是迄今唯一一个用于治疗高血压的肾素抑制剂，由诺华（Novartis）开发成功。但此药对肾脏的不良反应限制了其在治疗高血压疾病的广泛应用，特别是对同时患有 2 型糖尿病的患者更加不利。

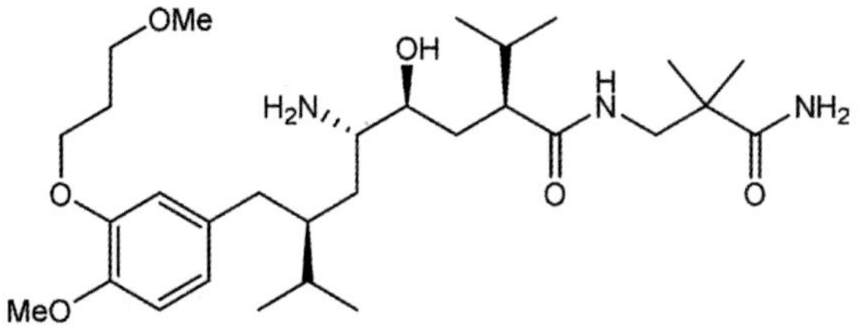

6. 阿利克仑（aliskiren）

图 6-2-2　肾素抑制剂阿利克仑的化学结构

在研究肾素抑制剂的同时，人们也开始研发 ACE 抑制剂[5]。刚开始的时候，人们发现从美洲矛头蝮蛇的毒液里分离出来的组分具有通过抑制 ACE 而降低血压的功能。受此启发，科学家们研发出了一系列 ACE 抑制剂[6]。第一个药物卡托普利（captopril，图 6-1-1）[7] 于 1980 年被批准用于治疗高血压。接着是依那普利（enalapril）[8] 于 1984 年上市。再后来又陆续开发了其他 13 种类似物药物，表 6-2-1 列出了 ACE 抑制剂的名称和上市时间，它们在治疗高血压和充血性心律失常方面取得了巨大成功。

表 6-2-1　血管紧张素转换酶抑制剂和上市时间

ACE 抑制剂	上市时间	ACE 抑制剂	上市时间	ACE 抑制剂	上市时间
卡托普利（captopril）	1980 年	雷米普利（ramipril）	1989 年	群多普利（trandolapril）	1993 年
依那普利（enalapril）	1984 年	贝那普利（benazepril）	1990 年	替莫普利（temocapril）	1994 年
赖诺普利（lisinopril）	1987 年	西拉普利（cilazapril）	1990 年	螺普利（spirapril）	1995 年
培哚普利（perindopril）	1988 年	福辛普利（fosinopril）	1991 年	莫西普利（moexipril）	1995 年
喹那普利（quinapril）	1989 年	咪达普利（Imidapril）	1993 年	佐芬普利（zofenopril）	2000 年

虽然 ACE 抑制剂可以用来治疗或者控制高血压，但还是达不到完美的治疗结果。科学家也注意到，ACE 是一种非特异性蛋白酶，也能降解缓激肽（bradykinin）和其他多肽，如 P 物质（substance P）和脑啡肽（enkephalin）等（图 6-2-3）。

当 ACE 被抑制时，这些相关多肽的降解会减少，导致在体内的蓄积增多，因此，使用 ACE 抑制剂会带来一些不良反应[9]。例如，在使用 ACE 抑制剂治疗的高血压人群中会有 5%～10% 的患者出现干咳、以及罕见的血管性水肿等，均源于缓激肽在体内蓄积增多的结果[10]。最近的一项研究揭示，使用 ACE 抑制剂还有可能增高肺癌的发病率[11]。数据统计显示，服用 5 年 ACE 抑制剂的致癌率可增高 22%，而服用 10 年的高血压患者的致癌率则增加了 31%。虽然目前还没有更确切的科学证据证明服用 ACE 抑制剂与肺癌发病率有直接关系，但该项调查结果足以给继续服用 ACE 抑制剂来降低血压的患者敲响了警钟。值得一提的是，在肾素血管紧张素系统中，ACE可以把Ang-Ⅰ转换成Ang-Ⅱ。不过，有研究发现，凝乳酶CAGE（chymase CAGE）、组织蛋白酶G（cathepsin G）和弹性蛋白酶（elastase）也都可以引发血管紧张素Ⅱ的生成。

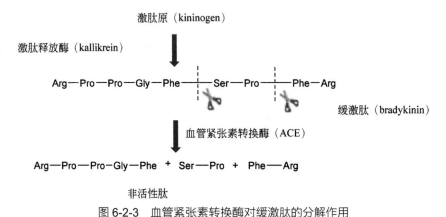

图 6-2-3　血管紧张素转换酶对缓激肽的分解作用

第三节　血管紧张素Ⅱ受体拮抗剂

以上问题促使人们开始思考，能否通过抑制肾素血管紧张素系统的下游步骤，如阻断血管紧张素Ⅱ受体的激活，产生高选择性的抑制作用，但对ACE却不产生影响，从而有可能在使用Ang-Ⅱ受体拮抗剂治疗期间避免发生由于缓激肽的增多而引起的干咳或血管性水肿等不良反应[12]。

实际上早在ACE抑制剂出现之前，人们就已经开始研究Ang-Ⅱ受体拮抗剂。1971年，通过改造Ang-Ⅱ的多肽结构，人们发现了沙拉新（化合物7，saralasin）以及沙里乐（化合物8，sarile）（图6-3-1）。这两个多肽都是对Ang-Ⅱ的两端进行化学改造得到的化合物，对Ang-Ⅱ受体具有特异性的拮抗作用。作为Ang-Ⅱ的第一个特异性肽类拮抗剂[13]，尽管沙拉新和沙里乐在临床试验中均降低了高血压患者的动脉压，但由于它们的口服生物利用度差、作用时间短，以及也具有显著的Ang-Ⅱ样激动特性，其治疗潜力受到了极大的限制[14]。

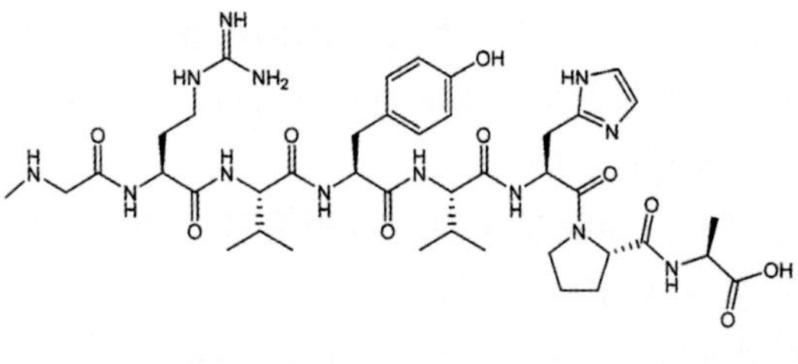

7. 沙拉新（saralasin） 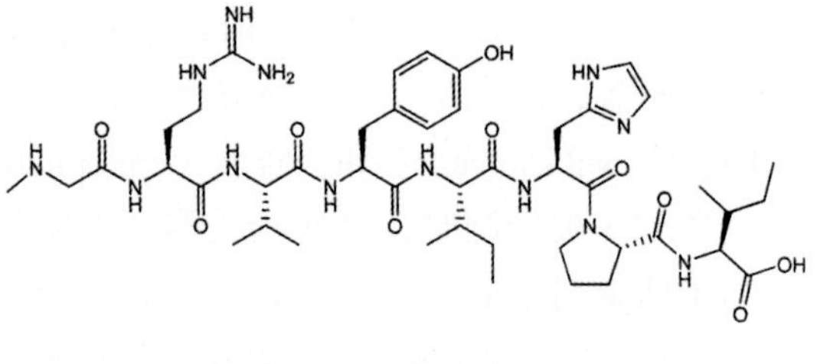　　　　　　　8. 沙里乐（sarile）

图 6-3-1　沙拉新和沙里乐的化学结构

20世纪60—70年代，人们曾经付出了巨大的努力去探索Ang-Ⅱ受体非肽类拮抗剂，但收效甚微。直到1982年，武田药品工业株式会社（Takeda Chemical Industries, Ltd）在两份专利中披露了一系列具有Ang-Ⅱ拮抗活性的咪唑-5-乙酸衍生物（图6-3-2，化合物9和化合物10）[15]，才使人们在寻找非肽类化合物的道路上看到了希望。这些咪唑-5-乙酸化合物原本是被用于研究其抗炎作用的小分子化合物，却意外发现它们同时具有Ang-Ⅱ受体的拮抗活性。

虽然当时没有关于这些化合物的选择性信息，但也标志着Ang-Ⅱ受体非肽类拮抗剂的研究进入了一个新时代。自此以后，人们研发了一系列非肽类小分子Ang-Ⅱ受体拮抗剂，用于治疗高血压，并利用这些药物分子彻底掌握了肾素血管紧张素系统各个环节对血压的影响机制。

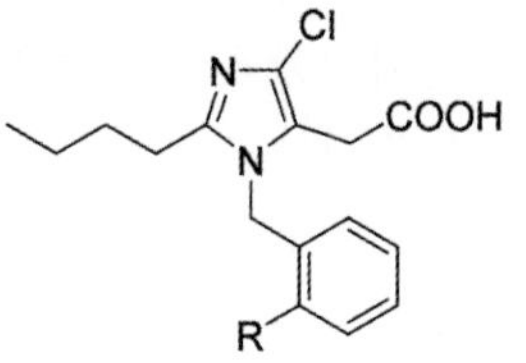

R = H（**9**），R = Cl（**10**）

图 6-3-2　武田发现的先导化合物

第四节　氯沙坦的研发

一、前期先导化合物的进化

曾经的杜邦（Du Pont）制药公司（现已并入施贵宝制药公司，Bristol Myers Squibb）是非肽类小分子Ang-Ⅱ受体拮抗剂研发领域的领头羊，其研发的氯沙坦（图6-1-1）是第一个成功上市治疗高血压的非肽类小分子Ang-Ⅱ受体拮抗剂。

20世纪80年代初，在杜邦制药公司开始研究Ang-Ⅱ受体拮抗剂时，ACE抑制剂卡托普利也刚上市不久。而卡托普利是从ACE的多肽结构出发研发成功的。受其启发，对Ang-Ⅱ受体拮抗剂的降压研究最初的策略也是以Ang-Ⅱ的多肽结构为起点，试图去寻找小于4个氨基酸残基的小肽分子（不易被胃蛋白酶降解）。在约1年的时间里，其合成出来的短肽均未显示出良好的生物活性。后来证明，保持与Ang-Ⅱ活性相当的多肽至少需要6~8个氨基酸残基，难以满足开发口服非肽类药物的需求。与此同时，杜邦制药公司的科学家们也筛选了大约10 000个化合物化学库，遗憾的是，也没有发现新的苗头化合物（Hit compound）。

好的生物靶点总是会吸引很多不同的实验室同时进行开发研究，因此，在新药研发的过程中，研究者们通常会时刻关注其他实验室的研究进展和方向。杜邦制药公司的研究者在推进自己项目的同时，从日常专利搜索中也注意到武田药品工业株式会社披露的两项关于Ang-Ⅱ受体拮抗剂的专利，尤其是披露了非肽类小分子拮抗剂[15]。他们立刻合成了这些化合物，并测试对Ang-Ⅱ受体的拮抗活性。显然，新药研发过程中的另一个重要环节是建立可信（靠）的生物筛选和评价方法，以帮助药物化学家掌握文献报道化合物的可靠性。杜邦制药公司的研究者们首先合成了武田公司专利中活性较好的咪唑化合物10（图6-3-2）。他们很快发现，在体外，化合物10虽然是一个很弱的拮抗剂（$IC_{50} = 40$ μmol/L）[16]，但他们还是进一步直接用化合物10进行了大鼠体内的药效试验。有趣的是，当时开展这项研究的科研人员是一位刚从大学毕业进入工业界的新手，习惯性地把给药剂量设定到了较高的水平（100 mg/kg），并幸运地观察到了所希望的降压效果，而且证明了化合物10是Ang-Ⅱ受体的选择性拮抗剂，没有激动作用[16]。这一结果使杜邦制药公司的研究者们备受鼓舞，也让他们决定沿着这个方向继续进行下去，并最终发现了氯沙坦。

　　在接下来的工作中，科学家首先要做的事情就是优化化合物10对Ang-Ⅱ受体亲和力的活性。此时，计算机辅助药物设计（CADD）起到了作用。从20世纪80年代开始，CADD被广泛应用于新药的研发项目中，特别是在早期提高亲和力和选择性方面的作用更加突出。关于采用计算机模型辅助的方式建立的化合物9的构象，以及将化合物9与血管紧张素Ⅱ在模型中进行对接（docking）的结果,可以阅读参考文献[17]。

　　图6-4-1展示的是化合物9与血管紧张素Ⅱ的重叠图象以及初步设计思路。从研究肽类化合物得出的构–效关系中了解到，Ang-Ⅱ的C-端羧基片段是与受体正电荷部分结合的关键部位。当把其C-端羧酸基团变成酯或酰胺后，其分子结合亲和力则显著下降。因此，科学家们首先将武田化合物9的羧酸基团与Ang-Ⅱ的C-端羧酸基团在模型中进行手工操作对接，使化合物9的咪唑环与Ang-Ⅱ里组氨酸的咪唑环可以形成重叠。位于咪唑2-位的亲脂性正丁基则指向了Ang-Ⅱ的异亮氨酸侧链。此时，化合物9的苄基则向Ang-Ⅱ的N-端延伸。对比来看，化合物9的结构明显比内源性多肽小，为扩展小分子的结构提供了可能性。化合物9中最大可能能够延伸的部位应该是苄基苯环的对位，因此，科学家们开始思考在苄基苯环上的对位上引入什么基团。考虑到Ang-Ⅱ的N-端具有两个酸性基团的氨基酸残基，一个是络氨酸的酚羟基，另一个是天冬氨酸的羧酸基，杜邦制药公司的药物化学家们相信在苄基苯环上的对位引入第二个酸性基团会对提高活性有所帮助。结果显示，一个简单的4-羧基衍生物（化合物11，图6-4-2）的受体拮抗活性比先导化合物9提高了125倍[17]。如此良好的开端为此项目的进展起到了强有力的推动作用。

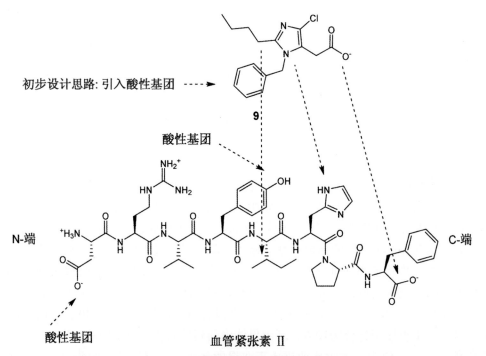

图6-4-1　化合物 9 与血管紧张素Ⅱ的重叠图象以及初步设计思路

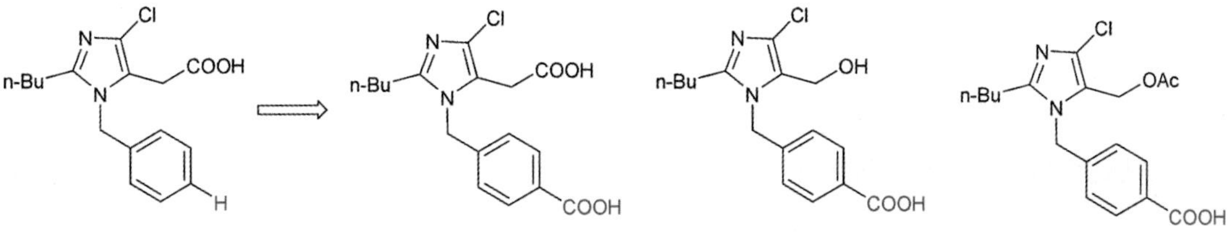

9 IC$_{50}$: 150 μmol/L   **11** IC$_{50}$: 1.2 μmol/L   **12** IC$_{50}$: 1.7 μmol/L   **13** IC$_{50}$: 5.3 μmol/L

图 6-4-2　苄基对位羧酸化合物的演化过程

由于研究构–效关系需要合成尽可能不同取代基的化合物，药物化学家们一般都是把能想到的、合成过程不太复杂的化合物尽快地全部合成出来进行测试，以充分掌握细致的构–效关系。因此，杜邦制药的研究者们很快就发现，其咪唑环上的5-乙酸基并不是不可以被取代。当将其替换为CH$_2$OH（化合物12）时，其IC$_{50}$值为1.7 μmol/L，活性略有降低。再把CH$_2$OH转换成对应的酯基CH$_2$OAc（化合物13）时，即去除掉氢键的给体作用，活性也未降低许多（IC$_{50}$ = 5.3 μmol/L）。至此，人们开始意识到，苄基对位上的羧酸才是分子对活性贡献最大的基团，后续的研究工作也就确定在苄基对位上的羧酸基团改造方向上。药物化学家们认为，将分子延伸得更长一些，则有可能会更好地模拟Ang-Ⅱ的生物功能，因此需要解决在延伸分子长度的同时怎样继续保留一个羧酸基团。此时，杜邦制药的药物化学们很巧妙地利用了一个简单化学反应，即先在苄基的对位引入一个氨基，这个氨基足以与很多邻苯二甲酸酐进行反应，在分子延伸链长度的同时可在更远的第二个苯环上保留一个所需要的羧酸基团（图6-4-3）。由于氨基是在苄基的对位位置，当生成苯酰胺之后，远端的第二个苯环上的羧酸仍在苄基的对位位置，只不过处在了一个更远的位置。不出所料，所得到的化合物14和15对Ang-Ⅱ受体的拮抗活性分别是化合物11的2.8倍和10倍。有趣的是，当把分子的酸性部分去除后，即把化合物14咪唑基5-位上的羧酸基替换为酯基后得到的化合物15，其活性不降反而得到了提升，IC$_{50}$值由0.43 μmol/L降到0.12 μmol/L。为了进一步证明咪唑5-位上的羧酸基团的非必要性，他们又合成了另外一个不能提供氢键给体的甲氧基化合物16，其活性也有不同程度的提高（IC$_{50}$ = 0.28 μmol/L）。

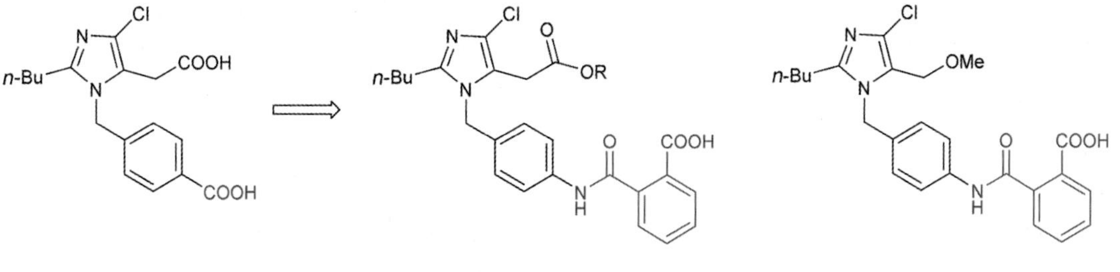

11 IC$_{50}$: 1.2 μmol/L   **14** IC$_{50}$: 0.43 μmol/L (R = H)
15 IC$_{50}$: 0.12 μmol/L(R = Me)   **16** IC$_{50}$: 0.28 μmol/L

图 6-4-3　苄基对位酰胺化合物的进化

对化合物14和化合物15进行动物体内药效测试的结果显示，化合物15的口服生物利用度较差，只有在肾性高血压大鼠（renal hypertensive rat，RHR）静脉注射时才能观察到预期的降血压药效（ED_{30} = 11 mg/kg）[17]。由于化合物14和化合物15的体外活性均已经达到了预期目标，作为标志性成果，可以宣称人类成功地完成了第一阶段非肽"先导化合物的发现"。接下来的目标就是优化先导化合物，提高口服生物利用度，以取得可以口服的降血压非肽抗高血压药物候选化合物。

二、先导化合物的结构优化

通过对化合物15进一步分析认为，远端苯环上的羧酸基团（红色标记）有可能是引起口服生物利用度差的原因。羧酸基团是亲水性的极性药效团，一般来说，要提高羧酸化合物的口服生物利用度，就需要想办法降低它的极性。但在本项目中羧酸基团又是提供活性的必需基团，药物化学家们则想到利用羧酸基团的生物电子等排体策略进行研究。人们知道，在特定的条件下，酰胺中N-H的酸性与羧酸的酸性相当，比如将化合物15中的羧酸置换成更加亲脂的生物电子等排体CH_3SO_2NH-（化合物17）和CF_3SO_2NH-（化合物18）（图6-4-4）是药物化学家们首先想到的方法，但并未获得成功。化合物17（IC_{50} = 2.3 μmol/L）和化合物18（IC_{50} = 0.5 μmol/L）的对Ang-Ⅱ受体的拮抗活性均低于它们的前体化合物15（IC_{50} = 0.12 μmol/L），而且化合物18的口服生物活性也未得到改善[17]。

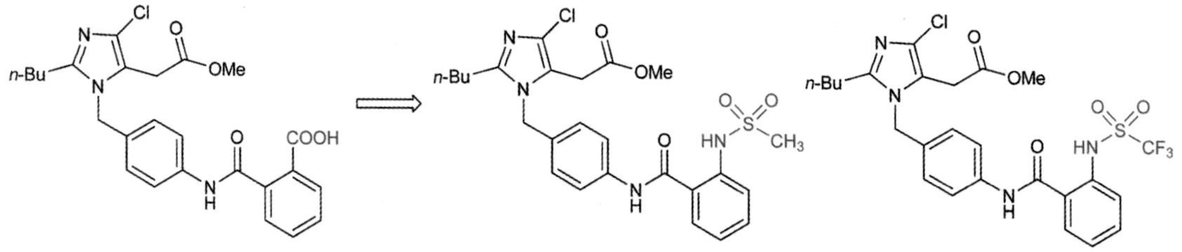

15 IC_{50}: 0.12 μmol/L　　　**17** IC_{50}: 2.3 μmol/L　　　**18** IC_{50}: 0.5 μmol/L

图6-4-4　杜邦制药公司的磺酰胺基生物电子等排体

由于尝试通过取代末端苯环上的羧酸来改善口服生物利用度的效果不好，优化工作则转移到用极性较小的连接基团取代两个苯环之间的酰胺连接桥片段部分。为了系统地研究两个苯环之间连接基团对活性的影响，人们设计出原子数从2到1，再到0的连接基团。这些化合物包括不同于酰胺的两个连接原子单位，如$-OCH_2-$和$trans$-CH=CH-，以及一个连接原子，如-CO-、-O-、和-S-，和零个连接原子的化合物，也就是联苯化合物（表6-4-1）。比较它们的IC_{50}值可以发现，当把酰胺换成其他的两个连接原子，如$-OCH_2-$（化合物19和化合物20）和$trans$-CH=CH-（21）时，活性均会大大降低，推测可能是比酰胺构象更加柔和的$-OCH_2-$是导致化合物19和化合物20活性变弱的原因。假设咪唑环5-位上甲氧甲基和羟甲基对活性的贡献相当，药物化学家们进一步推测化合物16中的酰胺基团可促使两边的苯环采取反式不同面的构象，故而合成了与其相近的反式二苯乙烯衍生物（化合物21）。但出乎意料的是，化合物21的活性（IC_{50} = 5.4 μmol/L）也比化合物16降低了20倍。这些结果确实令人沮丧。

转机出现在连接原子数为1个的化合物上。二苯甲酮（化合物22），二芳基醚（化合物23）和二芳基硫醚（化合物24）与化合物16的活性均基本相当[18]。这样的活性趋势促使杜邦的药物化学家们一定要把连接原子数为零的联苯化合物合成出来（表6-4-2）。

表 6-4-1　两个苯环之间不同连接基团的构 – 效关系

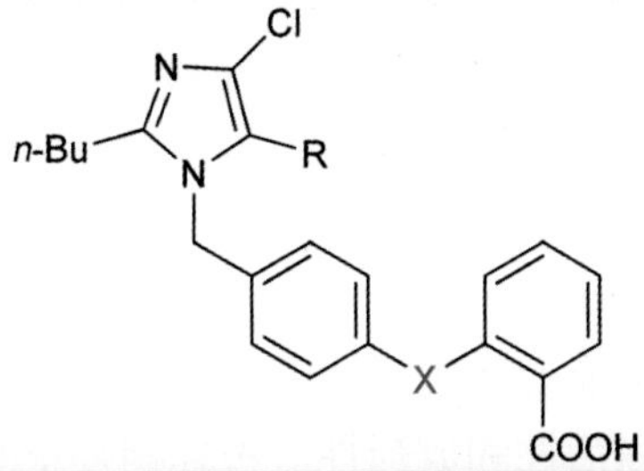

化合物	R	X	IC_{50}（μmol/L）
15	CH_2COOMe	-NHC（O）-	0.12
16	CH_2OMe	-NHC（O）-	0.28
19	CH_2OMe	-OCH_2-	1.2
20	CH_2OH	-OCH_2-	0.92
21	CH_2OH	trans-CH=CH-	5.4
22	CH_2OH	-C（O）-	0.16
23	CH_2OH	-O-	0.4
24	CH_2OH	-S-	0.4

表 6-4-2　末端苯环上羧酸基团的不同位置对活性的影响

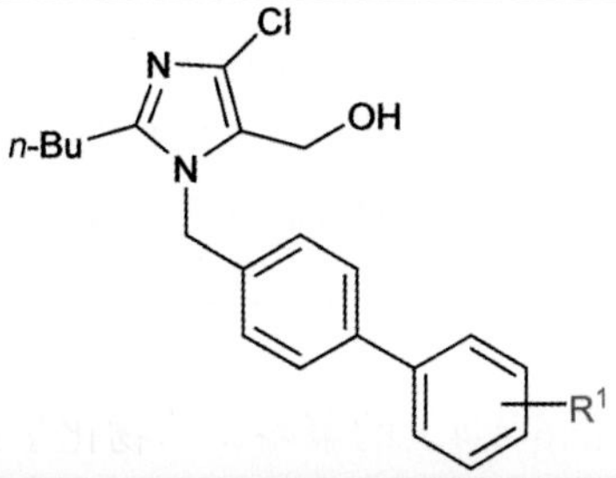

化合物	R^1	体外活性 IC_{50}（μmol/L）	体内活性 IV/PO（ED_{30}，mg/kg）
25	2-COOH	0.23	3.0/11
26	3-COOH	0.49	无活性
27	4-COOH	11.0	无活性

　　此处需要强调的是，在先导化合物优化阶段更加注重分子的成药性，尤其是强烈需要定向合成某些具有特定结构化合物的驱动力，明显不同于前期发现活性化合物阶段的随机合成策略，当然也不同于有机合成化学在研究合成方法时制备有机分子的方式。前期先导化合物的发现阶段可以天马行空地设计出结构多样性分子去建立构–效关系，往往会尽可能多地合成化合物，因此，组合化学的平行合成法会在此阶段得到很好的利用。而到先导化合物的优化阶段就需要根据构–效关系研究的特殊需求，设计并合成特定结构的新分子，有针对性地解决指向性的问题，因此，往往需要合成的分子都很具有挑战性，有时甚至需要发展新的有机化学合成方法来满足需要，也经常会产生一些令人眼前一亮的新分子结构。

三、氯沙坦的发现

在氯沙坦的研发过程中，真正的突破出现在人们合成联苯化合物以后。当把连接两个苯环的酰胺键完全去除，即将连接两个苯环的原子数减为零以后，酰胺提供的可能氢键不再存在时，化合物25（表6-4-2）的体外活性（$IC_{50} = 0.23$ μmol/L），虽然略低于化合物15（$IC_{50} = 0.12$ μmol/L），但在体内却显示出良好的口服生物活性。联苯化合物25在Ang-Ⅱ刺激引起的兔子主动脉收缩的ED_{30}为11 mg/kg[19]，这让科学家看到了口服降压药的曙光。再接下来的工作就是以咪唑联苯为基本分子骨架开展的进一步构-效关系研究（表6-4-2），目的是提高化合物的体内活性和成药性。考虑到羟甲基比乙酸基极性小，把咪唑环5-位的乙酸基换成羟甲基，以利于提高口服生物活性。

开展咪唑联苯化合物优化工作的第一步是从远端苯环上羧基的位置变化开始的。将化合物25的羧酸基团（R^1）沿着苯环移动到间位及对位等不同的位置时，得到了化合物26和化合物27。间位化合物26的$IC_{50} = 0.49$ μmol/L，比化合物25略有降低，但在动物口服实验中则完全失去活性。科学家们认为，化合物25比化合物26的空间位阻更大，所呈现的构象不同，化合物25的邻位羧酸基团可以更深地埋在亲脂的联苯系统中，导致其具有更高的代谢稳定性。但是两个化合物的物化性质，比如logP值非常相近（化合物25的logP = 1.17，化合物26的logP = 1.38），如此不同的口服生物活性确实无法得到很好的解释，当然，这也是药物化学的挑战和乐趣。药物化学本就是一个半经验式的学科内容及研发过程，在每个药物分子的发现及优化过程中都会出现各种意外情况需要解决，而这却不能凭人类的理想思维及想象或者按照经验去推断解决。或者说，人体的生物系统仍是一个远远超出人类能够驾驭的复杂系统。在此案例中，当药物化学家们把羧酸基团放在对位时，异构体（化合物27）则显示出了非常低的Ang-Ⅱ受体拮抗活性$IC_{50} = 11.0$ μmol/L，很可能是对位羧酸不是一个正确的取向，使其不能与Ang-Ⅱ受体中的正电荷产生良好的相互作用所致。至此，远端苯环上的羧基就被锁定在最佳的邻位上。

采取优化酰胺化合物15（图6-4-4）的策略，药物化学家们对羧酸基团的生物电子等排体进行了系统深入的研究。最初的目的还是在于发现生物电子等排体的酸性能够与羧酸的酸性相当，而分子的亲脂性要比羧酸更好的化合物。表6-4-3展示了部分代表性的羧酸生物电子等排体化合物的构-效关系。通过不懈努力，最终发现四氮唑化合物5在各个方面均达到要求。下面主要介绍四氮唑化合物的发现历程。

因为都有一个酸性质子，羧酸的生物电子等排体包括了酰胺、磺酰胺，以及三氮唑和四氮唑等，但先要确定各个电子等排体酸性质子的酸性，也就是pK_a值是不是和活性有关。从表6-4-3中不难看出，这些酸性基团的体外拮抗活性确实和它们的pK_a值密切相关，酸性越强，其活性也越高，不具有酸性的酰胺化合物28的活性就非常弱（$IC_{50} = 35$ μmol/L）。当在酰胺基上引入吸电子基团促使酰胺的N-H酸性增强后，活性也会增加。比较酰胺29和酰胺30，其pK_a值从10.9降到了8.44，它们的IC_{50}则从2.9 μmol/L降低到了0.14 μmol/L，Ang-Ⅱ受体拮抗活性得到了提高。在反式酰胺化合物上也显示了同样的趋势，化合物32的$IC_{50} = 0.083$ μmol/L（$pK_a = 4.5$），而化合物31的$IC_{50} = 6.3$ μmol/L（$pK_a = 9.5$）。不幸的是，化合物30和化合物32虽然对Ang-Ⅱ受体拮抗活性比化合物25好，但仍旧没有表现出

表 6-4-3 发现羧酸生物电子等排体四氮唑

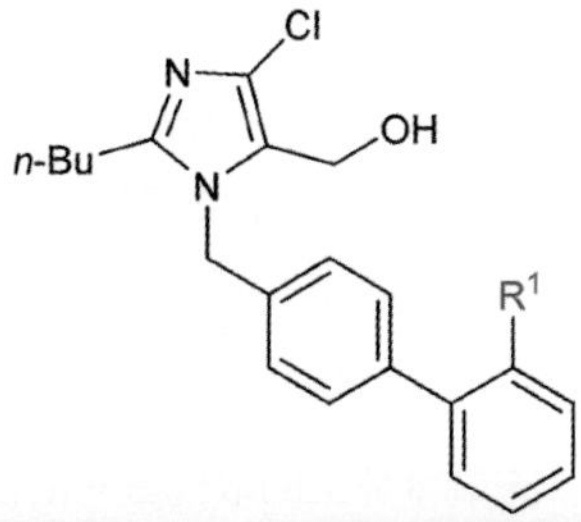

化合物	R^1	pKa	体外活性 IC$_{50}$（μmol/L）	体内活性 IV/PO（ED$_{30}$，mg/kg）
28	-CONH$_2$	23	35.0	无测试 / 无测试
29	-CONHOMe	10.9	2.9	10/ 无活性
30	-CONHSO$_2$Ph	8.44	0.14	> 3/ 无测试
31	-NHCOCF$_3$	9.5	6.3	10/ 无活性
32	-NHSO$_2$CF$_3$	4.5	0.083	10/100
33	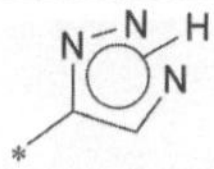	9	9.6	无测试 / 无测试
34	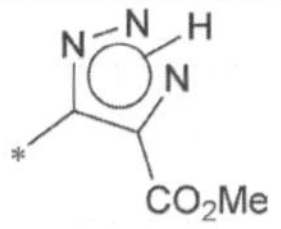	7	0.26	> 1/ > 10
5	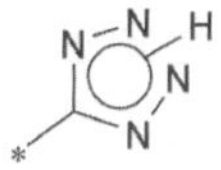	5 ~ 6	0.019	0.8/0.59

比化合物25更好的口服生物活性。简单的1,2,3-三氮唑化合物33，其酸性肯定不够（pK_a = 9）。为了提高酸性，可以引入一个吸电子基团，例如CO$_2$Me（化合物34）。其pK_a值确实降低到7（IC$_{50}$ = 0.26 μmol/L），也显示出与母体羧酸25类似的拮抗活性，但口服活性还是未得到任何改善。四氮唑化合物5合成后，所有的目标似乎都出现在了理想的范围之内，它的IC$_{50}$ = 0.019 μmol/L，是羧酸25的12倍，口服生物活性（ED$_{30}$ = 0.59 mg/kg）是羧酸25的19倍[19]。动物药代动力学研究结果显示，化合物5具有较好的口服生物利用度和较长的体内消除时间，其在大鼠上的口服生物利用度（F）为33%，半衰期（t$_{1/2}$）为2 h[20]。除了四氮唑基团的酸性和一般的羧基接近外，它还可以使负电荷分布在四个氮原子上，能够更好地与Ang-II受体上的正电荷产生相互作用。另外一种可能是由四氮唑基团能够促使联苯形成更有利于和Ang-II受体结合的构象所致。

在四氮唑生物电子等排体脱颖而出后，杜邦制药的药物化学家们继续进行了大量的构–效关系研究。但事实上，虽然付出了巨大的努力，合成了很多不同的化合物，通过综合考虑各方面的数据，最终还是选定了化合物5作为临床试验研究的药物候选化合物，也成就了后来推向市场的第一个Ang-II受体拮抗剂氯沙坦。当然，后续成功的临床试验研究结果也证明了该选择的正确性。

以化合物5作为药物化学研究的范例，我们再向读者详细介绍一下围绕联苯咪唑骨架进行的系统构–效关系研究，希望读者能够从中得到启发，有益于深入学习药物化学。

在把四氮唑固定在联苯邻位的情况下，在末端苯环上引入其他基团（R″，表6-4-4），例如，在4-位和5-位分别引入甲氧基得到了化合物35和化合物36，在6-位引入氰基得到化合物37。对比无取代基团的化合物5，它们的生物活性均降低[20]，表明末端苯环有了四氮唑后就已经能够很好地与受体上的亲脂口袋结合，不再有额外的空间承受其他任何基团。

表 6-4-4　末端苯环上的取代基对活性的影响

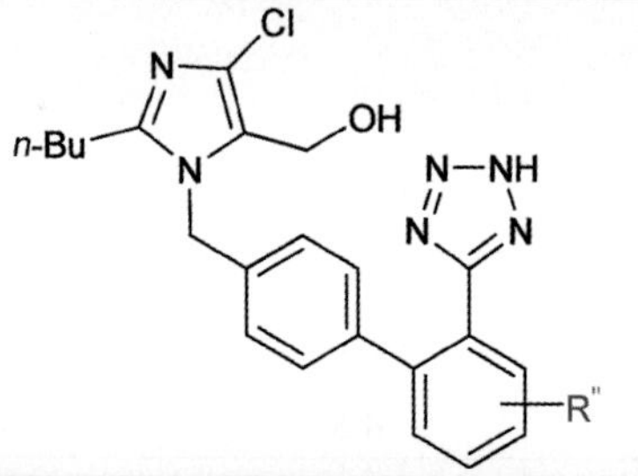

化合物	R″	体外活性 IC$_{50}$（μmol/L）	体内活性 IV/PO（ED$_{30}$，mg/kg）
35	4-OMe	0.58	1.75/ > 10
36	5-OMe	0.12	6.03/ > 10
37	6-CN	0.51	3/ > 10

在寻找末端苯环上羧基的生物电子等排体的同时，药物化学家们仍然以末端苯环上的羧酸为基础，合成出咪唑环2-位上具有不同取代基的化合物38 ~ 化合物42（表6-4-5），并与化合物25进行比较。可以看出，线性烷基显示出较好的体外拮抗活性，以3 ~ 4个碳原子为最优（化合物25、化合物39），表明适当链长的烷基可以更好地融入Ang-Ⅱ受体的一个亲脂的口袋。如果是芳香基团，如化合物42（R^2 = Ph），活性则基本会消失（IC$_{50}$ = 24 μmol/L）。虽然正丙基化合物39的IC$_{50}$ = 0.16 μmol/L比正丁基化合物25的IC$_{50}$ = 0.23 μmol/L略低，但正丁基化合物25的体内药效则更胜一筹[19]。药物化学家们进一步把从羧酸化合物上获得的这些信息转移到了四氮唑化合物，将咪唑环2-位上的取代基锁定为正丁基。

当把咪唑环4-位上的取代基换成H、Br、I和CF$_3$（化合物43 ~ 化合物46）后（表6-4-6），其体外受体拮抗活性未发生明显变化，说明咪唑环4-位上确切的空间或电子性质对活性的影响不重要。但是这些化合物都是高熔点化合物（>200℃），口服生物活性明显降低[19]。另外，凡是带有溴和碘的化合物很多时候稳定性均不佳。综合考虑，咪唑环4-位上的取代基以氯为最好。

表 6-4-5　咪唑环 2- 位上的取代基对活性的影响

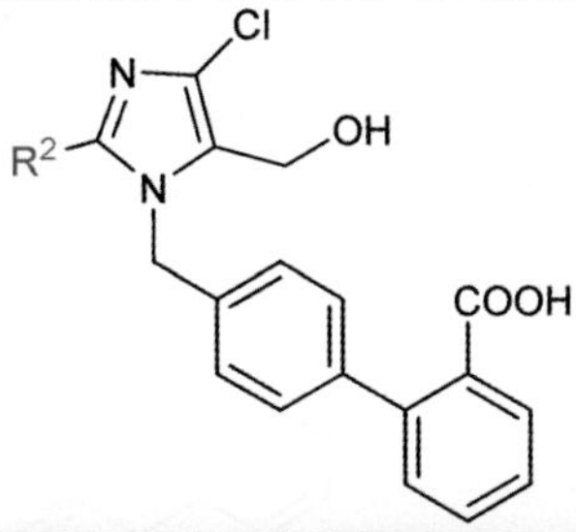

化合物	R²	体外活性 IC₅₀（μmol/L）	体内活性 IV/PO（ED₃₀，mg/kg）
38	Et	1.70	10/100
39	n-Pr	0.16	3/30
25	n-Bu	0.23	3/11
40	n-Pentyl	0.98	3/ > 10
41	n-Hexyl	1.30	10/ 无活性
42	Ph	24	10/100

表 6-4-6　咪唑环 4- 位上的取代基对活性的影响

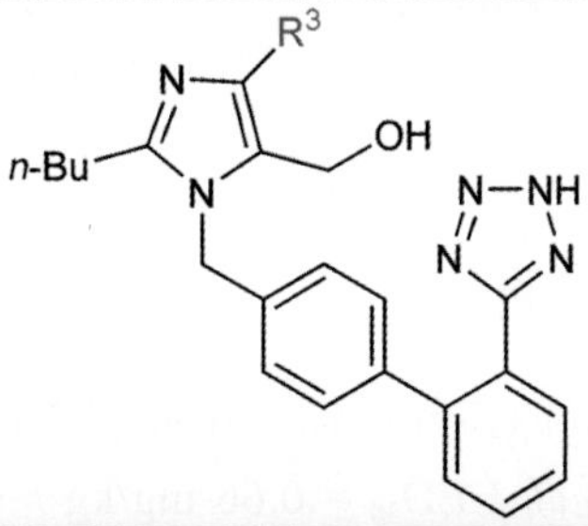

化合物	R³	体外活性 IC₅₀（μmol/L）	体内活性 IV/PO（ED₃₀，mg/kg）
43	H	0.029	无测试 / 无测试
5	Cl	0.019	0.80/0.59
44	Br	0.019	0.3/3
45	I	0.020	1/10
46	CF₃	0.012	0.53/ > 3

　　如表6-4-7所示，从化合物47～化合物52可以看出，咪唑环5-位上只要有接受氢键的取代基，除羟甲基外，甲氧甲基（化合物47），甲酸酯氨基（化合物48），肟基（化合物49），磺酰肟基（化合物50），仲醇基（化合物51）等化合物均具有不错的体外拮抗活性[20]，但仍可以看出这个位置取代基的大小对活性仍比较敏感。取代基增大，拮抗活性就会减小。人们认为，此位置的大基团可能会对联苯取得最优构象产生一定的影响。令人惊奇的是，当咪唑环5-位上的取代基为羧酸基团时，化合物52的拮抗得到了显著提高（IC₅₀ = 0.0013 μmol/L）[21]。由此可见，在Ang-Ⅱ受体上确实存在另外一个正电荷，咪唑环5-位上的羧酸负电荷可以与之形成较强的相互作用，使其与Ang-Ⅱ受体蛋白的结合亲和力得到显

著提高。

表 6-4-7　咪唑环 5- 位上的取代基对活性的影响

化合物	R⁴	体外活性 IC₅₀（μmol/L）	体内活性 IV/PO（ED₃₀，mg/kg）
5	-CH₂OH	0.019	0.80/0.59
47	-CH₂OMe	0.032	1/3
48	-CH₂NHCO₂Me	0.06	1/ > 10
49	（结构式）	0.29	3/30
50	-CH=N-NSO₂Ph	0.66	3/30
51	-CH（OH）Ph	0.41	3/ > 30
52	-COOH	0.0013	0.038/0.66

四、氯沙坦的代谢物和前药

　　虽然化合物52显示出非常好的体外活性，比如它的体外拮抗比氯沙坦增加了几乎15倍，但其口服药效却没有得到提高（ED_{30} = 0.66 mg/kg）；反观其注射制剂的动物疗效却很好，ED_{30}值仅为0.038 mg/kg[21]。前文提到，氯沙坦的口服生物利用度F为33%，也不是最佳，因此，杜邦制药公司的药物化学家们再一次带着极大的兴趣仔细地分析了氯沙坦的注射药效的试验结果，发现其具有药物的二次药效现象，即随着药物在体内时间的延长，出现了两次药效达峰现象，并推测是原型药氯沙坦产生的初次药效以及代谢产物引起的二次药效现象，因此推断化合物52可能是氯沙坦在体内的代谢产物，是引起二次药效的原因，随后也在分析氯沙坦在大鼠血浆中的代谢产物时得到了证实[21]。另外，研究者们也观察到，在不同种属的动物中，氯沙坦显示的体内药效也不同，提示动物种属的药效差异现象是由氯沙坦体内代谢的程度（速度）不同，从而导致产生代谢产物的浓度不同所导致。到此时，研究者们已经一致认为氯沙坦的药效有一部分是来自于其代谢物化合物52。很显然，得到这一结果是研究者在进行严谨的研究过程中，通过细致观察、思考以及严格遵循自然科学研究规律所得到的意外收获。在药物的整个研发过程中，药物化学家往往承受了巨大的压力，但这些压力往往又都会通过这些惊喜得到巨大的释放。毫不夸张地说，药物化学家是一群伟大而又默默无闻、无私奉献的科学家群体。

　　由于化合物52具有比氯沙坦更好的注射药效，杜邦制药的药物化学家们继续从化合物

52出发，把咪唑环上的5-位固定为羧酸，希望通过改变其他部位的基团来提高口服生物利用度，并寻求开发出比氯沙坦更好的降压药，也称氯沙坦的二代药。

他们对咪唑环4-位上的取代基开展了系统的研究，主要考察从一个碳到四个碳的直链和非直链烷基取代后的结果（化合物53 ~ 化合物62，表6-4-8）。为了避免分子的亲脂性过强，他们选择正丙基为咪唑环2-位上的取代基，而不是多一个碳的正丁基。可以看出，咪唑环4-位以有两个碳的乙基化合物（化合物54）的体内活性为最佳（PO/ED_{30} = 0.03 mg/kg）。当保持其链长度不变，而引入氟原子时（氟原子是常见的氢原子电子等排体，往往会提高药物的代谢稳定性），其电子性质也从给电子变成了吸电子性。比较化合物53与化合物61、化合物54与化合物62，在链长度相同的情况下，给电子基团化合物比有吸电子基团化合物具有更好的体外活性。事实上，化合物54是杜邦制药的Ang-Ⅱ拮抗剂项目中最有效的口服降压药，尽管其生物利用度只有8%，但它的口服效力却是氯沙坦的20倍，这又是一个惊喜[22]。

表 6-4-8　咪唑环 4- 位上的取代基对活性的影响

化合物	R^3	体外活性 IC$_{50}$（μmol/L）	体内活性 IV/PO（ED_{30}，mg/kg）
53	Me	无测试	无测试 /0.19
54	Et	0.006	0.005/0.03
55	n-Pr	无测试	无测试 /0.63
56	i-Pr	无测试	无测试 /0.01
57	n-Bu	无测试	无测试 /1.3
58	i-Bu	无测试	无测试 /0.87
59	s-Bu	无测试	无测试 /0.46
60	t-Bu	无测试	无测试 /0.35
61	CF$_3$	无测试	0.01/0.79
62	CF$_2$CF$_3$	0.0031	0.042/0.21

为提高化合物54的口服生物利用度，药物化学家们很自然地想到将其做成前药。例如，把化合物54做成酯类前药化合物63和化合物64（图6-4-5）。化合物63的口服生物利用度虽然从母体化合物54的8%提高到了47%，但其药效并没有比母体化合物54更好；而化合物64的药效比母体化合物54还要弱[23d]，因此该策略没能继续下去。然而，此举为后来其他公司发展沙坦类前药提供了很大的空间，很多沙坦类抗血压药以前药的形式成功上市，特别是后文将要提到的阿利沙坦酯（化合物52的前药）已在中国成功上市。

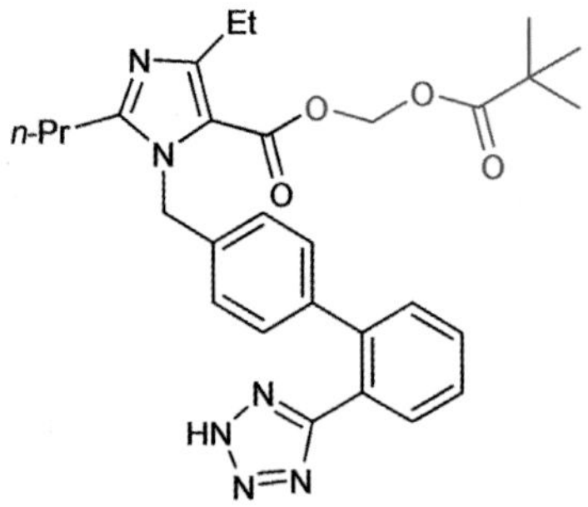

图 6-4-5　化合物 54 的前药化合物 63 和化合物 64 的结构

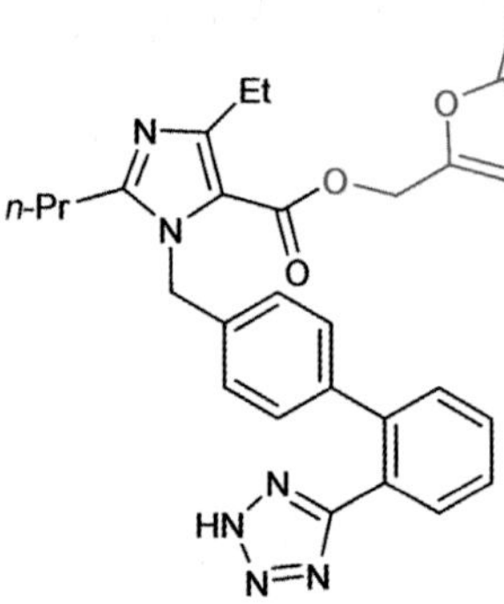

研究动物和人的氯沙坦代谢产物结果表明，氯沙坦在肝脏中主要通过细胞色素P450酶的两个亚型CYP2C9和CYP3A4的氧化作用进行首次代谢，也叫一相代谢，然后发生葡萄糖化反应，完成二相代谢[23]。化合物52是氯沙坦咪唑5-羟甲基氧化的主要代谢物，占人体总代谢产物的10%。由于代谢产物（化合物52）药效的叠加以及半衰期的延长，使氯沙坦看起来像一个前药，但实际上其在人体内药理学效果是这两个化合物活性叠加的结果[21, 23]。很多研究证明葡萄柚汁是一种细胞色素P450-3A4的抑制剂，所以葡萄柚汁有可能会影响氯沙坦的代谢，使代谢产物（化合物52）的生成产生滞后或降低，有可能影响氯沙坦的药效[24]，即可能会产生药物–药物相互作用。

化合物52是一个具有选择性、长效、非竞争性的Ang-Ⅱ受体拮抗剂，它的降压作用被证实和肾素血管紧张素系统的激活相关。它可以通过肾和非肾途径排出，但与母体化合物氯沙坦相比，化合物52在体内的清除要慢很多。在细胞毒性实验中，化合物52在1～100 μmol/L的范围内，在人的系膜细胞中未观察到乳酸脱氢酶，其对中性红摄取的抑制也正常，证明化合物52是一个安全性不错的化合物[25]。

在确定化合物52是氯沙坦的主要代谢物后，人们对化合物52也进行了临床试验研究。在原发性高血压患者连续静脉注射化合物52 4h后，收缩压和舒张压均降低，患者的心率未发生异常。化合物52的峰值出现在开始注射的3.5 h后，但降压作用却出现在注射后的6～8 h[23]。由于后来主要将口服的氯沙坦推向了市场，杜邦制药公司未再对化合物52 开展更深入的临床试验研究。

表6-4-9列出了氯沙坦和化合物52的各种性质。从其细胞渗透性的研究结果来看，氯沙坦从 A（apical）到 B（basolateral）的渗透性（0.63 ×10⁻⁶ cm/s）低于从B到A的渗透性（5.17×10⁻⁶ cm/s），似乎与我们平常对一个新药的预期不太相符。一般情况下，人们希望Caco-2（Caco-2细胞模型是一种人克隆结肠腺癌细胞，结构和功能类似于分化的小肠上皮细胞，具有微绒毛等结构，并含有与小肠刷状缘上皮相关的酶系，常被用来模拟研究药物被体内肠转运的能力）的渗透性是A到B要大于2×10⁻⁶ cm/s、流出比（efflux ratio）小于2。此外，氯沙坦是P-糖蛋白（P-gp）的底物，也可能是其他转运蛋白的底物，而化合物52不是[26]。这也许是氯沙坦的口服生物利用度较低的原因之一。但该案例也从另外一方面给了科学家们一个提示。虽然体外数据可以提供设计化合物的方向和对众多化合物的研究顺序，但有时

不必过度看中体外数据，最终体内药效数据才是最重要的，氯沙坦的发现就是一个很好的例子。

表 6-4-9　氯沙坦（5）和化合物 52 各种性质的比较

	渗透性（Caco-2,×10⁻⁶ cm/s） B/A，A/B 流出比（B-A/A-B）	血浆蛋白的结合（%）	总清除量（mL/s）	半衰期（h）	分布（L）	血药浓度达到峰值的时间（d）
氯沙坦（化合物 5）	5.17，0.63 8.2	98	10	2	34	1
化合物 52	1.12，0.19 5.9	99.8	0.78	6～9	10	3～4

五、氯沙坦的安全性

一般情况下，在新药研发的临床前阶段最主要关注的是化合物的药效和安全性。前文对作为 Ang-II 受体拮抗剂的咪唑联苯化合物的构-效关系进行了详细介绍，并梳理了氯沙坦发现的过程，下面再对氯沙坦的安全性做一些简单的介绍。

药物-药物相互作用是口服药物必须考虑的安全因素，因此，首先需要测试候选药物分子对细胞色素 P450 酶的抑制活性，并鉴定是哪个细胞色素 P450 酶亚型负责氧化代谢。人体内的细胞色素 P450 酶主要分布在肝脏和肠道中，因此，肝脏和肠道是药物的主要代谢器官。作为单加氧酶，细胞色素 P450 酶主要对药物分子进行氧化，以便增加氧化后药物分子（一相代谢产物）的水溶性，使它们更容易通过尿液被排出体外。显然，如果一个药物候选分子是这些细胞色素 P450 酶抑制剂，P450 酶就无法再行使同时代谢其他需要服用药物的功能，使另一个药物在体内的浓度就会升高、甚至超出它的安全浓度临界点，引发不良反应。如今一般都把药物对细胞色素 P450 酶的抑制控制在 $IC_{50}>$ 10 μmol/L。表 6-4-10 列出了氯沙坦对部分细胞色素 P450 酶亚型的抑制活性，其 IC_{50} 值均在 81 μmol/L 以上，因此，氯沙坦基本不会产生药物-药物相互作用问题[27]。

表 6-4-10　氯沙坦对部分细胞色素 P450 的抑制活性

	CYP1A2	CYP2A6	CYP2C9	CYP2C19	CYP2D6	CYP2E1	CYP3A4
IC_{50}（μmol/L）	524	>1000	81	138	>1000	>1000	210

心血管安全性也是在新药研发方面需要关注的另一个重要问题。随着药物研发技术自己理念的发展，人们逐渐认识到心血管安全性主要与一个 K^+ 通道有关，通常叫作 hERG，也叫 *KCNH2* 基因。该基因编码的蛋白质是一个钾离子通道 $K_v11.1$。研究结果证明，当 $K_v11.1$ 介导电流通过细胞膜的能力受到药物的抑制时，心脏电位复极过程就会受到影响，从而导致潜在的致命疾病——QT 间期延长综合征，引起心律失常。大约在 2002 年以后，美国食品药品管理局和欧洲药品评价局等管理机构开始要求新药临床前实验都应进行 hERG 的安全性评价。由于氯沙坦的研发是在这之前完成的，所以研发阶段时并没有对其进行 hERG 的安全性评价，但后来研究的结果却非常有意思。氯沙坦对 hERG 通道有一定的阻滞作用，但氯沙坦的体内代谢物（化合物 52）却具有 hERG 通道的增流作用[28]。所以服用氯沙坦并不会引起对 hERG 通道的影响，从而带来心血管的安全问题。相反，氯沙坦却还会对治疗心室性心律失常有益处，用于治疗因心律失常而引起的心衰。这可能与作为

G蛋白偶联受体的Ang-Ⅱ受体及其下游的蛋白激酶C（protein kinase C，PKC）的磷酸化相关。研究证明，PKC可以通过自身磷酸化对hERG通道产生抑制作用，也就是Ang-Ⅱ可通过激动其受体来抑制hERG通道，作为Ang-Ⅱ受体拮抗剂的氯沙坦就可以通过此路径来调节由hERG产生的复极K^+电流，取得治疗心衰的结果[29]。

最后，需对药物候选物进行全面的临床前安全性评估（safety evaluation），以充分了解候选药物在进入临床试验后，研究者预测可能出现的各种不良反应，甚至当出现严重的不良事件时能够有一定的治疗措施。临床前的安全性评估一般会在啮齿类动物（小鼠或大鼠）和非啮齿类动物（犬或猴）中各选一种种属动物来进行试验，主要有临床观察、生化数据检测和解剖实验观察病理病变等。从急性毒性的实验结果来看，氯沙坦钾盐在小鼠上的注射半数致死剂量（LD_{50}）为2248 mg/kg，口服半数致死量为2000 mg/kg，药物耐受的剂量接近1000 mg/kg；在犬上氯沙坦钾盐的口服耐受剂量范围为160～320 mg/kg，比小鼠敏感。腹腔给药的情况下，氯沙坦的代谢物（化合物52）在小鼠上LD_{50}为441 mg/kg。氯沙坦钾盐在大鼠、犬和猴子上完成了长期毒实验研究。在大鼠上进行的为期5周、14周、53周的毒性实验研究，给药剂量为0 mg/（kg·d）、15 mg/（kg·d）、45 mg/（kg·d）和135 mg/（kg·d）。实验中观察到了轻微的体重增加和进食减少现象，也观察到轻微的红细胞和三酰甘油减少，稍许的血清氯、葡萄糖、钠和钾的增加，也观察到胆固醇增加、尿液碱化、尿蛋白减少、血尿素氮增加，以及球旁细胞增生等，还发现伴有轻微的心脏重量减少和胃腺黏膜的局灶性侵蚀。在实验犬上进行了为期5周、14周、53周的毒性实验，给药剂量为每日0 mg/kg、15 mg/kg、45 mg/kg和135 mg/kg。实验中观察到了肠胃系统的不良反应，比如呕吐、粪便异常和粪便隐血阳性，没有观察到与用药有关的死亡、体重变化、进食变化、眼部变化等，仅观察到轻微的红细胞参数变化。尿液分析结果以及血清生化或血液学参数均没有变化，心电图也未见异常，但也观察到了轻微的心脏重量减少。在猕猴上进行了为期14周的安全性实验评估，给药剂量为每日0 mg/kg、20 mg/kg、100 mg/kg和300 mg/kg。没有观察到与用药有关的死亡、体重变化、进食变化、眼部变化等。观察到了红细胞参数减小、血尿素氮减少，但尿液分析无变化，胃和小肠有红点，器官重量无变化。

在雄性和雌性大鼠上，氯沙坦钾盐在每日给药150 mg/kg、300 mg/kg的情况下，没有产生对生育能力和生殖能力的影响（遗传毒性）。

在大鼠的致畸实验研究中，发现氯沙坦钾盐对胎儿和新生儿都有不良反应，包括体重降低、肾毒性和死亡。在对大鼠的奶汁进行分析后发现，体内存在显著水平的氯沙坦和其代谢产物（化合物52），说明这两种物质在妊娠期和哺乳期都有一定程度的暴露量，所以孕妇禁忌服用氯沙坦。

在对啮齿类动物进行的致癌实验研究中发现，小鼠给药每日200 mg/kg，实验周期92周；大鼠给药每日270 mg/kg，实验周期105周，两个实验均未发现氯沙坦钾盐有致癌作用。

氯沙坦钾盐在微生物诱变和V-79哺乳动物细胞突变实验中结果均呈现阴性。在可耐受剂量（每日1500 mg/kg）下，也未观察到可诱导骨髓细胞染色体畸变的现象。其代谢产物（化合物52）也未显示出基因毒性，以及微生物诱变和诱导染色体畸变的能力。

综上所述，氯沙坦钾盐基本安全，并最终被批准上市。

六、氯沙坦的性质和作用

在完成安全性评估并得到明确且必要合理的数据后，就可以向各个国家的药品监管部门申请新药临床试验研究的注册申报（Investigational New Drug，IND），中国负责管理的部门是国家药品监督管理局（National Medical Products Administration，NMPA），在获得许可后就可以进入临床试验了。临床试验阶段一般分为四期。I 期试验主要目的是获得候选药物的耐受性剂量以及研究药物在人体内的药代动力学特征，非肿瘤药物一般是招募健康男性自愿者来进行。II 期试验的主要目的是在 I 期试验结果的基础上开展初步的疗效确证，可以在较短的期间内在拟研究适应证患者的身上初步评价药物的疗效和安全性。III 期试验的目的是在具有统计学意义的人群里进一步验证药物的疗效和安全性。因此，这个阶段需要在更多的临床患者开展更长周期的试验研究，并期望获得有显著性差异的优势（或者非劣质）的结果。因此，II/III 期的临床医学试验设计方案及试验结果统计方法非常关键。IV 期试验是在新药上市后对药物的药效和安全性开展的进一步跟踪研究。一个新药从临床前研发，经过临床试验阶段，再到最后进入市场环节，一般周期都在10年左右，按现在的水平估算，每一个新药的平均花费约在20亿美元左右。

根据氯沙坦的综合特性分析来看，在其研发的初始阶段虽然已经显示出成药的概率较高，但是根据当时的估算，其临床研究所需要数年时间和数亿美元的资金支持，对杜邦制药公司来说也是一个不小的负担。与此同时，杜邦制药公司的管理层也考虑到，当时其他的 ACE 抑制剂已经成功占领了抗高血压药物的市场，而氯沙坦又具有相同的作用机制，从经济和市场两方面来考虑，以及可以利用默克（Merck）公司在研发和推销 ACE 抑制剂依那普利的过程中积累的丰富经验，最终杜邦制药公司决定与默克公司于1991年组成联合体共同开发和推销氯沙坦。氯沙坦最终被开发为其钾盐，于1995年在美国获批上市，于1998年在中国上市。

氯沙坦是一个对 Ang-II 受体（AT1）有选择性的拮抗剂（$IC_{50} = 0.019$ μmol/L），基本上对 AT2 受体亚型无拮抗活性（$IC_{50} = 100$ mmol/L）。[30]。显然，氯沙坦是 Ang-II 对 AT1 的竞争性拮抗剂，无多肽类拮抗剂如沙拉新等的部分激动剂特性[31]。对 ACE 也无抑制作用，也未发现与已知的其他对心血管有调节作用的激素受体有结合或阻断活性。在肾性高血压大鼠中，静脉注射氯沙坦显示出的抗高血压活性为 $ED_{30} = 0.80$ mg/kg，口服为 $ED_{30} = 0.59$ mg/kg。在不影响心率的情况下，抗高血压效果可持续超过24 h[32]。

氯沙坦钾盐是一种白色晶体，可溶于水，也可溶于醇，在乙腈和甲基乙基酮中微溶。

氯沙坦钾盐的商业名称为科素亚（Cozaar），主要用于治疗高血压。也用于2型糖尿病患者伴随左心室肥厚（心肌增大）、心力衰竭和肾功能障碍等适应证。对减缓2型糖尿病患者肾脏疾病的进展有较好的作用。后来研究发现，作为一种特殊的尿酸转运蛋白1（URAT1）抑制剂，氯沙坦还可以阻止尿酸进入细胞，从而使血流中能够有更多的尿酸通过肾脏过滤和排出，氯沙坦钾盐也可以用于治疗尿毒症[33]。

氯沙坦钾盐治疗高血压的初始剂量为每日50 mg，常规维持剂量范围为每日25~100 mg。对血压的最大影响通常发生在开始服用氯沙坦后的3~6周内。氯沙坦钾盐可以单独用药，也可以与氢氯噻嗪联用。有1/3的严重高血压患者对联用有更好的效果。食物对氯沙坦钾盐的疗效无影响。

常见的不良反应包括头晕、肌肉痉挛、背痛、鼻塞、咳嗽、高钾血症和贫血，严重的不良反应可能包括血管性水肿、低血压和肾脏问题。

七、氯沙坦的合成

一个新药的开发，一般都会经历药物化学合成路线和最后的生产合成路线研究过程。虽然都是合成同一个化合物，但出发点和要求则有很大不同，所以采取的策略往往也会有所不同。在前期药物发现的化学阶段，目的是以最快的速度合成尽可能多的化合物进行生物测试，从中筛选出具有活性的化合物。此时，往往是先尽可能地合成分子的共同中间体，然后利用共同中间体衍生出众多的类似物以尽快地建立有价值的构-效关系。此时产物的产率并不是关注的重点，只要能得到纯化合物（一般纯度＞95%）即可。因此，在早期的合成中大都是得到毫克级的化合物，化合物的纯化也都使用柱层析来完成。但当进行到后期放大生产阶段时，需要合成出公斤级的物料药用于开发阶段的各类实验用。从这个阶段开始，所进行的合成均要在《药品生产质量管理规范》（good manufacturing practice，GMP）条件下进行。由于此时就是合成单一纯化合物，类似天然产物的全合成，所关注的内容是如何提高产率和效率，以节省成本；同时，还要避免使用危险性较高的试剂和反应，关注环境污染等问题。重要的是一般不能用柱层析纯化公斤级化合物，因为柱层析用的固定相如硅胶很贵并且会产生大量的废料，因此，重结晶中间体及终产物常成为必要步骤。

下面就两种合成氯沙坦的路线进行比较。图6-4-6展示的是药物化学合成路线[19]。分析

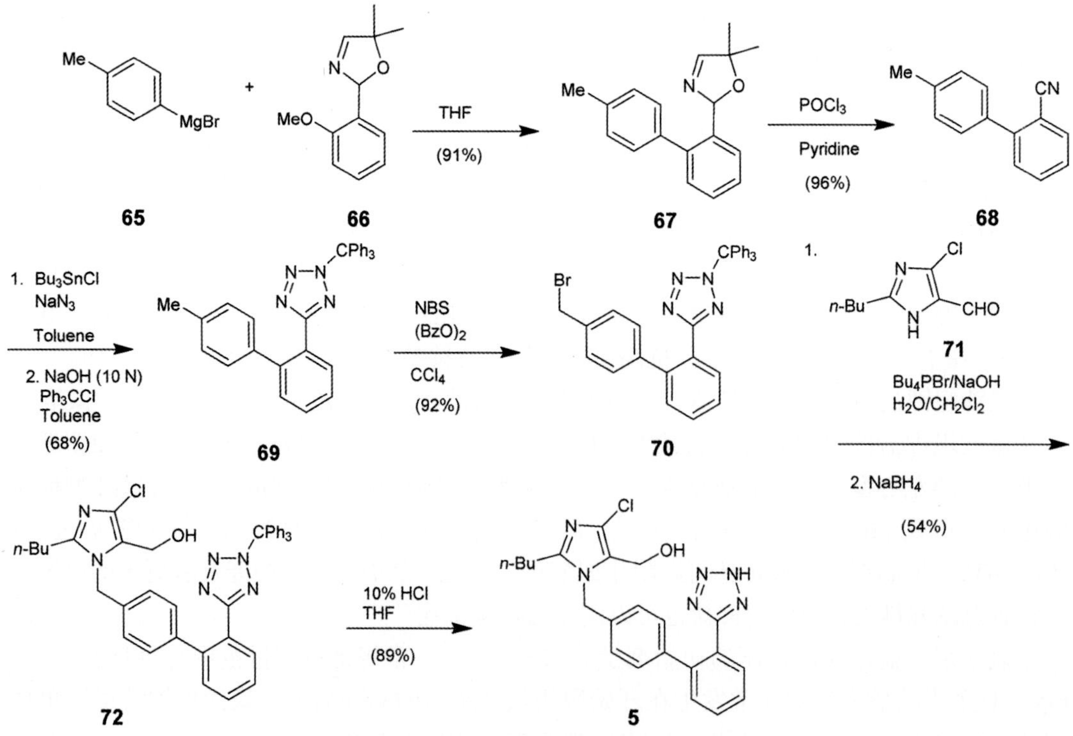

图 6-4-6 氯沙坦的药物化学合成路线

氯沙坦的结构，不难发现合成氯沙坦的关键在于构建其联苯部分。由于研发氯沙坦的项目是在20世纪80年代初开始的，当时构建联苯的Suzuki反应还未得到广泛应用。杜邦制药的化学家们是利用Meyers的合成方法来构建联苯部分的。格氏试剂65与噁唑啉化合物66进行芳香亲核取代反应，即生成联苯化合物67。在三氯氧磷处理下，噁唑啉被转化成氰基化合物68。化合物69中四氮唑的形成是通过传统的氰基与叠氮反应来完成的。随后经苄基溴化生成化合物70。咪唑环的烷基化和醛的还原生成了化合物72。最后把四氮唑上的保护基三苯甲基去除得到氯沙坦（化合物5），总产率为26%。

　　图6-4-7展示了杜邦/默克公司生产氯沙坦的工艺路线[34]。该路线的实施得益于后来广泛应用的Suzuki耦联反应。苯四唑（化合物73）被保护为三苯甲基苯四唑（化合物74）。化合物74被定位锂化后，经与硼酸三异丙酯反应再经氯化铵溶液处理后，生成用于Suzuki耦联反应的一半耦合体硼酸（化合物75）。

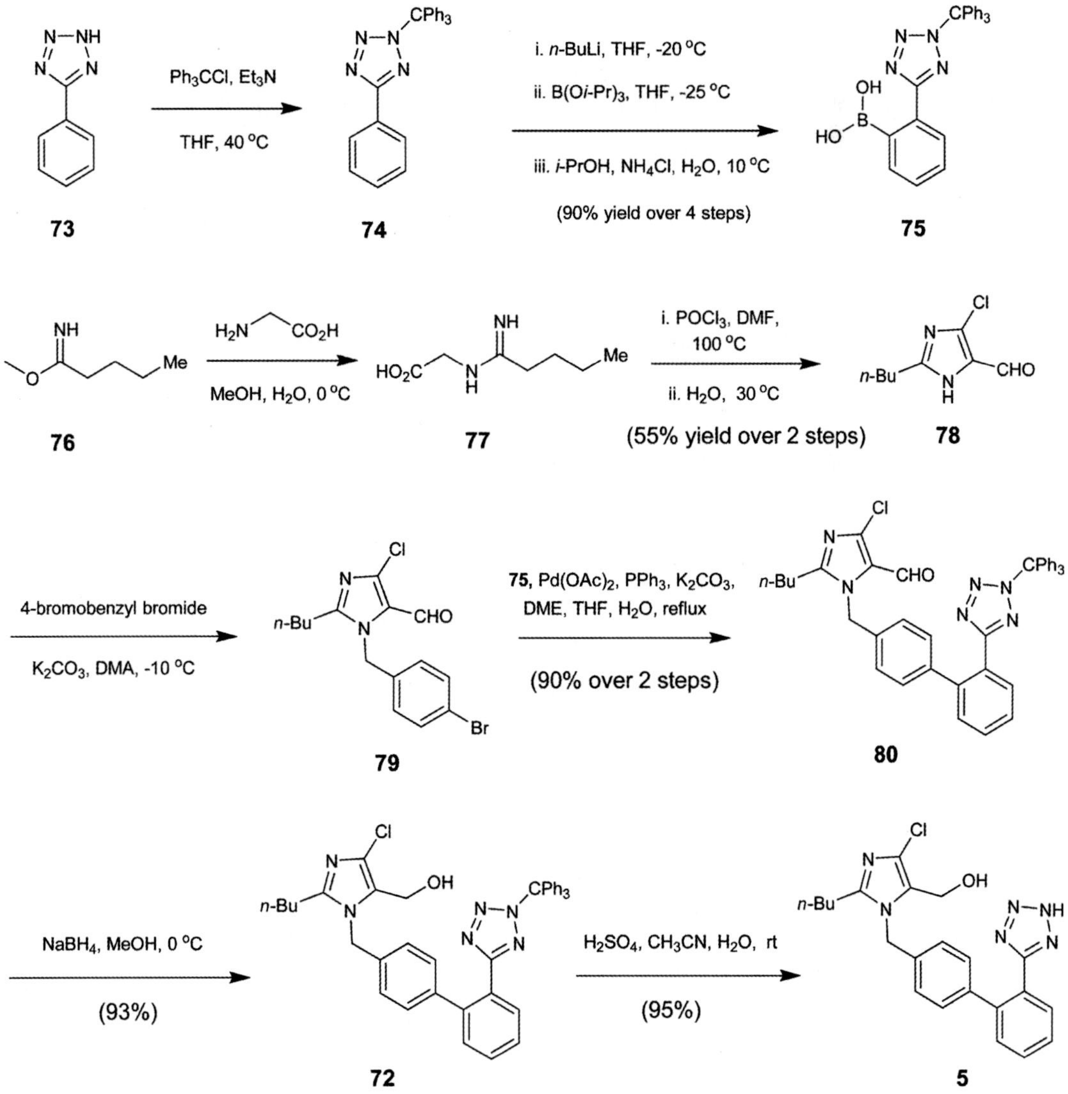

图 6-4-7　杜邦 / 默克公司生产氯沙坦的工艺路线

另外一半Suzuki耦联反应的耦合体（化合物79）是通过构建咪唑环来完成的。戊酸酰胺甲酯（化合物76）与甘氨酸在甲醇/水混合液中反应生成（戊酰胺基）乙酸（化合物77），化合物77再经过Vilsmeier反应，然后水解得到咪唑-5-醛（化合物78），这两步反应的产率为55%。中间体（化合物78）在碳酸钾存在下与4-溴苄溴烷基化得到用来进行Suzuki耦联反应的另一半耦合体（化合物79）。接下来把溴苯（化合物79）与硼酸（化合物75）进行Suzuki 耦联反应得到联苯（化合物80），然后硼氢化钠还原得到醇化合物（化合物72）。随后用稀硫酸去保护除去三苯基甲基，生成氯沙坦（化合物5）。与药物化学合成路线相比，该生产工艺路线利用了更加有效的Suzuki耦联反应来构建联苯部分，总产率达到了72%，大大地提高了生产效率。

八、研发氯沙坦的小结

归纳起来，成功开发氯沙坦主要有以下几个关键的突破点（图6-4-8）。

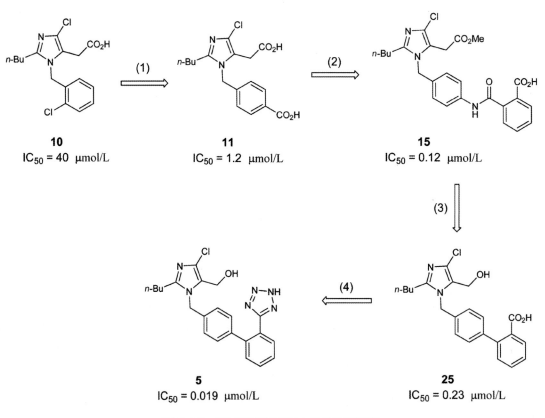

图 6-4-8　氯沙坦研发过程中的关键突破点

（1）杜邦制药公司的科学家们及时注意到了武田药品工业株式会社披露的非肽类小分子Ang-Ⅱ受体拮抗剂，且立即对活性较好的化合物10进行了合成以及体内外活性和选择性的评估，得到了可信的数据。然后通过计算机辅助药物设计迅速发现了化合物先导化合物11。

（2）利用药物化学经验的巧妙设计，通过对苄基对位空间的延伸很快发现了化合物

15。虽然化合物15的体外活性得到了显著提高，但其口服生物利用度差。

（3）为了提高口服生物利用度，杜邦制药公司的药物化学家们所采取的主要策略就是降低化合物的极性。通过去除连接两个苯环的极性较大的酰胺键，发现了联苯化合物25，取得了真正意义上的突破。虽然化合物25的体外活性略低于化合物15，但却显示出了良好的动物口服生物活性。

（4）最后，用亲脂性较好的生物电子等排体四氮唑取代极性较大的羧酸基团，口服生物活性得到了显著提高，氯沙坦（化合物5）被成功开发出来。

氯沙坦的临床前研究阶段花费了将近4年时间[35]。几年后，氯沙坦的发明者Duncia博士和他的同事们在撰写的综述中详细地介绍了氯沙坦的发现过程，有兴趣的读者可以进一步阅读了解[21]。

第五节　其他氯沙坦类似化合物的发现

氯沙坦的成功研发使其成为全球第一个治疗高血压的Ang-Ⅱ受体选择性拮抗剂。在了解到杜邦制药公司关于氯沙坦的早期成功数据后，其他制药公司也开始了各自的快速跟进项目。几乎每个大制药公司，也包括很多小生物制药公司都成立了研发新型非肽类Ang-Ⅱ受体拮抗剂的团队。著名药物化学杂志*Bioorganic and Medicinal Chemistry Letters*在1994年的第一期专门为非肽类Ang-Ⅱ受体拮抗剂的研发成果发表了专刊。在众多的"me-too"项目中，后来陆续有九个新型非肽类Ang-Ⅱ受体拮抗剂也被成功地推向市场，统称为"血管紧张素Ⅱ受体阻滞剂"（angiotensin Ⅱreceptor blockers，ARBs）类抗高血压药物。这些药物为医生治疗高血压提供了新的选择。除了伊普沙坦，后来上市的化合物大多数都是修饰氯沙坦（化合物5）或化合物52的咪唑部分。基于这一类化合物的特性，为了获得更好的口服生物利用度，一些分子也被成功地开发为酯类前药。下面对这些ARBs化合物以上市的先后顺序做简单的介绍，侧重点还是在各个化合物的结构改造上，目的是让读者通过这些例子了解"me-too"作为新药研发中的一种策略。

在众多的竞争者中，行动最迅速的是西巴–盖吉公司［Ciba-Geigy，现隶属于诺华（Novartis）公司］。他们在氯沙坦上市1年之后（1996年）就把第一个类似物缬沙坦（图6-5-1，81，valsartan）推向了市场，动作之快令人惊奇。缬沙坦是氯沙坦类似物中在保留联苯骨架情况下唯一一个把咪唑环替换成非杂环的化合物，其咪唑环被酰基化氨基酸取代。缬沙坦的设计归功于使用三维模型。西巴–盖吉的科学家们把氯沙坦和沙里乐（sarile）里关键的五肽Tyr-Ile-His-Pro-Ile，Sar (1)-Ile (8)叠加在一起，发现咪唑环可能起到了一个多肽中酰胺键的链接作用（图6-5-1 A），于是设计了一系列缬氨酸的酰胺化合物，从中筛选得到了活性最好的缬沙坦（化合物81）。缬氨酸中的异丙基模仿了五肽中异亮氨酸的烷基部分，正丁基模仿了脯氨酸中环里的烷基部分，而联苯四氮唑部分则可与络氨酸重合（图6-5-1 B）。有意思的是，氯沙坦和缬沙坦与沙里乐五肽的重叠取向是完全相反的。若读者希望具体或者更深入地了解分子间的重叠模式，可以阅读参考文献[36]。最近，诺华公司把缬沙坦和脑啡肽酶（neprilysin）抑制剂 sacubitril 合并在一起开发出了复方新药诺欣妥（entresto），用于治疗心力衰竭。

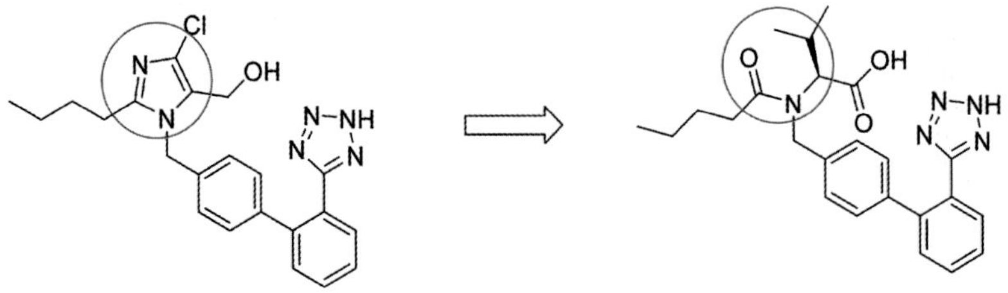

5. 氯沙坦（losartan）　　　　81. 缬沙坦（valsartan）

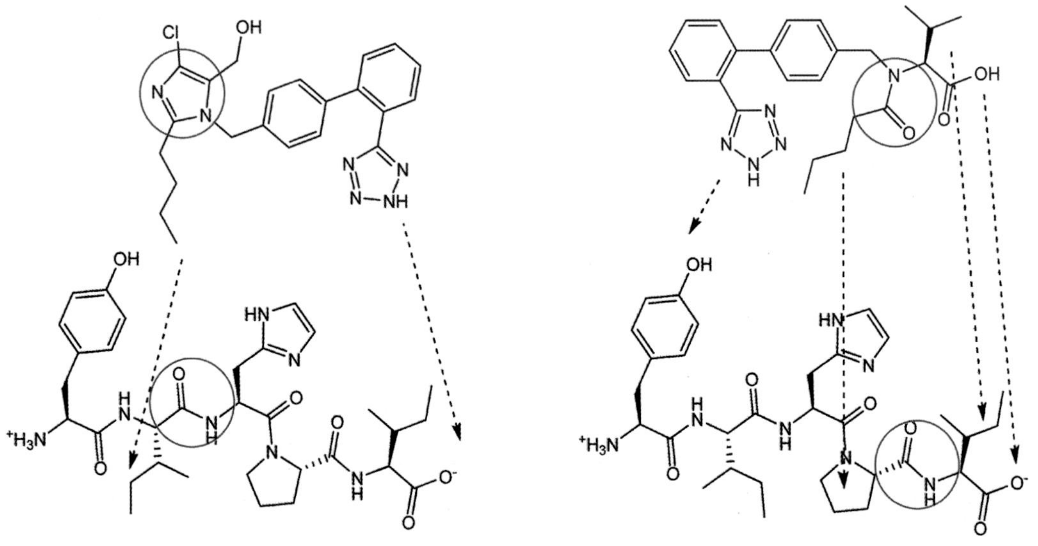

A. 氯沙坦与沙里乐的C-端的五肽的重叠图象　　　B. 缬沙坦与沙里乐的C-端的五肽的重叠图象

图 6-5-1　缬沙坦的化学结构，氯沙坦和缬沙坦与沙里乐 C- 端的五肽（Tyr-Ile-His-Pro-Ile）的重叠图象

依普沙坦（eprosartan，图6-5-2）是唯一一个非联苯Ang-Ⅱ受体拮抗剂，由史可必成（SmithKline Beecham,现在隶属于葛兰素史可公司）于1997年推出。其设计灵感也是来源于武田最早的苄基咪唑化合物10，通过对化合物10和Ang-Ⅱ五肽的构象分析来引导设计完成。设计的出发点是乙酸基指向Ang-Ⅱ的C-端，在此位置上引入一个反式丙烯酸去模仿C-端的羧酸基。再在丙烯酸的2-位引入一个苄基以保证与Ang-Ⅱ五肽的苯丙氨酸8（Phe8）的侧链重叠。引进苯环的等位电子共排体噻吩环替代苄基里的苯环，发现活性更好。这样正丁基正好与Ang-Ⅱ五肽的异亮氨酸5（Ile5）侧链对齐。咪唑苄基4-位上的羧酸基团则是模仿Ang-Ⅱ五肽的络氨酸4（Tyr4）的酚羟基。中间的咪唑环和丙烯酸的双键等同于Ang-Ⅱ五肽里的酰胺键。以这个模型为指导展开的药物化学研究，其终点便是成功研制出依普沙坦（化合物82），其体外活性（IC$_{50}$ = 1 nmol/L）比化合物10强4万倍[37]。

赛诺菲（Sanofi）开发了厄贝沙坦（化合物83，irbesartan），于1997年推向市场。厄贝沙坦的设计来源于对氯沙坦（化合物5）咪唑环的改造。人们对氯沙坦咪唑环构-效关系的理解是咪唑环5-位上需要一个氢键受体。如图6-5-3所示，赛诺菲首先把氯沙坦的羟甲基减少一个碳原子，使羟基直接连到咪唑环上，这样羟基也可以以其互变异构体羰基形式存在。而当咪唑环5-位以羰基存在时，其在咪唑环4-位的碳原子就变得不稳定。从氯沙坦的构–效关系也了解到其咪唑环4-位上的氯原子是和受体的疏水口袋产生相互作用的。如果氯原子被两个烷基取代，咪唑啉酮环在变稳定的同时也能保留在咪唑环4-位的亲脂作用。赛诺菲的药物化学家合成了一系列的咪唑环4-位双烷基化合物，继而开发了两个烷基合起来的螺环化合物，应运而生了含有螺环咪唑啉酮的氯沙坦类似物（图6-5-3）[38]。

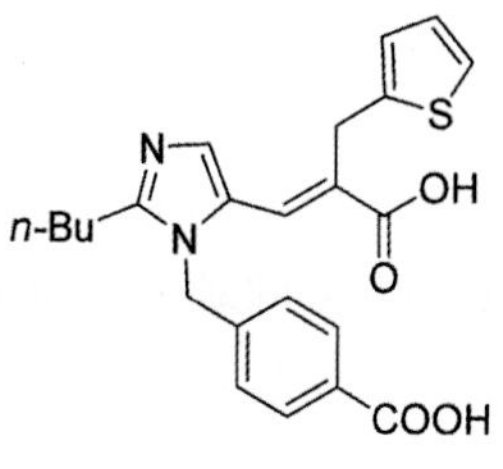

82. 依普沙坦

图 6-5-2 依普沙坦的结构

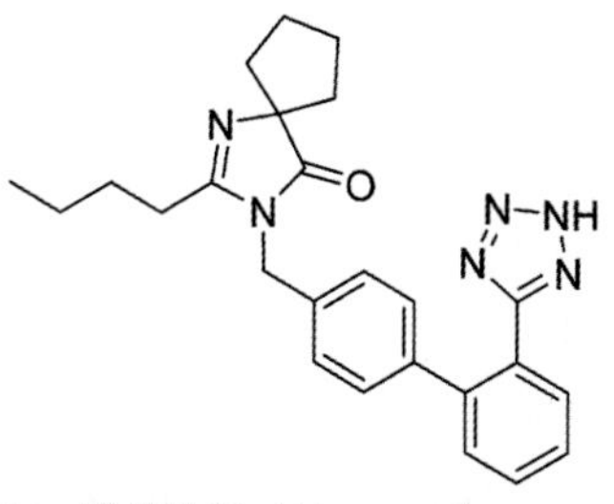

83. 厄贝沙坦（irbesartan）

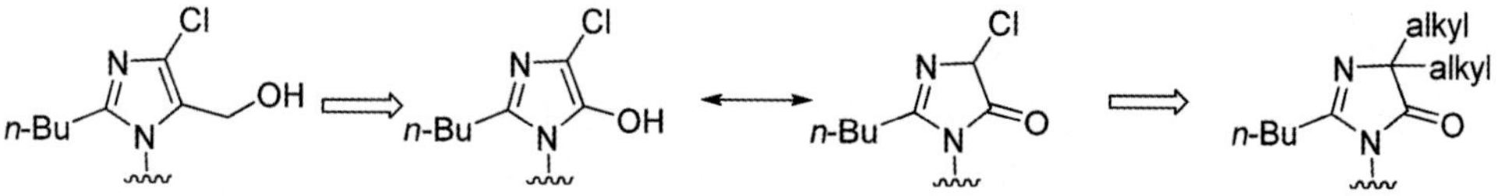

图 6-5-3 厄贝沙坦的结构和设计思路

在氯沙坦系列中，咪唑环4-位和5-位上引入多种功能团时表明，这些取代基可以结合生成环并咪唑。1-(联苯甲基)苯并咪唑已被多个研究小组研究而且获得成功，包括下面将要提到的坎地沙坦、阿齐沙坦和替米沙坦。

事实上，整个沙坦类药物都是基于武田公司于1982年披露的咪唑羧酸化合物研发而成的。武田发现了这类化合物后，虽然付出了很大的努力来改造它们的结构，却未能提高它们的活性[39]，所以只好暂时放弃。在研发此类药的先机被杜邦制药抢占，氯沙坦的结构披露后，武田科学家也开始了"me-too"策略，反过来将杜邦化合物中的联苯结构应用到自己的化合物中。经过不懈努力后，武田最终还是在自己引领的领域里开发了两个新药，坎地沙坦酯（化合物84，candesartan cilexetil）和阿齐沙坦酯（化合物85，azilsartan medoxomil）（图6-5-4）。这两个化合物都是把苯并咪唑7-位上的羧酸做成能成为前药的碳酸酯，目的是提高口服药效。

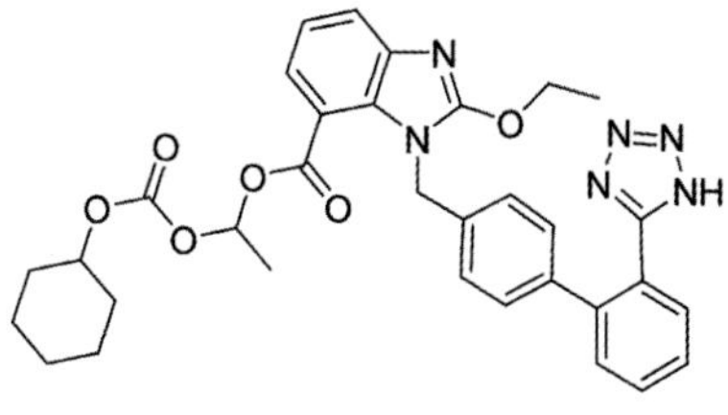

84：坎地沙坦酯

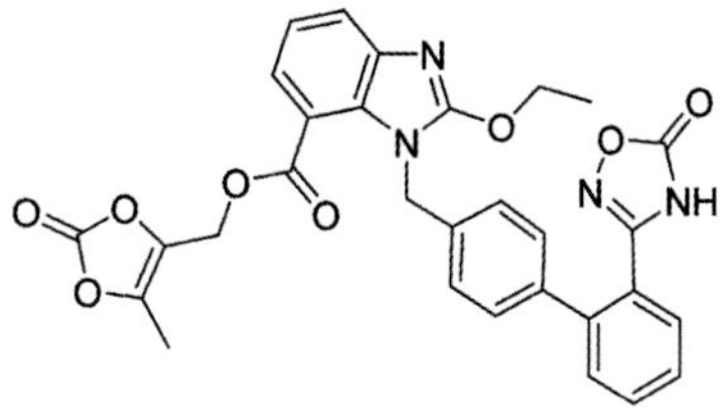

85：阿齐沙坦酯

图 6-5-4 坎地沙坦酯和阿齐沙坦酯的化学结构

武田科学家的切入点也是咪唑环。由于咪唑环4-位的氯原子与受体的亲脂口袋产生了相互作用，那么亲脂的苯环也应该具有相同的作用。考虑到羧酸基团的重要性，所设计的化合物里必须保留羧酸基团，坎地沙坦的母药化合物就这样被设计了出来[40]。在坎地沙坦的苯并咪唑上，原来咪唑环上的正丁基被换成了乙氧基，羧酸基被定位在苯并咪唑的7-位上[41]，这些均是借助了定量构–效关系的计算结果。虽然坎地沙坦母体化合物的体外活性非常好，但其体内药效却没有相应地显现出来。武田科学家尝试在四氮唑和羧酸基团上引入能够成为前药的基团，结果发现在苯并咪唑的7-位上引入的酯类化合物显示出更好的活性，其中以具有环己基碳酸酯的坎地沙坦酯为最好，其特点是起效速度快。大鼠口服坎地沙坦酯的生物利用度则从5%提高到了33.4%[42]。1998年，坎地沙坦酯成功获批上市。

在阿齐沙坦的设计中，主要是针对原来氯沙坦上的四氮唑部分，因为四氮唑在合成、代谢以及其自身的性质上均存在一定的缺陷。比如，合成四氮唑的时候总是不可避免地要用到比较危险的叠氮化合物。四氮唑2-位上的氮可以发生葡萄糖醛酸结合反应从而加速了它的代谢。另外，在这些沙坦类化合物中，咪唑环和联苯环上同时存在的两个极性大的酸性基团也影响了这些分子的口服生物利用度。因此，武田科学家也尝试着对联苯上的四氮唑进行改造以达到提高生物利用度的目的。通过合成一系列五元杂环化合物，一个酸性较低的噁二唑环被挖掘出来用于取代坎地沙坦中的四氮唑，得到阿齐沙坦（azilsartan）。尽管阿齐沙坦的药效大约是坎地沙坦的1/4，但它却显示出更好的口服生物利用度（比坎地沙坦高4倍），因此在体内的药效也与坎地沙坦相当[43]。阿齐沙坦酯于2011年以前药的形式被批准上市。坎地沙坦酯和阿齐沙坦酯均比氯沙坦具有更强的降压作用[44]。

另一个苯并咪唑类降压药是替米沙坦（telmisartan，化合物86，图6-5-5），由勃林格殷格翰公司（Boehringer Ingelheim）于1999年推出。替米沙坦的着重点也是改进氯沙坦里的咪唑环。与坎地沙坦相似，勃林格殷格翰公司的科学家也是用苯并咪唑取代咪唑。他们对苯并咪唑环进行了系统研究，在苯并咪唑环不同的位置上引入了相同的取代基，如氨基、酰胺基和脲基，发现C_6-位最佳，再后就聚焦在C_6-位上进行了重点研究。具有酰胺和磺酰胺的化合物，均显示出非常好的体外活性（IC_{50}值都在个位数的纳摩尔范围）。但由于它们的水溶性不好，导致口服活性较差。另外，对一系列苯并咪唑化合物的研究也佐证了一个在研究氯沙坦时就观察到的现象，即在氯沙坦羟甲基的位置上只需要一个氢键的受体。为了寻找具有更好口服活性的化合物，勃林格殷格翰公司的药物化学家们在苯并咪唑的C_6-位上引入了含有氮原子的杂环作为氢键的受体。结果发现在C_6-位上再引入一个苯并

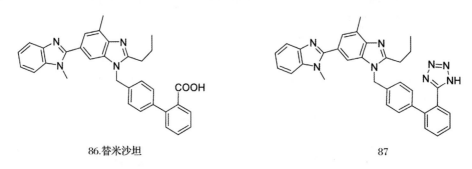

86.替米沙坦   87

图 6-5-5　替米沙坦和化合物 87 的化学结构

咪唑环的化合物显示出了最好的活性。更有意义的发现是，具有两个苯并咪唑环的化合物，在联苯上只需要一个羧酸基团，而不用转化成四氮唑基团（化合物87）。因此，羧酸化合物86（IC_{50} = 3 nmol/L）显示出比相应的四氮唑化合物87（IC_{50} = 13 nmol/L）更好的活性[45]。另外值得注意的是中间苯并咪唑的C_2-位可以是正丙基，不必是正丁基。其C_4-位上引入的甲基对活性影响不大，主要目的是在化学引入联苯时不会产生区域选择性问题。在降压方面替米沙坦比氯沙坦强100倍，其半衰期约为24 h[46]。

核心结构上最接近氯沙坦代谢产物（化合物52）的是奥美沙坦酯（olmesartan medoxomil，化合物88，图6-5-6）的母体化合物奥美沙坦。由三共制药公司［Sankyo，现在隶属于第一三共（Daiichi Sankyo）株式会社］发现的奥美沙坦是从探索化合物52咪唑环4-位取代基的作用而得到的。研究结果发现简单的烷基可以取代氯原子却保留了其体外活性。但引入一个亲水基团羟基则可以补偿纯烷基带来的高亲脂性。因此，氯原子的替代基团羟基异丙基就出现在药物化学家们的视野中，且咪唑环的2-位上也没必要保留正丁基，正丙基就足够了，减小了分子的亲脂性。有意思的是，和羟基异丙基共存性较好的基团是咪唑环5-位上的羧酸基团，它们可以形成分子内氢键。为了提高这个分子的口服生物利用度，奥美沙坦分子最终也被做成了酯形式的前药[47]。于是，奥美沙坦酯于2002年被批准用于治疗高血压。事实上，奥美沙坦与杜邦制药公司的化合物52在结构上仅仅是咪唑环4-位一个羟基异丙基和氯的差异，仅此细微的变化却得到了更好的效果，当然，此类化合物也在杜邦制药公司的专利保护范围之外，这就是药物化学的神秘所在。

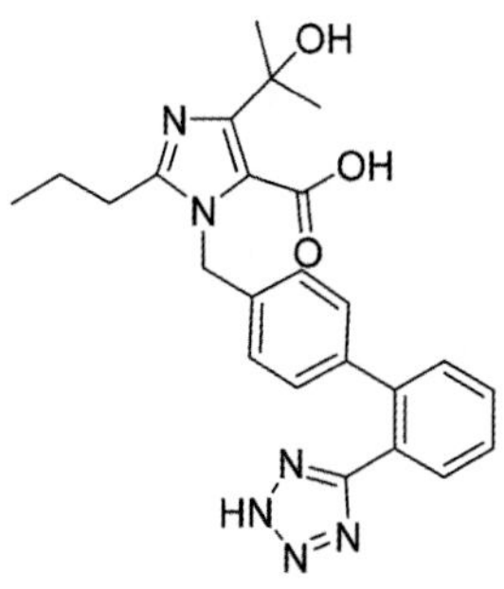

88. 奥美沙坦 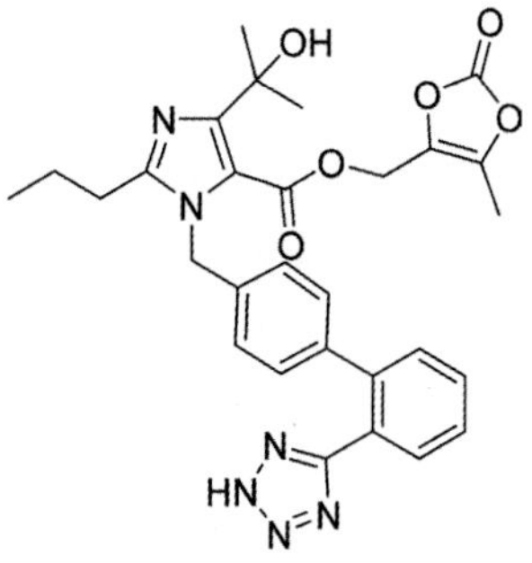　　　　89. 奥美沙坦酯

图 6-5-6　奥美沙坦和奥美沙坦酯的化学结构

非马沙坦（fimasartan，化合物90，图6-5-7）是2010年由韩国保宁制药株式会社（Boryung）开发推出的新型Ang-Ⅱ受体拮抗剂。非马沙坦是一种嘧啶-4（3H）-酮衍生物取代咪唑环的氯沙坦类似物，在嘧啶-4（3H）-酮环上引入了一个硫代酰胺基团作为亲脂基团，作用相当于氯沙坦咪唑环上的氯原子[48]。非马沙坦比氯沙坦具有更高的效价和更长的半衰期。与氯沙坦相比降压起效更快，降压效果更好。在每日一次60～120 mg的剂量范围内，非马沙坦能在24 h内显示出抗高血压作用。非马沙坦吸收迅速，连续给药7 d未发现药物积累[49]。

在沙坦类抗高血压药物的研究中，我国的科学家也做出了突出的贡献。阿利沙坦酯（allisartan isoproxil，化合物91，图6-5-8）由上海艾利斯医药科技有限公司研发，于2013年在我国获批上市，成为我国自主研发的抗高血压的首个1.1类创新药物。阿利沙坦酯是从氯沙坦具有更好活性的代谢产物（化合物52）出发，把生物利用度低的化合物（52）做成了前药并提高了口服生物利用度[50]。研究结果表明，阿利沙坦酯能够迅速水解生成活性代谢产物（化合物52），化合物52的达峰时间为1.5～2.5 h，且暴露量随剂量的增加而增加。

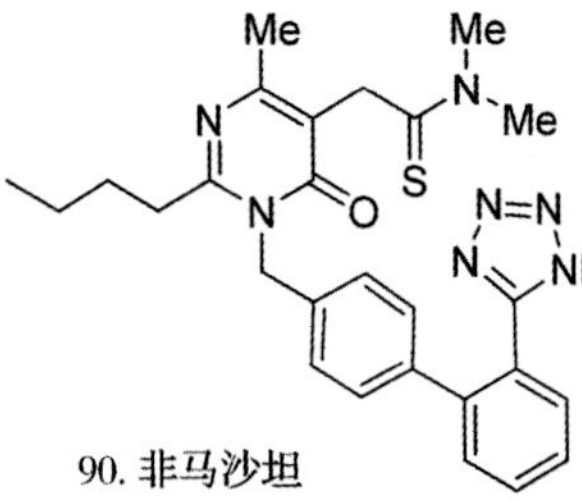

90. 非马沙坦

图 6-5-7　非马沙坦的化学结构

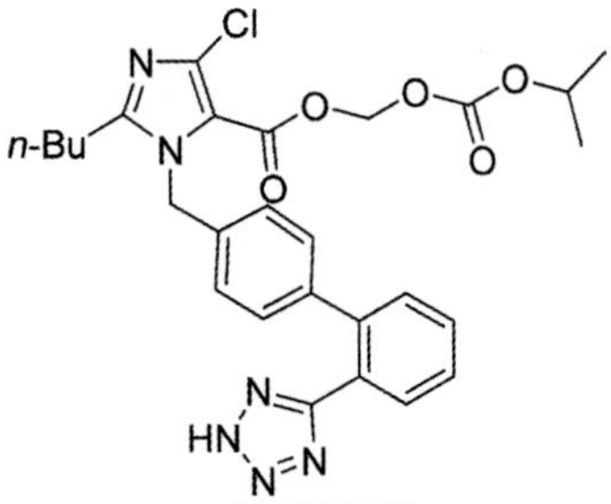

91. 阿利沙坦酯

图 6-5-8　阿利沙坦酯的化学结构

　　阿利沙坦酯的成功也反映出我国在新药研发方面的巨大发展潜力。其中汇集了我国一批新药研发领域精英的智慧和辛勤付出。阿利沙坦酯的发明和开发者郭建辉博士在阿利沙坦酯获得原CFDA新药生产批文的1个多月后因病英年早逝。郭建辉博士为我国新药研发事业的发展所付出的一切值得我们所有人敬仰和学习。

　　综上所述，这些研究表明，一旦出现一个好的药物靶点，就会引起很多制药公司的兴趣，也从另外一方面反映了当今新药研发的一个现状，即很多时候大家会挤在同一个靶点上，造成了不必要的资源浪费。与此同时，众多"沙坦"类药物的开发也给药物研发者发出了警示，当申请专利时，应该尽量涵盖面广一些，不易被竞争者钻空子。但是，不管当时的保护有多彻底，其他人也总能发现专利的漏洞，原因是药物科学的发展一直在快速进步，新的研究成果就会为人们打开新的视野，并不断地被应用到实际药物的研发过程中。

数字资源

第七章

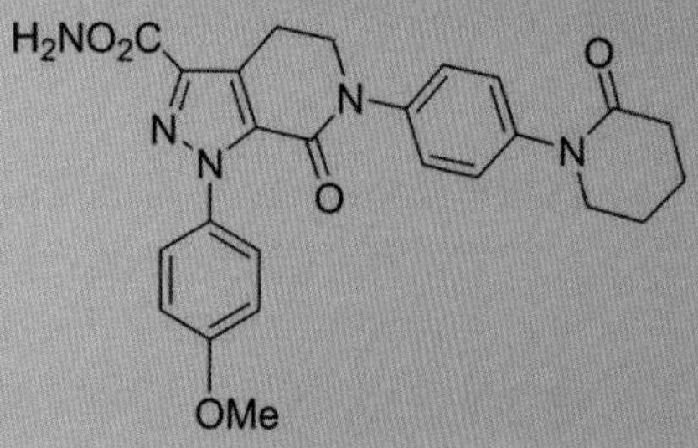

抗血栓药物阿哌沙班

刘亚飞 吴 瑶 沈 宏

阿哌沙班

第一节 什么是血栓？

血栓形成（thrombosis）是指在某些特定条件下，正常循环血液中某些成分（如纤维蛋白、血小板和红细胞）在血管内聚集形成栓子，给血管造成部分或完全的堵塞，限制血液的流动，从而给相应部位造成供血障碍的过程[1]。在此过程中形成的栓子即为血栓（thrombus）。

根据发生血栓的不同血管种类，血栓分为动脉血栓、静脉血栓及微血管血栓。

一、血栓的危害

身体中各个部位的血管都可能发生血栓，所以血栓对身体的各个部位均可能造成严重伤害。如发生在肺部可导致肺栓塞，发生在脑部可引发脑卒中，发生在心肌则会造成心肌梗死等。

血栓不仅是造成动脉疾病（如心肌梗死和脑卒中）发病和死亡的一个主要因素，也是导致静脉血栓性疾病（venous thromboembolism，VTE）的罪魁祸首，如深部静脉血栓栓塞和肺栓塞。而VTE是造成心血管疾病相关死亡的第三大原因，仅次于心肌梗死和脑卒中[2]。全球每年约有1200万人死于脑血栓、脑梗死、心肌梗死、冠心病、动脉硬化等心脑血管疾病，接近世界总死亡人数的1/4。因此，国内外对预防和治疗血栓性疾病的药物有巨大的市场需求。

二、血栓的发病机制

人体内同时存在两种与血栓发病相关的物质：一种是凝血物质[3, 4]，如二磷酸腺苷、凝血黄素A_2、纤维蛋白及钙等，它们可使血小板凝集成块，并形成血栓，从而起到止血的目的；另一种是抗凝血物质，如纤维蛋白溶解酶和前列环素等，发挥抗凝血和防止血栓形成的作用。正常状态下，人体血液中的凝血物质和抗凝血物质处于动态平衡，从而保证机体能够维持体内的正常血液流动[5]。

当这种平衡被老龄化、手术、运动受限、创伤等因素打破时，人体就容易引起血栓[5]。尤其是随着年龄的增大，血浆中的某些凝血因子（如FV、FⅦ、FⅧ、FIX）和血小板的浓度会逐渐增加，因此，老年人是心血管疾病的易发或主要的发患者群。此外，正常情况下人的血管内皮起到了重要的止血作用，而在老龄化的过程中会伴随血管壁结构和功能的改变，也提高了老年人患血栓性疾病的风险，尤其容易发生动脉粥样硬化血栓。

凝血因子简介如表7-1-1所示，由凝血因子参与的凝血级联反应如图7-1-1所示[6, 7]，活化后的凝血因子通过在相应凝血因子罗马数字后加入"a"表示。凝血路径分为内源性和外源性两个途径。外源性途径为：人体在正常情况下，血浆中不存在凝血因子Ⅲ（即组织因子），而当组织发生炎症、感染等创伤时，就会促使凝血因子Ⅲ的合成与表达，并被释放到血浆中，然后凝血因子Ⅲ会进一步激活凝血因子Ⅶ，激活态的凝血因子Ⅶa可进一步激活凝血因子X，从而得到激活态的凝血因子Xa（即FXa）。在内源性途径中，血管内部受到损伤后即可激活因子Ⅻ，激活态的凝血因子Ⅻa可继续激活凝血因子Ⅺ，得到的激活态因子Ⅺa，可进一步激活凝血因子Ⅸ，而产生的激活态因子Ⅸa同样可以激活凝血因子X得到FXa。由内源性和外源性两种途径产生的FXa均可经过相同的过程产生血栓，即FXa激活凝血酶原FⅡ，凝血酶原FⅡ和激活的促凝血球蛋白Va、钙离子、磷脂等共同作用得到激活态的凝血酶FⅡa，而凝血酶FⅡa可继续激活纤维蛋白原FⅠ，得到纤维蛋白FⅠa，然后纤维蛋白FⅠa和活化的血小板结合，从而导致血块即血栓的形成。

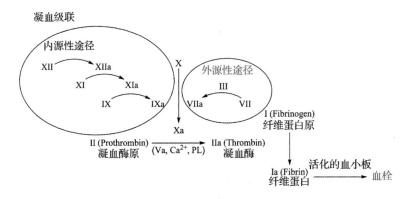

图 7-1-1   凝血因子简介及凝血级联反应

表 7-1-1   凝血因子简介

编　号	英　文　名	中　文　名
FⅠ	Fibrinogen	纤维蛋白原
FⅡ	Prothrombin	凝血酶原
FⅢ	Tissue thromboplastin	组织因子（外源性）
FⅣ	Ca^{2+}	钙离子
FⅤ	Proaccelerin	前加速素，促凝血球蛋白原
FⅦ	Proconvertin	前转变素，促凝血酶原激酶原
FⅧ	Antihemophilic factor	抗血友病因子 A

续表

编 号	英 文 名	中 文 名
FIX	PTC	抗血友病因子B
FX	Stuart-Prower factor	自体凝血酶原C
FXI	PTA	抗血友球蛋白C
FXII	Contact factor	接触因子（内源性）
FXIII	Fibrin-stabilizing	纤维蛋白稳定因子

第二节 血栓的治疗方案

治疗血栓的药物可分为抗凝血药、抗血小板聚集药和溶血栓药3类[2]。

一、血栓的常用治疗用药及作用机制

抗凝血药物（图7-2-1）通过抑制特定的凝血因子，延长凝血时间，使血液不易凝固，以减少或预防血栓的形成。包括：①间接凝血酶抑制剂[8]，如普通肝素、低分子量肝素；②维生素K依赖性抗凝剂[9]，如华法林；③直接凝血酶抑制剂[10-12]，如达比加群酯、阿哌沙班、利伐沙班等沙班类药物。相比较而言，直接凝血酶抑制剂可以降低患者的出血风险，降低患者凝血功能的监测频率，提高起效速度，减弱和其他药物或食物的相互作用。

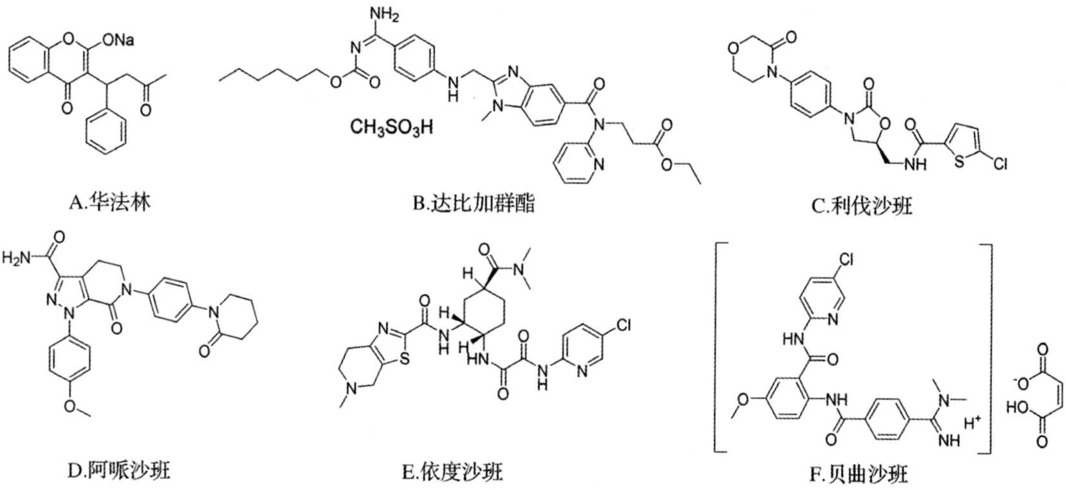

图 7-2-1 常用抗凝血药物的化学结构

肝素是由哺乳动物肥大细胞产生的糖胺聚糖[8]。肝素中有一种特殊的五聚糖类化合物，可以促进蛋白酶抑制剂抗凝血酶Ⅲ对凝血级联中多种关键蛋白酶（尤其是凝血因子Xa和凝血酶Ⅱa）的灭活。肝素作为抗凝剂已被广泛应用于临床，但仍存在如下缺点：①肝素的生物利用度低，且对不同批次生产的肝素难以进行质量监测和控制；②肝素是动物的副产物，患者存在被动物病原体感染的潜在风险；③高分子量的肝素（10~15 kDa）不能口服用药，只能静脉注射；④肝素的临床剂量反应曲线陡峭[13]，安全窗口窄，在使用过程中必须持续监测患者血浆的凝集时间，以避免药物过量和出血并发症的发生。在克服肝素相关性难题的尝试中，研究者们开发了低分子量（400～6500 Da）的肝素制剂，该制剂在保持肝素原有活性的基础上，降低了诱发性出血并发症的概率，且由于分子体积减小，其生物利用度得到提高并可经皮下给药。

由于凝血因子Ⅱ、Ⅶ、Ⅸ、Ⅹ的合成均需维生素K的参与[14]，所以维生素K拮抗剂也可有效地抑制凝血级联反应。作为维生素K拮抗剂，华法林（图7-2-1A）是近50年来首个口服抗凝药物，被广泛用于血栓栓塞性疾病的预防。华法林的抗血栓效果明确可靠，但也有一些缺点[13]，如治疗窗口窄，需要频繁监测患者的凝血功能［初始时每周检测国际标准化比值（INR），稳定后每月检测一次］，治疗效果个体差异大，容易受到食物和药物的影响，起效和失效的时间长等。

达比加群酯（Pradaxa，图7-2-1B）属于β-丙氨酸类凝血酶抑制剂，是一种新型的直接凝血酶抑制剂，是达比加群的前体药物[15, 16]，原研公司为德国勃林格殷格翰（Boehringer Ingelheim），用于预防非瓣膜性心房颤动患者的卒中及血栓。2008年达比加群酯在德国首先上市，2010年10月由FDA批准在美国上市。其作用机制：口服后的达比加群酯经胃肠吸收，在体内转化为具有直接抗凝血活性的达比加群。达比加群可与凝血酶Ⅱa的活化位点结合，进而直接抑制凝血酶的活性，从而抑制纤维蛋白原转化为纤维蛋白的过程。此外，达比加群酯也可以抑制FVa、FⅧa、FⅨa、FⅫa以及血小板激酶活化受体，继而阻断凝血级联的最后步骤和血栓形成。至于不良反应，达比加群酯在抗凝治疗过程中会不可避免地出现出血现象，高剂量用药也会增加出血的概率。

利伐沙班［Rivaroxaban，拜瑞妥（Xarelto），图7-2-1C］是一种高选择性的，直接抑制凝血因子FⅩa的口服药[17]。由德国拜耳制药公司与美国强生制药公司共同开发，用于择期髋关节[18]或膝关节[19]置换手术的成年患者，以预防这些患者静脉血栓的形成。2008年利伐沙班在欧盟及加拿大等国首先上市。2009年6月在中国上市。2017年4月，利伐沙班又获批用于治疗肺栓塞（PE），至今已在全球50多个国家上市。其作用机制：通过抑制FⅩa，可以中断凝血级联的内源性和外源性途径，抑制凝血酶的产生和血栓形成。此外，利伐沙班并不抑制凝血酶（活化因子Ⅱa），也并未证明对血小板有影响。利伐沙班以69.3亿美元的销售额，位居2020年全球药物销量第10名。

阿哌沙班［Apixaban，艾乐妥（Eliquis），图7-2-1D］是一种直接、可逆、高选择性的FⅩa因子抑制剂[20]，由百时美施贵宝制药公司和辉瑞制药公司联合研制开发。阿哌沙班可与FⅩa因子的活性位点之间以高度互补的方式结合，进而阻断凝血级联中凝血酶原转化为凝血酶的过程。阿哌沙班不影响凝血酶的活性，从而保留了凝血酶的止血功能。此外，阿哌沙班还可以间接通过诱导凝血酶来抑制血小板聚集。作为2018年全球小分子销售冠军，阿哌沙班拥有同类最佳的临床试验效果，其安全性和有效性均超出同类其他药物，显著降低了大出血的风险，是目前应用最广泛的抗凝血药物[21]。阿哌沙班以91.7亿美元的销售额，位居2020年全球药物销量第4名。

依度沙班（Edoxaban，图7-2-1E）是一种凝血因子FⅩa选择性抑制剂[22]，由日本第一三共制药公司研发，用于降低非瓣膜房颤患者潜在的卒中和血栓的风险，以及深静脉血栓形成和肺栓塞的治疗。2011年依度沙班在日本获批上市，2015年获得美国FDA和欧盟批准。

贝曲沙班（Betrixaban，图7-2-1F）是由Portola Pharmaceuticals公司研发的凝血因子FXa抑制剂[23]，用于预防静脉血栓栓塞的形成。贝曲沙班于2017年6月由FDA批准上市，是目前紧急住院的成人患者中，能够在住院以及后续治疗阶段长效服用，从而预防因运动受限而出现静脉血栓栓塞的首款抗凝血药物[24]。

抗血小板聚集药，顾名思义就是通过降低或抑制血小板的凝集，以避免血液凝固产生血栓，是防治动脉血栓性疾病的药物，此类药物不能预防深静脉血栓和肺血栓的形成[25, 26]。第一代为COX酶抑制剂，如阿司匹林；第二代为血小板ADP受体拮抗剂，如噻氯匹啶/氯吡格雷；第三代为血小板糖蛋白（GP）Ⅱb/Ⅲa受体拮抗剂，如阿昔单抗。

溶血栓药物，通过静脉输注或导管局部用药的方式给药可使血管再通[27]。这一类药物可通过激活纤溶酶，断裂纤维蛋白上的精氨酸–赖氨酸键，将纤维蛋白分解为可溶性物质，从而使血栓溶解。应用较为广泛的有链激酶（SK）、尿激酶（UK）、阿替普酶、瑞替普酶等。

二、选择性抑制FXa为靶点的特殊性及优势

因子X（FactorX）由肝脏合成，是一种维生素K依赖的丝氨酸蛋白酶，[7]其半衰期为40 ~ 45 h。活化的因子Xa（FactorXa，FXa）能水解断裂凝血酶的前体——凝血酶原的酰胺键，进而使凝血酶产生活性（图7-2-2）。

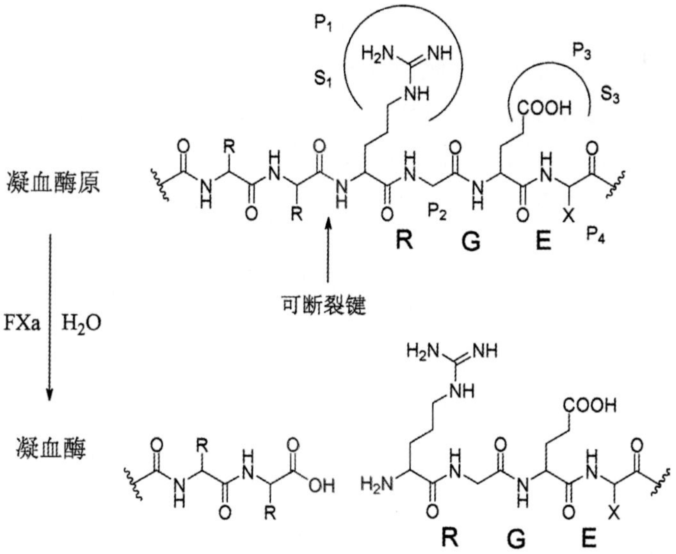

图 7-2-2　FXa 激活凝血酶原的过程

R：精氨酸；G：甘氨酸；E：谷氨酸

如图7-2-3所示，FXa有S1、S2、S3和S4四个活化位点（占据S1、S2、S3和S4口袋的基团分别标记为P1、P2、P3和P4）。S1是一个较深的疏水性口袋，该口袋对小分子的选择性和结合活性均有重要的贡献；S2口袋较小且浅；S3口袋位于S1口袋的边缘，且暴露

在溶剂区域；S4口袋有3个可供配体结合的区域，包括疏水区域、阳离子空穴和水分子区域。其中S1和S4口袋是药物结合的主要口袋。FXa的抑制剂通常为"L"型，其中一个基团（P1）占据由蛋白氨基酸残基Asp189、Ser195和Tyr228组成的S1口袋，另一个基团（P4）则负责占据由Tyr99、Phe174和Trp215组成的S4口袋，两个基团通过比较刚性的结构连接起来。

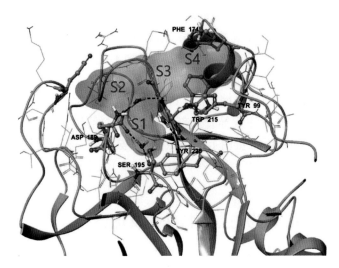

图7-2-3　Xa因子蛋白结构

PHE：苯丙氨酸；ASP：天冬氨酸；SER：丝氨酸；TYR：酪氨酸；TRP：色氨酸

　　从凝血级联反应（图7-1-1）中可以看到，FXa处于凝血级联反应的中心位置，可由内源性和外源性凝血途径激活，因此，有效抑制FXa的活性可以同时抑制内源性和外源性的凝血途径[28]，同时延长内源性途径的凝血时间（activated partial thromboplastin time，aPTT）和外源性途径的凝血时间（prothrombin time，PT）[29]。此外，体内FXa的浓度低于凝血酶的浓度，且一个FXa因子分子可催化生成近1000个凝血酶分子，因此，和凝血酶FⅡa抑制剂相比，较低剂量的FXa抑制剂即可有效预防血栓的形成[30]。已有临床前研究结果表明，使用FXa抑制剂的出血风险明显低于使用凝血酶FⅡa抑制剂。且口服活性FXa抑制剂表现出更为显著的预防血栓形成的优势[31, 32]。

　　选择性FXa因子抑制剂成为有效的抗血栓药物的必要条件：同时具有足够的活性（potency）和高度的选择性（selectivity）。在初始的选择性评价中测试了针对凝血酶（凝血级联中的选择性）和胰蛋白酶（针对其他丝氨酸蛋白酶的选择性标志物）的选择性。

第三节　阿哌沙班的药物化学

　　研发阿哌沙班主要经历了以下的过程（图7-3-1）：①合理的药物设计和筛选GPⅡb/Ⅲa化合物库，为FXa抑制剂项目提供了含有脒基的双碱性先导化合物；②优化异噁唑啉系列化合物，发现保留一个碱性中心即可有效地抑制FXa，并发现了先导化合物

SF303和SK509；③除去异噁唑啉环中的手性中心，得到了异噁唑系列化合物，发现了FXa亚纳摩尔级亲和活性的SA862化合物；④优化核心结构异噁唑，得到新型的五元杂环系列化合物，且带有苄脒取代基时，可以作为有效的FXa抑制剂；⑤针对吡唑系列化合物的进一步优化，得到了具有皮摩尔级别FXa亲和活性的抑制剂SN429；⑥通过降低分子的碱性，提高化合物的口服生物利用度，同时保持FXa的抑制活性，得到了苄胺取代的DPC423；⑦通过优化P1部分的取代基，提高对胰蛋白酶的选择性，得到Razaxaban；⑧为提高药物的安全性，抑制芳胺代谢产物的生成，得到了并环系列的化合物，最终开发得到药物阿哌沙班（Apixaban）。

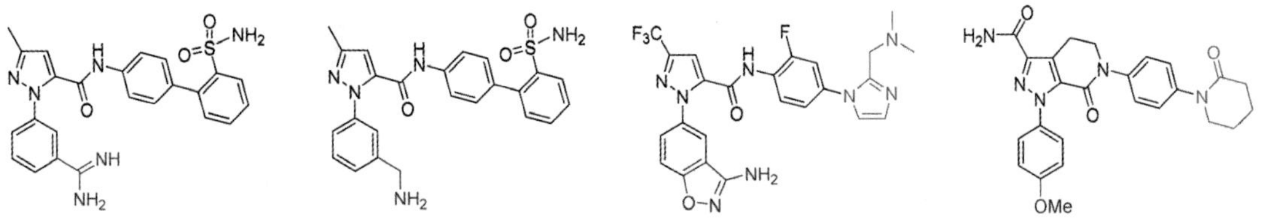

SN429
FXa K_i = 0.013 nmol/L
Trypsin K_i = 16 nmol/L

DPC423
FXa K_i = 0.15 nmol/L
Trypsin K_i = 60 nmol/L

Razaxaban
FXa K_i = 0.15 nmol/L
Trypsin K_i > 5000 nmol/L

阿哌沙班
FXa K_i = 0.08 nmol/L
Trypsin K_i = 3100 nmol/L

图 7-3-1　阿哌沙班研发历程中的关键化合物

K_i：抑制常数

一、苗头化合物的发现

最初通过筛选DuPont-Merck的化合物库[33]，科学家们发现了一系列如化合物1的异噁唑啉衍生物对FXa具有微弱的亲和活性（图7-3-2）。该类化合物早先用作GPⅡb/Ⅲa受体拮抗剂，其设计理念是模拟Arg-Gly-Asp（RGD）三肽序列，RGD与FXa作用于凝血酶原上的三肽Glu-Gly-Arg（EGR）序列反向相似。此外，也有文献报道了一些双脒类化合物具有FXa的亲和活性，因此，项目组成员决定保留苯基脒异噁唑啉为核心结构（core structure）。用苯基脒取代化合物1的右侧部分，得到双脒化合物2，其FXa的亲和活性提高了22倍。进一步将左侧的对位脒取代基移位至间位后，则提高了化合物3对凝血酶的选择性。而当移除掉3中异噁唑啉和酰胺羰基之间的亚甲基单元后，得到了亲和力增加5倍的消旋化合物4。将异噁唑啉上的取代基H替换为乙酸甲酯后，化合物5对FXa的亲和力进一步提升，且对凝血酶具有近170倍的选择性，此外，化合物5在大鼠腔静脉血栓模型中表现出的ID_{50}值为1.6 mg/（kg·h）。

二、先导化合物的优化

作为双碱性化合物，化合物5无法在药代动力学上表现出足够优秀的口服吸收能力[34]。为了降低其碱性，研究者用中性取代基如联芳基替代其中的一个苯基脒基团，联芳基可能会与FXa结合口袋S4中氨基酸残基上的芳基发生相互作用（图7-3-3）。当引入联苯取代基后，相较于化合物5，化合物6的活性仅降低了2倍，并且为在芳环上引入取代基提供了机遇。考察末端芳环上的取代基发现，同样的取代基团在2'-位比在3'-位具有更好的结合活性（对比化合物7和化合物8）。当向2'-位引入磺酰基8或甲基砜基9时，活性再进一步得到提高近35倍（对比化合物8、化合物9和化合物6）。

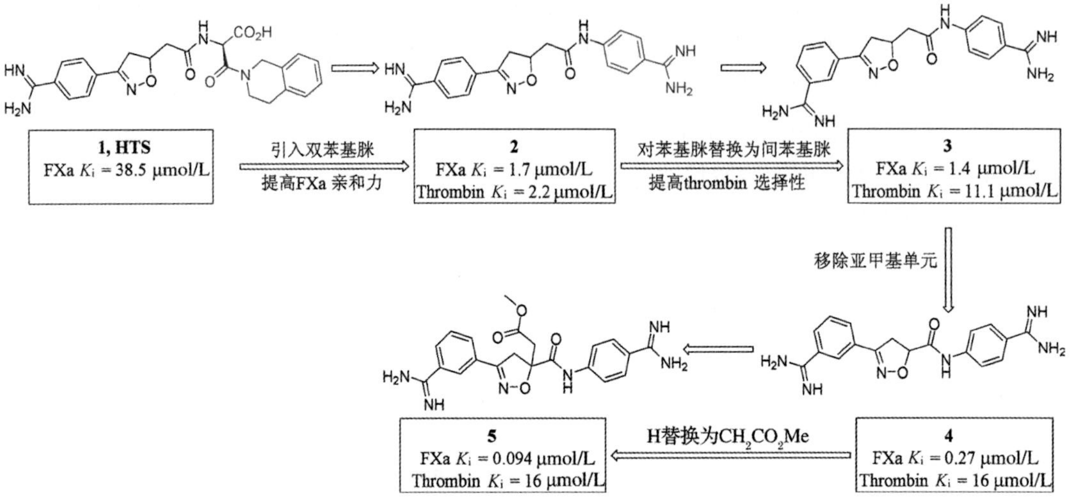

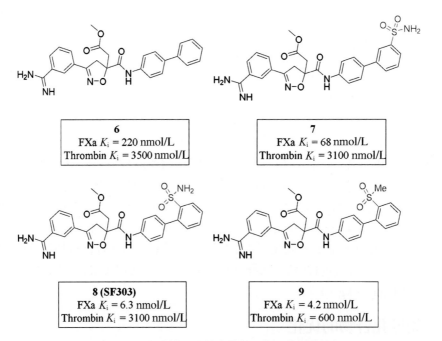

图 7-3-2　从 HTS 到双脒化合物的优化

K_i：抑制常数

图 7-3-3　联芳基取代基末端芳环上取代基的优化

K_i：抑制常数

　　人体内存在很多的酯酶，而化合物8（SF303）中的边链酯基存在被酯酶水解的可能性，从而导致化合物在体内表现出较差的代谢稳定性（metabolic stability）。在兔模型中，通过对其血浆样品进行质谱检测，确实发现了大量的酯酶代谢产物，即羧酸衍生物

（化合物10），且羧酸代谢产物10的含量随着时间的延长不断增加。为了提高化合物在体内的抗血栓能力，需要寻找酯基的替代基团（图7-3-4）[35]。最直接的做法就是将酯基水解得到羧酸衍生物10。化合物10和FXa的结合活性降低了近3倍，但相对凝血酶的选择性却得以提高，这可能归功于羧酸基团和凝血酶中Glu192的电荷排斥作用。直接移除边链酯基，得到氢原子取代的化合物11，同样表现出和SF303相似的结合活性。

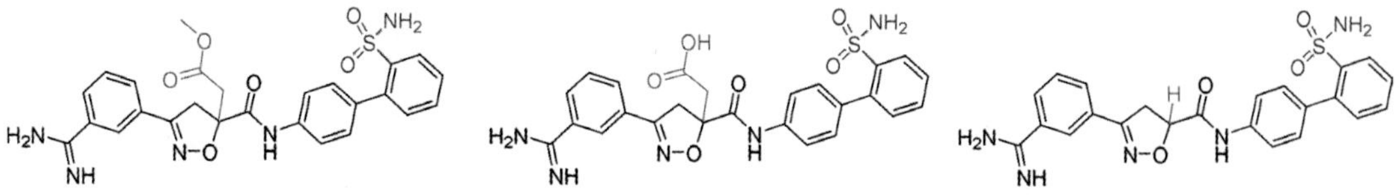

8 (SF303)
FXa K_i = 6.3 nmol/L
Thrombin K_i = 3100 nmol/L

10
FXa K_i = 20 nmol/L
Thrombin K_i > 21000 nmol/L

11
FXa K_i = 7.2 nmol/L
Thrombin K_i = 3900 nmol/L

图 7-3-4　异噁唑啉取代基的优化

K_i：抑制常数

为了进一步增强活性，科学家们改变了酰胺的连接位点，并将异噁唑啉芳构化，得到结构更加平面的异噁唑环体系，同时消除了所有的手性中心，得到了活性进一步提升的化合物12（图7-3-5）[36]。随后科学家们进一步考察了通过氮原子和苯基脒直接相连的五元环骨架的药物的构−效关系（SAR）。[31]当选择吡唑骨架模拟异噁唑环时，得到化合物13[37]。吡唑的引入提供了在3-位引入取代基进而调节分子活性、选择性和分子药物化学性质的可能。结果发现，吡唑化合物13拥有和异噁唑化合物12相当的活性，但是对凝血酶的选择性却有所降低。

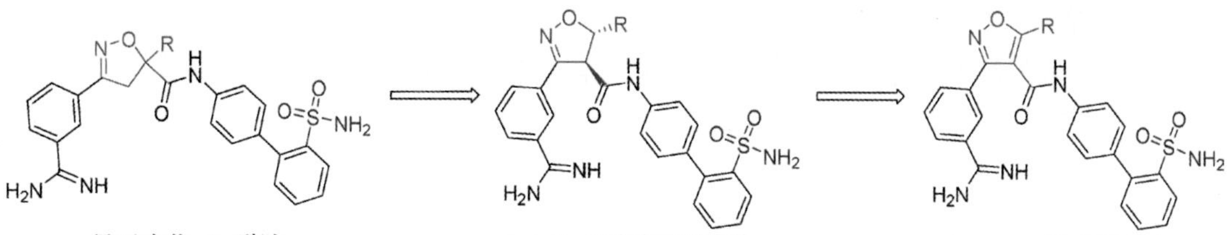

异噁唑啉−5−酰胺　　　　　3,4,5−三取代异噁唑啉　　　　　3,4,5−三取代异噁唑

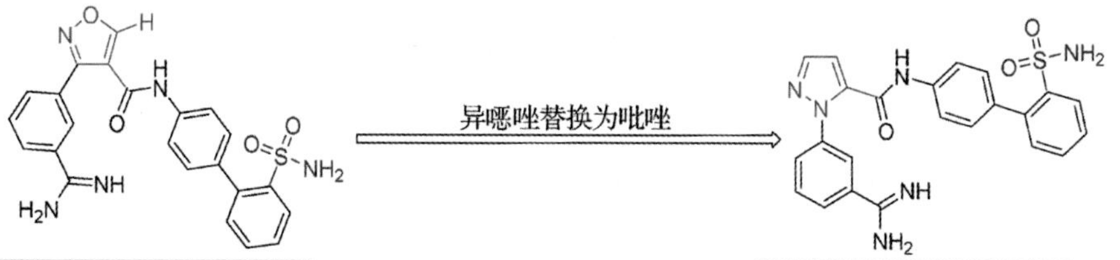

异噁唑替换为吡唑

12 (SA862)
FXa K_i = 0.15 nmol/L
Thrombin K_i = 2000 nmol/L

13
FXa K_i = 0.16 nmol/L
Thrombin K_i = 900 nmol/L

图 7-3-5　核心结构（Core structure）的优化

K_i：抑制常数

在化合物13中吡唑环的3-位引入甲基后，化合物14（SN429）的结合活性进一步提高了10倍，且显示出与凝血酶和胰蛋白酶超过1000倍的超高选择性。而向化合物14的酰胺氮

原子上引入甲基后，化合物15的结合能力降低了近800倍（图7-3-6），很可能是*N*-甲基取代基的引入改变了酰胺构象所导致的。

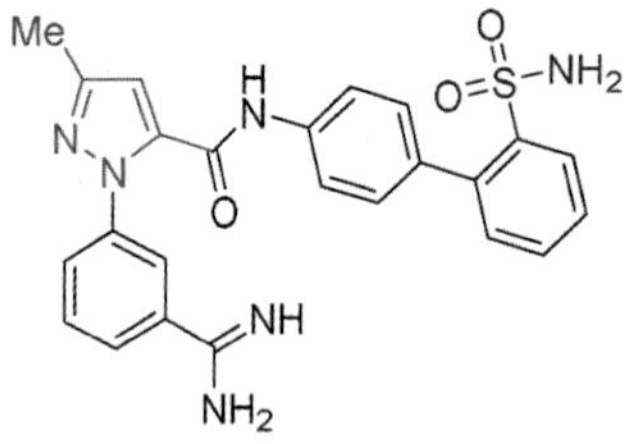

14 (SN429)
FXa K_i = 0.013 nmol/L
Thrombin K_i = 300 nmol/L
Trypsin = 16 nmol/L

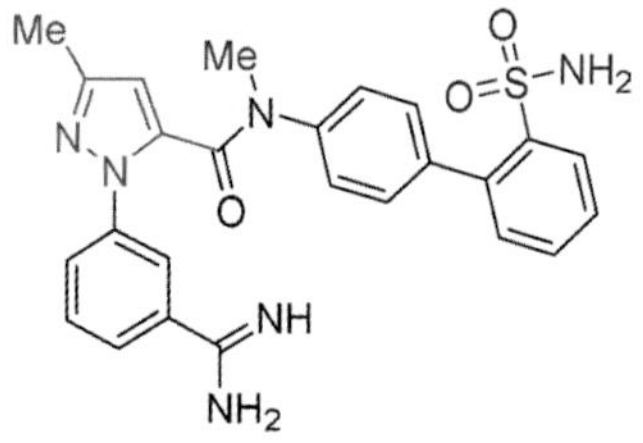

15
FXa K_i = 11.00 nmol/L
Thrombin K_i > 2000 nmol/L
Trypsin >1600 nmol/L

图 7-3-6   吡唑 3- 位引入甲基后与 FXa 的结合活性及选择性

K_i：抑制常数

　　犬体内的药代动力学性质显示（图7-3-7），化合物14表现出较低的清除率［Clearance rate= 0.67 L/（kg·h）］，中等的半衰期（0.82 h），以及较低的分布体积（V_{dss} = 0.29 L/kg），但口服（PO）生物利用度很差［F（%）= 4］，可能是分子中含有脒基团，致使其碱性pK_a值高达10.7，导致分子在血浆中更倾向于以带正电荷的形式存在，无法透过细胞膜而导致透膜性（permeability）极差所致。体外的Caco-2透膜性实验中表观透膜率很低也证实了这一点。此外，化合物14在兔动静脉分流血栓模型（a rabbit model of arteriovenous shunt thrombosis，rabbit A-V shunt model）中表现出ID_{50}值为0.02 μmol/（kg·h）的抗血栓活性[37]。

化合物14在犬体内的药代动力学性质及兔体内的抗血栓活性

Cl（L/kg/h）[1]	V_{dss}（L/kg）[1]	$t_{1/2}$（h）[1]	F%（PO）[2]	Caco-2 Papp*10^{-6} cm/s	rabbit A-V shunt ID_{50}［mmol/（kg·h）］
0.67	0.29	0.82	4	0.30	0.02

图 7-3-7   化合物 14 在犬中的药代动力学性质

1.静脉注射给药1 mg/kg；2.口服给药4 mg/kg

　　为了提高该类化合物的口服吸收能力，研究者尝试以碱性较低的基团来代替苯基脒取代基（图7-3-8）。研究者首先考察了苄胺（pK_a = 8.8）取代的情况。化合物16比相应的苯基脒类似物（化合物14）的活性降低了近200倍，但将吡唑3-位的甲基取代基替换为三氟甲基后，得到了活性较好的化合物17。随后在联芳基取代基的近端2-位引入氟原子，得到更为理想的化合物18。将磺酰胺替换为甲磺酰基后，化合物19的活性进一步提高。

　　同样地，研究者考察了19在犬体内的药代动力学性质（图7-3-9）。和苯基脒类似物（化合物14）相比，苄胺取代的化合物19具有较低的清除率［Cl= 0.24 L/（kg·h）］、较长的半衰期（$t_{1/2}$ = 7.50 h）、合适的组织分布体积（V_{dss} = 0.90 L/kg）以及中等的口服生物利用度（57%）。体外Caco-2实验也表明其具有较好的透膜性。在兔动静脉分流血栓模型中，化合物19可以有效抑制血栓的形成［$ID_{50} = 1.1$ μmol/（kg·h）］。因此，DPC423[38]，即化合物19的结晶非吸湿性盐酸盐形式被选为第一个开展临床研究的候选物。

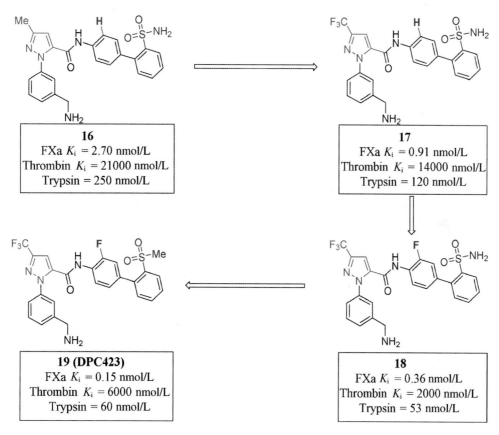

图 7-3-8 苄胺类似物的优化

K_i：抑制常数

化合物19在犬体内的药代动力学性质及兔体内的抗血栓活性

Cl ［L/（kg·h）］[1]	V_{dss} （L/kg）[1]	$t_{1/2}$ （h）[1]	F% （PO）[2]	Caco-2 Papp*10^{-6} cm/s	HPB[3]	rabbit A-V shunt ID_{50}［μmol/（kg·h）］
0.24	0.90	7.50	57	4.86	89	0.02

图 7-3-9 化合物 19 在犬中的药代动力学性质

1.静脉注射给药0.5 mg/kg；2.口服给药0.2 mg/kg；3.人蛋白结合率

　　尽管DPC423具有对凝血酶和其他丝氨酸蛋白酶超过1000倍的选择性，但对胰蛋白酶的选择性仅有400倍。由于临床使用该类药物的方式为长期口服用药，需要尽量避免对胰蛋白酶的长期抑制，因此，研究者决定对DPC423开展进一步的优化[32]。由于FXa拥有比其他胰蛋白酶更大的S1空穴，通过分子识别分析技术以及基于结构的药物设计策略，研究者系统考察了P1处苄胺的模拟替代基团（mimics），发现氨基苯并异噁唑取代的化合物20可以保持优良的结合活性和选择性[39]，尤其是对胰蛋白酶的选择性得到大幅度的提高，但遗憾的是，该化合物透膜性较差（Caco-2实验测得的表观渗透系数 $<0.1\times10^{-6}$ cm/s），溶解度也非常差（<0.0001 mg/mL），在犬中的口服生物利用度仅为2%（口服剂量为0.2 mg/kg）。

保持氨基苯并异噁唑不变，科学家们对联苯取代基的远端芳环进行了考察（图7-3-10）[40]。引入可溶性的杂环，如2-甲基咪唑-1-基后，化合物21的透膜性得到极大地提升（7.41×10^{-6} cm/s），但活性却有所降低，当在新引入的咪唑环上引入烷胺基时，氮原子上引入单甲基或者双甲基，可提高其结合活性（化合物22和化合物23）。

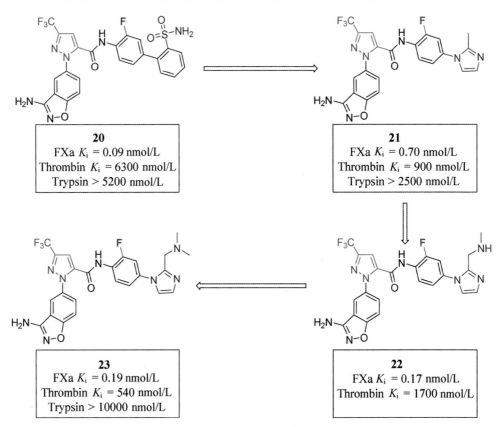

图 7-3-10　氨基苯并异噁唑系列化合物的优化

K_i：抑制常数

犬的药代动力学实验结果显示（图7-3-11），化合物22和化合物23的体内清除率几乎相同，但化合物23的透膜性明显高于化合物22，且化合物23的口服生物利用度也优于化合物22（27%），可达84%。化合物22和化合物23的人血浆蛋白结合率（plasma protein binding，PPB）也得到显著降低。在兔动静脉分流血栓模型中静脉给药后[41]，化合物23表现出了良好的剂效关系［ID_{50} = 1.6 mg/（kg·h）］。化合物23的盐酸盐形式（Razaxaban，DPC906，BMS-562389）是该项目第二个进入临床试验研究的化合物。

化合物22和化合物23在犬中的药代动力学性质及兔中的体内抗血栓活性

化合物	PPB	Caco-2 Papp*10^{-6} cm/s	Cl [L/（kg·h）] [1]	$t_{1/2}$ （h）[1]	V_{dss} （L/kg）[1]	F% （PO）[2]
22	85.6%	0.2	1.1	3.7	4.6	27
23	90.5%	5.56	1.1	3.4	5.3	84

图 7-3-11　化合物 22 和化合物 23 在犬中的药代动力学性质

1.静脉注射给药0.4 mg/kg；2.口服给药0.2 mg/kg

　　在DPC423、DPC602和Razaxaban中，都存在5-吡唑并酰胺连接基团（linker），该酰胺键在体内易被众多的蛋白水解酶水解断裂，在患者长期服用药物的过程中可能会产生有致突变性的（Ames positive）芳胺碎片的蓄积。药物化学家们决定再一次优化这一潜在的临床用药风险，这次他们采用了酰胺键关环策略，得到吡唑并环类化合物（图7-3-12）[42]。

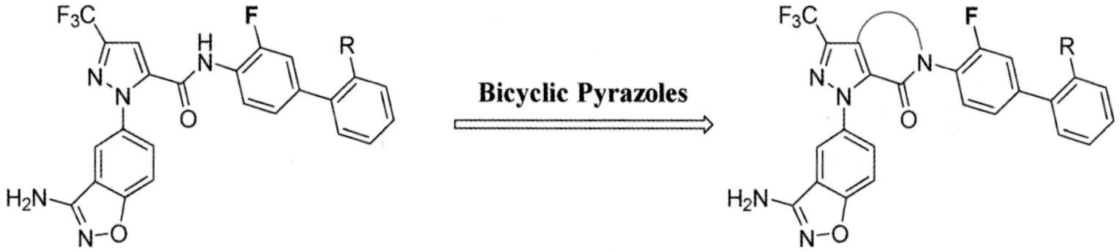

图 7-3-12　吡唑并环的策略降低酰胺水解产生芳胺的概率

　　与Razaxaban相比，并环骨架的化合物大都保持了对FXa纳摩尔级别的抑制活性（图7-3-13），但并环骨架的大小可显著影响分子与FXa的结合活性，其中六元环内酰胺骨架的活性优于七元环内酰胺骨架（化合物24和化合物26，化合物25和化合物27），化合物24与FXa的结合活性比razaxaban提高了近5倍。在非并环系列化合物中，向联芳基的近端2'-位引入氟原子（"F"）有助于提高分子的结合活性。但在并环系列的化合物中，却未表现出相似的SAR效果，即引入氟原子未能有效提高分子的结合活性（化合物24和化合物25，化合物26和化合物27，化合物28和化合物29）。当尝试向氮杂环庚烷酮环内引入双键时，得到的分子对活性并没有显著影响（化合物26和化合物28，化合物27和化合物29）。尽管这些化合物都表现出了低于纳摩尔级别的结合活性，但是在体外凝血实验中的活性却并不高。[42]

　　为了进一步优化化合物24，药物化学家们对联芳环取代基进行了考察，并研究了它们在犬中的药代动力学性质（图7-3-14）[37, 42]。去掉氮原子上的一个甲基取代基后，化合物30的结合活性会降低，且代谢清除率增高。将末端芳环上的取代基替换为吡咯烷时，化合物31的活性也会有所降低，但在吡咯烷的3-位引入R构型的羟基后，化合物32的活性得到大大提高，恢复到了化合物24的结合活性水平，且代谢清除率降低[0.35 L/（kg·h）]，口服生物利用度（F）达到82%，表现出良好的药代动力学性质。在3-位引入S构型的羟基时，化合物33并未表现出化合物32如此良好的活性和性质。在化合物32的基础上向联芳基的近端苯环2'-位引入氟原子后，化合物34的透膜性得到了进一步的改善，但活性降低。将化合物32吡唑3-位的三氟甲基替换为甲基取代基后，化合物35的活性也降低。向化合物35的联芳基2'-位引入氟原子并未改善分子的结合活性。由于较好的药代动力学性质和良好的透膜性，该系列化合物的口服生物利用度普遍较高。其中，化合物32和化合物34的清除率和分布体积相对较低，且具有中等的半衰期和较高的口服生物利用度。在兔子动静脉分流血栓模型中，化合物32的活性最强，其IC$_{50}$值为135 nmol/L，对化合物32的稳定性分析也未发现酰胺键断裂的代谢产物。所以，BMS-740808，即化合物32的结晶盐酸盐形式，被选中开展进一步的临床前研究和评估。

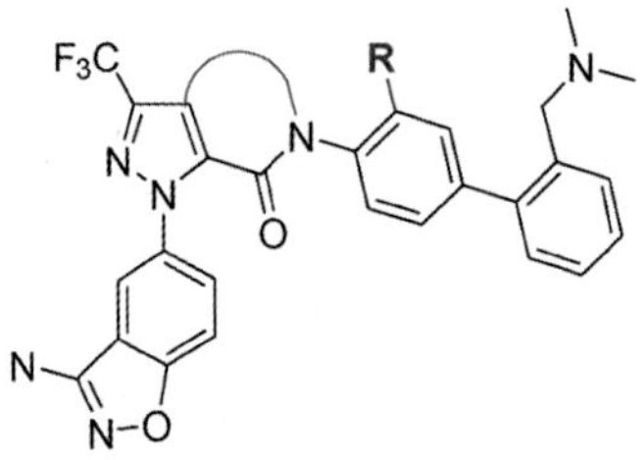

化合物	Scaffold	R	FXa K_i (nmol/L)	PT EC$_2$x(umol/L)
24	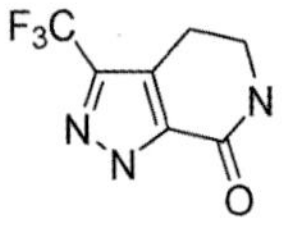	H	0.04	2.7
25	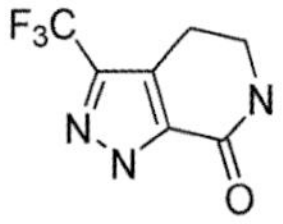	F	0.13	5.6
26	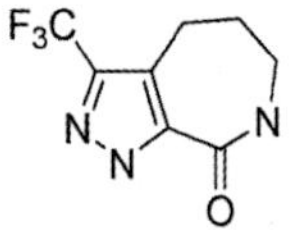	H	0.81	4.0
27	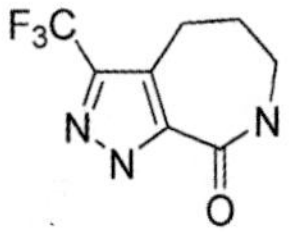	F	0.85	8.5
28	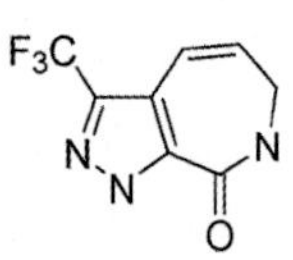	H	0.60	6.9
29	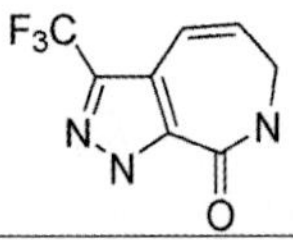	F	0.60	15

图 7-3-13　并环策略骨架的探索

　　BMS-740808中并环骨架的发现，虽然使该系列化合物在普遍拥有较好的活性的同时，犬体内也表现出良好的药代动力学性质，如较低的清除率和分布体积，但其和razaxaban的结构差异性（structure diversity）并不大，从而降低了科学家们开发该化合物的吸引力。

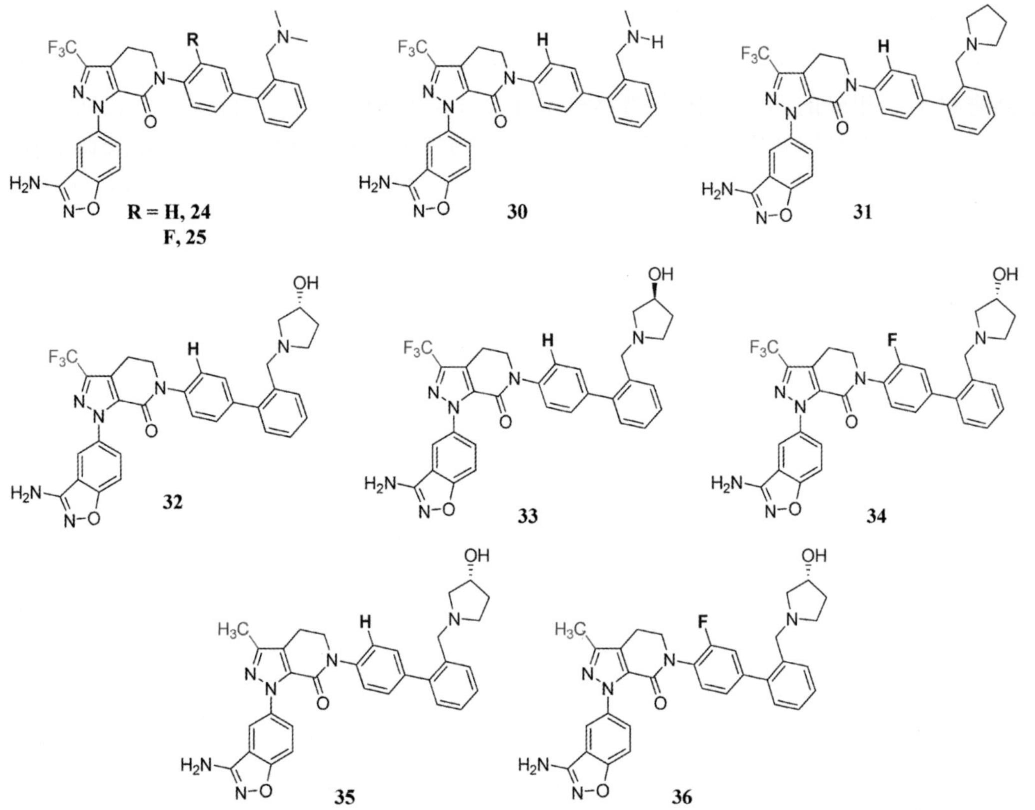

化合物	FXa Ki(nmol/L)	PT IC$_2$x (umol/L)	Caco-2 Papp * 10^{-6} cm/s	Cl [L/(kg · h)]^1	V$_{dss}$ (L/kg)^1	t$_{1/2}$ (h)^1	F% (po)^2	rabbit A-V shunt IC$_{50}$(nmol/L)
24	0.04	2.7	4.7	0.98	4.5	3.8	50	223
25	0.13	5.6	8.9	1.05	8.8	6.4	83	600
30	0.34	3.7	——	1.66	9.7	7.4	67	——
31	0.15	3.2	——	1.01	5.0	5.3	37	——
32	0.03	3.6	1.7	0.35	1.6	5.1	82	135
33	0.12	4.8	——	0.27	1.12	4.5	52	——
34	0.16	8.4	13.0	0.35	2.8	5.9	81	600
35	0.27	2.8	6.2	0.42	0.75	1.7	44	——
36	0.34	4.9	——	0.94	1.1	1.1	62	——

图 7-3-14 并环骨架化合物的优化

以化合物的三氟乙酸盐的盐型给药；1.静脉注射给药0.5 mg/kg；2.口服给药0.2 mg/kg

　　为了增加结构的差异性，药物化学家们对吡唑环的3-位取代基做了进一步考察（图7-3-15）[20]。当3-位取代基为三氟甲基（化合物37）、甲基砜基（化合物38）、酰胺基（化合物39）、氰基（化合物40）或二甲基氨基（化合物44）时，均可以得到低于1纳摩尔的结合活性。与化合物37相比，化合物39的结合活性和凝血活性均有显著提升。

酯基取代的化合物41和羧酸取代的化合物42的活性则均有所降低。当C_3-位为氨基取代基时，含有N, N-二甲基的化合物的活性比单氨基取代化合物的活性强（化合物44和化合物43）。相应的四氮唑化合物45则显示出中等的凝血活性和较差的结合活性。总之，当吡唑3-位取代基为酰胺基团时，化合物39表现出最好的结合活性和凝血活性。

犬体内的药代动力学性质研究表明，化合物39表现出较低的清除率，中等的组织分布体积和5.6 h的半衰期，良好的透膜性使该化合物具有极佳的口服生物利用度（F = 100%）（图7-3-16）。

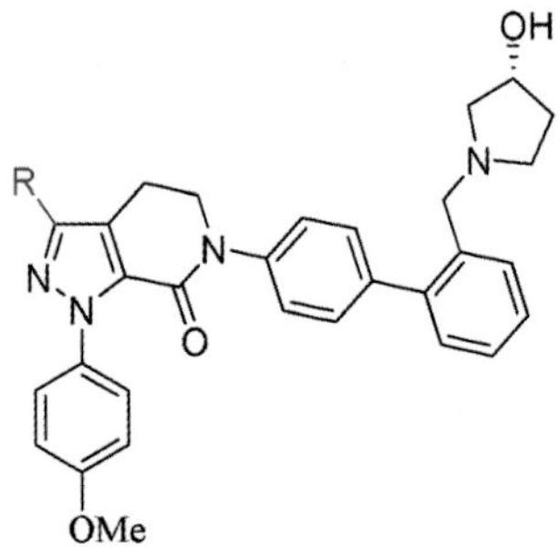

化合物	R	FXa Ki(nmol/L)	Thrombin Ki(nmol/L)	PT EC$_{2x}$ (umol/L)
37	CF$_3$	0.18	330	33.1
38	SO$_2$Me	0.25	180	1.5
39	CONH$_2$	0.07	140	1.3
40	CN	0.33	100	2.8
41	CO$_2$Et	3.9	980	6.1
42	COOH	7.6	>20000	25
43	NH$_2$	6.7	9400	4.7
44	NMe$_2$	0.31	1800	NT
45	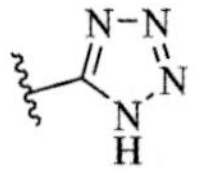 四氮唑	0.63	12000	12.4

图 7-3-15　吡唑 3-位取代基的考察

化合物39在犬体内的药代动力学性质

Cl [L/（kg·h）][1]	V$_{dss}$ （L/kg）[1]	t$_{1/2}$ （h）[1]	F% （PO）[2]	Caco-2 Papp*10^{-6} cm/s
0.32	1.6	5.6	100	2.3

图 7-3-16　化合物 39 在犬中的药代动力学性质

以化合物的三氟乙酸盐的盐型给药；1.静脉注射给药0.4 mg/kg；2.口服给药0.2 mg/kg

同时，药物化学家们在保持BMS-740808中吡唑3-位的三氟甲基和双并环的基础上，对联芳基部分以氮原子连接苯环的R取代基也进行了考察（图7-3-17）[20]。引入氨基取代基，使化合物46对FXa的结合活性大大降低。向氨基上引入甲基取代基后，化合物47和化合物48与FXa的结合活性则有所提高。而在N-乙酰基取代基的化合物49的基础上，进一步引入甲基后，得到N-甲基乙酰基取代的化合物50，其与靶点的结合活性良好，且和之前的芳基取代基在结构上有较大差异。化合物50表现出的FXa高结合活性，说明化合物N-甲基乙酰基取代基的构型对其与FXa活性位点的结合非常重要。将化合物50中的N-甲基乙酰基取代基进行环化得到内酰胺化合物51和化合物52，虽然仍然保留较高的结合活性，但凝血活性有所降低，可能是环化后的化合物拥有较高的亲脂性（$clogP > 7$）及较高的人血清蛋白结合率（PPB $> 99\%$）所致。

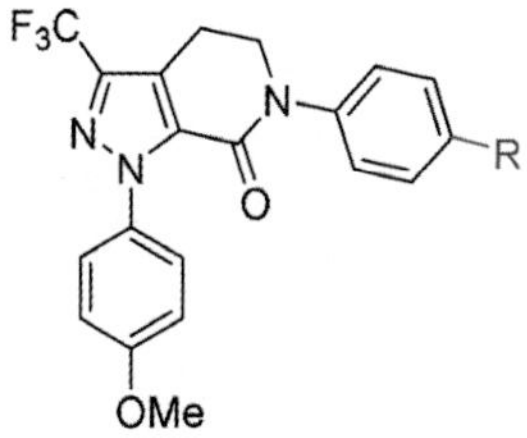

化合物	R	FXa K_i (nmol/L)	Thrombin K_i (nmol/L)	PT EC$_2$x (μmol/L)
46	NH$_2$	1600	>6300	NT
47	NHMe	610	>6300	NT
48	NMe$_2$	6	>13400	40.6
49	NHCOMe	180	>6300	NT
50	N(Me)COMe	0.5	>6300	8.2
51	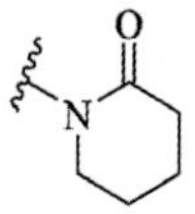	0.23	4400	36
52	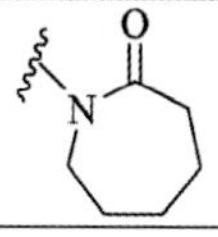	0.47	3300	26

图 7-3-17　氮连接的 P4 取代基考察

结合已经得到的P4取代基的SAR（图7-3-17）和吡唑3-位取代基的SAR（图7-3-15），将化合物50和化合物51中平面吡唑环的C$_3$-位上的三氟甲基替换为化合物39中极性较大的酰胺取代基，得到化合物53和化合物54（图7-3-18）。[20]两个化合物不仅保留了低于1纳摩尔的FXa结合活性，同时在PT凝血实验中也表现出良好的抗凝活性。犬的药代动力学研究结果显示，化合物53虽然表现出56%的口服吸收生物利用度，但却具有较高的体内清除率和分布体积，以及较短的半衰期。相较而言，化合物54具有较低的体内清除率和组织分布体积，且比BMS-740808和Razaxaban的药代动力学性质更好。化合物54的人血清蛋白结合率为87%，说明在体内游离化合物浓度相对较高。综合考虑以上所有的信息，科学家们最终选定了化合物54（Apixaban）为开展临床试验研究的候选药物分子。

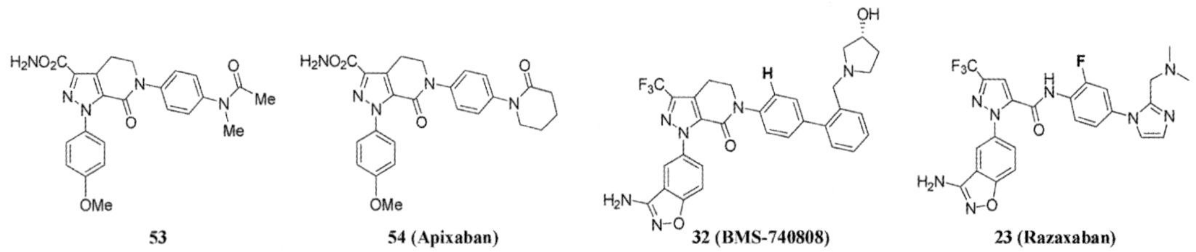

53　　54 (Apixaban)　　32 (BMS-740808)　　23 (Razaxaban)

化合物	^{h}FXa Ki(nmol/L)	^{r}FXa Ki(nmol/L)	^{h}血清蛋白结合率(%)	Caco-2 Papp * 10^{-6}cm/s	Cl [L/(kg·h)]^{a}	V_{dss} (L/kg)^{a}	$t_{1/2}$ (h)^{a}	F% (po)^{a}	rabbit A-V shunt IC_{50}(nmol/L)
53	0.54	2.6	NT	2.5	2.8	1.7	0.7	56	NT
54 (Apixaban)	0.08	0.17	87	0.9	0.02	0.2	5.8	58	329
32 (BMS-740808)	0.03	0.06	97	1.7	0.35	1.6	5.1	82	140
23 (Razaxaban)	0.19	0.19	91	5.56	1.1	3.4	5.3	84	340

图 7-3-18　重要化合物的体内体外数据

h和r分别表示在人和兔物种中的数据；Ki值是用纯化的酶做实验所得数据，且取两次实验的平均值；a指多个化合物同时在犬中给药（口服、静脉注射）得到药代动力学参数；NT表示未检测

三、阿哌沙班（Apixaban）和FXa的结合模型

化合物54和FXa紧密结合为抑制剂-酶复合物（晶体结构如图7-3-19所示，PDB编号2P16）。在蛋白口袋的S1区域，化合物的末端甲氧基非常完美的填充了由Ala190，Val213，Gly226，Tyr228形成的疏水口袋。由于共轭效应，甲氧基取代与苯环处于同一平面，限制了单键的旋转自由度，从而减少了化合物与靶点结合时熵的损失。苯环一方面与周围口袋形状互补，另一方面芳环的碳氢与Gly218主链羰基形成非典型的弱氢键。吡唑环和Gln192的主链和侧链有一定静电相互作用，吡唑环2位的氮原子可以通过小分子内的静电作用，帮助进一步限制吡唑C-3位取代基酰胺的翻转（吡唑氮的孤对电子与酰胺的NH在同一侧），这种构象下的酰胺NH也可以与Glu146主链的羰基形成氢键。吡唑并环上的内酰胺羰基和Gly216主链NH形成一个相对包埋在口袋内部的氢键（一般而言，强度会大于在溶剂区的氢键）。蛋白口袋的S4区域，小分子的苯环和Try99侧链形成一个edge-to-face的pi-pi stacking相互作用，连接该苯环与内酰胺环二面角接近九十度，可以让内酰胺环与Phe174，Trp215和Tyr99形成的蛋白口袋有很好的形状互补，而内酰胺的羰基氧则可以朝向溶剂区（减少结合时的去溶剂化损失），并且在2P16共晶结构中与一个B factor=39的结晶水形成氢键。综上分析，化合物54以低能构象与FXa活性口袋中的多个残基形成有利的相互作用，并且在形状，疏水性和静电分布上充分互补。

四、阿哌沙班的合成路线

在阿哌沙班的研发过程及上市后，科学家们开发了很多的工艺合成路线，构建吡唑内酰胺骨架是合成工艺的关键。本章节介绍了4条相关工艺路线，均以化合物55作为关键中间体，其合成如图7-3-20所示[20]。4-甲氧基苯胺在浓盐酸和亚硝酸钠的作用下发生重氮化反应，随后在醋酸钠的作用下和2-氯乙酰乙酸乙酯发生Japp-Klingemann反应，以90%的收率得到对甲氧基苯基氯腙中间体化合物55。

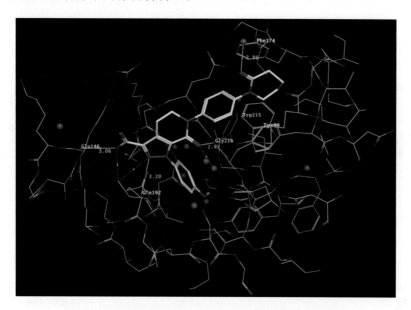

图 7-3-19　阿哌沙班（化合物 54）和 FXa 的结合模型

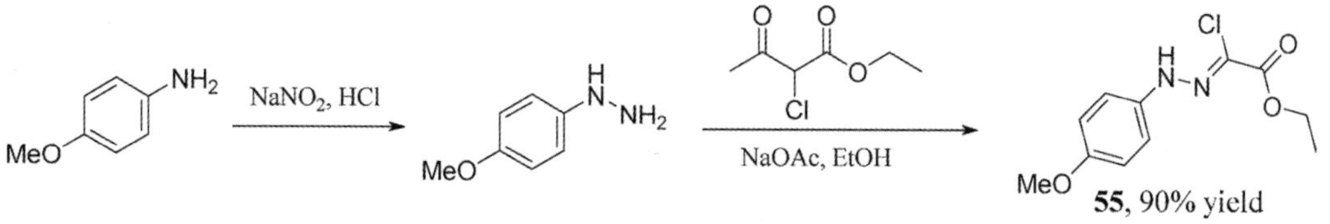

图 7-3-20　关键中间体化合物 55 的合成

（一）路线 1

在分子的原研合成路线中（图7-3-21）[20, 42, 43]，起始原料4-碘苯胺和5-溴戊酰氯发生缩合反应，之后用叔丁醇钾处理，随后在回流的氯仿中和五氯氧磷发生氯化反应得到α，α-二氯哌啶酮中间体化合物57，进一步在回流条件下，该中间体与过量的吗啡啉以70%的总收率得到化合物58。

随后，在过量三乙胺的存在下，化合物58和中间体化合物55发生反应，在二氯甲烷中用三氟醋酸处理，以71%的收率得到化合物59。在类似Ullmann反应条件下，芳基碘化物化合物59和δ-戊内酰胺反应，以21%的收率得到偶联产物化合物60。最后酯基在乙二醇中和氨气发生氨解反应，最终得到产物阿哌沙班。

（二）路线2

在合成路线2（图7-3-22）中[44]，首先2-哌啶酮在和路线1相似的条件下发生邻位二氯取代反应，然后发生消除、取代反应，得到烯胺中间体化合物61。中间体化合物61和化合物55发生连续的[3+2]环加成及消除反应得到中间体化合物62。化合物62和芳基碘化物化合物56在Ullmann反应条件下得到偶联产物化合物63。随后化合物63中的羧酸基团和氯甲酸异丁酯反应，得到混合酸酐中间体。最后，在氨水存在下发生氨解反应，得到目标产物阿哌沙班。

路线1和路线2均需要用到较为昂贵的有机碘化物，Ullmann反应需要铜催化剂的参与，从而限制了其在工艺上的放大合成。

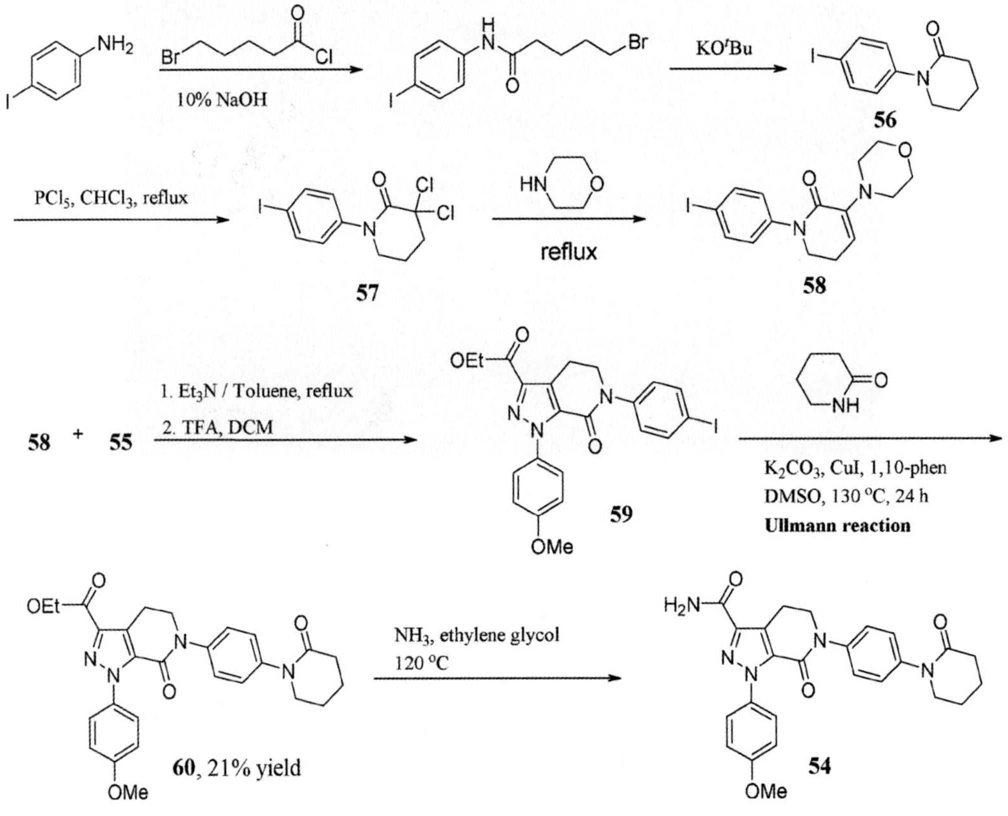

图 7-3-21 　阿哌沙班的合成路线 1

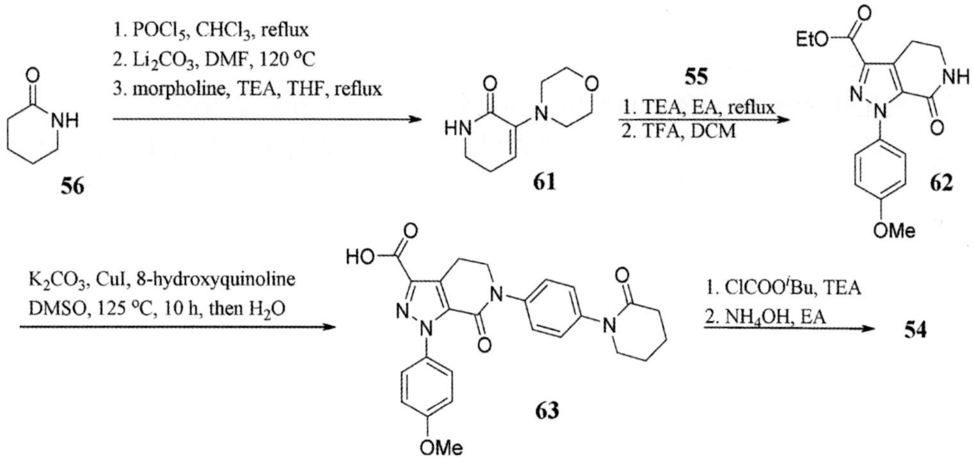

图 7-3-22　阿哌沙班的合成路线 2

（三）路线 3

工艺合成路线3如图7-3-23所示[45]。以对硝基苯胺和较为廉价的5-氯戊酰氯为起始原料，在与路线1相似的条件下反应，得到烯胺中间体化合物65。然后以硫化钠为还原剂，将化合物65中的硝基还原为氨基，得到中间体化合物66。中间体化合物66中的氨基再次和5-氯戊酰氯发生关环反应，得到含有两个δ-戊内酰胺骨架的关键中间体化合物67。随后化合物67和化合物55再发生连续的[3+2]加成-消除反应，得到中间体化合物60。在该过程中，本章作者加入碘化钾作为共催化剂，提高了反应产率，缩短了反应时间。化合物60在氨的甲醇溶液中发生氨解反应，得到目标产物阿哌沙班。该路线总收率为35%，且避免了Ullmann反应条件的使用。

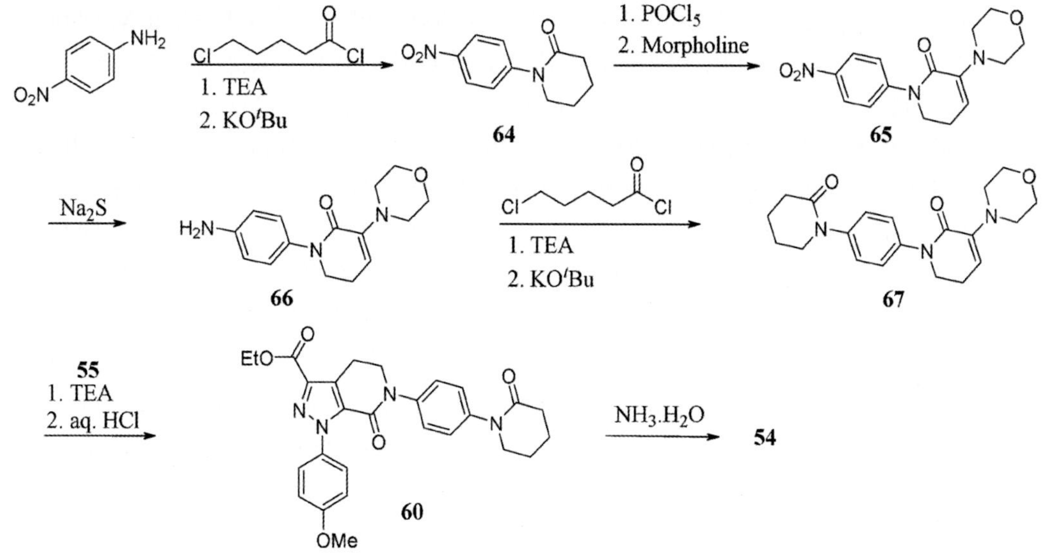

图 7-3-23　阿哌沙班的合成路线 3

（四）路线4

合成路线4如图7-3-24所示[46]。中间体化合物65首先和化合物55发生连续的[3+2]加成–消除反应，构建吡唑内酰胺骨架，得到中间体化合物68。随后在铁粉为还原剂的作用下，将化合物68中的硝基还原为氨基，然后酯基在甲酰胺/甲醇钠条件下发生氨解反应，得到中间体化合物69。化合物69中的氨基再和5-氯戊酰氯发生关环反应，得到目标产物阿哌沙班。

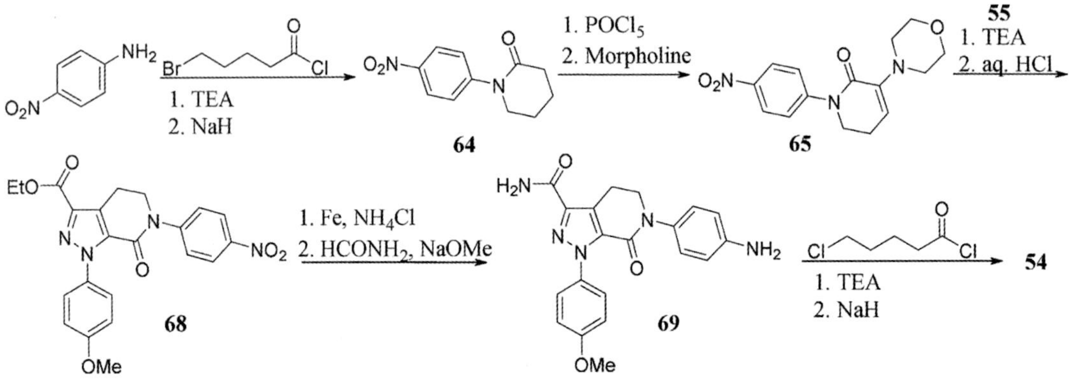

图 7-3-24　阿哌沙班的合成路线 4

综上所述，阿哌沙班的合成路线主要包括还原、环合、缩合和氨化4个关键步骤，4个步骤的先后顺序及具体反应条件在各篇文献报道中略有不同。

第四节　阿哌沙班的临床适应证

阿哌沙班（Apixaban，艾乐妥Eliquis）是一个直接、可逆、高选择性的FXa抑制剂。2011年5月在欧盟首次获批用于髋关节或膝关节择期置换手术成人患者静脉血栓症的预防。2012年11月，欧盟进一步批准用于非瓣膜性房颤（non-valvular atrial fibrillation，NVAF）成人患者卒中和体循环栓塞的预防。2012年12月获美国FDA批准上市，2013年1月获原国家食品药品监督管理局批准进入中国，用于髋关节或膝关节择期置换术的成年患者，预防静脉血栓栓塞症（VTE），并进入2017版国家医保目录。阿哌沙班拥有同类最佳的临床试验结果，其安全性和有效性均超出同类药物，显著降低了大出血的风险。

阿哌沙班大多数以原药形式通过粪便排出，有约25%被代谢，且大多通过CYP3A4酶代谢，氧–去甲基阿哌沙班和羟基阿哌沙班是体内的主要代谢物，人体中阿哌沙班的总清除率为3.3 L/h，肾清除约占27%。肝功能轻度异常时，无需调整阿哌沙班的剂量。中、重度肝功能异常和有肾或肝衰竭的患者不适合服用阿哌沙班。治疗期因病况而异，有些需要3～6个月，有些则需要更长久的治疗期。阿哌沙班用于预防血栓的形成，以及防止已形成的血栓继续扩大，但它并不能化解已形成的血液凝块。

数字资源

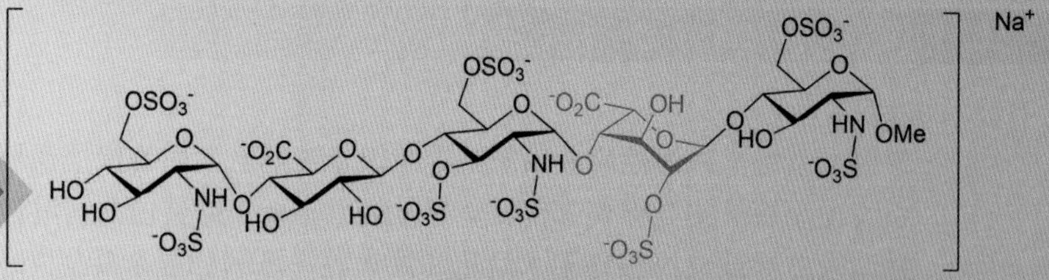

第八章

磺达肝癸钠

抗凝药物磺达肝癸钠的研发

李中军　李忠堂　李紫鹏

第一节　血栓性疾病

一、血栓性疾病及危害

按照病理过程，血栓性疾病可分为血栓形成和血栓栓塞两种。前者是指在一定条件下血液的有形成分在血管内形成栓子，并造成血管部分或完全堵塞，导致相应部位供血障碍的生理或病理过程；后者则是指血栓由形成部位脱落，在随血流移动的过程中部分或全部堵塞血管，引起相应组织和器官缺血、缺氧甚至坏死以及瘀血、水肿等病理过程。血栓性疾病包括动脉、静脉和微血管血栓性疾病。当血栓形成的病理过程压倒止血的调节机制时，便会产生过量的凝血酶，达到高凝状态，最终导致局部血栓性病变。因此，绝大多数高凝状态与局部血栓形成有关[1]。动脉循环中血栓的形成通常发生在心血管疾病高风险的个体中，其中冠状动脉心肌梗死和缺血性卒中是冠状动脉中动脉粥样硬化和血栓形成的主要结果[2, 3]。外周动脉血栓性疾病包括肠系膜动脉栓塞和肢体动脉栓塞；而静脉血栓栓塞则包括深静脉血栓形成及其并发症、肺栓塞等，是一种严重的病理状态[4]。

动脉、静脉以及微血管循环中血块的形成是全世界发病和死亡最常见的原因。世界卫生组织的统计数据显示，全世界死于动脉粥样硬化血栓性疾病的总人数大于人类所有死亡人数的25%[5]。目前，每年全世界死于心脑血管病的人数超过1200万。在美国，男性急性心肌梗死的死亡率为27%，女性则更高，达到44%。我国每年死于心脑血管病的人数约为200万，其中因血栓性疾病导致的死亡占全球的51%[2]。急性动脉栓塞是心脏病最主要的发病原因，80%的卒中与之相关。

二、血栓的形成因素及机制

止血系统是宿主的一种防御机制，包括血小板聚集、凝血和纤维蛋白溶解，在血管损伤后保持了哺乳动物的高压闭合循环系统的完整性[6]。凝血则包括内源性凝血系统和外源性凝血系统。外源性凝血系统又称组织系统凝血。血管壁损伤导致循环的血液外渗，迅速引发血小板聚集到损伤部位，该部位的血小板膜糖蛋白与可溶性的血管性血友病因子特异性结合并导致血小板黏附、活化和聚集等一系列的复杂反应[7]；同时，血管壁周围细胞的一种跨膜糖蛋白组织因子与血浆因子Ⅶ/Ⅶa结合形成双分子复合物，该复合物通过活化因子Ⅹ和因子Ⅸ引发凝血，导致凝血酶的产生和纤维蛋白沉积，促进了凝血的发生[8, 9]。

血栓的成因较为复杂，任何会打破血液凝血和抗凝平衡的因素都可能会导致血栓疾病的发生，其机制大致分为以下3种。

（1）凝血系统异常：在生理或病理条件下，受伤的组织会释放出凝血因子Ⅲ进入血浆，与因子Ⅶ和Ca^{2+}一起形成复合物，该复合物可以进一步催化因子Ⅹ变成活化因子Ⅹ（因子Xa，FXa）[10]。Xa、V、Ca^{2+}及血小板磷脂共同形成凝血酶原激活物；随后，在Ca^{2+}的参与下，凝血酶原激活物催化凝血酶原（因子Ⅱ）转化为具有活性的凝血酶（因子Ⅱa，FⅡa）；最后，在Ca^{2+}、因子Ⅷ和凝血酶的催化下，血浆中可溶性的纤维蛋白原转变为不溶性的纤维蛋白，该纤维蛋白会呈细丝状，纵横交错，并网罗了大量的血细胞，形成了凝胶状的血凝块[11]。正常状态下人体内还存在一套高效的抗凝系统，抗凝血酶Ⅲ（Antithrombase-Ⅲ，ATⅢ）能够快速封闭凝血因子的活性中心，阻止了纤维蛋白原的转变，从而确保血液不会凝固；相反，当该部位形成的过量凝血酶超过了正常抗凝系统的承载能力时，血管内就会形成栓子，造成血管堵塞或部分堵塞以及相应的部位供血障碍，最终导致局部血栓性病变。例如，在术后、有创伤或者肿瘤组织裂解时，体内会处于高凝状态，血小板和凝血因子数目上升、抗凝血因子活性较低，从而容易形成血栓。

（2）血管内皮损伤：当血管内皮受到损伤时，内皮细胞会发生变性并坏死脱落，导致血管内皮下的胶原纤维裸露，从而激活内源性凝血系统的因子Ⅻ，使内源性凝血系统被激活，也会起到凝血作用，导致血栓形成[12]。此外，损伤的内皮细胞还可以释放组织凝血因子，激活外源性凝血系统；同时受损伤的血管内膜变粗糙，使血小板更易于聚集，更倾向于黏附在裸露的胶原纤维上。当内源性及外源性凝血途径同时被激活时，就会导致血栓的形成[13]。

（3）血流状态的变化：主要指血流减慢及血流产生旋涡等改变的状态，也会更有利于血栓的形成。在正常血流中，由于比重关系，红细胞及白细胞在血流的中轴流动构成轴流，其外侧是血小板带，最外层是血浆带构成的边流。若血流减慢或产生涡流，血小板便会进入边流，增加了血小板接触血管内膜的机会及附着于内膜的可能性。当血流减慢或形成涡流时，被激活的凝血因子与凝血酶在局部更易达到凝血所需的浓度，因此更易导致凝血过程的进行。静脉内有静脉瓣结构，也会导致血流缓慢，容易产生涡流，因此静脉栓塞的发病率比动脉高4倍，且多发于瓣膜囊位置[14]。

图8-1-1总结了参与血栓形成过程的途径及其关键因素。

三、Xa因子的功能

因子Xa（factor Xa，FXa）位于人体内源性凝血途径和外源性凝血途径的交汇处，在凝血酶的上端，因而，抑制FXa能同时抑制内源性和外源性凝血过程的发生。此外，由于生物信号的放大效应，一个FXa抑制剂分子能够抑制138个凝血酶分子的生理效应，因此，抑制FXa的活性也比抑制凝血酶更有效。FXa是一种丝氨酸蛋白酶，拥有断裂大分子蛋白质中的肽键并使之水解为小蛋白的功能；具体地，FXa可以水解下游的凝血酶原并使之转化为凝血酶，从而触发凝血的过程[15]（图8-1-1）。

1996年，Brandstette等测定了人类FXa的X-衍射晶体结构（图8-1-2），随后有多个课题组对活性分子与FXa的结合方式进行了研究。S1是FXa的特异结合区域，决定了底物的特异性；S4是FXa的芳香性口袋，由Phe174、Tyr99和Trp215组成[16]。

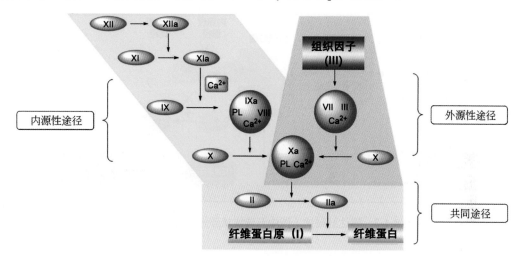

因子Ⅰ-纤维蛋白原
因子Ⅱ-凝血酶原
因子Ⅲ-组织因子（促凝血酶原激酶）
因子Ⅳ-钙离子
因子Ⅴ-促凝血球蛋白原
因子Ⅶ-促凝血酶原激酶原

因子Ⅷ-抗血友病因子A
因子Ⅸ-抗血友病因子B
因子Ⅹ-自体凝血酶原C
因子Ⅺ-抗血友病球蛋白C
因子Ⅻ-接触因子
因子ⅩⅢ-纤维蛋白稳定因子

图 8-1-1 凝血级联反应及其参与的凝血因子

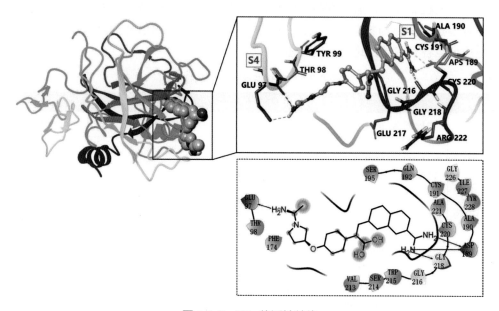

图 8-1-2 FXa 的活性结构

目前，磺达肝癸钠是唯一上市的糖类Xa因子抑制剂，并且作为骨科关节置换术血栓栓塞及静脉血栓性疾病的预防和治疗的首选抗凝药物在临床中使用。磺达肝癸钠通过选择性结合抗凝血酶（解离常数为50 nmol/L）来诱导抗凝血酶的构象发生改变，这种构象的改变可以特异性增强抗凝血酶对因子Xa的自然中和作用（约300倍），从而阻断凝血因子Xa的释放，最终破坏了内源性和外源性的凝血途径，抑制了凝血酶的产生和血栓的形成（图8-1-3）。

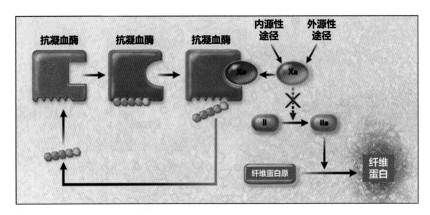

图 8-1-3　磺达肝癸钠（图中五球线状部分）的作用机制 [17]

第二节　血栓性疾病的治疗

一、抗凝血药、抗血小板药和溶血栓药

依据作用机制分类，血栓性疾病的治疗药物可以简要分为3类：抗血小板药、抗凝血药、溶血栓药，上市药物总结于表8-2-1中。由于分子作用的信号通路及靶点的不同，药物的适应证也各有差异，此处不再赘述。

表 8-2-1　血栓性疾病上市药物总结

药物分类	信号通路及靶点	商品名	药物类别
抗血小板药	血栓素 A_2 抑制剂	阿司匹林	小分子
	P2Y12 受体拮抗剂	氯吡格雷	小分子
		普拉格雷	小分子
		噻氯匹定	小分子
	血小板Ⅱb/Ⅲa 抑制剂	阿昔单抗	单抗
		替罗非班	环肽
		依替巴肽	非肽类小分子
	磷酸二酯酶抑制剂	西洛他唑	小分子

续表

作用机制	信号通路及靶点	商品名	药物类别
抗凝血药	竞争性抑制维生素 K	华法林	小分子
	与ATⅢ结合，抑制多种凝血因子，抑制血小板	普通肝素	大分子
	与ATⅢ结合，抑制多种凝血因子	低分子肝素： 依诺肝素 那屈肝素	大分子
	与ATⅢ结合，抑制Xa因子	磺达肝癸钠	小分子
	Xa因子抑制剂	沙班类化合物： 利伐沙班 阿哌沙班 依度沙班 贝曲沙班	小分子
溶血栓药	非特异性纤溶酶原激活剂	尿激酶 链激酶	大分子
	特异性纤溶酶原激活剂	阿替普酶 尿激酶原 瑞替普酶 替奈普酶	大分子

二、抗凝血药——肝素的发现历程

天然肝素存在于哺乳动物的肥大细胞及中性粒细胞中，经由组织损伤部位释放到血管中，从而起到抗凝的效果。早在1916年，约翰·霍普金斯大学的二年级医学生Mclean在犬的肝组织中首次分离出一种脂溶性抗凝剂，普通肝素首次为医学界所认知。因源自动物的肝脏中，1918年，Mclean的导师Howell教授将该抗凝剂命名为"肝素"。

20世纪30年代，研究人员开始探索研究肝素的结构及功能。1935年，卡罗琳学院的Jorpes首次发表了肝素分子的结构。他们发现肝素最主要由三硫酸化二糖重复结构组成，但是依然存在结构变化导致的微观不均一性（图8-2-1）；其中氨基葡萄糖的氨基可以乙酰化、硫酸酰基化或者未取代；葡萄糖胺的3-位或者6-位可以被O-硫酸取代也可以不被取

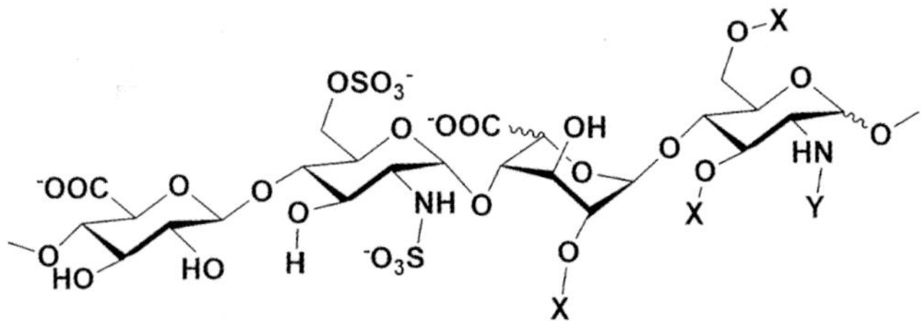

主要序列　　　　　　　变化序列

X＝H 或 SO₃⁻, Y＝ac，SO₃⁻, 或 H

图 8-2-1 肝素的代表结构

代，糖醛酸可以是L-艾杜糖醛酸或者D-葡萄糖醛酸，同时2-O-硫酸取代也可以不被取代，平均分子量约为15 kDa。肝素是已知的具有最高负电荷密度的生物大分子，肝素的每个二糖单位上都包含了平均2.7个硫酸根离子[18]。

1935年5月，瑞典Vitrum AB公司首次进行了肝素的人体试验，确认康诺德生产的肝素的安全性及有效性。1936年，第一种静脉注射肝素产品问世。后来，康诺德医学研究实验室进一步改进了肝素的生产工艺，使肝素可以安全、无毒的形式在盐溶液中通过静脉注射的方式实施给药。自20世纪40年代开始应用于临床以来，肝素以低价、有效，尤其是在各类血管成形术中得到了普及，至今已有数十年的历史。

三、未分级肝素

早期临床一般使用的是未分级肝素（unfractionated heparin，UFH），同时也被认为是第一代肝素。分级肝素通过ATⅢ间接作用于多个凝血因子发挥抗凝作用，其与ATⅢ结合后使之构象发生了改变，加速封闭凝血因子的活性中心，并灭活了含有丝氨酸的凝血因子，如凝血因子Ⅱa、Ⅸa、Ⅹa、Ⅺa、Ⅻa等。目前，肝素多用于临床上治疗血栓栓塞性疾病、弥散性血管内凝血的早期治疗和体外抗凝，其特点是抗凝效果显著、起效迅速，可快速被鱼精蛋白中和。

然而，未分级肝素的自身特性也限制了其进一步的拓展应用与发展的前景，如未分级肝素的提取来源范围有限。在过去的几十年中，欧美国家使用的肝素原料主要提取自牛肺、牛肠或者猪小肠黏膜。由于疯牛病传播迅速，为了避免潜在的朊病毒污染，近些年来从猪小肠中提取肝素占据了主导地位。研究表明，相较于牛来源的肝素，猪源肝素的安全性更高，引起血小板减少的可能性更小。

未分级肝素的制备工艺要求严格。在提取过程中，肝素会掺杂其他种类的糖胺聚糖，如过硫酸化的硫酸软骨素具有激肽释放酶活性，可能会引发患者严重的炎症反应甚至致死。2007年底至2008年初，全球多地出现了肝素的严重不良反应事件，美国肝素污染事件甚至导致了上百人死亡。

未分级肝素的用量需要严格监测。其主要不良反应有3类。①骨质减少症：肝素能与成骨细胞结合，导致破骨细胞被激活，长期应用肝素治疗将诱发骨质疏松。②血小板减少症（heparin-induced thrombocytopenia，HIT）：肝素能与体内的血小板因子4（Platelet factor-4，PF4）结合。在接受肝素治疗的5~10 d，患者体内会产生PF4与肝素形成复合物的抗体。该抗体Fc段能与血小板结合，引起血小板聚集，从而形成血栓素，增强了凝血反应。在存在凝血与抗凝血的正反馈机制下，静脉或者动脉血血栓的形成，会血小板进一步数量下降，严重情况下会有致死风险。③潜在的出血风险：未分级肝素结构不均一，使其量效关系具有不确定性。2006年，印第安纳波利斯的一家医院因肝素意外过量使用导致了3个早产儿死亡，引发了全球轰动。因此，在临床使用过程中需严格监测肝素用量，避免意外发生。

四、低分子量肝素

目前临床使用最多的是第二代肝素产品，即低分子量肝素（low-molecular-weight

heparin，LMWH）。早在1976年，Joshon等发现LMWH在体内产生的抗活化因子Xa活性高于UFH，选择性凝血比值（抗Xa/抗Ⅱa）更高。凝血因子Xa处在内源性和外源性凝血的交汇点上，LMWH可以进一步减少凝血酶的生成。此LMWH与内皮细胞及血浆蛋白的非特异性结合减少，生物利用度和半衰期有所增加，降低了出血风险，其临床有效性和安全性均胜过UFH。

LMWH是通过可控的化学降解方法或酶降解方法制备，将肝素降解为分子量范围为4000～6500 Da之间的部分。《英国药典》（BP）要求平均分子量在8000 Da以下，且小于8000 Da的组分不少于60%，抗FXa与抗FⅡa活性比不小于1.5[19, 20]。与UFH相比，LMWH具有较低的抗凝活性和较高的抗血栓活性，出血不良反应与肝素钠相比也明显减少，且皮下注射吸收良好、生物利用度高、体内半衰期长，HIT、骨质疏松等不良反应少，使用方便，无须特别监护，近年来在临床上受到越来越广泛的关注和应用。

LMWH的制备方法很多，如酸降解、碱降解、氧化法、自由基降解和酶降解等[21]。由于工艺不同，导致LMWH的分子量及其分布、末端结构、硫酸化程度、药代动力学特性及抗凝活性等各不相同，且可能在临床应用上不可互换。目前，已开发了十几种LMWH产品，根据工艺不同，欧洲药典（EP）及BP分别对LMWH进行了分类，收载了几种LMWH，如依诺肝素钠、那屈肝素钙、达肝素钠、亭扎肝素钠、帕肝素钠等。它们各自的商品名、制造商和制备方法见表8-2-2。依诺肝素钠是以肝素钠为原料，经碱性β-消除降解制得的一种LMWH。它含有很多未定性的低聚糖，其结构特点是大部分低聚糖糖链的非还原末端含有一种4-烯醇式吡喃糖醛酸结构，还原末端含有15%～25%的1,6-脱水结构（特征结构）[22]。那屈肝素钙与达肝素钠制备方法一致，均为亚硝酸钠降解法生产，其结构特点为：糖链的非还原端为2-*O*-*S*-α-L-IdoA，还原端为6-*O*-*S*-2,5-脱水-D-Man结构；区别是那屈肝素为钙盐，达肝素为钠盐，前者广泛应用于欧洲市场，后者则主要应用于美国市场。亭扎肝素钠的制备方法是可控的肝素酶降解法；帕肝素钠是通过自由基降解法制备，不破坏硫酸基和抗凝活性结构，寡糖片段既可能是奇数也可能是偶数[22, 23]。

表 8-2-2 低分子量肝素的分类

项目	Daltaparin sodium	Enoxaprin sodium	Nadroparin calcium	Parnaparin sodium	Tinzaparin sodium
中文通用名	达肝素钠	依诺肝素钠	那曲肝素钙	帕肝素钠	汀肝素钠
生产厂家	美国辉瑞制药	法国赛诺菲－安万特	英国葛兰素史克	意大利阿尔法韦士曼	丹麦利奥
生产方法	亚硝酸降解	化学降解 β-消除降解	亚硝酸降解 除去分子量小于2000	过氧化物降解	肝素酶降解 β-消除降解
还原端结构	6-*O*-硫酸 2,5-脱水-甘露醇	硫酸化或乙酰化氨基葡萄糖	6-*O*-硫酸 2,5-脱水-甘露醇	2-*N*,6-*O*-二硫酸-D-氨基葡萄糖	2-*N*,6-*O*-二硫酸-D-氨基葡萄糖
非还原端结构	2-*O*-硫酸 α-L-艾杜糖醛酸	4-烯醇式吡喃糖醛酸	2-*O*-硫酸 α-L-艾杜糖醛酸	2-*O*-硫酸 α-L-艾杜糖醛酸	4-烯醇式吡喃糖醛酸
平均分子量（Da）	5600～6400	3500～5500	3600～5000	4000～6000	5500～7500

续表

项目	Daltaparin sodium	Enoxaprin sodium	Nadroparin calcium	Parnaparin sodium	Tinzaparin sodium
抗 Xa 活 性 （IU/mg）	110 ~ 210	90 ~ 125	95 ~ 130	75 ~ 110	70 ~ 120
抗 Xa/Ⅱa 因子活性比	1.9 ~ 3.2	3.3 ~ 5.3	2.5 ~ 4.0	1.5 ~ 3.0	1.5 ~ 2.5
皮下注射生物利用度（%）	87	91	100	90	87
半衰期（h）	2	4.1	3.7	6	3 ~ 4

与UFH相比，LMWH能更有效地阻止深静脉血栓的发生，并具有更好的治疗窗。LMWH增加了FXa的选择性的同时，仍能与因子Ⅱa结合[24]；因此仍然存在出血风险和HIT，临床使用过程中依然需要严格监测。

五、超低分子量肝素

第三代肝素产品，是通过化学合成得到的超低分子量肝素（ULMWH）或者小分子肝素，一般含有5 ~ 10个糖单元。因为分子的链更短，ULMWH更不容易引起肝素诱导的血小板减少症。但是，目前ULMWH的临床应用相对于LMWH的占比很低，唯一获得批准在临床上应用的ULMWH是本章介绍的磺达肝癸钠（Arixtra®），其仅是肝素的最小单元五糖结构，也是一种FXa因子的选择性抑制剂，对ATⅢ活性具有很强的抑制作用，但是对于其他血浆蛋白的结合能力却较弱。相对于LMWH，磺达肝癸钠表现出了足够长的半衰期。化学合成来源也使其具有更好的化学纯度，表现出更好的安全性。虽然现在已经开始研发以化学酶法或者生物工程来源的第四代肝素产品，但是距离临床应用依然具有较长的距离。以磺达肝癸钠为代表的超低分子肝素的研发依然是肝素产品研发的主要方向，下面我们将重点介绍磺达肝癸钠的发现历程。

第三节　抗凝血药物——磺达肝癸钠的发现历程

一、先导化合物：肝素五糖序列的发现

从源头上来说，研发磺达肝癸钠是从揭示肝素结构开始的。前面提到，制约肝素成药的最大难点在于其结构的异质性，例如，在解析肝素的结构时很容易发现，肝素含有氨基葡萄糖及葡萄糖醛酸二糖的重复单元，但在相当长的时间里，糖化学家们却无法研究清楚葡萄糖醛酸的糖型以及其硫酸化的位点。此后，通过优化的降解条件以及采用磁共振成像（magnetic resonance imaging，MRI）技术人们进一步解析了肝素的结构，并最终确定肝素糖骨架的链接方式，如图8-3-1所示。这些发现为进一步解释肝素及其抗凝活性的构-效关系奠定了基础。

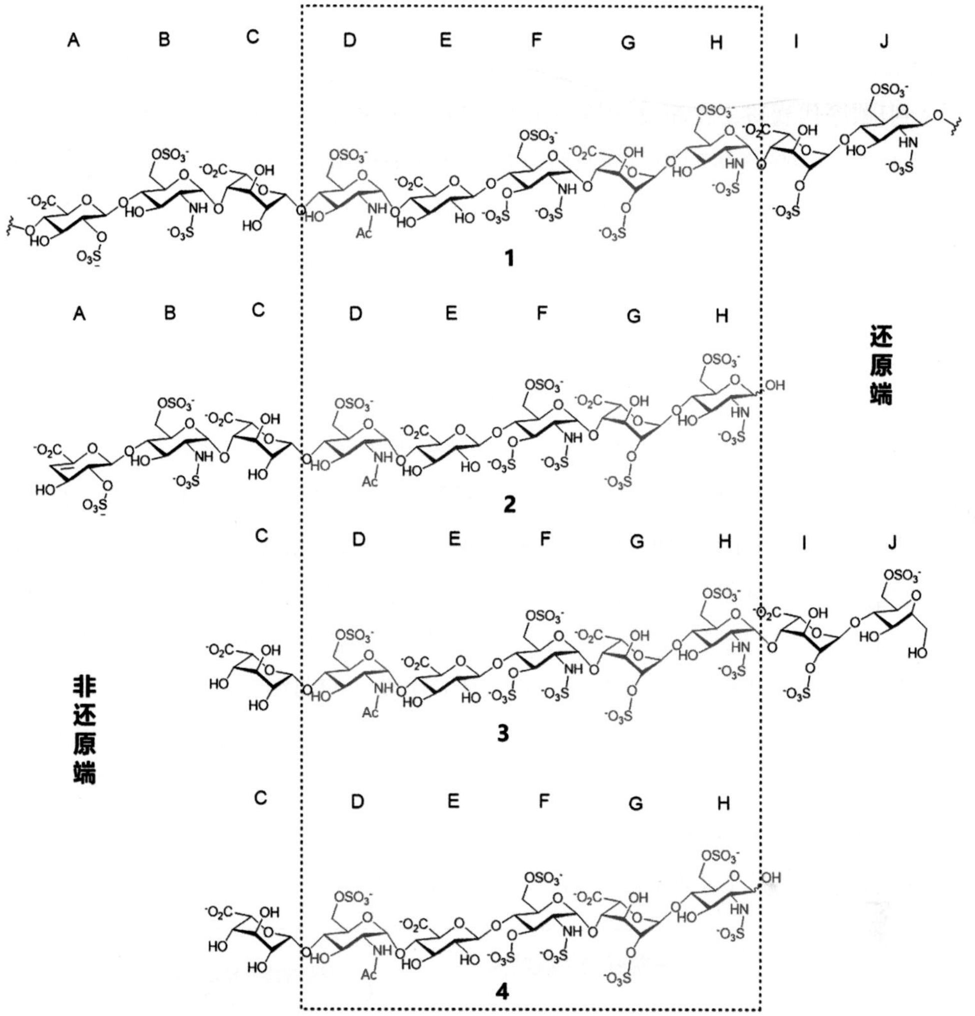

图 8-3-1　肝素最小有效结构单元：虚框中的五糖序列及其硫酸化方式（位点）

　　科学家在20世纪初发现血浆中存在抗凝血酶Ⅲ（antithrombin Ⅲ，ATⅢ）并发挥了主要抗凝血的生理活性，但是肝素的抗凝活性与ATⅢ的关系并不清楚。早期的观点认为肝素主要通过高度阴离子化，实现与血浆中的蛋白结合从而发挥了抗凝活性，但这并不能解释其抗凝活性对ATⅢ的依赖性，也无法解释分子量小的肝素分子与ATⅢ的结合后会产生更强的抗凝效果。1976年的两个关键发现终于揭开了肝素的抗凝作用与ATⅢ之间的秘密。第一个是通过亲和层析色谱的方法研究发现了肝素分子与ATⅢ有直接的相互作用；第二个则是肝素与ATⅢ之间的作用强度与凝血因子Xa的抑制活性呈正相关，提示肝素可能是一种Xa因子的间接抑制剂[25-28]。这些发现对于肝素的研究来说向前推进了一大步，科学家们进而提出了一个重要假设：ATⅢ与肝素分子的结合是通过识别一个糖骨架上的特定序列实现的；同时也提出来一个重要的研究课题——确定肝素分子与ATⅢ结合的最短糖链序列的具体结构。

由于计算机模拟以及结构生物学的发展较晚，20世纪七八十年代，糖化学家们只能通过不断降解肝素分子，来探寻肝素分子与ATⅢ结合的最短序列。如图8-3-1所示，用英文字母从A到J顺序代表每一个单糖片段，结构1显示了肝素分子的A-J结构序列，可以看到，肝素糖链主要由1-4位连接的葡萄糖醛酸以及氨基葡萄糖组成。Choay等[29, 30]最早通过降解方法研究了肝素最短有效片段。他们利用亲和层析色谱来测量各种大小不同的片段与ATⅢ的亲和力，发现在还原端去掉两个糖的片段结构2（A～H部分的八糖结构）与ATⅢ具有较强的结合能力。通过亚硝酸降解在非还原端去掉两个糖所得到的八糖片段结构3（C~J部分），是由Lindahl等人在1980年制备的，该肝素片段与ATⅢ也具有较强的结合能力。当继续去掉非还原端的艾杜糖醛酸结构（C糖）得到的七糖结构活性并未受到影响。而Lindahl等最大的贡献是确认了3-*O*-磺酸是ATⅢ结合的关键基团[31]。化合物4（C～H部分）是由Choay等通过更长时间的酶解肝素分子制备得到的六糖结构，同样也具有ATⅢ的高结合活性，提示糖链中的I糖和J糖也并非活性所必须，并得出结论，肝素的最小活性片段肯定小于或等于六个单糖单位。由于五糖片段无法通过生物降解的方式进一步降解研究构–效关系，Choay等直接把研究目标定在了化学合成五糖片段DEFGH策略上，并同时合成得到了此肝素五糖以及两种四糖（DEFG、EFGH）片段。ATⅢ结合试验研究发现，DEFGH依然保持了较高的结合活性，但两个四糖（DEFG、EFGH）的结合活性则大大降低。至此，经过一系列的结构简化研究，人们最终确定了肝素五糖结构是肝素分子结合ATⅢ、并发挥抗凝活性的最小有效结构单元（图8-3-2），而五糖片段的化学合成方法也为研发磺达肝葵钠的生产工艺打下了基础，具体内容将在下一节中进行讨论。

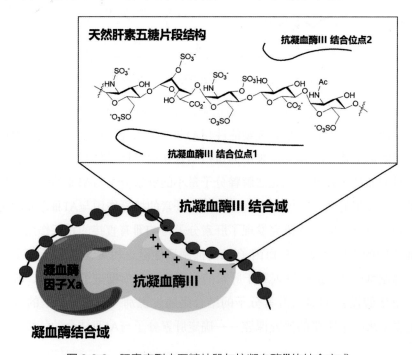

图8-3-2   肝素序列中五糖片段与抗凝血酶Ⅲ的结合方式

二、磺达肝癸钠的产生：基于肝素五糖序列的构–效关系研究

　　1984年，Torri等通过75步化学合成的方式，用N-硫酸基团代替了N-乙酰基，首次合成出天然五糖结构（化合物1），并最终在体外证明了该五糖分子通过结合ATⅢ来抑制因子Xa的形成，揭示该寡糖可能是一种新型的抗凝血药物。但由于图8-3-3展示的化合物1具有右端半缩醛形式的还原性糖结构，导致其在体内稳定性差，无法成药[32]。

　　赛诺菲制药公司和欧加农制药公司的研发人员在此基础上合成了一系列五糖衍生物，并进一步总结了构–效关系（图8-3-3）[24]。具体说明见以下表8-3-1～表8-3-4的内容。研究人员首先在肝素五糖骨架上对不同位点的羟基进行硫酸化修饰，首先是D糖的3-位和4-位羟基的硫酸化修饰（化合物7、化合物8和化合物12），结果显示无论是D糖3-位、D糖4-位或者3、4位同时羟基硫酸化均未能提升寡糖的抗凝活性；H糖的3-位羟基硫酸化（化合物6）后寡糖对Xa的抑制活性得到了极大的提升，同时抗凝活性也获得提升；E糖的3-位羟基（化合物13）硫酸化后相对于6的Xa抑制活性降低了将近200倍，同时抗凝活性也大幅降低；G糖的2-位羟基硫酸化对Xa抑制表现了重要作用，去硫酸化后（化合物5和化合物7）Xa抑制活性基本丧失等（表8-3-1）。

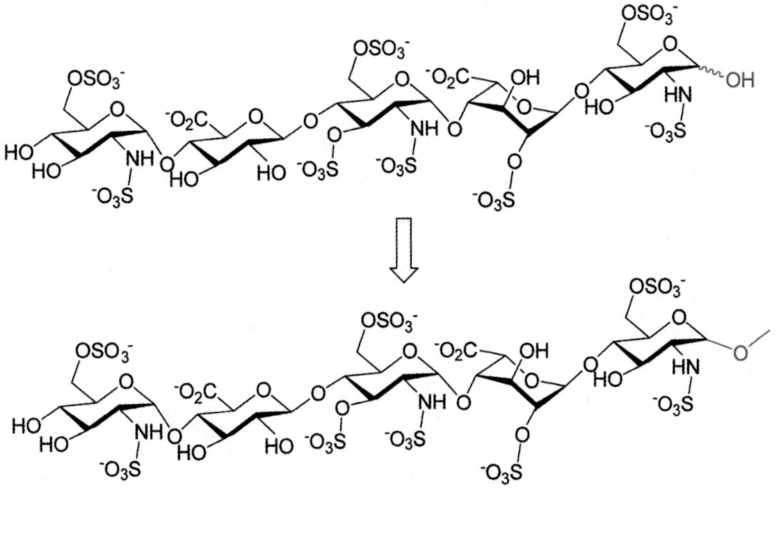

Org31540 / SR90107A

图 8-3-3　从肝素五糖结合片段（化合物 1）得到其稳定的甲苷产物（化合物 2）

表 8-3-1　甲苷衍生物不同位置 O- 硫酸的构 – 效关系

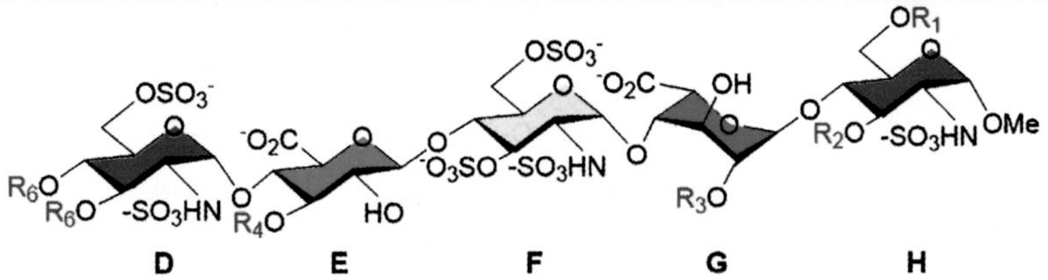

续表

化合物	化学结构	K_d（nmol/L）	Axa（u/mg）
2		50	700
3		NA	Inactive
4		1560	198
5		NA	≈175
6		1.3	1260
7		NA	≈1200
8		NA	≈1200
9		NA	≈175

化合物	化学结构	K_d（nmol/L）	Axa（u/mg）
10	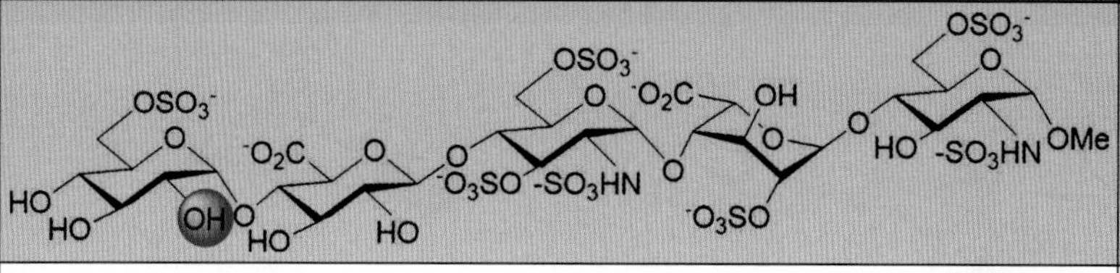	NA	SA
11	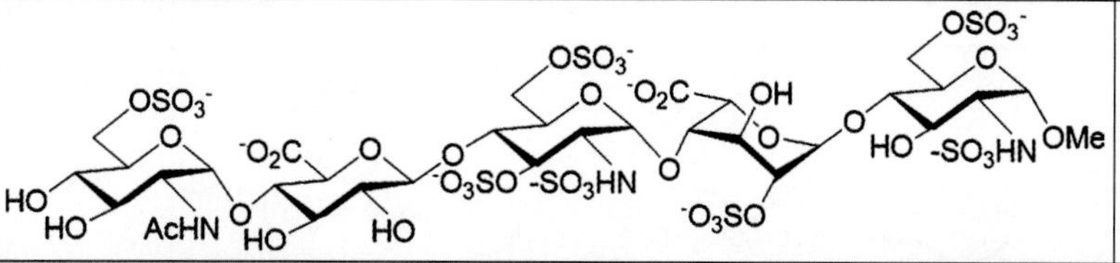	NA	SA
12	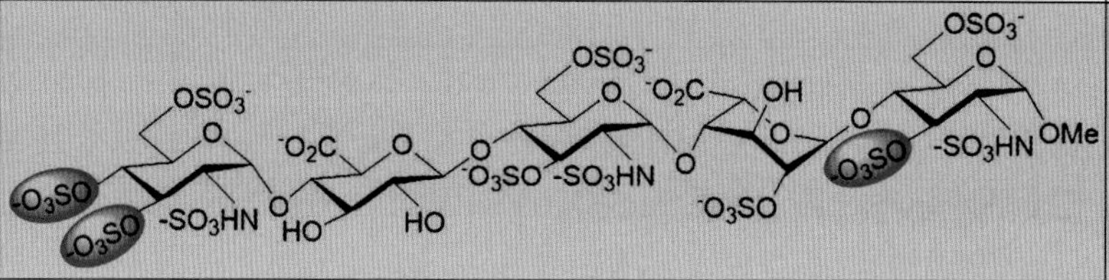	NA	≈1200
13	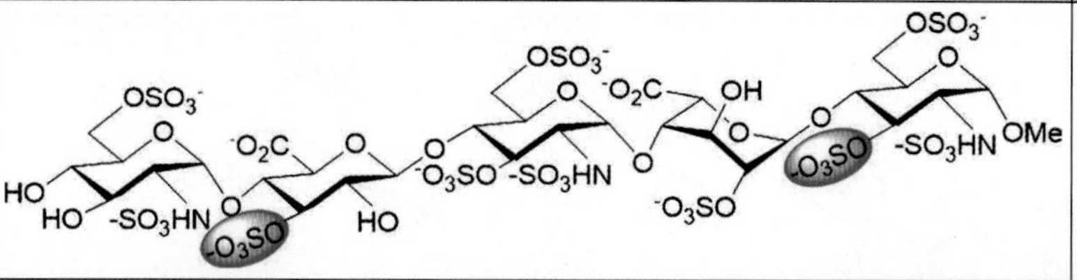	218	476
14	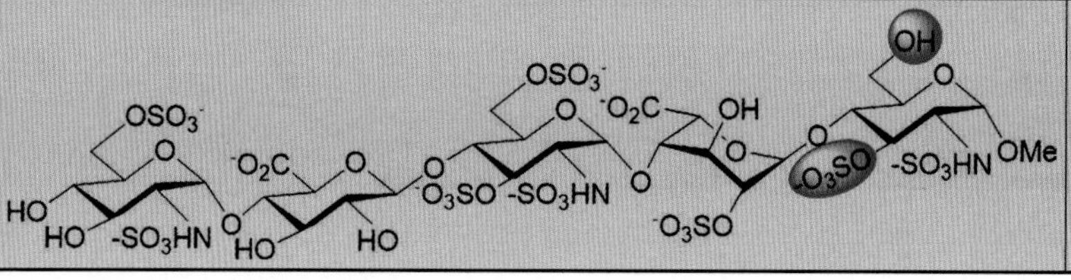	320	700

　　研究人员进一步对肝素五糖骨架进行了开环研究，发现E糖（化合物19）和G糖（化合物15、化合物16和化合物18）开环后对Xa的抑制作用基本丧失（表8-3-2），说明破坏五糖骨架的完整性对活性有较大的影响。其他构-效关系如表8-3-3所示，对五糖骨架中氨基葡萄糖3-位氨基进行去硫酸化或者乙酰化（化合物22、化合物23、化合物25和化合物29），均会导致活性的大幅降低；G糖糖醛酸5-位的羧基进行构象反转或者除去后（化合物28和化合物30），活性大幅下降；E糖5-位的羧基成甲酯化后（化合物31）活性大幅下降；氨基葡萄糖6-位羟基去硫酸化（化合物20）或者替换为磷酸化后（化合物24），活性均大幅下降；将硫酸氨基替换为硫酸基后对活性影响不大（化合物32～化合物34），以及将D/E/G糖3-位羟基的甲基化对抗凝活性无影响或者有提升作用（化合物27）。

表 8-3-2　E 糖和 G 糖开环甲苷衍生物的构 – 效关系

化合物	化学结构	K_d （nmol/L）	AXa （u/mg）
15		NA	SA
16		NA	SA
17		NA	Inactive
18		NA	175
19		NA	Inactive

表 8-3-3　甲苷衍生物不同位置 O- 硫酸的构 – 效关系

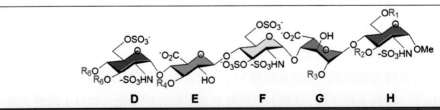

化合物	化学结构	K_d （nmol/L）	Axa （u/mg）
20		NA	Inactive

续表

化合物	化学结构	K_d (nmol/L)	Axa (u/mg)
21	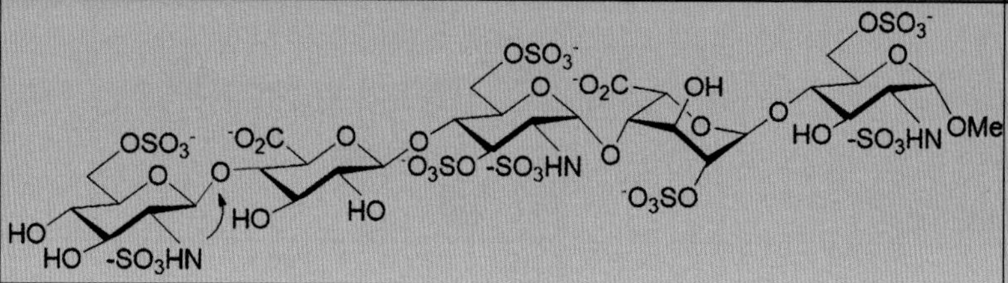	NA	Inactive
22	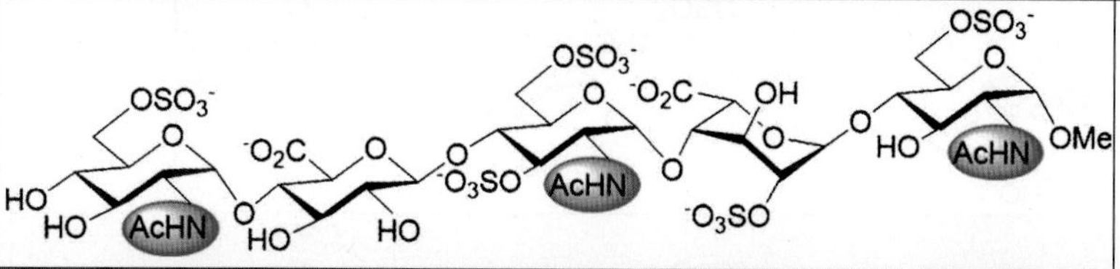	NA	Inactive
23	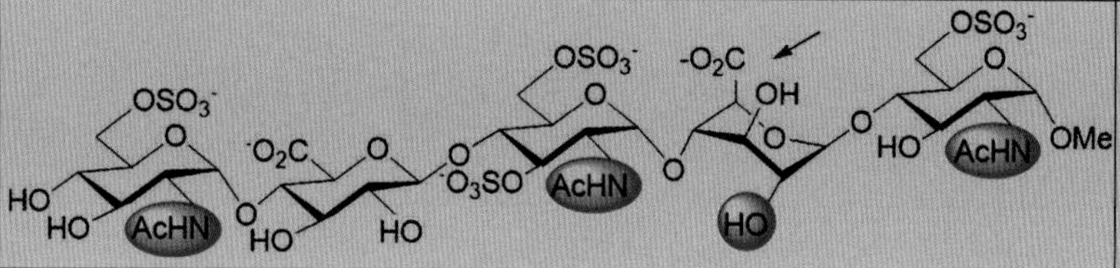	NA	Inactive
24	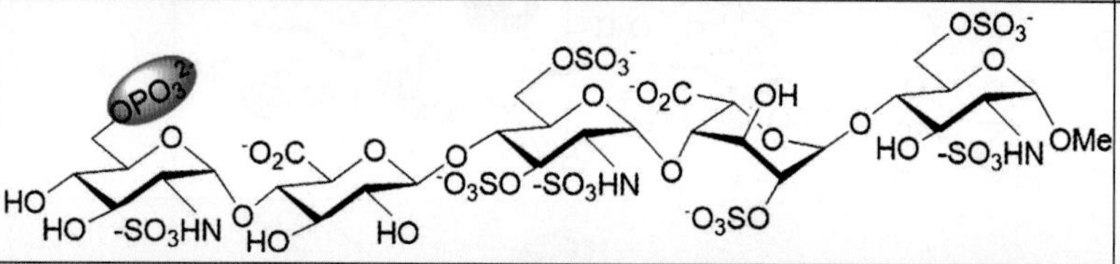	NA	Inactive
25	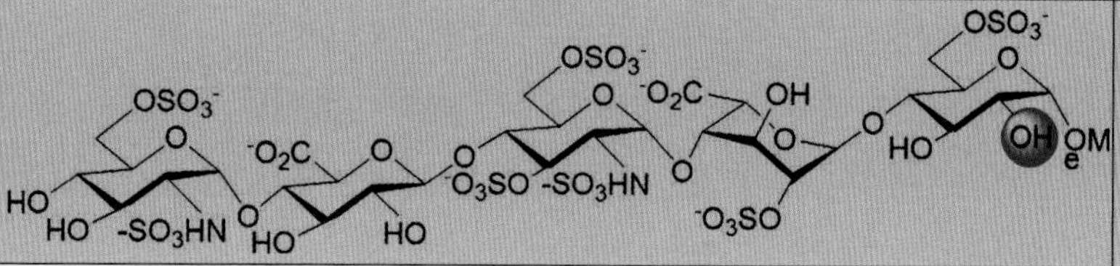	NA	35
26	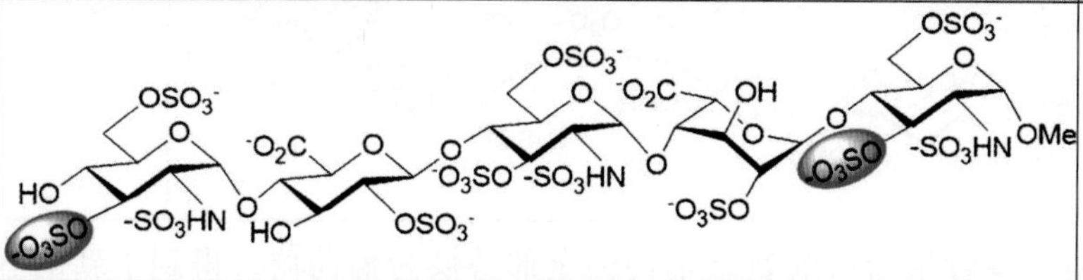	NA	126
27	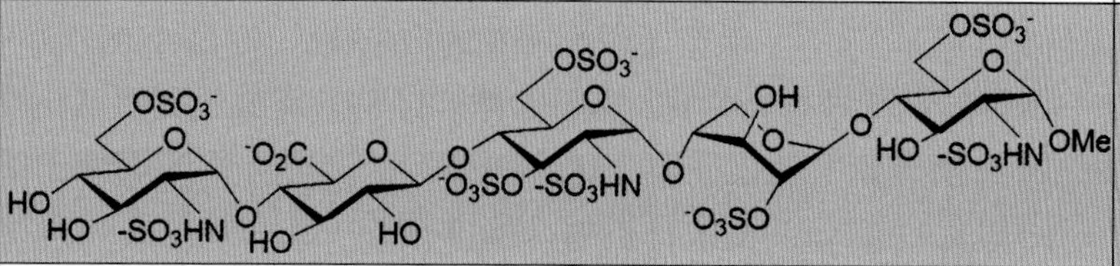	NA	≈1200
28	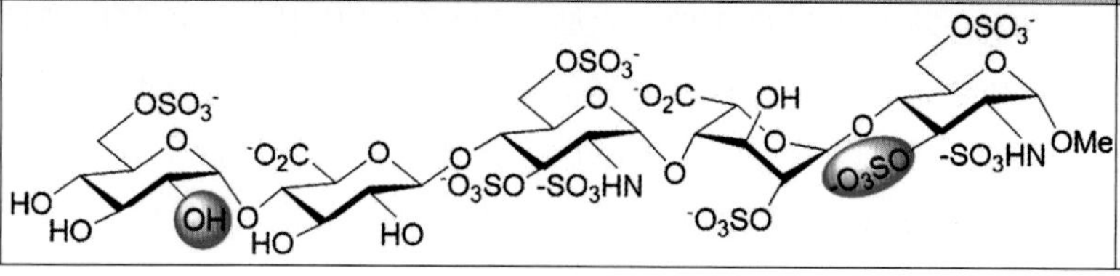	NA	Inactive

续表

化合物	化学结构	K_d (nmol/L)	Axa (u/mg)
29	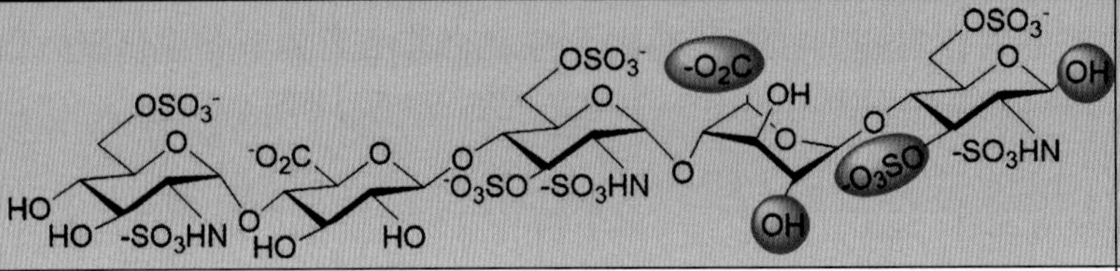	NA	882
30	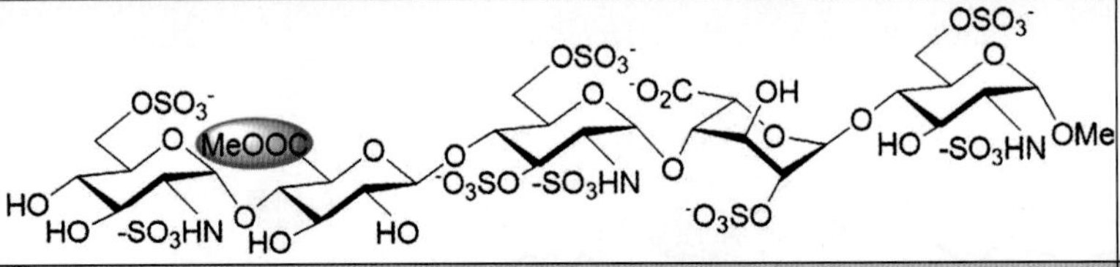	NA	Inactive
31	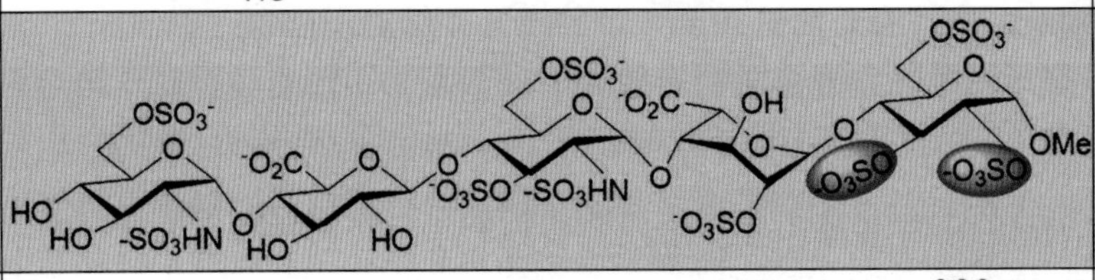	NA	35
32	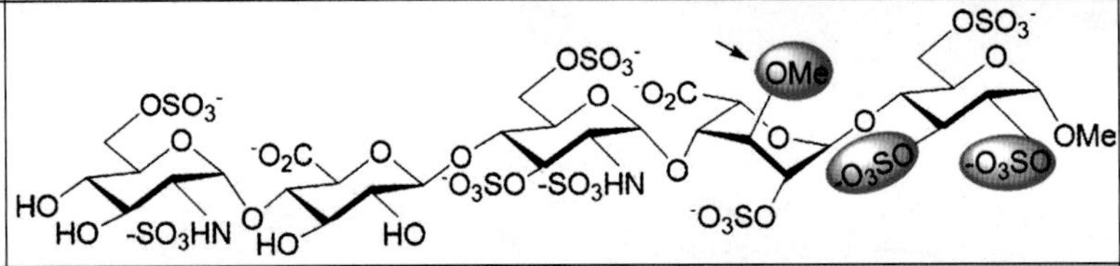	3.0	1302
33	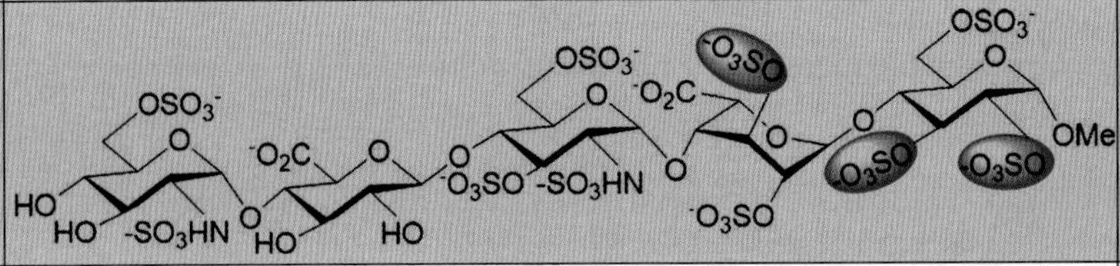	4.0	1110
34	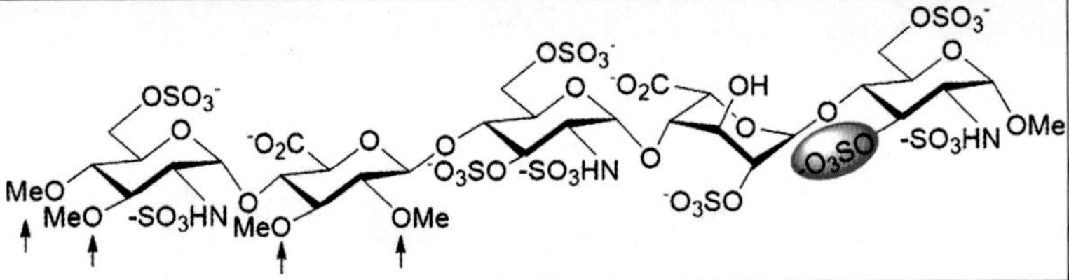	NA	819

研发人员还将五糖骨架所有的氨基葡萄糖全部替换为葡萄糖，得到了新的五糖骨架并进行了构-效关系研究（表8-3-4）。保留还原端端基的甲基化，以及F/H糖2-、3-位的硫酸化，对D/E/F糖2-、3-位的羟基进行衍生化，发现D糖上羟基的硫酸化和甲基化均有利于提升活性，但硫酸化的贡献不如甲基化显著（化合物35）；选择更长的烷烃（四碳或者六碳）进行衍生所得到的化合物Xa抑制活性得到大幅度提升（化合物42和化合物43），但是随着链长的增加（化合物41）活性下降。G糖上的2-位羟基甲基化也可以获得相当的Xa抑制活性（化合物39和化合物40），对3-位羟基进行甲基化或者丁基化修饰后（化合物35、化合物39和化合物44）均可以获得不错的活性，其他改变均使活性下降。这里必须要提到化合物35，其对于ATⅢ的结合活性显著优于磺达肝癸钠，且对于FXa的抑制作用也提

升了1倍；在新西兰兔模型上，化合物35的半衰期可以达到16.5 h（磺达肝癸钠为1.6 h），表现出更长效的治疗潜力。因此，该化合物取得商品名是艾卓肝素钠（Idraparinux/SR-34006），作为深静脉血栓和肺栓塞治疗候选药物，于2002年进入了临床三期试验研究；但遗憾的是，艾卓肝素钠更长的半衰期致使其在临床使用中表现出较强的出血倾向，导致临床试验终止。

表 8-3-4　甲苷衍生物不同位置 O- 硫酸化和 O- 烷基化的构 – 效关系

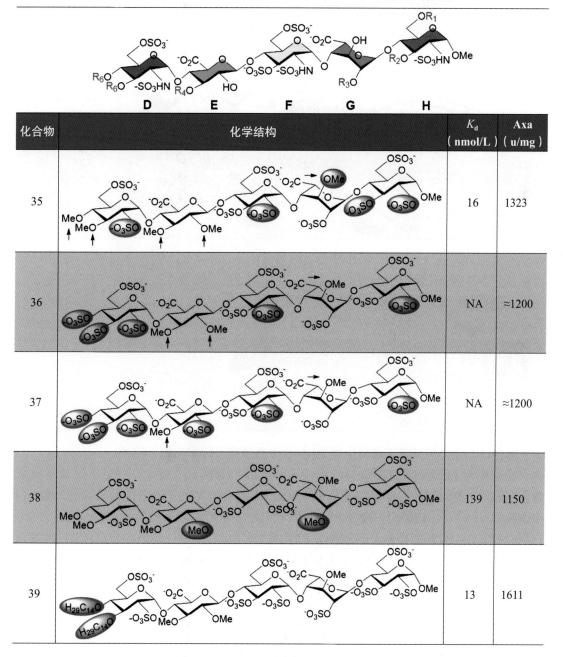

化合物	化学结构					K_d （nmol/L）	Axa （u/mg）
35						16	1323
36						NA	≈1200
37						NA	≈1200
38						139	1150
39						13	1611

化合物	化学结构	K_d (nmol/L)	Axa (u/mg)
40	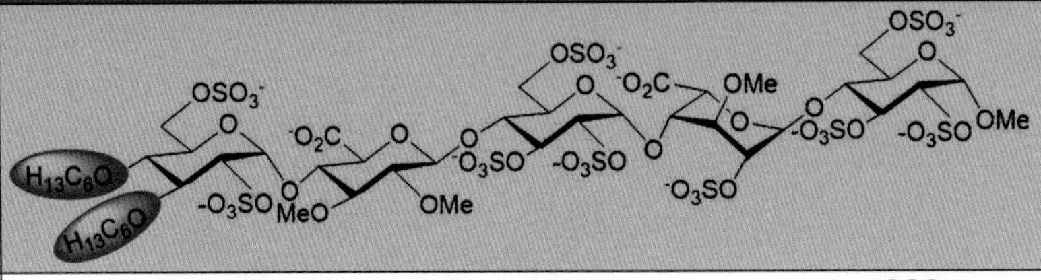	28	1318
41	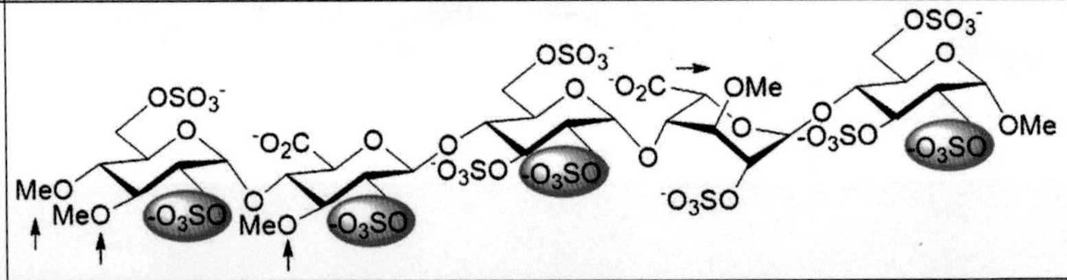	NA	Inactive
42	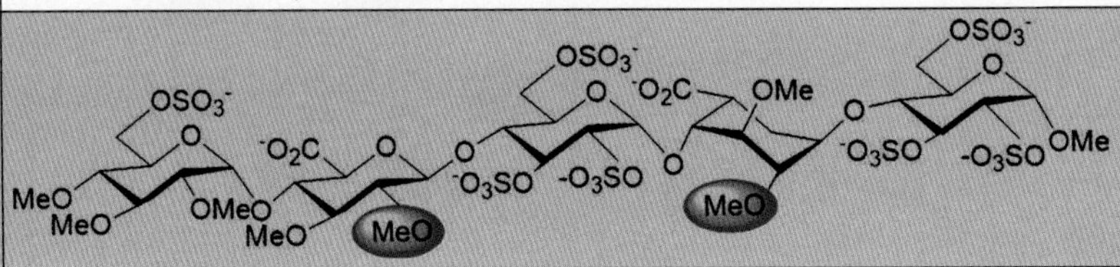	9	910
43	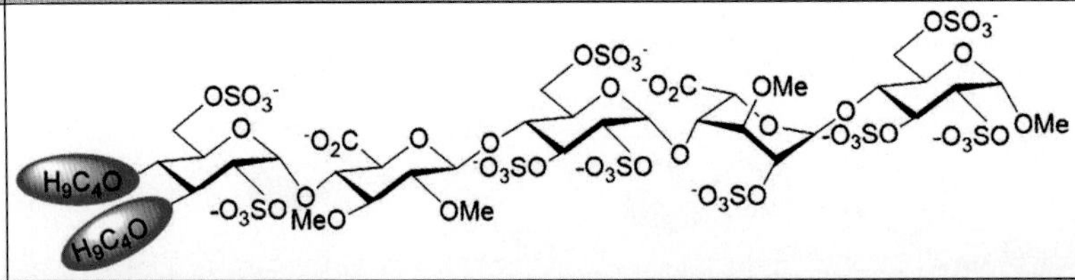	2	1529
44	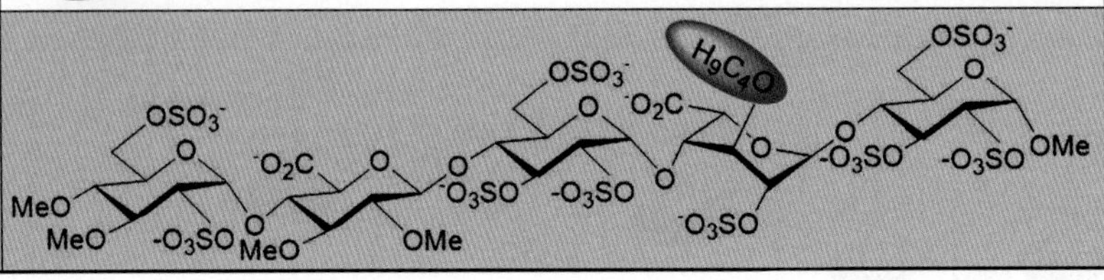	0.3	1080

综合以上通过对肝素五糖衍生物的构-效关系研究可以得出以下结论：

羟基硫酸化的有无及位置对活性影响显著。其中D糖6-位（R^2）、F糖3-位（R^3）的硫酸化在ATⅢ的激活过程中至关重要，尤其增加了化合物对ATⅢ第一结合位点的结合能力；而H糖3-位（R^{10}）的硫酸化则能够大幅提升化合物对ATⅢ第二结合位点的结合力。

F/H糖氨基磺酸基团结构是必需的。若F糖2-位的氨基磺酸基（-NH-R^1）用乙酰基或羟基取代，其抗凝血因子Xa的活性大幅下降；若H糖2-位的氨基磺酸基（-NH-R^4）替换为羟基，活性则仅为原来的5%。D糖2-位的氨基磺酸基（-NH-R^9）对活性的影响较F/H糖上小，一些衍生物中可以将其替换为甲氧基（Idraparinux）。同时，氨基磺酸基团也可以替换为O-磺酸基，对活性影响较小，如化合物3。

羧基结构是必需的。若E糖5-位的羧基（R^5）被甲基保护时，活性降为原来的5%。G糖5-位羧基（R^6）去除后，活性也会大大降低，说明带负电的羧基在AT激活过程中起着重要作用。

其他带电基团替换磺酸基效果不佳。如将D糖R^2位置处磺酸基替换为磷酸基，活性几乎完全丧失。

吡喃糖环结构的完整性至关重要。若保留R^5、R^6位置的羧基，将艾杜糖醛酸开环，活性下降为原来的25%；将E糖开环，活性几乎完全丧失。因此吡喃环结构的完整性对活性保持十分关键，可在一定程度上起到分散电荷的作用。

差向异构体活性不佳。若将D糖和E糖之间的1,2-*cis*糖苷键更换为1,2-*trans*糖苷键，活性几乎完全丧失；若将E糖的羧基向下翻转，活性仅为原来的10%。由此可见，糖型的替换及糖苷键的构型转换在结构改造优化方面存在明显的局限性。

甲基化后活性无影响。对五糖结构裸露的羟基进行甲基化保护后，活性与甲基化前相差不大，部分甲基化产物活性略有提高。由此可推测，羟基没有充分参与到五糖结构与AT-Ⅲ蛋白结合的过程中。但是甲基化对化合物半衰期的影响至关重要，尤其是还原端的甲基化（R^{11}= Me）可以大幅增加化合物的血浆稳定性。

三、磺达肝癸钠的作用机制

早期的研究结果初步验证了DEFGH是肝素最小的有效结构单元，赛诺菲制药公司的研究团队基于该五糖序列，对其构–效关系进行了详细阐述，并最后选择了肝素五糖的甲苷衍生物Org31540/SR90107A（图8-3-4，磺达肝癸钠）进行了更深入的研究。体内活性研究发现，磺达肝癸钠存在时，ATⅢ对FXa的抑制作用是在没有磺达肝癸钠时的300倍；磺达肝癸钠通过与ATⅢ结合诱导了蛋白构象改变，从而形成了较强的磺达肝癸钠-ATⅢ及FXa的三元复合物，抑制了FXa诱导的下游凝血过程；磺达肝癸钠与ATⅢ的体外结合活性的K_d值为40 nmol/L左右。虽然通过不同的方法以及条件测出的磺达肝癸钠对FXa的抑制活性稍有不同，但均与ATⅢ的结合活性呈高度正相关，而对不同物种的FXa抑制活性则差异不大（表8-3-5），并显示出对Ⅱa、Ⅸa等因子的高选择性。科学家们还发现，磺达肝癸钠

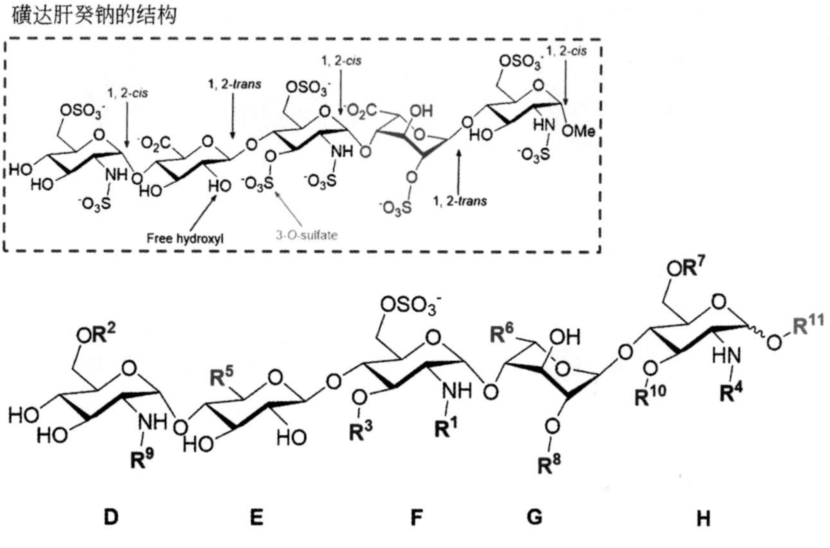

图 8-3-4　磺达肝癸钠的结构及构 – 效关系

可以提升贫血小板血浆的凝血酶水平，但又抑制富血小板血浆的凝血酶生成。系统的抗凝活性研究发现，磺达肝癸钠是一个对外源性凝血途径更加有效的抗凝药物。因此，其优势在于对血小板无影响，因而，并不会像肝素以及低分子量肝素一样抑制血小板的聚集。

表 8-3-5　磺达肝癸钠的体内活性

FXa 的抑制活性 IC$_{50}$（nmol/L）			抗 ATⅢ的结合活性 K_d（nmol/L）				凝血酶生成 IC$_{50}$（μmol/L）	
人	兔	大鼠	人	兔	狒狒	大鼠	外源性激活途径	内源性激活途径
40±3	45±11	36±12	48±8	132±10	78±2.4	50±2.5	0.3±0.05	2.8±0.4

最终经过研究证实，磺达肝癸钠可达到理想的临床试验终点，于2001年在美国和欧洲获批准用于临床。详细的机制研究证明，磺达肝癸钠非还原端的三糖序列（左端）负责与ATⅢ结合并形成复合物，进而改变了ATⅢ构象。构象改变后的ATⅢ可以选择性地抑制FXa，但不能抑制Ⅱa（抑制Ⅱa则依赖更长的糖链）；还原端的二糖（右端）用于稳定激活后ATⅢ的构象，提高了三元复合物的稳定性（图8-3-5）。

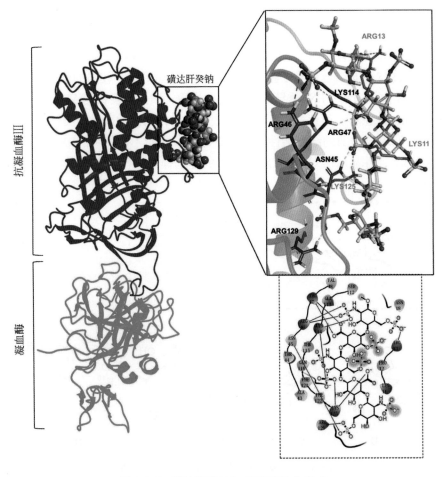

图 8-3-5　磺达肝癸钠与 ATⅢ的结合模式

四、磺达肝癸钠的药代动力学和安全性

2008年，磺达肝癸钠在中国获批上市，并于2017年进入国家医保目录。磺达肝癸钠皮下给药后能够快速吸收，生物利用度达到100%，血药浓度的达峰时间在2 h左右，药物主要分布于血浆中，血浆蛋白结合率为97%。磺达肝癸钠未经肝脏代谢，80%以原型的形式从尿液中排出（肾）。磺达肝癸钠在年轻人中的半衰期为17 h，老年人为21 h，且在2~8 mg的剂量之间均可以显示良好的线性代谢动力参数[33]。

同未分级肝素、低分子量肝素对比，磺达肝癸钠在药代动力学和临床安全性等方面均有很大的优势，如表8-3-6所示。

表8-3-6　未分级肝素、低分子量肝素以及磺达肝癸钠对比

肝 素 种 类	未分级肝素	低分子量肝素	磺达肝癸钠
来源	牛肺 / 猪小肠	肝素粗品	合成
糖链长度（units）	约45	约15	5
DPP-4 中和	强	弱	无
半衰期（h）	0.5 ~ 2	4 ~ 7	17 ~ 21
生物利用度（%）	15 ~ 30	90	100
激活血小板作用	强	弱	无
HIT 风险比（%）	2 ~ 5	1 ~ 2	0
使用监测	需要	需要	不需要
中和制剂	鱼精蛋白	鱼精蛋白	血浆
出血风险	>低分子量肝素	0 ~ 13% 出血 0 ~ 4% 大出血	2% ~ 3% 小出血 1% ~ 3% 大出血
蛋白、内皮细胞、巨噬细胞结合度	高	低	无
骨质疏松症风险	高	低	无
清除方式	网状内皮 / 肾脏	网状内皮 / 肾脏	肾脏
根据体重调整	需要	需要	不需要

LMWH：低分子量肝素；HIT：血小板减少症；DPP-4：二肽酰肽酶-4

磺达肝癸钠的代谢特点使其在治疗过程中表现的个体差异小（5.5%~17%），可以固定给药剂量，便于医护人员掌握及管控出血风险，同时，较长的半衰期允许患者每日单次用药；且不经肝脏代谢的特点也减少了药物–药物相互作用的潜在风险。因磺达肝癸钠仅为五糖长度的短序列，不会与PF4蛋白结合，可有效地规避HIT并发症。其缺点是高肾脏排泄率可能会对老年人群体造成较大的肾脏损伤。而未分级肝素和低分子量肝素可以与血浆蛋白、巨噬细胞、内皮细胞以及细胞外基质结合，导致抗凝效果个体差异大，在使用过程中需监测活化的部分凝血活酶时间；相反，磺达肝癸钠不与内皮细胞、巨噬细胞结合，因而临床使用相对方便，则无需监测凝血情况。

第四节　磺达肝癸钠的化学工艺

一、磺达肝癸钠的合成难点

　　与普通小分子药物相比，磺达肝癸钠的结构较复杂，由带电荷的五糖组成。其合成路线相对较长，合成难度大，主要的合成难点有以下几个方面：①立体选择性控制难度大：五糖中有两个合成难度大的糖与糖之间（D糖和E糖、F糖和G糖）的1,2-*cis*糖苷键，极大提高了单糖砌块保护基的复杂程度，从而导致合成路线大大延长。②纯化分离困难：在糖基化拼接过程中，会形成一定比例的α/β混合产物，给分离带来了困难。在脱保护的过程中，由于脱保护的产物极性较大，带有多个裸露的羟基，分离纯化的难度大。在随后的催化氢化等步骤中，使用的钯–碳金属催化剂不易除净，加大了分离难度，也为药品质量控制带来了困扰。

二、磺达肝癸钠的化学合成

　　作为迄今为止合成路线最长的小分子药物之一，磺达肝癸钠的成本一直居高不下。以赛诺菲为例，其生产Arixtra的成熟工艺超过50步反应，总收率仅有0.22%，极大地限制了临床应用。目前，不同企业合成磺达肝癸钠的路线不尽相同，但总体思路都是通过一系列保护基操作合成相应的单糖砌块，选择性构建目标糖苷键后，再进行脱保护和硫酸化步骤得到目标分子。我们选取了其中代表性的两个方案进行介绍。

　　首先是2012年瑞莱尔伯生物制药Reliable Biopharmaceutical在专利中发表的合成路线（US 2012/0116066 A1）。该公司磺达肝癸钠的逆合成分析如图8-4-1所示。从廉价易得的葡萄糖烯11、脱水纤维二糖12、双异亚丙基葡萄糖9、葡萄糖甲苷10为原料出发，开始构建各种糖基砌块，然后进行砌块的拼接。值得注意的是，氨基糖的反应活性一般较低，所以该路线采用的均为2-位叠氮取代的糖基砌块，在五糖拼接完成后再进行还原得到氨基，之后进行硫酸化反应得到目标分子。其中，为了得到磺达肝癸钠五糖分子，首先设计全保护的五糖分子化合物1，而化合物1可经三糖砌块2及二糖砌块3经一次糖基化得到。对于三糖砌块2，可由2-叠氮葡萄糖砌块7及叠氮取代的脱水纤维二糖砌块8经一次糖基化得到；对于二糖砌块3，可由艾杜糖醛酸砌块5及2-叠氮葡萄糖砌块6经一次糖基化得到。

　　该合成路线总共包括56步，其中涉及3步糖基化反应，绝大多数操作步骤集中在糖基砌块的保护基策略上。首先，以全乙酰基葡萄糖烯11作为起始原料，经过8步反应得到2-位叠氮基取代的葡萄糖砌块7，作为三氯乙酰亚胺酯糖基供体；以1,6-脱水纤维二糖作为起始原料，经过9步反应得到羟基裸露的受体二糖砌块8。接下来以TESOTf作为催化剂，将供受体在–40 ℃下反应2 h，得到目标三糖砌块4。随后经过2步反应将脱水糖开环、选择性水解后，以DBU为催化剂，将其转换为三氯乙酰亚胺酯供体2，用于后续的糖基化操作。

　　与此同时，以双异亚丙基葡萄糖9作为起始原料，经13步反应得到艾杜糖醛酸砌块5，作为三氯乙酰亚胺酯糖基供体；以葡萄糖甲苷10作为起始原料，经8步反应得到2-位叠氮

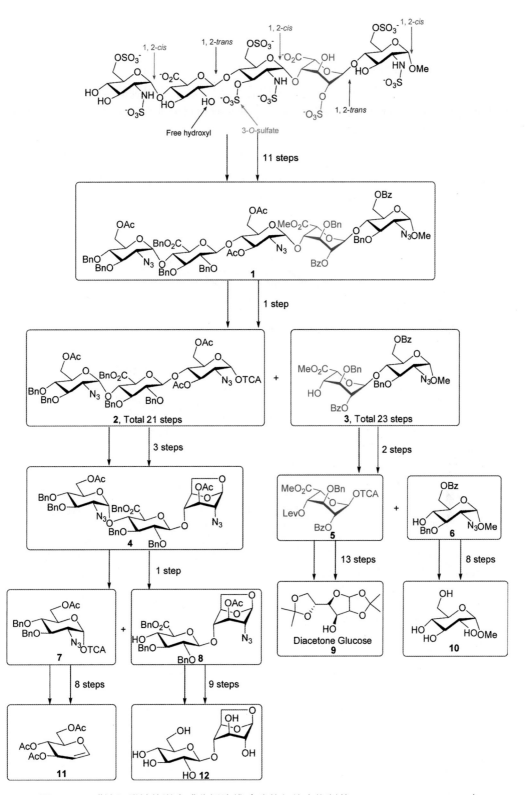

图 8-4-1 磺达肝癸钠的逆合成分析路线（瑞莱尔伯生物制药，US 2012/0116066 A1）

基取代的葡萄糖受体砌块6，其4-位羟基裸露。在−20℃时，将供受体混合，以三氟化硼乙醚络合物作为催化剂，随后升至室温反应3 h，即可得到β构型的二糖砌块。随后用水合肼脱除Lev保护基，即可得到二糖受体砌块3。将三糖供体2和二糖供体3以TESOTf作为反应的催化剂，−30 ℃反应2 h，即可得到全保护的五糖1。将上述得到的全保护的五糖分子进行脱保护操作，得到目标磺达肝癸钠分子，主要步骤包括酰基水解、羟基选择性磺酸化、催化氢化还原、氨基磺酸化4个部分，共11步反应。

2014年，中国台湾的洪上程课题组从商品化的原料出发，采用[4+1]的合成策略，通过正交保护基的设计，以22步的线性步骤和0.63%的总收率完成了Arixtra的合成，大幅缩短了合成路线，为磺达肝癸钠合成工艺的优化提供了可行的方案如图8-4-2所示[34]。

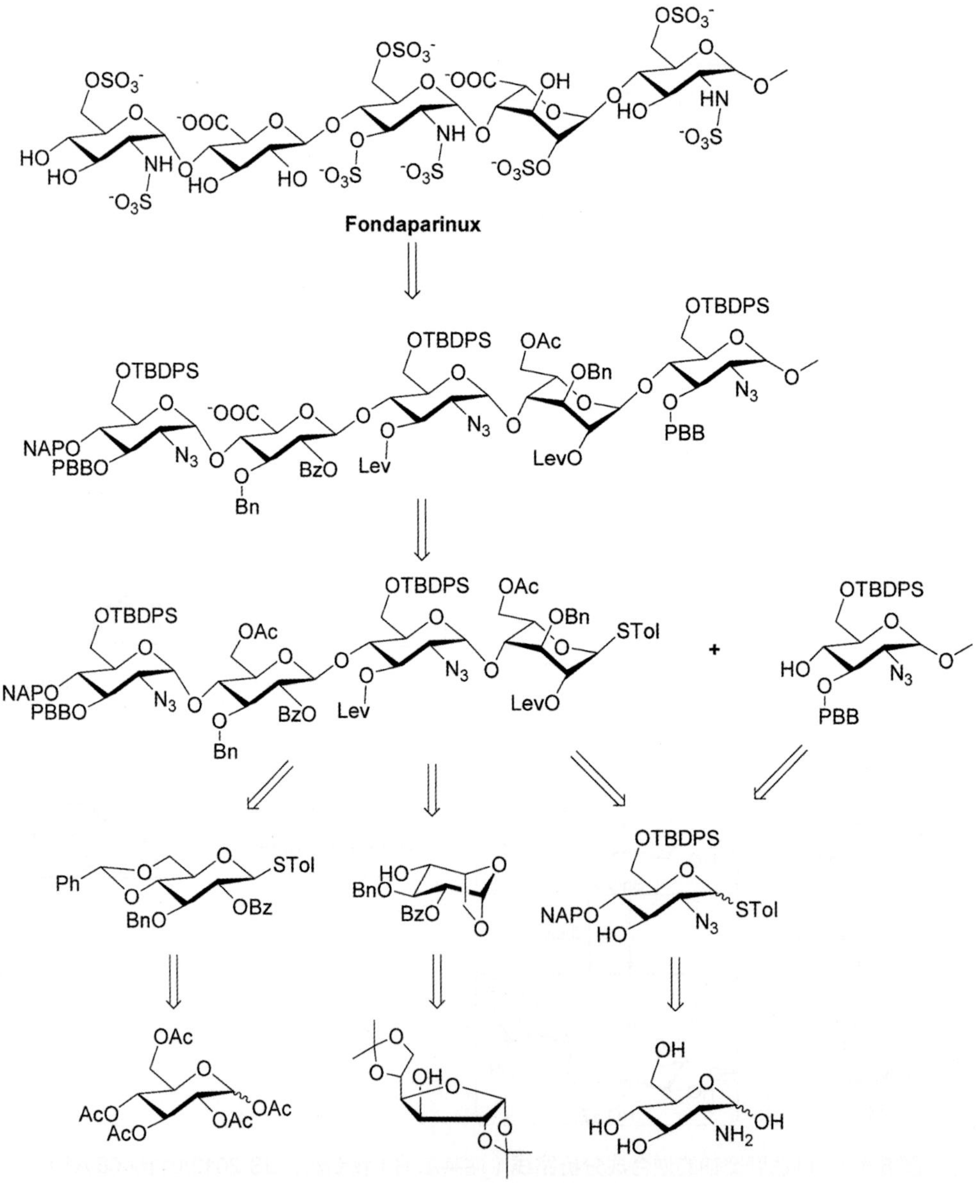

图 8-4-2   磺达肝癸钠的 22 步线性化学合成法逆合成分析

总之，目前报道的众多磺达肝癸钠化学合成路线均存在步骤长、操作烦琐、效率低等缺陷。若能有效优化其合成路线，提高反应效率，将对磺达肝癸钠的普及与临床应用带来巨大的推动作用。

三、磺达肝癸钠的化学–酶法合成

近年来，磺达肝癸钠的酶法合成与化学–酶法杂合合成也取得了重要突破。科学家们尝试在化学合成的基础上，利用酶法简化其合成步骤。

化学酶法所需的酶可分为糖基转移酶和糖链修饰酶两种。糖基转移酶能够模仿体内糖胺聚糖的合成过程，其中肝素类分子合成过程中主要用KfiA、KfiC和PmHSs三类酶。糖链修饰酶主要包括磺酸转移酶和C_5-差向异构酶（C_5-epi），用于肝素类分子合成过程中的磺酸化过程。其中天然磺基供体3'-磷酸腺苷-5'-磷酸硫酸盐（PAPS）可用于修饰寡糖片段，具有良好的区域专一性；C_5-差向异构酶（C_5-epi）能将葡萄糖醛酸异构化成艾杜糖醛酸，简化操作步骤。2011年，美国Linhardt课题组和刘健课题组合作，采用化学–酶的合成方法，分别以10步42%和12步35%的收率，高效合成了两个肝素七糖类似物，如图8-4-3所示，为小分子肝素寡糖的合成提供了新思路[35]。

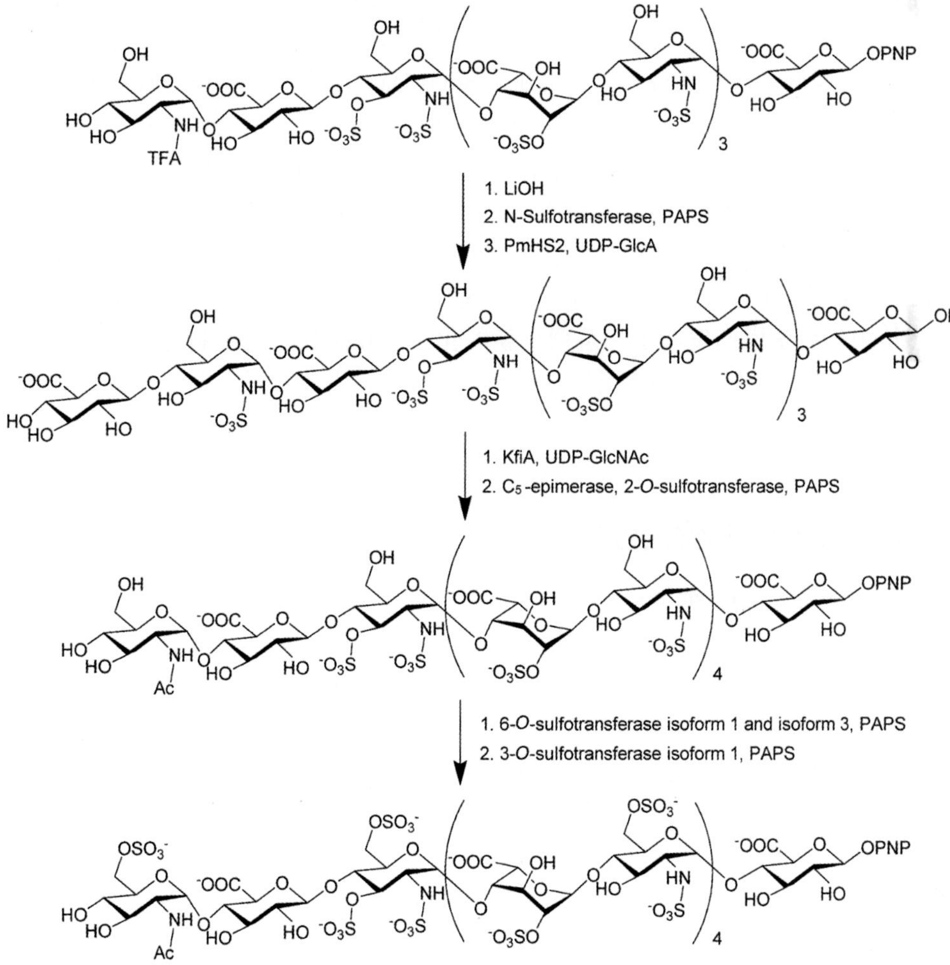

图 8-4-3　磺达肝癸钠七糖衍生物的化学合成酶法合成分析

第五节 总结与展望

一、磺达肝癸钠的研发思路

抗凝治疗是预防和治疗血栓栓塞性疾病的重要治疗手段，肝素及其相关产品是全球范围内不可或缺的抗凝药物。由于普通肝素的出血倾向，以及潜在的HIT和骨质疏松的不良反应，在临床上使用肝素需要主动监测；而磺达肝癸钠的发现为解决天然肝素所带来的这一问题提供了方案。磺达肝癸钠的发现源于天然肝素的ATⅢ结合区域及五糖结构，并发现其结合ATⅢ从而抑制凝血因子Xa，而并不直接抑制凝血酶；基于这样的作用机制，进一步对五糖结构构–效关系的研究揭示了不同位点的硫酸化、甲基化对其活性的影响，从而最终获得了合成肝素五糖——磺达肝癸钠。

二、肝素类抗凝药物的研发趋势

到目前为止，人类已经发展了四代抗凝的肝素产品：第一代肝素，及普通肝素均提取自猪小肠、牛肺以及牛小肠；第二代肝素，低分子量肝素，是通过可控的化学降解或者酶降解法降解普通肝素得到的分子量为3500～6000 Da的肝素产品；第三代肝素，超低分子量肝素及化学合成得到的分子量较低的肝素类似物，包括磺达肝癸钠等；第四代肝素产品是新一代化学酶法来源的生物工程肝素，同属分子量较低的肝素类似物。

化学酶法模拟了肝素的生物合成途径，联合化学和生物酶的合成技术，利用酶法合成的优势克服了化学合成中遇到的瓶颈。酶法合成可以在忽视取代基的基础上，构建具有立体选择性和区域选择性的糖链结构，且可以快速大量地获得化学合成需要的糖砌块结构。在过去的5年中，科学家们发展了一系列全新的化学法和酶法，用于制备低分子量、超低分子量以及工程肝素，从而帮助人类发现更新、更安全的肝素产品。新型结构的肝素衍生物的成功合成也为进一步理解肝素寡糖的构–效关系提供了物质基础，为开发更加理想的肝素产品提供了可能。

三、糖类小分子药物的发展

目前临床应用的药物中糖类药物只占很低的比例，这与其在有机质中的重要性并不相符。糖类化合物在细胞中分布广泛、作用复杂，在很大程度上阻碍了其作为单一靶点的调控分子的药物分子设计；另外，水溶性极强、难透过磷脂双分子层、口服困难、合成困难、缺乏均一稳定来源等障碍也是开发糖类药物的难题。

磺达肝癸钠的研发为糖类药物的开发提供了一条行之有效的借鉴思路：从天然糖类分子骨架出发，对其生物活性及机制进行深入研究；结合化学法或者酶法等手段，对天然多糖骨架进行降解，解析最小糖骨架结构，发现并确定其具备生物活性所必须的关键结构特征；再通过进一步的结构优化，提高糖类化合物的成药性，进而发现具有临床治疗价值的糖类药物。来源于海洋、微生物及中药的多糖具有多种重要、机制独特的活性或适应证，采用上述磺达肝癸钠的研发思路，将极有可能发现高活性、新机制的糖类化学单体药物，该思路和研发策略将有可能成为未来打开糖类药物宝库的一把金钥匙。

数字资源

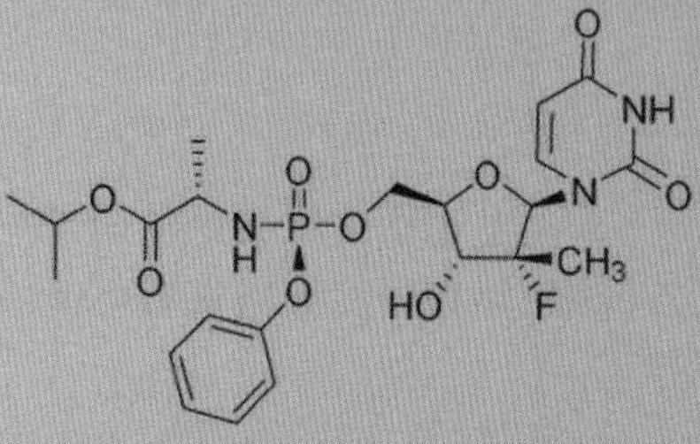

第九章

索非布韦

抗丙型肝炎病毒核苷前药索非布韦的研发

郑嘉旻　丁　冬　沈　宏

第一节　丙型肝炎

一、丙型肝炎的危害及其传播途径

丙型肝炎，是指感染丙型肝炎病毒（HCV）引发的肝脏类疾病，是全球肝脏疾病引发死亡的主要原因之一。大多数HCV感染者初期无明显症状，其中50% ~ 80%的HCV急性感染者会转变为慢性感染者，而10% ~ 20%的慢性感染者会继而转变成肝硬化患者，最终约5%的慢性感染者进展为肝细胞癌患者（HCC，图9-1-1）[1]。HCV主要通过血液传播，如输血、静脉吸毒以及医源性感染等。由于欧美国家早在20世纪90年代便开展了无偿献血和血样品HCV筛查，因此在这些地区因输血及血制品感染的概率已经大大降低，静脉吸毒和共用针具的行为现已取而代之成为了主要感染途径[2-5]。而在一些非发达地区，除静脉吸毒外，其他注射用药暴露，如污染的医疗注射、非医疗注射、血液透析等，也是感染HCV的主要因素。如在20世纪60—70年代，埃及在控制血吸虫病疫情时，由于医疗资源有限，重复使用注射器，造成了HCV大流行，成为全球HCV的高流行地区[6]。另外，母婴传播也可能发生HCV感染，约有不到5%的病例是由此途径引发的[7-10]。如果是与艾滋病病毒（HIV）混合感染的母亲，传播到下代的可能性明显升高至19.4%[11, 12]。关于性接触在HCV传播中的作用还没有明确的定论，一般认为经单一异性伴性接触传播HCV的可能性较低[13]。

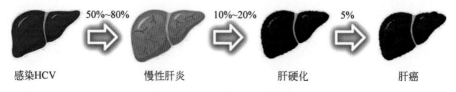

| 感染HCV | 慢性肝炎 | 肝硬化 | 肝癌 |

图 9-1-1　丙型肝炎对肝脏的危害

HCV：丙型肝炎病毒

二、丙型肝炎的流行病学概论及基因分型

丙型肝炎全球流行性较强，HCV感染率约为3%，即约1.8亿人感染了HCV，每年全球新发丙型肝炎病例约为3.5万例[14-18]。丙型肝炎的流行性呈现出明显的地区差异，调查报告显示，非洲、亚洲以及欧洲南部有较高的发病率[17]。为了方便分析HCV的演变和分布，以及临床上更有针对性地加以治疗，丙型肝炎被分成了多种基因型，并用阿拉伯数字表示。同时每种基因型又含有多种亚型，用小写英文字母表示。目前已经确认HCV至少有6种基因型（1～6型）。基因型的分布因地而异，基因1、2和6型常见于东亚地区，其中基因1型约占全球HCV感染人口的44%，是最为常见的一种基因型；基因3型多见于南亚地区，占全球HCV感染人口的25%；基因4型约占总HCV感染人口的15%，常见于北非和中东地区；基因5型则较为少见，占比少于总HCV感染人口的1%，主要集中在非洲南部[19]。

三、丙型肝炎的发现及治疗药物的发展过程

20世纪70年代，美国国立卫生研究院的阿尔特（Harvey James Alter）博士和其同事最早发现了丙型肝炎，他们在对肝炎患者进行甲肝以及乙肝病毒检测的过程中发现，有一部分患者的两项检查的结果均为阴性，但是临床上却有明显的肝炎症状。因此，他们怀疑存在第三种肝炎病毒，隐匿在人群中无声地传播，成为影响输血乃至人类健康的潜在风险。阿尔特博士将这种新型肝炎命名为"非甲非乙肝炎"。受当时医学研究技术的限制，在之后的15年里，阿尔特博士及其同事始终未能揭开这一隐匿病毒真正的"面纱"。新型肝炎的出现也促使全世界的科学家们开始积极寻找病原体，直到1987年，美国凯龙公司（Chiron Corporation）的霍顿（Michael Houghton）博士小组和美国CDC的布拉德利（Daniel W. Bradley）博士合作，采用分子克隆技术分离出了新型肝炎病毒的RNA片段，让新型肝炎的发现从以往的"非甲非乙"的排除法，迈向了精准识别的新阶段[20]。第2年，阿尔特博士团队证实了这种新型病毒的确存在于非甲非乙肝炎患者的血样品中。1989年，霍顿博士小组正式报道了这种新型病毒，并命名为丙型肝炎病毒（hepatitis C virus，HCV）[21, 22]。HCV的发现在丙肝研究史上具有里程碑式的意义，人们迅速建立了检测HCV的方法，并在血库及血液制品中进行了筛选，最大程度地减少了HCV通过输血途径进行传染的可能性。为了表彰阿尔特博士和霍顿博士在HCV发现上的重大贡献，美国拉斯克基金于2000年授予了他们拉斯克奖，之后两位科学家以及美国病毒学家赖斯博士于2020年获得诺贝尔生理学或医学奖。

在走完"丙型肝炎病毒的发现"这关键且艰辛的一步后，人们期待之后的研究可以沿着类似于其他肝炎治疗的方向发展，齐头并进地研发疫苗和药物，但很快踌躇满志的科学家们就遇到了麻烦。由于HCV的基因多样性以及人类对其感染的免疫应答相对较弱，丙肝疫苗的研发直至今天均以失败告终。疫苗研发的失败促使科学家们将研究重心转向了抗HCV治疗药物的研发方面。

早在1989年，因为干扰素α（IFNα）在治疗乙型肝炎患者领域中获得的阶段性成功，科学家们也开始尝试用IFNα治疗丙肝患者。临床试验研究发现，每周三次皮下或肌肉注

射IFNα，连续24周治疗持续病毒学应答率①（SVR）仅为6%，连续48周的治疗的SVR虽然可以提高到16%，但仍很低[23, 24]。虽然单独使用IFNα的抗HCV效果不明显，但科学家们很快发现，联合使用IFNα和广谱抗病毒药物利巴韦林（ribavirin，rbv）治疗（图9-1-2），连续24周治疗SVR可提升至34%，连续48周的治疗SVR进一步提升到42%[23, 24]。鉴于此联用的有效性，1997年美国食品药品监督管理局（FDA）首次批准该联合疗法用于临床治疗丙型肝炎。但是IFNα最大的不足之处在于体内的药物半衰期较短，每周需要多次注射给药才能维持期望的药效。为了改善此情况，科学家们研发了聚乙二醇化的干扰素α（PEG-IFNα），原理是在IFNα分子上交联无活性、无毒性的PEG分子，延缓IFNα注射后的吸收和体内清除过程，延长药物的半衰期，使每周1次给药即可维持血液有效血药浓度，其单药治疗1周1次连续48周，SVR提高到39%，联合rbv用药后，连续48周每周1次给药，SVR进一步提高到54%～56%[25-27]。而针对基因型为2、3型的慢性丙型肝炎患者联合治疗24周的SVR甚至可以达到76%～82%[28, 29]。自1998年FDA批准PEG-IFNα和rbv联合用药（简称PR疗法）后，在很长的时间里都是治疗丙型肝炎的首选方案。的确，PEG-IFNα和rbv联合治疗造福了不少丙型肝炎患者，但由于IFNα是通过刺激自身免疫系统来对抗病毒，而非直接作用于病毒，因此具有严格的适应证、众多的禁忌证、严重的不良反应以及特定的给药途径等均限制了PR疗法更广泛的临床推广应用[30-32]。鉴于此，科学家们更希望能够研发出直接作用于病毒本身的小分子药物（direct-acting antivirals，DAAs）。经过不懈的努力，抗HCV的小分子药物蛋白酶抑制剂应运而生。2011年第一代HCV蛋白酶抑制剂波普瑞韦（boceprevir）和特拉匹韦（telaprevir）与PR联合治疗被FDA批准用于治疗基因1型丙型肝炎患者，其针对的靶点为HCV非结构蛋白NS3/4A[33]。第一代蛋白酶抑制剂有几个严重的局限性，如它们必须和PR联合使用，临床试验结果表明两者引起的不良反应明显，且每日需用药3次，治疗周期长达48周。于是研发第二代蛋白酶抑制剂紧锣密鼓地筹备并行动起来[20, 34]。2013年11月FDA批准了西咪匹韦（simeprevir）联合PR疗法治疗HCV基因1型患者。西咪匹韦也是NS3/4A蛋白酶抑制剂，与第一代NS3/4A蛋白酶抑制剂相比，其每天只需用药1次，且治疗周期缩短为24周，同时SVR可以达到80%[35, 36]。但西咪匹韦同样没有彻底解决需与PR疗法联用的局限性问题，且该靶点蛋白酶抑制剂的耐药屏障较低，容易出现耐药[37]。因此，科学家们又把目光转向了HCV的另外一个靶点——非结构蛋白NS5B，2013年12月首例NS5B蛋白酶抑制剂索非布韦（sofosbuvir）获得批准上市，其巨大的优势表现在该药是首个无需联合干扰素治疗丙型肝炎的药物，同时治疗周期也进一步缩短为12周，且对HCV所有基因型均表现出较高的SVR[38-40]。

---

① 病毒学应答率分为快速病毒学应答率（RVR）和持续病毒学应答率（SVR）。快速病毒学应答率：在治疗第四周，血液中已经检测不出病毒的RNA。持续病毒学应答率：完成治疗后，连续12周或更长时间检测不出病毒的RNA。

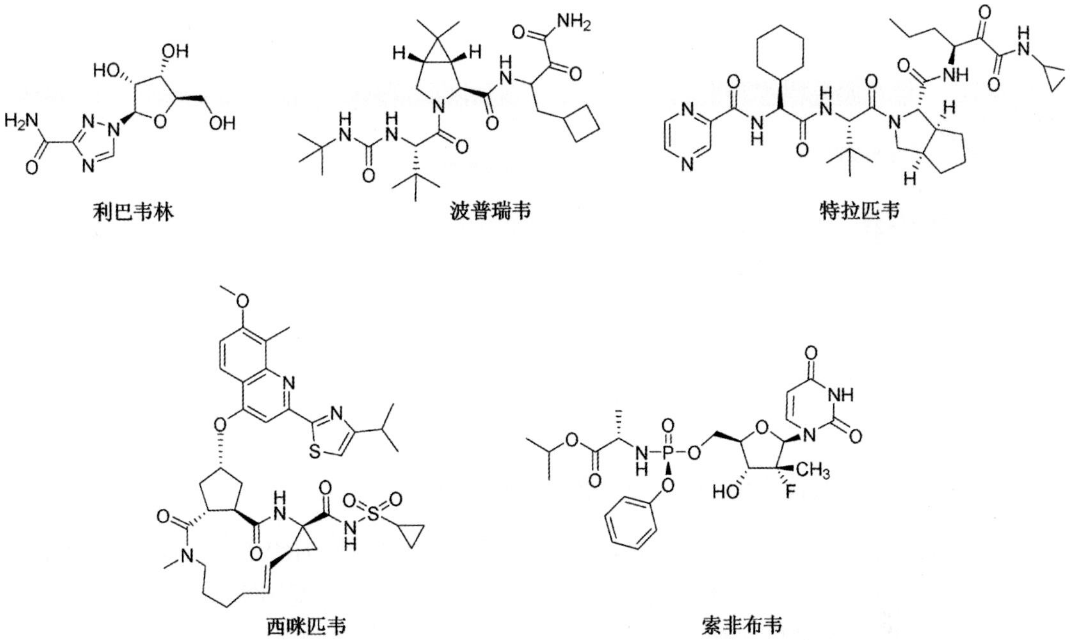

利巴韦林　　　　　波普瑞韦　　　　　特拉匹韦

西咪匹韦　　　　　　索非布韦

图 9-1-2　抗丙肝病毒蛋白酶抑制剂代表药物的化学结构

第二节　抗丙肝病毒核苷前药——索非布韦

一、丙肝病毒结构

　　HCV是一种单股正链RNA病毒，属黄病毒（Flaviviridae）科，直径为55～65 nm，结构分为表面蛋白、糖蛋白囊膜、核衣壳以及RNA链（图9-2-1）。其RNA链由约9 600个核苷酸组成，包括1个大的开放阅读框（ORF）和两侧的5'、3'非编码区。其中ORF可以编码3个结构蛋白和7个非结构蛋白。结构区编码病毒的核心蛋白（C蛋白）和包膜蛋白（E1和E2），这两种蛋白又称为结构蛋白，参与病毒的组装；非结构区包括NS2–NS5，可以编码7种非结构蛋白（图9-2-2），它们在病毒生命周期中均扮演了重要角色[41]。NS2蛋白酶、NS3蛋白酶以及NS4辅助因子与HCV多聚蛋白转录后加工处理有关，其中NS3/4A蛋白酶是最早被开发的抗HCV药物靶点，并已有多个上市的靶向该蛋白酶的抑制剂；NS5A蛋白与形成复制复合物有关；NS5B聚合酶是催化HCV的RNA合成的关键酶，索非布韦的发现正是基于对此靶点研究的结果。

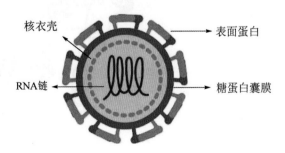

核衣壳　　　　　　　　　　　表面蛋白

RNA链　　　　　　　　　　　糖蛋白囊膜

图 9-2-1　HCV 的结构

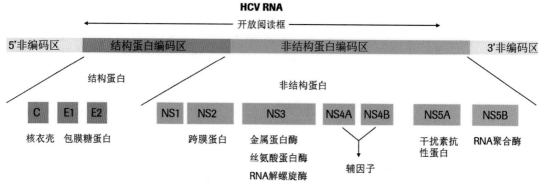

图 9-2-2　HCV RNA 组成及编码蛋白

二、索非布韦作用靶点——NS5B聚合酶

NS5B聚合酶由1773个碱基编码的591个氨基酸构成[41, 42]。HCV的复制是以单链RNA为模板，在NS5B聚合酶参与构成的复制子的催化下对HCV进行复制完成，因此NS5B是一种RNA依赖的RNA聚合酶（RdRp）[43-45]。NS5B RdRp具有聚合酶典型的右手结构，由拇指（thumb）结构域、手指（fingers）结构域和手掌（palm）活性区域（图9-2-3）构成[46, 47]。拇指区的功能是形成核苷酸转移反应的催化中心；手指区的功能主要是与复制所需的三磷酸核苷酸相互作用；而手掌区的功能则是在RNA复制起始和延伸过程中发挥作用[48]。其中在手掌区有一组具有催化活性的片段Gly317–Asp318–Asp319（GDD），在所有HCV基因型中均高度保守[49]，而且人体细胞中并不表达与NS5B RdRp功能相近的酶，这就意味着针对NS5B RdRp的抑制剂能够具有HCV基因型广谱抑制性以及HCV和人体的高度选择性，这两个明显的优势使NS5B聚合酶成为一个理想的抗HCV病毒潜在的药物靶点。

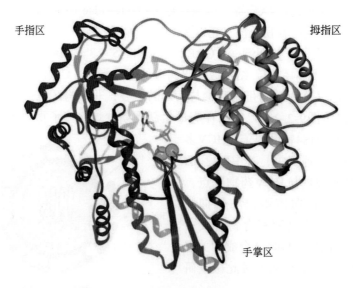

图 9-2-3　NS5B 聚合酶单晶衍射结构

引自PLoS ONE 9（1）：84808

三、索非布韦的药物化学

（一）核苷类药物抗病毒的作用机制

以HCV NS5B RdRp为靶点，科学家们开始筛选对HCV的RNA复制有抑制作用的核苷类似物。核苷类似物在药物研发历史中不乏成功先例，科学家们希望找到针对靶点的理想核苷类似物，使它能够在病毒复制过程中骗过RNA聚合酶、代替正常核苷原料混入下一代RNA的制造，从而导致天然RNA的制造失败，病毒丧失复制能力，最终达到治疗疾病的目的。相比其他非核苷类化合物，核苷类似物能够直接作用在HCV NS5B RdRp的活性位点，对RNA复制链终止的作用机制明确，且具有泛基因型（同时对抗6种基因型病毒）和高耐药屏障性，但在研发过程中需要考虑3个关键问题：①分子对人体DNA/RNA聚合酶的选择性，也就是可能的脱靶造成的毒性；②分子在体内的代谢途径以及代谢产物的活性；③核苷类似物的构-效关系无法借鉴传统小分子的优化经验，活性优化具有挑战性。

从作用机制来看，不同于传统小分子直接作用于药物靶点，核苷酸分子在结合靶点之前需要先后被不同的激酶识别为底物，再依次转化为核苷单磷酸、双磷酸以及具有抑制病毒复制作用的活性结构——三磷酸代谢产物（NTP）。三磷酸产物被聚合酶识别后，与靶点HCV NS5B RdRp结合嵌入下一代RNA的复制产物，从而终止病毒正常RNA链的增长（图9-2-4）。也就是说，作为NTP替代品的核苷类似物必须能够被三种不同的激酶和一种聚合酶识别为底物，并传递下去。因此，病毒聚合酶的抑制活性既要取决于核苷类似物磷酸化作用的效率，还要受到相应活性代谢物在体内的药物半衰期的影响。

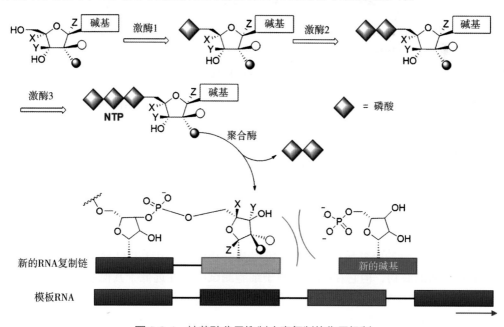

图 9-2-4　核苷酸分子抑制病毒复制的作用机制

NTP：三磷酸代谢产物

在2000年之前，开发丙型肝炎药物一直受制于HCV在体外难以复制的困难，直接导致缺乏合适的体外药物筛选模型。直到科学家们建立了可在体外实现病毒复制及宿主Huh7

细胞的培养方法才解决了这一问题[50]。致力于抗病毒药物研发的小型制药公司——法玛塞特（Pharmasset）通过体外HCV复制子细胞筛选模型（HCV-replicon RNA-containing Huh-7），在核苷类分子库中筛选到了具有HCV活性的核苷类似物。他们幸运地发现碱基修饰的核苷类似物NHC(化合物1)、2'-位修饰的核苷类似物2-FdCyd(化合物2)，以及脱水核苷类似物3均可在体外表现出较强的病毒复制抑制作用（图9-2-5）[51-53]。在进一步的研究中，研究人员发现化合物1的核苷三磷酸代谢物虽然展现出一定的抗病毒活性，但与NS5B RdRp靶点结合较弱，对HCV的选择性抑制作用也较低；而结构新颖的脱水核苷类似物3则存在活性与细胞毒性相关的问题；只有尿苷类似物2的三磷酸代谢产物被确认可以选择性地有效抑制NS5B聚合酶，并在短期给药的动物实验中未观察到任何的毒副作用。然而，虽然化合物2在体外和动物实验中均没有显示出明显的毒性，但相关文献中报道的化合物2却显示存在宿主细胞和病毒细胞选择性的潜在风险，化合物2会抑制人体细胞的酶聚合，进而诱导细胞生长停滞，在长期给药的过程中可能会产生延迟的药物毒性[50]。鉴于这一风险，以尿苷类似物2为苗头化合物，克拉克博士的团队对该系列的尿苷类似物开展了构-效关系研究及优化，最终研发出对HCV具有高活性、高选择性、体内安全的候选药物分子PSI-6130（表9-2-1）。PSI是法玛塞特小分子抑制剂（Pharmasset small inhibitor，PSI）的缩写，6130则是对化合物的编号。

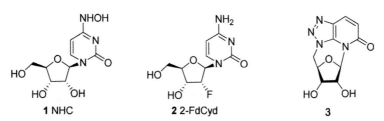

图 9-2-5   法玛塞特的抗 HCV 苗头化合物

（二）母核核苷的构 - 效关系研究——临床分子 PSI-6130 的诞生

在法玛塞特之前，许多制药公司和机构也都开展了核苷类化合物抗HCV的药物研发工作，包括对不同的碱基修饰、取代的（脱氧）核糖、核糖上磷酸基的预构，以及氨基酸修饰的前药等[54]。以图9-2-6列举的几个化合物为代表，核苷类化合物在抗HCV药物研发过程中探索的有2'-α-甲氧基取代原本羟基的2'-O-MeC、2'-β-位甲基取代的NM107、4'-位叠氮取代的核苷类似物R1479、以及碱基修饰的MK-0608。上述化合物的构-效关系总结如下。

1.对核苷2'-α-位的研究显示，将2'-α-位羟基甲基化后，分子2'-O-MeC的三磷酸形式仍是NS5B聚合酶的底物，但它在HCV复制子细胞测试中活性远低于其他系列。随后的代谢实验结果表明，2'-O-MeC在磷酸化的过程中形成了其他低活性的三磷酸副产物，从而降低了细胞水平上的病毒抑制活性。

2.对2'-β-位进行的研究工作最为广泛。在早期，科学家们通过建立的牛病毒性腹泻病毒（BVDV，与HCV同属于黄病毒科）筛选模型筛选了核苷类似物，找到了2'-β-位为甲基的活性结构。随后的活性构-效关系研究显示，在2'-β-位的官能团容忍度非常小，除了甲基之外，其他大位阻的取代基或改变化学构象都会导致其活性降低。基于此系列研究，Indenix和诺华制药公司开发了首个进入临床研究的核苷类NS5B抑制剂valopicitabine（NM283，NM107的前药，图9-2-6），但由于其具有严重的肠胃不良反应，最终止步于Ⅱ期临床阶段。默沙东的研究团队也报道了具有同样母核的MK-0608，且通过对碱基修饰提高了分子的口服生物利用度。

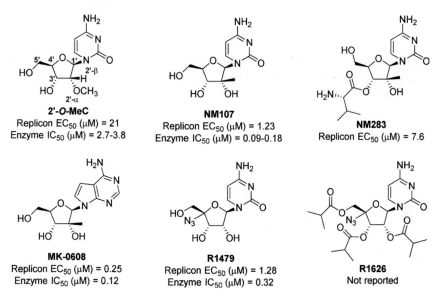

图 9-2-6　HCV 核苷类抑制剂

3. 对核苷4'-位的研究发现，叠氮取代的核苷类似物可以保持较高的聚合酶抑制活性和抗HCV的活性，且有研究显示，化合物R1479在宿主细胞内能够非常高效地进行磷酸化代谢。然而它的前药分子R1626在Ⅱb期临床试验的患者中出现了中性粒细胞减少的不良反应，研究因此终止。

以上的研究工作均由于种种原因而受阻，但也都为法玛赛特的成功积累了经验和知识，尤其是核苷候选药物分子NM107及其前药NM283（valopicitabine）的研究结果，提示在2'-β-位引入甲基能够增强对RNA相关病毒活性的抑制作用，这对后续的构–效关系研究具有关键性作用[55]。由此，克拉克博士的团队设计合成了2'-位由氟原子和甲基取代的核苷酸分子PSI-6130（表9-2-1）。PSI-6130核糖2'-位的氟原子与氧原子电负性和大小相似，成氢键的能力也与羟基相当，且氟原子能够进一步有助于形成稳定的糖苷键，因此，保持了与2-C-MeCyd（NM107）相当的体外抗病毒活性。更令人惊喜的是，这一组合也消除了化合物2在BVDV细胞实验中观察到的细胞生长停滞的毒性问题，同时在其他各项药物毒性的体外测试中也没有观察到任何细胞毒性和线粒体毒性[56]。这些研究结果给予了研发团队极大的鼓励。克拉克博士的团队继续对PSI-6130分子的碱基以及核糖部分进行了优化（图9-2-7）。他们决定保持2'-氟-2'-甲基这一组合不变，对核糖部分进行修饰，包括改变3'-位的羟基，以及在4'-位引入取代基，然而这些变化均导致抑制活性的丧失；另外对不同碱基的筛选也发现只有胞嘧啶才能产生足够的抗病毒活性。然后，他们保持化合物的碱基胞嘧啶、及3'-、4'-位部分不变，尝试2'-α-和2'-β-位不同的取代组合，但这一方向的探索也没能找到优于PSI-6130的候选分子（图9-2-7）[57]。

表 9-2-1　化合物的抗 HCV 活性和宿主细胞毒性

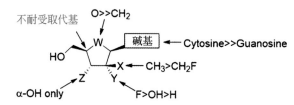

化合物	非靶标 BVDV（MDBK 细胞）		HCV 复制子细胞	
	EC$_{90}$（μmol/L）	CC$_{50}$（μmol/L）	EC$_{90}$（μmol/L）	CC$_{50}$（μmol/L）
PSI-6130	> 100	> 100	5.40 ± 2.6	> 100
NM107	2.30 ± 0.1	> 100	19.0 ± 5.7	> 100
2	> 100	> 100	6.50 ± 1.6	> 100
4	> 100	> 100	> 100	> 100

图 9-2-7　PSI-6130 的构 – 效关系总结

　　最终，研究小组将PSI-6130确定为候选化合物，对其在体内的转化进行了研究和预测（图9-2-8）。他们将氚放射性标记的化合物PSI-6130[³H]分别加入到HCV复制子细胞和人体肝细胞中，检测不同时间点分子在细胞代谢中的转化情况。实验结果不仅观测到PSI-6130在5'-位羟基发生一磷酸化、二磷酸化和三磷酸化后生成的代谢产物，也发现了PSI-6130经脱氨作用生成的化合物PSI-6206，以及PSI-6206的磷酸化产物[58, 59]。从图9-2-8所描述的PSI-6130代谢活化途径可以看到，PSI-6130经由脱氧胞苷激酶（dCK）的催化，生成一磷酸胞苷，然后被胞苷一磷酸激酶（YMPK）识别催化生成二磷酸胞苷，最后经核苷二磷酸激酶（NDPK）转化为活化形式的三磷酸胞苷，从而结合NS5B靶点对病毒复制产生抑制作用。PSI-6130同时也在肝细胞中可与胞苷脱氨酶结合、氧化脱氨生成尿苷PSI-6206。但是在前期的构–效关系研究中，尿苷PSI-6206在HCV复制子的测试中并没有活性，进一步研究发现这是由于PSI-6206无法被dCK磷酸化，导致分子失活[58, 59]。然而在PSI-6130的代谢过程中，它的一磷酸胞苷在脱氧胞苷酸脱氨酶（DCTD）作用下也能氧化脱氨成PSI-6206-MP，并在肝细胞内发生后续的磷酸化反应，生成三磷酸尿苷。令人惊喜的是，PSI-6130-TP和PSI-6206-TP对HCV都具有显著的抑制病毒复制的作用，因此，发现PSI-6206-TP活性结构也为科学家们提供了一个新的研究方向。

　　候选化合物PSI-6130虽然与NM107结构相似，但两者在抗病毒活性、选择性、毒性、耐药性风险，以及细胞内磷酸化程度等方面都非常不同。NM107对多种病毒具有广谱的抗病毒活性[55]，PS-6130则对抑制HCV病毒复制具有非常高的选择性，它在BVDV、DV、HIV及HBV等其他病毒活性测试中均没有表现出抑制作用，且在动物实验以及人体

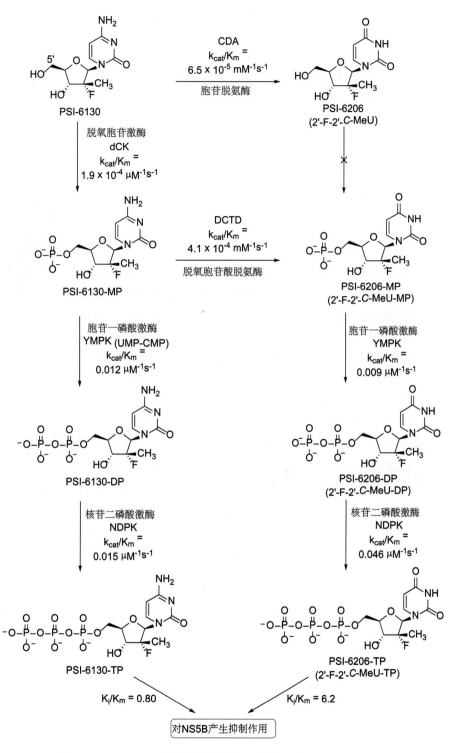

图 9-2-8 PSI-6130 的活化代谢途径及代谢产物

细胞系实验中也都没有观察到明显的毒副作用[60]。另外，在设计的耐药性实验中，PSI-6130也展现了很低的耐药性风险，仅对NS5B聚合酶的S282T诱变敏感，其敏感变化也远小于NM107。综合以上优势，法玛赛特将PS-6130推入Ⅰ期临床试验，研究了药物的安全性、在人体内的耐受性和药物动力学性质。结果发现，PSI-6130单次口服给药500mg、1500mg、3000 mg剂量下都可以耐受，且未发生任何不良作用。然而，PSI-6130的口服利用度只有25%，且分子在肠道内有很大一部分被代谢成失活的PSI-6206，导致PSI-6130无法进入人体发挥足够的疗效。

眼看这个化合物的开发陷入了僵局，在关键时刻，法玛塞特的研究团队的加入挽救了PSI-6130的命运。索非亚博士加入法玛塞特后对停滞研发的PSI-6130产生了浓厚的兴趣，他认为PSI-6130是一个很好的候选药物，只要对结构进行适当修饰，使它能被有效吸收并转运到指定部位——受HCV感染的肝细胞内就可大功告成。随后法玛塞特启动了PSI-6130的升级研发计划，团队围绕着PSI-6130展开了前药设计，试图开发出理想的分子。

（三）基于 PSI-6130 的药代动力学研究——前药策略的使用及设计

在药物研发过程中，许多药物分子虽然在体外测试中表现优异，但在人体内却由于分子自身的性质存在缺陷无法达到预期的疗效，通常原因是没有足够的口服生物利用度、在体内代谢不稳定、血液中的停留时间较短、难以透过细胞膜或者是选择性差等。为了解决这些问题，研发人员会先对分子进行进一步的构-效关系研究，当变化分子结构被证明无法解决问题时，前药设计就会成为研究的另一个思路。前药（prodrug），也叫作前体药物、药物前体、前驱药物等，是对药物进行化学结构修饰后得到的、在体外无活性或活性较低、在体内经酶或非酶转化后释放出活性代谢产物而实现药效的化合物。1958年，Albert首先在《自然》杂志上提出了前药的概念[61]，用来描述化合物经生物转化后产生药理作用的概念。随后，Rautio等又进一步完善了前药的定义，具体是指在体内经过酶或化学作用释放出可以达到预期药理活性的母体药物分子的可逆性衍生物[62]。

根据母体药物释放原理的不同，前药可分为两大类，一类是载体前药，母体药物与载体通过共价键相连，在体内经生物降解或化学反应卸掉载体后发挥药效。载体通常是亲脂的，可以是小分子化合物，也可以是大分子化合物，如白蛋白和抗体等。另一类是生物前体前药，它是通过进入生物体内后经一系列酶转化，改变分子自身结构来形成有活性母体的药物，进而发挥药效，如非甾体的抗炎药舒林酸（sulindac）就是基于这一思路设计研发成功的[63]。前药设计在现有药物的基础上进行结构修饰，具有以下优点：可以克服药物的用药障碍；增强化学及代谢的稳定性；提高水溶性或脂溶性；增加口服或者局部给药的吸收度；增强血-脑脊液屏障的渗透性；延长药物作用时间；提高生物利用度；改善药物在组织的分布；提高靶向性，减轻不良反应等[62]。如今，前药策略已经成为一种在药物化学领域被广泛接受的有效策略。

1. 传统前药技术的应用   为了解决 PSI-6130 的口服生物利用度差和代谢相对不稳定的问题，法玛塞特采用了前药设计的策略进行优化。他们希望通过对 PSI-6130 的化学结构修饰来改善分子在胃肠系统内的稳定性、提高体内吸收，且延缓化合物转化为无活性的代谢产物。在这一思路指导下，研发团队设计了一系列不同的前药结构，包括在 3'- 和（或）5'- 位的羟基连接酯基、氨基甲酸酯、碳酸酯等官能团，以及将胞嘧啶 N4 转化为脲等。这些前药分子先在体外进行活性、胃肠液稳定性、代谢稳定性和透膜能力测试筛选，然后再在大鼠和猴子的动物模型中评估前药的转化效率和口服生物利用度，最终锁定前药分子 RG7128（mericitabine）。RG7128 通过 3'- 和 5'- 位羟基的异丁酸酯化降低了分子的极性、提高了透膜性和吸收。前药分子被吸收后经肝脏的首过效应释放出原药 PSI-6130，大大提高了原药分子在体内的口服生物利用度（表 9-2-2）。

表 9-2-2 PSI-6130 和前药 RG7128 数据对比

PSI-6130　　**RG7128**

化合物	EC_{90}（µmol/L）	CC_{50}（µmol/L）	SGF 稳定性（pH 1.2, 37°C）$t_{1/2}$	SIF 稳定性（pH 7.4, 37°C）$t_{1/2}$	Caco2 转运 P_{app}（$\times 10^{-6}$ cm s^{-1}）	大鼠 10 mg/kg 原药 AUC$_{(0-24)}$（µg h/mL）/ C_{max}（µg/mL）
PSI-6130	3.03	> 100	> 20	> 20	0.21	2.97/0.6
RG7128	2.5	> 100	25	36	6.4	16.17/1.86

罗氏制药公司从法玛塞特接手了候选药物 RG7128，继续开展临床试验研究[64-68]。RG7128 在临床单剂量爬坡、多剂量爬坡以及和干扰素联合用药的试验中均表现出了很好的治疗效果及安全性[69, 70]。RG7128 在临床试验中每日口服用药两次，每次 1 g，治疗基因 1 型丙型肝炎患者 14 d 后可降低 HCV 的 RNA 水平 2.7 个对数单位。此外，RG7128 与干扰素联用治疗基因 2 型和 3 型 HCV 患者也有显著效果，首次实现了直接抗病毒药物的疗法在基因 1 型以及非基因 1 型丙型肝炎患者均能有效降低病毒水平的目标[71-73]。RG7128 与治疗丙型肝炎的 NS3/4A 蛋白酶抑制剂丹诺瑞韦联用治疗基因 1 型丙型肝炎患者 14 d 可以降低 4.9 ~ 5.1 个对数单位，首次证明了非干扰素治疗方案治愈丙型肝炎的可能性[68]。综合来看，RG7128 的临床数据为核苷类药物治疗丙型肝炎奠定了扎实的基础，但它药效仍一般，在肝脏内活性产物三磷酸分子的药物半衰期也较短，不得不高剂量多次给药，使它仍然难以成为一个一线好药。

2. 肝靶向核苷前药的设计 分析了 RG7128 的优劣，法玛塞特的科学家继续投入热情进入到第二代核苷类药物的研发。他们将具有高选择性、高耐药性和高安全性的 2'- 位氟原子与甲基这一独特组合保留，探寻药效更强、药物半衰期更长、肝血浆比增高、实现低剂量给药的最佳化合物。基于前期的工作基础，研发团队将目光投向了 PSI-6130 的尿苷代谢产物 PSI-6206-MP。研发人员由 PSI-6130 的活化途径注意到 PSI-6206-MP 代谢生成的 PSI-6206-TP 不但在体外具有很好的病毒抑制活性，而且药物半衰期很长（38 h）。这可以帮助 PSI-6206-TP 在体内富集，产生比 PSI-6130-TP 更好的抑制病毒效果。因此 PSI-6206-MP 具有极大的潜力成为理想的抑制 HCV 复制的 DAAs 药物。

之前的药代动力学研究结果已经显示，尿苷分子 PSI-6206 不是激酶的底物，无法在体内转化到单磷酸形式 PSI-6206-MP，研发团队只能选择面对挑战——将 PSI-6206-MP 直接运送到肝细胞内。但是，由于PSI-6206-MP分子中没有经过修饰的磷酸基团带有负电荷，极性大，难以透过生物膜被吸收，而且在到达肝脏前也很容易被磷酸酶降解，该分子本身很难直接作为口服的药物。因此，分子中的磷酸基团必须采用前药手段进行修饰屏蔽，一方面可以提高分子与生物膜的兼容并避免提前被磷酸酶降解；另一方面，考虑到肝脏是丙型肝炎治疗的主要场所，可以利用肝细胞内的特定酶作用下释放原药PSI-6206-MP，实现肝靶向作用的效果。综合这些考量，以PSI-6206-MP为原药的前药设计要比上面讲到的RG7128更为复杂。当时在抗肿瘤药和抗病毒药的研发中核苷类药概念已经被广泛应用，而磷酸酯前药的研究也备受关注。针对磷酸基团电负性高的特点，药物化学家们尝试在磷酸基团上引入不同的保护基团来降低药物的极性、增加其透膜能力，从而提高药物的口服生物利用度。从最初简单地引入烷基形成磷酸酯，核苷类药物的前药设计也在逐步地发展演变。1990年，Chris McGuigan教授及其课题组经过多年的研究，成功发明了将核苷磷酸/膦酸类似物分别通过磷酯键和磷酰胺键的方式与极性基团连接形成磷脂/磷酰胺前药的修饰方法，实现了掩蔽极性基团、降低分子极性、增加透膜性等目的，从而帮助药物在人体内吸收后由肝内特定酶水解并有效释放出原型药物（图9-2-9）[74]。

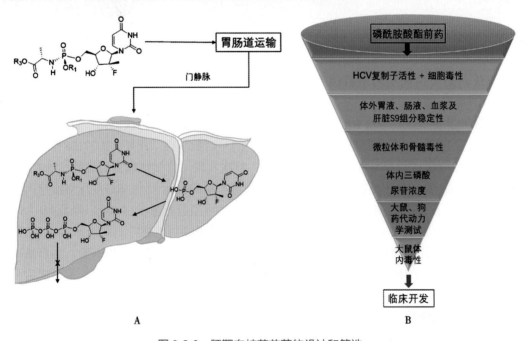

图 9-2-9 肝靶向核苷前药的设计和筛选

于是，在第二代抗丙型肝炎病毒核苷药物的研发过程中，索非亚博士借鉴了McGuigan教授报道的磷酰胺酯的ProTide前药技术（具体见下文拓展阅读内容）。通过在磷酸基的酰胺键和酯键连接合适的基团或片段，组合掩蔽磷酸基团，帮助分子透膜吸收。当前药分子进入肝细胞后首先可被酯酶水解，再被磷酰胺酶（组氨酸三联体核苷酸结合蛋白，HNT1）特异性识别并断裂磷氮键，原药在肝细胞内得以释放并直接发生两次磷酸化，转化为活性的三磷酸尿苷（图9-2-9A）。这一过程中，除了要保证肝脏首过效应能够顺利释放磷酸基团，还要考虑到前药分子在消化道及血液传输的环境中是否耐受、是否能被充分吸收到达肝脏等。显然，诸多因素互相影响增加了分子设计和预测的复杂性。为了寻找最佳分子组合，研发团队进行了深入广泛的构-效关系研究，并通过图9-2-9B所示的体外和体内化合物评价流程对衍生物进行筛选。体外测试包括了全细胞HCV复制子的活性测试、分子在不同细胞系中的毒性、胃肠道体系中的稳定性、对血浆和肝细胞中酶的稳定性，以及关键的前药分子在人源肝细胞内转化为三磷酸核苷水平的体外测试等。通过这一评价流程，可以筛选出具有微摩尔级别的全细胞内病毒抑制活性、没有细胞毒性、在胃肠系统和血液中稳定、只被肝细胞内特定酶水解并能快速三磷酸化的理想化合物。同时通过检测药物口服给药后在肝内的三磷酸核苷的浓度来间接评价药物在体内的活性，解决了使用动物模型比较分子体内活性的难度和时间问题。另外，在早期的筛选中也加入了线粒体毒性和骨髓毒性的测试，以避免许多核苷类药物存在的类似毒性问题。

3. 肝靶向前药分子的构 - 效优化——PSI-7851　研发团队首先合成了较为简单的磷酰胺酯前药 PSI-7672（图9-2-10），在 HCV 复制子的细胞测试中显示了和 PSI-6130 相当的抑制活性[57]。这一结果为磷酰胺酯前药设计的成功增强了信心，团队随之对这一结构展开了构 - 效关系研究。对于磷酰胺酯的前药设计来说，其结构中有 3 个可变动的基团：① 与磷酸形成酯基的 R_1，它在进入肝细胞后被水解离去，因此需要考虑离去后生成的代谢产物不能产生明显的细胞毒性；② α- 氨基酸的侧链取代基 R_2，它将影响前药分子的磷酰胺键在进入肝脏前的稳定性和进入肝脏后被水解的能力；③ 氨基酸酯基的 R_3，通过改变 R_3 可以对分子性质进行调节。

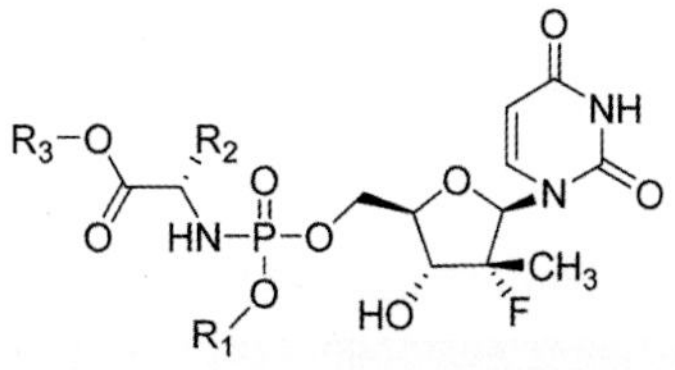

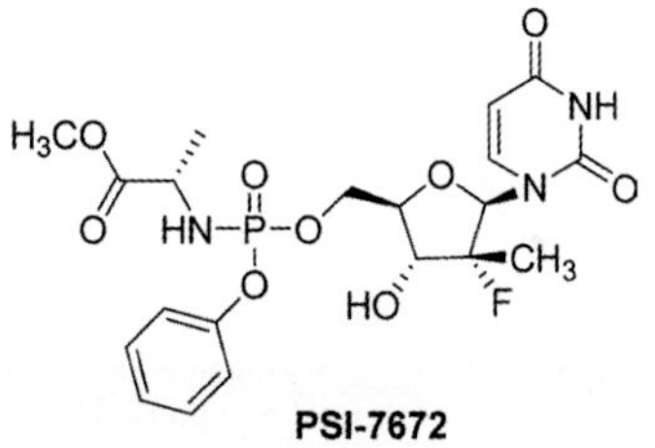

图 9-2-10　磷酰胺酸酯前药的化学结构

首先，如表9-2-3中化合物5 ~ 化合物9所示，固定PSI-7672中的R_1和R_2基团，对羧酸酯基R_3进行变换，通过体外测试评价化合物对NS5B聚合酶的抑制活性EC_{90}和在50 μmol/L浓度下抑制正常细胞rRNA的复制作用［抑制率（%）］。结果发现在R_3位置连接直链、支链烷基，以及环状取代基环己烷和苄基时，分子都能保持亚微摩尔的活性，苯环羧酸酯则表现出了病毒抑制活性的降低。虽然数据显示增加取代基的位阻能够进一步提高分子对病毒的抑制活性，但随着R_3基团的增大，分子对正常细胞的rRNA复制也产生了抑制毒性，如化合物7，虽然它的EC_{90}提高了6倍，达到0.06 μmol/L，但细胞毒性也从PSI-7672的0抑制率升高到了93.8%。平衡化合物对病毒复制的抑制活性以及对正常细胞的毒性两者的性质，甲基和异丙基成为R_3羧酸酯的较好选择。然后，将R_2和R_3基团固定为甲基，对R_1位置的磷酸酯进行变换。结果如表9-2-3中化合物10 ~ 化合物14所示，在R_1的磷酸酯位置上芳香环对病毒复制的抑制活性非常重要，芳香环上的卤代以及萘环可以进一步提高活性，但是也伴随产生了对正常细胞的毒性。

表 9-2-3　R_1 和 R_3 结构与 HCV 复制子活性和细胞毒性的关系

化合物	R_1	R_3	EC_{90} cloneA （μmol/L）	对细胞 rRNA 复制的抑制率（%）@ 50 μmol/L
PSI-7672	Ph	Me	3.9	0
5	Ph	i-Pr	0.52	25.9
6	Ph	c-Hex	0.25	61
7	Ph	2-Bu	0.06	93.8
8	Ph	Ph	18.5	0
9	Ph	Bn	0.13	74.3
10	4-F-Ph	Me	0.69	16.8
11	4-Cl-Ph	Me	0.58	62.8
12	3,4-Cl-Ph	Me	0.45	63.7
13	1-Napth	Me	0.09	95.4
14	Et	Me	> 50	16.8

在对 R_1 和 R_3 进行优化后，固定甲基羧酸酯和苯环磷酸酯，考察 R_2 为不同的氨基酸侧链的化合物表现。表 9-2-4 结果表明，R_2 位置在空间上只能耐受如甲基、乙基和偕二甲基这样较小的取代基团，如化合物 17 和化合物 19 的异丙基和环丙烷取代都导致了化合物在体外 HCV 复制子测试中病毒抑制活性的彻底丧失。另外变化 R_2 基团手性的化合物 20 也彻底丧失了对病毒复制的抑制作用。因此，R_2 位置的基团选择范围较小，最佳选择还是 S 构型的甲基（即天然的丙氨酸）。

表 9-2-4　R_2 结构与 HCV 复制子活性和细胞毒性的关系

化合物	R_1	R_2	EC_{90} cloneA （μmol/L）	对细胞 rRNA 复制的对细胞 rRNA 复制抑制率（%）@ 50 μmol/L
PSI-7672	Ph	Me	3.9	0
10	4-F-Ph	Me	0.69	16.8
15	Ph	H	22.1	0
16	Ph	Et	1.61	0
17	Ph	i-Pr	> 50	0
18	4-F-Ph	di-Me	2.2	0
19	4-F-Ph	Cyclopr	> 50	0
20	Ph	D-Alanine	> 50	0.09

经过对 R_1、R_2 和 R_3 取代基进行的构-效关系研究，研发小组选出 R_3 为异丙基或甲基、R_1 为无取代或卤素取代苯基的 7 个具有较优良选择性和活性，且具有结构差异化的化合物进行了下一阶段的体外肠胃液稳定性（SGF 和 SIF）和血浆稳定性评价，确保药物分子可以在体内转运时稳定存在。然后测试分子在人体 S9 酶中的稳定性，以推测前药进入肝细胞内转化成活性原药结构的释放速度。从表 9-2-5 的数据可以看到，受试的 7 个核苷分子都能耐受胃液和肠液（半衰期 > 15 h），在血液中稳定，并能在肝细胞内能被迅速裂解前药的

磷酸酯基团，释放出原药PSI-6206-MP，满足了前药在体内产生作用的要求。

表 9-2-5　磷酰胺酯前药的活性、稳定性及药代动力学测试

化合物	R_1	R_3	EC_{90} cloneA（μmol/L）	抑制率（%）@50 μmol/L	体外稳定性测试		大鼠药代动力学研究			
					SGF[a]/SIF[b]（h）	Human plasma[c]/human S9[d]（h）	C_{max}（ng/g）	T_{max}（h）	AUC$_{(0-t)}$（ng h/g）	AUC$_{(inf)}$（ng h/g）
PSI-7672	Ph	Me	1.62	0	15.5/ > 20	16.7/0.17	1985	6	14 206	18 968
5	Ph	i-Pr	0.52	25.9	22/ > 24	> 24/0.57	1934	4	16 796	18 080
6	Ph	c-Hex	0.25	61.1	17/ > 20	> 24/1.4	557	4	6 487	8 831
21	4-F-Ph	Et	0.76	55.3	17/ > 20	> 8/0.23	291	4	4 191	5 423
22	4-F-Ph	i-Pr	0.77	0	> 20/ > 20	> 24/0.42	519	6	6 140	7 375
23	4-F-Ph	c-Hex	0.04	52.1	> 20/ > 20	> 24/0.18	716	4	8 937	9 888
24	4-Cl-Ph	i-Pr	> 50	0.09	20/ > 20	> 24/0.35	339	1	5 143	8 468

[a]SGF = 模拟胃液，pH 1.2，50 μg/mL浓度，37℃，20 h；[b]SIF=模拟肠液，pH 7.5，50 μg/mL 浓度，37℃，20 h；[c]100 μmol/L，37℃，24 h；[d]100 μmol/L浓度，37℃，24 h，pH 7.4

　　这些前药分子虽然最后形成的活化分子结构相同，但不同的修饰基团会影响其药物代谢行为，造成吸收速率、肝细胞透膜速率、转化为三磷酸形式水平等的不同，导致体外的数据不能完全准确预测药物分子在体内的效果。为了验证分子对HCV患者的临床疗效的显著性，研究人员对口服吸收后药物分子在肝细胞内生成三磷酸尿苷的浓度进行了检测。法玛塞特公司将7个候选化合物以口服给药的方式喂给大鼠（50 mg/kg），动态测定前药在血浆中的最高浓度C_{max}和曲线下的血药浓度AUC，并在给药4 d后解剖检测大鼠肝脏内的三磷酸活性结构的浓度。表9-2-6数据显示，所有分子都能够通过胃肠系统的传输被吸收，顺利进入肝细胞内释放高浓度的原药，最终转化为活性的三磷酸核苷，实现了前药肝靶向作用的效果。其中，化合物PSI-7672、化合物5和化合物23在大鼠体内表现出最高的药物暴露量。将这三个化合物在犬和猴子体内进行药代动力学实验研究，发现化合物5在犬体内前药达到的血浆暴露量要比PSI-7672高15倍，比化合物23高110倍，在猴子体内是PSI-7672的3倍。从肝脏样品的数据可以看到，化合物5在肝脏内转化出的三磷酸活性结构的浓度也同样高于另外两个化合物。三个化合物在体外与大鼠、犬、猴子以及人的肝细胞培养实验并检测各自转化为三磷酸尿苷的水平均高于前药分子RG7128，其中化合物5依旧显示了很好的磷酸转换率，尤其是在人源肝细胞测试中，其三磷酸浓度超过了化合物PSI-7672和化合物23的3倍之多。在安全性评价方面，体外线粒体和骨髓细胞实验显示，只有化合物环己烷取代的羧酸酯观察到了骨髓毒性［红系祖细胞IC_{50} =（37±5）μmol/L，髓系祖细胞IC_{50} =（30±5）μmol/L］。在其他动物体内急性毒性测试中，三个化合物在高剂量时也均未产生任何毒副作用。综合活性、药代数据、前药转化为活性三磷酸尿苷的水平及安全性各方面测试的评估，化合物5最终被确定为先导化合物，命名为PSI-7851。

表 9-2-6　磷酰胺酯前药在犬和猴子模型中的药代动力学数据

实验动物	取样时间和样品	指标	化合物 PSI-7672	化合物 5	化合物 23
犬	第 3 d 血浆取样	C_{max}（ng/mL）	317	6 179	36
		T_{max}（h）	1	0.5	0.25
		AUC$_{(inf)}$（ng·h/mL）	420	6 903	62
		AUC$_{(0-t)}$（ng·h/mL）	418	894	54
	第 4 d 肝脏取样	前药（ng/g liver）	5.24	612	8.72
		三磷酸（ng/g liver）	4960	10 560	476
猴子	第 3 d 血浆取样	C_{max}（ng/mL）	19	33	1.8
		T_{max}（h）	0.25	1	6
		AUC$_{(inf)}$（ng·h/mL）	34	170	NA
		AUC$_{(0-t)}$（ng·h/mL）	27	86	NA
	第 4 d 肝脏取样	前药（ng/g liver）	4.66	177	13
		三磷酸（ng/g liver）	26	57	NA

　　研究者对PSI-7851在动物体内的代谢也进行了深入的研究（图9-2-11）[64]。结果显示，在代谢过程中前药PSI-7851的末端氨基酸异丙基酯的酯基会首先被组织蛋白酶A（cathepsin A，CatA）/羧酸酯酶1（carboxylesterase 1，CES1）水解，产生在生理pH条件下带一个负电荷的羧酸。随后，羧基的氧负离子会进攻磷原子导致苯氧基离去，形成不稳定的五元酸酐环，环化中间体开环后生成磷酰胺代谢物PSI-352707。然后磷-氮键被磷酰胺型酶（组氨酸三联体核苷酸结合蛋白1，HINT1）解离，生成单磷酸核苷PSI-7411（即PSI-6206-MP），最终在肝脏内成功转化成具有活性的三磷酸核苷PSI-7409（即PSI-6206-TP）。在这一代谢途径中，所有的酶都和肝脏相关，因此成功实现了肝靶向的目的。

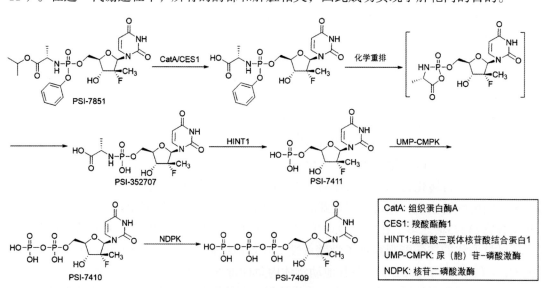

图 9-2-11　磷酰胺酯前药 PSI-7851 的代谢途径

　　CatA：组织蛋白酶A；CES1：羧酸酯酶1；HINT1：组氨酸三联体核苷酸结合蛋白1；UMP-CMPK：尿（胞）苷-磷酸激酶；NDPK：核苷二磷酸激酶

完成对PSI-7851的新药调查性研究后，PSI-7851进入到临床Ⅰ期试验研究，评估其在人体内的安全性和药代动力学性质。每日口服PSI-7851给药1次，每次800 mg，未观察到任何不良反应。其在人体内的药代动力学数据也与临床前的动物实验结果一致，显示了肝脏快速吸收、低血浆浓度的肝靶向作用特点。PSI-7851在治疗基因1型丙肝患者的多剂量爬坡实验中成功实现了每日口服用药50～400 mg可降低HCV的RNA水平0.49～1.98个对数单位，且未发现任何病毒突变及耐药性产生。这些结果证实了肝靶向前药策略的成功，在临床实现了抗丙型肝炎病毒的药效。

4. 活性分子的构型确认——PSI-7977　被选为先导化合物的PSI-7851其实是一对1∶1的磷酰胺酯的异构体，在磷原子位置有一个手性中心，混合物的性状为熔点较低（66～75℃）的无定形固体。在临床前的研发过程中，为了加速证明新型肝靶向前药策略的可行性，团队未分离这一对异构体。在证明了PSI-7851的有效性后，研发人员将这一组异构体通过手性高效液相色谱进行拆分，进而得到两个单一构型的分子PSI-7976和PSI-7977（表9-2-7）。两者在体外HCV复制子活性测试中产生了超过10倍的差异，随后通过对高活性的化合物PSI-7977分子进行单晶X射线衍射实验测定晶体结构，确认了其构型为 Sp。这一分子被最终推入临床应用，成为第一个上市的抗HCV核苷类药物——索非布韦。

表9-2-7　PSI-7851拆分异构体对比

化合物	cloneA: EC$_{90}$（μmol/L）		S282/WT	ET-lunet: EC$_{90}$（μmol/L）		S282/WT
	WT	S282T	E$_{90}$ 比例	WT	S282T	E$_{90}$ 比例
PSI-7976	7.50 ± 3.0	> 100	> 13	3.3 ± 1.4	1.3 ± 0.3	0.4
PSI-7977	0.42 ± 0.23	7.80 ± 5.3	18.6	0.23 ± 0.15	0.11 ± 0.039	0.5

（四）索非布韦的合成工艺

在索非布韦的前期研发中，合成化学家们以D-甘油醛为起始原料，开发了尿苷分子PSI-6206的手性合成（片段A），然后将PSI-6206转化为磷酰胺酯前药PSI-7851后，利用重结晶的方法高选择性地制备活性异构体PSI-7977。但随着临床研究的进展，对药物的需求量大大提升，因此团队进一步优化了合成工艺[64]。优化的合成路线由片段A与片段B链接而成（图9-2-12），其中片段A的合成是通过起始原料（R）-2,2-二甲基-1,3-二氧戊环-4-甲醛（A1）经过Wittig反应生成烯烃中间体A2，再经由Sharpless不对称双羟化氧化，生成手性双羟基化合物A3。A3与氯化亚砜在冰水浴下生成环状亚硫酸酯化合物，进一步在TEMPO催化下氧化成环状硫酸化合物A4。A4不经纯化处理，在四乙基氟化铵条件下生成氟取代化合物，然后进一步在盐酸二氧六环溶液作用下水解生成中间体A5，再经浓盐酸作用，缩合环化生成五元环内酯化合物A6。A6经苯甲酰化得到化合物A7，随后经Red-Al还原成半缩醛中间体，无需纯化进一步与二氯亚砜反应，生成氯代中间体A8，再经过与

N_4-苯甲酰基胞嘧啶的亲核取代反应得到A9。A9被醋酸水解脱掉氨基，生成苯甲酰基保护的尿苷中间体，再经氨甲醇溶液脱除苯甲酰基保护基生成中间体A（图9-2-12）。

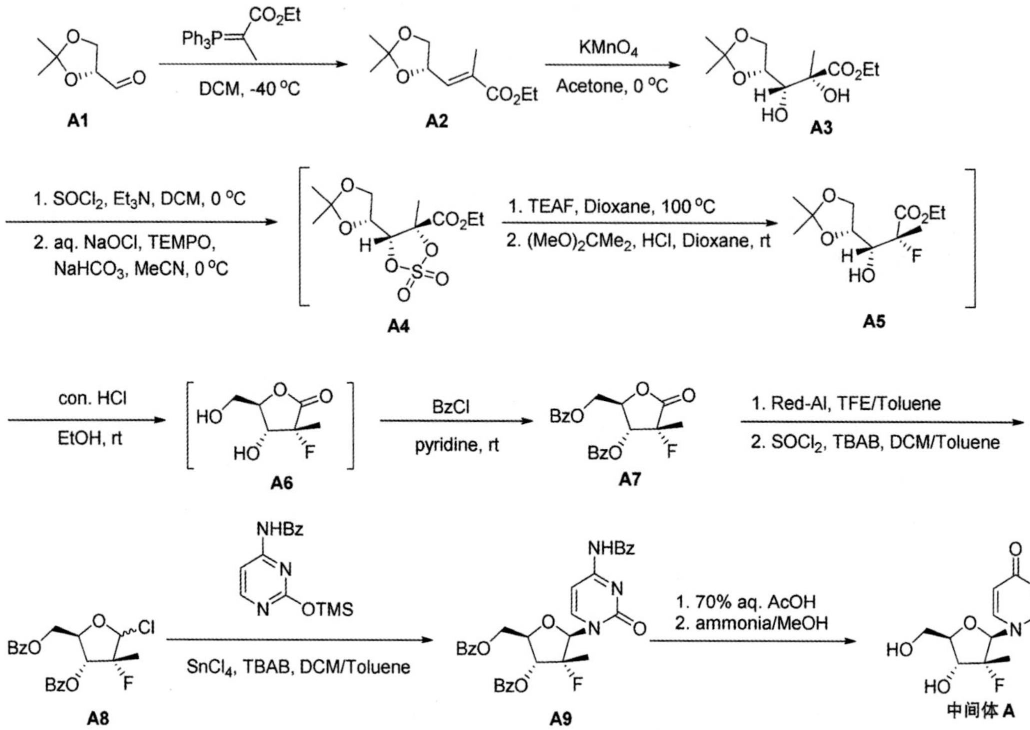

图 9-2-12　片段 A 合成路线

　　单一光学纯的片段B可由二氯化磷酸苯酯为起始原料，通过与L-丙氨酸异丙酯盐酸盐以及五氟苯酚反应得到（图9-2-13）。中间体B在叔丁基氯化镁格氏试剂作用下，与中间体A反应即可得到最终产物——索非布韦（图9-2-14）。

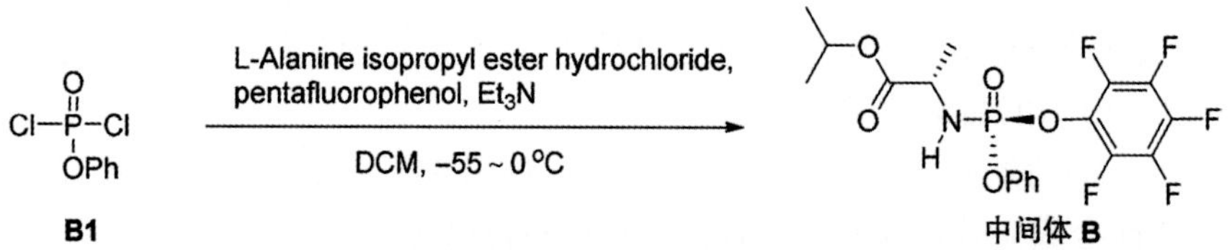

图 9-2-13　片段 B 合成路线

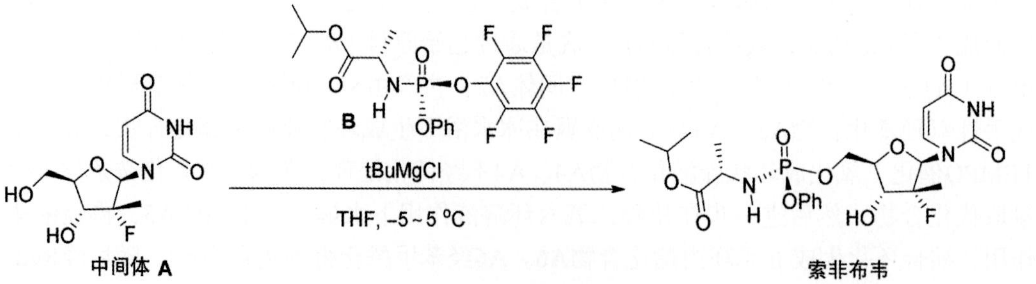

图 9-2-14　片段 A 和 B 构建索非布韦

第三节 索非布韦的临床研究

一、索非布韦的临床前研究

在临床前研究中，索非布韦在HCV RdRp活性测试中对病毒复制显示了很高的抑制活性，不仅在基因1b型复制子测试中具有$EC_{90}=0.42$ μmol/L的高活性，且对基因1~6型感染的病毒株也有相当好的泛基因型抑制活性。而考察索非布韦和其他抗丙型肝炎病毒的药物联用效果，包括干扰素、其他类型的DAAs如NS5A抑制剂、NS3/4A蛋白酶抑制剂、非核苷类NS5B抑制剂等，也都观察到了累加效应或者协同作用。

另一方面，在索非布韦临床前的药理研究和安全性评价中未出现通常困扰其他核苷类药物的安全性问题。在体外的安全性评价中，即使使用高于有效剂量数倍给药量的情况下，索非布韦也未造成任何细胞毒性、线粒体毒性和骨髓毒性。索非布韦既不是人体DNA和RNA的聚合酶底物，也不是线粒体聚合酶的底物。药物–药物相互作用的研究显示，索非布韦和它的主要尿苷代谢产物均不是CYP450酶的底物和诱导剂，但是P-gp和BCRP的底物。在大鼠的基因毒性、胚胎毒性及生育毒性实验中，都未观察到索非布韦的毒副作用，因此，索非布韦非常顺利地进入了II期临床试验研究。

二、索非布韦的临床试验研究结果

为了评价索非布韦在临床中试验的药效，法玛塞特首先设计了名为Atomic的临床研究方案，对索非布韦与聚乙二醇干扰素α和利巴韦林联用方案对基因1型丙肝病毒患者的治疗效果进行了考察。在联用方案中，索非布韦的用药量分别为每天口服100 mg、200 mg、400 mg，疗程为28 d。实验数据显示，索非布韦联用方案组可降低患者血浆内HCV RNA数量的5个对数级别，明显高于安慰剂以及PR联用方案（可降低2.8个对数级）（图9-3-1）。而且，相比对照组较低的RVR（21%），索非布韦联用组达到了88%~94%的高应答

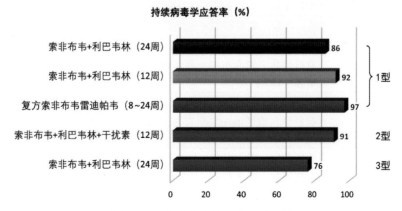

图 9-3-1 索非布韦的临床结果总结

（综合 Electron、Photon、Neutrino、Ion、Fission、Positron、Fusion、Valencey 研究）

率，在停药24周后较高剂量组达到高于80%的持续病毒学应答率（SVR）。在治疗期间未观察到索非布韦有明显的毒副作用，最常见报告的药品相关不良反应为疲劳、恶心，与利巴韦林和聚乙二醇干扰素α治疗期间的预期安全性特征一致[75]。

随后，法玛塞特开展了关键的Electron临床试验，对索非布韦单一疗法的可行性进行评价。在Electron试验之前，对于基因1型HCV感染者进行的索非布韦联合利巴韦林的治疗方案中，即使疗程延长到24周，疗效仍低于索非布韦/利巴韦林/聚乙二醇化干扰素α的三联治疗方案。Electron研究则在患有慢性基因2型或3型HCV感染的受试者中展开。对受试者分别进行索非布韦单一治疗、索非布韦/利巴韦林联合治疗，以及索非布韦/利巴韦林/聚乙二醇化干扰素联用的三种为期12周的治疗。在疗程结束后评估了三种治疗方案在停药12、24周后的SVR，结果发现索非布韦与利巴韦林联用的效果与干扰素配合的联用方案疗效相当。对于基因2型HCV感染者，索非布韦联合利巴韦林治疗12周的SVR可达到93%～98%；对于基因3型HCV感染者索非布韦联合利巴韦林的疗效低于基因2型HCV感染者，疗程延长至24周后SVR可以达到92%～96%[76]。在以上的临床试验研究过程中，索非布韦也未出现核苷疗法普遍存在的耐药性问题，实验前期报道的S282T聚合酶变异未在临床试验中出现病毒突变[77]。这一令人振奋的临床数据终于首次证明了无干扰素方案治疗丙型肝炎的可能性，开创了抗丙型肝炎的革命性先河。

三、索非布韦的治疗方案

在Electron临床试验之后，法玛塞特针对不同的病毒基因型、不同人种、未接受过治疗的受试者、接受过含干扰素的方案治疗的受试者，以及患有代偿性肝病（如肝硬化）的受试者进行了一系列临床试验研究，均证明了它的有效性。介于应答率的差异，对不同患者群体以及不同基因型HCV感染者的治疗方案和疗程略有差异。表9-3-1为2015年欧洲推荐的治疗丙型肝炎指南中含有索非布韦的治疗方案。

表 9-3-1　欧洲不同基因型 HCV 感染者含索非布韦的治疗方案

患 者 人 群	推荐治疗方案
所有基因型 HCV 感染患者	索非布韦＋聚乙二醇化干扰素联合利巴韦林（12 周）
基因 1/4/5/6 型 HCV 感染干扰素不能耐受或有禁忌证	无肝硬化：索非布韦＋达拉他韦（12 周）
	有肝硬化：索非布韦＋达拉他韦＋利巴韦林（12～24 周）
基因 1/4 型 HCV 感染干扰素不能耐受或有禁忌证	无肝硬化：索非布韦＋西米普韦（12 周）
	有肝硬化：索非布韦＋西米普韦（24 周）或索非布韦＋西米普韦＋利巴韦林（12 周）
基因 2 型 HCV 感染	无肝硬化：索非布韦＋利巴韦林（12 周）
	有肝硬化或经治：索非布韦＋利巴韦林（16～20 周）或索非布韦＋达拉他韦（12 周）
基因 3 型 HCV 感染	无肝硬化：索非布韦＋利巴韦林（24 周）或索非布韦＋达拉他韦（12 周）
	有肝硬化：索非布韦＋达拉他韦＋利巴韦林（24 周）

基于索非布韦在临床研究中展现的巨大潜力，吉利德制药公司（Gilead）敏锐地抓住了商机，于2011年11月收购法玛赛特，将索非布韦作为了自己的主打药物。2013年12月6日，索非布韦与利巴韦林联用方案被美国FDA正式批准用于治疗基因1～4型丙型肝炎患者，其

无需联用干扰素的改变是一个巨大的进步。为纪念索非亚博士在开发过程中的重要贡献，这个分子参考了索非亚博士的姓氏被命名为索非布韦，商品名为索瓦迪（Sovaldi）。索非亚博士也因为这一重大贡献分享了2016年美国拉斯克临床医学奖。

随后，吉利德在索非布韦的基础上开发出一系列丙型肝炎治疗组合药，发现索非布韦与NS5A抑制剂雷迪帕韦或达克拉韦联用时，可以治疗难度较高的基因1型HCV感染患者，8～12周疗程便可达到95%～100%的SVR。2014年10月，固定剂量的索非布韦与雷迪帕韦复方药哈瓦尼（Harvoni）被美国FDA正式批准用于基因1型丙型肝炎患者的治疗，索非布韦与达克拉韦联用也在2015年获得批准。近些年来，随着更多的DAAs药物成功上市，使索非布韦能够进一步摆脱与副作用较大的干扰素和（或）利巴韦林的联合应用，转而与新一代DAAs联用。其疗效与安全性必定达到进一步的提升，为HCV患者带来更多的希望。

第四节　总结与展望

一、本章总结

2016年，世界卫生组织（WHO）提出了"2030年消除病毒性肝炎"的总目标。而根据2017年的报告，估计2015年全球仍有7100万人患有慢性丙型肝炎，由于人口基数巨大，实际我国感染的人数也达到数千万。是否能够根本性地消灭丙型肝炎，以索非布韦为代表的直接抗病毒药物疗法无疑将做出重要的贡献。索非布韦的推出打破了丙型肝炎治疗领域没有疫苗、没有特效药、无法治愈的僵局，12周治愈的神话给广大丙型肝炎患者带去了巨大的福音。作为首个获批用于丙型肝炎患者全口服治疗方案的药物，上市后第1年的全球销量就高达102.83亿美元。对于特定基因型的丙型肝炎患者，索非布韦治疗可以脱离对干扰素的依赖，且疗效突出、不良反应小，极大地提高了患者的生活质量，可谓开启了丙型肝炎治疗的新纪元。加之丙型肝炎存在进一步发展为肝硬化和肝癌的危险，索非布韦在一定程度上也可视作肝癌的预防药。

索非布韦是靶向HCV NS5B聚合酶首个上市的药物，HCV NS5B RNA依赖RNA聚合酶对HCV的复制极其重要，且存在于所有基因亚型中。药物和这一靶点结合后可以终止病毒RNA的复制，并产生泛基因性疗效，可以说是消灭丙肝病毒的绝佳方案。然而，设计研发与靶点结合的抑制剂并不容易，科学家们经过了大量实验设计与经验积累才寻找到高活性、高选择性、安全的核苷关键结构。而在确认母核核苷之后，研发团队又在临床试验中遇到了药物代谢和吸收的问题。为了改善药物分子，研发人员基于代谢活化的思路，应用前药策略构建了索非布韦的化学结构。在跌宕起伏的研发历程中，科学家们完美地处理了体外与体内实验的设计、原药与前药的转化、前药的稳定性和靶向性等问题，终于成功研发出"重磅炸弹"索非布韦。

二、知识拓展：ProTide技术的发展

核苷类药物在抗肿瘤、抗病毒等治疗领域中应用非常广泛。核苷类药物在进入细胞后

需要在酶作用下被三次磷酸化，才能得到具有生物活性的三磷酸形式而产生疗效。其中单磷酸化又是决速步骤，因此研发核苷类药物时通常直接引入单磷酸或磷酸酯基团来绕开第一步限速步骤。早期的磷酸或磷酸酯衍生物往往极性很大，存在难以透膜、磷-氧键代谢稳定性差等问题。为了解决这些问题，前药策略被广泛研究和运用。

ProTide技术是在核苷类药物研究中最经典的前药策略之一。ProTide技术，取名于prodrug + nucleotide，即前药+核苷技术，是由卡迪夫大学的Chris McGuigan教授及其课题组于1990年代率先发展起来的。他们团队在使用氯代磷酸酯制备齐多夫定（AZT）磷酰胺酯时，发现AZT的磷酸盐衍生物的抗HIV活性在一些情况下超过母体核苷，且取代的磷酰胺酯的活性在细胞系中要比齐多夫定高10倍（EC_{50}=10 μmol/L vs. EC_{50}=100 μmol/L）。于是，他们在1995年发表了用一个芳香取代基和一个氨基酸酯组成的结构通过磷酰胺酯的形式保护核苷的磷酸基团的专利，这种前药技术可以屏蔽磷酸基团的极性，使核苷前药分子可以有效地传输进入细胞内，然后在细胞内借助酶的作用释放磷酸形式的原药结构[74, 78]。

ProTide技术的成熟经历了20多年的研究和发展，最早可以追溯到20世纪80年代晚期，大致可以分为六大类（表9-4-1）[79]。在抗艾滋病药物研究中，科学家们首先采用了烷基和卤代烷基酯隐蔽磷酸基团，使药物分子在生理pH条件下呈中性，利于吸收。这一策略的确提高了磷酸基团在体内的稳定性，但形成的烷基磷酸酯太稳定，使原药释放速率缓慢，影响了前药分子的生物活性。随后受到HIV蛋白酶可以解离磷酰胺酯键的研究启发，烷氧基和卤代烷氧磷酰胺被应用到核苷单磷酸分子的前药设计中。这一方向的探索、发现掩蔽磷酸基团的氨基酸侧链对分子活性非常关键，α-氨基酸的活性要优于β-和γ-类型的氨基酸，为之后ProTide技术的成熟奠定了基础。然而烷氧基和卤代烷氧磷酰胺的磷酸前药分子还是无法达到理想的抗HIV活性，由此磷二酰胺、乳酸衍生体系也被尝试用来修饰磷酸基团。虽然这些修饰都能够帮助分子透膜吸收，但都无法实现和母体核苷相当的生物活性。直到二芳基磷酸酯的出现，核苷类药物前药技术的发展历程中第一次出现磷酸前药分子展现了比原药结构更好的活性。于是McGuigan教授的团队结合了之前的研究成果，将芳氧基和氨基酸侧链的磷酰胺结合，成功开发出了ProTide技术。

作为一项通用技术，ProTide技术的公开大大推进了核苷类药物研发的进程，抗艾滋/乙肝的替诺福韦艾拉酚和抗丙肝的索非布韦都是ProTide核苷药物的典型代表，而吉利德在2020年推出的新冠特效药瑞德西韦也采用了类似的前药技术（图9-4-1）。近年来，ProTide技术的应用也扩展到了对非核苷酸类药物的研究中，如治疗骨关节的葡萄糖胺单磷酸、抗癌小分子单磷酸、泛酸激酶依赖型神经退行性疾病药物、S1P受体调节剂、6-PGDH抑制剂以及酪氨酸磷酸类似物等[80]。这些分子的实验数据同样显示了相比原药更好的稳定性和口服利用率，对于其他药代动力学表现不佳的化合物，ProTide技术的潜力无疑是巨大的，相信会有更多药物在ProTide技术优化下造福患者。

表 9-4-1　Protide 技术的发展

编号	类　型	磷酸掩蔽基团	
1	烷基和卤代烷基磷酸酯	$\overset{O}{\underset{OR_1}{\overset{\|}{-O-P-OR_2}}}$	R₁ / R₂ = Me, Et, Pr, -CH₂CCl₃, -CH₂CF₃

续表

编号	类 型	磷酸掩蔽基团
2	烷氧基和卤代烷氧磷酰胺	R₁ = Me, Et, Pr, Bu, Hex R₂ = H, Me, Bn, -CH(CH₃)₂, -CH₂CH(CH₃)₂, -CH(CH₃)CH₂CH₃　　n = 1-6　　R = H, Me, iPr　X = H, F, Cl
3	磷二酰胺	R = H, Me, iPr, -CH₂Ph, -CH₂CO₂CH₃
4	乳酸衍生体系	R₁ = Me, nPr, nC₁₂H₂₅, R₂ = H, Me, R₃ = Me, Et
5	二芳基磷酸酯	Ar = Ph, p-X-Ph
6	芳氧基磷酰胺	R₁ = H, Me, -CH₂iPr, -CH₂Ph... R₂ = Me, Et, iPr, tBu, Bn...

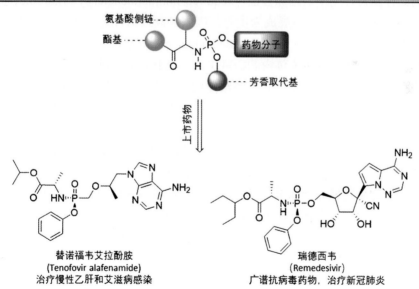

替诺福韦艾拉酚胺
(Tenofovir alafenamide)
治疗慢性乙肝和艾滋病感染

瑞德西韦
(Remedesivir)
广谱抗病毒药物，治疗新冠肺炎

图 9-4-1　ProTide 技术的应用

数字资源

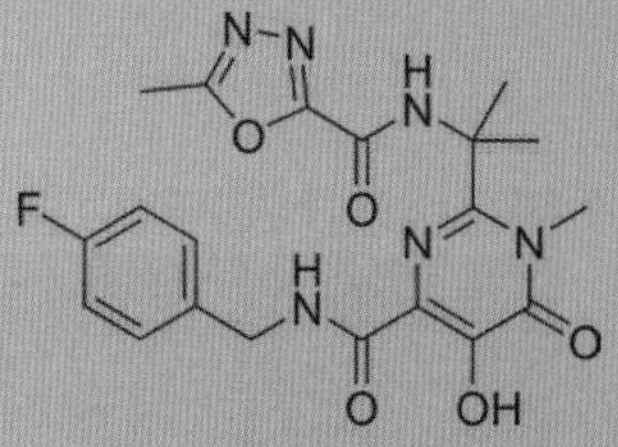

第十章

雷特格韦

首个 HIV-1 整合酶抑制剂雷特格韦

王晓卿　沈　宏　卫小文

第一节　艾滋病与 HIV

一、艾滋病的发现、传播及现状

艾滋病又称获得性免疫缺陷综合征（acquired immunodeficiency syndrome，AIDS），最早报道于1981年[1]，并迅速发展成为世界范围内的高致命性传染病。1983年，科学家首次分离得到人类免疫缺陷病毒（human immunodeficiency virus, HIV）[2]，并证实该病毒是艾滋病的元凶。HIV 主要攻击人体内的CD4 T-淋巴细胞，致使该细胞数量急剧减少，从而导致人体免疫功能不同程度的丧失。未经治疗的HIV感染者在疾病晚期容易产生各种严重的感染性疾病和恶性肿瘤并发症，最终导致患者死亡。艾滋病的传播主要有3种途径：

1. 性传播　性传播是艾滋病的主要传播途径。不安全的同性或异性性接触可以通过精液或阴道分泌物将 HIV 传播给性伴侣。因此，使用安全套可以大大降低艾滋病的传播率。

2. 血液传播　艾滋病可以通过血液进行传播，包括输入携带有 HIV 的血液或血制品、共用注射器来静脉注射毒品，以及不符合安全规范的侵入性操作，如纹身、纹眼线等。选择正规医院或医疗机构，远离毒品可有效预防艾滋病。

3. 母婴传播　携带有 HIV 的母亲在怀孕、分娩及哺乳过程中均可将 HIV 传播给孩子。药物干预可以降低母婴传播的风险。

艾滋病曾一度引起全社会的高度恐慌。但随着抗艾滋病药物的不断发现，艾滋病已经不再是一种致命的疾病，而成为一种可以控制的慢性疾病。虽然目前的医疗手段仍无法彻底治愈艾滋病，但如果正确服用药物，艾滋病患者的寿命及生活质量甚至可以达到健康人的水平。截至2019年，全球HIV携带者有3 800万人。其中2019年全球新增HIV携带者170万人，全球新增携带者已连续20年呈降低趋势。与艾滋病相关的死亡人数也从2004年的170万人下降到2019年的69万人。这些都与人们预防意识的提高和抗艾滋病药物的发展密切相关。但艾滋病流行区域仍存在明显的地域性差异，其中非洲东部和南部是艾滋病最严重的地区，全球约54%的HIV携带者生活在这个区域[3-4]。

二、HIV的结构与复制增殖[5]

HIV是一种慢病毒，属于逆转录病毒，包括HIV-1和HIV-2两种亚型，它们均可破坏人体的免疫功能，但是两者仅有55%的基因同源性[6]。约95%的HIV携带者携带HIV-1亚型，HIV-2亚型只存在于少数非洲西部的HIV携带者体内，且传播能力大大低于HIV-1。与其他慢病毒类似，HIV潜伏期较长，一般为6～10年。

HIV大体上呈球形（图10-1-1），半径约120 nm，只有红细胞的1/60[7]。病毒的最外面是包膜，上面有很多包膜蛋白（刺突），用来识别宿主细胞。包膜蛋白由三个糖蛋白（gp120）聚集在一起组成一个盖子，再通过另外3个糖蛋白（gp41）连接到病毒包膜上[8]。包膜里面是基质蛋白，用来包裹病毒的衣壳和各种酶，来确保病毒的完整性。病毒的衣壳呈椭球形，由2000个相同的蛋白通过紧密相连而成。衣壳内有两条完全相同的单链RNA，用来编码病毒的9个基因。RNA与核衣壳紧密地结合在一起。另外，病毒复制所需要的各种酶，如逆转录酶、整合酶、核糖核酸酶等也被包裹在衣壳内。

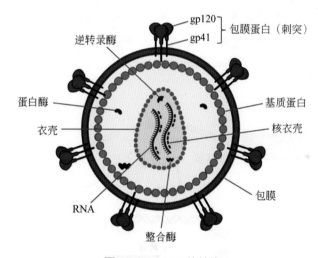

图 10-1-1　HIV 的结构

病毒的整个复制增殖周期包括融合进入、复制、释放与成熟4个阶段（图10-1-2）。

1. 融合进入 [9-10]　人体内的免疫细胞（如 CD4 T- 淋巴细胞）表面存在一种受体 CD4，用来帮助免疫细胞识别抗原，同时 CD4 也是 HIV 的受体。HIV 首先通过包膜上的 gp120 来识别并结合免疫细胞表面的 CD4 受体，随后 gp120 的构象发生变化，与免疫细胞表面的辅助受体（CCR5 或 CXCR4）结合，导致 gp41 的远端能够插入宿主细胞膜内并发生折叠，使病毒的包膜与宿主细胞膜融合；最后病毒的衣壳包裹着 RNA 及各种酶进入宿主细胞。

2. 复制 [11]　HIV 进入宿主细胞后，首先脱去衣壳。然后在逆转录酶（reverse transcriptase，RT）的作用下，单链 RNA 从依附的核衣壳上解离下来逆转录合成互补 DNA。但这一逆转录过程很容易出错，这也是 HIV 易产生耐药性的主要原因。逆转录酶同时具有核糖核酸酶（ribonuclease，RNase）的作用，在形成互补 DNA 的过程中同时降解病毒 RNA。然后逆转录酶再发挥 DNA 聚合酶（polymerase）的功能，利用反义的互补

DNA 合成一条正义 DNA，最终结合成一条双链 DNA。新形成的病毒 DNA 随后与 HIV 整合酶（integrase）相互作用，形成整合前复合物，并进入宿主细胞的细胞核。在 HIV 整合酶的帮助下，病毒 DNA 被整合到宿主 DNA 上。之后便开始转录形成新的 RNA 并释放到细胞质内，其中一部分 RNA 通过修剪成为信使 RNA（mRNA）并翻译产生病毒蛋白，另一部分 RNA 则作为新形成的病毒 RNA 与这些病毒蛋白重新组装成为新的 HIV 病毒。

3. 释放　新形成的病毒 RNA 与病毒蛋白首先聚集到宿主细胞膜内侧，然后 gp41 再将 gp120 安插到细胞膜上。随后病毒 RNA 与病毒蛋白一起被细胞膜包裹着释放到细胞外。

4. 成熟　被新释放的病毒并未成熟，里面的聚合蛋白在蛋白酶（protease）的作用下被切割成各种功能蛋白，如基质蛋白（matrix protein）、衣壳蛋白（capsid protein）、核衣壳（nucleocapsid）等。随后各种功能蛋白进一步整合最终形成成熟的 HIV 病毒。成熟的 HIV 病毒可以感染下一个细胞并开始新的复制增殖周期。

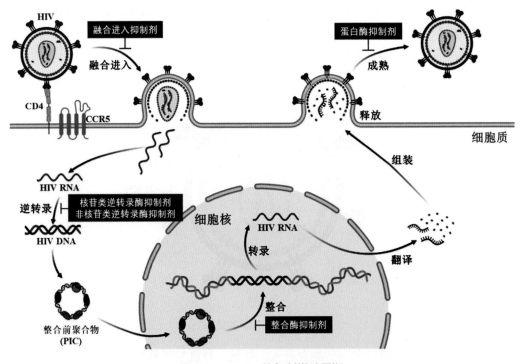

图 10-1-2　HIV 的复制增殖周期

第二节　抗 HIV 药物

一、抗HIV药物的分类

1987年，FDA批准了第一个抗HIV药物齐多夫定（zidovudine，AZT），距离发现第一例艾滋病病例只用了6年。在随后的30多年里，FDA陆续批准了超过50款抗HIV药物。根据作用机制可以大致将这些药物分为以下5类。

1. 融合进入抑制剂　融合进入抑制剂作用在病毒复制增殖周期的第一步——融合进入阶段，通过抑制 HIV 与宿主细胞的识别或融合，进而阻止 HIV 感染宿主细胞。目前临床上应用的融合进入抑制剂包括马拉韦罗（maraviroc，MVC）和恩夫韦地（enfuvirtide，ENF）等。马拉韦罗作用于 CD4 T- 淋巴细胞表面的辅助受体 CCR5，阻断病毒与宿主细胞的识别；恩夫韦地则作用于病毒表面的 gp41 远端，使其构象发生变化，无法插入到细胞膜内，从而抑制病毒与宿主细胞的融合。

2. 核苷类逆转录酶抑制剂（nucleoside reverse transcriptase inhibitor，NRTI）　NRTI 作用于病毒复制阶段的逆转录过程。HIV 是 RNA 病毒，只有在其逆转录酶的作用下成功逆转录成 DNA 后才可以整合到宿主细胞的 DNA 上，完成其复制过程。由于在健康人体内无逆转录酶，所以 HIV 逆转录酶成为具有高选择性的药物靶点。NRTI 是核苷类似物，在病毒的逆转录过程中，NRTI 可以取代正常的核苷参与 DNA 的合成。但由于结构中缺少了 3'-OH 基团，NRTI 一旦被编入 DNA 链内就会抑制（终止）后续 DNA 的合成，从而抑制病毒的逆转录。目前临床上应用的该类药物包括阿巴卡韦（abacavir，ABC）、拉米夫定（lamivudine，3TC）、恩曲他滨（emtricitabine，FTC）、替诺福韦（tenofovir，TDF）以及第一个抗 HIV 药物 AZT 等。

3. 非核苷类逆转录酶抑制剂（nonnucleoside reverse transcriptase inhibitor，NNRTI）　与 NRTI 一样，NNRTI 同样作用于病毒复制阶段的逆转录过程。不同的是这类抑制剂从化学结构上来说不属于核苷类似物。它们作用在逆转录酶的别构部位，使其无法发挥正常的逆转录功能，因此，NNRTI 属于非竞争性抑制剂（noncompetitive inhibitor）。目前临床上应用的该类药物包括奈韦拉平（nevirapine，NVP）、依非韦伦（efavirenz，EFV）、依曲韦林（etravirine，ETR）等。需要说明的是，该类药物对 HIV-2 没有抑制作用。

4. 整合酶抑制剂（integrase inhibitor）　整合酶抑制剂作用于病毒复制阶段的整合过程。该类药物通过结合到 HIV-1 整合酶的催化位点，抑制病毒 DNA 与宿主 DNA 之间的整合，从而抑制病毒的复制增殖。2007 年，FDA 批准了第一个 HIV-1 整合酶抑制剂雷特格韦（raltegravir，RAL）。随后埃替拉韦（elvitegravir，EVG）和多替拉韦（dolutegravir，DTG）分别于 2012 年和 2013 年被 FDA 批准上市。

5. 蛋白酶抑制剂（protease inhibitor，PI）　PI 作用于病毒的成熟阶段。在该类药物的作用下，蛋白酶无法将新生病毒内的聚合蛋白切割成各种功能蛋白，如基质蛋白、衣壳蛋白等，从而阻止了病毒的成熟，而未成熟的 HIV 不具有传染性。截至 2018 年，FDA 批准了超过 10 种 HIV 蛋白酶抑制剂。其中地瑞那韦（darunavir，DRV）和阿扎那韦（atazanavir，ATV）目前被推荐为一线用药[12]。

二、HIV的耐药性

第一款抗HIV药物AZT的上市给艾滋病患者带来了曙光，但很快人们就发现，治疗一段时间后症状一度得到控制的患者血液里的病毒水平又会重新上升，且之前使用过的药物不再有效。

在人体内，HIV的增殖速度非常快，被感染者体内平均每天会产生 10.3×10^9 个病毒。每个病毒从生成、感染下一个细胞、再到生成新的病毒平均只需要 2.6 d[13]。在病毒的复制过程中，RNA逆转录成DNA时很容易出错，但由于HIV本身无校正酶，因此发生突变的速度非常快。虽然有些突变不利于病毒本身，比如导致病毒的感染能力降低，但另外一些突变则体现了病毒自然选择的优越性，使突变后的HIV能够抵抗之前接触过的抗病毒药物，即产生耐药性。

虽然在后来的几年里又有几款NRTI获批上市，但由于HIV耐药性产生速度快，艾滋病的治疗效果并不理想，尤其是抗多种药物的HIV突变体也随后产生，迫使科学家不得不继续开发具有不同作用机制的抗HIV药物，并同时发展新的治疗策略。在这一背景下，鸡尾酒疗法（cocktail therapy）于1996年应运而生[14]。当时的临床医生们在治疗艾滋病的过程中发现，当患者同时服用3~4种不同的抗HIV药物后，患者体内HIV的水平能够迅速降低到检测限以下。人们推测，艾滋病患者在服药过程中，即便HIV发生了突变，并对某一种药物产生了耐药性，但同时服用的其他药物依然可以抑制突变病毒的复制增殖。因此，鸡尾酒疗法最终被确定为艾滋病治疗的标准疗法[12]。临床研究数据显示，鸡尾酒疗法通常需包含3种不同的、至少具有两种不同作用机制的药物，而且需要患者长期服药。当患者未能严格按照医生的处方进行服药时，病毒产生耐药性的风险就会大大增加。然而，同时服用多种药物也大大增加了药物的不良反应和患者的经济负担，导致患者的服药依从性大大降低。

将3~4种不同的药物按照一定的比例组合到一起并制成单片剂时，不但同样具有很好的治疗效果，而且也大大简化了服药过程，有效地改善了患者服药的依从性。目前，市场上最畅销的两款药物Triumeq（阿巴卡韦/拉米夫定/多替拉韦）和Stribild（埃替拉韦/恩曲他滨/替诺福韦）都是由一种整合酶抑制剂加两种NRTI组合而成（Stribild还含有一种CYP3A4抑制剂）。

如上所述，整合酶抑制剂在抗HIV鸡尾酒疗法中发挥了重要作用，本章将在后续内容中重点介绍第一个整合酶抑制剂雷特格韦的研发历程。

第三节　雷特格韦的研发历程

一、HIV-1整合酶的结构与作用机制

HIV-1整合酶是一个32 kDa的蛋白（图10-3-1），包含三个结构域：N端结构域（NTD）[15]，催化中心结构域（CCD）[16]，以及C端结构域（CTD）[17]。CCD中的D64、D116和E152氨基酸残基构成了催化三联体，是HIV-1整合酶的催化位点。在生物体内，整合酶以二聚体或其他低聚体的形式存在[18]，蛋白中各个亚基之间的相互作用也以高度动态的形式存在[19]。在二聚体的CCD作用界面上每个单体都有4个α螺旋结构（α1、α3、α5、α6）和一个β折叠结构（β3）。其中α1和α5'以及α1'和α5之间存在较强的疏水作用和静电作用，对稳定二聚体至关重要[16]。

如前文所述，HIV-1整合酶的功能是催化病毒DNA与宿主DNA的整合，而只有整合到宿主DNA上的病毒DNA才能成功转录得到病毒RNA，并最终翻译得到病毒蛋白。整合酶

的催化过程主要分为3个步骤：整合前复合物（PIC）的组装、3'端的处理（3'-P）以及链转移（ST）[20-22]。

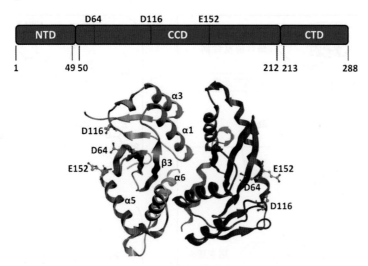

图 10-3-1　HIV-1 整合酶的蛋白序列简图及催化中心结构域的三级结构

NTD：N端结构域；CCD：催化中心结构域；CTD：C端结构域

1. 整合前复合物的组装　首先，病毒 DNA 链的两端会分别结合到整合酶二聚体的两个催化位点上，形成一个稳定的 PIC。除了整合酶和病毒 DNA 外，该复合物还包含基质、逆转录酶、核衣壳及病毒蛋白等[23-25]，这些组分都对复合物的转移和功能起到了至关重要的作用。同时，复合物内还含有一些宿主细胞内的蛋白[26]，用来激活整合酶，调节整合过程，促进分子间的整合，抑制自身整合等。

2. 3' 端的处理　3' 端的处理发生在宿主细胞的细胞质内。逆转录得到的病毒 DNA 的 3' 端由四个核苷酸 CAGT 组成，在该过程中两条病毒 DNA 链 3' 端的 GT 单元会分别被整合酶切掉，使 CA 单元暴露在链的末端，同时也为后续宿主 DNA 的结合提供空间。剪切掉 GT 单元之后，整合酶与病毒 DNA 依然以整合前复合物的形式存在，然后一起进入宿主细胞的细胞核，开始下一步链转移过程（图 10-3-2）。

3. 链转移　在链转移过程中，宿主 DNA 首先结合到整合酶的催化位点，然后发生病毒 DNA 3' 端与宿主 DNA 互补链的连接。最后，在宿主细胞聚合酶的帮助下，病毒 DNA 的 5' 端发生剪切，与宿主 DNA 的另一条互补链连接，完成整个链转移过程（图 10-3-2）。

3'端的处理过程中核苷酸的水解，以及后来的链转移过程中病毒DNA与宿主DNA的连接，分别涉及一个Mg^{2+}介导的磷酸二酯水解和酯交换过程（图10-3-2）。在整合酶的催化位点，两个Mg^{2+}分别与催化三联体（D64、D116和E152）和DNA的磷脂结合，使该整合前复合物更加稳定，同时磷脂结构被活化，更容易被亲核试剂进攻。在3'端的处理过程中，亲核试剂主要是水，使病毒DNA 3'端A和G之间的磷酸二酯键发生水解；而在链转移过程中，亲核试剂是病毒DNA的CA-3'-OH，使宿主DNA的磷酸二酯键发生酯交换反应，从而连接病毒DNA与宿主DNA[20]。因此，从药物设计的角度考虑，可以设计一种小分子化合物来阻止镁离子与病毒DNA或宿主DNA的相互作用，从而阻止3'端的处理过程中的酯水解或链转移过程中的酯交换反应，实现抑制整合酶作用的目的。

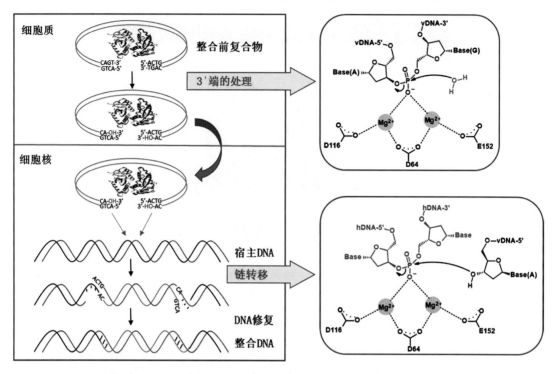

图 10-3-2　HIV-1 整合酶催化的病毒 DNA 与宿主 DNA 之间的整合过程

二、苗头化合物的发现与优化

由于HIV-1整合酶在病毒的复制增殖过程中起了至关重要的作用，且人体内不含有整合酶，因此，整合酶是一个具有选择性的抗HIV-1药物靶点。整合酶抑制剂的研究始于20世纪90年代，早期研究的分子包括多肽[27]、核苷、寡聚核苷[28]、多羟基芳香化合物等。这些小分子抑制剂有的来源于天然产物[29-32]，有的是通过药物设计得到[33-35]。其生物活性筛选模型多以纯化或重组的HIV-1整合酶为基础（图10-3-3A）。在该筛选模型中，整合酶、病毒DNA、目标（宿主）DNA和化合物均被同时加入到测试体系中，因此，即使化合物表现出了期望的生物活性，但也无法很快地区分活性化合物到底抑制了整合过程的具体哪一步。回溯性研究表明，这些早期发现的所谓HIV-1整合酶抑制分子仅影响了整合前复合物的组装过程[36-38]。因为整合前复合物的组装是整合酶发挥催化作用的前提，所以这些早期的分子虽然看上去抑制了整合酶的催化过程，但当利用组装好的整合前复合物或在细胞水平来进一步验证分子的活性时，却无法得到预期的抑制效果。事实上，在早期筛选的化合物库中也并没有真正能够抑制链转移步骤的分子，这也是导致当时没有成功筛选到在细胞水平上有活性的分子的原因之一。

为了找到能够真正抑制HIV-1整合酶催化过程的小分子化合物，位于美国宾夕法尼亚州的默克实验室基于整合酶的生物化学机制突破性地设计了一个独特的生物活性筛选模型

（图10-3-3B）[39]。在该模型中，重组的HIV-1整合酶与特定的HIV-1寡聚核苷酸首先被组合在一起，并继而发生3'端的处理，从而构建了3'端处理后的整合前复合物的类似物，该类似物被进一步用于生物活性筛选。因此该筛选模型只能筛选出具有链转移抑制能力的活性化合物。利用这一模型，默克科学家们重点筛选了他们自己所特有的流感病毒核酸内切酶抑制剂分子库（流感病毒核酸内切酶与HIV-1整合酶在结构和功能上均类似），发现了一类二酮酸衍生物具有抑制链转移的活性，并与利用从感染细胞中分离得到的整合前复合物测得的活性具有很好的相关性，证实这一人工模拟的复合物类似物能够正常行使整合前复合物的功能。以苗头化合物L-731988和L-708906（图10-3-4）为例，在该模型条件下测得的链转移抑制活性IC_{50}值（链转移IC_{50}）分别为50 nmol/L、100 nmol/L；而利用感染细胞中分离得到的整合前复合物所测得的IC_{50}值则分别为80 nmol/L、150 nmol/L，这是当时有报道的对HIV-1整合酶抑制活性最好的两个化合物。在细胞水平的功能测试中，科学家们利用含有10%胎牛血清（FBS）的培养基使HIV-1病毒感染MT4人T-淋巴细胞，这两个化合物也同样表现出一定的抗病毒活性，IC_{95}值（FBS IC_{95}）分别为9.6 μmol/L、17.7 μmol/L，它们也成为最早报道的在细胞实验中具有HIV-1整合酶抑制活性的化合物。进一步研究发现，该类化合物对病毒的融合进入、逆转录、整合前复合物的组装以及3'端的处理均无抑制作用。有意思的是，这两个化合物可以诱导HIV-1发生突变，并产生新的突变体，而发生突变的位置正是在整合酶的催化三联体D64-D116-E152附近（L-731988诱导出T66I和S153Y突变；L-708906诱导出T66I和M154I突变）。以上实验结果也从侧面证实了这两个化合物是通过结合到整合酶的催化位点来抑制链转移过程的。

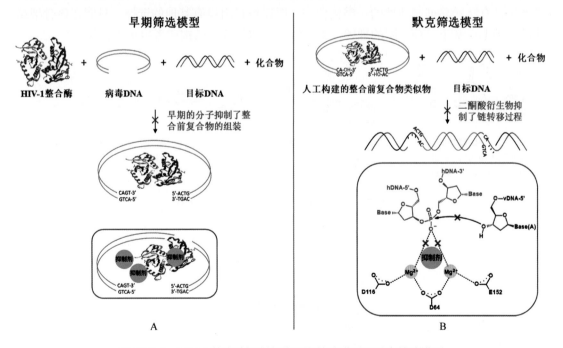

图10-3-3　HIV-1整合酶抑制剂的早期筛选模型和默克筛选模型

　　从结构上看，苗头化合物由3个部分组成（图10-3-4）：右侧的二酮酸结构（红色部分），中间（蓝色）和左侧（绿色）的芳环。科学家对这三部分分别进行了构–效关系研究[40]，研究结果显示：

　　1.右侧的二酮酸结构是此类化合物的药效团（pharmacophore），对保持化合物的活性最为重要。由于1,3-二酮酸结构能够非常好地模拟DNA中的磷脂基团，推测该类化合物很可能是通过1,3-二酮酸结构与整合酶中金属离子的螯合来发挥抑制作用（图10-3-5）。

　　2.分子中间的芳环起到连接左右两部分的作用。五元（L-731988）或六元（L-708906）芳环都有一定的活性，但左右两侧之间的夹角以118°为最佳，即间位取代的苯环具有最好的活性。苯环的2-位被烷氧基取代后可以进一步提高活性，其中2-异丙氧基活性最好。

　　3.左侧苄基的苯环可以被其他芳杂环替代，但活性都有所降低。苯环还可以被较小的卤原子或甲基取代。

　　经过仔细的构–效关系研究后发现，化合物1（图10-3-4）表现出最佳的链转移抑制活性（$IC_{50} < 100$ nmol/L）和细胞水平上的抗病毒活性（FBS IC_{95}为100 nmol/L），比L-731988在细胞水平上的抑制活性提高了近100倍；同时化合物1在50 μmol/L时未表现出细胞毒性，显示出较高的治疗指数（治疗指数=EC_{50}/CC_{50}，是指在细胞水平上测试抗病毒活性时得到的抑制活性EC_{50}值除以化合物对细胞本身的细胞毒性CC_{50}值）。但是该类化合物的二酮酸结构易与人体内的谷胱甘肽结合，且在碱性环境中很容易发生脱羧反应，且细胞渗透性较差，使进一步开发二酮酸类化合物具有很大的困难。即便如此，这也是当时唯一被证实具有链转移抑制活性的一类化合物，所以项目组没有其他的选择，只能在该骨架结构的基础上，基于对药效团的理解，来设计二酮酸的替代结构或者电子等排结构。

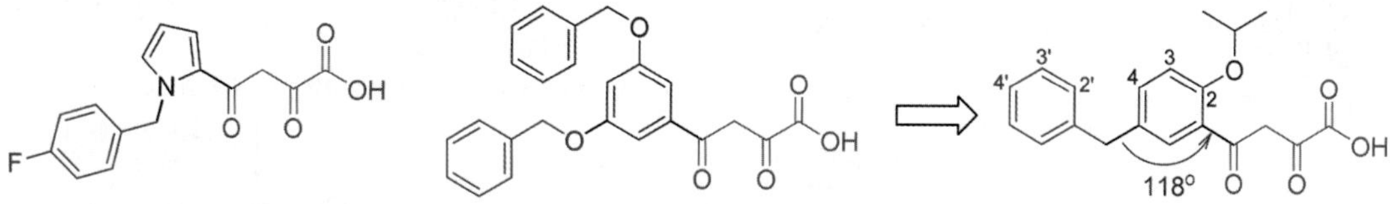

L-731988
链转移IC_{50}（nmol/L）：50
FBS IC_{95}（nmol/L）：9 600

L-708906
IC_{50}（nmol/L）：100
IC_{95}（nmol/L）：17 700

1
IC_{50}（nmol/L）：<100
IC_{95}（nmol/L）：100

图 10-3-4　二酮酸类化合物的构–效关系

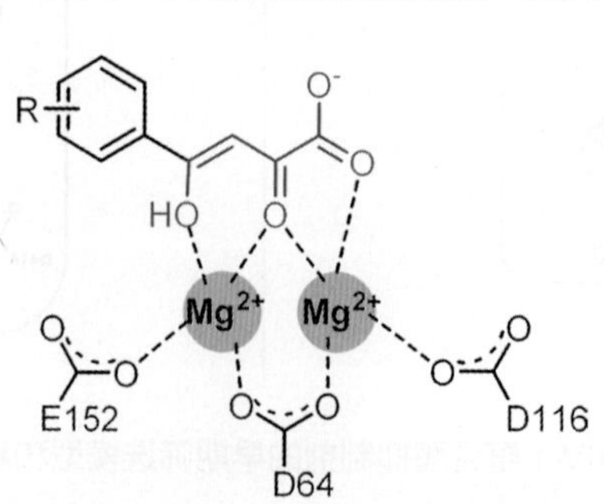

图 10-3-5　推测的二酮酸类化合物与 HIV-1 整合酶的结合模式

在二酮酸结构中发挥重要作用的羧基同时具有质子酸性和路易斯碱性的特点，但当时的科研人员还不清楚羧基的哪一个特性在抑制整合酶的活性中发挥了作用。因此，药物化学家便用呈碱性的吡啶替代羧基，得到的化合物3同样表现出一定的链转移抑制活性及细胞水平的抗病毒活性（图10-3-6）。如果将吡啶换为苯环或将吡啶环中氮原子的位置移到3-位，则活性完全丧失。这些结果提示二酮酸中的羧基起到了路易斯碱的作用，而这一作用可以被芳杂环中的氮所表现出的碱性替代。进一步的构-效关系研究发现，中间芳环的3-位可以通过亚甲基引入芳杂环，并进一步提高活性。与芳杂环类似，五元内磺酰胺同样可以提高细胞水平的抗病毒活性（化合物4），在10%胎牛血清（FBS）的培养基中比之前的二酮酸化合物2的IC_{95}值提高了1倍。

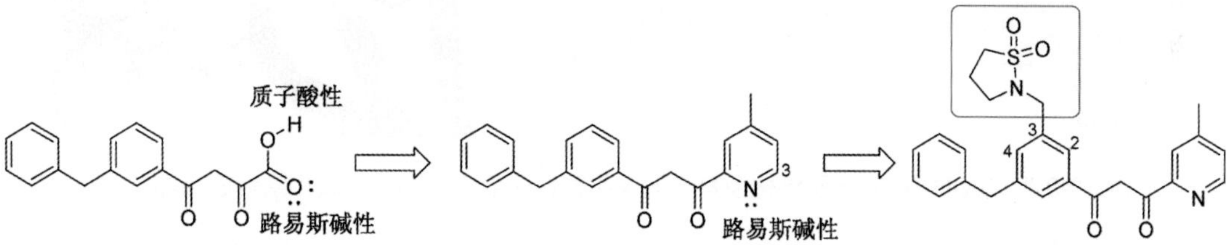

2
链转移IC_{50}（nmol/L）：<100
FBS IC_{95}（nmol/L）：1110

3
IC_{50}（nmol/L）：200
IC_{95}（nmol/L）：5 000

4
IC_{50}（nmol/L）：<100
IC_{95}（nmol/L）：507

图 10-3-6 二芳基二酮结构的设计与优化

此时，日本盐野义制药公司和美国国立卫生研究院采用浸泡（soaking）的方法，首次得到了HIV-1整合酶的催化中心结构域与小分子抑制剂复合物的晶体结构[41]。其中的小分子5-CITEP也具有二芳基二酮结构（图10-3-7），该分子利用了四氮唑作为羧基的替代基团。虽然5-CITEP具有一定的链转移抑制活性（IC_{50}=2.1 μmol/L），但在细胞水平上却没有体现出抗病毒活性（IC_{95}>50 μmol/L）。复合物的晶体结构中，两个小分子以二聚体的形式共同占据了整合酶的催化位点，且每个小分子都接近于平面构象。与之前默克科学家的推测不同，小分子并没有与金属离子产生任何作用，仅仅与催化三联体中的E152存在氢键作用。事实上，这一晶体结构是在人为设计的体外实验条件下得到的，并不能反映出生理条件下的真实情况。后续的研究结果证实，该晶体结构对研发雷特格韦并没有起到实质的推进作用。庆幸的是，基于构-效关系研究的结果，默克科学家还是坚持了自己的推测，并没有因为这篇文章的结果而改变自己的优化方向，并最后成功开发出了第一个HIV-1整合酶抑制剂——雷特格韦。这一事实强烈地提示我们，在药物的研发过程中，研究者们必须保持清醒的科学批判性思维，不仅对自己的实验结果如此，而且对文献报道的结果也需要进行仔细的推敲和验证。

在药物化学研究过程中，经常采用环合策略或者引入分子内氢键的方式来固定化合物的构象，使其正好是分子与蛋白结合所需要的构象，这样通常会大大提高化合物的生物活性。因此，在化合物3的基础上，科学家们通过引入苯环将二酮结构与右侧的吡啶融合到一起得到了化合物5（图10-3-8），从而固定了吡啶与二酮的构象，但该化合物的活性却减弱了[42]。科学家们推测，该化合物羰基两侧的α-H之间存在排斥作用，使中间的苯环与喹啉环不再共平面，致使化合物5的构象与分子和蛋白结合所需的平面构象没有完全吻合，因而导致该化合物活性降低。为了使构象趋于平面，他们在羰基一侧的α-位引入了氮原子，得到化合物6的链转移抑制活性果然大大提高，比化合物3提高了4倍。结合以前获得的构-效关系，在中间苯环的3-位再引入内磺酰胺，得到的化合物7对链转移抑制活性和细胞水平的抗病毒活性均有更进一步的提高。

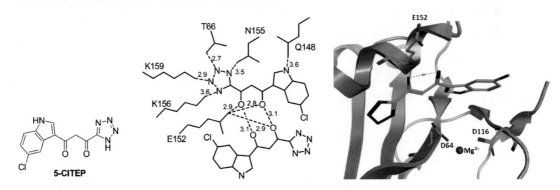

图 10-3-7　5-CITEP 的分子结构及其与 HIV-1 整合酶催化中心结构域相结合的晶体结构

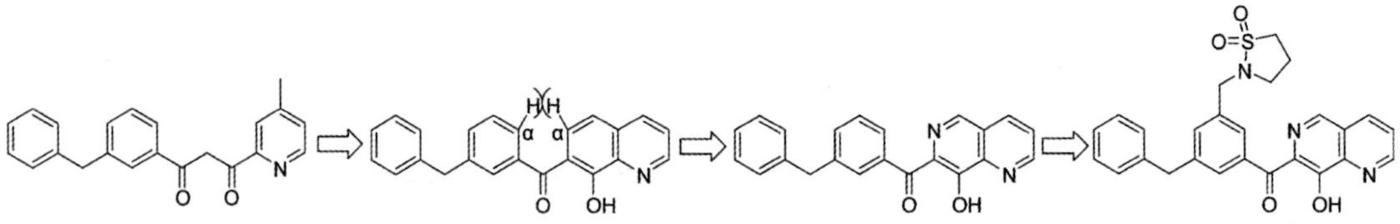

3
链转移IC$_{50}$（nmol/L）：200
FBS IC$_{95}$（nmol/L）：5 000

5
IC$_{50}$（nmol/L）：370
IC$_{95}$（nmol/L）：5 000

6
IC$_{50}$（nmol/L）：40
IC$_{95}$（nmol/L）：6 200

7
IC$_{50}$（nmol/L）：10
IC$_{95}$（nmol/L）：390

图 10-3-8　二芳基二酮类化合物向 1,6- 萘啶类化合物的演变

在默克位于美国宾州的研发中心研究HIV-1整合酶抑制剂的同时，其位于意大利罗马的研发中心也在开展HCV（人丙型肝炎病毒）聚合酶抑制剂的研究。两种酶在结构和功能上均非常相似，都含有催化三联体与两个金属离子相螯合的结构。罗马的科学家们通过高通量筛选得到了两个具有HCV聚合酶抑制活性的苗头化合物8和化合物9（图10-3-9）[43-44]，尤其是化合物8同样含有二酮酸的结构。于是，两个研发中心的科学家们共同决定将这两个项目展开合作研究，并将各自合成的分子送到对方的实验室进行活性测试，这一决定极大地促进了HIV-1整合酶抑制剂的研发进程。

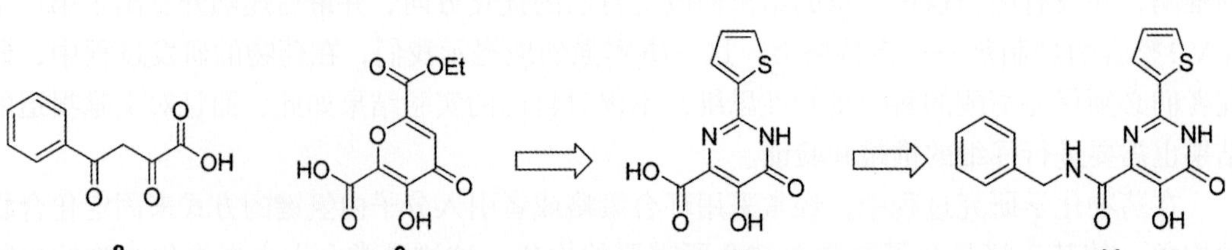

8　**9**　**10**　**11**

图 10-3-9　HCV 聚合酶抑制剂的苗头化合物及其向二羟基嘧啶类化合物的演变

尽管化合物9具有全新的骨架结构，但是该结构也不稳定，在酸性条件下容易发生脱羧反应，因此，药物化学家开始寻找其生物电子等排体，并保留可能参与与金属离子螯合

的羧基、羟基和酮羰基。从苗头化合物9通过结构修饰得到的化合物10，同样具有HCV聚合酶的抑制活性，且该结构在酸和碱的环境下均非常稳定，也不会与蛋白发生任何共价结合，具有更好的类药性质。但是在细胞水平上化合物10的抗HCV活性却很弱，推测可能是分子结构中含有一个羧基和一个酸性较强的酚羟基，两者在生理条件下均会以氧负离子形式存在，从而导致分子的极性过大，致使其细胞渗透性很差。为进一步提高细胞渗透性，药物化学家们尝试了包括酰胺、酯在内的多个羧酸的电子等排体，但是均没能得到具有更高HCV聚合酶抑制活性的化合物。然而，当将这些化合物测试HIV-1整合酶的抑制活性时却发现，酰胺类化合物11具有很好的链转移抑制活性，IC_{50}值为80 nmol/L[45]。

尽管化合物11的骨架结构与他们早期发现的几类HIV-1整合酶抑制剂的骨架结构均不相同，但比较这几个系列分子的结构可以发现，它们都含有一个1,3,4-三杂原子取代的母核结构（图10-3-10中的红色部分）。这一结构正是HIV-1整合酶抑制剂的药效团。将化合物6和化合物11的母核结构重叠起来就可以发现，化合物11中的苄胺与化合物6中的苄基取代的苯基（蓝色部分）处在相同的位置。基于酰胺键在化学合成上的便利性，研究者将酰胺的结构引入到化合物6中，得到了具有新骨架结构的化合物12（两个氯原子的引入可以提高活性）。化合物12仍表现出较好的链转移抑制活性（$IC_{50}=90$ nmol/L）和细胞水平的抗病毒活性（FBS $IC_{95}=1.2$ μmol/L）[46]。

化合物11和化合物12都具有较好的链转移抑制活性和类药性质，且对人DNA聚合酶α、β、γ无抑制活性，选择性较好。因此，项目组将这两个化合物确认为先导化合物（lead compound），并对以化合物11为代表的二羟基嘧啶类化合物和以化合物12为代表的1,6-萘啶类化合物开展了进一步的优化。

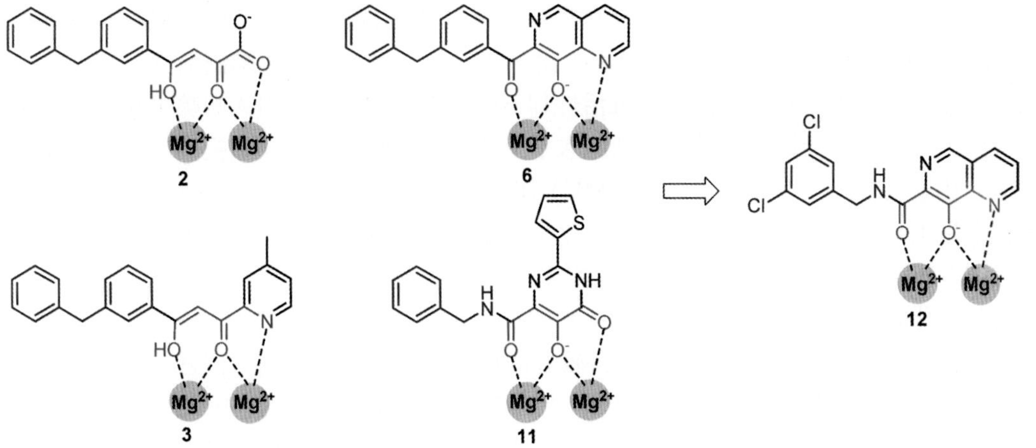

图 10-3-10　具有不同骨架结构的 HIV-1 整合酶抑制剂及推测的蛋白结合模式

三、1,6-萘啶类先导化合物的优化

以化合物11和化合物12为代表的两类先导化合物在结构上左侧均为类似的酰胺结构，因此推测左侧部分的构–效关系也会比较相似。考虑到合成上的便利性，药物化学家基于二羟基嘧啶类化合物11首先合成了200多个具有不同胺基片段的酰胺化合物[47]，得到的构–

效关系如下（表10-3-1）：①必须有一个NH；②氮上的取代基必须含有一个苯环；③苯环和氮之间至少有一个sp^3碳；④苯环与氮之间的CH_2被取代会降低活性；⑤苯环上的取代基以4-位氟代为最佳。而基于1,6-萘啶类化合物12，也发现了类似的构–效关系，同样是由4-氟取代的苄胺所形成的酰胺化合物（表10-3-3，化合物23）具有最好的链转移抑制活性（IC_{50}=33 nmol/L）。

表 10-3-1   酰胺中胺基片段的构 – 效关系

化合物	R	R1	链转移 IC_{50}（nmol/L）
11	CH_2Ph	H	85
13	CH_2Ph	Me	530
14	Ph	H	1000
15	CH_2CH_2Ph	H	20
16	CH_2-cyclohexyl	H	> 1000
17	4-Pyridine	H	> 1000
18	CH（CH_3）Ph	H	200
19	（4-F）$PhCH_2$	H	10

比较两个先导化合物的结构还不难发现，除了骨架结构不同外，1,6-萘啶的5-位还缺少噻吩基团。于是药物化学家在优化酰胺中胺基片段的同时，也对1,6-萘啶的5-位进行了探索（表10-3-2）。在5-位引入噻吩后（化合物20），虽然链转移抑制活性能够保持（数据未被披露），细胞水平上的抗病毒活性却下降了[46]。但是5-位引入哌嗪（化合物21）后却可以进一步提高活性，尤其是在细胞水平上的抗病毒活性得到明显提高。在合成化合物21时，由于使用了二甲基甲酰胺（DMF）作为溶剂，因而生成了一个副产物22。由于药物化学是半经验式的科学，成功的药物化学家必须具备一个能力，就是不忽略任何一种可能性或者机会。因此，他们并没有立刻将这一副产物丢掉，而是同样也测试了其活性。意外的是，化合物22活性更好，在细胞水平的抗病毒活性为156 nmol/L。后续的研究进一步发现，5-位引入多种官能团后均能保持较好的抗病毒活性，揭示这一位置可能并未与蛋白产生直接的相互作用，而是处在小分子–蛋白相互作用的溶剂区内。因此，可以通过改变这一位置的官能团来调节整个分子的理化性质，而不会严重影响化合物的活性。

表 10-3-2   1,6- 萘啶类化合物 5- 位的构 – 效关系

化合物	R	链转移 IC_{50}（nmol/L）	FBS IC_{95}（nmol/L）	NHS IC_{95}（nmol/L）
12	H	90	1250	nd

续表

化合物	R	链转移 IC$_{50}$（nmol/L）	FBS IC$_{95}$（nmol/L）	NHS IC$_{95}$（nmol/L）
20		/	2500	> 50 000
21		70	467	1250
22		21	156	625

　　以上研究中使用的细胞水平抗病毒筛选模型中均采用了添加10%胎牛血清（FBS）的培养基，因此，前文中均使用FBS IC$_{95}$表示细胞水平的抗病毒活性。在该模型中，一般情况下化合物与FBS的结合比较少，化合物多以游离的形式存在，显示出较强的抑制活性；但是在人体的生理条件下，小分子常会与血浆蛋白结合，导致化合物的游离浓度降低。可以想象，采用价格便宜的FBS培养基进行筛选所得到的细胞水平的抗病毒活性数值，有时会无法真实地反映出化合物在人体内的抗病毒活性。因此，为了使体外细胞筛选模型能够更加接近于人体内的真实情况，项目组又开发了第三个筛选模型，即用50%正常人血清（NHS）代替10%胎牛血清（FBS）来测试细胞水平上的抗病毒活性。下文中，以添加50%正常人血清作为培养条件得到的IC$_{95}$值则以NHS IC$_{95}$表示。此时必须提出，化合物22是人类发现的第一个NHS IC$_{95}$< 1.0 μmol/L的化合物。

　　3个不同的筛选模型可以从3个不同的角度反映化合物的活性：①酶水平的链转移抑制实验可以反映化合物对酶的直接抑制活性，适用于高通量筛选化合物；②采用培养基中添加10%FBS的细胞筛选模型则可显示化合物在细胞水平的抗病毒活性，也能侧面反映出化合物的透膜性，价格便宜；③而添加50%NHS的细胞筛选模型则会得到更加接近人体生理环境下的抗病毒活性。人血浆蛋白结合率越高，小分子的游离百分比就会越低，显示在NHS和FBS条件下的细胞水平抗病毒活性的差值相对会越大。

　　结合在研究酰胺的胺基片段中得到的构-效关系，将对活性贡献最好的4-氟苄胺基引入到1,6-萘啶系列，同样也表现出了较好的抗HIV-1生物活性（表10-3-3）。其中化合物24的FBS IC$_{95}$值达到16 nmol/L，但NHS IC$_{95}$值仅为1875 nmol/L，显然这是由该化合物的人血浆蛋白结合率较高（98.2%）所致。于是降低化合物的人血浆蛋白结合率成了下一个重要的优化方向。有文献报道[48]，当分子内引入甲基化的甘氨酸、β-丙氨酸或乙酰胺等官能团时可以降低分子与人血浆蛋白的结合能力。所以研究者在1,6-萘啶的5-位引入了类似的官能团，得到的化合物25虽然FBS IC$_{95}$值比24降低了约10倍，但NHS IC$_{95}$值却得以大大提高[49]。不幸的是，化合物25在大鼠体内表现出很高的血浆清除率［150 mL/（min·kg）］，约为大鼠肝血流量［60 mL/（min·kg）］的2.5倍。进一步研究发现，化合物25主要是通过1,6-萘啶8-位的羟基发生葡萄糖醛酸化被代谢。科学家们推测，5-位的氮原子具有给电子的共轭效应,增加了8-位羟基的亲核性,所以降低萘啶环的电子云密度可能会降低8-位羟基发生葡萄糖醛酸化的速度。有文献报道[50],将酚羟基对位的氨基进行乙酰化可以降低酚羟基发生葡萄糖醛酸化的速度,所以进一步合成了化合物26,其在大鼠体内的清除率确实大大降低,只有1.8 mL/(min·kg)。尽管化合物26的FBS IC$_{95}$值与化合物25相当,但化合物26的血浆蛋白结合率比化合物25高(95.6%和83.3%),所以化合物26在NHS条件下的细胞活性有所降低。

为了将化合物25较低血浆蛋白结合率和26较低大鼠清除率的特点整合到一个分子内,药物化学家们通过整合两个取代基设计了化合物27。该化合物不仅在NHS条件下表现出较好的抗病毒活性(NHS IC$_{95}$=250 nmol/L),而且在大鼠体内的清除率也较低,静脉给药2 mg/kg时为5.6 mL/(min·kg);同时口服给药10 mg/kg时,口服生物利用度(F)为71%,24 h内的平均血药浓度约为600 nmol/L,达到了NHS条件下抑制95%的病毒增殖所需浓度(NHS IC$_{95}$)的2倍以上。

表 10-3-3   1,6- 萘啶类化合物 5- 位的结构与活性、血浆蛋白结合率及大鼠清除率的关系

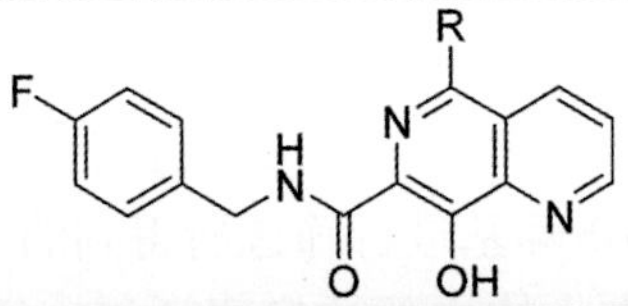

化合物	R	链转移 IC$_{50}$ (nmol/L)	FBS IC$_{95}$ (nmol/L)	NHS IC$_{95}$ (nmol/L)	血浆蛋白结合率(%)	大鼠体内清除率 [mL/(min·kg)]
23	H	33	1250	6000	99.2	NA
24	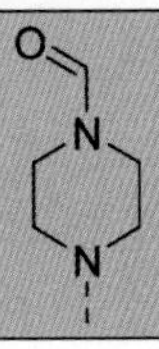	30	16	1875	98.2	NA
25	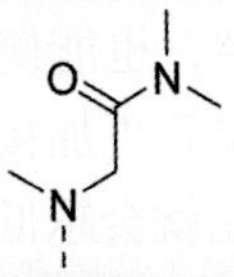	58	156	234	83.3	150.0
26	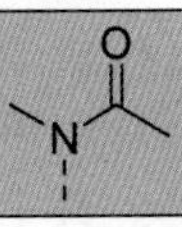	25	125	612	95.6	1.8
27	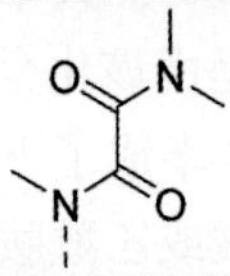	40	103	250	93.2	5.6

化合物27不仅能够抑制HIV-1的复制增殖,同样对SIV(猴免疫缺陷病毒)也具有较好的抑制活性。利用50%猴血清代替10%胎牛血清(FBS),测得的细胞水平抗SIV活性的IC$_{95}$值为350 nmol/L。在灵长类动物恒河猴的药代动力学实验研究中,口服给药10 mg/kg,化合物27表现出较理想的口服生物利用度(60%)和较长的半衰期(5 h)。体内抗病毒活

性实验中，实验恒河猴感染SIV 10 d后，开始每日两次、每次10 mg/kg，口服给予化合物27进行治疗。实验结果显示，在4周内可以看到化合物27对动物体内的SIV具有持续的抑制作用；随后再将给药剂量调整为每天一次，每次20 mg/kg，在维持87 d的实验过程中，化合物27一直表现出较好的抗病毒效果。

该实验结果首次在动物体内证实了HIV-1整合酶抑制剂可以抑制HIV-1的复制增殖，也因此大大提升了项目组成员对开发HIV-1整合酶抑制剂药物的信心。然而，另一项实验却发现，当恒河猴被感染87 d后再接受治疗时，化合物27对降低动物体内SIV病毒载量的持续时间会缩短，且动物体内的病毒RNA载量越多，化合物27的治疗效果就会越差，促使科学家们不得不进一步寻找活性更理想的化合物来提高其抗HIV-1的疗效。

基于对1,6-萘啶5-位构–效关系的深入理解，药物化学家们决定在5-位上继续展开更加深入的研究。有机化学中卤代产物（尤其是碘代产物及溴代产物）中的卤原子是一个较好的离去基团，也因为卤代产物易大量制备而常被用作进一步制备衍生物的中间体。比较常用的反应包括芳香性亲核取代、金属催化的耦联反应等，通过这些反应可以方便地引入多种不同类型的取代基。采用这一有机化学策略，将化合物26的乙酰基替换为甲磺酰基后，得到化合物28的活性有了进一步的提高（表10-3-4）。尽管其血浆蛋白结合率仍高达99%，但NHS条件下的细胞水平抗病毒活性相比化合物26仍然提高了2倍以上。而内磺酰胺29的活性更好，NHS条件下的细胞活性达到102 nmol/L，比化合物27又提高了1倍以上。显然，这主要是FBS条件下细胞水平抗病毒活性得以大幅提高的结果（$IC_{95}=15$ nmol/L）。人们在后续的复合物晶体结构研究中发现，整合酶的T66（苏氨酸）正好位于该小分子的磺酰基附近，而且可以随意摆动，致使其有机会与多种基团发生相互作用，使可以结合T66的化合物均提高了活性，包括化合物28和化合物29。

表 10-3-4 1,6- 萘啶类化合物的结构与活性、血浆蛋白结合率及大鼠清除率的关系

化合物	R	R1	链转移 IC_{50}（nmol/L）	FBS IC_{95}（nmol/L）	NHS IC_{95}（nmol/L）	血浆蛋白结合率（%）	大鼠体内清除率 [mL/（min·kg）]
28		H	16	24	176	99	2.8
29		H	10	15	102	99	2.8
30			10	7	16	92	8.6

化合物29的药代动力学性质非常出色[51]，在大鼠、犬和猴体内的清除率均非常低，分别为2.8mL/（min·kg）、2.0mL/（min·kg）和6.6 mL/（min·kg）；口服生物利用度分别为41%、24%和51%。后续动物体内毒理试验研究的结果同样支持该化合物可以进入临床试验研究，来证明整合酶抑制剂对艾滋病患者具有治疗效果。果然，临床概念验证（clinical proof-of-concept，PoC）试验结果表明，HIV-1感染的患者每日口服两次，每次400 mg后，化合物29治疗的患者体内病毒RNA的载量平均降低了50倍以上，这是一个里程碑式的结果，人类首次在临床上证实了整合酶抑制剂具有抗HIV-1疗效。

临床上的积极结果给予了整个项目组成员以极大的鼓励和信心。他们相信，只要能够将化合物的活性再进一步提高，药代动力学性质再进一步改善，且在治疗周期内具有足够可耐受的安全性，人类就可以开发出来具有全新机制的抗HIV新药（first in class）——整合酶抑制剂。

此时，人类在对抗艾滋病的斗争中已经过去了20年，科学家们也已经深刻地认识到，抑制病毒的突变对获得最佳的临床治疗效果至关重要。而减少出现病毒耐药性的最好方法就是尽可能提高化合物的抗病毒活性，保证药物在人体内的最低血药浓度也能够达到抑制病毒复制增殖的水平（为药物NHS IC_{95}值的2～3倍）。

尽管化合物29已经表现出非常好的链转移抑制活性和细胞水平的抗病毒活性，但由于其较高的血浆蛋白结合率（99%），NHS条件下的细胞活性要比FBS条件下低6倍。在前期对酰胺中胺基片段进行构–效关系研究时发现，在苯环2-位引入酰胺等极性基团可以降低分子的$logP$值，从而降低血浆蛋白结合率，而其活性则会基本保持不变。所以，药物化学家们又在化合物29的胺基片段苯环的2-位引入了N-甲基甲酰胺基团，得到化合物30（表10-3-4），其血浆蛋白结合率降低到了92%。NHS条件下的细胞活性又有了明显提高，NHS IC_{95}值达到16 nmol/L，只比FBS条件下的细胞活性低了1倍。化合物30的药代动力学性质与化合物29类似[52]，在大鼠、犬和猴体内的清除率分别为8.6mL/（min·kg）、2.8mL/（min·kg）和18.3 mL/（min·kg），口服生物利用度则分别为45%、65%和23%。

在抑制HIV-1突变体上，化合物30同样表现出很好的活性。图10-3-11是化合物29和化合物30对HIV-1定向位点突变体的抑制能力。这些突变体是在含有二酮酸类化合物L-731988和化合物L-708906或化合物29存在的细胞培养液内通过病毒连续传代而诱导产生的，突变位点均在整合酶的催化位点附近。化合物29对F121Y和N155S突变体表现出较弱的抑制活性（IC_{50}分别为野生型病毒的4倍和12倍）；而化合物30则保持了相对较好的抑制活性（IC_{50}分别为野生型病毒的2倍和4倍）[52]，表明化合物30能更好地抑制HIV-1耐药性的产生。因此，化合物30成为继化合物29后的第二个临床候选化合物。化合物29和化合物30对HIV-1耐药突变体的抑制能力再一次鼓舞了项目组的成员，科学家们相信，他们能够找到对患者体内HIV-1突变体同样具有高抑制活性的药物候选化合物。

但不幸的是，在与临床试验同时开展的实验犬体内长期安全性试验中，因为抑制了铜离子的分泌，化合物29表现出了严重的肝脏毒性。尽管在大鼠体内并未发现这一不良反应，但默克公司还是决定暂停对1,6-萘啶类化合物（包括化合物30）的进一步临床试验研究。

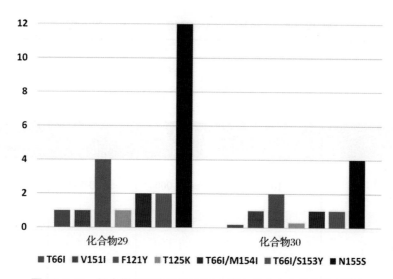

图 10-3-11　化合物 29 和 30 对 HIV-1 定向位点突变体的抑制能力

纵坐标代表在单次感染宿主细胞实验中，化合物对HIV-1定向位点突变体与野生型HIV-1 IC_{50}值的倍数

四、二羟基嘧啶类先导化合物的优化

在默克位于美国宾州的研发中心对1,6-萘啶类化合物进行优化的同时，位于意大利罗马的研发中心也在对二羟基嘧啶类化合物进行优化。在上部分内容中提到，药物化学家首先对酰胺中胺基片段进行了构–效关系研究（表10-3-1），发现4-氟苄胺取代的化合物19具有最好的链转移抑制活性，但该化合物在细胞实验中并未表现出期望的抗病毒活性，原因可能与该化合物溶解性较差、透膜性不高以及较高的血浆蛋白结合率等理化性质有关。比较两类先导化合物的骨架结构可以发现，在配体与HIV-1整合酶结合时，嘧啶的2-位与萘啶的5-位处于相同的位置，均处于结合口袋的溶剂区。所以与1,6-萘啶类化合物的优化策略相同，为了改善这类化合物的理化性质，药物化学家对嘧啶2-位进行了结构优化（表10-3-5）。他们首先将噻吩结构去掉，得到的化合物31同样具有较好的链转移抑制活性（IC_{50}=60 nmol/L），但是在细胞水平上未表现出抗病毒活性。在2-位引入苄基后，化合物32的链转移抑制活性与化合物31类似，但是由于logP的增加改善了其透膜性，在FBS条件下的细胞实验中也表现出了一定的活性。因为嘧啶5-位的羟基具有一定的酸性，在生理条件下会脱掉氢离子形成氧负离子，为了平衡分子的电荷，同时提高化合物的溶解性，药物化学家在化合物32的苄位引入了一个三级胺，得到化合物33。尽管其链转移抑制活性有所降低，但是FBS条件下的细胞活性却明显提高。这是该系列中第一个细胞活性<1.0 μmol/L的化合物。但由于血浆蛋白结合率>99.9%[53]，该化合物在NHS条件下并未表现出抗病毒活性。

血浆蛋白结合率与分子的logP值之间存在很好的相关性。降低分子的logP值有助于降低分子的血浆蛋白结合率。基于化合物33，药物化学家采用两种策略来降低分子的logP值，即直接去掉2-位取代基中的苯环或用含氮脂肪环取代2-位（图10-3-12）[53]。

表 10-3-5　二羟基嘧啶类化合物 2- 位的构 – 效关系

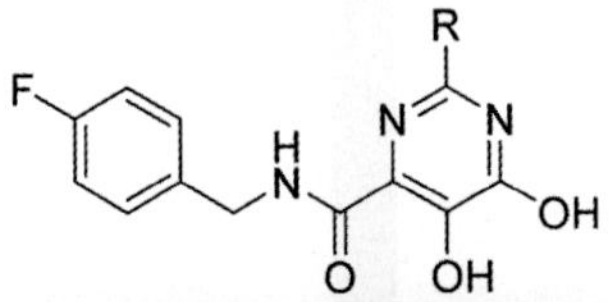

化合物	R	链转移 IC$_{50}$（nmol/L）	FBS IC$_{95}$（nmol/L）	NHS IC$_{95}$（nmol/L）	血浆蛋白结合率（%）
19	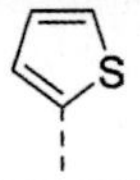 （噻吩环）	10	> 10 000	> 10 000	–
31	H	60	> 10 000	> 10 000	–
32	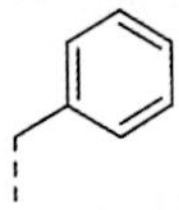 （苄基）	50	5 800	> 10 000	–
33	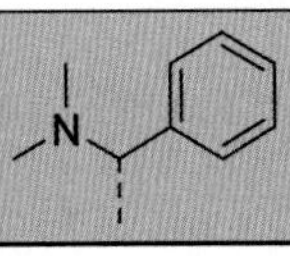 （二甲氨基苯乙基）	200	300	> 10 000	> 99.9

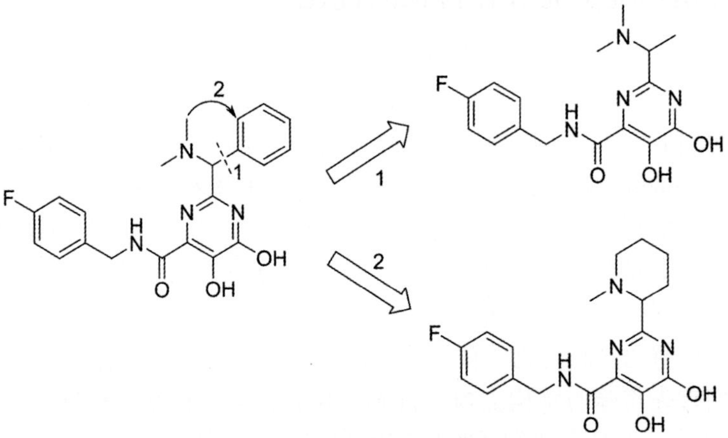

图 10-3-12　降低分子 logP 值的两种策略

首先用甲基替代苯环得到化合物34，其链转移抑制活性和FBS条件下的细胞活性均有小幅提升（表10-3-6）。但因其血浆蛋白结合率明显下降，NHS条件下的细胞活性也明显提高，NHS IC$_{95}$值为500 nmol/L。为了简化分子，去掉分子的手性，化学家进一步将甲基去掉（化合物35）或再引入一个对称的甲基（化合物36）。化合物35则完全丧失细胞活性；而化合物36在NHS条件下的细胞活性则进一步提高（NHS IC$_{95}$=110 nmol/L），仅是FBS IC$_{95}$值的2倍，这主要归因于其血浆蛋白结合率的进一步降低。

化合物36在大鼠、犬和猴体内均表现出低清除率，分别为16mL/（min·kg）、2mL/（min·kg）和15 mL/（min·kg），口服生物利用度分别为28%、100%和61%。在选择性实验中，化合物36对人DNA聚合酶α、β、γ均无抑制作用，但在高剂量下，化合物36在啮齿类动物中产生了毒性，因此该化合物也被放弃了。

在第二种策略中，即去掉苯环的同时，将脂肪胺进行环合，得到化合物37。该策略同样可以降低血浆蛋白结合率，使该化合物在两种条件下测得的细胞活性IC_{95}值只有不到3倍的偏差。而如果将氮的位置从临位换到间位或对位，或将氮上的甲基去掉，则均会大大降低活性。用N-甲基吗啡啉替换N-甲基哌啶（化合物38），活性会进一步提高，FBS和NHS条件下的细胞活性分别为30 nmol/L、240 nmol/L。

表 10-3-6　二羟基嘧啶类化合物 2-位的结构与活性及血浆蛋白结合率的关系

化合物	R	链转移 IC_{50}（nmol/L）	FBS IC_{95}（nmol/L）	NHS IC_{95}（nmol/L）	血浆蛋白结合率（%）
34		80	125	500	92.5
35		200	＞1000	＞1000	-
36		50	50	110	88.7
37		200	150	400	94.8
38		27	30	240	96.7

在前文提到的HCV聚合酶抑制剂的项目中发现，将二羟基嘧啶类化合物单甲基化得到的N-甲基嘧啶酮类化合物，活性以及药代动力学性质均能保持或得到进一步提升。这一发现同样被借鉴到HIV-1整合酶抑制剂的项目研究中。在化合物37和化合物38的基础上，药物化学家们分别合成了化合物39和化合物40（表10-3-7）。两个化合物的血浆蛋白结合率均大幅降低，分别为48%和70%。化合物39的细胞活性弱于化合物37，但化合物40在NHS条件下的细胞活性则比化合物38高（NHS IC_{95}=100 nmol/L）。将化合物40进行手性分离得到两个光学纯的化合物41和化合物42，两者的链转移抑制活性基本相同，进一步证明了2-位的取代基并未与蛋白直接作用。但是化合物41在细胞水平上表现出更高的抗病毒活性，两种条件下的IC_{95}值分别为40 nmol/L、65 nmol/L。此外，化合物41的药代动力学性质也非常出色，在大鼠、犬和猴体内的清除率均较低，分别为9 mL/（min·kg）、2.2 mL/（min·kg）和14 mL/（min·kg），口服生物利用度分别为56%、69%和73%。化合物41同样对人DNA聚合酶α、β、γ均不会产生抑制作用（IC_{50}＞10 μmol/L）。作为又一个临床前候选化合物，科学家对其进行了多种体外毒性实验研究。不幸的是，在致突变性（Ames）实验中，化合物41表现为阳性，致使科学家们再一次与HIV-1整合酶抑制剂的成药失之交臂。

表 10-3-7　*N-* 甲基嘧啶酮类化合物 2- 位的结构与活性及血浆蛋白结合率的关系

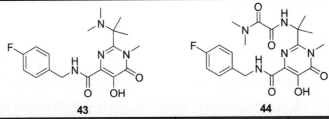

化合物	X	链转移 IC$_{50}$（nmol/L）	FBS IC$_{95}$（nmol/L）	NHS IC$_{95}$（nmol/L）	血浆蛋白结合率（%）
39	CH$_2$（±）	210	840	1 100	48
40	O（±）	60	65	100	70
41	O（+）	20	40	65	81
42	O（-）	25	90	190	–

　　基于 *N-*甲基嘧啶酮对化合物活性与药代动力学性质带来的好处，药物化学家们也对化合物36的二羟基嘧啶进行了单甲基化得到了化合物43（表10-3-8），但是该化合物链转移抑制活性和细胞水平的抗病毒活性均弱于化合物36。这时他们又想到了在1,6-萘啶系列中曾用过的草酰胺（化合物27），并将其引入到*N-*甲基嘧啶酮系列，得到化合物44。令人高兴的是，化合物44表现出很好的链转移抑制活性（IC$_{50}$=10 nmol/L）以及细胞水平的抗病毒活性[54]，且在FBS和NHS条件下的IC$_{95}$值比较接近，分别为45 nmol/L、74 nmol/L。与此同时，他们还尝试了一些其他类似的衍生物，如乙酰胺、磺酰胺、脲、磺脲等，但活性均不如化合物44。

表 10-3-8　*N-* 甲基嘧啶酮类化合物 2- 位的结构与活性及血浆蛋白结合率的关系

43　　**44**

化合物	链转移 IC$_{50}$（nmol/L）	FBS IC$_{95}$（nmol/L）	NHS IC$_{95}$（nmol/L）	血浆蛋白结合率（%）
43	230	1000	＞1000	–
44	10	45	74	72

　　化合物44同样表现出了理想的药代动力学性质，在大鼠、犬和猴体内的清除率分别为21 mL/（min·kg）、8 mL/（min·kg）、20 mL/（min·kg），口服生物利用度分别为36%、93%和24%。与之前其他化合物类似，化合物44主要的代谢途径也是嘧啶酮5-位的羟基发生葡萄糖醛酸化。化合物44同样不会对人DNA聚合酶α、β、γ产生抑制作用，且在对150个酶、离子通道和受体的筛选中均未表现出明显的抑制活性（IC$_{50}$＞10 μmol/L），表明化合物44具有很好的选择性。化合物44在动物体内安全性实验中表现良好，未观察到明显的毒副作用，也未表现出致突变性。因此化合物44也被选为临床候选化合物，并开展

了临床 I 期的试验研究。

在对化合物44进行安全性评价的同时，科学家们也研究了其对HIV-1各种突变体的抑制能力。不幸的是，该化合物对单点突变体F121Y和N155S的抑制活性较弱，IC_{50}值分别为野生型病毒的12倍和40倍（图10-3-13），默克公司不得不再一次暂停对化合物44的临床试验研究，继续寻找更优的临床候选化合物。

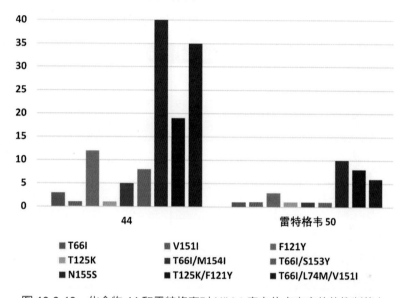

图 10-3-13　化合物 44 和雷特格韦对 HIV-1 定向位点突变体的抑制能力

纵坐标数字代表在单次感染宿主细胞实验中，化合物对HIV-1定向位点突变体与野生型HIV-1 IC_{50}值的倍数

药物化学家继续对N-甲基嘧啶酮的2-位进行优化[54]，并尝试用芳杂环替代草酰胺，同时使芳环上的杂原子尽量保持与草酰胺上的杂原子处于相同的位置（表10-3-9），目的是尽量保持化合物44的活性，同时又能改变分子的理化性质，有利于成药。利用六元芳杂环时，2-吡啶（化合物45）能够保持链转移抑制活性，但NHS条件下的细胞活性大大降低；其他位置的吡啶取代基则使活性降低更多。在吡啶环上再引入一个氮原子得到化合物46和化合物47，其活性比化合物45有所提高，尤其是化合物47，NHS条件下的细胞活性可以达到50 nmol/L。对于五元芳杂环，当含有两个或三个杂原子时会表现出更好的活性（化合物48～化合物52），同时2-位为杂原子要比碳原子活性更好。在所有的这些化合物中，甲基噁二唑取代的化合物50在细胞水平上的抗病毒活性最强，FBS和NHS条件下的细胞活性分别为19 nmol/L、31 nmol/L，其血浆蛋白结合率为82%。而极性更大的三氮唑化合物51虽然有更好的链转移活性，但其细胞活性较低。如果在化合物50的基础上增加亲脂性，将甲基变成异丙基（化合物52），在两种条件下的细胞活性则会产生较大差异，主要是由分子的高亲脂性增加了其血浆蛋白结合率所致。

化合物50对单点突变体F121Y和N155S的IC_{50}值分别是野生型病毒的3倍和10倍[54]，比化合物44有了明显的提高；化合物50在体外也表现出比较好的选择性，不会抑制人DNA聚合酶α、β、γ，对其他150个非相关靶点的筛选中也未表现出明显的抑制活性；体外安全性评价实验中，化合物50对hERG未表现出强抑制活性，体外致突变性（Ames）实验结果为阴性；化合物50不与谷胱甘肽结合，也不与蛋白发生不可逆的共价结合。

表 10-3-9　N- 甲基嘧啶酮类化合物 2- 位的构 – 效关系

化合物	R	链转移 IC$_{50}$（nmol/L）	FBS IC$_{95}$（nmol/L）	NHS IC$_{95}$（nmol/L）
45		20	125	1000
46		15	62	500
47		7	20	50
48		7	500	500
49		6	250	250
50		15	19	31
51		4	250	1000
52		7	20	160

化合物50的大鼠、犬、猴和人的血浆蛋白结合率相差不大，血浆中的游离比例分别为26.6%、29.1%、15.4%和17.2%。利用肝微粒体和肝细胞对化合物50进行体外代谢研究，结果显示其主要是通过嘧啶酮5-位羟基的葡萄糖醛酸化进行代谢，在大鼠、犬、猴和人肝微粒体中的代谢速率分别为34 μL/（min·kg）、2 μL/（min·kg）、36 μL/（min·kg）和9 μL/（min·kg）。体内药代动力学数据显示（表10-3-10），化合物50在大鼠、犬和猴体内表现出中等分布容积（0.9～2 L/kg），在大鼠和猴体内表现出中等清除率［分别为39 mL/（min·kg）、18 mL/（min·kg）］，在犬体内表现出低清除率［6 mL/（min·kg）］。以原型化合物形式口服给药时，化合物50在大鼠和犬体内表现出中等口服生物利用度（约40%），但是在猴体内口服生物利用度较差（＜10%）。当以钠盐或钾盐形式口服给药时，大鼠和犬体内药物血浆暴露量（AUC）则明显高于原型化合物形式给药，AUC随给药剂量增加而等比例增加，呈现剂量依赖性。对犬口服给予钾盐2 mg/kg或10 mg/kg后12 h的血药浓度分别为160 nmol/L、350 nmol/L，远远高于NHS条件下的细胞水平抗病毒活性IC$_{95}$值（31 nmol/L）。通过分析所有的体内、体外代谢数据，以及化合物50的抗HIV-1活性，预测该化合物在人体内的药代动力学性质与犬最为接近，且每日给药两次最为合适。

此外，化合物50对主要的细胞色素P450酶（1A2、2C9、2D6、3A4）和UGT1A1均无抑制作用（$IC_{50}>50$ μmol/L），对CYP3A4也未表现出时间依赖性的抑制作用，因此，由化合物50介导产生的潜在药物–药物相互作用的概率极低，可以满足艾滋病治疗的多药联用策略。

表 10-3-10　化合物 50 的药代动力学参数

种属	静脉给药剂量（mg/kg）	清除率[mL/（min·kg）]	半衰期(h)	分布容积（L/kg）	口服生物利用度（%）			曲线下面积（μmol/L·h）		
					Na$^+$	K$^+$	OH	Na$^+$	K$^+$	OH
大鼠	3	39	2	2	nd	45	37	1.4$_{(3)}$	1.3$_{(3)}$	1.0$_{(3)}$
犬	1	6	11	0.9	nd	69~85	45	nd	11$_{(2)}$~45$_{(10)}$	7$_{(2)}$~21$_{(10)}$
猴子	1	18	4	1.2	nd	nd	8	nd	nd	1.8$_{(10)}$

括号里的数值为口服给药剂量（单位：mg/kg）

为了评价化合物50对心血管、呼吸道以及中枢神经系统的毒性，毒理学家分别在犬和大鼠体内进行了毒性实验研究。在最高给药剂量（犬单次给药45 mg/kg；大鼠单次给药120 mg/kg）时，化合物50均未表现出毒性。另外，他们还在小鼠、大鼠、兔子以及犬体内进行了单次给药和多次给药的毒性实验，研究了化合物50的致突变性、致癌性、生殖毒性等多种毒性，也均未发现任何毒副作用。

考虑到化合物50良好的抗HIV-1活性以及优良的ADME T性质，默克公司对其进行了全面的临床试验研究。最终于2007年10月12日，被FDA批准可以与其他HIV逆转录酶抑制剂联用，用于治疗曾接受过其他药物治疗的成年HIV-1阳性患者，并命名为雷特格韦（Raltegravir，商品名：Isentress，图10-3-14）。

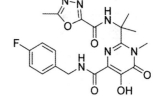

图 10-3-14　雷特格韦的化学结构

五、雷特格韦的临床研究

雷特格韦的Ⅰ期临床试验主要研究了单次给药和多次给药后该化合物在健康人体内的药代动力学性质[55-56]。与临床前的预测相同，雷特格韦在人体内的药代动力学性质与犬最为接近。口服给予健康受试者200 mg药物后，半衰期为7~12 h，12 h（C_{trough}）的血药浓度为94 nmol/L，远高于NHS的IC_{95}值（31 nmol/L）。因此，雷特格韦适合每日用药两次。在多次用药的试验中，在100~1600 mg的口服用药剂量范围内，化合物的曲线下面积（AUC）和最高血药浓度（C_{max}）随给药剂量的提高成等比例增加；用药后12 h的血药浓度在100~800 mg的用药剂量范围内也基本随给药剂量增高成等比例增加。每日给药两次，给药2 d后血药浓度基本达到稳态。另外，研究结果还表明，进食不会对雷特格韦的药代动力学性质产生具有临床意义的影响；对肾功能不全或肝功能不全的患者也不需要调整剂量。

对雷特格韦的药物–药物相互作用研究是在HIV-1阴性的人群中展开的[57]。雷特格韦不是P450酶的底物，也不是P450酶的诱导剂或抑制剂，因此该化合物不存在与P450酶相关的药物–药物相互作用。雷特格韦是P-gp的底物但不是P-gp的抑制剂，目前无数据表明该化合物会被其他P-gp诱导剂或抑制剂影响其在人体内的药代动力学。雷特格韦在人体内主要通过UGT1A1催化的葡萄糖醛酸化反应发生代谢，所以与之相关的药物–药物相互作用主要与UGT1A1被诱导或被抑制相关。例如，与利福平（UGT1A1的诱导剂）联用可导致雷特格韦的血药浓度降低；与阿扎那韦（UGT1A1的抑制剂）联用可导致雷特格韦的血药浓度升高。

雷特格韦的Ⅱ期临床试验研究包括一个对未接受过治疗的HIV-1阳性患者单药治疗的概念验证试验和联合治疗的剂量范围研究，以及一个对曾经接受过治疗的HIV-1阳性患者联合治疗的剂量范围研究。在概念验证试验中[58]，选取未接受过治疗的HIV-1阳性患者的目的是评价单独给予雷特格韦10 d对患者产生的疗效及安全性。结果显示，单独给药10天后，所有的剂量组（100 mg、200 mg、400 mg、600 mg，每日两次）患者体内HIV-1的RNA载量比安慰剂组均有明显降低，各剂量组之间无明显区别。在第一个联合治疗的剂量范围研究中[59]，选取的患者同样是未接受过治疗的HIV-1阳性患者。一部分患者接受雷特格韦（100 mg、200 mg、400 mg、600 mg，每日两次）联合替诺福韦和拉米夫定治疗；另一部分患者则接受依非韦伦联合替诺福韦和拉米夫定治疗。治疗24周后，所有治疗组均有85%～92%的患者体内HIV-1的RNA载量达到检测限以下。在两种不同的治疗组内，体内HIV-1的RNA载量能够持续<50拷贝数/mL达48周以上的患者占比大致相同。而接受雷特格韦治疗的患者比接受依非韦伦治疗的患者体内HIV-1的RNA载量能够更快地降低到<50拷贝数/mL的水平（第16周时，分别占比80%和70%）。这一临床研究证实了雷特格韦单独治疗或联合治疗对未经治疗的HIV-1阳性患者有显著疗效，为那些对标准疗法不耐受的患者提供了一种新的替代治疗方案。

在第二个联合治疗剂量范围研究中[60]，选取的患者是曾经接受过治疗，并对多种药物（至少一种非核苷类逆转录酶抑制剂，一种核苷类逆转录酶抑制剂和一种蛋白酶抑制剂）产生耐药的HIV-1阳性患者。在对患者选取最优背景疗法的基础上，分别增加口服雷特格韦（200 mg、400 mg、600 mg，每日两次）或安慰剂治疗。在接受治疗两周后，3种剂量的雷特格韦治疗组患者体内HIV-1的RNA载量均降低约100倍，并可以持续24周。体内HIV-1的RNA载量降低到<50拷贝数/mL的患者比例也比安慰剂组大大增加。患者体内HIV-1的RNA载量降低的同时，CD4 T-淋巴细胞数目也会相应增加。患者增服不同剂量的雷特格韦与安慰剂表现出基本相同的不良反应，且未观察到与剂量相关的毒副作用。总之，该试验表明雷特格韦能够对那些已经对至少3种药物产生耐药的晚期HIV-1阳性患者进行快速、持续地治疗。基于这两个临床Ⅱ期试验结果以及药物-药物相互作用的实验研究结果，默克公司决定利用400 mg，每日两次的用药方式来开展临床Ⅲ期试验研究，在联合用药时也不需要进行剂量调整。

雷特格韦的Ⅲ期临床试验选取的患者仍然是曾经接受过治疗，并对多种药物产生耐药的HIV-1阳性患者[61]。在这些患者的最优背景疗法的基础上增加口服用药雷特格韦（400 mg，每天两次）来评价其安全性和疗效。试验结果表明，在最优背景疗法的基础上增加雷特格韦比增加安慰剂具有更好的抗HIV-1以及恢复免疫功能的疗效。在第16周，患者体内HIV-1的RNA载量<400拷贝数/mL的比例分别为77.5%和41.9%，<50拷贝数/mL的比例分别为61.8%和34.7%。在第48周，患者体内HIV-1的RNA载量<50拷贝数/mL的比例分别

达到62.1%和32.9%。与药物相关的不良反应在雷特格韦组和安慰剂组出现的概率基本相同，主要包括腹泻、头痛、恶心和发热。

上述Ⅱ期及Ⅲ期临床试验结果是FDA批准雷特格韦上市的主要依据。除此之外，默克公司还进行了其他一些临床试验来扩大其临床适用的患者人群。

比如在另一个Ⅲ期临床试验中[57]，将未经治疗的HIV-1阳性患者作为研究对象，来比较雷特格韦和依非韦伦分别与替诺福韦和恩曲他滨联合用药时的疗效。试验结果表明，在第48周时，雷特格韦组86.1%的患者以及依非韦伦组81.9%的患者体内HIV-1的RNA载量降低到50拷贝数/mL以下。而且雷特格韦组患者体内HIV-1的RNA载量降低到50拷贝数/mL以下所需的时间比依非韦伦组更短。雷特格韦组出现与药物相关的不良反应的比例为44%，大大低于依非韦伦组的77%。两组出现与药物相关的严重不良反应的比例均<2%。所以基于雷特格韦的联合治疗方案具有很好的抗HIV-1疗效，且在第48周时的疗效与依非韦伦相当或更好。基于这个Ⅲ期临床试验结果，FDA于2009年7月8日扩大了雷特格韦的临床适应证，批准其可以与其他HIV逆转录酶抑制剂联用，用于成年HIV-1阳性患者的初始治疗。同年12月，美国卫生与公众服务部修改了抗HIV-1治疗指南，将基于雷特格韦的组合疗法加入成年HIV-1阳性患者初始治疗的优选方案中。之后，FDA分别在2011、2017年批准将雷特格韦的适用人群扩大到2～18岁儿童以及新生儿。

第四节　雷特格韦的合成工艺研究

从最早的药物化学实验室合成到最终上市生产，雷特格韦的生产工艺经历了几代优化[62]。虽然整体的合成路线无太大变化，但是对反应条件的优化使其合成总收率由3%提升到35%，大大降低了生产成本以及废水和有机试剂的排放。

一、药物化学合成路线

最早的合成路线如图10-4-1所示。从氰醇（化合物53）出发，通过Strecker反应得到氨基腈（化合物54）。采用Cbz保护氨基，得到中间体（化合物55），然后氰基被羟胺亲核加成得到氨肟（化合物56）。三步的总收率为37%。随后中间体（化合物56）与丁炔二酸二甲酯发生Michael加成，得到两种构型的加成产物（化合物57）。在高温下，中间体（化合物57）发生重排以两步41%的收率得到关键中间体多取代的嘧啶环（化合物58）。嘧啶环构建成功后，通过选择性保护羟基，氮甲基化以及氢化脱除Cbz保护基得到中间体（化合物61）。中间体（化合物61）的氨基与酰氯（化合物67）发生酰胺化得到（化合物62）。最后，化合物62的酯基与4-氟苄胺发生酰胺化，同时脱除苯甲酰基，一步得到了雷特格韦。

噁二唑片段的合成是从商品化的原料甲基四氮唑（化合物63）出发，与草酸单乙酯单酰氯发生酰化反应，得到中间体（化合物64）。随后在70℃下发生重排，脱除一分子氮气，并通过氢氧化钾水解反应得到甲基噁二唑甲酸钾盐。最后中间体（化合物66）在草酰氯的作用下定量的转化为酰氯（化合物67）。

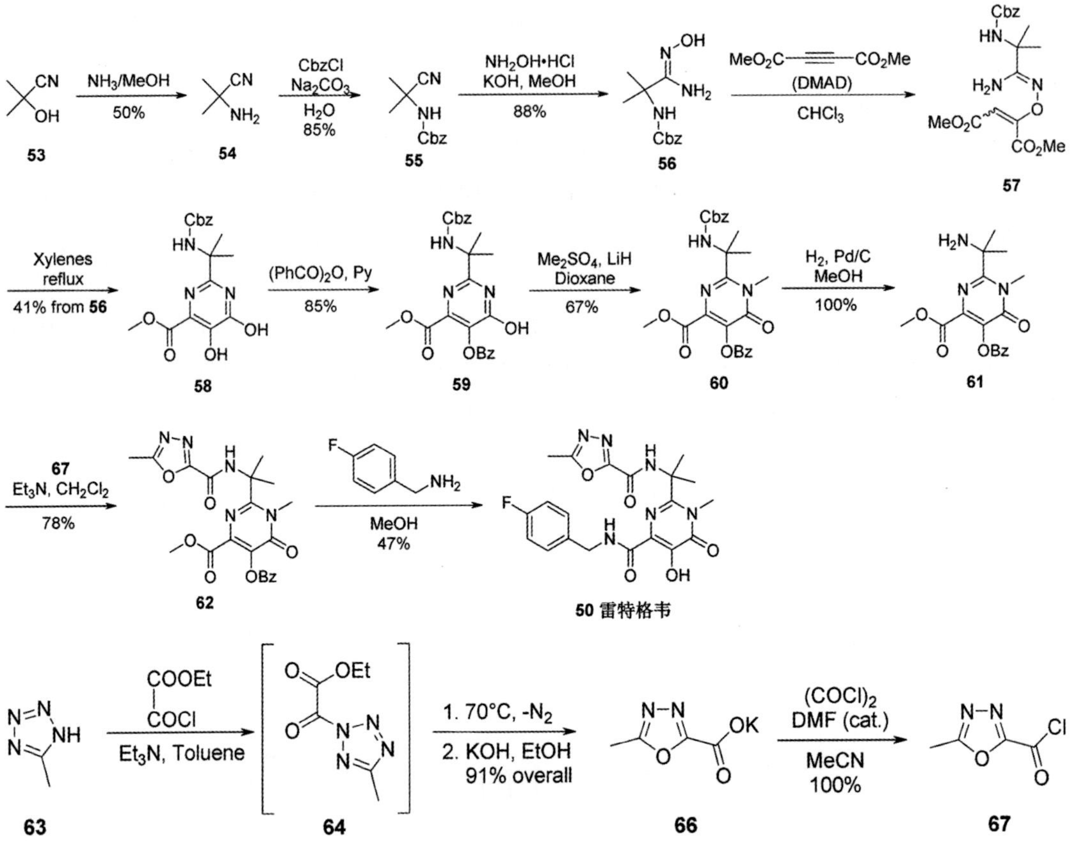

图 10-4-1　雷特格韦的药物化学合成路线

二、第一代合成工艺优化

　　工艺化学家通过对整条路线的分析发现，虽然起始原料和所用试剂都比较便宜易得，且对关键中间体化合物58的构建也非常高效且符合原子经济性，但其中Strecker反应、中间体化合物57的重排、氮甲基化，以及最后一步的酰胺化反应的收率均较低。整条路线中还多次使用了氯仿、二氯甲烷、二氧六环等污染环境、对人毒性较大的溶剂。所以基于这几点，工艺化学家对合成工艺进行了如下优化。

　　采用液氨替代氨的甲醇溶液，将Strecker反应合成化合物54的收率提高到99%。通过对后续Cbz保护和羟胺对氰基的加成进行简单优化，使前三步反应制备化合物56的总收率由原来的37%提高到81%（图10-4-2）。

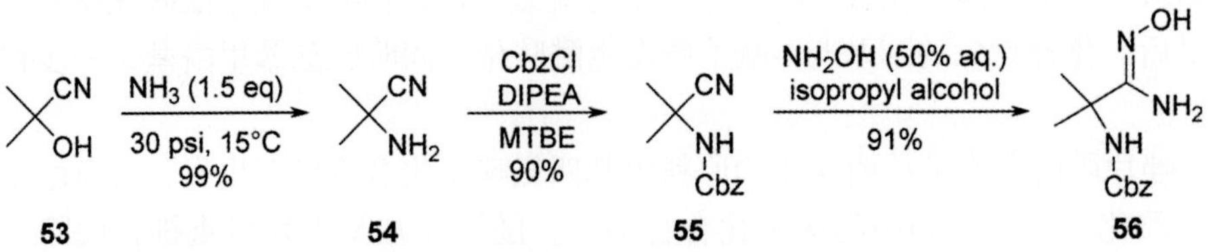

图 10-4-2　中间体（化合物 56）的合成工艺

为了避免使用毒性较大的氯仿，工艺化学家对中间体化合物56与丁炔二酸二甲酯的Michael加成反应进行了研究，并发现溶剂对反应产物的顺反选择性有较大影响。极性非质子性溶剂（如DMF、DMSO）利于E-式产物的生成；而质子性溶剂（如甲醇）利于Z-式产物的生成。工艺化学家将Z-、E-两种产物进行分离，使其分别发生重排反应，发现，Z-式产物在125℃下可以以72%的收率转化为化合物58，而E-式产物则需要在135℃下才能发生重排，且收率只有48%。由于在常用的双键异构化的条件下（如在催化量的酸、碱、碘、三烷基磷的存在下加热），Z-、E-两种产物均不能发生异构化，所以最终采用了甲醇作为Michael加成反应的溶剂，使其尽量多地得到Z-式产物。然后再将甲醇换为二甲苯，先在125℃下加热2 h，再升温到135℃，加热4 h，使两种产物均能尽量多地转化为产物化合物58。最后通过重结晶，以54%的总收率得到重排产物化合物58（图10-4-3）。

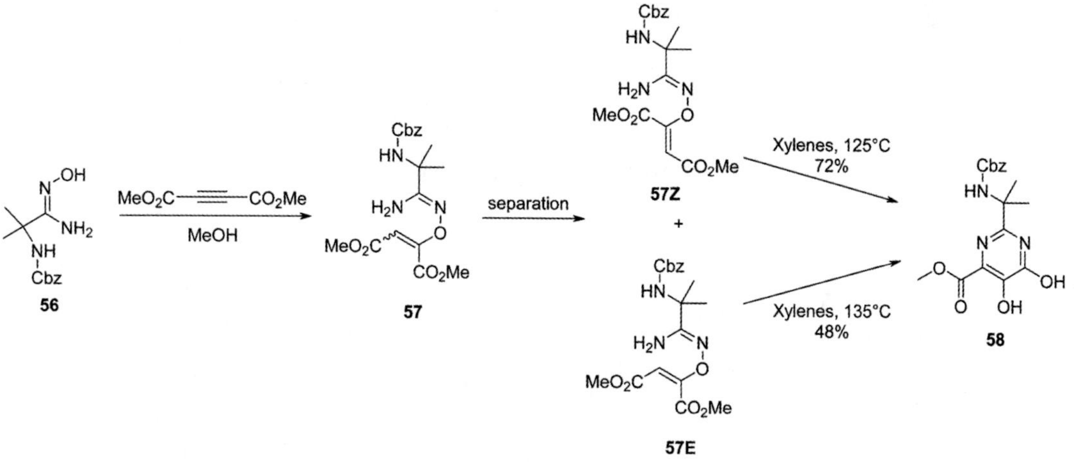

图 10-4-3　中间体（化合物 58）的合成工艺研究

在药物化学合成路线中，在甲基化之前需要对酚羟基进行保护。为了尽量不使用保护基，工艺化学家研究了中间体（化合物58）的直接甲基化反应。出乎意料的是，在相同的反应条件下，只得到目标产物化合物68和氧甲基化的副产物（化合物69）（比例为7：3），并未得到任何酚羟基甲基化的副产物（化合物70～化合物72）（图10-4-4）。为了避免使用污染环境的二氧六环和氢化锂，并提高反应的选择性及产率，工艺化学家对该反应进行了细致的研究。发现加入镁盐可以提高反应的选择性，并认为，镁盐可以作为路易斯酸与酚羟基和酰胺氧发生配位（图10-4-5），从而阻碍了氧的甲基化反应。最终他们以碘甲烷为甲基化试剂，Mg(OMe)$_2$作碱，二甲基亚砜作溶剂，60℃下，中间体化合物58可以完全转化，以78：22的选择性得到产物化合物68和化合物69的混合物。通过重结晶，可以以70%的收率，以大于99%的纯度得到中间体化合物68。

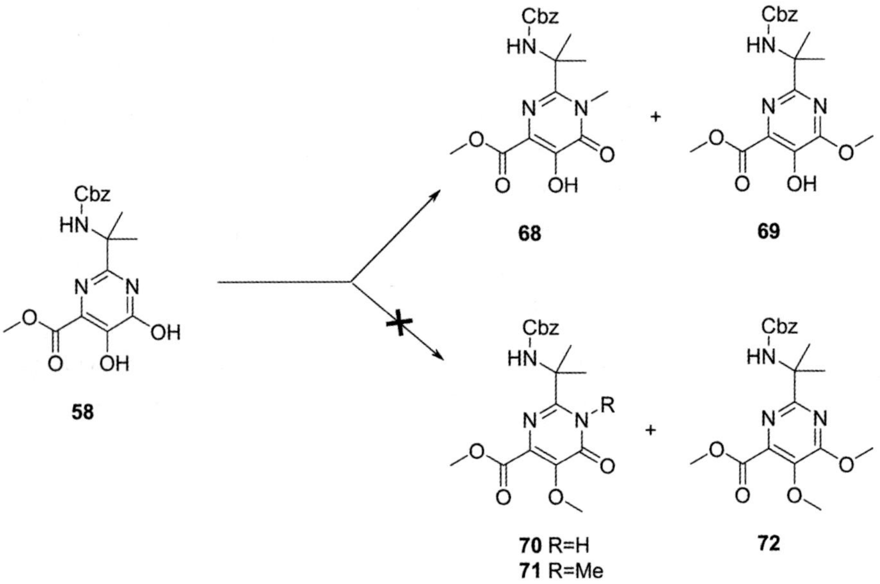

图 10-4-4 甲基化反应的选择性

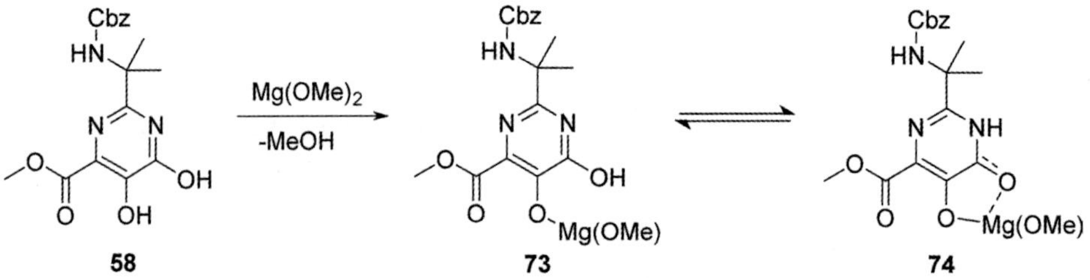

图 10-4-5 镁盐与中间体（化合物 58）的配位

在药物化学合成路线中，先引入噁二唑片段，最后引入4-氟苄胺片段，两步的反应收率只有37%。为了提高反应收率，在工艺优化时，工艺化学家将两步反应进行颠倒。首先，中间体（化合物68）与2.2当量的4-氟苄胺在乙醇中发生酰胺化反应，以90%的收率得到中间体（化合物75）。随后在钯碳催化下氢化脱除Cbz保护基。因为这步反应需要1当量的甲磺酸，所以反应结束后需要加入氢氧化钠进行中和，以99%的收率得到含有一个结晶水的中间体（化合物76）。出人意料的是，这一结晶水非常稳定，用普通烘干的方法无法除掉，而这个结晶水又会影响后续的酰胺化反应。所以工艺化学家在进行最后一步酰胺化反应之前只能通过四氢呋喃共沸的方法除掉结晶水。在N-甲基吗啉作碱，四氢呋喃作溶剂的条件下，中间体（化合物76）与酰氯（化合物67）发生酰胺化，以10∶1的比例得到目标产物雷特格韦和副产物（化合物78）。通过向反应混合物中加入甲胺水溶液，副产物（化合物78）可以发生水解全部转化为雷特格韦。再通过盐酸中和，以88%的收率得到酚羟基为游离状态的雷特格韦。最后通过向雷特格韦的溶液中加入乙醇钾，可以以93%的收率，99.5%的纯度得到雷特格韦钾盐的晶体（图10-4-6）。

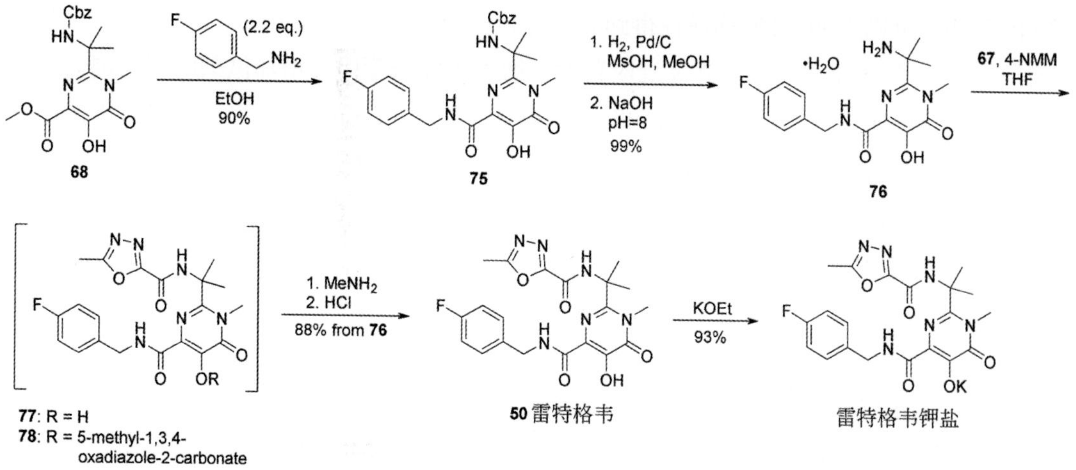

图 10-4-6 从中间体（化合物 68）到雷特格韦钾盐的第一代合成工艺

三、第二代合成工艺优化

虽然第一代合成工艺与最早的药物化学合成路线相比已有了很大的进步，例如，关键中间体（化合物58）的收率从15%提高到了44%，从中间体化合物58到最终的雷特格韦钾盐的合成，总收率也从20%提高到了51%，但对于最终的商业化生产，工艺化学家认为仍有进一步优化的空间。通过进一步对第一代合成工艺的分析，工艺化学家认为合成中间体化合物58的工艺已经非常简洁高效，所以把第二代合成工艺的优化重点放在从中间体化合物58到最终产物的合成工艺。

第一代合成工艺中仍然存在对氮的选择性甲基化反应产率不够高（70%）、溶剂消耗大、废溶剂排放多等缺点。之前的研究经验表明，通过动力学实现完全的区域选择性几乎不可能。于是工艺化学家寄希望于通过在工艺中实现产物（化合物69）脱甲基、再重新甲基化这样的循环反应来实现100%的氮甲基化。但在尝试的各种条件下，产物（化合物69）均发生了分解，可能是产物（化合物69）的甲酯基在相对苛刻的脱甲基条件下不稳定所致。于是研究者决定调整反应步骤，先将产物化合物58与4-氟苄胺反应，以99%的收率得到酰胺（图10-4-7）。通过优化实验条件可以使4-氟苄胺的用量从之前的2.2当量降低到1.2当量。

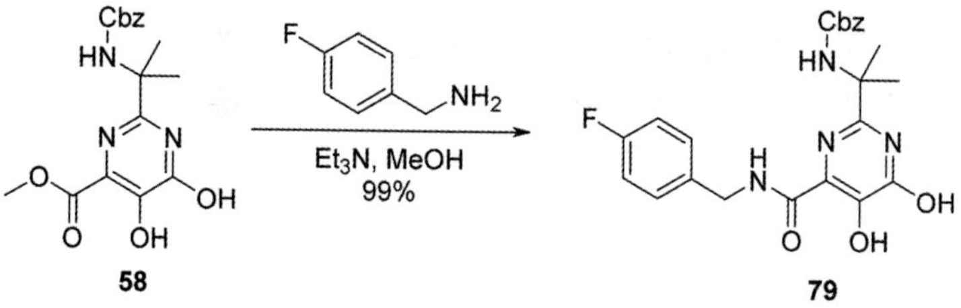

图 10-4-7 中间体（化合物 79）的合成工艺

得到中间体（化合物79）后，采用之前的甲基化反应条件，反应的选择性仍无变化（78∶22）。但如果将反应加热到65℃反应4 h，选择性可以提高到80∶20；进一步延长反应时间到20 h，可以以99∶1的选择性得到氮甲基化的产物75（图10-4-8）。通过对反应条件的细致考察，工艺化学家发现升高反应温度、增大底物浓度以及增加试剂的用量都会提高氮甲基化产物的比例。结合试剂的价格、可得性、毒性、安全性和易操作性等，工艺化学家最终选用了氢氧化镁作碱，Me₃S(O)I作为甲基化试剂，NMP作为溶剂，在100℃下反应6 h，以92%的收率得到中间体化合物75。而加入1当量水可以使氧甲基化产物向氮甲基化产物的转化更加完全。

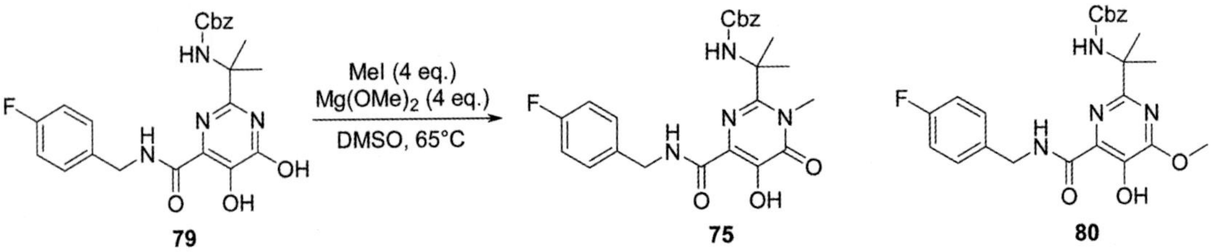

Time	4h	20h
转化率	95%	99%
N-Me vs O-Me	80/20	99/1

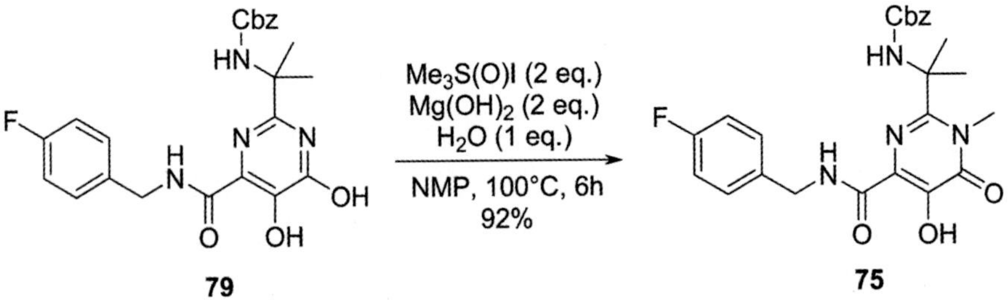

图 10-4-8　中间体（化合物 79）的氮甲基化反应工艺研究

在第一代的合成工艺中，产物（化合物76）与化合物67的酰胺化反应总是不可避免地产生双酰化的副产物（化合物78），因此需要使用2.2当量酰氯以提高产率。为了降低对昂贵原料酰氯的消耗，并获得较高的产率，工艺化学家尝试对酚羟基进行保护。考虑到保护基的经济性、引入及脱除时的高效性、中间体的稳定性与易储存性，最终选取特戊酰基作为保护基。通过反应条件的优化，使特戊酰氯保护酚羟基以及钯碳催化氢化脱除Cbz保护基两步的总收率达到了98%。得到的中间体化合物82与第一代合成工艺中未保护的中间体化合物76不同，化合物82不易吸湿。所以在进行最后一步酰胺化反应前，化合物82不再需要像化合物76那样进行复杂的除水操作，大大提高了合成效率，同时降低了溶剂的消耗。最后，化合物82的氨基与1.15当量的酰氯反应得到酰胺。特戊酸酯在氢氧化钾溶液的处理下水解便得到雷特格韦。两步反应的总收率达到97%，不仅进一步提高了收率，而且大大降低了对酰氯的消耗（图10-4-9）。

与第一代合成工艺相比，第二代合成工艺将中间体（化合物58）到最终的雷特格韦钾盐的合成总收率从51%提高到了81%，同时将废有机溶剂和废水的排放降低了65%。

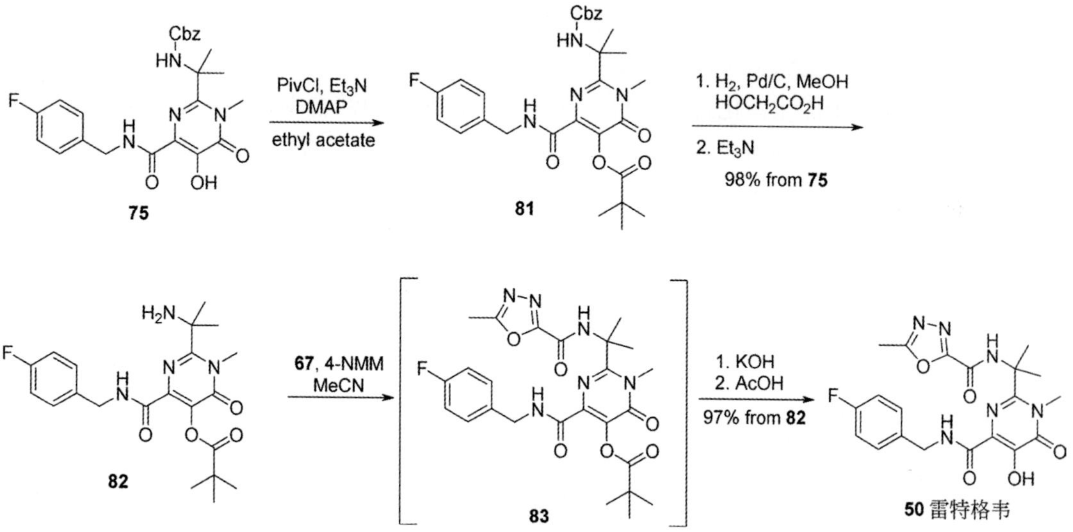

图 10-4-9　从中间体（化合物 75）到雷特格韦的第二代合成工艺

第五节　总结与展望

一、雷特格韦的研发历程总结

雷特格韦是第一个成功上市的HIV-1整合酶抑制剂，成功研发雷特格韦经历了多个关键性的节点（图10-5-1）。首先是成功发现了两个苗头化合物。默克科学家利用其独特的生物活性筛选模型及其特有的流感病毒核酸内切酶抑制剂分子库成功筛选得到了二酮酸类化合物L-731988。通过对该苗头化合物骨架结构的构–效关系研究，确定了其药效团为1,3,4-三杂原子取代的母核结构。在保持该药效团的前提下，通过对骨架结构的优化，得到了类药性质更好的1,6-萘啶类化合物，并最终发展成为先导化合物12。同时，默克科学家对多个不同靶点生物机制的深入理解使他们能够敏锐地将HIV-1整合酶抑制剂和HCV聚合酶抑制剂两个不同的项目联系到一起，从而发现了另一个苗头化合物9。结合对1,6-萘啶类化合物构–效关系的理解，通过对9骨架结构的优化，又得到了另一个先导化合物11。

在对两个先导化合物（化合物11和化合物12）的优化过程中，基于酰胺在合成上的便利，药物化学家首先对酰胺的胺基部分进行了研究，确定了4-F苄胺为最优基团。然后又分别对两个系列化合物结合口袋的溶剂区域，即1,6-萘啶的5-位和N-甲基嘧啶酮（二羟基嘧啶）的2-位进行了细致的优化。对于1,6-萘啶系列，5-位引入甲酰基哌嗪（化合物24）可以提高活性，但由于血浆蛋白结合率很高，在添加FBS和NHS的两种细胞实验中，抑制活性显示出较大的差距。药物化学家在5-位引入草酰胺基团（化合物27）后，不但大大降低了血浆蛋白结合率，缩小了两种实验条件下的细胞活性差距，而且由于降低了8-位酚羟基的亲核性，也大大降低了葡萄糖醛酸化的代谢速率，改善了化合物的药代动力学性质，并第一次在动物体内证实了化合物27抗HIV-1的活性。通过进一步优化，将5-位的草酰胺基团替换成内磺酰胺基团后，化合物29的活性又进一步提升，成为第一个进入临床试验研究的化合物，并在艾滋病患者体内证实了HIV-1整合酶抑制剂具有抗HIV-1疗效。通过对酰胺的胺基部分进一步优化，化合物30再一次降低了血浆蛋白结合率，但由于同类化合物29在犬体内的长期安全性评价中表现出了一定的毒性，默克公司暂停了1,6-萘啶类化合物29和化合物30的进一步临床试验研究。

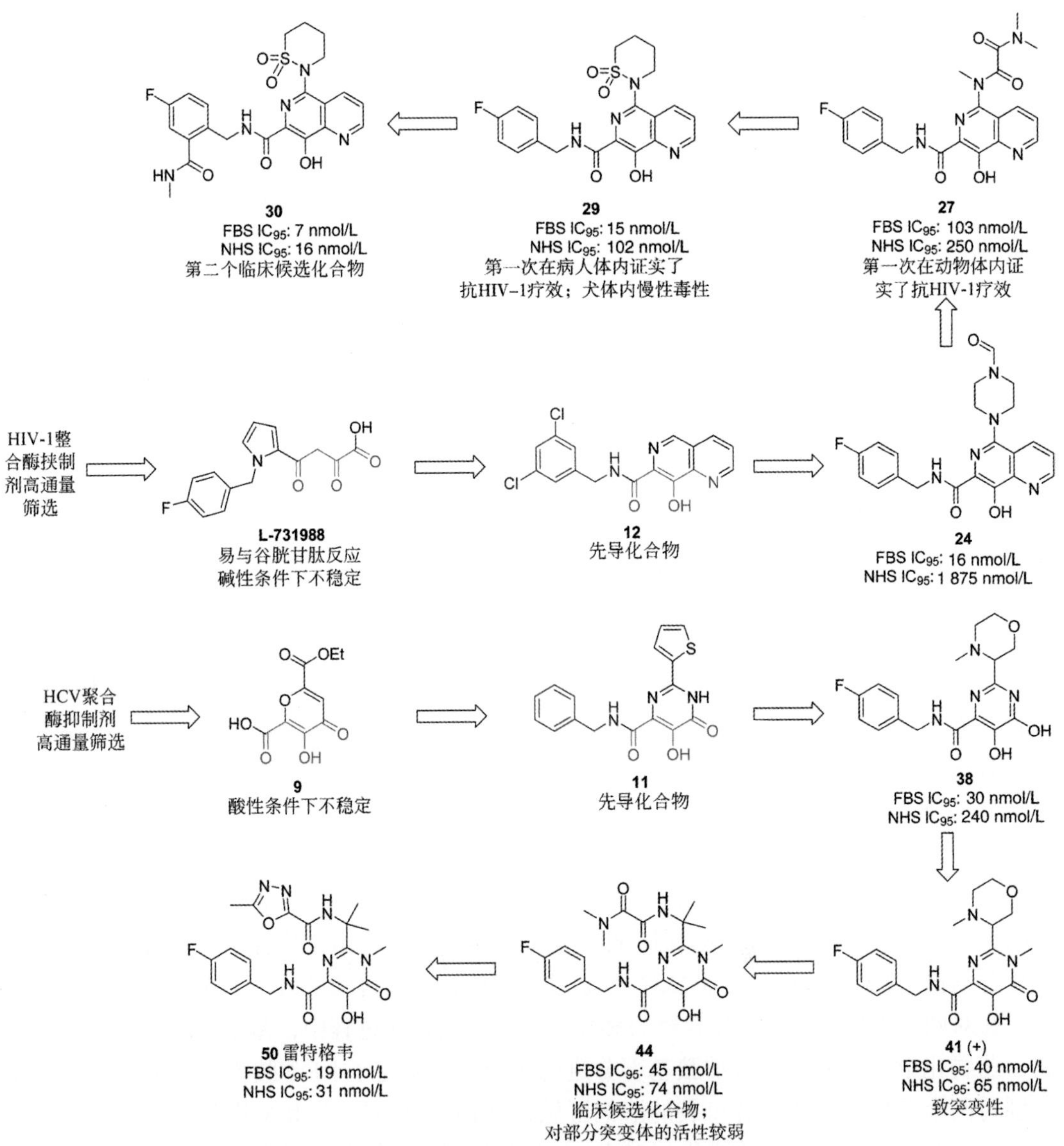

图 10-5-1　雷特格韦的研发历程

对于二羟基嘧啶系列，在2-位引入N-甲基吗啉后，化合物38的活性明显提高；同样借鉴HCV聚合酶抑制剂项目的经验，将二羟基嘧啶进行氮甲基化后，化合物41大大降低了血浆蛋白结合率，提高了NHS条件下的细胞活性，而且药代动力学性质也变得非常优秀，但因为其致突变性实验呈阳性，迫使药物化学家放弃了该化合物。2-位引入与化合物27类似的草酰胺基团后，得到了该系列的第一个临床候选化合物44。但由于化合物44对部分HIV-1突变体表现出较弱的抑制活性，默克公司后来再一次暂停了对该化合物进一步的临床试验研究。通过对2-位的不断探索，药物化学家最终找到了甲基噁二唑甲酰胺可以作为草酰胺的替代基团，得到化合物50。化合物50不但进一步提高了细胞活性，还明显改善了其对各种HIV-1突变体的抑制能力，同时具有良好的ADMET性质，临床试验也证实了该化合物的安全性和有效性。最终化合物50成为第一个成功上市的HIV-1整合酶抑制剂。

雷特格韦的整个研发历程可以简要概括为以下4点，希望对读者有所启发：

1. 通过对HIV生物学的深入研究，建立了独特的生物活性筛选模型，并重点筛选了公司特有的流感病毒核酸内切酶抑制剂分子库，发现了二酮酸类化合物具有整合酶抑制活性。1,3-二酮酸这一药效团能够非常好地模拟DNA中的磷脂基团，但是细胞渗透性和化合物稳定性较差，且易与体内谷胱甘肽结合。

2. 通过对二酮酸类化合物药效团的深刻理解和反复实验，成功地设计了具有较好类药性质的1,6-萘啶和二羟基嘧啶的骨架结构来替代1,3-二酮酸，克服了后者的各种缺点。

3. 对1,6-萘啶的5-位和二羟基嘧啶（N-甲基嘧啶酮）的2-位（均位于结合口袋的溶剂区）的精确优化不仅提高了化合物的活性，降低了血浆蛋白结合率，同时也提高了化合物的代谢稳定性，改善了药代动力学性质，提高了药物候选物的安全性以及对HIV-1临床突变株的抑制能力等，使分子具有成药性。

4. 最为重要的是，紧密的团队合作，批判性的思维，严谨的科学态度和创新进取的精神是成功研发雷特格韦必不可少的科学素养。

几年后，在威立出版社出版的两部著作中[46,63]，雷特格韦的主要发明人Summa和Egbertson及他们的同事详细地介绍了雷特格韦的整个研发过程，有兴趣的读者可以进一步进行阅读。

二、知识拓展

2007年，辉瑞公司的科学家建立了一个计算模型[64]，来预测各个靶点的成药性，其中HIV-1整合酶被认为是"最不可成药"的靶点。恰恰在同一年，HIV-1整合酶抑制剂雷特格韦被FDA批准上市。辉瑞的科学家之所以得出这一错误的结论，原因是他们报道的模型中只考虑了HIV-1整合酶的蛋白结构信息，而在这一蛋白的结构中，他们并未找到任何可以与小分子结合的口袋。但他们未考虑到HIV-1整合酶与病毒DNA结合后会发生构象变化，并产生一个小分子的结合口袋，这正是雷特格韦这类整合酶抑制剂的作用位点。这一结论在2010年发表的原型泡沫病毒整合酶（与HIV-1整合酶具有非常类似的结构和功能）与病毒DNA和雷特格韦相结合的晶体结构（图10-5-2）[65]中得到了证实；同时也证实了之前默克科学家推测的小分子与整合酶中两个Mg^{2+}相螯合的结合模式。

另外，病毒DNA与整合酶结合后，3'端的处理步骤会立即发生，GT单元会迅速被整合酶切掉，进而理解了为什么雷特格韦并未抑制3'端的处理过程。在3'端的处理步骤发生后，整合前复合物从细胞质向细胞核转移的过程中，雷特格韦有足够的时间与其结合从而抑制后续的链转移过程。

雷特格韦的研发成功提醒我们在科学研究的过程当中应当时刻保持清醒的科学批判精

神，即便是"权威"报道也要对其持审慎怀疑的态度，而对靶点的"不可成药性"或者
"可成药性"都更要慎之又慎，以免错失一类新药的发现或者走入错误的方向。

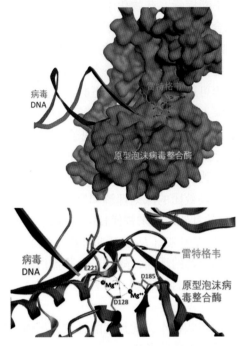

图 10-5-2 原型泡沫病毒整合酶、病毒 DNA 和雷特格韦相结合的晶体结构

数字资源

第十一章

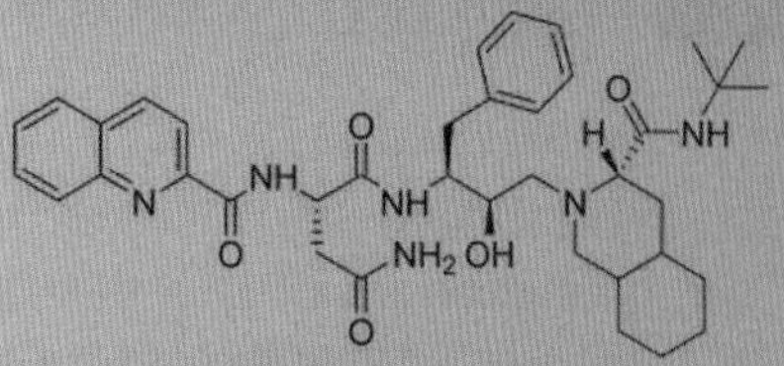

沙奎那韦

HIV 蛋白酶抑制剂沙奎那韦的发现与发展

陈道远　卜宪章

第一节　病毒概述

一、病毒及其结构特征

病毒是指可寄生于宿主细胞内，并以分子水平复制的方式进行增殖的具有感染性的核酸单元，是一类体积微小的非细胞型微生物。

病毒的基本结构包括核酸（nucleic acid）和衣壳（capsid）。核酸位于病毒的中心，也被称为病毒核心。病毒核心仅为DNA或RNA，含300~400千碱基（kb），这些碱基构成了病毒的基因组，携带着病毒的全部遗传信息，决定了病毒感染性、增殖、遗传与变异等生物学功能。衣壳是由一定数量的壳粒（capsomere）按照一定的排列规则聚集形成的蛋白质外壳，主要起保护病毒核心以及辅助感染等作用。壳粒是组成衣壳的亚结构单位，通常由一条或多条蛋白质有序折叠形成，这些蛋白质由病毒基因组编码产生，属于病毒的结构蛋白。不同的病毒体，其壳粒的数目和排列方式不同，决定了其形态结构的不同。根据壳粒的排列方式，病毒的衣壳有螺旋对称型（如烟草花叶病病毒）、二十面体立体对称型（如脊髓灰质炎病毒）和复合对称型（大肠埃希菌T系噬菌体）等。衣壳包裹病毒核心形成核衣壳（nucleocapsid），最简单的病毒体只含有核衣壳，如脊髓灰质炎病毒等被称为裸露病毒。

一部分病毒还含有其他辅助结构，如囊膜（envelope）、酶（enzyme）以及触须纤维（fiber）等。囊膜是病毒衣壳外包裹着的膜或类膜结构，含脂质双分子层、蛋白质与多糖等。其中蛋白质与多糖构成糖蛋白亚基，嵌合于脂质结构表面呈棘状突起，称为"刺突蛋白"（spike protein），表现出病毒特异性与高度的抗原性。在囊膜与衣壳之间，还有由基质蛋白构成的基质（matrix），具有支撑囊膜，维持病毒结构的作用。囊膜产生于子代病毒从宿主细胞出芽释放过程，由于与宿主细胞膜高度同源，含有囊膜的病毒（包膜病毒）甚至能逃逸宿主的免疫防御。包膜病毒核衣壳内还含有一些功能性蛋白，如RNA聚合酶、逆转录酶、蛋白酶等，在病毒生命周期中发挥重要作用。触须纤维只存在于腺病毒（adenovirus）中，由线型聚合肽与球形末端蛋白组成，位于衣壳表面的各顶端突起部位。触须纤维可吸附到宿主细胞上，与其致病作用有关。

成熟完整且具有感染能力的病毒称为病毒体（virion）。病毒体属于纳米尺度的微生物，大小通常在100 nm左右。大者如牛痘病毒能达到300 nm，小者如脊髓灰质炎病毒等微小病毒仅约20 nm。电镜下，病毒主要呈球状（sphericity）、丝状（filament）、弹头状（bullet-shape）、砖头状（brick-shape）等多种形态。

二、病毒的分类与命名

根据核酸的化学本质，广义上将病毒分为DNA病毒和RNA病毒，进一步根据核酸链组成特征又可分为双链病毒和单链病毒。

以能编码蛋白质的mRNA碱基序列为标准，与其相同的核酸链称为单正链RNA（+ssRNA），与其互补的称为单负链RNA（–ssRNA），因此单链RNA病毒又可分为+ssRNA和–ssRNA病毒。+ssRNA能够直接作为mRNA翻译蛋白质，–ssRNA则需要先合成具有mRNA功能的互补正链。除此之外，单链RNA病毒还有一种特殊类型，其RNA首先需在逆转录酶作用下合成双链DNA，而后整合到宿主细胞基因组中完成病毒后续增殖过程，这类病毒称为逆转录病毒。

根据国际病毒分类委员会（International Committee on Taxonomy of Viruses, ICTV）的命名和书写规范，病毒一般按照自身特征命名，含目、科、亚科、属、种等分类单位，用斜体书写，首字母大写。2017年ICTV公布的病毒分类与命名第10次报告中显示，现归属病毒有8个目、122个科、35个亚科、735个属、4404个种，还有80个科无法归属到已知病毒目中。ICTV还将比普通病毒更小，结构更简单，无完整病毒结构却又能够感染动植物的微小病原体列为亚病毒因子。

三、病毒感染与致病特性

病毒的化学组成简单，不表现任何生命特征，纯化的病毒甚至可以被结晶出来。由于病毒无细胞结构，不存在核糖体、转运RNA和蛋白合成酶系统等，因而缺乏独立生长、繁殖与代谢的能力，需寄生在种属特异的宿主细胞内。部分病毒的核酸甚至能整合到宿主细胞的DNA中，来实现增殖，并随之表现出遗传、变异等系列生命特征。因此，病毒具有生物大分子和生物体双重属性。

病毒可通过呼吸道、消化道、接触或体液等多种方式传播，其感染与繁殖主要包括吸附、融合、复制增殖、成熟与释放等过程。病毒侵入免疫能力正常的机体，不表现出明显的临床症状，称为隐性感染。然而，机体免疫功能低下时，病毒在大量复制繁殖过程中，不仅可以损害细胞，导致细胞裂解、死亡、功能转化、染色体畸变等后果，还可通过诱发机体免疫应答造成免疫性病理损伤，表现出显著的临床症状，称为显性感染。

临床上，显性感染又有急性与慢性之分。前者潜伏期短、发病急，治疗后数日内即可康复；而后者指病毒在机体内持续性感染，潜伏期甚至长达十几年，临床症状可能不明显但具有感染性，如由相应病毒引起的乙型肝炎与艾滋病等。

四、任重道远的病毒防治

历史上，由于缺乏对病毒的科学认识，人类在面对病毒性恶性传染病时几乎束手无策，付出了极其惨痛的代价。中世纪欧洲黑死病、1918年西班牙大流感以及持续千年的天花等，都曾在短时间内造成数千万人死亡。随着现代科学的发展，人类对病毒的认识不断深入，攻克病毒性传染病真正成为了可能。经过艰苦卓绝的努力，1979年，世界卫生组织（WHO）宣布在全世界范围内消灭了天花，成为人类历史上对抗病毒性传染病的一个重要里程碑事件。

然而，人类与病毒的斗争永无止境，病毒性传染病的防治依旧任重道远。艾滋病（1981年）、非典型病原体肺炎（2003年）、埃博拉出血热（2014年）以及2019年底突如其来的新型冠状病毒肺炎疫情等，都给人类带来严峻考验。病毒引发的传染病传播范围之广，传播速度之快，社会危害之大，不仅是影响生命安全的健康问题，更成为影响国家安定与发展的重大社会问题，如何有效防治已成为全球公共卫生领域的重点与热点。

第二节 获得性免疫缺陷综合征（AIDS）与人类免疫缺陷病毒（HIV）

一、获得性免疫缺陷综合征与人类免疫缺陷病毒

1981年6月5日，美国CDC首次在*Morbility and Mortality Weekly Report*上登载了5名男同性恋患者奇怪的病例报告，临床表现为持续高热、免疫功能严重低下、并伴有肺孢子菌肺炎和口腔念珠菌感染，对症治疗毫无效果，2名患者死亡[1]。事实上，在这之前，类似病例已在美国一些社区暴发，却未引起足够重视。次年，美国CDC将该病命名为获得性免疫缺陷综合征，即现在广为人知的艾滋病。AIDS自发现后迅速在全球范围内蔓延，被称作"世纪瘟疫"。据WHO发布的统计报告，截至2020年，全球累计约有3770万AIDS存活患者，每年约新增150万感染者，约68万人死于AIDS相关并发症（上述数值均为中位数）。非洲是AIDS发病重灾区，某些国家的发病率已高达总人口的30%。我国当前整体处于低流行水平，然而局部地区呈高发态势[2]。如何有效预防和控制AIDS成为全球面临的共同挑战。

AIDS爆发后，明确病原体成为阻击AIDS的重中之重。1983年，法国巴斯德研究所Luc Montagnier团队率先从一例早期AIDS患者淋巴结中分离出一种新型逆转录病毒，将其命名为淋巴结病相关病毒（lymphadenopathy associated virus，LAV）[3]。1984年初，美国Robert Gallo团队报道从AIDS患者的外周血单个核细胞（peripheral blood mononuclear cell，PBMC）中分离到称为人嗜T-淋巴细胞病毒Ⅲ型（human T-cell lymphotropic virus type Ⅲ，HTLV-Ⅲ）的病毒[4]。而后不久，加州大学Levy团队也从AIDS患者外周血淋巴细胞中分离出艾滋病相关病毒（AIDS related virus，ARV），并首次从命名上将该病毒与艾滋病联系起来[5]。后续研究证实这三株病毒为同一逆转录病毒组成员，是导致AIDS发生的病原体。1986年，国际病毒分类委员会将LAV/HTLV-Ⅲ/ARV统一命名为人免疫缺陷病毒[6]。

HIV属于逆转录病毒科慢病毒属人类免疫缺陷病毒，有HIV-1和HIV-2两种亚型[7]。

HIV-1广泛分布于世界各地，致病能力强，是引起全世界AIDS流行的病原体，当前研究也主要针对此亚型。HIV-2主要分布在非洲西部，其毒性和传播力均弱于HIV-1，引起AIDS病程较慢[7, 8]。HIV主要经性、血液及母婴途径传播，至今已累计造成3000多万人死亡，被WHO称为全球传染病。为更广泛宣传和普及艾滋病防治知识，WHO于1988年将每年12月1日定为世界艾滋病日。

二、HIV的结构及其感染机制

（一）HIV的结构特征

从宿主细胞中分离的HIV呈球形，直径100～120 nm，具有囊膜结构。如图11-2-1所示，囊膜表面含有糖蛋白gp120等形成的刺突结构，以三聚体形式存在，是HIV与宿主细胞CD4受体的主要结合位点。病毒内部则是由p17蛋白构成的球形基质以及由衣壳蛋白p24组成的锥形衣壳。衣壳内部含有核衣壳蛋白p7、RNA基因组以及与病毒复制密切相关的逆转录酶、整合酶、蛋白酶和调控蛋白等[9]。

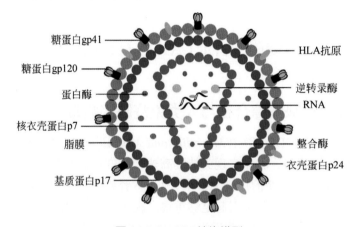

图 11-2-1　HIV 结构模型

HIV的基因组由两条相同的正义RNA单链组成，全长仅约9.8 kb，包含3个结构基因（gag、env、pol），2个调节基因（tat、vif）和4个辅助基因（vpr、vpu/vpx、nef、rev）[10, 11]。gag基因负责编码核心蛋白；pol基因编码HIV复制所需要的逆转录酶、整合酶和蛋白酶；env基因编码病毒膜蛋白，是HIV免疫学诊断的主要检测抗原。

（二）HIV的感染机制与复制周期

HIV感染宿主细胞依赖细胞表面CD4受体介导，这是其选择性感染T-淋巴细胞、单核巨噬细胞和树突状细胞等CD4阳性宿主细胞的关键。感染过程包含吸附与融合、核衣壳进入、逆转录与基因组整合、转录翻译、装配释放与成熟等重要环节[7,12]。

1. 吸附与融合　感染发生时，HIV 病毒包膜糖蛋白 gp120 在宿主细胞表面的辅助受体 CCR5（或 CXCR4）协助下，与宿主细胞表面的 CD4 分子结合形成 gp120/CD4/CCR5（或 CXCR4）三元复合物，同时 gp120 发生构象改变，暴露出跨膜蛋白 gp41；被暴露的 gp41 利用自身疏水性质诱导病毒外膜与宿主细胞膜融合，促使核衣壳进入宿主细胞。

2. 逆转录与整合　核衣壳释放 RNA 基因组和酶，在逆转录酶作用下 RNA 逆转录为前病毒 DNA；前病毒 DNA 与整合酶形成复合物，进入宿主细胞核并被整合至染色体中。

3. 转录与翻译　前病毒利用宿主表达系统进行转录和翻译，合成 Env 蛋白和 Gag、Gag-Pol 多聚蛋白；Env 蛋白在内质网中被宿主细胞蛋白酶裂解成糖蛋白 gp120 和 gp41，并转运至细胞膜。

4. 装配与释放　Gag、Gag-Pol 多聚蛋白以及复制的 RNA 基因组等，装配形成病毒颗粒，通过"出芽"的方式获得包膜蛋白。

5. 成熟　在 HIV 蛋白酶加工处理下，Gag 和 Gag-Pol 多聚蛋白在病毒颗粒中分别裂解成 p24、p17、p7、p6 等结构蛋白和逆转录酶、整合酶、蛋白酶等。最终形成具有感染能力的成熟子代病毒，进入新的复制周期。

（三）HIV 的致病机制

在漫长的进化过程中，生命体发展了固有免疫（innate immunity）系统与适应性免疫（adaptive immunity）系统来对抗外界病原体的进攻，其中以人体CD4$^+$ T淋巴细胞为代表的系列免疫细胞是适应性免疫的重要组成部分，负责清除感染宿主细胞的病原体。HIV则主要通过入侵人CD4$^+$ T淋巴细胞，通过自身的复制损伤免疫系统。这种后天因素导致的免疫功能缺陷即为获得性免疫缺乏。免疫系统受损的患者容易造成机会性感染或罹患恶性肿瘤，最终可导致患者死亡。

理论上，干预HIV感染及复制的生命周期中任意一个关键环节都可以阻断HIV扩增，发挥抗病毒效应。如罗氏制药公司与美国Trimeris公司联合研制开发的第一个基于阻断HIV融合的多肽药物恩夫韦肽（enfuvirtide，又称T20，商品名为Fuzeon），其序列源自HIV-1 gp41 HR2区的Tyr638至跨膜结构域之前、富含Trp的膜近端外部区域的Phe673间的36个氨基酸残基多肽。来自于HIV-1的HR1及HR2（heptad repeat regions 1/2）区通过形成HR1/HR2的六聚体复合物，被认为负责HIV融合进入宿主细胞的功能，T20可竞争性地结合于HIV-1 gp41 HR1，从而阻止病毒形成HR1/HR2的复合物完成融合进入宿主细胞的过程，因此，恩夫韦肽被称为HIV融合抑制剂[13]。而利用蛋白酶抑制剂阻止HIV蛋白酶对Gag和Gag-pol多聚蛋白的加工处理过程，则可以抑制HIV的最终成熟，本章内容正是介绍代表性HIV蛋白酶抑制剂沙奎那韦的发现与发展过程。

第三节　HIV 蛋白酶与沙奎那韦

一、HIV蛋白酶的结构特征

HIV蛋白酶含有天冬氨酸蛋白酶家族成员保守的-Asp-Thr-Gly-序列，也被认为是天冬氨酸蛋白酶家族的一员，因此不管是结构特征还是水解机制均显示出一定的相似性。在HIV的复制周期中，HIV蛋白酶通过切割前病毒编码的Gag和Gag-Pol多聚蛋白，产生p24、p17等核心结构蛋白和逆转录酶、整合酶等功能蛋白，对子代病毒的成熟至关重要。抑制HIV蛋白酶可干扰病毒的成熟环节，阻止感染性病毒粒子的产生。因此，HIV蛋白酶成为抗HIV的关键靶点之一[14]。

蛋白晶体结构研究显示，HIV-1蛋白酶由两条相同肽链组成，各含99个氨基酸残基，具有二重旋转对称轴（C2轴）[15, 16]。蛋白酶活性中心位于两条肽链之间，由两个β-发卡结构和两条天冬胺酰–苏胺酰–甘胺酰（-Asp[25]-Thr[26]-Gly[27]-）片段组成，其中Asp25/Asp25'残基调节催化活性，通过传递氢原子来活化水分子，促进水分子对肽键的进攻。活性中心被两个"盖状"结构封顶，伴随着底物的结合与释放，二聚体呈现封闭或开放的构象[14, 17]；而Gly27/Gly27'则可通过与底物形成氢键协同顶盖部位的Ile50/Gly50'固定底物（图11-3-1A）。

在针对性地进行药物设计与改造过程中，研究者常使用约定的术语来描述底物与蛋白之间的位置关系。例如，以底物剪切位点的肽键为中心，两侧的氨基酸残基侧链标记为P1，P1'区，对应蛋白酶的S1和S1'空腔。剪切点往向两侧延伸，依次用P2、P3与P2'、P3'等表示，相应受体区域则为S2，S3及S2'，S3'等（图11-3-1B，图11-3-2）[18]。

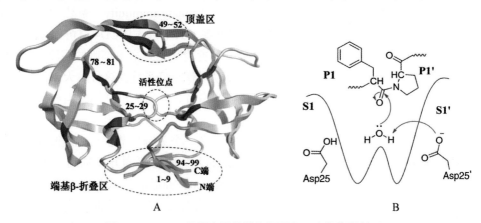

图 11-3-1　HIV 的蛋白晶体结构与蛋白 – 底物位置关系

A：HIV-1蛋白酶结构图。黄色为相对保守序列，红色为易突变区；B：催化中心

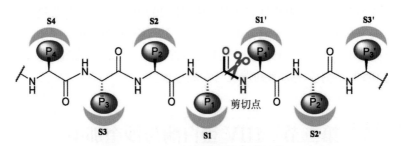

图 11-3-2　酶与底物的通用结合模型

二、过渡态类似物设计原理与蛋白酶抑制剂的设计

开发高选择性的HIV蛋白酶抑制剂，降低对人体自身天冬氨酸蛋白酶的影响，是减少药物副作用的关键。哺乳动物的天冬氨酸蛋白酶如胃蛋白酶等主要切割Leu(P1)-Val/Ala(P1')位点。HIV蛋白酶切割Gag和Gag-Pol多聚蛋白时涉及10余个不对称、非同源性的切割位点，其中Tyr/Phe(P1)-Pro(P1')位点在其他天冬氨酸蛋白酶家族成员中极为罕见，为设计Tyr/Phe-Pro位点选择性HIV蛋白酶抑制剂提供了机遇[19-21]。

一般认为，天冬氨酸蛋白酶催化水解属于酸碱催化过程，依赖于一分子结合水的参与。活性中心的两个Asp残基解离状态不同，带负电荷的Asp残基先从水分子中获得质子，活化的水分子进攻切割位点处的羰基碳原子，碳原子由sp^2杂化转变为sp^3杂化状态；同时，另一Asp残基则失去一个质子供给底物中间体，通过质子的传递形成含有偕二醇结构的四面体过渡态，随后分别产生游离的氨基和羧基，释放水解的缩短多肽产物并开始新的反应循环。尽管HIV蛋白酶结构中Asp25/25'残基质子化状态、酸性质子的相对位置以及顶盖结构在催化过程中的确切作用机制或者方式尚未完全弄清，研究者还是比较认可HIV蛋白酶遵从天冬氨酸蛋白酶家族催化水解的一般机制规律，这一认识对HIV蛋白酶抑制剂的早期开发起到了非常重要的指导作用（图11-3-3）[14, 18]。

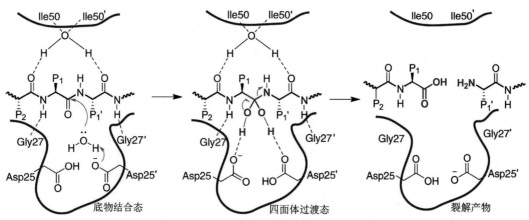

图 11-3-3　基于四面体过渡态模型的 HIV 蛋白酶水解机制示意图

过渡态类似物设计理论认为，由于受到多重氢键的影响，底物过渡态与酶的亲和力远远强于底物或产物。因此，若能设计在空间结构、疏水性或电性等特征与过渡态类似的稳定化合物，将有可能获得高活性与高选择性的靶酶抑制剂。由于过渡态结构中sp^3杂化状态的偕二醇结构并不稳定，需要进一步采用电子等排体或者其他策略进行优化替代偕二醇结构。常用的方法是首先去掉一个羟基，同时将原酰胺键中的-NH-通过电子等排置换，替换成-CH$_2$-，以此获得稳定的羟乙基核心结构（图11-3-4）。到目前为止，天冬氨酸蛋白酶

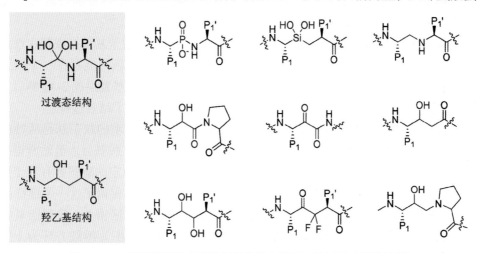

图 11-3-4　用于设计蛋白酶抑制剂的代表性四面体过渡态等排体[18]

水解肽键的过渡态类似物发展为羟乙基、次磷酸、还原胺、羟乙胺等多种等排体，已有多个成功的药物设计实例[18]。

三、沙奎那韦的设计与发现

（一）从二肽 Phe-Pro 到先导化合物

在药物设计与优化过程中，获取细致的构-效关系尤其重要。根据已有构-效关系，进一步对先导物进行结构优化，获得更高活性候选药物，是药物化学的主要研究内容，贯穿在整个药物研发的过程中。1990年，罗氏制药团队从蛋白酶酶切位点入手，以无活性的二肽Phe(P1)-Pro(P1')为基础结构（化合物1，图11-3-5），分别用苄氧羰基和叔丁基保护其游离胺基和羧基，同时基于过渡态特性用羟乙胺替换肽键，得到模拟水解过程过渡态的拟二肽化合物2。化合物2对HIV-1蛋白酶活性的半数抑制浓度IC_{50}为6500 nmol/L[19]，处于较弱活性水平。

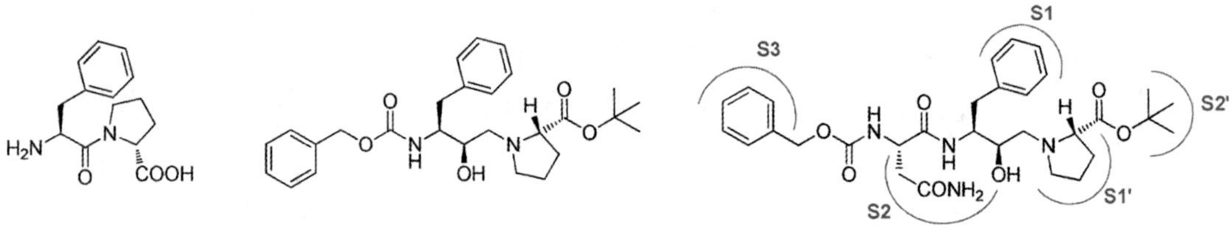

1   **2** IC_{50}=6500 nmol/L   **3** IC_{50}=140 nmol/L

图 11-3-5 基于 Phe-Pro 的拟肽结构与活性特征

同理，模拟底物Leu^{165}-Ile^{169}五肽序列Leu-Asn-Phe-Pro-Ile中Phe-Pro，并在1的N-端进一步引入Asn残基后，得到化合物3的IC_{50} = 140 nmol/L，活性增强了40余倍。同时发现，在化合物3的N-端再延长一个Leu，或其C-端再延长一个Ile，或两端同时延长均未明显改善活性。由于基本具备了较高酶抑制活性所需的最小分子骨架，化合物3成为进行后续系统结构优化的先导结构[19]。

（二）先导化合物 3 的优化

研究团队针对先导化合物3末端和侧链基团的空间体积、电性强弱等进行了优化设计，并通过活性筛选与评价获得了如下构-效关系（图11-3-6）[19, 22]：

1. N-端需较大的疏水基团 将先导物 3 的 N-端（P3 区）由苄基置换成疏水性更强的2-萘基（4），活性得以提高（IC_{50}=53 nmol/L），提示蛋白酶 S3 区可能存在一个较大的疏水口袋，P3 区较大的疏水基团有利于提高酶抑制活性；将 2-萘基置换成 2-喹啉后，所得化合物 5 活性则更增强至 IC_{50}=23 nmol/L，表明 N 原子可能参与了结合过程。

2. C-端叔丁基为活性必须基团 先导物化合物 3 结构中疏水的叔丁基是活性的必须基团，研究中未发现其他更优的取代基。将叔丁氧基置换成叔丁胺基后，虽然所得化合物 6 酶抑制活性略微降低至 IC_{50}=210 nmol/L，但酯键变成化学更稳定的酰胺键有利于提升药物的体内稳定性，具有更好的成药潜力，后续的结构优化也基本保留了这一关键特征。

3. P1' 区较大的环骨架有利于提升活性 将化合物 6 的 P1' 区由 Pro 残基四氢吡咯骨架扩张为哌啶环，所得化合物 7 的活性显著提高（IC_{50}=18 nmol/L）；继续并环为十氢异喹啉结构，化合物 8 的活性进一步增强。表明增大 P1' 区环骨架的体积和疏水性有利于和蛋白酶 S1' 区结合，提升抑制活性。

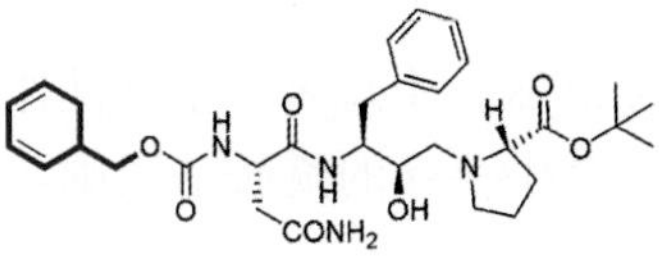

3 IC_{50}=140 nmol/L
先导物

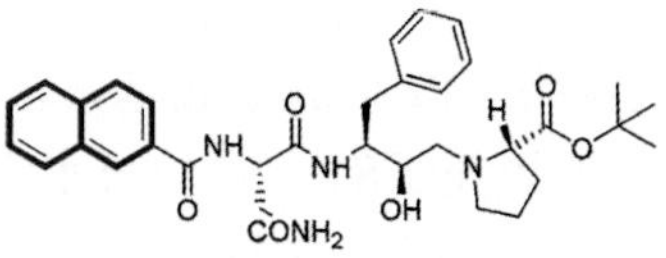

4 IC_{50}=53 nmol/L

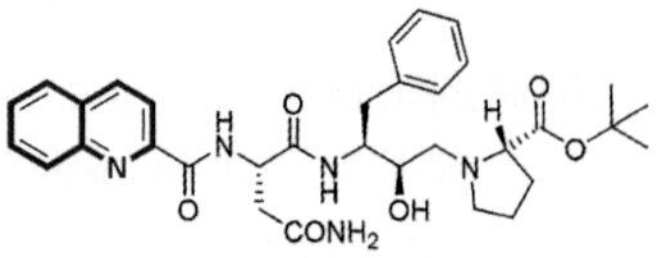

5 IC_{50}=23 nmol/L

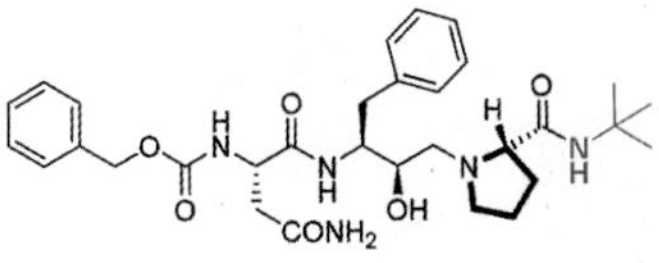

6 IC_{50}=210 nmol/L

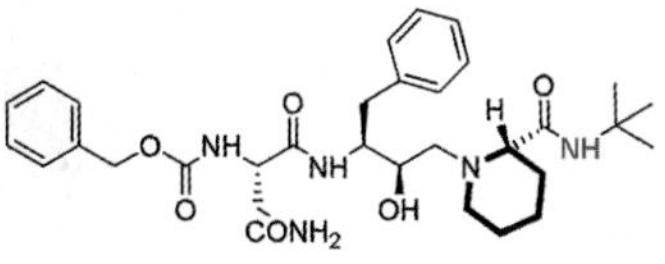

7 IC_{50}=18 nmol/L

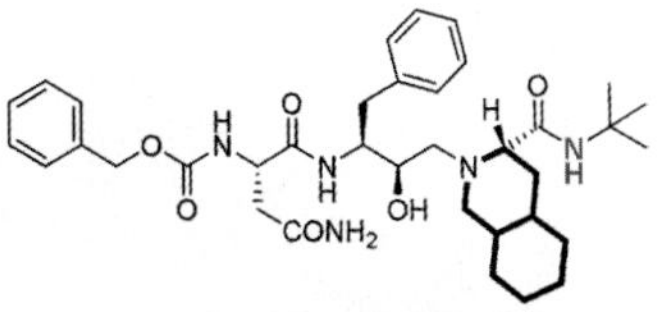

8 IC_{50}<=2.7 nmol/L

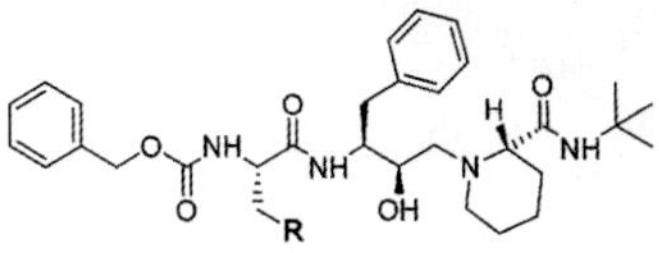

9 IC_{50}=23 nmol/L　R=CN
10 IC_{50}=12 nmol/L　R=SCH_3

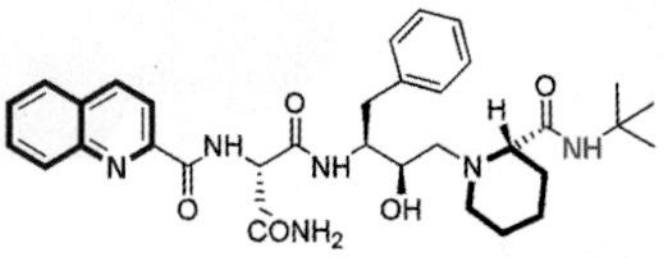

11 IC_{50}=2 nmol/L

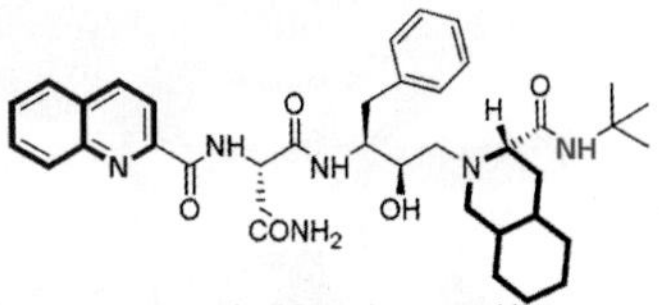

12 IC_{50}<0.4 nmol/L
沙奎那韦

图 11-3-6　基于先导结构 3 的衍生物结构与活性特征

4. 天冬酰胺残基是重要活性基团　先导物（化合物 3）的 P2 区 Asn 残基为模拟底物蛋白 Leu[165]-Ile[169] 肽序的结果，而底物蛋白另外两个 Tyr/Phe-Pro 切割位点的 P2 区亦为 Asn 残基，表明 Asn 残基可能密切参与了底物与 HIV 蛋白酶的结合，对保持化合物的活性很重要，而且研究人员也未发现更优的天然氨基酸残基可显著提升活性。然而将 Asn 置换成非天然的 β- 氰基丙氨酸（化合物 9）或 *S*- 甲基半胱氨酸（化合物 10）时，均较好地维持了化合物 7 的酶抑制活性，这些信息为 P2 区的衍生改造提供了新线索。

（三）综合优化因素——沙奎那韦的发现

在上述构–效关系研究结果的基础上，研究人员决定保持化合物3 P2区Asn残基和P1区苄基不变，将P3区置换为2-喹啉基，P1’置换为哌啶环，进而发现了IC_{50}=2 nmol/L的化合物11；而化合物11的*S*型异构体活性会大幅度下降（IC_{50}=470 nmol/L），表明HIV蛋白酶的催化活性中心具有手性选择性。进一步将P1'哌啶环调整为十氢异喹啉，获得了高活性化合物12（Ro 31-8959）。化合物12的IC_{50}值甚至低于0.4 nmol/L，与最初的先导化合物2相比，活性提升16 000多倍（图11-3-6）。

化合物12对感染细胞的抗病毒活性EC_{50}=2 nmol/L，而对不同宿主细胞株的体外增殖抑制毒性的IC_{50}值为5 ~ 100 μmol/L，治疗指数高达2500 ~ 50 000。化合物12对HIV蛋白酶表现出优良的选择性，在10 μmol/L（万倍有效抑制浓度）下，对天冬氨酸蛋白酶如胃蛋白酶、组织蛋白酶D和组织蛋白酶E等，均未测得到超过半数抑制效应，对代表性的丝氨酸、半胱氨酸或金属蛋白酶也无明显抑制作用。化合物12最终定名为saquinavir（沙奎那韦），于1995年获批成为首个上市的HIV蛋白酶抑制剂。

研究显示，沙奎那韦可以与HIV-1蛋白酶结合形成广泛的相互作用网络。羟乙胺的羟基与位于活性中心的Asp25/Asp25'之间只形成氢键。P1'区十氢异喹啉基团基本完全占据了蛋白酶S1'口袋，与顶部盖状区域产生较好的疏水作用。顶部Ile50/Ile50'由水分子介导，与抑制剂结构中的羟基形成氢键网络。P2'区叔丁胺基紧密嵌入S2'区，不过未产生极性作用。P1区苄基与P3区喹啉基较好地填充了S1、S3的疏水空腔，P2区Asn的酰胺基团则与Asp^{29}-Asp^{30}酰胺骨架以及侧链羧基形成稳定的氢键作用体系（图11-3-7）[23]。

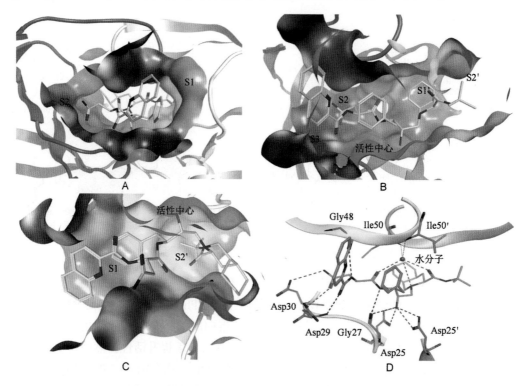

图 11-3-7　沙奎那韦与 HIV-1 蛋白酶相互作用示意图

A～D分别为侧视、前视、后视与作用网络

四、沙奎那韦的代谢特征与不足

沙奎那韦早先以硬胶囊剂型获批，与核苷类药物，如齐多夫定或扎西它滨联用治疗HIV-1成人感染者，可比单独使用齐多夫定、扎西它滨更有效地提高CD4$^+$细胞计数，降低AIDS合并症与死亡率。对成人和16岁以上的青少年，FDA批准的标准治疗剂量为沙奎那韦1000 mg加利托那韦100 mg，每日两次，首次用药患者前7 d剂量需减半。

沙奎那韦水溶性较差，在pH为7.4的磷酸盐缓冲液中溶解度<0.01 mg/mL，临床上以甲磺酸盐成药来提升药物溶解性。沙奎那韦血浆蛋白结合率高达98%，存在首过消除效应，半衰期仅有1～2 h，主要在肝脏被P450 3A4酶代谢成非活性形式，绝大部分从胆管排泄，肾脏途径不超过3%[24]。健康志愿者餐后30 min服用600 mg沙奎那韦，绝对口服生物利用度仅4%左右，禁食状态下服用，生物利用度显著降低。高度拟肽化特征致使吸收能力受限以及肝脏的首过效应被认为是造成沙奎那韦生物利用度低的两个最重要因素。1997年，沙奎那韦软胶囊剂型（fortovase）上市，其口服生物利用度（13%）有所改善，曾一

度有望替代硬胶囊。然而研究发现，相比软胶囊，利托那韦与沙奎那韦硬胶囊联用具有更高的血药浓度和更好的药物耐受性，fortovase最终于2006年停产。

　　沙奎那韦引起的不良反应相对较少且轻，常见的有腹泻（4%）、腹痛（1%）、恶心（2%）等，然而，长期服用可引起脂质代谢紊乱，这也是HIV蛋白酶抑制剂比较典型的不良反应。患者出现高三酰甘油血症和高胆固醇血症、对胰岛素产生耐药性等，临床表现为面部和外周脂肪消耗，腹部、背部和胸部脂肪积聚[25]。近年发现，沙奎那韦合并利托那韦治疗可增加异常心率的发生风险，对于缺血性心脏病、心肌病等患者须慎重使用。

第四节　沙奎那韦的进一步发展

一、药物代谢性能提升，从沙奎那韦到安普那韦

　　1993年，为攻克艾滋病，默沙东制药公司联合十余家制药企业开展跨公司合作，共享资源，继沙奎那韦后陆续上市了茚地那韦（indinavir）、奈非那韦（nelfinavir）等在设计理念和结构特征上具有较高相似性的药品，形成了第一代HIV蛋白酶抑制剂家族（图11-4-1）。同时期，由雅培开发的利托那韦（ritonavir）则主要是针对HIV蛋白酶C2对称特征进行设计的产物。由于沙奎那韦的生物利用度差、药物代谢性能不理想，研究人员从针对性地消除拟肽特征、降低其分子量等方面着手改造了沙奎那韦的结构，开发出代谢性能更优的安普那韦。

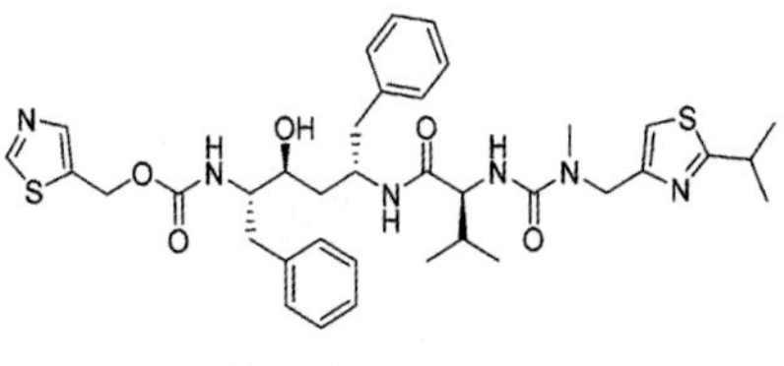

利托那韦，1996年 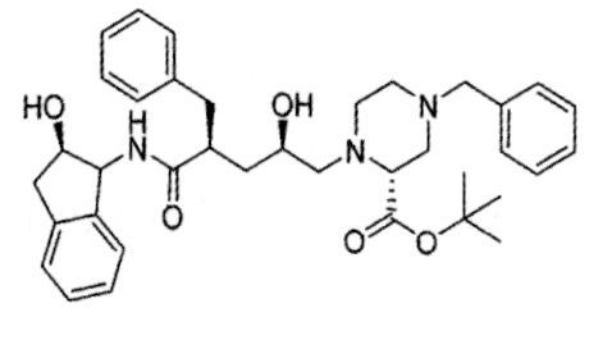　　　　　　茚地那韦，1996年 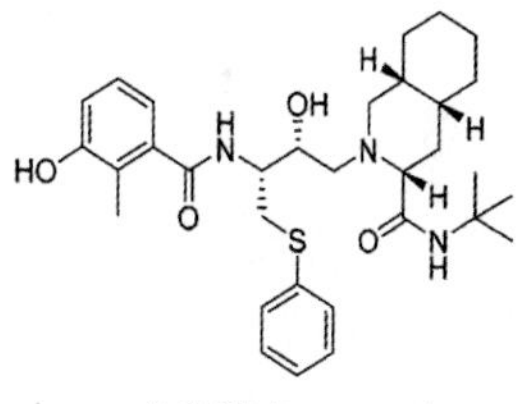　　　　　　奈非那韦，1997年

图 11-4-1　陆续上市的第一代 HIV 蛋白酶抑制剂结构

　　前面提到，P2区Asn为活性必需基团，很重要的一个原因就是Asn残基能与蛋白酶Asp29-Asp30骨架的NH形成氢键作用，但化合物9和化合物10同样能维持高抑制活性，显示出非天然氨基酸置换Asn的可行性。Ghosh等发现，用刚性的3-四氢呋喃甘氨酸残基取代Asn残基，四氢呋喃基团也能够和骨架的NH形成氢键，所获得化合物13的活性更加显著提升，IC_{50}仅为0.054 nmol/L[26]，不过其拟肽特征和分子量基本无变化。将P3区喹啉甲酰胺舍弃，得到的化合物14由于失去了与S3区的结合作用，活性虽显著降低至IC_{50}=132 nmol/L，但骨架明显缩小，具备优化改造的潜力（图11-4-2）[27]。

　　Vertex团队将化合物14 P1'区的十氢异喹啉骨架简化为异丁基，并在P2'区创新性地引入在临床药物中较常见的苯磺酰基取代叔丁胺基。苯磺酰基有较好调节药物酸碱性和溶解性的作用，能提供多个氢键受体，从结构上看，苯磺酰基与P2'区叔丁胺片段也有一定

的相似性（图11-4-3）。通过此设计，所得化合物15（VX-478）简化了沙奎那韦的基本骨架结构（MW=505.63），弱化了拟肽特征，消除了原P1'区3个手性碳原子，合成难度大大降低[28]。化合物15的酶抑制活性（Ki，50%的HIV蛋白酶被药物结合时对应的药物浓度）为1.6 nmol/L；在病毒感染的细胞实验中，产生50%抗病毒效应对应的药物最低浓度（EC_{50}）为15 nmol/L，与沙奎那韦活性相当（同组测定Ki与EC_{50}值分别为1.4 nmol/L、18 nmol/L）[29]。化合物15被命名为amprenavir（安普那韦），于1999年在美国获批上市。

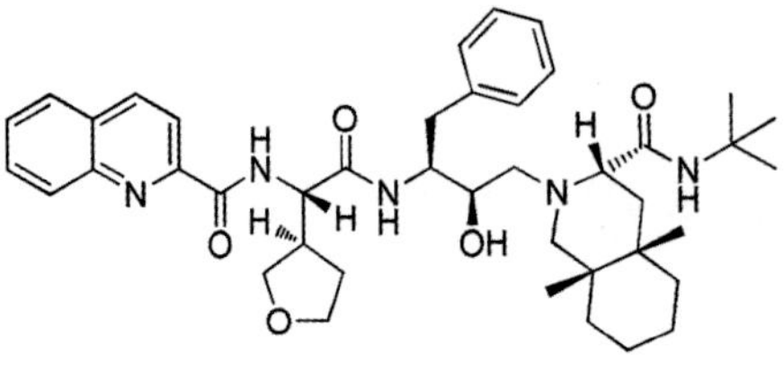

13　IC_{50}=0.054 nmol/L 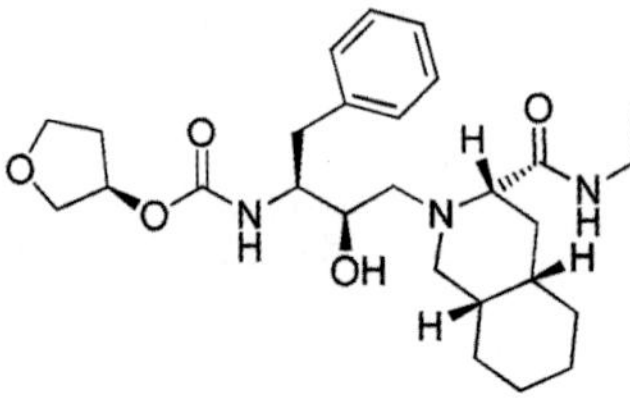　　　　　　　14　IC_{50}=132 nmol/L

图 11-4-2　化合物 13、化合物 14 的分子结构

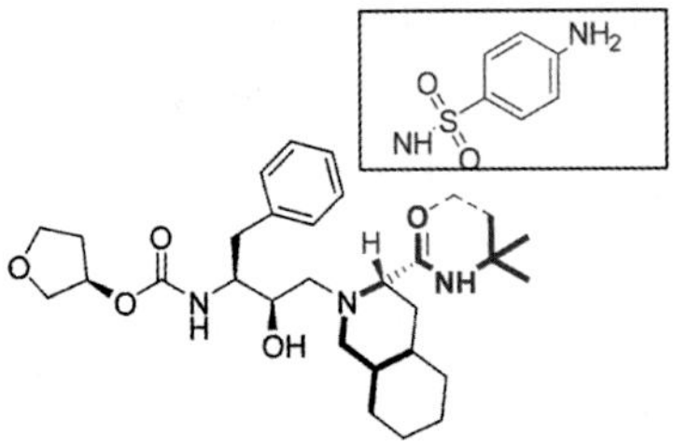

14 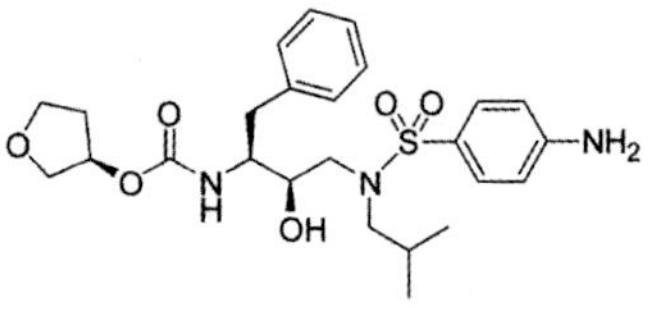　　　　　　**15**　　　　　　**16**
　　　　　　安普那韦 1999年　　　福沙那韦 2003年

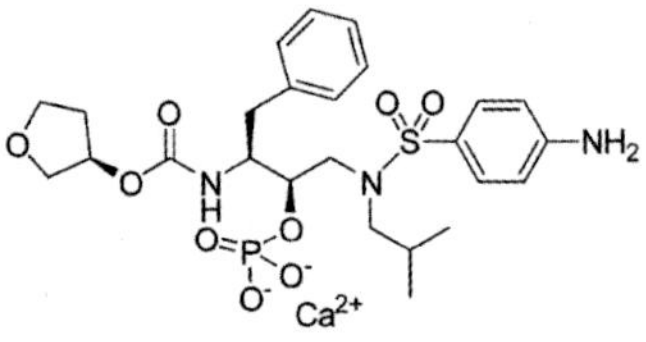

图 11-4-3　化合物 14～化合物 16 的分子结构

　　安普那韦与沙奎那韦一样，结合于HIV蛋白酶催化活性空腔中，并与周边S1/S1'、S2/S2'等区域的氨基酸残基产生广泛相互作用。值得注意的是，其结构中磺酰基的氧原子能通过水分子介导与HIV蛋白酶"顶盖"Ile50骨架NH形成氢键作用，而苯环对位的氨基则与Asp30形成氢键（图11-4-4）[28]。这一特点启发了后期基于骨架靶向的抗耐药抑制剂的设计与发现。

　　由于呋喃及对氨基苯磺酰基的引入，安普那韦的溶解度相比沙奎那韦有了明显改善，除胶囊剂外还可通过口服液（150 mg/10 mL）给药，改善了儿童感染人群用药依从性。安普那韦的代谢亮点在于人体内的半衰期显著改善，长达7.1～10.6 h[30]，优于其上市前所有同类抑制剂。即便目前看来，也仅有在其结构基础上继续优化而得的地瑞那韦（15 h）全面超越了它。另外，安普那韦吸收迅速，成年HIV感染者用药后大约2 h内达到峰值血浆浓度，但由于缺乏人用静脉制剂，尚不能确定其绝对生物利用度。生物等效性研究表明，安普那韦口服液的生物利用度较胶囊剂<14%，个体差异显著，因此在涉及剂型替换时不可简单地用剂量关系换算[30]。和沙奎那韦一样，安普那韦也主要经肝脏细胞色素P450 3A4代谢，约75%的代谢物经粪便排泄，14%从尿液排泄。尿液代谢物中包含原型组分和10种代谢组分，然而单一组分含量均低于检测定量限。

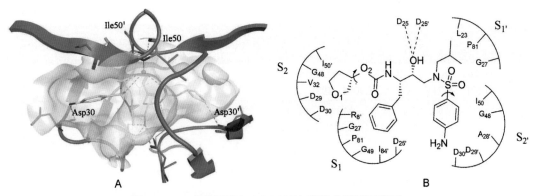

图 11-4-4　安普那韦与 HIV-1 蛋白酶结合模式示意图

A：安普那韦（黄色）结合于HIV蛋白酶（青色）活性空腔（PDB code: 1HPV），其氨基磺酰胺结构与主链发生相互作用残基Asp30'及Ile50标示为绿色；B：安普那韦与HIV蛋白酶活性空腔的结合区域

2003年，安普那韦的前药安普那韦磷酸酯钙盐——福沙那韦fosamprenavir（化合物16）上市。福沙那韦进一步提高了患者用药依从性，降低了药物使用剂量，进入细胞后被磷酸酯酶转化成安普那韦发挥作用，一天2片就能维持安普那韦一天16片的治疗效果。

二、从侧链靶向到骨架靶向——抗耐药型药物地瑞那韦的设计与发现

以沙奎那韦为代表的第一代蛋白酶抑制剂在早期抗HIV感染和AIDS治疗中发挥了重要作用，然而，由于HIV逆转录酶缺乏校正修复活性的能力，致使其碱基错配率较高，加上药物进化压力等因素影响，HIV变异引发的耐药性问题愈发严重[31]。

HIV蛋白酶的突变可分为一级和二级突变两种。一级突变发生在蛋白酶活性中心残基上，主要涉及25～32，47～53或80～84位点，直接影响与底物的结合。二级突变则是发生在其他位点的突变，被认为有补偿蛋白酶一级突变对天然底物结合能力下降的作用。现已发现数十种HIV蛋白酶的抗性突变类型，极大地降低了抑制剂的治疗效果（表11-4-1）[32]。虽然针对靶蛋白关键残基的性质或由其形成的特征空腔，从空间体积、亲疏水性、电性特征等因素优化先导物结构，是药物设计的有效途径，但这种残基侧链靶向的设计策略在应对突变能力极强的HIV时，无法克服耐药性难题。

表 11-4-1　沙奎那韦等对突变型 HIV 蛋白酶的抑制活性

病毒	突变位点	IC$_{50}$/nmol/L			
		沙奎那韦	利托那韦	茚地那韦	奈非那韦
1	L10I	17	15	30	32
2	L10I，K14R，L33I，M36I，M46I，F53L，K55R，I62V，L63P，A71V，G73S，V82A，L90M，I93L	230	> 1000	> 1000	> 1000
3	L10I，LI15V，K20R，M36I，M46L，I54V，K55R，I62V，L63P，K71Q，V82A，L89M	100	> 1000	500	310
4	L10I，V11I，T12E，I15V，L19I，R41K，M46L，L63P，A71T，V82A，L90M	59	> 1000	500	170

续表

病毒	突变位点	IC₅₀/nmol/L			
		沙奎那韦	利托那韦	茚地那韦	奈非那韦
5	L10I，K14R，R41K，M46L，L54V，L63P，A71V，V82A，L90M，I93L	250	> 1000	> 1000	> 1000
6	L10V，K20R，L33F，M36I，M46I，I50V，I54V，D60E，L63P，A71V，V82A，L90M	> 1000	> 1000	> 1000	> 1000
7	L10I，M46L，K55R，I62V，L63P，I72L，G73C，V77I，I84V，L90M	> 1000	> 1000	> 1000	> 1000
8	L10F，D30N，K45I，A71V，T74S	20	57	260	> 1000

（一）从侧链靶向到骨架靶向

Ghosh等分析文献，在对比野生型和突变型HIV蛋白酶与沙奎那韦的复合物晶体结构时，注意到蛋白酶突变后其活性中心骨架只是发生了轻微地扭曲，且突变后沙奎那韦主要丢失与蛋白酶Asp30侧链形成的氢键，其与蛋白酶主链形成的相互作用，包括与Asp29、Asp30和48位的Val（突变）/Gly（野生）主链形成的氢键，仍得以保留（图11-4-5）[33]。

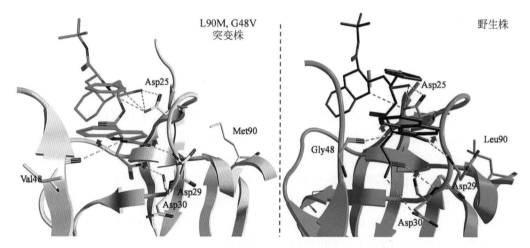

图 11-4-5　G48V/L90M 突变型（棕色，PDB code: 1FB7）与
野生型（蓝色，PDB code: 1HXB）HIV-1 蛋白酶与沙奎那韦的相互作用

图中只显示单侧HIV蛋白酶，其中沙奎那韦在突变株与野生株中分别以绿色与紫色表示，红色箭头指向为沙奎那韦与蛋白酶主链形成的氢键

另有学者研究底物识别机制时也发现，和野生型作用模式相比，D25N突变型HIV-1蛋白酶与底物结合时其骨架上的氢键与水分子大部分得以保留，而侧链氢键却存在差异，亦为骨架靶向设计策略提供了重要支持[34]。这些特点启发Ghosh提出了基于骨架靶向的抗耐药性蛋白酶抑制剂设计策略[35]，即设计能与蛋白骨架形成广泛氢键作用的小分子抑制剂，即便HIV蛋白酶发生突变，抑制剂依旧能够维持对骨架的作用特征，从而表现具有克服HIV蛋白酶耐药的潜力。随着首个抗耐药型抑制剂——地瑞那韦（darunavir）的成功上市，基于骨架靶向的抗耐药策略逐渐得到认可。

（二）由安普那韦到地瑞那韦

前面提到，在沙奎那韦的优化设计中，Ghosh等发现P2区引入四氢呋喃（THF）残基能够维持Asn残基与Asp29-Asp30骨架NH的氢键作用，并进而舍去P3区，获得了结构大为简化的化合物14（图11-4-6）。为进一步增强骨架结合能力并弥补疏水喹啉环的作用损失，Ghosh将单四氢呋喃（THF）结构扩充为双四氢呋喃（Bis-THF）结构，化合物17活性则增至$IC_{50}=1.8$ nmol/L，同时也发现，环氧原子位置对活性影响较大（化合物18、化合物19）[36]。Bis-THF是天然产物银杏内酯的重要结构单元[37]，具有丰富的生物学活性尤其是抗病毒活性，该结构的引入可能对化合物成药性提升有一定帮助。值得一提的是，鉴于Bis-THF对骨架活性提升的潜力，艾伯维、葛兰素史克等制药巨头纷纷将其引入各自抑制剂结构中。

如前节所述，安普那韦正是在化合物14基础上简化十氢异喹啉环并引入对氨基苯磺酰基而得。对氨基苯磺酰基的引入，除了可调节药物酸碱性和溶解性，改善代谢性能外，在促进抑制剂与蛋白酶骨架作用方面也意义重大（图11-4-4）。安普那韦的成功上市启发Ghosh团队将苯磺酰基团引入化合物17中，以进一步增强其与蛋白酶骨架的相互作用。根据这一思想，Ghosh团队设计发现了活性极强的TMC-114和TMC-126，其酶抑制常数均达皮摩尔级，强于所有已上市的HIV蛋白酶抑制剂（图11-4-6）[35]。

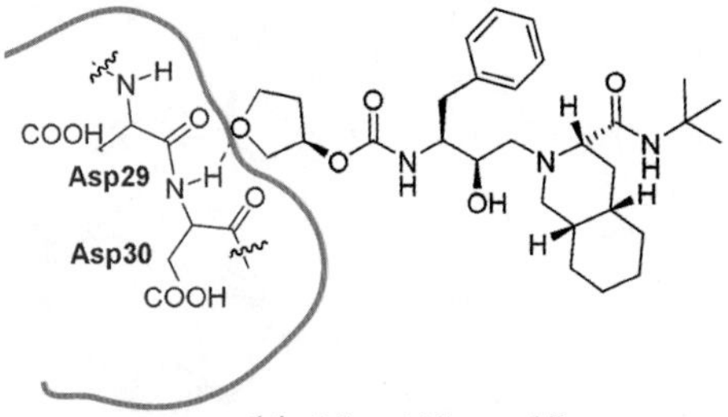

14　$IC_{50}=132$ nmol/L

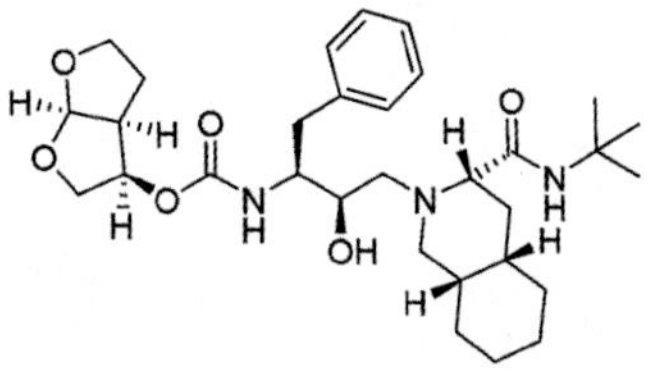

17　$IC_{50}=1.8$ nmol/L

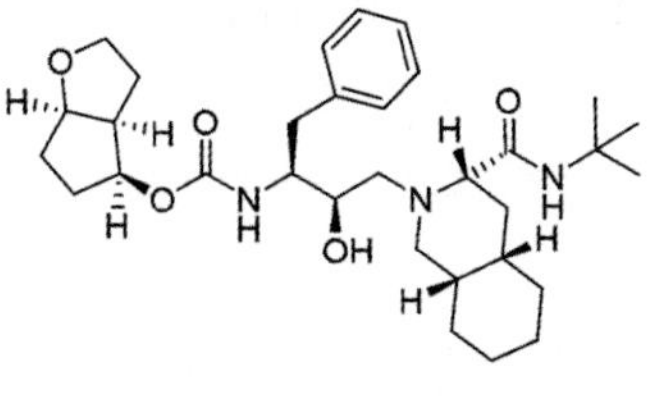

18　$IC_{50}=17$ nmol/L

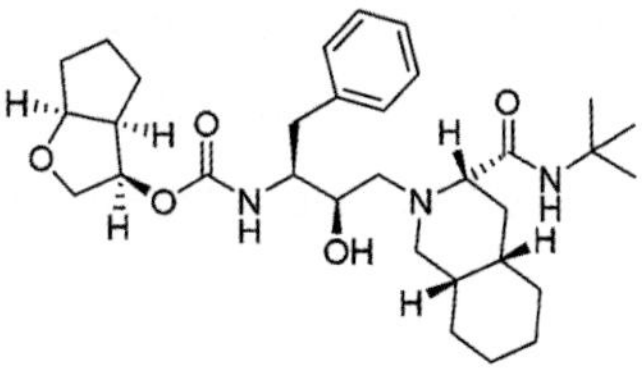

19　$IC_{50}=190$ nmol/L

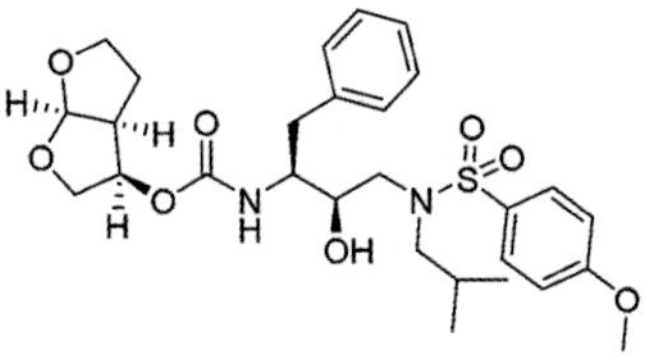

20　$K_i=14$ pmol/L
　　$EC_{90}=1.4$ nmol/L
TMC-126 (UIC-94003)

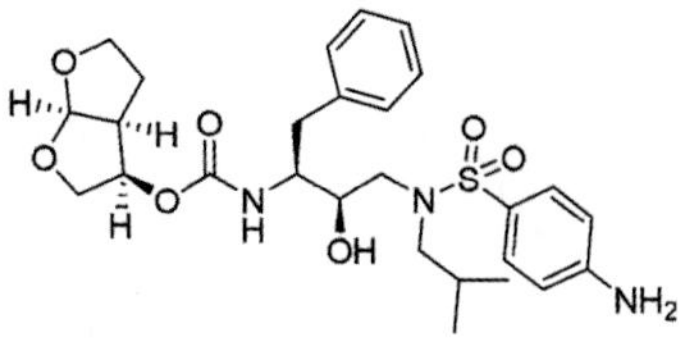

21　$K_i=16$ pmol/L
　　$EC_{90}=4.1$ nmol/L
TMC-114 (**darunavir**)

图 11-4-6　从化合物 14 衍生的分子结构

EC_{90}值表示在病毒感染的细胞实验中，产生90%抗病毒效应对应的药物最低浓度

TMC-114和安普那韦分子结构高度相似，作用特征也类似，但TMC-114可以和蛋白骨架产生更多氢键作用。不论是野生株还是突变株，TMC-114除了由水分子介导与顶盖Ile50形成的氢键外，其双四氢呋喃和对氨基苯磺酰基总计可以和蛋白酶Asp29、Asp30和Asp30'主链骨架NH形成4组氢键（图11-4-7），而安普那韦及其他上市抑制剂则最多形成两组氢键。与此同时，TMC-114的构象与活性空腔匹配较好，所有这些特征对其高活性和抗突变型蛋白酶能力至关重要[35]。

在药物敏感性实验中，TMC-126表现出相对于沙奎那韦等第一代抑制剂10倍以上更强效的抗病毒活性，TMC-114也在6～13倍之间[38]。用临床多药耐药分离株测试发现，TMC-114和TMC-126抗耐药活性大多只是略微降低，仅个别耐药株减弱7～10倍，但基本上仍维持在10 nmol/L以内的高抗病毒活性，而第一代抑制剂则普遍有数倍到数十倍的显著下降[38]。TMC-114和TMC-126在抗耐药方面表现突出，让基于骨架靶向的抗耐药设计理念得到初步验证。

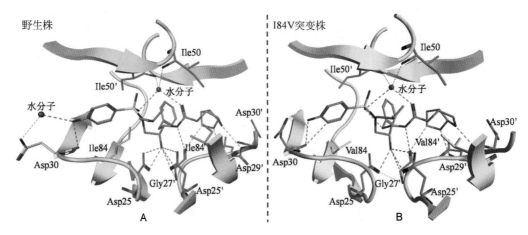

图 11-4-7　野生型（A，PDB 编号：2IEN）与 I84V 突变型（B，PDB 编号：2IEO）
HIV-1 蛋白酶与 TMC-114 复合物中的相互作用

HIV蛋白酶显示为黄色，TMC-114以深棕色表示，参与关键相互作用的氨基酸残基用绿色表示，突变位点氨基酸残基用灰色表示

由于TMC-126在抗耐药株产生、代谢稳定性和代谢动力学等方面存在明显不足，阻碍了其进一步成药。相反，TMC-114综合了高活性和优良药物代谢性质等优点，最终定名为darunavir（地瑞那韦），于2006年6月被FDA批准用于抗逆转录病毒治疗无效的HIV成年感染者，成为首个也是当前唯一一个用于治疗耐药HIV的蛋白酶抑制剂。如今，地瑞那韦的适用人群已扩大至包含儿童在内的所有AIDS患者，在临床上通常也和低剂量的利托那韦联用以增强疗效。

（三）地瑞那韦的成药性特征

1.强效抑制耐药株产生　用野生株感染MT-4-LTR-EGFP细胞评估地瑞那韦和TMC-126抗耐药株的能力，发现TMC-126在100 d内便产生了具有已知蛋白酶抗性的相关位点突变，药物敏感性降低达100倍，且随时间延长进一步降低。然而，即便在1年后，地瑞那韦的敏感性也仅降低约20倍，优于TMC-126及同期测试的安普那韦和利托那韦[39]。更重要的是，地瑞那韦诱导产生的并非临床耐药株，对其他蛋白酶抑制剂依旧敏感。

2.更强的代谢稳定性　分析发现，地瑞那韦经大鼠、犬和人等不同种属来源的肝微粒体作用后原型组分别占比92%、80%、85%，和已上市的安普那韦、茚地那韦相当；TMC-126则分别仅为25%、11%和56%，代谢稳定性显著弱于地瑞那韦[39]。从结构来看，两者P2'区官能团仅存在氨基、甲氧基细微差异，表明在这类蛋白酶抑制剂骨架中，氨基可能比甲氧基对代谢稳定性贡献更大。

3.更优的口服生物利用度　动物口服吸收研究中出现了和肝微粒体稳定性实验一致的趋势。采用80 mg/kg剂量口服药物（PEG-400溶液），地瑞那韦在血药峰浓度C_{max}和药-时曲线下面积方面表现非常突出，相对TMC-126近乎有20倍的差异[39]。后续临床研究显示，单剂量口服600 mg地瑞那韦的绝对口服生物利用度达到37%，联用低剂量利托那韦可显著提升至82%[40]。优良的代谢性能为地瑞那韦的成功上市奠定了基础。

（四）基于地瑞那韦结构设计进展

从沙奎那韦到安普那韦再到地瑞那韦，抗病毒活性不断增强，半衰期等药代动力学性质不断改善，可谓是基于结构的新药设计与发现的经典之作。安普那韦和地瑞那韦迅速而及时地上市，继续挽救了无数AIDS患者的生命。然而，病毒耐药难题并未得到彻底的解决，药物抗病毒活性仍有提升空间，针对地瑞那韦的结构再设计仍然非常活跃。截至目前，研究者通过引入芳杂环、冠醚环等基团，已经开发出10多类全新结构（图11-4-8），正在朝着更高效、更广谱抗耐药活性方向进步[31, 41-50]。

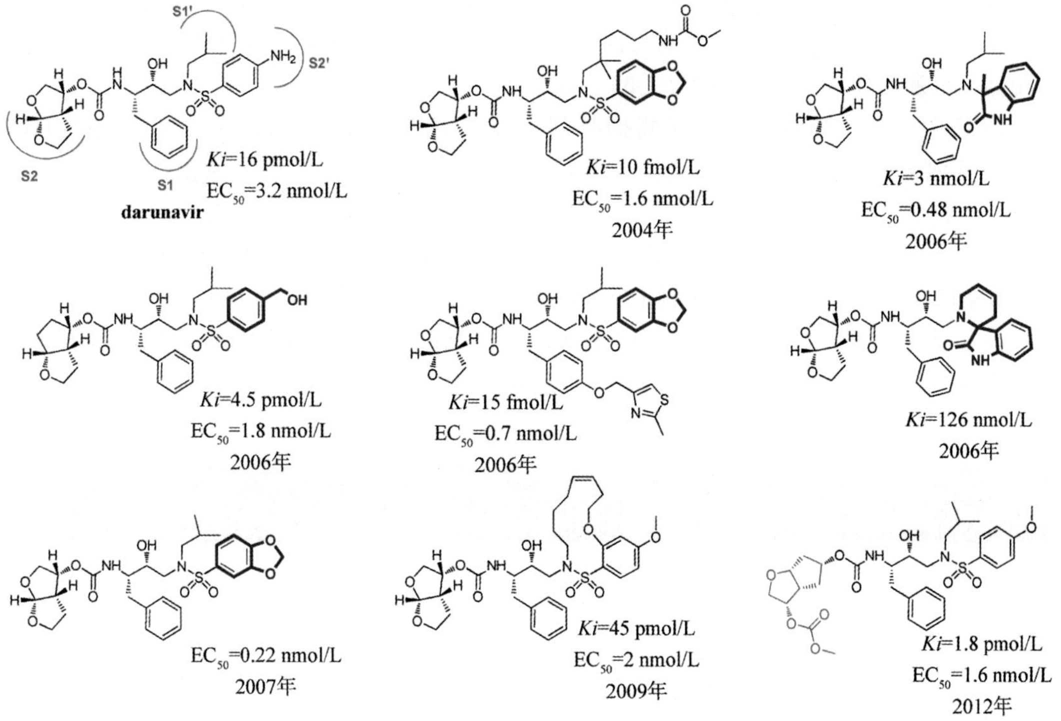

图 11-4-8　基于地瑞那韦结构的进一步优化设计

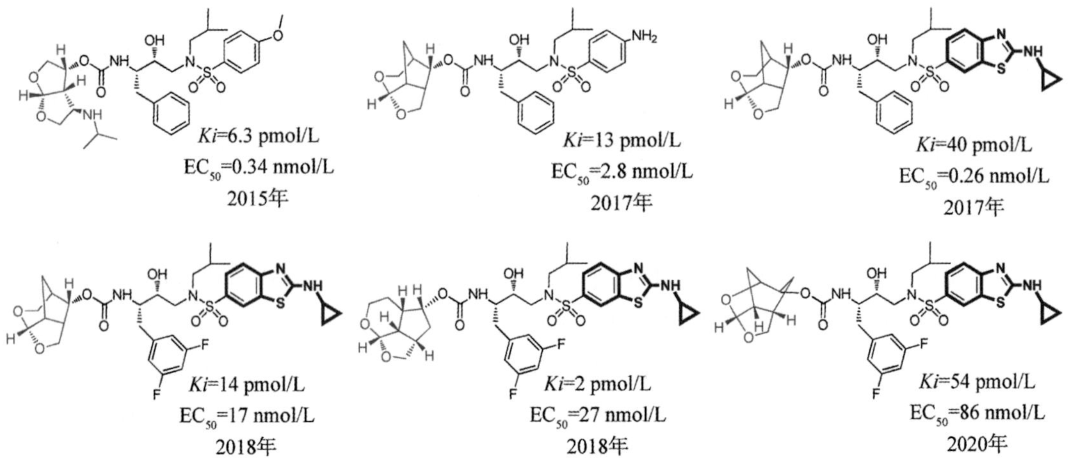

图 11-4-8 （续）

第五节   总结与展望

一、抗HIV药物分类与作用机制

理论上，干预HIV的感染复制周期中任一过程都将影响病毒的复制及增殖，产生抗病毒效应。因而，病毒的复制及增殖的各个环节所涉及的关键酶或受体均可能成为药物设计的靶标，也通常作为抗HIV药物分类的主要依据。

1987年，首个核苷类逆转录酶抑制剂齐多夫定（AZT）获批上市，用于治疗HIV感染、艾滋病及艾滋病相关综合征，开启了抗艾治疗的先河。迄今为止，已有30多个抗HIV药物和多个复方制剂上市。根据结构特征与抗病毒机制，这些药物可主要分为6种类型（表11-5-1）：①核苷类逆转录酶抑制剂（NRTIs）；②非核苷类逆转录酶抑制剂（NNRTIs）；③整合酶抑制剂（INSTIs）；④蛋白酶抑制剂（PIs）；⑤融合抑制剂（FIs）；⑥CCR5受体拮抗剂[51]。由于HIV与宿主细胞的吸附、辅受体结合以及融合是紧密联系的三个步骤，FIs和CCR5受体拮抗剂也被称为进入抑制剂（EIs）。

表 11-5-1   已上市的主要抗 HIV 药物 [52]

分类	中文名/英文名/简称	公司/简称	上市年份	中文名/英文名/简称	公司/简称	上市年份
核苷类逆转录酶抑制剂/NRTIs	齐多夫定/zidovudine/AZT	葛兰素史克/GSK	1987	阿巴卡韦/abacavir/ABC	葛兰素史克/GSK	1998
	地达诺新/didanosine/DDI	百时美施贵宝/BMS	1991	替诺福韦/tenofovir/PMPA	吉利德/GILEAD	2001
	司他夫定/stavudine/dT4	百时美施贵宝/BMS	1994	恩曲他滨/emtricitabine/FTC	吉利德/GILEAD	2003

续表

分类	中文名 /英文名/简称	公司/简称	上市 年份	中文名 /英文名/简称	公司/简称	上市 年份
核苷类逆转录酶抑制剂/NRTIs	拉米夫定/lamivudine/3-TC	葛兰素史克/GSK	1995	富马酸丙酚替诺福韦/tenofovir alafenamide/TAF	吉利德/GILEAD	2016
非核苷类逆转录酶抑制剂/NNRTIs	奈韦拉平/nevirapine/NVP	勃林格殷格翰/BI	1996	依曲韦林/etravirine/ETR	强生/JANSSEN	2008
	地拉韦啶/delavirdine/DLV	葛兰素史克/GSK	1997	利匹韦林/rilpivirine/DPV	强生 JANSSEN	2011
	依非韦伦/efavirenz/EFV	百时美施贵宝/BMS	1998	多拉韦林/doravirine/DOR	默沙东/MSD	2018
蛋白酶抑制剂/PIs	沙奎那韦/saquinavir/SQV	罗氏/Roche	1995	福沙那韦/fosamprenavir/FPV	葛兰素史克/GSK	2003
	茚地那韦/Indinavir/IDV	默沙东/MSD	1996	安普那韦/amprenavir/APV	葛兰素史克/GSK	2003
	利托那韦/ritonavir/RTV	雅培/Abbott	1996	阿扎那韦/atazanavir/ATV	百时美施贵宝/BMS	2003
	奈非那韦/nelfinavir/NFV	辉瑞/Pfizer	1997	替拉那韦/tipranavir/TPV	勃林格殷格翰/BI	2005
	洛匹那韦/lopinavir/LPV	雅培/Abbott	2000	地瑞那韦/darunavir/DRV	强生/JANSSEN	2006
融合酶抑制剂/FIs	恩夫韦肽/enfuvirtide/ENF	罗氏/Roche	2003	艾博韦肽	前沿生物	2018
整合酶抑制剂/INSTIs	拉替拉韦钾/raltegravir potassium/RAL	默沙东/MSD	2007	多替拉韦钠/dolutegravir sodium/DTG	葛兰素史克/GSK	2013
	埃替拉韦/elvitegravir	吉利德/GILEAD	2007	比克替拉韦/bictegravir/BIC	吉利德/GILEAD	2018
CCR5受体拮抗剂	马拉韦罗/maraviroc/MVC	葛兰素史克/GSK	2007			

二、艾滋病防治新思路

（一）鸡尾酒疗法

随着HIV耐药性的快速产生，药物的抗AIDS效果急剧下降。1995年，美籍华人何大一教授研究发现，HIV在宿主体内扩增时蛋白的结构和功能会不断地发生变异，而已有药物都是针对病毒变异前的特性发挥作用。基于此认识，何大一提出了高效抗逆转录病毒疗法（highly active antiretroviral therapy，HAART），即人们熟知的鸡尾酒疗法。鸡尾酒疗法的核心理念在于联用3种或3种以上不同抗病毒机制的高效药物，以克服单一药物易产生耐药性的问题，最大程度抑制病毒复制，控制艾滋病进程（表11-5-2）。

表 11-5-2　世界卫生组织艾滋病抗病毒治疗指南（2018版）

阶　段	临床特征	首 选 方 案	次 选 方 案
一线治疗	首次检出	TDF+3TC（或 FTC）+DTG	TDF+3TC（或 FTC）+EFV
二线治疗	EFV/NVP 耐药	两种 NRTIs 主干药物 +DTG	两种 NRTIs 主干药物 +（LPV/r 或 ARV/r 或 DRV/r）
	DTG 耐药	两种 NRTIs 主干药物 +LPV/r 或 ATV/r	两种 NRTIs 主干药物 +DRV/r

目前，鸡尾酒疗法的组合配方趋于成熟，世界卫生组织根据HIV药物特点以及发展中国家的实际情况，发布了《艾滋病抗病毒治疗指南（2018版）》（表11-5-2）。我国对艾滋病患者推行"四免一关怀"政策，免费提供抗病毒药物，对WHO指南一线、二线用药做了相关修正（表11-5-3）。

表 11-5-3　国家免费艾滋病抗病毒药物治疗手册（第 4 版）

目标人群	原始治疗方案	二线推荐方案
成人和青少年	AZT/d4T+3TC+NVP/EFV	TDF+3TC+LPV/r
	TDF+3TC+EFV（或 NVP）	AZT+3TC+LPV/r AZT+TDF+3TC+LPV/r （HIV/HBV 合并感染）

鸡尾酒疗法的推行迅速改变了AIDS治疗局面，HIV感染者的潜伏期被大幅度延长，AIDS的发病率与死亡率显著降低，患者坚持服药甚至可以和常人无异，AIDS自此由高致死性疾病转变成需终生服药的慢性疾病。然而，鸡尾酒疗法也具有其局限性，对早期AIDS患者非常有效，中晚期患者免疫系统已被不可逆地破坏，治疗效果相对有限。

（二）艾滋病防治策略的新发展

高效抗逆转录病毒疗法并不能彻底清除HIV，HIV能以极低病毒载量藏匿于宿主细胞并形成病毒库，即便短暂停药也可能导致病情反弹，故而患者需终生服药。然而长期的药物暴露又容易产生严重的不良反应，加重病毒耐药等问题，因此，发展新机制抗AIDS疗法具有重大意义[53]。

疫苗曾被认为是攻克AIDS的理想手段，但由于HIV包膜蛋白高度糖基化、变异性强以及能整合进宿主基因组等因素，HIV疫苗的研发至今进展缓慢。2007年末，曾被寄予厚望的腺病毒5型疫苗Ⅱb临床失败，该病毒不仅不能预防HIV感染或降低患者体内病毒载量，甚至还在接种组中观察到更高的HIV感染率。这一研究被提前终止，标志着通过诱导T-细胞免疫降低病毒载量研发的第二代HIV疫苗严重受挫。2009年，由泰国公共卫生部等机构开发的新型金丝雀痘病毒——gp120蛋白联合疫苗被报道可以为接种人群提供31.2%的保护效果，接种组（8197名健康志愿者）51人感染，对照组（8197名健康志愿者）74人感染。尽管保护效果相对有限，但统计学结果表明，通过疫苗预防HIV感染具有可行性。

随着RNA干扰、基因编辑等分子生物学技术的迅速发展，AIDS的新型疗法也逐渐受到关注，包括反义药物、RNA诱饵、核酸酶、基因编辑等，已有一些代表性药物进入了Ⅱ期临床试验研究阶段[53, 54]。这些新治疗方案无论是作为独立或是辅助疗法，都显示出一定的发展前景。

（三）人类攻克艾滋病的曙光？

辅助受体CCR5在促进HIV与宿主细胞融合过程中发挥了重要作用，也被视为抗HIV的有效靶标之一。除CCR5受体拮抗剂外，通过突变CCR5受体、降低HIV与宿主细胞膜的亲和作用阻断融合过程，是治疗艾滋病的又一策略。1995年，Timothy Brown感染艾滋病，在接受抗逆转录病毒治疗后病情得到控制。然而他在2006年又患上急性髓细胞性白血病。主治医生Gero Hütter寄希望于利用CCR5基因缺失的骨髓配型同时治疗白血病与艾滋病。2007年，Timothy Brown在接受骨髓移植后，不但治愈了白血病，体内HIV病毒也奇迹般消失，"柏林患者"的成功治愈，让人类攻克艾滋病初现曙光。虽然2020年9月底，Timothy Brown终因白血病复发去世，但其作为全球首位被治愈的艾滋病患者已载入史册[55]。

2016年，与"柏林患者"类似，同时患有艾滋病和霍奇金淋巴瘤的"伦敦患者"Adam Castillejo在接受CCR5-Δ32基因型骨髓移植后16个后月中断抗病毒治疗，此后的18个月体内也未检出HIV[56]。2020年，治疗团队在*Lancet HIV*刊文，认定"伦敦患者"为全球第二例被治愈的艾滋病患者[57]。

"柏林患者"和"伦敦患者"的成功治愈鼓舞了数千万艾滋病患者，也让科学家利用CCR5靶点攻克艾滋病重燃希望。然而考虑到两位患者都患有非换骨髓不可的恶性血液病，以及高昂的医疗费用和极大的治疗风险，骨髓移植方案适用性仍然相对有限，对普通艾滋病患者而言，鸡尾酒疗法仍是目前最优方案。

数字资源

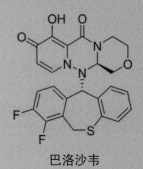

巴洛沙韦

第十二章

全新作用机制的抗流感药物巴洛沙韦

刘新泳　展　鹏

第一节　流感病毒

一、流感病毒的传播及现状

流行性感冒又称流感，是由流感病毒引起的急性上呼吸道疾病。流感在流行病学上最显著的特点是：暴发突然，扩散迅速，会造成不同程度的流行。流感可分为季节性流感和大流行性流感。前者每年都有发生，且季节性流感毒株种类非常多，需要研究人员对其进行密切的监视和预测，并针对预测的病毒毒株提供更新的接种疫苗。大流行流感是一种高致病性流感，每隔一段时间就会发生一次，其病毒毒株会在人群中迅速传播，发病率和致死率均较高。每次暴发大流行性流感都会给人类造成巨大的经济和社会负担，如1918—1920年H1N1亚型"西班牙流感"、1957—1958年H2N2亚型"亚洲流感"、1968—1969年H3N2亚型"亚洲流感"、1977—1978年H1N1亚型"香港流感"、2009年在墨西哥暴发的H1N1亚型流感、2013年首先在中国报道的H7N9亚型流感，以及2019—2020年暴发的美国流感等（表12-1-1）。据世界卫生组织报道，全球每年都有29万～65万人因流感引起呼吸道疾病而死亡。即使具有最完善医疗系统的美国，每年被流感病毒感染的人口也达到5%～20%，住院病例超过20万，死亡人数超过36 000人[1-6]。

表 12-1-1　典型的流感大流行事件 [1-5]

流感名称	流行感时间	毒株	致死率（%）	流行严重程度（PSI）
西班牙流感	1918—1920	H1N1	2	5
亚洲流感	1957—1958	H2N2	0.13	2
香港流感	1977—1978	H1N1	< 0.1	2
A（H1N1）型流感	2009—2010	H1N1	0.03	—
美国流感	2019—2020	B/Victoria H1N1pdm09	< 0.11	2

二、流感病毒的结构、功能与分类

流感病毒是正黏病毒科（Orthomyxoviridae）的分节状单股负链RNA病毒，通常呈两种形态：球形和丝状[7]。流感病毒的空间结构由内而外可分为核心（存贮病毒遗传信息的物质及其复制相关的各种酶）、基质蛋白（M1，病毒外壳骨架）以及包膜（磷脂双分子层）3部分（图12-1-1A）。由于流感病毒复制所使用的RNA聚合酶无校正功能，每复制大约10 000个核苷酸就会出错一次，致使其RNA发生突变的频率较高；另外，不同亚型、基因型流感病毒在同时感染一个细胞时，也可能会发生基因重配，导致病毒基因组也常会出现较大的变异。根据病毒核蛋白（nucleoprotein，NP）和基质蛋白（matrix protein，M1）抗原决定簇的不同，流感病毒可分为甲、乙、丙、丁（或A、B、C、D）4种类型[8]，主要区别在于感染的宿主范围不同。A型流感病毒感染的宿主范围最广泛，包括人、猪、马和禽类，也最容易发生变异和重组，致使人群易感并引起季节性流行，对人类危害最大[9]。例如，2009年大流行的甲型H1N1流感病毒就来源于禽流感、猪流感和人流感的重配株。B型流感病毒主要感染人和猪，C型流感病毒仅感染人类，而近年来从牛和猪中分离出来的一类新型流感病毒归为D型，主要在人和其他哺乳动物中传播。

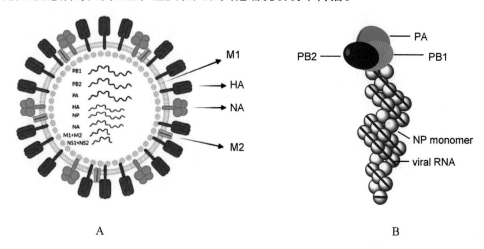

图 12-1-1　流感病毒的结构

A：流感病毒颗粒结构模式图；B：vRNP复合物结构[10]

A型流感病毒包括8个独立的RNA片段，编码至少12种功能明确的蛋白，如NS片段编码非结构蛋白1（nonstructural protein 1，NS1）和核输出蛋白（nuclear export protein，NEP）、M片段编码基质蛋白（matrix protein，M1）和离子通道蛋白（proton channel protein，M2），此外还有受体结合蛋白红细胞凝集素（hemagglutinin，HA）、神经氨酸酶（neuraminidase，NA）、核蛋白（nucleoprotein，NP）、核酸内切酶（polymerase acidic protein，PA）、碱性聚合酶1（polymerase basic protein 1，PB1）和碱性聚合酶2（polymerase basic protein 2，PB2）（图12-1-1B）[10-13]。根据表面抗原HA和NA蛋白结构及其基因特性，A型流感病毒又进一步分为多种亚型，各个亚型的命名是不同亚型NA和HA的组合，如H1N1、H3N2、H5N1等。至今已发现的血凝素共有18种亚型

（H1～H18），NA有11种亚型（N1～N11）。这些蛋白的功能如表12-1-2所示。

表 12-1-2　A型流感病毒基因组编码蛋白及其功能 [13]

蛋　白	功　能
血凝素（HA）	宿主受体结合；促进病毒包膜与细胞膜融合
神经氨酸酶（NA）	促进子代病毒释放；阻止释放后的病毒聚集
基质蛋白（M1）	与基因组和核输出因子相互作用，协助病毒组装
基质蛋白（M2）	控制 HA 合成和病毒粒子脱壳时高尔基体内的 pH
核蛋白（NP）	表达核衣壳与病毒合成
核酸内切酶（PA）	"夺取"宿主细胞 mRNA 5′ 端的帽状结构
碱性聚合酶（PB1）	与病毒启动子结合，负责 mRNA 链的合成
碱性聚合酶（PB2）	识别宿主细胞 mRNA 的帽状结构并与之结合
NS 片段编码非结合蛋白 1（NS1）	转录后 RNA 控制；抑制核因子 -κB（NF-κB）活化和 IFN-α/- 介导的抗病毒作用
核输出蛋白（NEP）	病毒 RNA 的核输出；病毒组装

三、流感病毒的生命周期

　　流感病毒复制的生命周期大体可分为8个环节：吸附、内吞、融合、复制、翻译、装配、出芽和释放。具体步骤如图12-1-2所示：①流感病毒通过其HA与宿主细胞表面的唾液酸受体结合，使流感病毒黏附在宿主细胞表面。②形成内吞小泡（内涵体），经内吞作用进入到细胞质中。③内涵体的低pH环境加快病毒膜与细胞囊泡膜的融合，同时诱发H$^+$通过M2离子通道内流，降低病毒内部pH，并发生脱壳，释放出M1和由NP、PA、PB1、PB2组成的病毒核糖核蛋白颗粒（viral RNA ribonucleoprotein，vRNP）。随后vRNP通过NP上的核定位序列识别而被运输进到宿主细胞核内。④在宿主细胞核中，病毒聚合酶通过切割宿主mRNA 5′-加帽的RNA片段启动病毒mRNA的合成，并进行病毒RNA的转录和复制，同时抑制宿主细胞自身的RNA转录和复制。⑤病毒mRNA转运到细胞质中，在核糖体上合成病毒的各种功能蛋白。⑥通过包装信号的调控，完成病毒颗粒的装配，形成新的子代病毒颗粒。⑦新生子代病毒颗粒在宿主细胞膜上出芽。⑧病毒颗粒表面的NA切割病毒HA与宿主细胞表面的唾液酸残基，进而释放出新的病毒颗粒[8,15]。

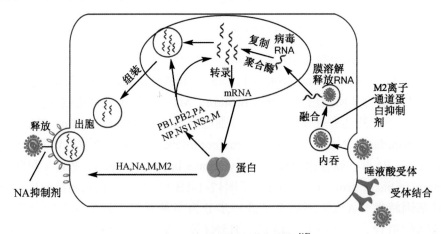

图 12-1-2　流感病毒的生命周期 [15]

第二节　抗流感药物

接种疫苗是预防流感的有效手段，可以显著降低接种者罹患流感和发生严重并发症的风险。但鉴于季节性流感疫苗的自身局限性，抗流感药物仍是预防和治疗流感的主要措施[16,17]。目前治疗流感的药物主要有：M2离子通道阻滞剂（金刚烷胺和金刚乙胺）；神经氨酸酶抑制剂（奥司他韦、扎那米韦、帕拉米韦和拉尼娜米韦）；RNA聚合酶抑制剂（巴洛沙韦）；广谱抗病毒药物（法匹拉韦、盐酸阿比多尔和硝唑尼特）等。这些药物在抗击流感病毒方面发挥了很大作用，但仍存在一些明显的缺点[18]。

一、M2离子通道阻滞剂

20世纪90年代以前，预防和治疗A型流感的首选是金刚烷胺类药物，包括1966年上市的金刚烷胺（化合物1）和1987年上市的金刚乙胺（化合物2）（图12-2-1）。金刚烷胺只抑制A型流感病毒，其抗病毒的机制是：通过阻断流感病毒M2离子通道从而阻止病毒脱壳，使病毒RNA不能释放到宿主细胞质中，进而中断病毒复制的早期阶段。目前，人类长期使用金刚烷胺类药物已导致几乎所有流感病毒株都产生了高度耐药性[19,20]，从2004—2005年流感季节开始，FDA已不再推荐使用金刚烷衍生物，而是推荐使用NA抑制剂[21]。

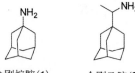

图 12-2-1　M2 离子通道抑制剂，该制剂已经停止使用

二、神经氨酸酶抑制剂

装配成熟的病毒颗粒由于自身表面的HA与宿主细胞膜表面的HA受体相结合而附着在宿主细胞表面，NA主要负责催化水解宿主细胞表面唾液酸与流感病毒HA之间的糖苷键，使成熟的病毒从被感染的宿主细胞中释放出来再继续感染其他细胞。神经氨酸酶抑制剂（neuraminidase inhibitors，NAIs）就是通过抑制这一过程来治疗流感[22]。目前上市的NAIs有4种（表12-2-1）：奥司他韦（化合物3，商品名：Tamiflu）、扎那米韦（化合物4，商品名：Relenza）、拉尼娜米韦辛酸酯（化合物5，商品名：Inavir）和帕拉米韦（化合物6，商品名：Rapiacta）[23]。

表 12-2-1　已上市的神经氨酸酶抑制剂 [23-28]

抑　制　剂	主要作用的流感病毒类型	用药途径	药　物　特　点
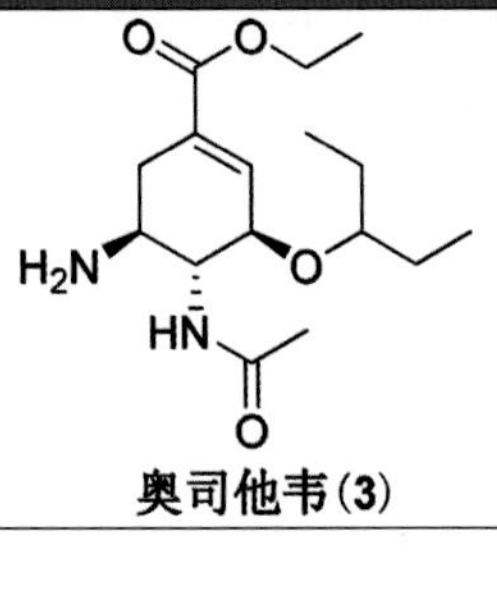 奥司他韦(3)	抑制 A 型和 B 型流感病毒，最常用于儿童流感的治疗和预防	口服	90% 的循环病毒毒株对其表现出耐药性

续表

抑 制 剂	主要作用的流感病毒类型	用药途径	药 物 特 点
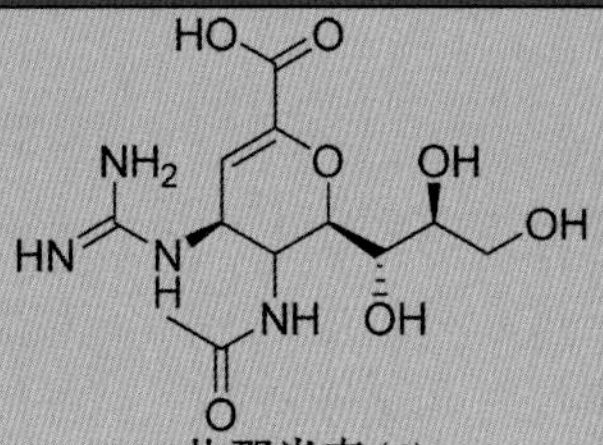 扎那米韦(4)	用于治疗 A 型和 B 型流感	口腔吸入或滴鼻给药	口服生物利用度低（＜5%），比奥司他韦更有效，不良反应比奥司他韦少见
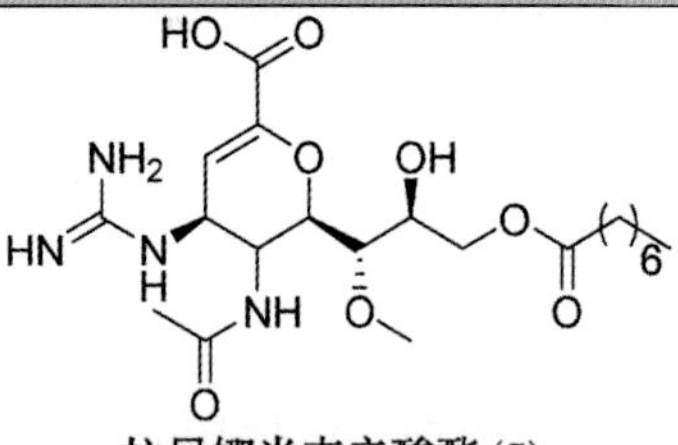 拉尼娜米韦辛酸酯(5)	用于治疗 A 型和 B 型流感	鼻腔给药	单次鼻腔给药后药物在肺部长期保留，活性持久
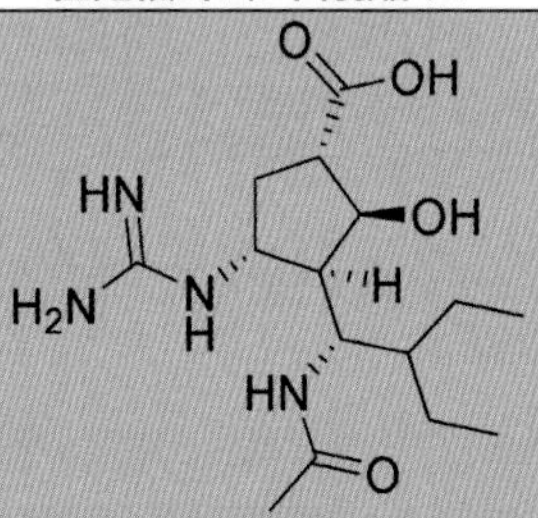 帕拉米韦(6)	可用于治疗无法吸入或口服药物的患者或对奥司他韦、扎那米韦不敏感的患者	静脉注射	可与神经氨酸酶活性位点结合，具有起效快、持续时间长的特点

三、广谱抗病毒药物

核苷类化合物法匹拉韦（化合物7）是一个前药，其在人体内可转化为其三磷酸的活性形式，后者作为流感病毒聚合酶竞争性抑制剂直接抑制病毒的复制和转录。法匹拉韦能抑制一些对奥司他韦耐药的H275Y突变毒株，其EC_{50}值为0.5～6 μmol/L。该药物已于2014年在日本获批用于流感治疗，随后在欧美获批进行临床试验研究，目前已进入Ⅲ期阶段[29]。

盐酸阿比多尔（化合物8）通过靶向病毒HA蛋白阻止病毒与宿主细胞融合，但治疗效果受到其抗病毒活性和耐药性的限制，目前，仅在俄罗斯和中国上市[30]。

噻唑类化合物硝唑尼特（化合物9）原是一种抗寄生虫药，也具有治疗流感病毒感染的作用，其机制是通过抑制HA翻译后的糖基化来影响病毒血凝素的成熟。该药物对A型、B型流感均有疗效，目前在美国正处在Ⅲ期临床试验研究阶段[31,32]（图12-2-2）。

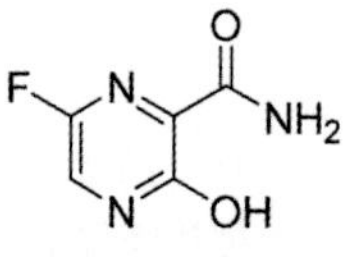

法匹拉韦(7) 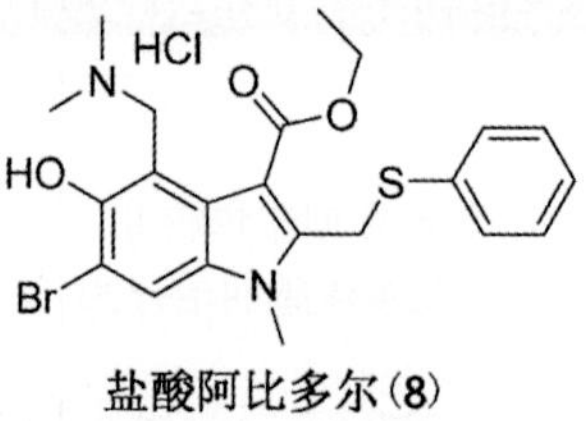　　　　盐酸阿比多尔(8) 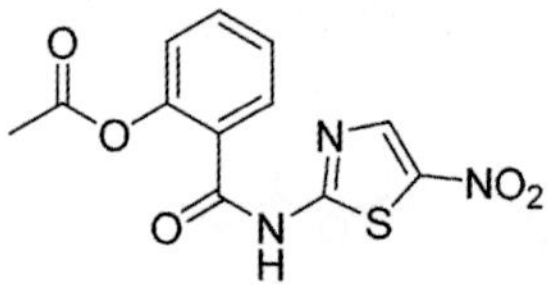　　　　硝唑尼特(9)

图 12-2-2　广谱抗病毒药物

四、以聚合酶复合物为靶点的流感病毒抑制剂

近年来，流感病毒聚合酶复合物的结构生物学研究取得了重大突破，也直接推动了一些化合物上市或进入临床研究。例如，以PB2聚合酶为靶点的匹莫迪韦（10）通过阻止聚合酶将7-甲基GTP帽结构结合到宿主端的RNA上，从而抑制病毒基因的转录。由于不同类型流感的PB2帽结合域存在结构差异，匹莫迪韦仅对A型流感病毒有效[33]。但临床Ⅲ期试验研究数据显示，吡莫迪韦并未表现出比现有药物更好的疗效，因此Janssen制药公司最终停止了其作为抗甲型流感药物的开发[34]。

巴洛沙韦（xofluza，化合物11）是一种新型的PA抑制剂，通过抑制mRNA合成的起始阶段来抑制流感病毒的复制[35]（图12-2-3）。下文重点总结了巴洛沙韦的发展历程、作用机制及其临床试验的研究结果。

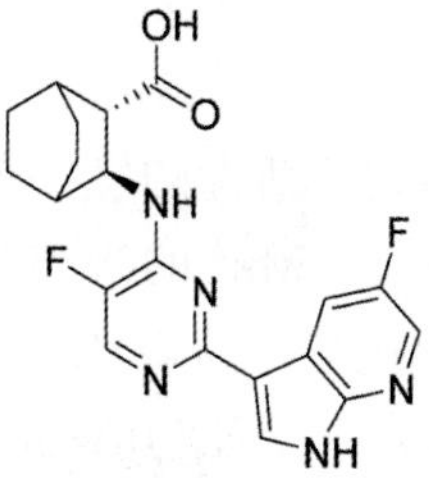

匹莫迪韦（10） 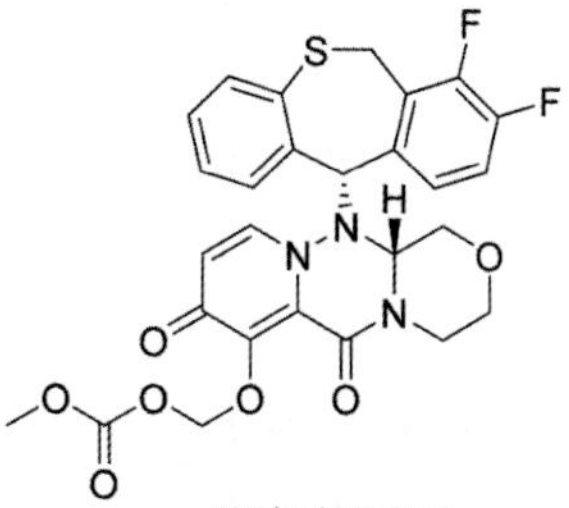　　巴洛沙韦（11）

图 12-2-3　以聚合酶为靶点的抗流感病毒抑制剂

第三节　巴洛沙韦的研发历程

一、核酸内切酶的功能与结构

流感病毒是分节段的单股负链RNA病毒，A型和B型流感病毒均有8个可编码蛋白质的RNA序列，而C型流感病毒则含有7个RNA序列。与正链RNA病毒不同，流感病毒的每一条基因序列都与其mRNA反向互补。病毒的负链基因组由病毒蛋白包裹着，包括核衣壳蛋白NP以及病毒RNA依赖的RNA聚合酶（RNA-dependent RNA polymerase，RdRp）复合体。该复合体由PA、PB1和PB2三种蛋白亚基组成，在病毒的生命周期中起着关键作用，直接负责病毒RNA的复制和转录[36]。其中聚合酶中的PA亚基除了参与病毒的复制过程外，还具有核酸内切酶和蛋白酶活性，也参与病毒RNA（viral RNA，vRNA）的转录及病毒粒子组装等过程。流感病毒基因组很小，其所需蛋白质的合成需要借助宿主细胞的翻译系统，因此，流感病毒的mRNA需要同时具备可供宿主细胞翻译体系识别的5'帽状（CAP）结构和3'-poly（A）尾结构。然而流感病毒mRNA本身不具有5'帽结构，核酸内切酶PA就是负责从宿主细胞mRNA 5'端"夺取"这一帽状结构为病毒基因组转录提供引物，这一过程被称为"CAP-snatching"（图12-3-1）。"CAP-snatching"是流感病毒复制中的

关键环节，且宿主细胞中不存在类似机制和相应酶，因此针对核酸内切酶PA的抑制剂可以选择性阻断流感病毒的转录过程，而不影响宿主细胞的功能，使PA亚基成为开发抗流感药物的理想靶点[37-40]。例如，通过抑制核酸内切酶PA的活性，巴洛沙韦抑制了病毒mRNA的合成。

PA亚基分为C-末端结构域（PA_C）和N-末端结构域（PA_N），两者由一条长而灵活的肽链连接（图12-3-2A）。PA_C主要负责与PB1亚基结合形

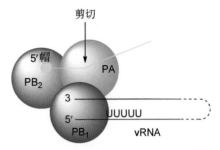

图 12-3-1　"CAP-snatching" 过程 [40,41]

成复合物，并向核内转运；而PA_N则主要负责为病毒基因组转录提供引物。其中，PA_N含有1个由α螺旋和β折叠构成的结构域，即7个α螺旋环绕着5个反向β折叠形成的曲面，内部含有一个活性口袋，可以与二价金属阳离子结合。研究发现该活性位点是一个由组氨酸（His41）、保守的赖氨酸（Lys134）和3个酸性氨基酸残基（Glu80、Asp108和Glu119）组成的带负电荷的口袋（图12-3-2B），且该位点内切酶活性的发挥需要二价金属阳离子（Mg^{2+}或Mn^{2+}）的激活[38,42]。PA_N的两个离子结合位点对Mn^{2+}的亲和力是对Mg^{2+}亲和力的500～600倍，有意思的是，PA_N与Mn^{2+}的结合是放热过程，而与Mg^{2+}的结合是吸热过程。目前研究的大多数PA抑制剂都具有一个金属离子螯合基团和与活性部位相互作用的外周取代基。该活性部位内有能够容纳多种体积较大的疏水性结构片段的腔穴，为靶向核酸内切酶PA结构域的抑制剂设计提供了机会[43]。

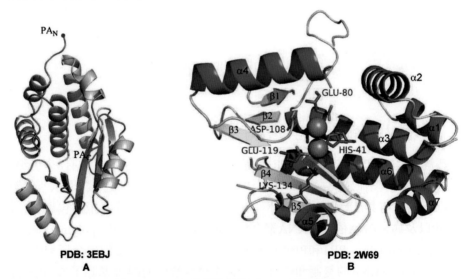

图 12-3-2　PA 的晶体结构及 PA_N 结构 [38,43]

二、巴洛沙韦的发现

巴洛沙韦是由日本盐野义（Shionogi）制药公司和瑞士罗氏制药公司共同研发的一种口服药物，商品名为Xofluza，于2018年2月24日在日本率先获批上市，同年10月25日获美国FDA批准上市，用于治疗A型和B型流感。第一代PA抑制剂的研发缺乏结构生物学的指

导，且抗病毒活性较弱[44]。直到2009年，研究者通过晶体学确定了PA结构，发现病毒内切酶活性位点存在于PA的N端结构域（图12-3-2A）[37]，且PA核酸内切酶的催化域位于其N端，需要双金属离子（Mg^{2+}或Mn^{2+}）的参与，为基于金属离子螯合机制的PA抑制剂的研究提供了理论基础[45]。

基于高活性金属结合药效团，以配位化学和基于结构的药物设计为指导，研究者近年来发现了很多PA抑制剂。这些抑制剂基本上均由两部分组成：一是能与二价金属离子（Mn^{2+}或Mg^{2+}）配位的基团（metal-binding group，MBG），在与核酸内切酶的结合中发挥主导作用；二是能够占据PA_N的大体积疏水基团，提高与PA的亲和力与选择性[46]。巴洛沙韦的MBG是基于HIV整合酶抑制剂度鲁特韦12（图12-3-3）的双金属药效团模型，通过"优势结构"再定位策略而产生。优势结构是指分子的核心骨架结构在多种药物分子出现过的基本化学结构，具有优势骨架的分子被认为具有成药性较高的特点，因此，发现药物先导物的过程中，"优势结构"再定位是药物化学家经常采用的一种有效策略，包括基于靶点相似性的"结构再利用"、基于优势结构片段的"活性再开发"及基于靶点杂泛性的"功能再评估"等方法。本章介绍的巴洛沙韦先导化合物是基于靶点的相似性设计得到的[47]。度鲁特韦12是针对整合酶催化活性位点的双金属螯合模型，经过多轮修饰而得到的氨基甲酰吡啶酮类似物，其金属螯合基团可以通过两个二价金属离子与HIV整合酶活性位点结合（图12-3-3A）。由于核酸内切酶PA结构域中的金属配位与HIV整合酶的金属离子配位结果类似（度鲁特韦的氨甲酰吡啶酮骨架可以与PA内切酶活性位点的两个Mn^{2+}形成配位

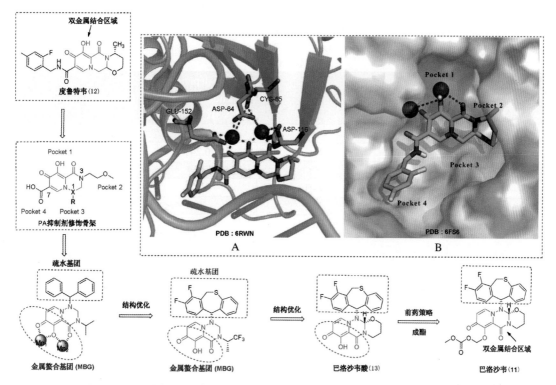

图 12-3-3　度鲁特韦（化合物 12）的结构及巴洛沙韦（化合物 11）的发现

A：度鲁特韦与HIV整合酶作用模式图；B：度鲁特韦与内切酶PA对接模式图

键，图12-3-3B），因此研究人员自然而然地想到将度鲁特韦12的金属螯合骨架（红色部分）"转移"到PA抑制剂的设计中，并对该优势骨架分别靶向口袋2、3、4进行取代基多样性修饰，一方面保证口袋1的金属螯合作用（度鲁特韦的2,4-二氟苄胺由于体积太大会使骨架与金属离子结合时有一定偏差），另一方面占据其他口袋则可以提高化合物的活性及选择性。因此，日本盐野义（Shionogi）制药公司在高活性母体结构13a（表12-3-1）的基础上进行了系统的构-效关系研究，最终得到了有开发价值的巴洛沙韦酸13[48-50]（图12-3-3）。

具体过程为：在最初的结构修饰中，C_1-位苄基取代的化合物能够显著提高对酶的抑制活性（14b），而当C_1-位由N杂原子取代时，其N_1-位苄基取代的化合物（14d）也能显著提高活性，但酶抑制活性最高的是C_1-位二苯甲基的S构型取代化合物14i，已比化合物14a的活性提高了三个数量级，但其IC_{50}值仍近50 nmol/L，对药物化学家来说，结果显然不够满意。将化合物14i C_7-位的羧酸基团用乙酯、甲酰胺、氨基、甲基和甲氧基等进行了快速衍生化（化合物15a～化合物15g），得到化合物的活性均未达到化合物14i的水平；尝试去掉C_7-位取代基，也未得到期待的结果。药物化学家们随后将注意力转移到N_3-位的构-效关系研究，发现该位置取代衍生虽然未再进一步提高体外抑酶活性，但疏水性的取代基降低了大鼠的静脉清除率以及提高了体外对大鼠肝微粒体的稳定性，如化合物16f（N_3-异丙基取代）[51]。

表 12-3-1   巴洛沙韦的早期构-效关系研究

14a-14j

化合物编号	X	R	Cap-dependent endonuclease (CEN)$IC_{50}{}^a$(μmol/L)	Cytopathic effect (CPE)$EC_{50}{}^b$(μmol/L)
14a	CH	H	68.6	N.D.
14b	CH (S)	Bn	0.241	> 50
14c	CH (R)	Bn	27.4	> 50
14d	N	p-F-Bn	0.419	> 25
14e	CH (S)	Ph	27.8	> 50
14f	CH (S)	Phenethyl	1.35	N.D.
14g	CH (S)	(结构式)	2.99	N.D.
14h	CH (S)	(结构式)	9.31	N.D.
14i	CH (S)	(结构式)	0.0478	0.293
14j	N		0.116	1.47

续表

15a-15g

化合物编号	R	CEN IC$_{50}$[a]（μmol/L）	CPE EC$_{50}$[b]（μmol/L）
15a	COOEt	0.298	2.53
15b	CONHMe	1.59	7.11
15c	NH$_2$	0.358	3.86
15d	OMe	0.110	1.68
15e	Me	0.281	2.47
15f	Cl	0.114	0.541
15g	H	0.115	0.134

16a-16g

化合物编号	X	R	CEN IC$_{50}$[a]（nmol/L）	CPE EC$_{50}$[b]（nmol/L）	Met. Stab. microsome（%）	iv CL[d][mL/min·kg)]
16a	CH（S）	＊⌒⌒O⌒	115	134	79.7	42.2
16b		Me	80.4	144	79.9	31.6
16c		i-Pr	239	57.5	78.7	25.3
16d	N	＊⌒⌒O⌒	103	75.2	83.4	47.4
16e		Me	164	81.6	92.1	18.8
16f		i-Pr	286	81.6	86.0	10.9
16g		＊⌒（furan）	588	478	50.6	42.6

　　有了N$_3$-位的信息，药物化学家们再次将注意力转移到C$_1$-位二苯甲基的优化。他们首先在两个苯环上以常见的烷基化、卤代、增加供电子基团及吸电子基团等策略进行优化（表12-3-2），其中双氯代化合物17g的抑酶IC$_{50}$值达到37 nmol/L。当然，药物化学家还在苯环上引入了其他极性基团，但得到化合物的活性均有不同程度的下降，可能是极性基团降低了化合物对细胞膜的透膜性所致。有趣的是，两个氯原子在C$_3$-取代亚甲基的邻位（化合物17g）比在间位（化合物17h）时活性更好，也比邻位单氯原子取代的化合物17c活性好。考虑到分子的刚性结构可能会有利于模拟PA活性位点中的疏水口袋，药物化学

家们又构象限定了分子结构，如二氢二苯并环庚烯的骨架（17k）以及在完全疏水的分子片段内引入易合成的极性分子17l和17m，其中17k和17m表现出与先导化合物14i同等水平的体外抑酶活性，自此，巴洛沙韦的基本骨架正式成形。

再次，药物化学家们回头对N_3-位的取代基进行衍生，此时的关注点为改善代谢稳定性及降低分子的体内清除率。上面介绍了异丙基取代的16f，药物学家们自然想到用环丙基取代（18a），以及基于异丙基的各种极性基团、卤代基团、甚至氘代基团等取代得到的化合物均未达到期望的结果，但却发现CF_3取代的化合物（S)-18f 结果较为理想，其IC_{50}值49.7 nmol/L，98%化合物体外代谢稳定，清除率仅为15.8 mL/（min·kg）。有趣的是，其立体异构体（R)-18f 的活性基本丧失，说明靶酶的结合位点对小分子的立体结构有要求。

此时，药物化学家仍然期望将先导化合物的体外抑酶活性降低到纳摩尔浓度级别（注：一般现代抗病毒药物分子均要求优化至这个水平，以提高血浆内有效抑制病毒浓度，减少病毒对药物压力产生突变的机会，并使潜在的副作用得以最大可能地降低）。他们继续在（S)-18f 的6,11-二氢二苯并[b,e]䓬硫杂进行了各种卤代衍生，重点考虑了氟（F）原子和氯（Cl）原子取代的作用。可以看到，在7'-位和8'-位引入F原子时，CEN的抑制活性有了进一步的提高；在8'-位和10'-位引入Cl原子时也可使化合物的体外抑酶活性达到10 nmol/L以下，表明在CEN结合口袋附近有可容纳F和Cl原子的亲脂性小口袋。其中，化合物19i和19q不仅具有强的CEN抑制活性，而且具有个位数纳摩尔的抗病毒活性。此外，当考察药代动力学性质时，发现19i显示出比19q更低的大鼠静脉清除率〔19i：11.0 mL/（min·kg）和19q：19.6 mL/（min·kg））。

表 12-3-2　巴洛沙韦骨架确定后的构－效关系研究

化合物	R_1	CEN IC_{50}[a]（nmol/L）	CPE EC_{50}[b]（nmol/L）
16f	Cl、Cl	286	81.6
17a	MeO、OMe	142	73.4
17b	F_3C、CF_3	276	219

续表

化合物	R_1	CEN IC_{50}[a]（nmol/L）	CPE EC_{50}[b]（nmol/L）
17c	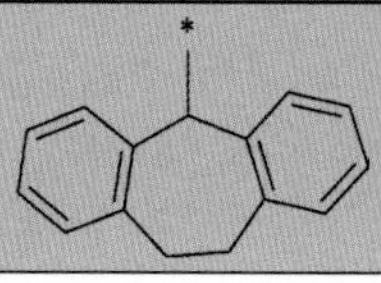	210	77.8
17d	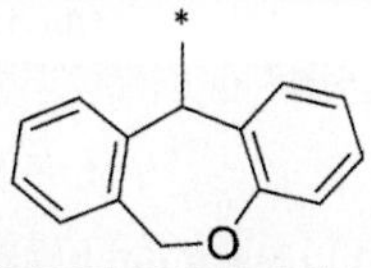	101	75.9
17e	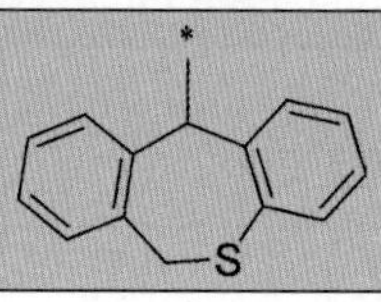	291	94.0
17f	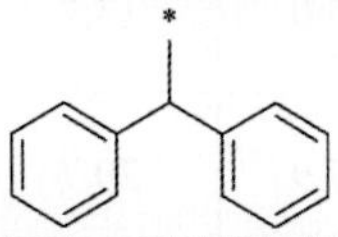	394	440
17g	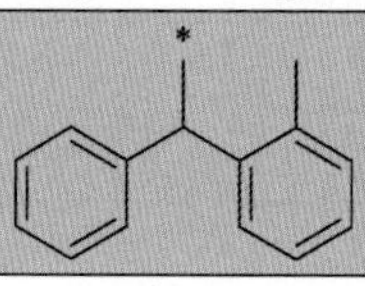	37.0	48.2
17h	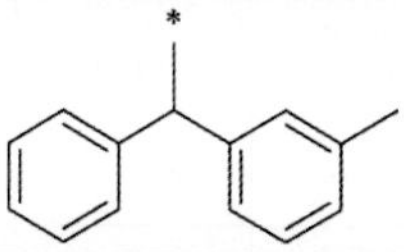	230	65.8
17i	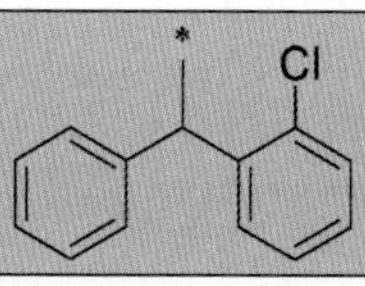	1310	589
17j	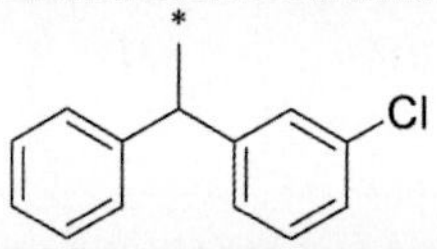	456	386
17k	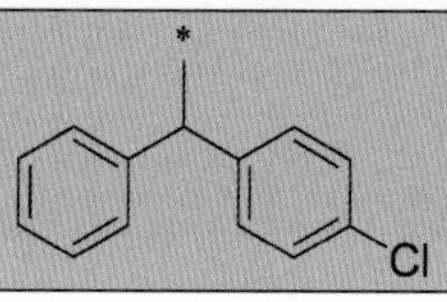	60.1	20.1
17l	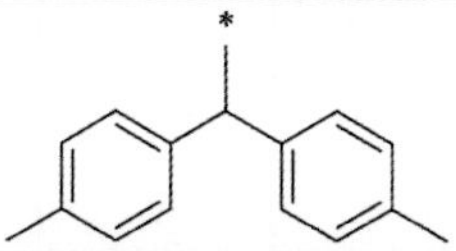	264	71.0
17m	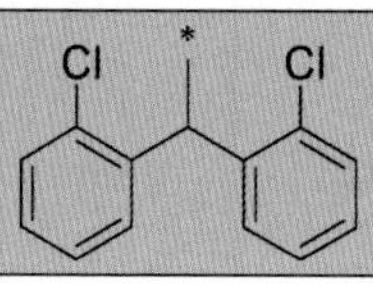	61.9	16.9

续表

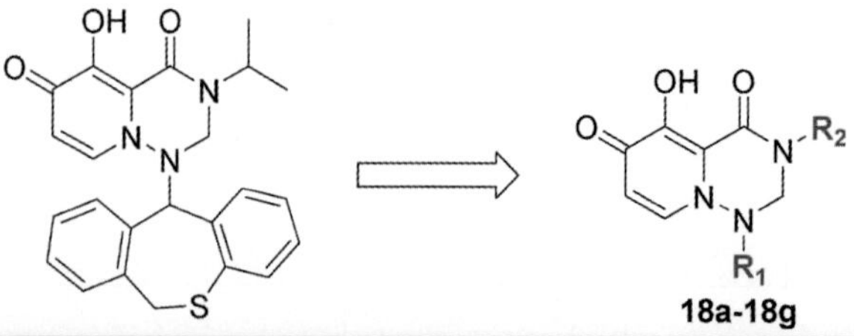

18a-18g

化合物	R$_1$	R$_2$	CEN IC$_{50}$[a] (nmol/L)	CPE EC$_{50}$[b] (nmol/L)	Met. Stab. microsome[c] (%)	iv Cl[d] mL/ (min·kg)
17m	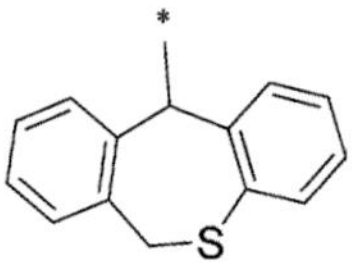	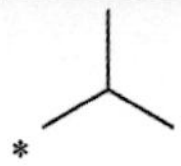	61.9	16.9	72.6	32.7
18a		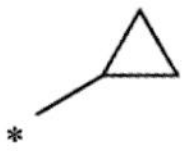	35.0	13.7	73.7	46.0
18b		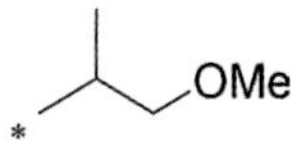	57.9	20.7	58.6	49.1
18c		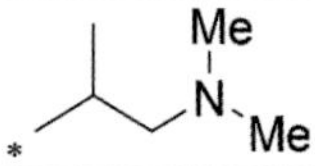	151	84.1	76.4	98.7
18d		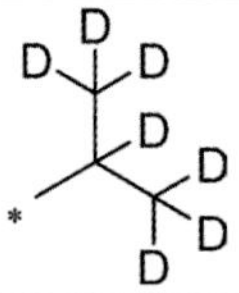	43.4	11.7	74.4	39.1
18e		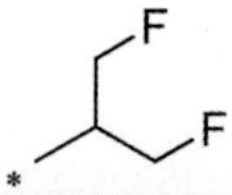	113	27.5	84.9	33.5
(R)-18f	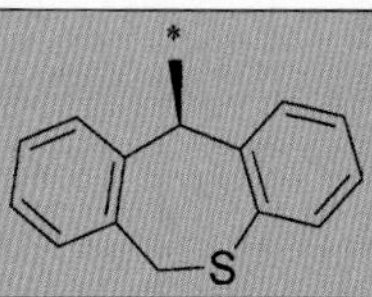	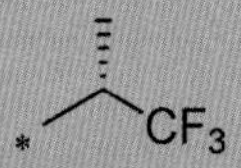	1890	131	NT	NT
(S)-18f	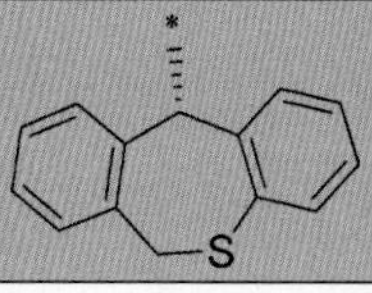		49.7	4.69	98.1	15.8
(R)-18g	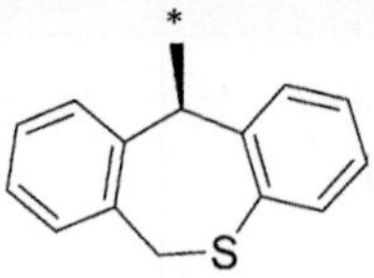	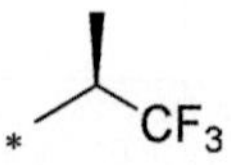	285	21.7	NT	NT
(S)-18g	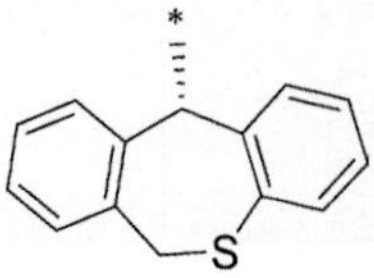		112	18.6	79.8	NT

续表

19a-19q

化合物	X orY	CEN IC$_{50}$[a]（nmol/L）	CPE EC$_{50}$[b]（nmol/L）	Met. Stab. microsome[c]（%）	iv Cl[d] [mL/（min·kg）]
(S)-18f	H	49.7	4.69	98.1	15.8
19a	1-F	37.1	15.1	97.4	9.09
19b	2-F	39.2	8.16	103	15.4
19c	3-F	48.2	14.3	93.9	13.4
19d	4-F	66.4	3.41	95.6	10.3
19e	7-F	12.5	3.85	91.8	8.37
19f	8-F	12.3	3.54	95.3	11.6
19g	9-F	44.3	4.68	98.9	21.3
19h	10-F	31.8	3.75	102	18.0
19i	7,8-F,F	5.57	4.28	81.1	11.0
19j	1-Cl	76.2	18.8	85.4	10.2
19k	2-Cl	24.9	70.8	NT	NT
19l	3-Cl	62.1	21.2	101	12.2
19m	4-Cl	23.2	13.5	92.3	6.78
19n	7-Cl	30.0	3.04	102	7.36
19o	8-Cl	6.99	10.5	96.1	5.70
19p	9-Cl	16.6	4.21	94.1	12.4
19q	10-Cl	9.95	3.52	93.3	19.6

[a]CEN（帽依赖性核酸内切酶）抑制活性是根据之前报道的方法测定。[b]Madin-Darby牛肾（MDBK）细胞用甲型流感病毒感染（96孔板中以每孔50 TCID$_{50}$稀释A/WSN/33），与测试化合物在37℃下于CO$_2$培养箱中孵育72 h，使50%细胞存活的测试化合物的浓度为EC$_{50}$。[c]肝微粒体稳定性表示为2 μmol/L的化合物在大鼠肝微粒体中于37℃下孵育30 min后保留的化合物百分比。[d]大鼠清除率（CL）是单次静脉给药后，通过LC/MS/MS测量得到。*取代基与母环的连接处

在接种A/WSN/33流感病毒（100 TCID$_{50}$/小鼠）的小鼠模型中，感染后第5天分别口服19i或磷酸奥司他韦两次。第一次给药24 h后，药理学家使用Madin-Darby犬肾（Madin-

Darby canine kidney，MDCK）细胞测量了小鼠肺部病毒滴度（log $TCID_{50}$/mL）。当19i以0.4 mg/kg BID给药时，与临床剂量相当的磷酸奥司他韦（5 mg/kg，BID）给药相比，小鼠肺部病毒载量降低了1/10；将19i的剂量增加至10 mg/kg，BID时，小鼠肺病毒载量则会降低至磷酸奥司他韦给药后的约1/30水平（图12-3-4）[52]。药物化学家们通过继续优化19i，发现了巴洛沙韦酸13，遗憾的是作者未找到详细的优化过程，待进一步的探讨。但对比19i和13的结构可以发现，N_3-位取代基的变化值得额外说明：甲基乙基醚取代基（16d）由异丙基取代（16f）后降低了大鼠的静脉清除率以及提高了体外对大鼠肝微粒体的稳定性，说明*N*-烷基取代是常见的代谢位点（表12-3-1）；进一步由三氟甲基异丙基［(*S*)-18f］替代异丙基也是为了进一步提高异丙基代谢稳定性（异丙基的甲基或者叔碳也是常见的代谢位点），但三氟甲基的引入很可能大大提高分子的脂溶性，因此，药物化学家又采用分子内环化引入氧原子的方法最终得到了化合物13。巴洛沙韦酸（化合物13）的口服生物利用度仍然很低，"前药策略"成为药物化学家的优先选择。引入酯键是前药的常用策略，其机制是人体内（血浆、细胞以及各种组织等）的各种羧酸酯酶（carboxylesterases）会将药物分子的酯键催化水解，并释放活性药物分子。巴洛沙韦（化合物11）是化合物13的碳二酸二甲基酯，其中一端连在化合物13的酸性羟基上（图12-3-4）。碳二酸二甲基酯键易发生羧酸酯酶催化的水解反应，生成的羟甲酯不稳定，自动分解释放出一分子甲醛和一分子巴洛沙韦酸。巴洛沙韦（化合物11）的口服生物利用度（*F* = 18.4%）是巴洛沙韦酸13（*F* = 7.1%）的2.5倍[53]。

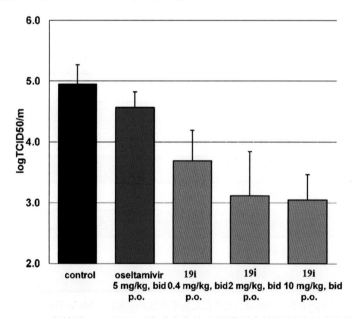

图 12-3-4   19i 在接种 A/WSN/33 流感病毒的小鼠模型中的抑制肺部病毒效果 [52]

三、巴洛沙韦的合成

Baloxavir主要由两个片段（片段A和片段B）组成（图12-3-5），每个片段均有一个手性中心。A和B片段可通过耦联和脱保护反应获得目标化合物[54]，目前主要有3种合成路线。

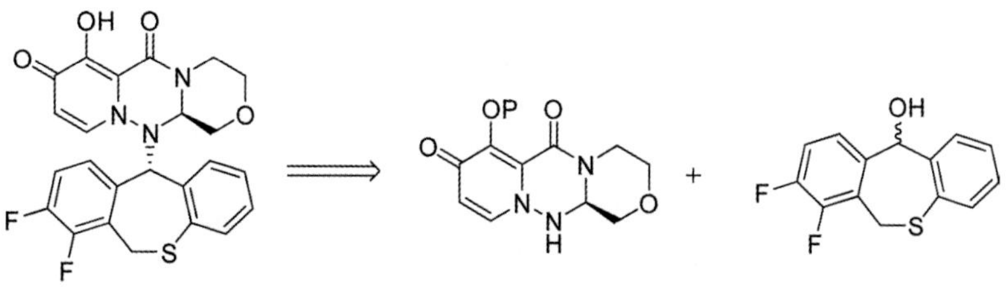

图 12-3-5　巴洛沙韦的逆合成分析

（一）路线 1

片段A分10步合成。以内酰胺（化合物20）为起始原料，使用氯甲酸烯丙酯（alloc）保护，经羰基还原后再与甲醇反应得到甲氧基醚（化合物23）。另外一个起始原料（化合物24）的羧酸经过酯化，再与叔丁基肼羧酸丁酯（Boc-NHNH$_2$）经过交换反应生成吡啶酮（化合物26），后者用无水盐酸脱保护得到（化合物27）。中间体（化合物23）与化合物27发生取代反应得到化合物28，化合物28再进行催化加氢脱alloc保护基后，发生分子内酯的氨解反应得到闭环产物（化合物29）。再通过酰化反应引入（R）-四氢呋喃-2-羧酸，得到非对映异构体化合物29A和化合物29B，经乙醇重结晶得到化合物29A。最终脱去四氢呋喃-2-甲酰基后得到片段A（图12-3-6）。

以3,4-二氟苯甲酸（化合物30）为原料，通过强碱LDA处理与DMF反应，在其羧酸的邻位引入醛基，并与羧酸发生分子内半缩醛反应生成化合物31。化合物31与硫代苯酚反应，得到硫代缩醛（化合物32）。化合物32在路易斯酸（AlCl$_3$）催化下发生加氢还原，再在多聚磷酸（PPA）中发生傅克酰基化生成环硫醚化合物34，再用硼氢化钠还原其酮基，得到外消旋硫化物片段B。最后，片段A和片段B通过催化耦联、脱苄反应得到S构型的巴洛沙韦酸（化合物13）（收率为93%）（图12-3-7）[53]。

1. 片段 A 的合成

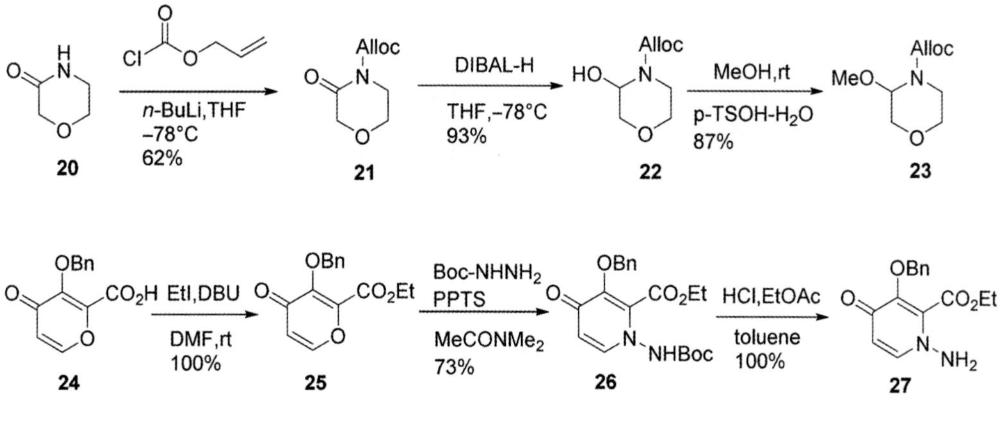

图 12-3-6　片段 A 的合成

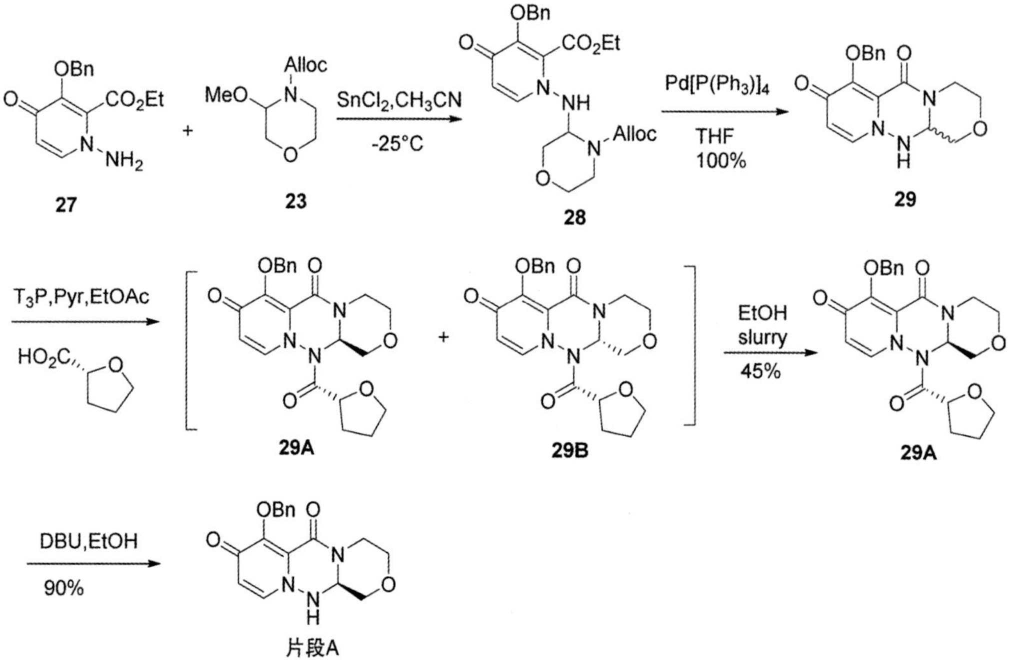

图 12-3-6 （续）

2. 片段 B 与巴洛沙韦的合成

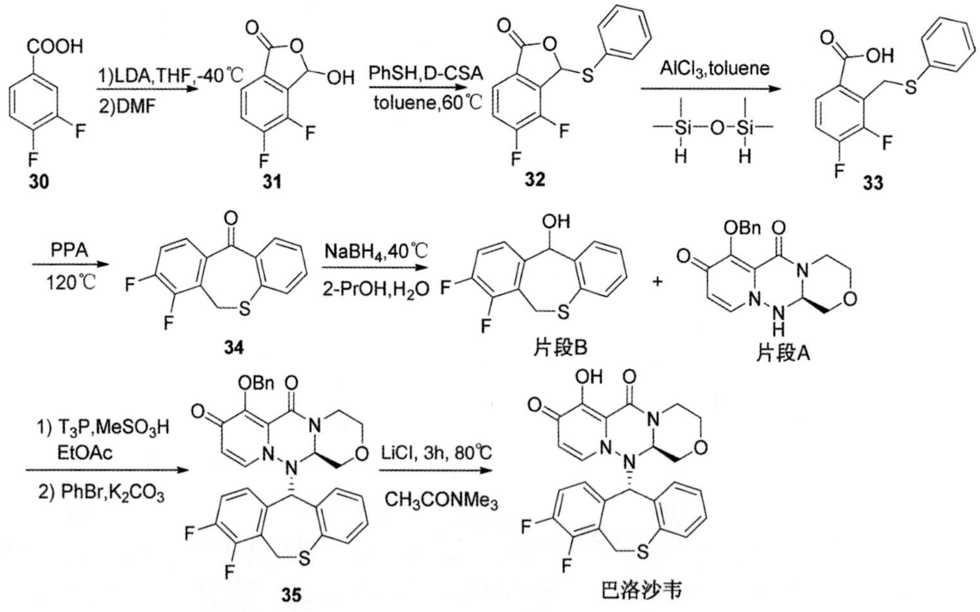

图 12-3-7　巴洛沙韦（片段 A+ 片段 B）的合成

　　该路线的主要问题包括：①反应时间较长，需要通过低产率制备共价非对映异构体来分离纯对映异构体；②A 和 B 两个主要片段之间的偶联产量低，非对映异构选择性差。

（二）路线 2

　　合成片段 A 由原来的 10 步缩短为 8 步。首先以伯醇（化合物 36）为原料使其烷基化，然后用水合肼去保护得到一端是半缩醛的伯胺（化合物38）。将化合物26与化合物38进行酰胺化反应得到化合物39，经MeSO$_3$H的MeCN水溶液处理得到三环胺（化合物29）。与第一代路线一样，化合物29再经过酰化反应、重结晶得到化合物29A，然后酰胺还原得到片段A（图12-3-8）。与路线一不同的是，在将片段A与片段B结合前，先通过正己基保护A后再与片段B反应得到化合物41，最终再去保护以91%的收率得到巴洛沙韦酸（化合物13）（图12-3-9）。本路线中使用正己基保护片段A极大地提高了非对映异构体的选择性，使产率得以大大提高[55,56]。

1. 片段 A 的合成

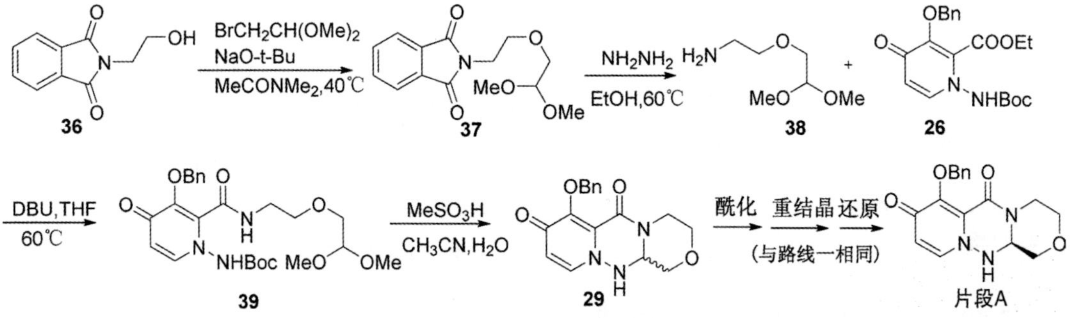

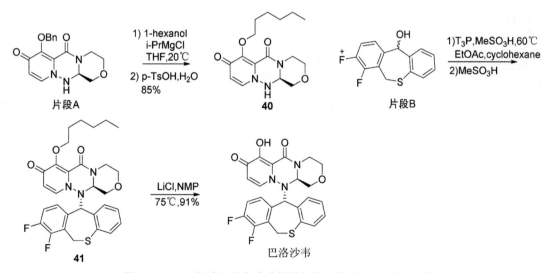

图 12-3-8　片段 A 的合成

2. 巴洛沙韦的合成（苄基保护后的片段 A+ 片段 B）

图 12-3-9　巴洛沙韦的合成（苄基保护后的片段 A+ 片段 B）

（三）路线 3

前两条路线中非对映异构体的分离（化合物29到化合物29A）产率为45%，本路线中通过使用手性导向基团来设置所需的不对称中心，避免了低产率分离非对映异构体的路线。该路线还通过较早地引入正己基保护基团，避免了较晚保护基团切换。合成片段A'总共需要10步，虽然比路线2多两步反应，但由于避免了非对映异构体分离步骤，产率仍比路线2提高了约1倍。

以Boc保护的丝氨酸（化合物42）为起始原料经成醚反应、酯化反应（同时脱除Boc基团）得到手性片段化合物44（图12-3-10）。片段A'的制备是从苄基保护的吡喃酮（化合物25）开始的，通过TFA脱苄基，再与正己基碘烷基化（保护基分两步切换为正己基）得到中间体化合物45。化合物45与叔丁基肼羧酸丁酯反应，再经皂化得到化合物47。手性片段化合物44与化合物47偶联得到化合物48，用MeSO$_3$H的乙腈/水溶液处理后得到的三环产物化合物49（非对映异构体比为20∶1），避免了非对映异构体分离。最后经酯基水解得到化合物50。最终化合物50与化合物51在甲醇的碱溶液中脱去羧基得到片段A'，片段A'与片段B缩合而制得巴洛沙韦酸（化合物13）（收率为91%）（图12-3-11）[57]。

1. 手性片段化合物 44 的制备

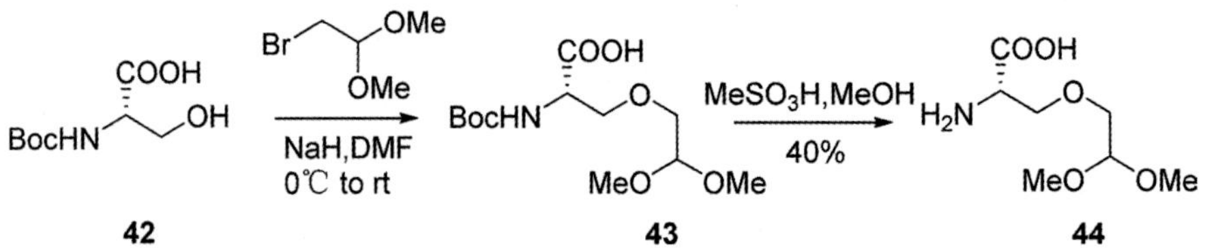

图 12-3-10 手性片段（化合物 44）的制备

2. 片段 A' 的制备及巴洛沙韦的合成

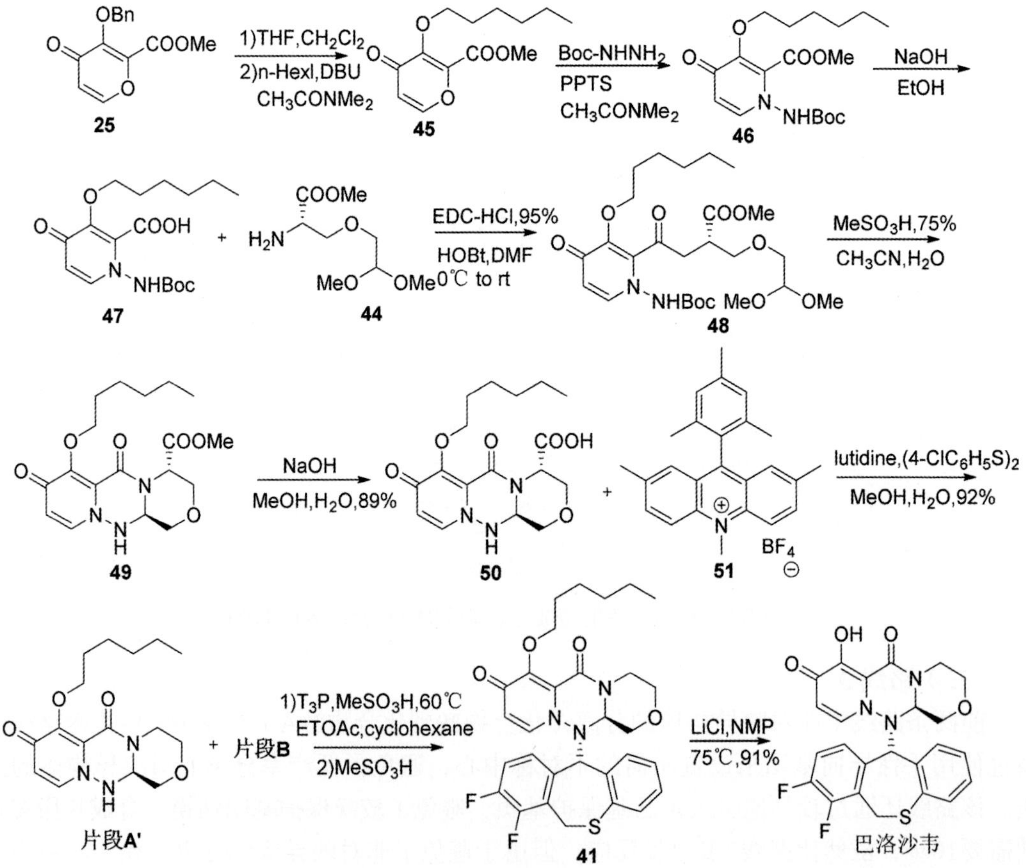

图 12-3-11 片段 A' 的制备及巴洛沙韦的合成

四、巴洛沙韦的临床研究

（一）药理作用

巴洛沙韦对A、B型流感病毒和临床分离株（包括NA-H274Y突变株）均具有显著的抗病毒活性，并与神经氨酸酶抑制剂（如奥司他韦、扎那米韦）表现出协同抗病毒活性[58]。

在接种A型或B型流感病毒临床分离株（包括奥司他韦耐药株、H5N1和H7N9病毒毒株）的小鼠模型中，与等剂量奥司他韦给药（5 mg/kg，每日2次，连续5 d）的小鼠相比，巴洛沙韦单独给药或与奥司他韦联合给药可显著降低小鼠死亡率，且巴洛沙韦组在给药后24 h内病毒滴度显著降低。即使在接种致死量的甲型流感病毒24 h后延迟给药，巴洛沙韦在小鼠模型中也具有明显的疗效。然而，在A、B型流感病毒株的体外耐受性试验中，发现PA活性位点（巴洛沙韦的结合靶点）发生I38T氨基酸突变的突变株对巴洛沙韦的敏感性比野生株降低了100倍[59]。

（二）药代动力学

吸收与分布：作为一种小分子前药，口服巴洛沙韦后可迅速转化为活性代谢物13，后者在4 h左右可达到最大血药浓度，表观分布容积为1180 L，若与食物同服，C_{max}可降低48%，药–时曲线下面积降低36%，活性代谢产物13体外与血浆蛋白的结合率为92.9% ~ 93.9%。

代谢与消除：活性代谢产物（化合物13）主要由UGT1A3代谢为葡糖醛酸结合物，随后被CYP3A代谢形成亚砜。巴洛沙韦主要通过胆汁排泄消除。采用放射性标志物检测发现，巴洛沙韦给药后约有80%通过粪便排出，少量（约15%）由尿液排出。其半衰期为79.1 h，清除率为10.3 L/h。此外，群体药动学研究表明，年龄、性别、轻度或中度肝和肾功能损伤对巴洛沙韦的药动学无显著影响，重度肝、肾功能损伤对巴洛沙韦的药动学影响尚不清楚。

（三）给药

巴洛沙韦应在症状出现的48 h内开始给药最为理想。单剂量口服一次，不应与乳制品、钙强化饮料、含泻药的多价阳离子、抗酸剂或口服补充剂一起服用。需要根据体重给药，如表12-3-3所示[60,61]。

表12-3-3　12岁及以上成人和青少年使用巴洛沙韦 [57]

患者体重（kg）	推荐口服剂量（mg）
40 ~ 80	单剂量 40
≥80	单剂量 80

（四）临床II期试验

II期临床试验是一项双盲、安慰剂对照、剂量范围、随机对照试验。研究者将400例患者随机分组，分别给予单剂量10、20、40 mg巴洛沙韦或安慰剂，对巴洛沙韦的疗效进行评价。结果显示，与安慰剂相比，巴洛沙韦组的流感症状时间显著缩短（49.5 ~ 54.2 h vs. 77.7 h），发热时间明显缩短（28.9 ~ 33.4 h vs. 45.3 h），且巴洛沙韦各剂量组的体内病毒数量显著降低[61]。

（五）临床Ⅲ期试验

CAPSTONE-1是一项全球性、多中心、随机、双盲、安慰剂对照Ⅲ期研究，研究人员使用该研究方法评价了巴洛沙韦的疗效和安全性。试验共纳入无其他并发症的流感患者1436例，20～64岁的患者按照体重比2∶2∶1的比例随机分为3组，分别根据体重接受单次口服剂量40 mg或80 mg的巴洛沙韦，每日两次75 mg奥司他韦或安慰剂，共服药5 d；年龄12～19岁的患者按照体重比2∶1的比例随机分组，分别接受单次口服巴洛沙韦或安慰剂（仅在第1天）。结果表明，在青少年（38.6 h）和成人（25.6 h）中，巴洛沙韦组症状缓解的中位时间均比安慰剂组短；症状出现后24 h内开始接受药物治疗的患者（32.8 h）与在24 h后开始接受药物治疗的患者（13.3 h）相比，巴洛沙韦组和安慰剂组的症状缓解时间差异较大；与奥司他韦组（达菲）相比，巴洛沙韦组（53.5 h）和奥司他韦组（53.8 h）症状缓解的中位时间相似，但巴洛沙韦组的病毒载量下降更快。另外还发现，在370名巴洛沙韦受试者中，9.7%的受试者（通常在第5天或之后）检测到PA 138T/M突变，这些受试者流感症状缓解时间比那些未检测到突变的时间变长[62]。

CAPSTONE-2是一个Ⅲ期、多中心、随机、双盲研究，用于评估单剂量口服巴洛沙韦与安慰剂和奥司他韦治疗12岁或以上有流感并发症高危因素患者疗效的试验。结果显示，在流感严重并发症高危群体中，巴洛沙韦组较安慰剂组更显著地缩短了流感症状时间（中位时间为73.2 h vs. 102.3 h）。在流感病毒亚型分析中，巴洛沙韦组较安慰剂组显著缩短A/H3N2和B型流感病毒的流感症状改善时间（TTIIS）（中位时间分别为75.4 h vs. 100.4 h；74.6 h vs. 100.6 h），病毒滴度明显降低（48.0 h vs. 96.0 h）。与奥司他韦组相比，巴洛沙韦组在症状持续时间和病毒复制缩短时间方面观察到显著性差异（74.6 h vs. 101.6 h；48.0 h vs. 96.0 h）。与安慰剂组（29.7%）和奥司他韦组（28.0%）相比，巴洛沙韦治疗组报道的不良反应总发生率较低（25.1%）。此外，巴洛沙韦耐受性良好，高风险流感患者恢复更快，并发症风险降低。奥司他韦起效通常要72 h，而巴洛沙韦只需单剂量口服一次，只要24 h就可以杀灭病毒，大大提高了患者的依从性[63]。

（六）不良反应

在CAPSTONE-1中，单剂量的巴洛沙韦在12岁的成人和儿童中对甲型或乙型流感的耐受性良好。研究结果显示，20.7%的巴洛沙韦接受者、24.6%的安慰剂接受者和24.8%的奥司他韦接受者均出现了不良反应，提示患者存在一定的心理暗示作用。但与奥司他韦接受者（8.4%）相比，服用巴洛沙韦的患者（4.4%，$P=0.009$）不良反应明显减少。在成人和儿童的临床试验中不良反应的发生率为5.4%（$n=910$）。最常见的不良反应是腹泻，其次是头痛和恶心等[61]。

五、巴洛沙韦研究的启示

本章的药物设计策略不同于其他章的方法。显然，结构生物学的发展为设计及发现本章的活性分子起到了决定性的作用。通过结构生物学的研究，人们理解到核酸内切酶的功能域的结构，以及核抑制酸内切酶活性分子的基本组成部分，包括能与二价金属离子配位的基团及能够占据PA$_N$的大体积疏水性基团。因此，从HIV整合酶抑制剂中选择双金属药效团进行模拟成为一个好的起点。本章的另一个特点是"优势结构再定位"的优化策略。将两种策略有机地结合起来，显然在发现药物活性分子阶段节约了时间和成本，也在优化阶段缩短了部分时间。重点是利用"优势结构"分子有可能大大提高分子的成药性概率。因此，采用"优势结构再定位"具有如下优点：通过修饰现有活性药物或先导化合物的核心骨架，快速扩展新结构化合物库的数量，提高合成效率；可开发具有成药性佳、安全性高的候选药物；分子中关键的药效团模型，可以预测配体和靶标之间可能的结合方式等[64]。

　　作为一种新型的核酸内切酶PA抑制剂，巴洛沙韦已经在临床研究中显示出令人满意的结果。与其他可用的抗流感病毒药物相比，巴洛沙韦至少有两个优势：①巴洛沙韦可单剂量口服，用药方便，且24 h就可以抑制病毒，大大提高了患者的依从性；②巴洛沙韦可以克服流感病毒对神经氨酸酶抑制剂产生的耐药性问题。

　　虽然巴洛沙韦的上市为流感患者提供了新的药物治疗选择，但巴洛沙韦耐药株的出现很快就成为亟待解决的问题。在2018—2019年，研究者发现1.5%（5/323）的pH1N1和9.5%（32/337）的H3N2病毒产生了PA/I38T突变，且在甲型H3N2流感病毒中的出现频率比在pH1N1病毒或乙型流感病毒中更高。最让人担忧的是PA/I38T突变型H3N2流感病毒可能会发生人与人之间的传播[65]。可以预期，随着临床使用时间的延长，PA/I38T突变病毒毒株的出现频率可能会不断增加，突变株对巴洛沙韦敏感性的降低将会影响巴洛沙韦的临床使用。

数字资源

第十三章

抗肿瘤天然药物紫杉醇

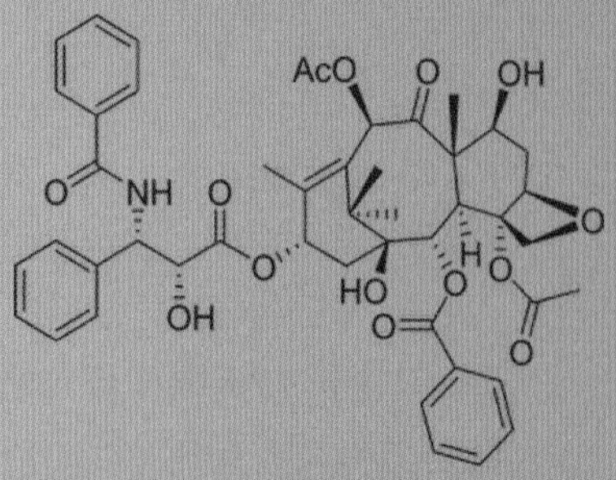

紫杉醇

董 毅 马 瑶 刘 刚

第一节　紫杉醇的发现及开发

　　癌症，即恶性肿瘤，具有无限生长、侵袭和转移等特点。从20世纪中期开始，癌症已逐渐成为威胁人类生命健康的主要疾病之一，仅次于心血管疾病。为了攻克癌症这一难题，寻找及发展安全、有效的新作用机制抗肿瘤药物已经成为全世界各个国家不断努力的目标。在人类抗击癌症的历史上，发明和使用化疗药物具有划时代的里程碑意义。20世纪50—80年代，美国国立卫生研究院（National Institute of Health，NIH）下属的国家癌症研究所（National Cancer Institute，NCI）曾对世界上超过35 000种植物的提取物进行了大规模的抗肿瘤活性筛选评价，以求发现新的抗癌天然分子（或组分），紫杉醇就是其中之一。紫杉醇（taxol，又名paclitaxel，商品名：Taxol®），白色粉末（熔点：213～216℃），分子组成为$C_{47}H_{51}NO_{14}$，相对分子质量为853.33，是从太平洋红豆杉树皮中分离并提取出来的一种二萜生物碱类天然产物，临床上广泛应用于卵巢癌、乳腺癌、非小细胞肺癌以及黑色素瘤等癌症的治疗，是迄今为止最重要的天然抗癌药物之一，目前常见于与铂类药物合用，尤其是与新型免疫检查点抗肿瘤药物（如PD1抗体、或者PD-L1抗体）合用正在成为新的癌症治疗趋势。从紫杉醇的发现、抗癌机制研究、化学合成（包括工艺合成）、制剂开发、确定临床治疗适应证等，经历了长达30年之久的研发历程。

一、紫杉醇的发现

　　红豆杉，又称紫杉，在植物学分类上属于裸子植物，主要零散分布在北半球，是一种极其珍贵的药用植物。1962年，美国植物学家Barclay博士在华盛顿州发现了太平洋紫杉（*Taxus brevifolia* Nutt），并对其进行了有效成分的提取和活性评价，其中标号为NSC670549提取物对KB肿瘤细胞具有明显的细胞毒作用。1966年美国北卡罗来纳州三角研究所（North Carolina Triangle Institute）的Wall和Wani博士基于活性追踪分离的方法，从12 kg风干的太平洋紫杉树皮中分离出约500 mg抗肿瘤的有效成分，标号为K172，收率约为0.004%。1967年他们进一步制得了该成分的白色晶体，Wall博士将其命名为Taxol，意思是来自红豆杉的醇类化合物，Tax取自红豆杉（Taxus），而词缀-ol为醇的简写（当时只能确定该化合物中含有羟基）。同年在美国迈阿密召开的美国化学会第153次会议上，Wall博士发表了研究报告，详细介绍了紫杉提取物，提到"它具有非常广泛的抗肿瘤活性"。1971年美国杜克大学的晶体学家McPhail博士利用磁共振技术和单晶X-射线衍射技术，最终确定了Taxol的化学结构（图13-1-1）。紫杉醇由6/8/6三并碳环组成了核心的二萜结构骨架，其上连有一个氧杂四元环并含有羟基、酰胺基在内的苯丙酸酯侧链。整个分子中含有11个手性中心碳原子以及苯环、乙酰氧基等多个官能团，化学结构极其复杂[1]。紫杉醇结构的确定使人们能够直观地认识这个天然抗肿瘤明星分子。

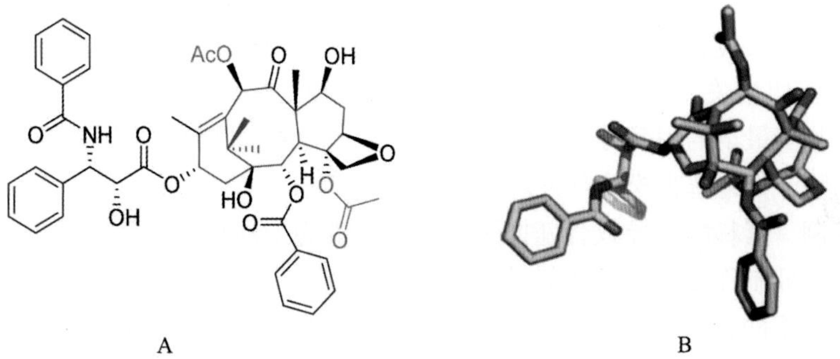

图 13-1-1　紫杉醇

A：化学结构；B：单晶结构

二、紫杉醇的抗肿瘤作用机制

1979年，美国爱因斯坦医学院分子药理学家Susan B. Horwitz博士首次阐明了紫杉醇独特的抗肿瘤作用机制：即通过促进微管蛋白的聚合，同时抑制细胞中微管的正常生理解聚，使细胞的有丝分裂停止在G_2期及M期。细胞在进行有丝分裂时，微管如若不能形成纺锤体和纺锤丝，则会阻止肿瘤细胞的分裂和增殖，进而对肿瘤细胞产生杀伤或增殖抑制作用[2-5]。

三、紫杉醇的临床研究

1977年，NCI将紫杉醇列为候选药物并启动了其临床前研究，于1982年完成了安全性评价。1983年NCI向美国FDA正式申报临床Ⅰ期试验研究，1年后获得批准，适应症定为卵巢癌。1985年启动了临床Ⅱ期试验研究，1988年，FDA公布了紫杉醇对于晚期卵巢癌Ⅱ期临床试验研究的最终结果。该报告显示，紫杉醇对晚期卵巢癌具有30%的应答率，即每十个晚期卵巢癌患者中至少有3人经紫杉醇治疗后的肿瘤组织会缩小或者无进展。1989年施贵宝制药公司以提供17 kg紫杉醇为代价获得了紫杉醇药物研发专有权，并于1990年启动了临床Ⅲ期试验研究。1992年，施贵宝制药公司向FDA递交了紫杉醇的新药上市申请，6个月后注射用紫杉醇正式获批上市，用于二线治疗晚期卵巢癌，施贵宝制药公司也因此获得了紫杉醇生产和研发及销售的10年专利权。之后紫杉醇又陆续获批用于乳腺癌的治疗

（1994年）、艾滋病相关的卡波济肉瘤治疗（1997年）、与顺铂联合用于卵巢癌的一线治疗（1998年）、非小细胞肺癌的一线治疗（1999年）、联合其他化疗用于乳腺癌的治疗及早期淋巴结阳性乳腺癌的辅助治疗（2000年）等。

四、注射用紫杉醇的应用局限性

目前，注射用紫杉醇已经被广泛应用于乳腺癌、肺癌、卵巢癌、食管癌、前列腺癌等多种癌症，但其耐受性、耐药性、单药应答率低、剂型等问题也在一定程度上限制了其更加深入的应用。

（一）剂量耐受问题（不良反应）

紫杉醇对造血系统、心血管系统、呼吸系统、神经系统等全身多个系统均会产生一定的剂量依赖性不良反应，是其剂量使用上面临的最主要问题。由于这些不良反应也与紫杉醇的给药方案密切相关，因此合适的剂量与给药途径是保证紫杉醇临床用药的关键。例如，注射用紫杉醇最早的用药方案是静脉注射24 h，优化后目前的方案是静脉注射3 h，并辅以抗过敏药物，如地塞米松的预处理步骤。

1. 骨髓抑制　紫杉醇可导致骨髓抑制，临床表现为中性粒细胞数量减少，且具有剂量依赖性，即骨髓抑制程度随紫杉醇剂量的增加而加重。当剂量达 275 mg/m^2 时，80% 的患者会出现不同程度的骨髓抑制现象，且绝大多数情况较为严重；对于正在接受放疗的患者而言，骨髓抑制的发生率则会更高。长期输注紫杉醇还会导致体内白细胞计数急剧减少，具有时间依赖性，缩短输注时间或使用粒细胞集落刺激因子（G-CSF）可降低骨髓抑制的发生率。出现严重的骨髓抑制现象时，可静脉输注红细胞或降低紫杉醇的使用剂量。

2. 变态反应　变态反应是注射用紫杉醇较为常见的不良反应，多数发生在首次或二次使用过程中。紫杉醇注射液中的聚氧乙烯蓖麻油和无水乙醇是引起变态反应的主要因素，主要表现为皮疹、低血压、哮喘、呼吸困难、支气管痉挛等症状。

3. 神经毒性　神经毒性是紫杉醇最主要的副作用，临床表现为运动神经、中枢神经、外周神经、肌病等毒性反应，是紫杉醇临床使用剂量限制的重要原因。通常情况下，当剂量超过 200 mg/m^2 时，多数患者会出现不同程度的神经毒性反应。紫杉醇神经毒性的发生率和严重程度与其剂量密切相关，具有剂量蓄积性，累积剂量的增加会增高外周神经疾病的发生概率。

此外，紫杉醇具有一定的心血管系统毒性，输注期间常伴有心率异常、高血压、静脉血栓等不良反应，且不受剂量影响。紫杉醇也可引起因刺激呕吐中枢而产生的轻度或中度恶心、呕吐等消化道症状，还可以导致一定程度的肌肉和关节疼痛，具有剂量依赖性，剂量越大，痛感越强。另外，紫杉醇也会对一小部分患者产生肝脏毒性，主要表现为碱性磷酸酶、血清转氨酶、天门冬氨酸氨基转移酶升高。对于大多数患者来说，当紫杉醇剂量达到200 mg/m^{2}以上时，均会出现脱发现象。

（二）耐药问题

作为一线抗肿瘤药物，自进入临床应用以来，紫杉醇表现出巨大的潜力和应用前景。但肿瘤细胞耐药性的产生以及越来越多的交叉耐药现象的出现，也在一定程度上限制了其临床应用。通过对紫杉醇耐药机制的深入研究发现，其耐药是一个复杂的过程，耐药因素众多。其中，MDR1编码的P-糖蛋白基因过表达被公认为是主要原因。近年来，大量研究表明，β-Ⅲ型微管蛋白的异常表达也是紫杉醇耐药的另一种机制。

1. 多药耐药（multiple drug resistance，MDR） 肿瘤细胞存在或经过化疗药物诱导产生对多种化疗药物无应答的现象，称为多药耐药（MDR）。P-糖蛋白是由MDR基因编码、分子量为170 kD的膜蛋白，具有ATP依赖性跨膜转运活性。作为一种能量依赖性药物外排泵，P-糖蛋白广泛分布在胃肠道等组织中，一旦与化疗药物结合，ATP立即释放出能量将胞内药物泵出胞外，导致细胞内无法达到有效药物浓度，使药物的细胞毒作用降低或完全消失，从而产生耐药。紫杉醇分子高度疏水，与P-糖蛋白有较强的亲和力，是细胞对它产生耐药性的主要原因。

2. β-微管蛋白亚型 微管系统是细胞骨架成分，可参与多种细胞功能。微管是由α-及β-微管蛋白聚合而成的异二聚体所组成的动态结构，是包括紫杉醇在内的多种抗癌药物的重要靶标。研究表明，影响微管组装以及药物结合的β-微管蛋白突变与紫杉醇耐药性密切相关，特别是Ⅲ型微管蛋白的异常表达，在临床上具有重要的肿瘤侵袭和化疗抵抗作用[6]。Panda等对比多种表达不同β-微管蛋白亚型的细胞发现，高表达Ⅲ型-微管蛋白（TUBB3）的细胞，其微管蛋白具有明显高的动力学活性，可调节微管聚合的动力学性质，导致即使在紫杉醇作用下，微管蛋白仍有足够的动力完成细胞的有丝分裂，从而对紫杉醇产生耐药[7]。这种耐药机制在对紫杉醇产生化疗抵抗的非小细胞肺癌[8,9]、乳腺癌[10]和卵巢癌[11]中得到了进一步的证实。

另外，紫杉醇耐药还与β-微管相关的蛋白有关，其中Tau蛋白是含量最高的微管相关蛋白。正常大脑中Tau蛋白的细胞功能是通过与神经细胞的微管蛋白结合，促进其聚合形成微管。研究表明，适当浓度的Tau蛋白主要结合于微管外，会与结合于微管内的紫杉醇协同增强促微管聚合；但当Tau蛋白过表达时则会结合于微管内外表面，而结合于微管内的Tau蛋白可与具有相同结合位点的紫杉醇产生竞争性结合，致使紫杉醇的微管结合率降低，减弱了紫杉醇的促微管聚合作用，表现出紫杉醇耐药。

3. 肿瘤微环境导致的化疗抵抗 肿瘤的发生、生长及转移也与肿瘤细胞所处的微环境密切关系，该微环境也会导致化疗抵抗（chemotherapy resistance）。下文第三节介绍的紫杉醇前药设计便是利用了肿瘤微环境的特点，比如低氧微环境和炎性微环境等设计的新药候选物，来实现增敏化疗的目的。读者可以通过阅读下文进一步了解肿瘤微环境是如何导致化疗抵抗的。

（三）单药应答率低（联合用药）

在紫杉醇单药治疗过程中，会出现靶向性差、耐受性差、不良反应较多等问题，治疗效率低，患者治疗后平均24~42个月即会复发并转移，因此临床多采用联合给药方案以提高疗效，并减轻毒副作用以及不良反应的发生，提高药物耐受性和患者使用依从性。例如，紫杉醇联合卡铂是目前最常见的临床联合用药方案，通常用于乳腺癌、卵巢癌、非小细胞肺癌等的化疗，主要的不良反应是骨髓抑制。目前（或者特殊情况下），临床也在尝试（或直接）使用紫杉醇与免疫类药物、靶向药物等联用，其临床有效性已被广泛验证。例如，吉西他滨是作用于DNA的二线化疗药物，单药治疗卵巢癌的有效率仅为15%~20%。紫杉醇联合吉西他滨用于曾接受其他大剂量化疗的癌症患者，表现出更好的耐受性，目前通常作为铂类耐药患者的治疗方案，可以明显提高患者的生存期。伊立替康为喜树碱类似物，是拓扑酶 I 抑制剂，紫杉醇联合卡铂和伊立替康已成为治疗进展性卵巢癌的有效方案。紫杉醇联合顺铂和异环磷酰胺是目前公认的治疗晚期卵巢癌的联用方案。

（四）剂型问题

1. 紫杉醇注射液（传统剂型）　复杂化学结构及多个疏水基团导致紫杉醇分子具有高度疏水性，水中溶解度 < 0.01 mg/mL，几乎不溶于水。因此，传统的紫杉醇制剂（紫杉醇注射液）需将其溶于聚氧乙烯蓖麻油和无水乙醇（体积比 1∶1）的混合溶媒中，来增加其水溶性。此种剂型对紫杉醇临床使用的安全性和有效性都有一定程度的影响[12]：①聚氧乙烯蓖麻油为非离子型表面活性剂，在人体内降解时可刺激释放组胺，易引起严重的过敏和神经毒性等不良反应；②聚氧乙烯蓖麻油会延迟神经传导，导致感觉神经的病变；③聚氧乙烯蓖麻油还会附着在紫杉醇分子表面，影响其向组织扩散，从而降低抗肿瘤效应；④无水乙醇可抑制中枢神经系统，透过人的红细胞膜致红细胞变性或溶血。另一方面，尽管紫杉醇抗肿瘤效果显著，但其药物作用选择性差，对于正常细胞和肿瘤细胞的差异识别能力不足，导致其不良反应较强。为了减轻助溶剂引起的不良反应，紫杉醇治疗前需给予抗组胺药物或类固醇皮质激素进行预处理，而这些药物在体内的蓄积也会给化疗带来不同程度的负面影响。

2. 紫杉醇脂质体　针对紫杉醇传统剂型的不足，近年来发展了多种紫杉醇的新剂型，通过进一步改善水溶性、增强组织靶向性，减少了紫杉醇的使用剂量，也减轻了传统紫杉醇注射液导致的多种不良反应。其中紫杉醇脂质体是将紫杉醇包埋于含有磷脂外膜的脂质微粒中，有效地提高了紫杉醇的水溶性和靶向性，在提高肿瘤治疗效果的同时，也降低了部分不良反应发生率。磷脂是两亲性物质，由磷脂组成的脂质体同时具备脂溶性和水溶性药物载体的属性。紫杉醇被包埋在脂质体（亲脂层）内，外部为亲水层，因此提高了紫杉醇的"水溶性"，无需再添加聚氧乙烯蓖麻油助溶，避免了由聚氧乙烯蓖麻油剂型引起的多种不良反应。脂质体微粒具有类细胞结构，可与细胞膜融合，能够有效地将紫杉醇递送进入细胞内部，从而进一步降低了紫杉醇的用量及药物毒性，提高了治疗指数。相关研究数据显示，紫杉醇脂质体的小鼠静脉注射最大耐受剂量可达 200 mg/kg，而普通的紫杉醇注射液的最大耐受剂量仅为 30 mg/kg[13]。我国首个紫杉醇脂质体注射剂（力朴素）于2003 年获批上市，用于乳腺癌、非小细胞肺癌等恶性肿瘤的一线化疗。

紫杉醇脂质体面临的应用问题包括：①稳定性差、保质期短、储存条件要求高；②生产成本偏高、价格较贵；③可在肝脏蓄积，容易引起肝脏毒性；④临床常用剂量为135～175 mg/m^2，实际人体耐受剂量未得到明显提高等。

3. 白蛋白结合型紫杉醇（Abraxane）　与传统的紫杉醇注射液相比，白蛋白结合型紫杉醇（Abraxane）避免了聚氧乙烯蓖麻油的相关毒性，不仅改善了药物吸收及释药速度，还具有更好的肿瘤细胞靶向性，在临床上表现出了更大的优势。白蛋白结合型紫杉醇是一种新型的纳米紫杉醇制剂，采用内源性物质人血白蛋白作为载体，制备成粒径为 130 nm的颗粒，通过与细胞膜上的白蛋白受体 Gp60 结合，激活细胞膜上的 caveolin-1 蛋白实现药物转运。Caveolin-1 是位于细胞膜上的一种糖蛋白，直接参与药物的跨膜转运，可将白蛋白紫杉醇有效地运送到肿瘤细胞内[14]。另外，肿瘤中存在富含半胱氨酸（酸性）分泌蛋白（SPARC），可吸引和黏附白蛋白，使药物在肿瘤组织间富集，提高白蛋白紫杉醇局部药物浓度，从而提高其杀伤肿瘤的能力[15]。

白蛋白结合型紫杉醇是采用高压均质技术将紫杉醇和人血白蛋白共同制成的纳米粒胶体悬浮液，也是目前最成功的一种白蛋白结合型紫杉醇。注入生理盐水形成纳米紫杉醇悬浮液后直接使用，可避免传统紫杉醇注射液需预处理防过敏的步骤。2005年，白蛋白结合型紫杉醇在美国首次获批用于乳腺癌治疗。2012年再获批用于不能进行化疗或治愈性治疗的转移性非小细胞患者的一线治疗。2013年获批联合吉西他滨用于转移性胰腺癌的一线治疗。

白蛋白结合型紫杉醇的I期临床试验研究确定了其最大耐受剂量为300 mg/m^2，高于传统紫杉醇注射液（175mg/m^2），常规静注时间为30 min，低于传统紫杉醇（3 h）。在给药前未接受固醇类激素及抗组胺预防治疗的前提下，白蛋白结合型紫杉醇剂量范围为135～373 mg/m^2，每3周用药1次，在给药过程和用药当天均未出现明显的变态反应。剂量限制性毒性仍主要为骨髓抑制、外周感觉神经毒性和黏膜炎，绝大部分毒性反应均为1度或2度。药物的血液学毒性轻，均为1度或2度，且在血中不蓄积[16]。II期临床试验评估了白蛋白结合型紫杉醇在转移性乳腺癌治疗中的疗效和毒性。与传统的紫杉醇注射液相比，白蛋白结合型紫杉醇可在不使用抗过敏药物预治疗的情况下，实现更高剂量给药，抗肿瘤疗效及安全性提高，对于晚期乳腺癌患者，不论既往是否接受过化疗，均显示出较好的疗效。白蛋白结合型紫杉醇的毒性反应相比传统紫杉醇注射液也明显降低[17]。一项随机的III期临床试验研究对比了白蛋白结合型紫杉醇（每3周30 min注入260 mg/m^2）和传统紫杉醇注射液（175 mg/m^2）的疗效，在总体客观缓解率方面，白蛋白结合型紫杉醇明显高于紫杉醇注射液[18]。

总体而言，在给药剂量上，白蛋白结合型紫杉醇明显高于传统紫杉醇注射液，用药耐受性大大提高，中性粒细胞减少情况却远低于传统紫杉醇注射液。不理想的是，较高剂量的白蛋白结合型紫杉醇仍会导致一定程度的神经毒性，临床上一般通过中断治疗或者减少用药剂量的方式予以缓解。当然，白蛋白结合型紫杉醇无明显的变态反应，体现了其临床应用的优势。

白蛋白结合型紫杉醇联合用药，尤其是联合细胞毒类药物、分子靶向治疗药物等均取得了显著的进展。卵巢癌相关的临床试验研究表明，卡铂联合白蛋白结合型紫杉醇的治疗效果突出，化疗不良反应发生率也大大降低，且无高变态反应[19]。临床一般采用白蛋白结合型紫杉醇和卡铂、培美曲塞、厄洛替尼等药物联用治疗非小细胞肺癌，不仅显著提高了总缓解率，且神经病变发生率低，药物引起的不良反应也明显减轻[20]。

4.其他剂型 以剂量小、毒性低及不良反应小为目标，紫杉醇剂型正在朝着水溶性、靶向性、缓控释型及口服制剂的方向不断发展，近年来也涌现出多种具有良好开发前景的紫杉醇新剂型，如聚合物胶束[21]、乳剂[22]、环湖精包合物等[23]。目前口服紫杉醇已经提交FDA申报新药，在等待批准用于临床[24]。

五、其他上市的紫杉烷（taxanes）类抗肿瘤药物

（一）多西他赛（Docetaxel）

多西他赛（多西紫杉醇，图13-1-2）是由法国罗纳普朗克–乐安公司开发的3'-位叔丁

氧酰胺基，10-位去乙酰化的紫杉醇衍生物，由欧洲红豆杉树叶中提取的10-巴卡亭Ⅲ经半合成方法得到，是目前对紫杉醇改造最成功的类似物。1996年经FDA批准上市，用于乳腺癌、结肠癌、肺癌等癌症的治疗。其抗肿瘤机制与紫杉醇相同，但效果明显优于紫杉醇，不良反应也更加明显。

与紫杉醇不同，目前临床应用的多西紫杉醇仍是普通注射剂型，尽管多西他赛注射型聚合物胶束在韩国获批上市，但其有效性及安全性相比普通剂型均无明显改善。目前国内外多家公司针对多西他赛的剂型改良向着更"安全、便利、有效"的目标迈进，包括注射胶束纳米粒、注射脂质体、注射白蛋白结合型及口服型等多个产品均处于临床研究阶段。其中，Modra开发的口服多西他赛片剂ModraDoc006/r在抗肿瘤活性、安全性及便利性等方面独树一帜，展现出其他剂型无法比拟的临床应用优势。ModraDoc006/r具有对P-gp和CYP3A4的双重抑制作用，可降低肿瘤细胞对多西他赛的外排以及肝代谢作用，提高了肿瘤细胞内多西他赛的暴露量，进而增强抗癌效果。相比其他口服型紫杉醇及多西他赛，虽然ModraDoc006/r的疗效仍与注射用多西紫杉醇相当，但安全性更高，几乎无严重的中性粒细胞减少不良反应和外周神经毒性，患者用药的依从性可能会得到提高[25,26]。

（二）卡巴他赛（Cabazitaxel）

卡巴他赛（图13-1-2）是由Sanofi-Aventis公司开发的7-,10-位双羟基甲基化的多西他赛衍生物，2010年FDA批准其与泼尼松（prednisone）联用治疗既往接受过多西他赛治疗的激素难治性转移性前列腺癌[27,28]。多西紫杉醇对P-gp的亲和力高，容易耐药，但卡巴他赛对P-gp较低的亲和力是其优点，是首个对多西他赛治疗失败的前列腺癌有效的紫杉烷类化疗药物。

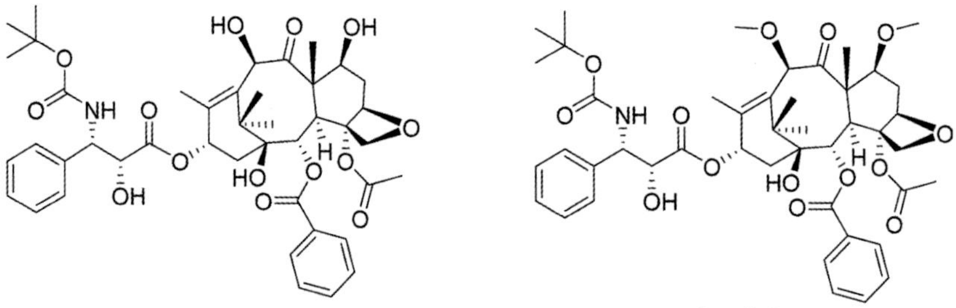

多西他赛　　　　　　　　　　　　　卡巴他赛

图 13-1-2　其他上市的紫杉烷类抗肿瘤药物

六、其他曾经临床试验研究的紫杉烷类药物候选物

（一）拉曼他赛（RPR-109881A）

拉曼他赛（Larotaxel）是7,8-位环丙烷修饰、10-羟基乙酰化的多西他赛类似物（图13-1-3），作用机制与多西他赛相似，具有广泛的抗瘤谱，尤其是对多西他赛耐药的P388白血病以及高表达MDR1的肿瘤细胞具有很好的细胞毒作用[29]。Larotaxel可以透过血−脑脊液屏障[30]，在裸鼠U251脑胶质瘤模型中展现出优越的颅内抑瘤效果

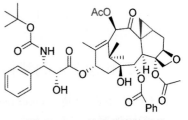

图 13-1-3　拉曼他赛的结构

[31]。临床Ⅰ期试验研究结果显示中性粒细胞减少和腹泻为其主要的剂量限制性毒性，低于45 mg/m²的剂量则具有良好的耐受性[32]。临床Ⅱ期试验设计围绕Larotaxel单药使用及与其他细胞毒药物联合用于乳腺癌、膀胱癌和胰腺癌的治疗展开，但未披露最终的试验结果[33,34]。

（二）米拉他赛（MAC-321）

米拉他赛（Milataxel）（图13-1-4）是3'-位呋喃基取代、7-位羟基丙酰化的多西他赛衍生物，和多西他赛的抗肿瘤作用机制相似，也是在细胞周期的G₂-M期阻断细胞分裂并促进微管蛋白聚合。对紫杉醇或多西紫杉醇耐药的多种人类癌症肿瘤细胞，这种对多西他赛经过修饰后的新型紫杉烷药物（Milataxel）均表现出显著的抑瘤活性[35]。针对晚

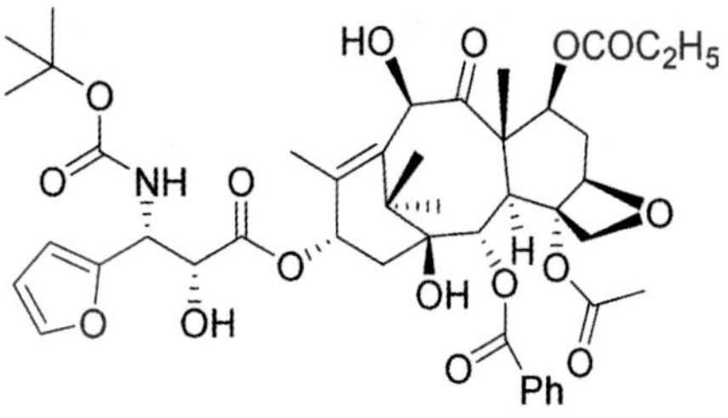

图 13-1-4　米拉他赛的结构

期恶性实体瘤，研究者分别进行了口服和静脉注射的Ⅰ期临床试验研究，考察了Milataxel的最大耐受剂量和剂量限制性毒性，以确定临床Ⅱ期试验给药剂量及最佳给药方案[36]。对于铂类疗法难治性的非小细胞肺癌的临床Ⅱ期试验结果显示，每周静脉注射35 mg/m²的Milataxel，可表现出持续的反应性和耐受性[37]，但未见进一步临床Ⅲ期试验研究结果的报道。

（三）TPI-287

TPI-287（图13-1-5）是一种在多西紫杉醇结构上改动较大的第三代紫杉烷类药物，包括3'-位异丁基修饰、7,9-位丙烯醛缩醛化、10-位羟基乙酰化等，可以克服MDR1和突变型微管蛋白的耐药问题。TPI-287具有良好的口服生物利用度，具有比紫杉醇更高的抗肿瘤活性。TPI-287可通过多种耐药途径逃避失活和外排，从而实现血-脑脊液屏障的有效渗透，可减少乳腺癌细胞的脑转移[38]，在裸鼠U251脑胶质瘤模型中展现出明显的颅内抑瘤效果[39]。TPI-287与替莫唑胺联用治疗难治性或复发性神经母细胞瘤或髓母细胞瘤的临床Ⅰ期试验结果显示，125 mg/m²的剂量具有良好的耐受性[40]。

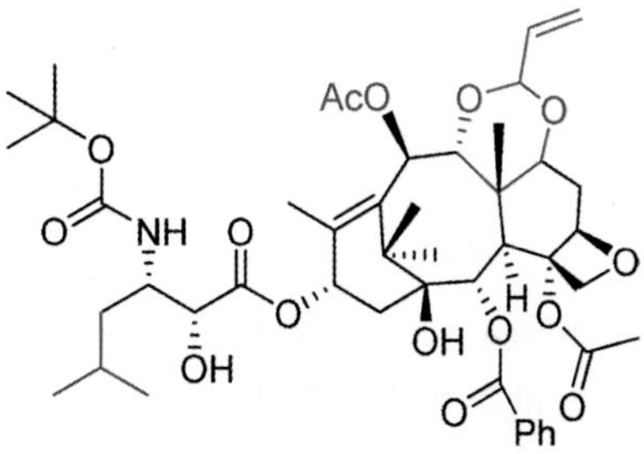

图 13-1-5　TPI-287 的结构

（四）TL-310

TL-310是3'-位呋喃基和异丁氧酰胺基修饰、10-位羟基环丙基甲酰化的紫杉醇衍生物（图13-1-6），在纳摩尔浓度下，对多种人肿瘤细胞系均表

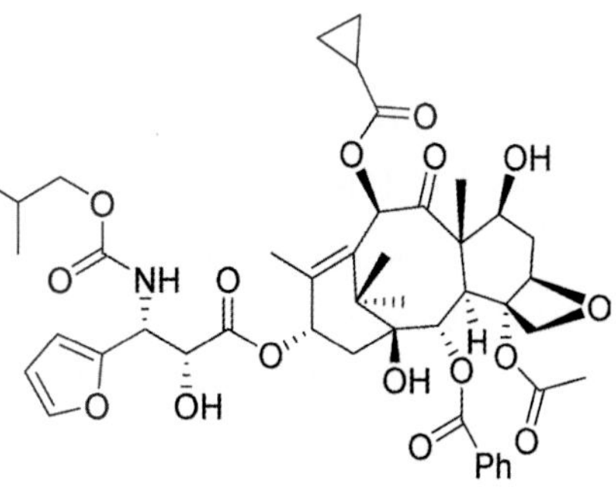

图 13-1-6　TL-310 的结构

现出显著的细胞毒活性。活性优于紫杉醇，且可以克服P-gp过表达和特异性微管蛋白突变引起的紫杉醇耐药[41]。口服TL-310可表现出显著的抗肿瘤效果，其效果与紫杉醇或多西他赛静脉注射给药相当[42]，甚至在某些肿瘤模型中更优。TL-310同样具有良好的安全性特征，这也是其能顺利进入临床试验研究阶段的重要保证[43]。

（五）BMS 系列紫杉烷药物

百时美施贵宝公司（Bristol-Myers Squibb，BMS）研发了多种紫杉烷类类似物，其中3个药物候选药物进入了临床阶段，分别是BMS-184476、BMS-188797、BMS-275183（图13-1-7）。

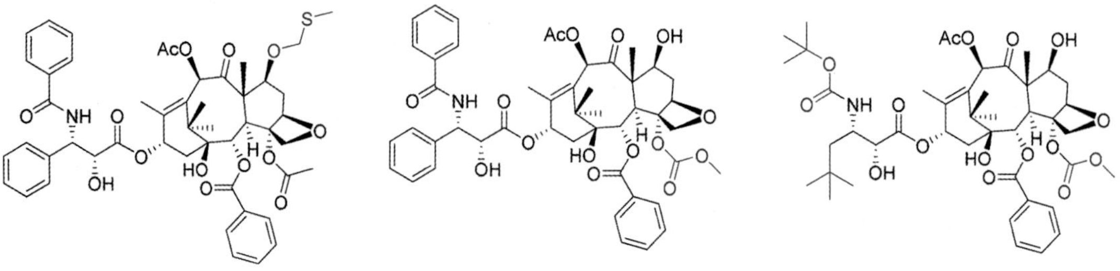

BMS-184476　　BMS-188797　　BMS-275183

图 13-1-7　BMS 类临床药物

BMS-184476是紫杉醇7-位甲基硫甲醚衍生物，是提高紫杉醇衍生物溶解度的典型代表[44]。7-位羟基甲硫醚甲基修饰后，显著增加了药物在水溶性助溶剂中的溶解度，使聚氧乙烯蓖麻油的用量大幅缩减，减少了抗过敏药的使用以及由聚氧乙烯蓖麻油引起的不良反应[45]。BMS-184476具有显著的抗肿瘤活性，不仅疗效优于紫杉醇，还能在一定程度上克服紫杉醇耐药，是BMS系列紫杉烷药物中临床研究最多的一个药物候选物[46-49]。BMS-188797也是由紫杉醇衍生设计得到的紫杉烷类似物，与紫杉醇唯一的结构区别在于C_4-位羟基被甲氧酰基取代。BMS-188797的水溶性与紫杉醇相比无明显改善[50]，对多种紫杉醇耐药的肿瘤模型都显示出优于紫杉醇的抗肿瘤效果[51]。BMS-275183与紫杉醇的结构差异较大，是BMS-188797在3'-位叔丁基取代苯基的类似物，对P-gp过表达和微管蛋白突变的肿瘤具有显著的抑制活性[52]。由于其对P-gp的亲和力低，使BMS-275183相比紫杉醇具有更好的口服生物利用度，其口服给药效果与静脉注射效果相当[53,54]。

（六）奥他赛（BAY-59-8862；IDN-5109）

奥他赛（Ortataxel）（图13-1-8）是3'-位异丁基和叔丁氧酰胺基修饰、1,14-位羟基碳酸酯化的紫杉醇衍生物[55]，可以克服表达MDR表型细胞系的耐药性[56]。无论是抗肿瘤活性、不良反应，还是耐受性，Ortataxel都比紫杉醇具有更明显的优势。Ortataxel具有良好的口服生物利用度，在紫杉醇耐药的人MNB-PTX1卵巢癌裸鼠模型中，120 mg/kg口服给药与60 mg/kg静脉注射给药效果相当[57]。此外，Ortataxel对激素难治性前列腺癌细胞的抑制活性也明显强于紫杉醇[58]。

（七）替司他赛（DJ-927）

替司他赛（Tesetaxel）是一种新型可口服的紫杉烷类抗肿瘤药物（图13-1-9），相比其他临床阶段的紫杉烷药物，其结构与紫杉醇的差异性较大，包括3'-位2-（3-氟-吡啶基）和叔丁氧酰基修饰、7-位去羟基化及9,10-位二甲胺基乙缩醛化等。相比紫杉醇及多西紫杉醇，Tesetaxel的特点显著，例如水溶性好，具有更长的半衰期和更好的生物利用度，以及不会被P-gp排出[59,60]，对P-gp介导的多药耐药肿瘤细胞的活性强于紫杉醇和多西他赛等[61]（表13-1-1）。遗憾的是，这种长效口服紫杉烷类药物最终还是由于安全性问题而终止了进一步开发。2020年8月，Odonate公布了Tesetaxel治疗HR$^+$/HER2$^-$转移性乳腺癌的Ⅲ期临床试验结果，相比卡培他滨单药组，Tesetaxel联用组3级及以上中性粒细胞减少（71.2% vs. 8.3%）、发热性中性粒细胞减少（12.8% vs. 1.2%）、白细胞减少（10.1% vs. 0.9%）及神经病变（5.9% vs. 0.9%）等不良事件发生率更高。

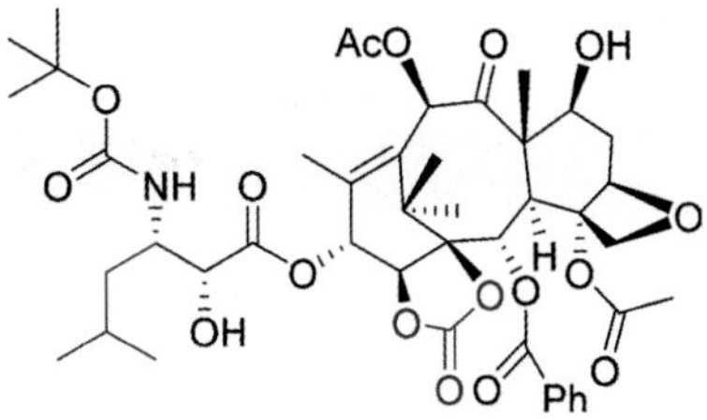

图 13-1-8 奥他赛的结构

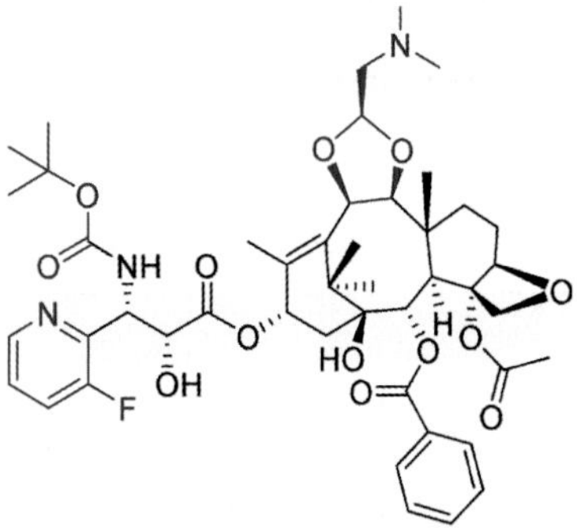

图 13-1-9 替司他赛的结构

表 13-1-1 紫杉醇、多西他赛、替司他赛的特性对比

	紫 杉 醇	多西紫杉醇	替司他赛
被 P-gp 泵外排	会	会	不会
临床前研究中的口服生物利用度（%）	8	18	56
溶解度（μg/mL）	0.3	0.5	41600
药物半衰期（h）	11	11	193

七、天然紫杉醇的获取方式

（一）从红豆杉树皮中直接提取

在天然紫杉醇的发现初期，科学家们主要采用从红豆杉树皮中提取的方式获得紫杉醇，其含量极低（约0.004%），每提取1 kg紫杉醇需要约13 000 kg红豆杉树皮。按此估算，分离提取得到100 kg紫杉醇需要砍伐上百万株红豆杉树。红豆杉树资源匮乏，且生长缓慢，树干直径约20 cm的红豆杉的生长周期需上百年。随着紫杉醇临床需求量的不断增加，通过天然途径提取紫杉醇显然已无法满足人类对紫杉醇的需求。

（二）半合成及全合成

20世纪90年代，世界范围内数十个研究小组进行了紫杉醇全合成的探索性研究，试图利用化学合成方法获得足够的天然产物紫杉醇。然而，尽管人工全合成紫杉醇取得了显著进展，但合成路线长、收率低等问题致使无法实现大规模制备天然紫杉醇的目的。最后，化学半合成方法成为了获取足够紫杉醇的主要方式。人们利用从红豆杉枝叶中提取的含有紫杉醇6/8/6结构骨架的关键中间体（10-去乙酰巴卡亭Ⅲ），再采用合适的保护基策略，经过简单几步实现了紫杉醇侧链与母核的拼接，进而高效地合成了紫杉醇。基于红豆杉枝叶可再生，半合成路线短、产率高等诸多优势，半合成方法真正意义上实现了工业化制备紫杉醇的目的[62]。

除此之外，人们也尝试了其他的获取方法，如基因工程法[63]、微生物转化法[64]、微生物发酵法等[65]，但均未达到工业化水平，原因是当紫杉醇达到一定浓度时就会抑制微生物的生长。

八、紫杉醇研发进程中重大历史性事件

紫杉醇研发进程中重大历史性事件总结于表13-1-2中，始于1962年，但在本书中的总结仅止于2017年。

表 13-1-2　紫杉醇及多西紫杉醇注射液研发进程中的重大历史性事件

年份	历史性事件
1962	*Taxus brevifolia* 在美国华盛顿采集
1966	分离得到紫杉醇纯品
1971	紫杉醇结构确定（X-射线衍射技术及磁共振技术）
1977	启动紫杉醇的临床前研究
1979	明确了紫杉醇的作用机制（促微管蛋白聚合）
1983—1984	美国启动临床Ⅰ期试验研究
1985—1986	启动临床Ⅱ期试验研究（卵巢癌）
1988—1990	实现工业化半合成制备天然紫杉醇
1990	启动临床Ⅲ期试验研究
1992	批准用于晚期卵巢癌的二线治疗
1994	批准用于乳腺癌的治疗
1995	欧洲批准多西紫杉醇注射剂（多西他赛）治疗乳腺癌和非小细胞肺癌
1997	批准用于艾滋病相关的卡波济肉瘤
1998	批准一线治疗卵巢癌
1999	批准与顺铂联合用于非小细胞肺癌的一线治疗
2005	批准白蛋白结合型紫杉醇注射液（Abraxane）用于治疗乳腺癌、非小细胞肺癌和胰腺癌
2017	中国批准康莫他赛及信立他赛临床Ⅰ期试验研究

第二节　紫杉醇的药物化学

如前文所述，第一代紫杉醇分子本身的不足主要表现为：天然来源有限、水溶性差、多重耐药等，使紫杉醇的全合成、半合成以及围绕其抗肿瘤活性展开的构–效关系研究备受关注。

一、紫杉醇的全合成

红豆杉树皮中紫杉醇的含量约为0.004%（非收率数据），即使全部提取，得到1 kg紫

杉醇也至少需要10 000 kg红豆杉树皮，需2000～3000棵红豆杉树，而治疗一例癌症患者所需的剂量则平均需要3～12棵红豆杉树。因此，20世纪末，全合成紫杉醇在有机合成领域里引起了广泛关注，全世界约有几十个一流研究小组开展了其全合成研究工作。1994年，Nicolaou和Holton课题组几乎同时向世界宣布了紫杉醇的全合成路线，随后Danishefsky、Wende等也先后报道了截然不同的紫杉醇全合成方法。本章结合紫杉醇的逆合成分析，重点介绍了几种经典的全合成策略。

（一）紫杉醇的结构及合成策略分析

从整体结构来分析，紫杉醇由一个苯丙酸酯侧链和四并环母核（A、B、C环为碳环，D环为氧杂四元环）组成，同时含有十一个手性中心（图13-2-1）。由于四并环母核结构复杂，因此，紫杉醇的全合成难点主要也体现在此。传统的三并碳环合成策略主要包括两种方式：①线性合成策略，由A向C依次构建三并环ABC，或由C向A依次构建。②汇聚式合成策略，由A和C采用汇聚合成方式构建ABC三并环。最后通过巴卡亭Ⅲ（baccatin Ⅲ）和β-内酰胺（β-lactam）的Ojima耦联反应，实现紫杉醇的全合成。

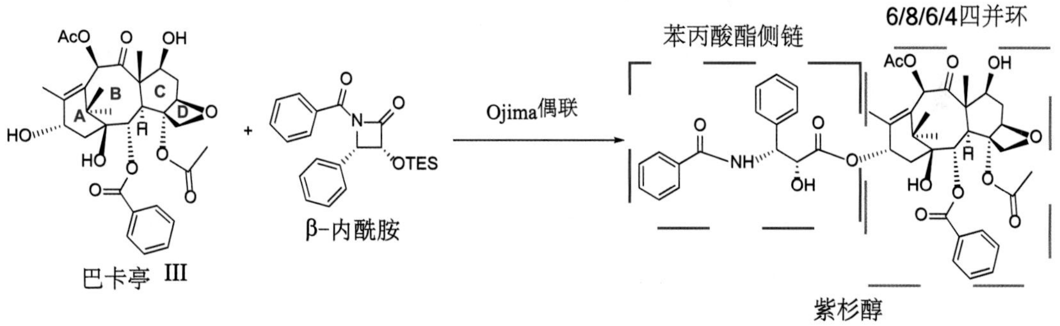

图 13-2-1 紫杉醇的合成策略

（二）Nicolaou 全合成路线（1994 年）[66,67]

美国的Nicolaou研究组采用一条简捷的汇聚式合成路线，完成了紫杉醇的全合成。利用Diels-Alde关键反应分别构建A环中间体（化合物3）和C环中间体（化合物6），化合物3和化合物6偶联构建A/C环中间体（化合物7），经过一系列反应，最后通过McMurry环化构建B环，从而得到ABC三并碳环（化合物9），并在此基础上再进一步构建氧杂D环，得到紫杉醇的关键中间体巴卡亭Ⅲ，最后与β-内酰胺反应完成侧链的连接，完成紫杉醇的全合成（图13-2-2）。

（三）Holton 全合成路线（1994 年）[68-70]

Holton研究组几乎与Nicolaou课题组同时报道了紫杉醇的全合成方法，采用了一条与之截然不同的线性合成路线。他们以商品化的绿叶烯氧化物（化合物12）为起始原料（绿叶烯氧化物包含紫杉醇AB环的15个碳原子），利用保护基策略，经过氧化、重排得到化合物13，经过环氧醇裂解得到AB环中间体（化合物14）。在AB环中间体的结构上，进一步构建五元内酯化合物15，通过Dieckmann环化构建ABC三环体系化合物16，通过C环结构上的官能团衍生构建D环得到ABCD体系中间体（化合物17），进一步构建关键中间体巴卡亭Ⅲ类似物（化合物18），最后与β-内酰胺反应完成侧链的连接，完成紫杉醇的全合成（图13-2-3）。

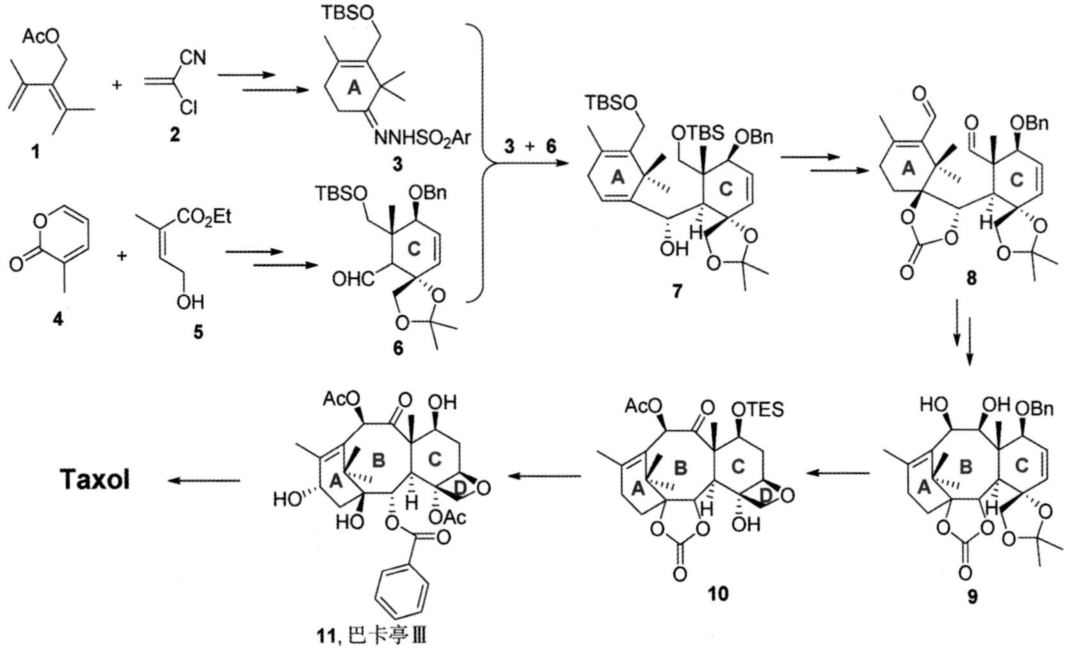

图 13-2-2　Nicolaou 全合成路线

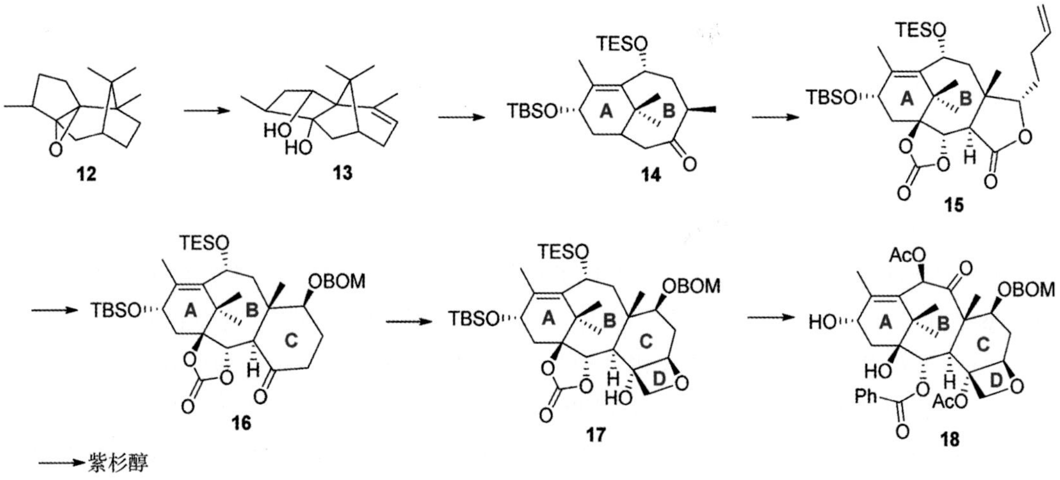

图 13-2-3　Holton 全合成路线

（四）Danishefsky 全合成路线（1996 年）[71]

Danishefsky研究小组选择的合成策略也是"汇聚式"方法。一方面，以Wieland-Miescher酮19为起始原料，首先构建含氧杂四元环的CD二环体系（化合物21），另一方面，以1,3-环己二酮（化合物22）为起始原料，构建A环结构中间体（化合物24），与化合物21进一步构建ACD体系中间体（化合物25）。经过氧化、分子内Heck反应得到ABCD四环体系（化合物27），进一步通过氧化等反应得到关键中间体巴卡亭Ⅲ类似物，最后与β-内酰胺反应完成侧链的连接，完成紫杉醇的全合成（图13-2-4）。

除此之外，还有很多紫杉醇的全合成方法，例如，Wender以verbenone（verbenone 为天然产物蒎烯的氧化物，含有紫杉醇A环结构域）为起始原料通过37步反应完成紫杉醇的全合成[72,73]；Kuwajima从丙醛等简单原料出发，通过47步反应完成紫杉醇的全合成[74,75]；Mukaiyama以D-serine为起始原料通过38步反应完成紫杉醇的全合成等[76]。从1991年首次报道紫杉醇的全合成开始，在过去的30年里，科学家们一直在努力寻找更高效的方法进一步完善紫杉醇的人工合成获取途径，涌现出很多新颖、巧妙的紫杉醇全合成策略。

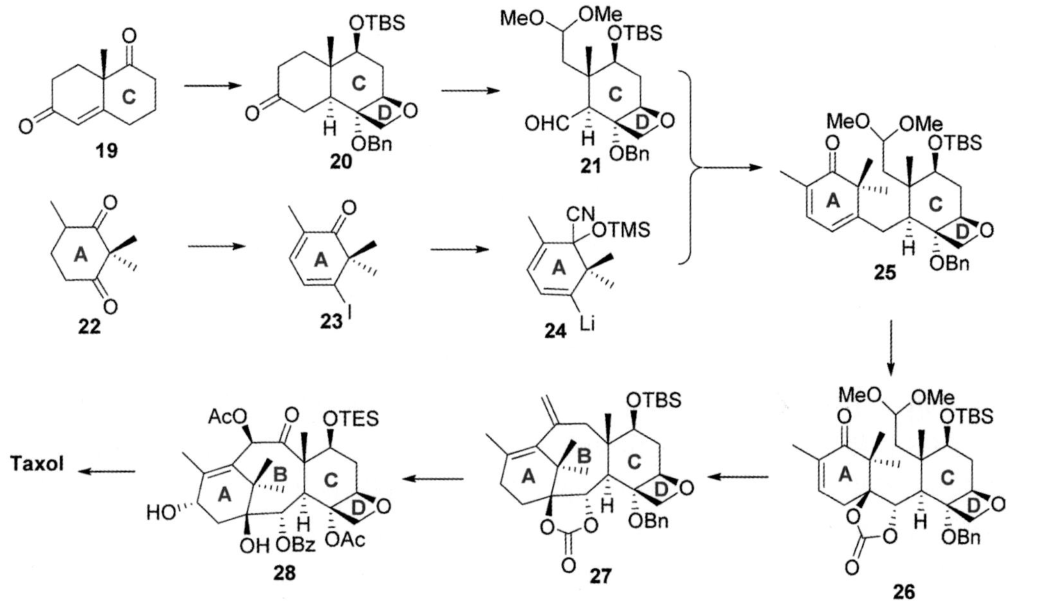

图 13-2-4 Danishefsky 全合成路线

二、紫杉醇的半合成

自从科学家们从红豆杉的枝叶中分离获得了紫杉醇合成中的关键四并环反应前体10-去乙酰巴卡亭Ⅲ（10-deacetylbacatine Ⅲ，10-DAB）和巴卡亭Ⅲ，紫杉醇的合成变得简单化。10-去乙酰巴卡亭Ⅲ和巴卡亭Ⅲ在红豆杉属植物枝叶中含量丰富，分离提取方法简单，更重要的是，枝叶可再生，合理地进行大规模采集枝叶不会破坏红豆杉植物资源。半合成技术的进步，使紫杉醇的合成步骤大幅度缩减，为紫杉醇的工业化合成奠定了基础。

（一）以 10- 去乙酰巴卡亭Ⅲ为起始原料的半合成策略

1. Potier 半合成路线（1988 年）[77] 利用 10- 去乙酰巴卡亭Ⅲ结构中各羟基的反应活性差异（7-OH > 10-OH > 13-OH），Potier 课题组以吡啶作为反应溶剂，依次用三乙氯硅烷（TES）保护 7- 位羟基、乙酰保护 10- 位羟基。通过与乙氧基乙基保护的 2- 羟基 -3- 苯甲酰胺基苯丙酸的缩合反应，在 13- 位羟基处引入侧链得到紫杉醇前体，盐酸脱除 7- 位和 2'-羟基保护基完成了紫杉醇的半合成。该方法从 10- 去乙酰巴卡亭Ⅲ出发，仅经过 4 步反应便完成了紫杉醇的化学合成，相比需要几十步的全合成方法极大提高了合成效率，大幅度降低了工业化合成成本。该方法的缺点在于使用到有异味的吡啶作为反应介质，易造成空气污染，在工业生产中需要较高的通风条件。合成过程中使用到的三乙氯硅烷用量大、价格昂贵、成本相对较高（图 13-2-5）。

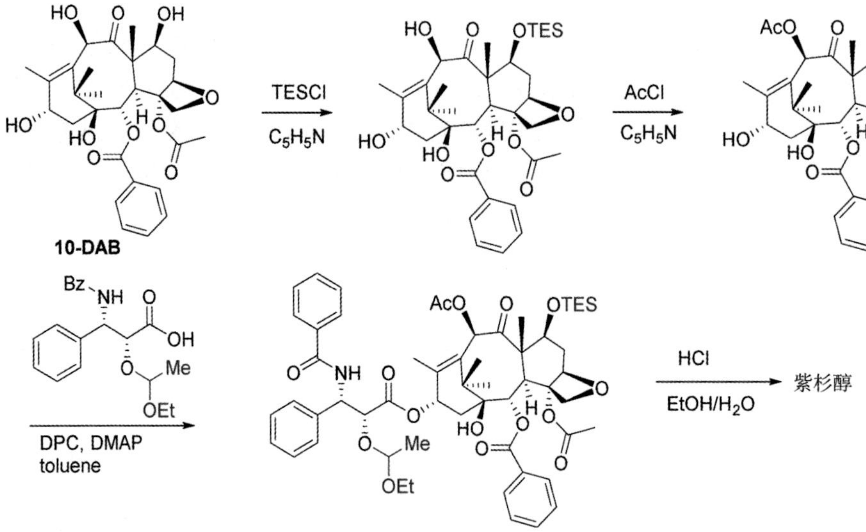

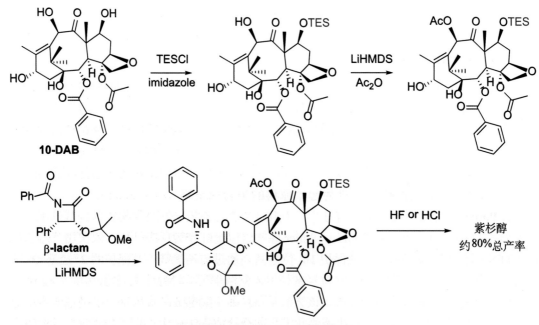

图 13-2-5　Potier 半合成路线

2. Holton 半合成路线（1990 年）[78]　与 Potier 合成策略相似，Holton 教授利用咪唑和 LiHMDS 代替了有异味的吡啶作为碱，分别实现了选择性 7- 位羟基的 TES 保护及 10- 位羟基的乙酰化，利用 2- 羟基保护的 β- 内酰胺作为侧链供体，得到 2'- 和 7'- 位羟基保护的紫杉醇，酸性条件脱除保护基后得到紫杉醇，总收率可达 80%。施贵宝公司在获得 FDA 批准后，利用 Holton 的专利正式以半合成的方法生产紫杉醇（图 13-2-6）。

图 13-2-6　Holton 半合成路线

（二）以巴卡亭Ⅲ为起始原料的半合成策略

Commercon 半合成路线（1992 年）[79] Commercon 课题组以巴卡亭Ⅲ为起始原料，利用三氯丙酰基保护 7- 位羟基，通过使用（4S,5R）-N-Boc-2、2- 二甲基 -4- 苯基 -5- 噁唑羧酸与 13- 位羟基缩合得到 3'- 游离胺基的紫杉醇衍生物，苯甲酰化及水解后得到紫杉醇。该方法不仅使用氯甲酸 -（β- 三氯）乙酯代替高成本的三乙氯硅烷，还设计了 2- 位苯基的五元环侧链供体更有利于与母核进行缩合反应，提高缩合产率（图 13-2-7）。

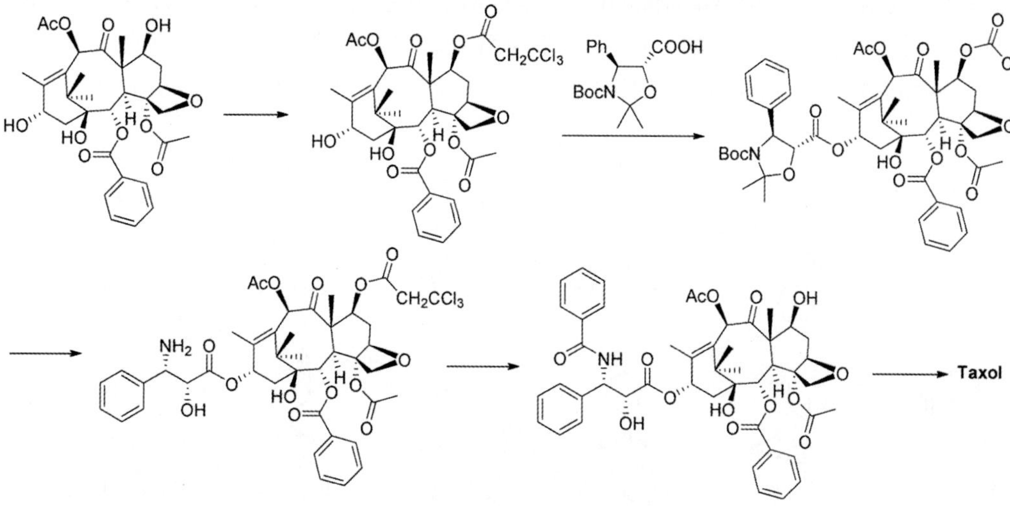

图 13-2-7 Commercon 半合成路线

三、紫杉醇的构–效关系研究

在紫杉醇全合成技术日益成熟的基础上，大量的工作开始集中于紫杉醇的结构修饰研究，探究其复杂结构与抗肿瘤活性之间的构–效关系，明确活性必需的关键基团和结构单元，期望进一步设计、合成结构简单、药效更强、副作用更小的紫杉烷类抗肿瘤药物。本章针对紫杉醇的苯丙酸酯侧链（side chain）及6/8/6/4四并环巴卡亭Ⅲ结构（图13-2-8），从"基于特定位置"及"基于结构片段"两种策略讲述了紫杉醇的结构修饰策略及详细的构–效关系研究结果。

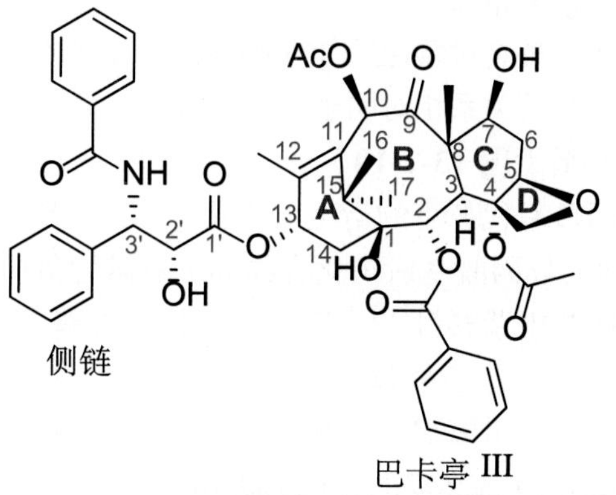

图 13-2-8 紫杉醇的结构组成

（一）巴卡亭Ⅲ的 C_1-、C_2- 位构 – 效关系

相比天然产物紫杉醇，将巴卡亭Ⅲ C_1-位的OH去掉（即用H原子取代）后，其C_9-位乙酰氧化的衍生物（化合物29）对微管聚合的促进作用及细胞毒活性降低了2～3倍，说明C_1-位的羟基对活性是有帮助的，但不是关键因素[80]（图13-2-9）。

去掉C_2-位苯甲酰氧基（化合物30）[81]或者将C_2-位苯甲酰氧基移位到C_1-位（化合物31）[82]，活性均消失，将苯基替换为同碳数的环己基后（化合物32），其微管聚合活性比紫杉醇降低130倍[83]。这些结果均说明C_2-位苯甲酰氧基是活性必需基团。另外，C_2-的绝对构型也是活性所必需的，比如，将C_2-位苯甲酰氧基构型反转后得到的衍生物（化合物33）对人结肠癌细胞HCT116细胞无细胞毒性，也无明显的促微管蛋白聚合的活性[84]。

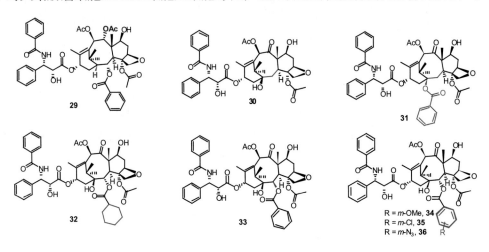

图 13-2-9　紫杉醇 C_1- 位、C_2- 位结构修饰

实验结果表明，C_2-位苯甲酰氧基中苯环上的取代基对活性影响很大。当对位引入N_3、CN、OMe、Cl等基团时，微管聚合活性和细胞毒性均显著降低；而当这些基团引入到间位时，微管聚合活性和细胞毒性则明显增强，如间甲氧基衍生物和间叠氮衍生物对HL60人体血癌细胞的细胞毒性是紫杉醇的3倍，而间甲氧基、间氯衍生物对P388小鼠血癌细胞表现出的抗肿瘤活性分别是紫杉醇的800和700倍。当氯原子引入到邻位时，活性比紫杉醇略有降低。从以上结果可以看出，邻、间、对位取代基对紫杉醇衍生物的活性影响截然不同，效果依次为：间位＞邻位＞对位[85]。

总体而言，间位小基团可提高对微管蛋白的聚合能力，而对位取代基大多会使活性降低；烷基取代和卤原子取代的构–效关系相对明确，即：甲基＞乙基＞丙基，Br＞Cl＞F＞I[86]。

（二）C_4- 位构 - 效关系（图 13-2-10）

将C_4-位乙酰基用环丙酰基代替后的衍生物（化合物37）对人结肠癌细胞HCT116的细胞毒性比紫杉醇高，替换为异丙酰基后（化合物38）对微管蛋白的聚合能力、对B16黑色素瘤细胞的细胞毒性均略低于紫杉醇[87]。当乙酰基替换为苯甲酰基后（化合物39），其细胞毒性显著下降[88]。去掉C_4-位乙酰氧基（化合物40）[89]或去掉乙酰基（化合物41）[90]后活性明显降低。当乙酰基被甲氧羰酰基代替后（化合物42），其抗肿瘤活性强于紫杉醇[91]。这些结果说明C_4-位酯基是必需的。研究表明，C_4-位乙酰基结构是影响A环构象的

最主要因素，对维持紫杉醇及其衍生物结构中的二萜构象起着至关重要的作用[92]。

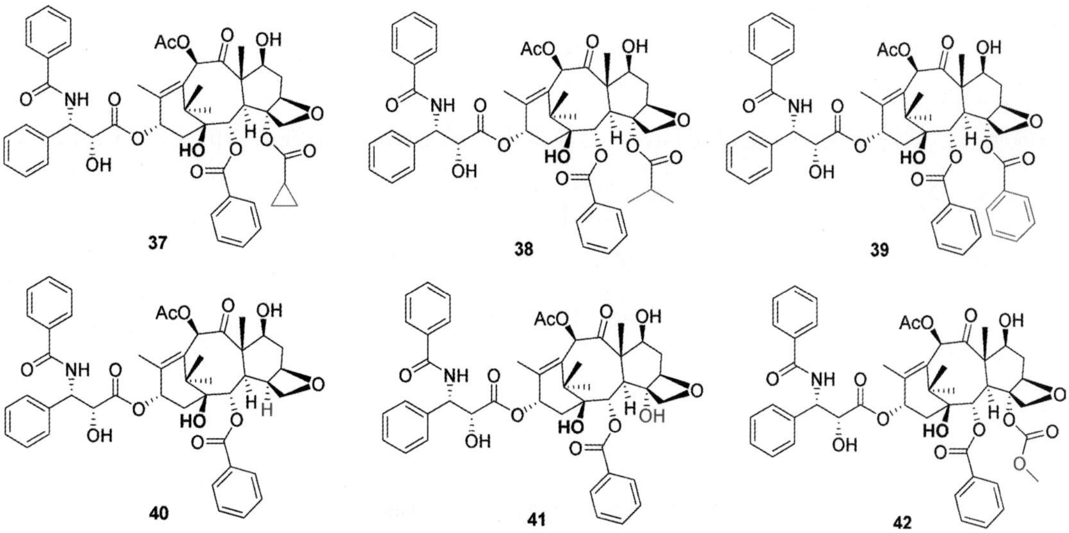

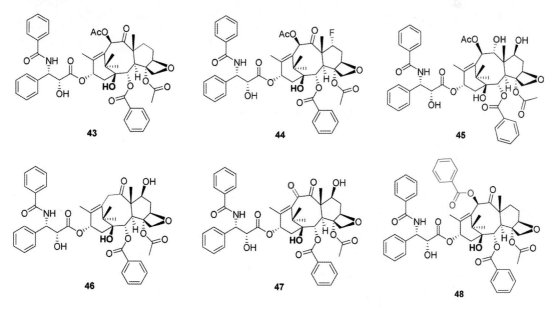

图 13-2-10　紫杉醇 C_4- 位结构修饰

（三）C_7- 位 ~ C_{10}- 位构 – 效关系（图 13-2-11）

将 C_7- 位的羟基去掉后（化合物43）对血癌细胞系的毒性相比紫杉醇更高，而对人结肠癌HCT116细胞系的毒性也可以达到与紫杉醇相当的水平，而 C_7-羟基用F取代后（化合物44）同样具有与紫杉醇相当的聚合微管蛋白的能力、相仿的细胞毒性，说明 C_7-位羟基不是活性必需基团[93,94]。将 C_9-位的羰基还原为羟基后（化合物45），活性略有增强。C_{10}-位去乙酰氧基的衍生物（化合物46）具有与紫杉醇相当的抗肿瘤活性[95]。用羰基替换后的衍生物47活性明显降低[96]。C_{10}-位苯甲酰氧化的 C_7-位去羟基衍生物（化合物48）的活性与紫杉醇相当[97]。

图 13-2-11　紫杉醇 C_7- 位 - C_{10}- 位结构修饰

（四）C$_{13}$-位侧链的构–效关系

整个侧链去掉的衍生物巴卡亭Ⅲ（化合物49）无抗肿瘤活性，但是C$_2$-位苯环上间位叠氮基取代的巴卡亭Ⅲ衍生物（化合物50），尽管无侧链，但仍然可以纳摩尔浓度抑制人癌细胞增殖，这为研究简化的紫杉醇衍生物提供了借鉴意义[98]。侧链的酯结构单元替换为酰胺后，活性消失[99]（化合物51）。总体来讲，酯基侧链是活性必需的（图13-2-12）。

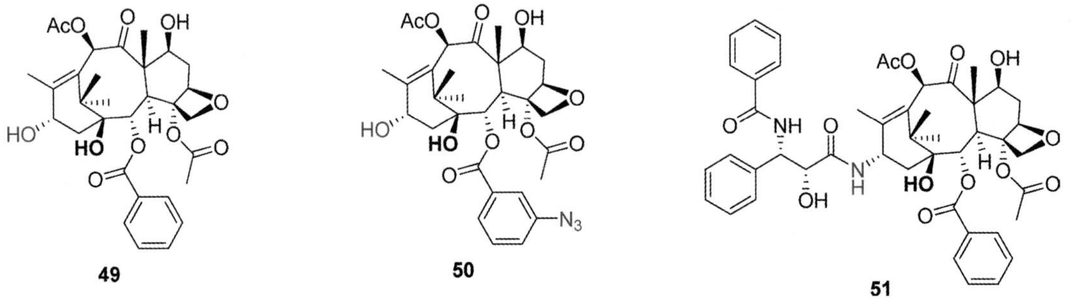

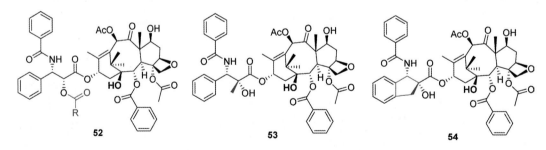

图 13-2-12　紫杉醇 C$_{13}$-位结构修饰

C$_2$'-位羟基酰化后（化合物52），体外活性较差，明显失去促微管稳定作用，但在体内对活性影响不大，这说明酰化后的酯类衍生物在体内酯酶作用下分解释放出紫杉醇[100]，这也说明C$_2$'-位的酯基修饰有望成为开发紫杉醇前药的重要方式。C$_2$'-位甲基化的紫杉醇类似物（化合物53）表现出对HCT116人结肠癌细胞系强于紫杉醇的体外细胞毒性，这有可能由于引入甲基后，降低了C$_2$'-C$_3$'单键的旋转自由度，或者是引入甲基增加了其与微管结合位点之间的疏水结合作用[101]。限定侧链构象的紫杉醇衍生物（化合物54）依然可以保持其抗肿瘤活性（图13-2-13）[102]。

图 13-2-13　紫杉醇 C$_2$'-位结构修饰

C$_3$'-位去掉苯环后（化合物55），促微管聚合的活性显著下降[103]，但可被个别烯基取代。例如，当C$_3$'-位的苯基被2-甲基丙烯基替代时（化合物56），在裸鼠体内表现出对B16黑色素瘤极强的抗肿瘤活性[104]。C$_3$'-的酰胺基也是活性必需的，去掉酰基（化合物57）活性显著降低；但酰胺上的苯基并非活性必需，可以被烷氧基取代。例如，叔丁氧基替代苯基后的衍生物58表现出比紫杉醇更高的活性[105]。C$_3$'-位苯基被同碳数的疏水性基团环己基替代后（化合物59），活性保持[106]。去掉C$_3$'-位的苯甲酰胺基（化合物60），活性降低4～5倍[107]。C$_2$'-羟基和C$_3$'-胺基去掉其中一个对活性影响不大，同时去掉或互换位置，活性下降10倍以上。此外，C$_2$'和C$_3$'的构型也与活性紧密相关，（2'S，3'S）和（2'R，3'R）

异构体的活性与具有（2'R，3'S）构型的天然产物紫杉醇相当，而（2'S，3'R）异构体的活性则弱于紫杉醇（图13-2-14）。

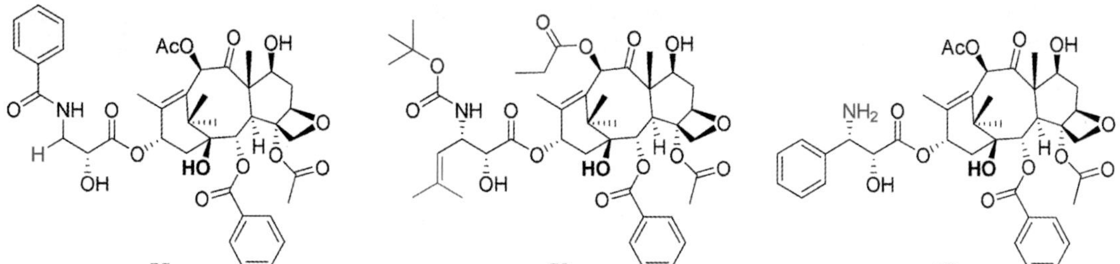

图 13-2-14　紫杉醇 C_3'- 位结构修饰

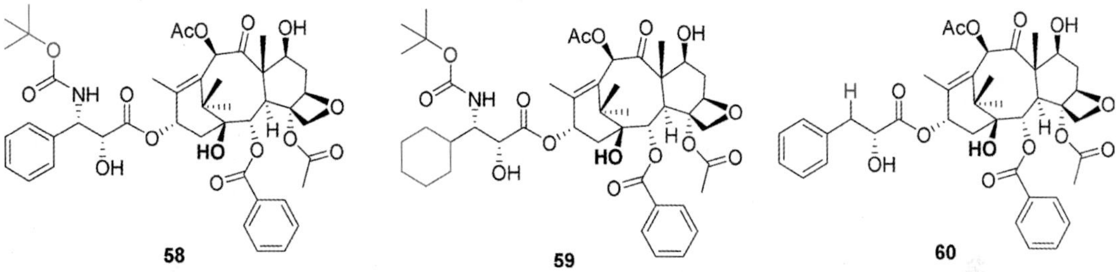

（五）基于 A 环的构－效关系

A环中C=C双键氧化成环氧乙烷结构，同时去掉紫杉醇C_{10}-位乙酰氧基的衍生物（化合物61）表现出强于紫杉醇的促进微管聚合的活性，而对B16黑色素瘤细胞毒性则弱于紫杉醇[108]。将A环缩小为五元碳环，B环替换为大小相同的八元内酯环，得到的衍生物（化合物62）表现出与紫杉醇相当的促进微管蛋白聚合的能力，但对HCT116细胞株并未表现出明显的细胞毒性；而将A、B环分别缩小为五元和七元环得到的衍生物（化合物63）和（化合物64）的促进微管蛋白聚合活性明显小于紫杉醇[109]。A环打开后得到简化的酯类衍生物（化合物65）细胞毒性减小，但可以保持与紫杉醇相当的抗肿瘤活性；其酰胺衍生物（化合物66）抗肿瘤活性消失，而甲基化的酰胺衍生物（化合物67）表现出与紫杉醇相当的抗肿瘤活性[110,111]。将A环从环己烯缩小为环戊烯时（化合物68），虽然微管蛋白的解聚活性与紫杉醇相当，但其对KB细胞的抑制活性完全消失，这说明6/8/6三并环对保持活性十分重要[112]。将D环替换为四元碳环，同时将A、B环分别缩小为五元和七元环的衍生物（化合物69）表现出弱于紫杉醇的细胞毒性，但其可以保持与紫杉醇相当的抑制微管聚合的活性（图13-2-15）[113]。

（六）基于 C 环的构－效关系

C环缩小为五元环（化合物70）[114]或开环后（化合物71）抗肿瘤活性降低，但侧链经过修饰后的开环衍生物（化合物72）仍可以保持紫杉醇的抗肿瘤活性[115]。开环后的活性衍生物为研究简化的紫杉醇类抗肿瘤分子奠定了良好的基础（图13-2-16）。

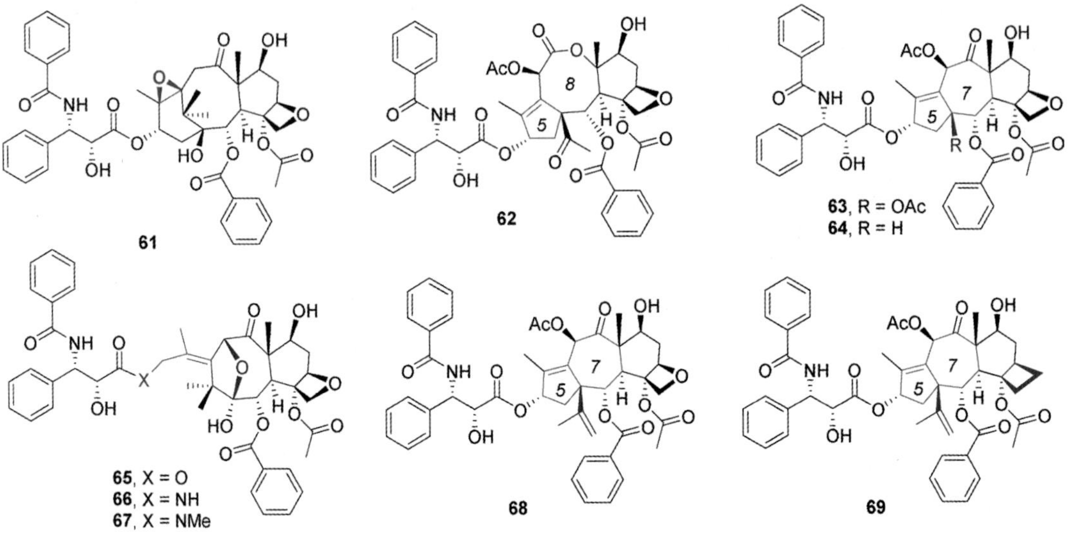

图 13-2-15   基于 A 环的结构修饰

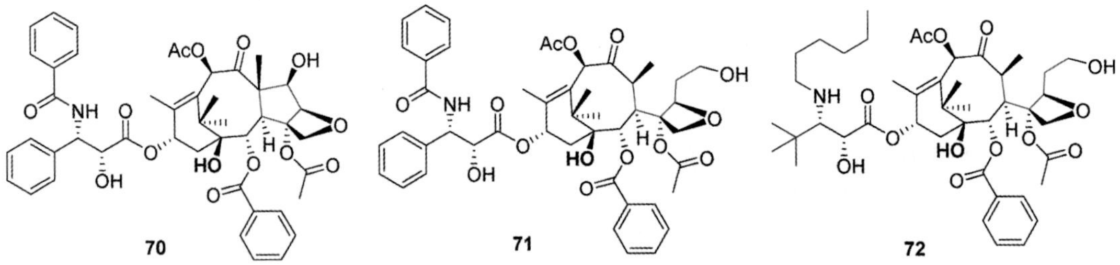

图 13-2-16   基于 C 环的结构修饰

（七）基于 D 环的构－效关系

研究表明，D环可以稳定紫杉醇的二萜构象，对微管聚合起到重要的作用[116]。将氧杂D环替换为氮杂环后（化合物73），促微管蛋白聚合的活性明显下降[117]。C_4-位甲氧羰基取代衍生物的促微管蛋白聚合活性和细胞毒性均比紫杉醇有所提高，然而将氧环用硫环替代后（化合物74），其促微管蛋白聚合活性和细胞毒性明显降低，说明四元D环上的氧原子是活性所必需。然而将氧原子去掉，替换为三元碳环的C_{10}-去乙酰基的衍生物（化合物75），其微管聚合活性与紫杉醇相当，由此可见，四元D环并非活性必需（图13-2-17）[118]。

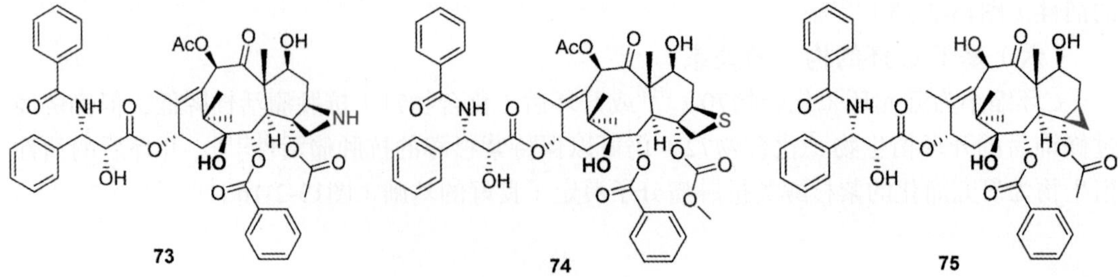

图 13-2-17   基于 D 环的结构修饰

D环的开环衍生物化合物76、化合物77无细胞毒性和促微管聚合活性[119,120]。D环开环的衍生物不具有微管蛋白的聚合活性及细胞毒性，这可能由于去掉D环后导致C_4-位乙酰基的空间构象发生了变化，无法和底物蛋白更好地相互作用所致。从空间效应来看，D环可能起到了稳定C环的作用，使C_4-位的乙酰氧基可以处于一个与微管蛋白更好的结合位置。从电子效应来看，D环可能利用其氧原子的氢键受体属性，通过氢键作用参与并影响微管蛋白的聚合过程（图13-2-18）。

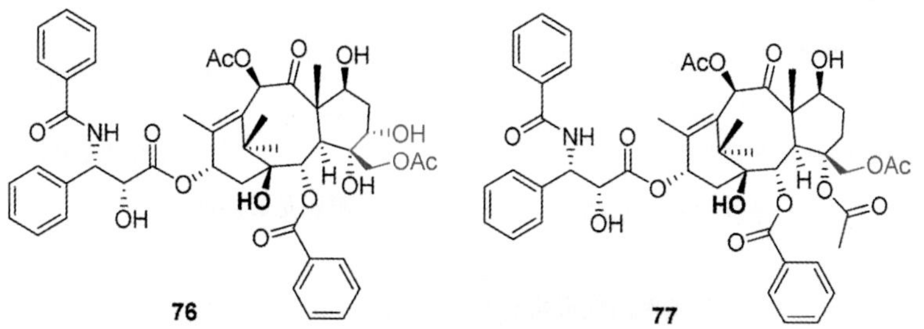

图 13-2-18　D 环开环修饰

当去掉D环，C_5/C_6-位为C=C双键时仍然可以和紫杉醇一样起到稳定微管蛋白的作用（化合物78），由此可以看出，整个D环很可能不是活性必需的，只要可以维持合适的空间构象，D环可以简化掉，这为进一步设计合成简单的紫杉醇衍生物提供了新思路[121]。C_4-位甲基或亚甲基对C环的构象起着至关重要的作用，缺失后的衍生物（化合物79）活性明显降低（图13-2-19）[122]。

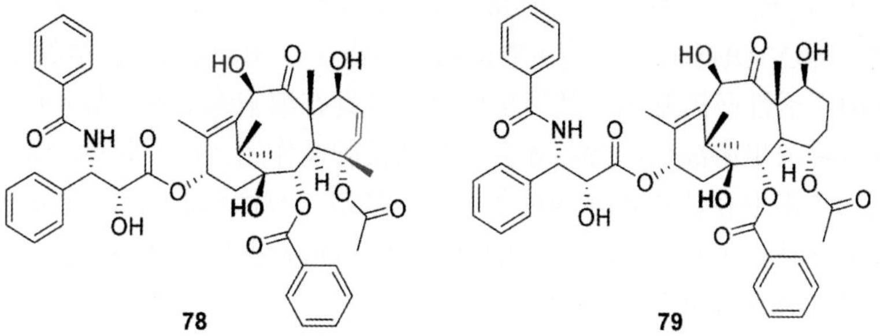

图 13-2-19　去除 D 环的结构改造

（八）紫杉醇的构 - 效关系总结

如图13-2-20所示，C_1-位和C_7-位羟基对活性影响不大，C_2-位酰氧基是活性必需基团，部分取代的苯甲酰基活性有一定的提高；C_4-位的酰氧基去除后活性下降，乙酰基非活性必需基团；C_5-，C_6-位氧杂四元环为活性必需，开环后活性消失；C_9-位羰基还原为羟基后，活性略有增强，而C_{10}-位去除乙酰基后活性基本保持；紫杉醇C_{13}-位侧链中多个位点对活性影响较大，其中$C_{2'}$-游离羟基或酯基修饰为活性必需，$C_{2'}$-位羟基也是紫杉醇前药策略的主要修饰位点；$C_{3'}$-位苯基及酰胺基为活性必需基团，酰胺基取代基可被部分烷氧基替换。

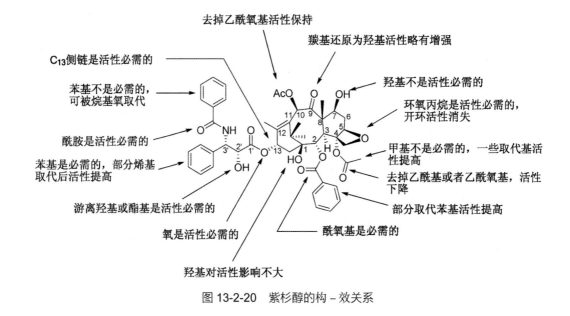

图 13-2-20　紫杉醇的构－效关系

第三节　紫杉醇前药的设计策略

利用前药策略设计的紫杉醇类似物能够明显改善药物的溶解性（或者脂溶性）、靶向性和稳定性。通过制备紫杉醇的C_2'-OH和C_7-OH酯得到前药，通常是设计、获得紫杉醇前药的主要策略（即C_2'-OH和C_7-OH为主要的修饰位点）。图13-2-20 总结的紫杉醇构–效关系揭示，C_2'-OH系活性必需基团，其衍生后将不再具有细胞毒活性，提示C_2'-OH位制成的前药需要在有效释放出游离紫杉醇后才会发挥其抗肿瘤作用。研究证明，紫杉醇C_2'-OH衍生的酯类前药大多能够在体内被酯酶催化水解释放出具有活性的母药（parent drug）紫杉醇；而通过修饰改造C_7-OH得到的紫杉醇酯的类前药则表现出较强稳定性，因此C_2'-OH成为紫杉醇前药设计的首选位点。

一、以亲水性小分子基团作为载体的前药

在C_2'-OH引入亲水性基团，用以提高紫杉醇的水溶性。如图13-3-1所示，在C_2'-OH上引入胺基甲磺酸盐的紫杉醇衍生物80表现出良好的水溶性，在大鼠体内抑瘤活性与紫杉醇相当[123]。在C_2'-OH处修饰得到的紫杉醇磷酯酸钠盐类前药（化合物81）能够快速分布于小肠内壁，被肝脏的磷酸酯酶水解，释放出母药，是经典的前药设计策略。不足之处是其活性相对紫杉醇稍有降低，原因可能是大量血浆蛋白会与之结合，此类前药难以全部被磷酸酶水解释放原药，所以表现出较差的生物活性[124]。在C_2'-OH处修饰得到的紫杉醇苹果酸轭合物化合物82，在血浆中的半衰期为4 h，表现出较高的稳定性。对人乳腺癌细胞株MCF-7和EVSA-T的抑制活性与紫杉醇相当，在小鼠P388白血病肿瘤模型中，其活性优于紫杉醇[125]。

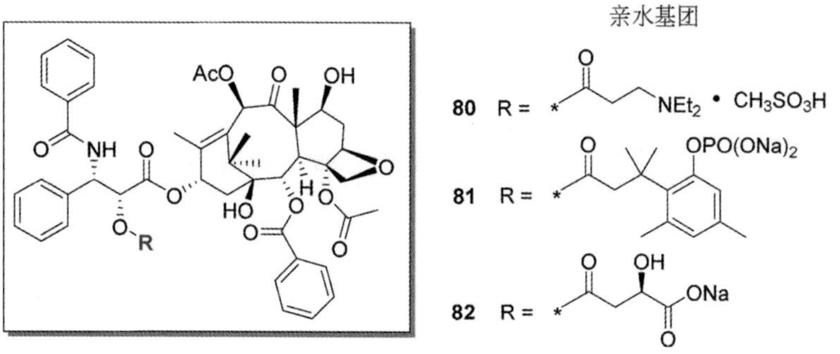

亲水基团

80　R = $\ast$ —C(=O)CH₂CH₂NEt₂ · CH₃SO₃H

81　R = $\ast$

82　R = $\ast$

图 13-3-1　以亲水性小分子基团作为载体的前药

二、以水溶性高分子为载体的紫杉醇前药

肿瘤组织对高分子具有高通透性并且可以延长药效，针对这一特性，可以将部分高分子作为载体进行前药设计。

（一）聚乙二醇 – 紫杉醇轭合物

聚乙二醇拥有极高的亲水性，与药物缀合后可使药物表现出极高的水溶性，且易被肾脏代谢清除。化合物83为紫杉醇C_2'-位羟基与聚乙二醇的轭合物，水溶性较好，体外活性与紫杉醇相当，体内对P388非白血性白血病细胞的抑制活性比紫杉醇稍低[126]。化合物84是以氨基酸聚乙二醇为连接链（linker）的紫杉醇前药，不仅水溶性好，而且体外活性强于紫杉醇，体内活性与紫杉醇相当，且不良反应降低（图13-3-2）[127]。

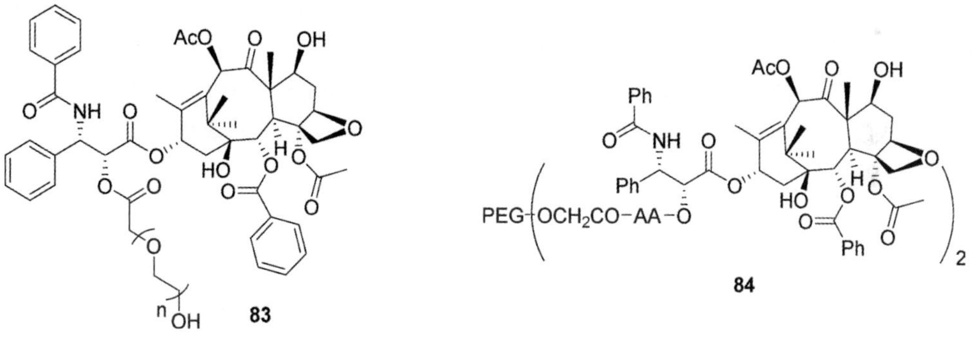

图 13-3-2　PEG- 紫杉醇轭合物前药

（二）聚 L- 谷氨酸（PLGA）– 紫杉醇轭合物

聚L-谷氨酸也是一种水溶性的轭合载体，体内降解为无毒的L-谷氨酸。将L-谷氨酸轭合紫杉醇C_7-OH得到的前药（化合物85），其水中溶解度可达100 g/L。该水溶性紫杉醇前药相比传统紫杉醇具有显著的体内抗肿瘤活性和低毒性优势，对鼠卵巢癌Oca-1细胞系，160 mg/kg剂量可完全抑制肿瘤生长。与紫杉醇相比，PLGA-紫杉醇在血浆中的半衰期增长，在肿瘤中的摄取更大。除了可选择性将紫杉醇药物递送到肿瘤部位外，PLGA-紫杉醇还发挥着独特的药理作用，使其具有显著的抗肿瘤功效[128]。聚谷氨酸紫杉醇86（Xyotax，CT-2103）是紫杉醇C_2'-OH与PGA轭合的前药[129]，用于非小细胞肺癌、卵巢癌、乳腺癌等的

治疗，但由于其神经毒性和超敏反应而终止于Ⅱ期临床试验研究（图13-3-3）[130, 131]。

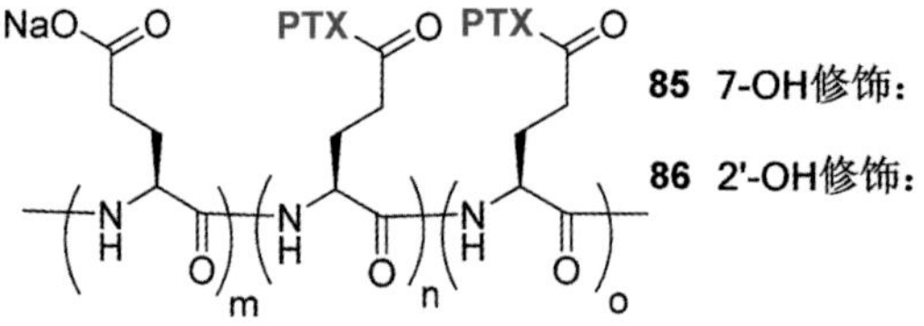

图 13-3-3　PLGA-紫杉醇轭合物前药（PTX=paclitaxel 或者 taxol）

（三）多肽－紫杉醇轭合物

紫杉肽（paclitatide）是紫杉醇C$_2$'-OH处通过酯键与多肽聚合而成的轭合物（peptide-drug conjugate，PDC），具体代表内容可见下文：具有免疫调节功能的紫杉醇前药部分。

三、以靶向组织为设计理念的前药

（一）靶向肿瘤组织过表达的酶或转运蛋白

靶细胞过表达的酶或转运蛋白是一种特定的靶标，特异性的酶解或者转运过程可实现对肿瘤组织的靶向。目前发现的特异性靶标有葡萄糖转运蛋白（glucose transporter）和纤溶酶（plasmin）。化合物87是在C$_2$'-OH处以丁二酰基为连接链设计的紫杉醇-葡萄糖甲苷轭合物，过表达的葡萄糖转运蛋白可转运前药化合物87。研究表明，化合物87不仅具有很好的水溶性，且对人乳腺癌细胞株MCF-7的活性与紫杉醇相当，而且靶向性强，对于RPTEC人正常细胞几乎无细胞毒性（紫杉醇对RPTEC具有很强的细胞毒性）。癌细胞表面过表达的纤溶酶参与癌细胞一系列生理活动，如与基质降解活化、肿瘤生长及血管生成等作用[132]。化合物88为一种靶向纤溶酶的前药，是在紫杉醇C$_2$'-OH处以碳酸对胺基苄酯为连接链的三肽轭合物，酶敏linker可在纤溶酶的作用下断裂，平稳释放出紫杉醇原药。酶解过程如图13-3-4。但在抑制活性方面，其对肿瘤株的效果弱于紫杉醇，推测可能是纤溶酶未完全被激活所致[133]。

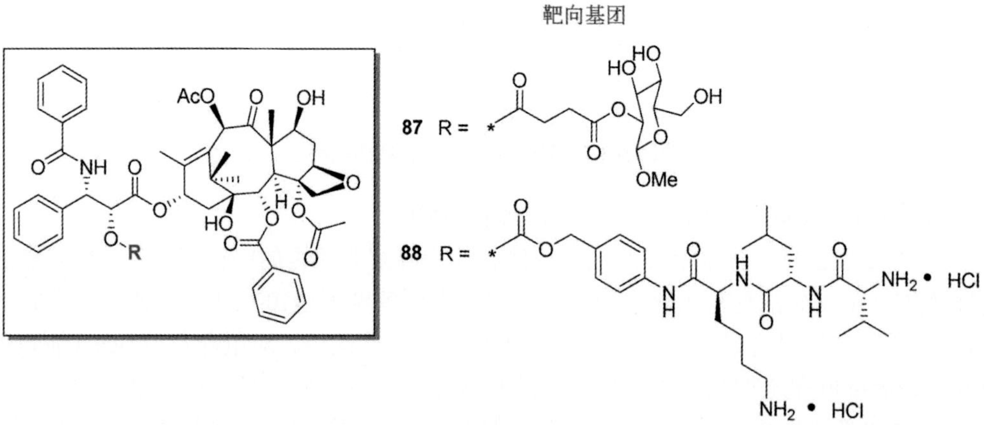

靶向基团

87 R =

88 R =

图 13-3-4　靶向肿瘤组织过表达的酶或转运蛋白前药（PTX=paclitaxel 或者 taxol）

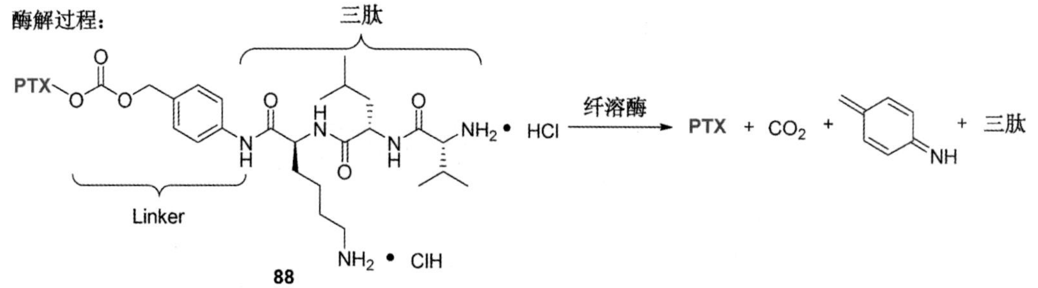

酶解过程：

88

图 13-3-4 （续）

（二）靶向癌细胞低氧的微环境

癌细胞具有代谢旺盛的特点，它的整个生理过程需要消耗大量的氧气和能量，所以大多数肿瘤细胞都处于缺氧环境中，故肿瘤的低氧环境可作为前药的设计靶标。基于此设计思想，Damen等设计了紫杉醇C_2'-OH通过碳酸酯形式与硝基苯丙烯

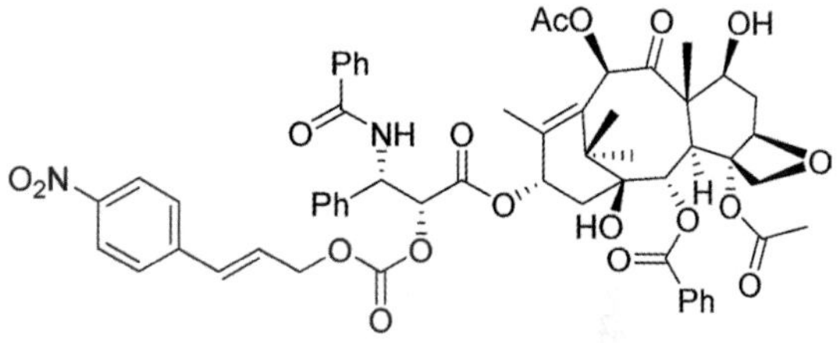

89

图 13-3-5 靶向低氧的癌细胞前药

轭合的前药（化合物89）（图13-3-5），希望利用肿瘤的低氧环境使硝基被癌细胞内源性还原酶激活，通过1,8-消除的电子级联反应释放出紫杉醇原药。但遗憾的是，在肿瘤的低氧生理环境下，这种前药未能得到有效的激活。但在体外利用化学手段还原硝基后，可以顺利游离出紫杉醇，证明了此设计具有可行性，因此，寻找合适的硝基结构单元是此类前药发挥作用的关键[134]。

（三）靶向癌细胞过表达受体

癌细胞的一部分膜受体往往过表达，可依据该特征作为前药设计的策略，在紫杉醇C_2'-OH处通过适当的连接链将紫杉醇与膜受体配体轭合，从而达到靶向递送紫杉醇的目的。由精氨酸、甘氨酸、天冬氨酸组成的环肽RGD对Rv整合蛋白活性的抑制作用可诱导内皮细胞凋亡，抑制血管生成并增加内皮细胞单层通透性。Chen等利用丁二酰基作为连接链，将紫杉醇在C_2'-OH处与双环肽RDG轭合，得到了靶向整合素的前药（化合物90）（图13-3-6），可以特异性识别细胞黏附分子$\alpha_v\beta_3$整合素，以靶向递送紫杉醇的方式，降低紫杉醇的毒性并增强紫杉醇对癌细胞的选择性杀伤[135]。

（四）紫杉醇-不饱和脂肪酸（PUFA）轭合物

多种不饱和脂肪酸，例如二十二碳六烯酸（DHA）、α-亚麻酸（LNA）等，被证实可以有效地抑制癌基因编码蛋白的表达，抑制肿瘤血管生成，对乳腺癌、胃癌等多种肿瘤细胞具有很好的杀伤作用。在紫杉醇C_2'-OH处通过酯键与DHA共缀的轭合物（化合物91）（图13-3-7），可延长对肿瘤细胞的作用时间，靶向到肿瘤细胞的紫杉醇原药浓度大幅度提高，与紫杉醇相比，具有更好的靶向性和抗肿瘤活性[136]。

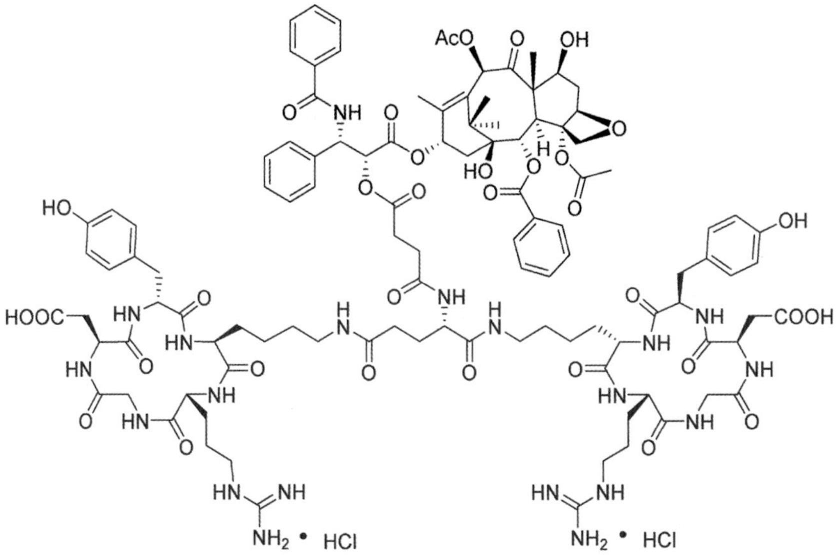

90

图 13-3-6 靶向癌细胞过表达受体前药

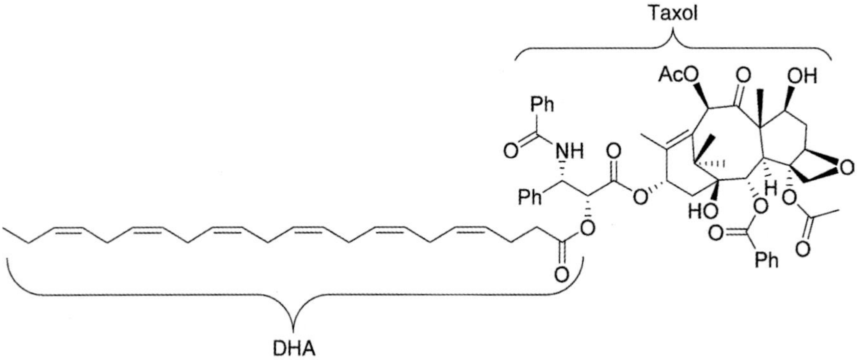

91

图 13-3-7 紫杉醇 - PUFA 轭合物前药

四、靶向肿瘤炎性微环境的紫杉醇前药

　　模式识别受体（pattern recognition receptor，PRR）是一类表达于固有免疫细胞表面或者胞内的识别分子，可调控肿瘤炎性微环境介导的化疗抵抗。其中，核苷酸结合寡聚化结构域1/2（nucleotide-binding oligomerization domain 1/2，NOD1/2）是人体中一类重要的模式识别受体，激活NOD1/2可介导其下游NF-κB、MAPKs通路中RIP2K、JNK、p38、ERK等信号转导，以及干扰素调节因子IRF3和IRF7等。激活NF-κB、MAPK产生的TNF-α、IL-6及IL-8等相关炎性细胞因子，可使肿瘤构建炎性微环境并产生化疗抵抗，促进肿瘤生长及转移。本章作者研究团队基于以下文献及假设，首次通过丁二酰基将NOD2的天然外源性配体（ligand）胞壁酰二肽（muramyl dipeptide，MDP）与紫杉醇在其C$_2$'-OH处共缀得到了MDP-Taxol轭合物（2'-O-MTC-01），期望发现能够同时抑制肿瘤生长和转移的新药

候选物[137]。如图13-3-8所示：①除作为微管蛋白稳定剂以外，紫杉醇还可以模拟脂多糖（LPS）作用于免疫细胞的 Toll样受体4（TLR4），并激活其下游的炎性信号转导通路，如NF-κB信号通路[138]；②当胞壁酰二肽激活免疫细胞，如巨噬细胞的另一个模式识别受体NOD2时，可以与LPS同时激活TLR4时产生强烈的协同作用，并明显增强感染者的炎性反应[139]；③这种炎性协同作用有可能通过产生大量的TNF-α（彼时是错误的假设！）抑制肿瘤的转移；④强亲水性的胞壁酰二肽可以改善紫杉醇共缀分子的亲水性，易于改良紫杉醇的制剂；⑤相反，强疏水的紫杉醇又可以改善导致胞壁酰二肽易从尿液排出的强亲水性，使紫杉醇及胞壁酰二肽均具有适当的理化性质，提高它们的成药性。因此，这类多肽-药物共缀分子（peptide-drug conjugate）很可能具有抗肿瘤（紫杉醇）及抗肿瘤转移（NOD2信号通路激动剂）双重功能，从而可以解决抗肿瘤转移的临床关键需求。

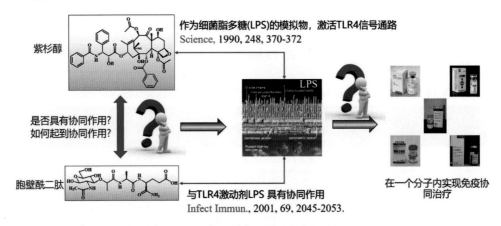

图 13-3-8　设计紫杉醇与胞壁酰二肽共缀物的依据

据此，李旭琴博士采用固相合成方法，首次设计并合成了图13-3-9中的三个化合物，分别在紫杉醇的C_2'-、C_3'-及C_7-位与胞壁酰二肽实现了分子共缀[137]。令人兴奋的是，与单独使用同摩尔剂量的紫杉醇、胞壁酰二肽、或者两者的混合物相比，化合物2'-*O*-MTC-01显著协同刺激小鼠巨噬细胞表达分泌了高水平的TNF-α及IL-12（表13-3-1）。这一协同作用未发生在两者的混合物组，被认为是共缀紫杉醇后，有效地提高了胞壁酰二肽分子的细胞膜通透性。

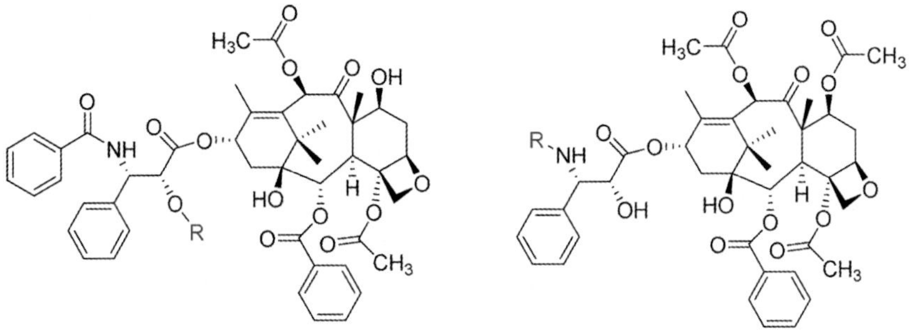

2'-O-MTC-01　　　　　　　　**3'-N-MTC-01**

图 13-3-9　固相合成方法合成的第一代紫杉醇胞壁酰二肽共缀物

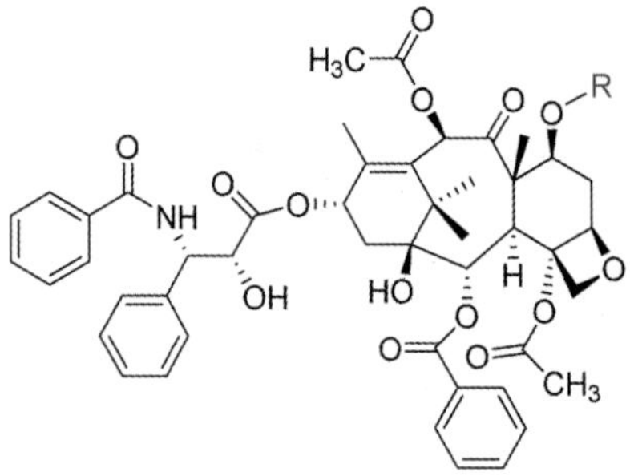

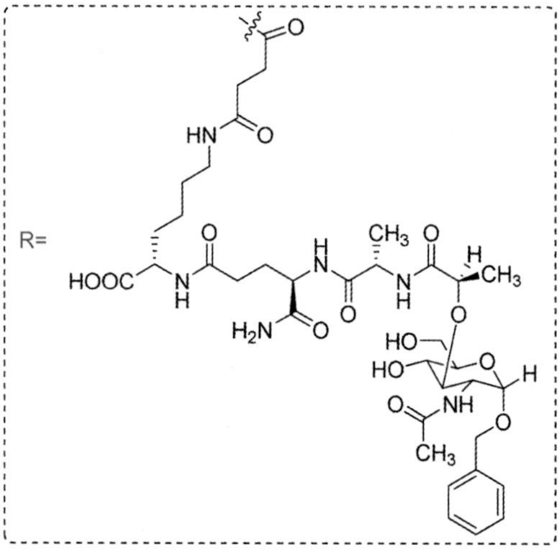

图 13-3-9 （续）

表 13-3-1 化合物 2'-O-MTC-01 对小鼠巨噬细胞分泌表达炎性细胞因子的影响

化合物		TNF-α（pg/mL）	IL-12（pg/mL）	MHC Ⅱ（阳性率 %）	CD54（阳性率 %）
对照组		10.8 ± 1.1	262 ± 2	2.95 ± 0.03	0.79 ± 0.003
紫杉醇（5.0 μmol/L）		30.7 ± 2.4*	530 ± 33*	4.50 ± 0.02*	3.27 ± 0.06*
胞壁酰二肽（5.0 μmol/L）		40.2 ± 2.9*	486 ± 22*	3.64 ± 0.04*	2.73 ± 0.02*
胞壁酰二肽（5.0 μmol/L）＋紫杉醇（5.0 μmol/L）		91.0 ± 3.2	676 ± 49*	4.89 ± 0.02*	3.6 ± 0.05*
2'-O-MTC-01	10.0 μmol/L	664.8 ± 4.4*	1790 ± 64*	4.58 ± 0.48*	4.57 ± 0.02*
	5.0 μmol/L	537.0 ± 5.3*#	1592 ± 73*#	5.51 ± 0.03*#	4.57 ± 0.01*#
	1.0 μmol/L	245.5 ± 3.1*	900 ± 80*	4.58 ± 0.02*	4.13 ± 0.02*
	0.1 μmol/L	87.9 ± 4.3*	356 ± 56*	4.01 ± 0.02*	3.13 ± 0.02*

$* P < 0.01$；与胞壁酰二肽+紫杉醇比较，$^{\#}P < 0.01$

　　虽然该结果验证了研究者最初的假设，但遗憾的是，2'-O-MTC-01分子仅可抑制荷瘤小鼠的肿瘤生长，却没有抑制肿瘤的转移。虽然此结果使研究者很沮丧，但研究并没有停止。今天看来，当时的研究者的两个决定都非常关键和正确：①发展了固相合成方法，不仅可以快速合成一定数量及质量的此类共缀物，满足了实验动物快速筛选及研究所需要大量化合物的需求，还可以有机会将胞壁酰二肽的糖基片段用其他有机化学的结构片段进行替代，并构建了相关的化学库。这一决定所得到的实验结果不仅打破了既往人们对胞壁酰二肽化学结构与功能之间关系（构–效关系）的原有认识，即氨基葡萄糖片段是保持其活性的核心片段，而且也为后来发现NOD1/2拮抗剂奠定了基础；②建立了适当的快速动物筛选模型，直接采用最具表型意义的动物实验进行筛选。显然，实现动物快速筛选对合成此类复杂共缀物的便捷性、以及动物实验操作的工作量、准确性和可重复性的要求均极高。也因此，研究者会深刻地体会到：动物实验结果才是最具代表性的临床前实验数据，许多意想不到的结果往往会直接启发药物研发者提出开创性的研发思路并做出正确的改变，类似的结果在本书的其他案例中多次出现过。

图13-3-10为项目早期构建并筛选紫杉醇及胞壁酰二肽共缀物的化学库，李旭琴博士是化学库的构建者，马瑶博士是动物筛选模型的构建者及实施者，她们对本项目做出了卓越的贡献。

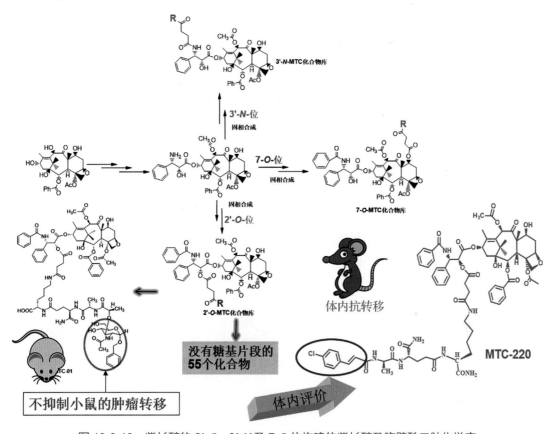

图 13-3-10 紫杉醇的 2'-*O*、3'-*N* 及 7-*O* 位构建的紫杉醇及胞壁酰二肽化学库

围绕胞壁酰二肽的乙酰氨基葡萄糖的结构优化，研究者后续发现对–氯肉桂酰基衍生物替代氨基葡萄糖后的化合物MTC-220（商品名：康莫他赛）可以同时抑制肿瘤的生长和转移[140]。康莫他赛在动物体内既可通过优先途径，将原型药（MTC-220）有效地分布到肿瘤组织中，再在血液中酯酶的作用下释放出母药紫杉醇，提高了紫杉醇在瘤组织中的分布；也可以原型分子的形式拮抗了化疗（紫杉醇）激活的NOD2信号转导，有效地负调节了肿瘤炎性微环境所导致的化疗抵抗，最终增敏了紫杉醇的抗肿瘤活性，并抑制了肿瘤转移。图13-3-11展示了康莫他赛分子抗肿瘤及抗肿瘤转移的前药机制。研究还发现，多西紫杉醇与胞壁酰二肽衍生物的共缀物（商品名：信立他赛，图13-3-12）可通过拮抗多西他赛化疗激活的NOD1信号转导通路，增敏多西他赛对4T1三阴乳腺癌的疗效[141]。综合各方面的因素考虑，研究者最终将信立他赛推进到了临床试验研究阶段，目前正在进行中。

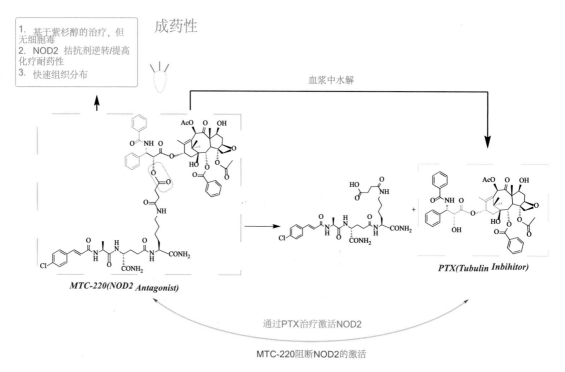

图 13-3-11　康莫他赛前药分子抗肿瘤及抑制肿瘤转移的原理示意图

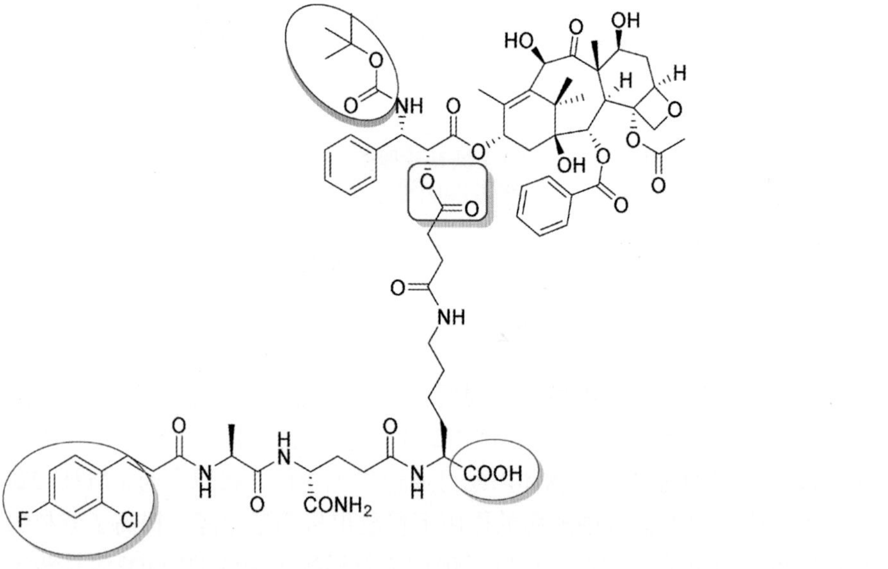

图 13-3-12　信立他赛的分子结构

　　读者可能会提出这样一个问题：康莫他赛是以原型分子拮抗NOD2，还是通过水解出来的多肽分子（或者紫杉醇本身）拮抗了化疗激活的NOD2炎性转导通路？回答这个问题最好的办法就是合成一个非裂解的共缀分子，再通过与紫杉醇混合给药来进行体内外实验验证。因此，专长于有机化学合成的董毅博士首次实现了紫杉醇C_2'-羟基的烯基化反应，并通过简单的化学手段得到了紫杉醇C_2'-羟基处通过醚键连接的共缀型分子DY-16-43（图13-3-13），该分子无法被动物血液中的酯酶水解，因此，在动物体内是以完整的原型共缀分子的形式存在的。图13-3-14展示了DY-16-43，而非多肽或者紫杉醇拮抗了NOD2的炎性信号转导通路，从而显著提高了紫杉醇抗肿瘤生长和抑制转移的作用[142]。此结果最终证明了宿主免疫巨噬细胞的NOD2可被紫杉烷类药物化疗产生的损伤相关的分子模式（damage associated molecular patterns，DAMPs）激活，并诱导化疗抵抗及促进肿瘤的转移。化疗的同时拮抗NOD2信号转导通路可增敏癌症的治疗效果，并抑制肿瘤的转移[142]。证明这一点，非常得益于研究者（董毅博士）所拥有的高超有机化学合成技能。

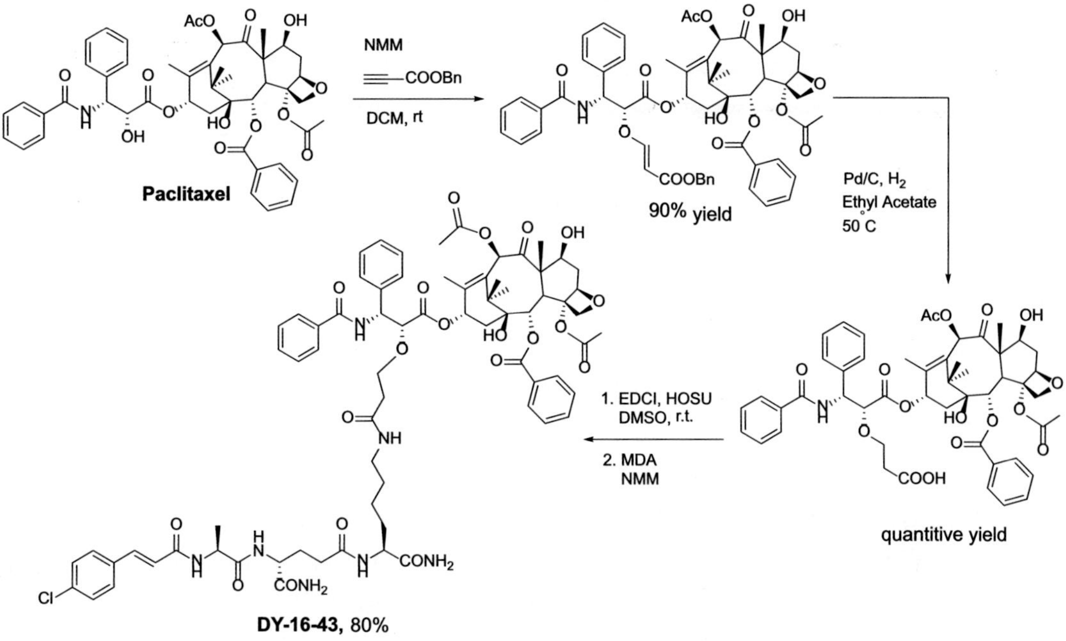

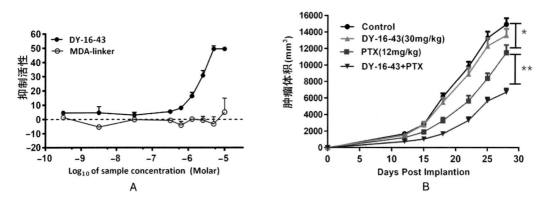

图 13-3-13　非裂解型紫杉醇与胞壁酰二肽共缀物（DY-16-43）的合成

图 13-3-14　DY-16-43 拮抗化疗激活的 NOD2 信号转导通路，并抑制肿瘤转移

A图显示DY-16-43，而非胞壁酰二肽衍生物可在细胞水平上拮抗NOD2的信号转导激活作用；B图是DY-16-43拮抗新鲜分离的人外周血单核细胞的NOD2信号转导激活作用，可看到明显的抑制关键节点蛋白RIP2的磷酸化；C图的蓝线说明DY-16-43明显提高了紫杉醇的抑瘤作用；D图则表明，DY-16-43明显提高了紫杉醇抗肿瘤转移的效果

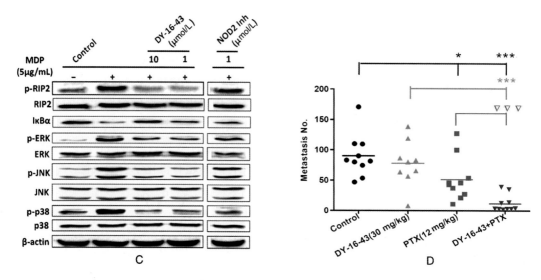

图 13-3-14 （续）

显然，与传统紫杉醇（包括白蛋白紫杉醇）或多西他赛注射液相比，康莫他赛或信立他赛具有明显的优势：

1. 耐受问题　安全性评价证明，康莫他赛或信立他赛不良反应明显降低，可短期多次给药，有可能突破注射用紫杉醇或多西紫杉醇用药 1 ~ 2 次 / 月的瓶颈。

2. 溶媒导致的不良反应问题　由于分子的理化性质得到改善，新的制剂中不再使用表面活性剂聚氧乙烯蓖麻油，大大降低过敏及溶血等风险。

3. 靶点相关的不良反应　康莫他赛或信立他赛首先主要以原型药的形式分布和消除。构 – 效关系表明，原型药（2'- 位共缀）无细胞毒性，但在血液丰富的瘤组织中可持续有效地代谢为紫杉醇或多西紫杉醇，从而大大提高了两者在瘤组织中的分布水平，而在骨髓及正常组织中则较少释放紫杉醇或多西紫杉醇，显著降低了紫杉烷类药物的神经毒性及骨髓抑制等不良反应。

4. 耐药及转移问题　研究证明，化疗可导致模式识别受体 NOD1/2 介导的 NF-κB 及 MAPKs 炎症信号转导通路的激活，康莫他赛原型药可拮抗 NOD2 的信号转导通路；信立他赛原型药可拮抗 NOD1 的信号转导通路，两者均可负调节肿瘤炎性微环境，逆转化疗抵抗，显著增敏紫杉醇或多西他赛的治疗效果，并抑制肿瘤的转移。

5. 复发问题　康莫他赛或信立他赛亦可探索在临床上合并使用新型免疫位点药物，进一步提高疗效，减少或者减缓癌症复发。

6. 剂型问题　康莫他赛或信立他赛为冻干粉，室温保存及运输，保存期长，避免了注射用紫杉烷类药物冷链运输的问题。

目前，研究者们正在积极推进信立他赛的临床试验研究，已顺利完成临床I期各剂量组的志愿者筛选和入组，研究结果显示，注射用信立他赛在人体内仍能够显示出与动物实验相同的药代动力学特征，有效释放出多西他赛，并随用药剂量的提高而释放出更多的多西紫杉醇，期待信立他赛能够显著提高患者使用的依从性，早日有效地惠及癌症患者。

第四节 总结与展望

得益于20世纪50年代开始对化疗药物的大规模筛选，美国NCI通过建立多种肿瘤人癌细胞的高通量药物筛选模型，发现了天然紫杉醇分子。上市第一代注射用紫杉醇经历了30年的时间，其间解决了结构鉴定问题（化学）、靶点问题（生物）、剂型问题（药学）、工业合成（来源）问题、临床给药途径及方式问题（如3 h静脉输液，使血液中C_{max}值可耐受）、临床安全性评估以及患者获益平衡问题（医学）、合并用药改善治疗效果问题等等，一直持续至今，仍然是治疗许多癌症适应证的一线用药。

由于紫杉烷类药物突出的疗效及其引起的显著不良反应，各种改进也一直在进行中，包括剂型改进、结构改造、前药策略以及最近的双功能策略等。通过本章的内容，作者不仅试图将紫杉醇本身的案例完整地介绍给读者，也还试图以临床未解决的需求为目标，将人类不断尝试改进紫杉烷类药物的最新进展展示给读者，并认识到药物研发永无止境。具体来讲，从本章的案例中我们不仅学习到传统或者经典天然产物药物化学的结构改造内容，也应该注意最后介绍的康莫他赛及信立他赛的研究思路。研究者在研发康莫他赛及信立他赛的过程中获得了几个体会或者经验：①假设的起点是关键的因素，研究者在思考假设时，应该充分考虑到临床未解决、且很可能长期存在的问题，并基于现有的知识提出假设，来迎合药物开发周期长的特点。比如，转移仍然是癌症患者的主要致死原因，显然，研究了20余年的康莫他赛及信立他赛至今仍有极大的开发价值，它们除了拥有疗效优势外，还很有可能抑制癌症的转移及复发，这是临床未解决的关键性需求。此时，读者可能会提出一个问题，文中介绍了很多通过构–效关系研究而得到的紫杉烷类新分子，均具有明显的活性优势，但为什么最终都没有开发成为药物？很显然，这些分子均是基于微管蛋白靶点的分子，此类分子在提高活性的同时，往往也伴随着靶点既定的不良反应，药物的治疗窗口并未得到显著改善，换句话说，患者没有明显获益，也就没有继续开发下去的意义。②在一定的环境或者知识背景下，合理的假设不一定正确。例如，研究者最初得到的共缀分子2'-O-MTC-01在动物上可抑制肿瘤的生长，但并没有抑制肿瘤的转移。研究者发展的独特固相合成方法不仅满足于构建该类共缀物化学库的条件，而且能够保证提供足够量的化合物（包括合成化合物的数目以及可得到每个化合物的质量），直接进行动物模型筛选。最后也证明，只有采用这种慢且工作量巨大的极端表型筛选才能够发现康莫他赛及信立他赛（同时抑制肿瘤及肿瘤转移）。③激活NOD1/2为什么不能抑制肿瘤的转移？在最初提出假设时（2000年），国际上关于肿瘤与炎症微环境的研究尚未有实质性的进展，因此，研究者也只考虑了TNF-α因素，认为提高了TNF-α的分泌水平，即可抑制肿瘤的转移，却还不知道炎症（微环境）是肿瘤的第7大特征，当然，也不知道化疗所产生许多损伤相关的分子模式（damage associated molecular patterns，DAMPs）可重塑肿瘤微环境，致使产生化疗抵抗。那段时间掌握的知识是，单药注射用紫杉醇治疗对转移性乳腺癌的应答率仅约为25%，导致应答率低的原因是紫杉烷类药物的剂量耐受性限制问题。后来通过合成恰当的非裂解康莫他赛分子（DY-16-43）以及采用具有正常免疫功能的动物模型进行研究，才证实最初的假设错了，但幸运的是，错误离目的结果并不远，只是应该寻找NOD1/2的拮抗剂，而非最开始的激动剂。④康莫他赛分子在体内的独特代谢机制也保证了化疗激活NOD2的信号转导，并同（及）时被原型分子拮抗，才会使此类分子具备了理想的动物治疗效果，并明显优于白蛋白结合型紫杉醇（数据未展示），以及更高的安全性。显然，要证明这一点，也必须得益于研究者高超的有机化学合成技能，在不损害对各种有机反应条件非常敏感的紫杉醇结构的前提下，有效地制备出非裂解的康莫他赛分子——DY-16-43。

　　化学药物以其使用便利性、成本低、患者依从性高等优点，未来仍将具有最大的市场及应用场景，因此，本章作者对癌症化疗药物的研发和应用前景也充满了信心。必须再次强调的是，药物研发需专注于临床未解决的问题，研究者也需要具备坚持发现及解决这些问题的素质和能力。相信，紫杉烷类药物后代产品的研发将不会停下脚步，后来者一定会在最大程度地发挥其抗癌活性的同时，又最大限度地避免其引起的各种不良反应，并大大减缓癌症的转移及复发。

数字资源

第十四章

抗肿瘤药物艾立布林

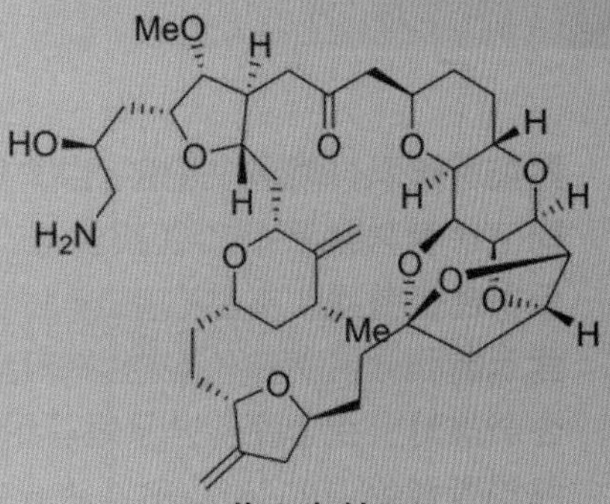

艾立布林

唐叶峰　孙天文　尚　海

　　癌症是危害人类健康和生命安全的重大疾病。国际癌症研究机构"全球癌症"2020年统计数据表明[1]，全世界2019年新增癌症病例超过1900万，癌症死亡病例近1000万，癌症已成为大多数国家70岁以下人群的第一或第二致死因素。此外，在纳入统计的36种癌症中，乳腺癌、肺癌和结直肠癌的发病率位居前三位。

　　抗肿瘤药物是人类对抗癌症的有效武器，而天然产物则是发现抗肿瘤药物的重要来源之一。天然产物是生命体（如植物、动物或微生物）在进化过程中经过自然选择产生的次级代谢产物，通常具有新奇的化学结构和丰富的生物活性。据统计[2]，在1981—2019年上市的185种小分子抗肿瘤药物中，大约60%来自天然产物或与天然产物密切相关，代表性例子包括紫杉醇（taxol）、长春花碱（vinblastine）、曲贝替定（trabectedin）以及艾立布林（eribulin）。

　　艾立布林也被译作艾日布林（化合物1），是由卫材（Eisai）制药公司研发的一款新型小分子化疗药物（图14-1-1），临床上使用的是其甲磺酸盐的形式，即甲磺酸艾立布林（eribulin mesylate）[3]。艾立布林是一种微管蛋白抑制剂，通过与微管蛋白结合对微管蛋白聚合及微管的组装产生抑制作用，诱导癌细胞周期G2/M期阻滞从而发挥抗癌作用。作为一种单药化疗药物，艾立布林最早于2010年获得美国FDA批准，用于治疗既往接受过至少2种化疗方案（蒽环类或紫杉烷类药物）的局部晚期或转移性乳腺癌患者。此后，该药相继在欧洲、美洲和亚洲等多个国家和地区获准上市；2019年，中国国家药品监督管理局也正式批准该药上市。近年来，艾立布林的适应证也已从乳腺癌扩展到软组织肉瘤和脂肪肉瘤等多种癌症。

　　艾立布林是海洋天然产物软海绵素B（halichondrin B）经过结构简化后得到的一种天然产物类似物[4]。相比于软海绵素B，虽然艾立布林的结构已有很大程度简化，但仍含有9个环系和19个手性中心，其结构复杂程度与合成难度不言而喻。值得强调的是，艾立布林无法通过提取分离或半合成的方式获取，只能依赖于化学合成。事实上，艾立布林是目前为止通过化学合成途径获取的结构最复杂、合成路线最长的非肽类药物[5]，被誉为化学药物合成界的"珠穆朗玛峰"。在众多已知抗肿瘤药物中，艾立布林之所以能够独树一帜，是因为它的研发历程最能体现合成化学家在药物研发中发挥的重要作用，同时也充分展现了人类"认识自然和改造自然"的伟大勇气和智慧。本章将从艾立布林的作用机制、研发历程、药理学特点和临床应用等方面入手，详细介绍这款新型抗肿瘤药物的"前世今生"。

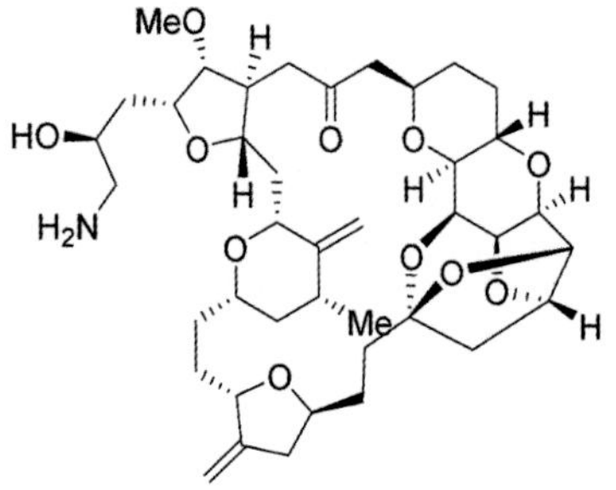

药物名称	甲磺酸艾立布林 (Eribulin mesylate)
商品名	海乐卫（Halaven）
原研厂家	卫材（Eisai）
药物类型	癌症化疗药物（微管蛋白抑制剂）
适应证	转移性乳腺癌、脂肪肉瘤
剂型/给药途径	注射液/静滴
上市国家	美国、欧洲、日本、印度、中国等

图 14-1-1　艾立布林的化学结构和基本信息

第一节　艾立布林的抗肿瘤作用机制

为便于理解艾立布林的抗肿瘤作用机制，本节将对微管蛋白的结构与功能、微管蛋白与肿瘤的关联以及常见的微管蛋白抑制剂进行简要介绍。

一、微管的结构与功能

微管（microtubule）是存在于真核细胞中由微管蛋白装配成的长管状细胞器结构，是细胞骨架的主要组成部分，具有中空管状结构的特点[6]。微管蛋白异二聚体是微管组装的基本单元，由α-微管蛋白（α-tubulin）和β-微管蛋白（β-tubulin）组成（图14-1-2）。微管装配时，α-微管蛋白和β-微管蛋白首先形成长度为8 nm的αβ-二聚体，后者通过纵向聚合形成原纤维，再经侧面增加而扩展为片层，至13根原纤维时合拢成一段微管[7]。由于组成微管的原纤维是由α-和β-两种微管蛋白首尾相接交替排列组成，所以微管具有极性。通常β-微管蛋白暴露的一端称为（＋）级，而α-微管蛋白暴露的一端称为（－）级。微管的这种结构特点使微管具有聚合和解聚的动力学特性[8]。在一定条件下，微管一端发生装配使其延长，另一端发生去装配而使其缩短，当组装和解聚速度相同时，微管长度保持稳定。由于微管自身结构与动力学特点，使其在维持细胞形态、细胞分裂、信号转导及物质输送等方面发挥着重要作用。

微管在细胞分裂中扮演着重要角色：当细胞从间期进入分裂期时，间期细胞胞质微管网架崩解，微管解聚成微管蛋白，经重新装配聚合成纺锤体（spindle），纺锤体在有丝分裂中牵引染色体向两极移动进入两个子细胞中，完成细胞增殖；在分裂末期，纺锤体微管解聚为微管蛋白，并重新装配形成胞质微管网。

肿瘤细胞具有快速增殖的特点，其有丝分裂过程频繁且细胞周期明显短于正常细胞。因此，如能干扰肿瘤细胞微管，使其在肿瘤细胞的有丝分裂过程中无法行使正常功能，必将影响肿瘤细胞的分裂与增殖，使其生长受到抑制并死亡。基于此，组成微管的微管蛋白已成为研发抗肿瘤药物的重要靶点之一，而作用于微管系统的微管蛋白抑制剂也被证明是一类有效的抗肿瘤药物。

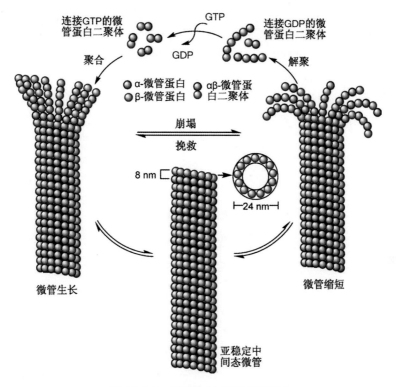

图 14-1-2　微管的组成及结构特征

二、常见的微管蛋白抑制剂

根据与微管蛋白的作用机制不同，微管蛋白抑制可分为两种类型[9,10]，一类是微管蛋白聚合抑制剂（destabilizing agents），主要是通过抑制微管聚合，阻止纺锤体微管的形成，进而诱导肿瘤细胞阻滞于G_2/M期，抑制肿瘤细胞的分裂与增殖，代表性药物分子包括秋水仙碱（colchicine）、长春碱（vinblastine）以及美登素（maytansine）；另一类是微管蛋白解聚抑制剂（stabilizing agents），主要通过抑制微管解聚，破坏细胞有丝分裂进程，造成肿瘤细胞进入死亡机制，从而发挥抗肿瘤作用，代表性药物分子包括紫杉醇（paclitaxel）和伊沙匹隆（ixabepilone）等（图14-1-3）。此外，目前已经发现的微管蛋白抑制剂大多数为天然产物或其衍生物。根据这些微管蛋白抑制剂与微管蛋白的结合位点不同，又可以将其分为作用于秋水仙碱位点、长春碱位点、美登素位点、紫杉醇位点、莱利霉素位点以及比洛尼素位点的微管蛋白抑制剂[11,12]。值得一提的是，由于作用位点不同，这些微管抑制剂在临床使用时具有一定的互补性，不易产生交叉耐药，为肿瘤治疗带来更多的选择。

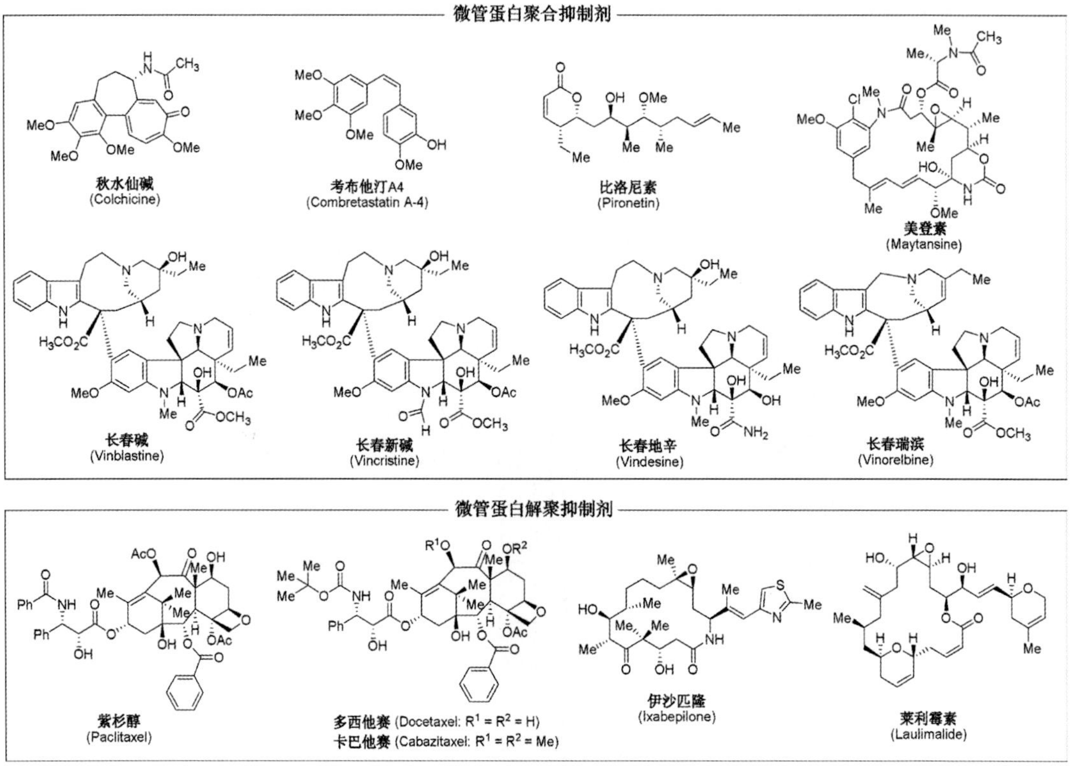

图 14-1-3　常见的微管蛋白抑制剂

三、艾立布林的作用机制

艾立布林是天然产物软海绵素B的结构简化物，后者已被证明是一种长春碱和微管结合的非竞争性抑制剂，具有抑制微管蛋白聚合的作用。体外实验表明[13]，艾立布林与软海绵素B具有相同的亚纳摩尔水平的抗肿瘤活性。进一步作用机制研究显示[14]，艾立布林可以高亲和力地结合于微管的（＋）端，阻碍微管蛋白聚合，从而破坏微管蛋白聚合–解聚的动态平衡，抑制有丝分裂纺锤体形成，促使肿瘤细胞死亡（图14-1-4）。此外，艾立布林还能诱导微管蛋白的非功能性聚集，但不影响微管蛋白（－）端的解聚过程。总之，艾立布林与已知的其他微管抑制剂的作用方式有所不同，因此在肿瘤治疗方面显现出一定的独到之处[15]。鉴于此，美国FDA于2010年批准了甲磺酸艾立布林正式上市，用于治疗既往接受过至少2种化疗方案（蒽环类或紫杉烷类药物）的局部晚期或转移性乳腺癌患者。

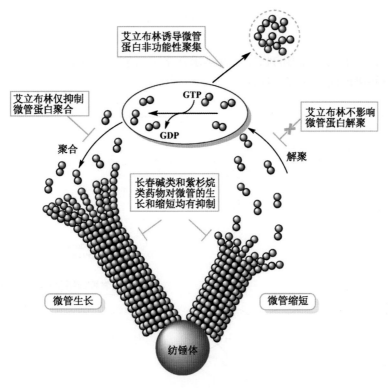

图 14-1-4　艾立布林的抗肿瘤作用机制

第二节　艾立布林的研发历程

一、抗肿瘤天然产物软海绵素B的发现及化学合成

如前所述，艾立布林是从天然产物软海绵素B经过结构简化而来的药物分子[16]，因此关于艾立布林的来龙去脉还需从软海绵素B的发现说起。20世纪80年代中期，日本科学家Uemura领导的研究团队从一种名为冈田软海绵（*Halichondria okadai*）中分离得到一系列结构极其复杂的聚醚大环内酯类化合物，并将其统一命名为软海绵素（halicondrins）（图14-2-1）[17,18]。研究显示，多数软海绵素类天然产物对黑色素瘤细胞B-16具有显著的抑制活性，其中活性最强的是软海绵素B（2），其IC_{50}可低至0.093 ng/mL[19]。更重要的是，软海绵素B在动物水平上也对多种肿瘤细胞（如白血病细胞P-388，黑色素瘤细胞B-16和白血病细胞L1210）的移植瘤显示出极强的抑制活性，在很低给药剂量下即可显著提高小鼠的存活率并延长中位生存期。随后，美国国家癌症研究所在60个肿瘤细胞系上对软海绵素B进行了系统的活性评价，并发现其抑制肿瘤细胞增殖的方式与已知的微管蛋白抑制剂类似，但又与常见的微管蛋白抑制剂（如长春碱和紫杉醇）的结合位点和作用模式有所不同，预示着该化合物与其他微管蛋白抑制剂产生交叉耐药的可能性较小[20]。自发现以来，软海绵素B因其极强的抗肿瘤活性和独特的抗肿瘤作用机制引起了学术界和工业界的广泛

关注。然而，软海绵素B在自然界中的含量极低，1 t海绵中只能提取到大约20 mg的软海绵素B（约为2×10^{-8} w/w）。鉴于天然海绵的采集异常困难，且成本很高，通过传统提取分离的方式来满足软海绵素B的临床研究需求几乎不可能，因而化学合成软海绵素B就成为当时条件下解决该问题的唯一途径。

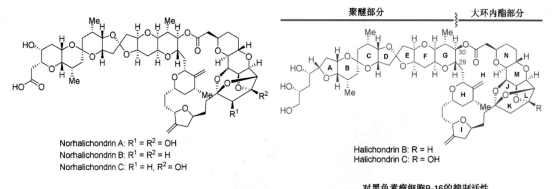

Norhalichondrin A: R¹ = R² = OH
Norhalichondrin B: R¹ = R² = H
Norhalichondrin C: R¹ = H, R² = OH

Halichondrin B: R = H
Halichondrin C: R = OH

Homohalichondrin A: R¹ = R² = OH
Homohalichondrin B: R¹ = R² = H
Homohalichondrin C: R¹ = H, R² = OH

对黑色素瘤细胞B-16的抑制活性

天然产物	IC$_{50}$(ng/mL)
Norhalichondrin A	5.2
Halichondrin B	0.093
Halichondrin C	0.35
Homohalichondrin A	0.26
Homohalichondrin B	0.1

图 14-2-1　软海绵素 B 及其同源物的化学结构和抗肿瘤活性

　　从化学合成角度来看，软海绵素B的结构相当复杂，极具合成挑战性。该分子结构由"左边的"聚醚（蓝色）与"右边的"大环内酯（绿色）两部分组成，相连于C$_{29}$和C$_{30}$位置；整个分子共有15个环系，环系大小和类型呈现出多样化；分子中含有32个手性碳原子，其中包括两个螺环缩酮手性中心。如何实现多环骨架的高效构建、拼接以及各个手性中心立体化学的精准控制，是整个分子化学合成的难点所在。尽管如此，由于其重要的应用价值，软海绵素B及同类天然产物仍然引起了合成化学家的广泛研究兴趣；其中，哈佛大学Kishi教授领导的研究团队在这一领域做出了卓越的贡献。1992年，他们首次完成了软海绵素B的全合成（图14-2-2）[21]；在此基础上，该团队又和卫材制药公司合作，对软海绵素B进行了系统的构–效关系研究，并最终发现了艾立布林[22]。

　　Kishi等采用了高效的汇聚式合成策略，将整个分子分为4个模块片段（片段3～片段6，图14-2-2A），并以Nozaki-Hiyama-Kishi（NHK）反应（图14-2-2B）和大环内酯化反应（macrolactonization）为关键步骤，将各个片段有序连接起来，最终完成目标分子的首次全合成（图14-2-3）[21]。在完成这一分子过程中，Kishi教授多次利用NHK反应作为关键步骤实现C-C键连接（图14-2-2B）。值得一提的是，该反应最初由Nozaki和Hiyama于20世纪70年代首次发现，反应形式为烯基卤化物与醛基化合物在过量二氯化铬作用下发生

Barbier-型加成反应，得到烯丙醇衍生物[23]。此后，Kishi等对该反应进行了优化，并发现通过加入催化量的镍盐，可显著加速反应速率并提高转化率，因此该反应最终被命名为Nozaki-Hiyama-Kishi反应[24]。与传统的格氏反应相比，该反应条件温和，对醛基具有较高的化学选择性，是构建烯丙醇结构单元的强有力合成工具，已被广泛应用于天然产物和药物分子的合成[25]。

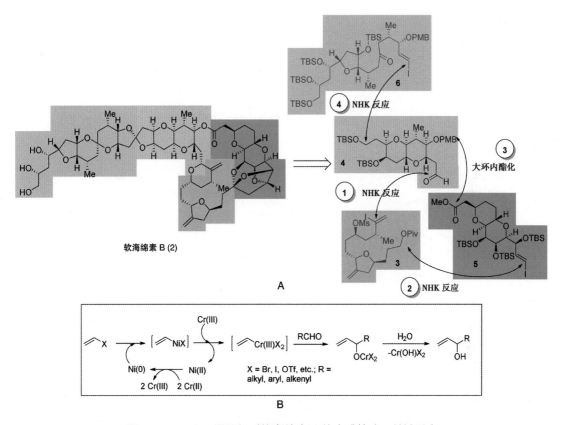

图 14-2-2　Kishi 课题组对软海绵素 B 的合成策略及关键反应

A：合成策略分析；B：Nozaki-Hiyama-Kishi (NHK)反应

　　Kishi课题组关于软海绵素B的全合成路线的关键步骤如图14-2-3所示。首先，作者通过Ni（Ⅱ）/Cr（Ⅱ）介导的NHK反应实现片段3和4的连接，得到相应的烯丙醇产物，后者再在碱性条件下发生分子内环化反应，即可得到四氢吡喃环衍生物（化合物7）。化合物7在还原条件下脱除特戊酰基（Piv）得到相应的一级醇，后者进而发生Dess-Martin氧化反应得到化合物8。接下来，化合物8和烯基碘片段（化合物5）通过NHK反应连接，所得烯丙醇产物再经过氧化即可转化为化合物9。脱去化合物9中的对甲氧基苄基（PMB）保护基，并将C$_1$-位甲酯水解为相应的酸，所得中间体再发生Yamaguchi大环内酯化反应，即可得到关键化合物10。此后，化合物10经过脱除叔丁基二甲基硅基（TBS）保护基、分子内Michael加成反应以及后续官能团转化，即可得到具有笼状缩酮结构的化合物11。将化合物11中的一级醇氧化成醛，后者同片段6发生NHK反应，所得产物再经Dess-Martin氧化后生成α,β-不饱和酮（化合物13）。最后，化合物13在四正丁基氟化铵（TBAF）作用下脱除TBS保护基并发生串联环化反应得到中间体（化合物14），后者再经过脱PMB保护基以及酸促进的缩酮化反应，最终得到软海绵素B（化合物2）。至此，Kishi课题组从商业可得原料出发，以总共92步，最长线性步骤47步实现了软海绵素B的首次全合成，总产率为0.12%～0.22%。

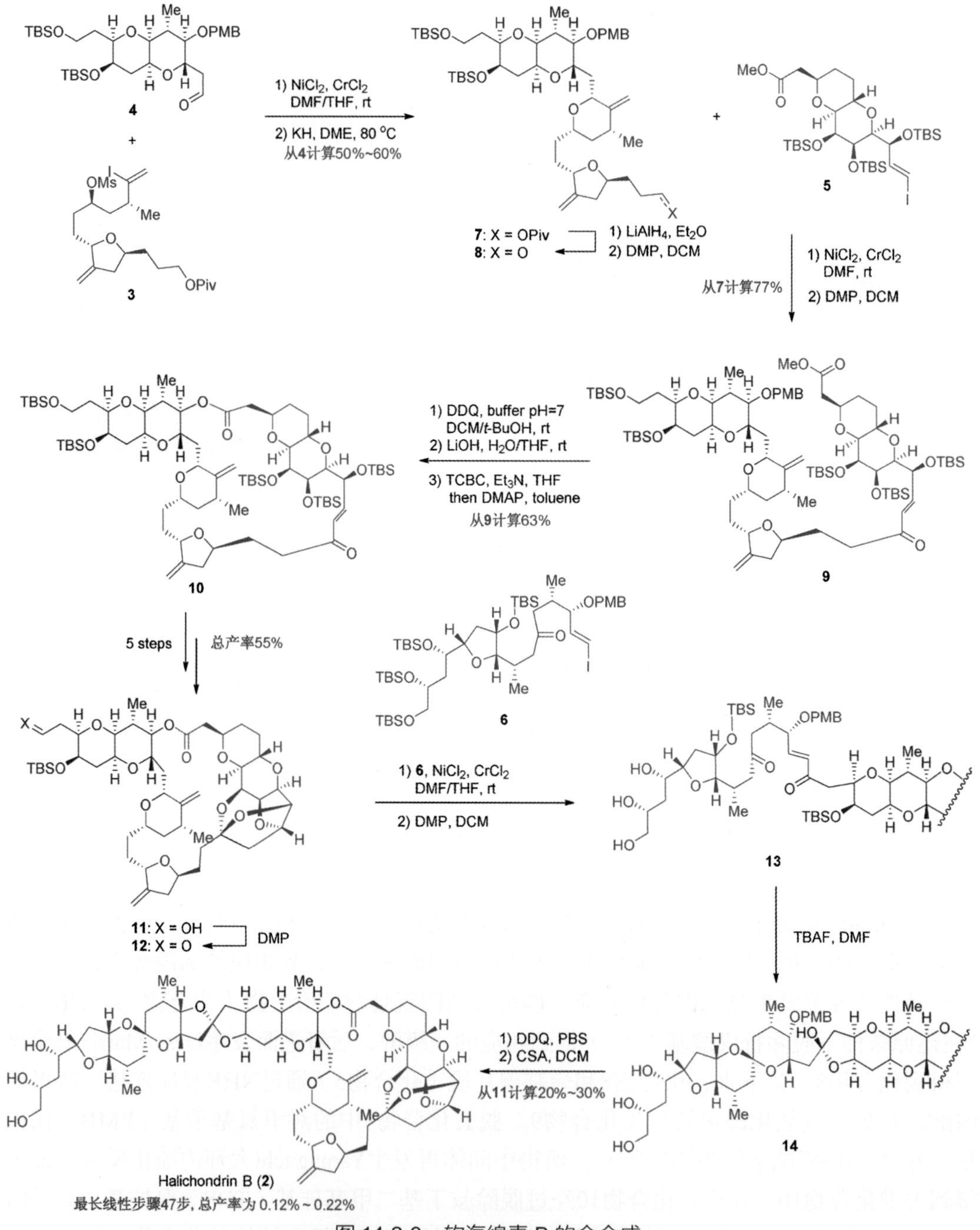

图 14-2-3　软海绵素 B 的全合成

除软海绵素B以外，Kishi课题组还相继完成了软海绵素C[26]和软海绵素A[27]的全合成。此外，Phillips课题组于2009年实现了去甲软海绵素B（norhalichondrin B）的首次全合成，最长线性步骤为37步[28]。2021年，Nicolaou课题组也以最长线性步骤23步完成了去甲软海绵素B的全合成[29]。除上述全合成以外，还有许多关于此类分子的合成研究报道，但大都只是完成了一些片段的合成，并没有实现全合成[30-38]，这从侧面印证了此类分子的全合成具有相当大的挑战性。

二、软海绵素B的构-效关系研究——艾立布林的发现历程

尽管Kishi课题组成功实现了软海绵素B的首次全合成，但由于该分子本身结构复杂，合成难度极大，导致合成路线冗长，总体效率较低，因而很难得到大量天然产物样品来满足临床研究需求。

项目进展至此，似乎又一次印证了某种偏见，即复杂天然产物全合成只是合成化学家展示高超合成技巧的舞台，但却很难解决药物研发中遇到的实际问题。然而，Kishi教授并没有因此而中断研究，而是在完成软海绵素B的全合成之后，与卫材制药公司合作，对化学合成获得的软海绵素B和一些合成关键中间体进行了抗肿瘤活性评估。幸运的是，合成中间体（化合物11）在细胞水平上显示出较好的抗肿瘤活性，尤其是对人结肠癌细胞DLD-1的IC_{50}值为4.6 nmol/L，与软海绵素B的活性（IC_{50} = 0.74 nmol/L）相差不到一个数量级[19]。进一步研究证实，化合物11与软海绵素B的抗肿瘤作用机制相同，也是微管蛋白聚合抑制剂。然而，两者在细胞和动物模型中的抗肿瘤效果却存在一定差异。例如，研究表明，经过低浓度（10 nmol/L）软海绵素B处理过的肿瘤细胞，在细胞培养液体系中洗脱药物分子10 h后仍保持了"完全有丝分裂阻滞"作用；然而，在同样条件下即使使用较高浓度的化合物11（1 μmol/L）也无法达到同样的抗肿瘤效果[22,39]。更让人遗憾的是，化合物11在动物实验中也未表现出应有的抗肿瘤作用。上述结果说明，一方面有可能在保持软海绵素B的体外抗肿瘤活性的基础上发现结构更加简化、合成更加易得的天然产物类似物；但另一方面也有必要对软海绵素B进行系统的构-效关系研究，以便在尽量简化其化学结构的同时还能保留体内抗肿瘤活性。

在发现先导化合物11之后，Kishi课题组继续与卫材制药公司合作，对软海绵素B进行了全面系统的构-效关系研究。如前所述，软海绵素B的结构可大致分为大环内酯和多环聚醚两部分，其中前者更可能是抗肿瘤活性的关键载体，原因有二：①自然界中已发现的软海绵素类天然产物中的大环内酯结构相对保守，而聚醚部分则体现出一定的结构多样性（图14-2-1），说明此类天然产物的核心药效基团很可能集中于大环内酯部位；②化合物11的发现为这一推断提供了有力的证据——化合物11的大环内酯部位与软海绵素B完全一样，而多环聚醚部位的结构则大大简化。因此，从多环聚醚部位入手对天然产物进行结构优化，无疑是开展构-效关系研究的理想切入点。为便于评估化合物的体内抗肿瘤活性，研究人员还开发了一种新的细胞筛选模型，用来表征药物在经过洗脱处理后维持"完全有丝分裂阻滞"（complete mitotic block，CMB）的能力[39]，而该能力与药物体内抗肿瘤活性具有相关性。

基于上述推论，Kishi等以化合物11为先导化合物，在保持大环内酯部位（$C_1 \sim C_{30}$）不变的前提下，对$C_{30} \sim C_{38}$区域进行了多轮结构修饰和改造，具体结果如图14-2-4所示。首先，缩短11中C_{36}-位的侧链，同时翻转C_{35}-位上羟基的立体化学，可获得第一个同时保留

体外和体内抗肿瘤活性的类似物（化合物15）。在此基础上，研究人员随后又考察了其他一些易于合成的简化物，并发现对大环内酯区域进行的微小结构改变即会造成生物活性显著降低。因此，此后的研究重点仍然集中在对$C_{29} \sim C_{36}$构成的双环体系的结构改造。幸运的是，仅保留一个四氢吡喃环的化合物16表现出与化合物11类似的生物活性，说明此双环体系可以进一步简化。其后，对四氢吡喃环的取代基进行了系统研究。将C_{31}-位上的甲基替换为甲氧基，得到仍可保留体外活性的化合物17和化合物18。由于含有甲氧基的四氢吡喃环更容易从相应的单糖前体获得，因而上述改进在一定程度上简化了分子的合成难度[40]。

在上述的研究基础上，通过对比去甲软海绵素A（norhalichondrin A，图14-2-4）和软海绵素B的结构特征及活性数据，研究人员提出了一种更加大胆的优化策略，即使用一个体积更小、且构象受到一定限制的四氢呋喃环替换化合物17或化合物18结构中的四氢吡喃环，以达到减少大环内酯部位的构象自由度，从而将其锁定为"活性构象"。基于这一假设，研究人员设计并合成了化合物19，并证实其活性与化合物17相比有所提升，说明这种优化策略是可行的。

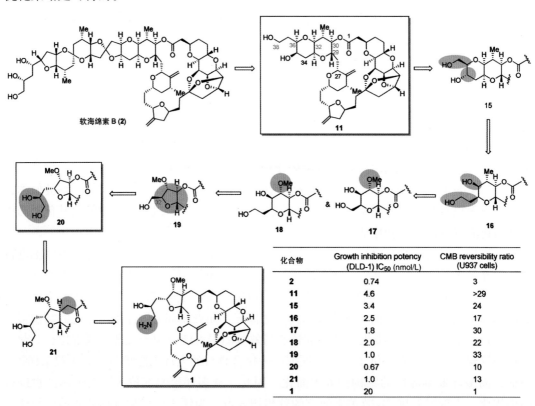

化合物	Growth inhibition potency (DLD-1) IC$_{50}$ (nmol/L)	CMB reversibility ratio (U937 cells)
2	0.74	3
11	4.6	>29
15	3.4	24
16	2.5	17
17	1.8	30
18	2.0	22
19	1.0	33
20	0.67	10
21	1.0	13
1	20	1

图 14-2-4　软海绵素 B 的构 – 效关系研究

更令人振奋的是，进一步将化合物19中C_{32}-位的羟甲基取代基替换为绝对构型确定的丙二醇基团，同时翻转C_{32}-位手性中心的立体化学，可得到该系列化合物中生物活性最好的简化物（化合物20）。化合物20在体外抗肿瘤活性方面几乎与天然软海绵素B相当，且具有较好的保持"完全有丝分裂阻滞"的能力。遗憾的是，化合物17和化合物20（两者为吡喃和呋喃类似物中最有希望的候选物）在人黑色素瘤LOX异种移植动物模型中均未表现出应有的体内抗肿瘤活性。尽管造成这一现象的可能原因有很多种，但最有可能的解释是此类化合物中的大环内酯结构对动物体内的非特异性酯酶不稳定，易发生水解反应从而使其失去抗肿瘤活性。基于这一假设，研究人员采用生物电子等排的策略，将内酯结构替换为一些不易水解的结构单元（如酰胺、醚和酮等），得到的化合物21可在多种人源肿瘤模型（乳腺癌MDA-MB435、结肠癌COLO-205，黑色素瘤LOX以及人卵巢癌NIH：OVCAR-3细胞系）上表现出极强的抗肿瘤活性，因此被确定为值得进一步研究的候选药物分子之一（别名ER-076349）。此后，研究人员进一步将C_{35}-处的伯醇替换为伯胺，最终得到化合物1（别名E7389）。该化合物虽然在体外抗肿瘤活性方面不如化合物21，但在保持"完全有丝分裂阻滞"方面明显优于化合物21，甚至比天然产物本身还要好，意味着该化合物具有更好的开发前景。为了进一步提高化合物1的水溶性，研究人员将其制备成甲磺酸盐的形式，并命名为甲磺酸艾立布林（eribulin methylayte），其在pH 3～7环境下均可以溶于水，野生小鼠的口服生物利用度为7%，分布容积为43～114 L/m^{-2}，半衰期为40 h。至此，经过对软海绵素B的多轮结构改造与优化，软海绵素B的简化升级版——艾立布林终于问世了[41]。

三、艾立布林的合成工艺研究

在发现艾立布林之后，下一个亟待解决的问题是实现其工业规模化合成，以满足临床研究需要。尽管Kishi课题组最初发展的全合成路线可以提供毫克级的软海绵素B及类似物，但由于合成路线过长，且合成中间体涉及多次柱色谱纯化，因而很难规模化合成。为解决这一问题，Kishi课题组继续同卫材制药公司合作，对艾立布林的合成工艺进行了深入探索，先后发展了多代合成工艺路线，最终在合成规模上实现了从毫克级到公斤级的飞跃[42]。

根据前期工作基础，Kishi课题组仍然采用的是汇聚式合成策略，即将艾立布林分为大小相近的化合物22、化合物23和化合物24三个片段，其中化合物22和化合物24与合成软海绵素B时使用的片段只是略有不同，而化合物23则需要从头合成。根据Kishi等的合成设计，上述三个片段可依次通过NHK反应、亲核加成（nucleophilic addition）反应以及NHK反应连接在一起形成目标分子的基本骨架，最后再经过后期官能团转化得到最终产物（图14-2-5）。

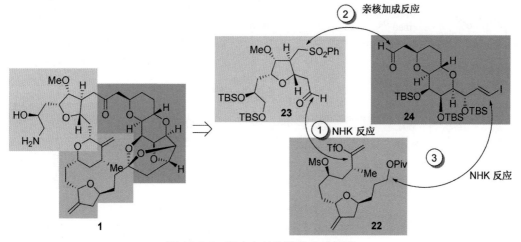

图 14-2-5 艾立布林的整体合成策略

由上述分析可知，实现艾立布林合成的首要任务是完成化合物22～化合物24的规模化合成。为此，Kishi课题组和卫材制药公司对上述片段的合成工艺进行了不断优化和迭代更新，使其日趋完善，并最终达到了工业化生产的需求。以下，将概括性地介绍每个片段的合成工艺优化过程，并重点讨论其中的最优合成路线。

（一）化合物 22 的合成工艺研究

Kishi等先后发展了4条不同路线实现了片段22及其等价物22′的合成（图14-2-6）。第一代路线基本上沿用了软海绵素B合成路线中类似片段的构建方法[21]，从L-阿拉伯糖（化合物25）出发，以最长线性步骤22步及7%的总产率得到烯基碘化合物22′。2002年，

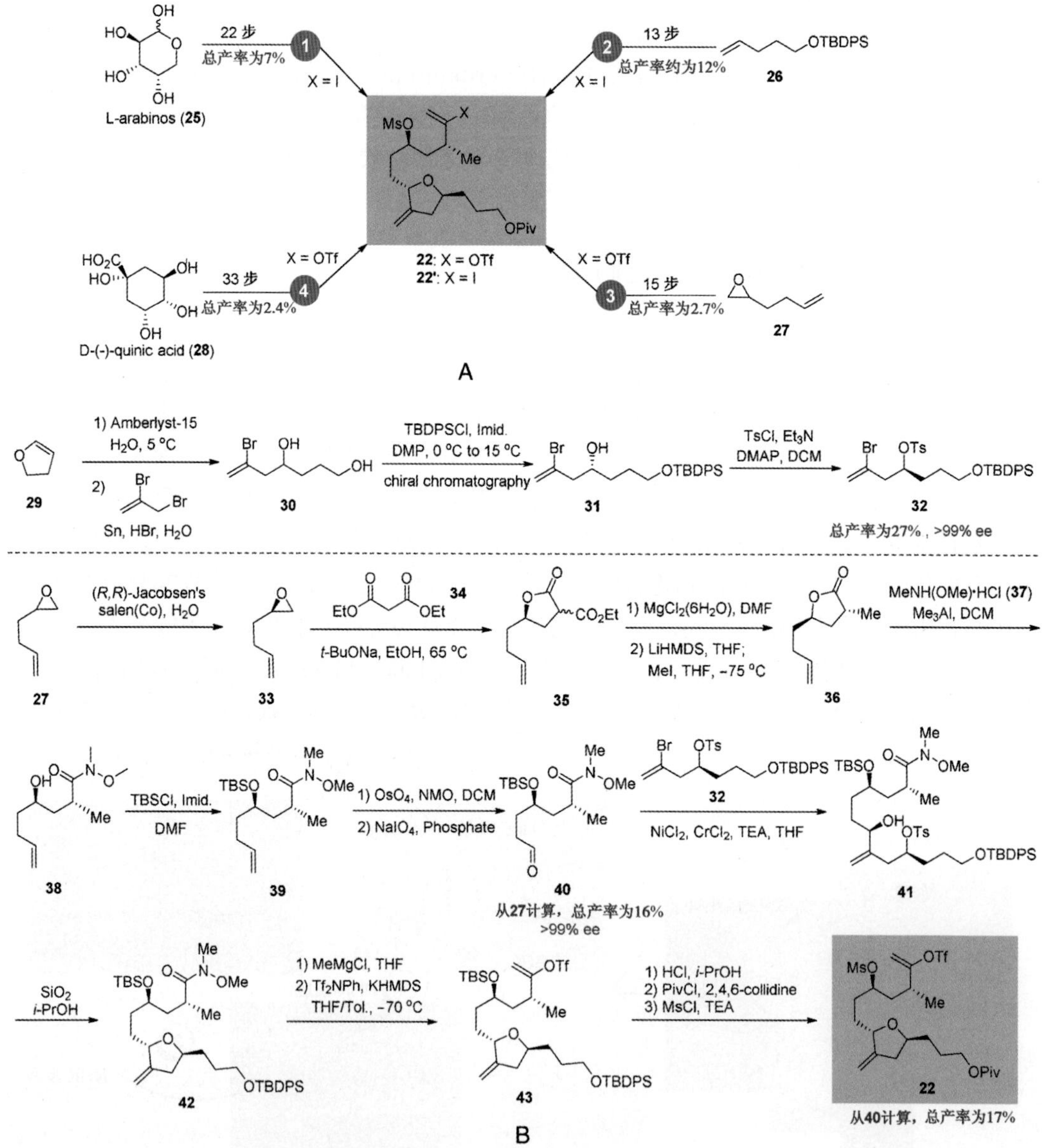

図 14-2-6　片段 22 的合成工艺研究

A：化合物22的合成路线总结；B：化合物22的千克级合成路线

Kishi课题组报道了一种更加简洁的合成方法[43]，以化合物26为原料，只用13步反应，即可得到化合物22'，总产率约为12%。与第一代路线使用手性源为起始原料不同，该路线的特点是通过经典的不对称反应构建手性中心，省略了较多不必要的官能团调整，因此更加简洁高效。不足之处在于一些关键反应的非对映选择性不是很理想，因而需要使用柱层析分离异构体，很难应用于工业生产。为解决这一问题，Kishi团队又发展了更为实用的第三代路线[44]，以环氧化合物27为起始原料，以最长线性步骤15步和2%～3%的总收率实现了化合物22的合成。尽管该路线总产率不高，但最大限度地减少了柱层析分离，同时提高了合成工艺的重现性，因此可用于化合物22的千克级合成。此外，Kishi团队还实现了化合物22的第四代合成[45]。该路线回归到以手性源D-(–)-奎尼酸（化合物28）为原料的合成思路，尽管整体路线较长（33步），但所有中间体均不需要柱色谱分离，只需重结晶纯化。

关于化合物22的公斤级合成路线（第三代）的详细步骤如图14-2-6B所示。首先，从原料二氢呋喃（化合物29）出发，在酸性条件下发生水合反应得到相应的环状半缩醛，后者与原位生成的烯丙基锡活性中间体发生加成反应得到化合物30。随后，利用大位阻的二苯基叔丁基硅基（TBDPS）作为保护基选择性保护化合物30中的一级醇，所得产物再经过手性柱拆分[46]，即可得到光学纯的化合物31。之后，在对甲苯磺酰氯和三乙胺条件下，化合物31可顺利转化为关键中间体化合物32，后者具有极高的对映体过量（enantiomeric excess，ee）值。与此同时，以环氧化合物27为原料，利用Jacobsen课题组发展的水解动力学拆分法[47]，可得到光学纯环氧化合物33；随后，化合物33与丙二酸酯（化合物34）在碱性条件下发生环氧开环/内酯化串联反应，生成五元内酯化合物35，后者经过脱羧和甲基化反应得到化合物36。该化合物在Lewis酸作用下，可与N,O-二甲基羟胺盐酸盐（化合物37）发生反应生成Weinreb酰胺化合物38，随后将新生成的二级羟基用叔丁基二甲基硅基（TBS）保护得到化合物39。从化合物39出发，经过氧化切断末端双键得到化合物40，后者与烯基溴化合物32发生NHK反应得到化合物41[48]。经硅胶处理，化合物41可发生分子内环化反应得到呋喃衍生物化合物42。化合物42与甲基格氏试剂反应得到相应的甲基酮，后者可进一步转化为三氟甲磺酸酯化合物43。最后，在酸性条件下脱除两个TBS保护基，再将产生的一级醇和二级醇分别用Piv和甲磺酰基（Ms）保护，即可得到目标化合物22。

（二）化合物23的合成工艺研究

同样，Kishi等先后发展了4条路线用于合成化合物23以及相关化合物23'和化合物23''（图14-2-7A）。第一代路线从手性原料L-阿拉伯糖（化合物25）出发[40]，经过18步反应，以约7%的总收率得到化合物23'。由于该路线中一些反应的手性控制不甚理想，需要经过多次柱层析分离除去异构体，因而不利于大量制备。第二条路线则是从手性化合物44出发[41]，直接引入C_{34}-位的手性中心，之后再通过不对称反应及底物控制策略建立呋喃环上的手性中心，最后得到化合物23''。该路线最长线性步骤为16步，总产率为9%，且由于手性中心控制较好，因而有效地减少了柱层析步骤。为进一步提高合成效率和实用性，Kishi等后续又发展了两条以D-葡糖醛酸-3,6-内酯（化合物45）为原料的第三代[49]和第四代[50]合成路线，两者都是将手性源策略和不对称反应有机地结合在一起，显著提高了总体合成效率。尤其是第四代路线，尽管多达20步反应，但完全避免了柱层析纯化，仅通过7次重结晶就能高效制备化合物23。目前，该路线最后被用于制备公斤级的艾立布林。

图 14-2-7 化合物 23 的合成工艺研究

A：化合物23的合成路线总结；B：化合物23的千克级合成路线

关于化合物23的最优合成路线如图14-2-7B所示[50]。以手性源D-葡萄糖醛酸-3,6-内酯（化合物45）为起始原料，先将邻二醇用丙酮叉保护，所得产物再发生氯代反应得到化合物46；随后，在催化氢化条件下将氯原子脱除，再经DIBAL-H还原得到半缩醛化合物47，后者可通过Peterson烯化反应得到烯烃化合物48。将化合物48结构中的二级羟基用苄基保护，然后发生不对称双羟化反应，并将所得邻二醇用苯甲酰基保护得到化合物50。该化合物在Lewis酸催化下与烯丙基三甲基硅发生加成反应，所得产物再接连发生Moffat氧化和Horner-Wadsworth-Emmons反应，生成烯基砜化合物53。将化合物53的苄基脱除，利用新生成游离羟基的诱导作用，在三乙酰氧基硼氢化钠作用下发生立体选择性1,4-还原反应生成化合物54。将化合物54的两个苯甲酰基脱除，所得邻二醇再用丙酮叉保护，并将剩余的二级羟基转化为相应的甲醚得到化合物56。在酸性条件下脱去化合物56中的丙酮叉保护基，并将游离出来的羟基用TBS保护，再经过臭氧化切断末端双键，最后得到化合物23。

（三）化合物24的合成工艺研究

关于化合物24的合成，同样有4条不同路线（图14-2-8A）。第一代路线沿用了软海绵

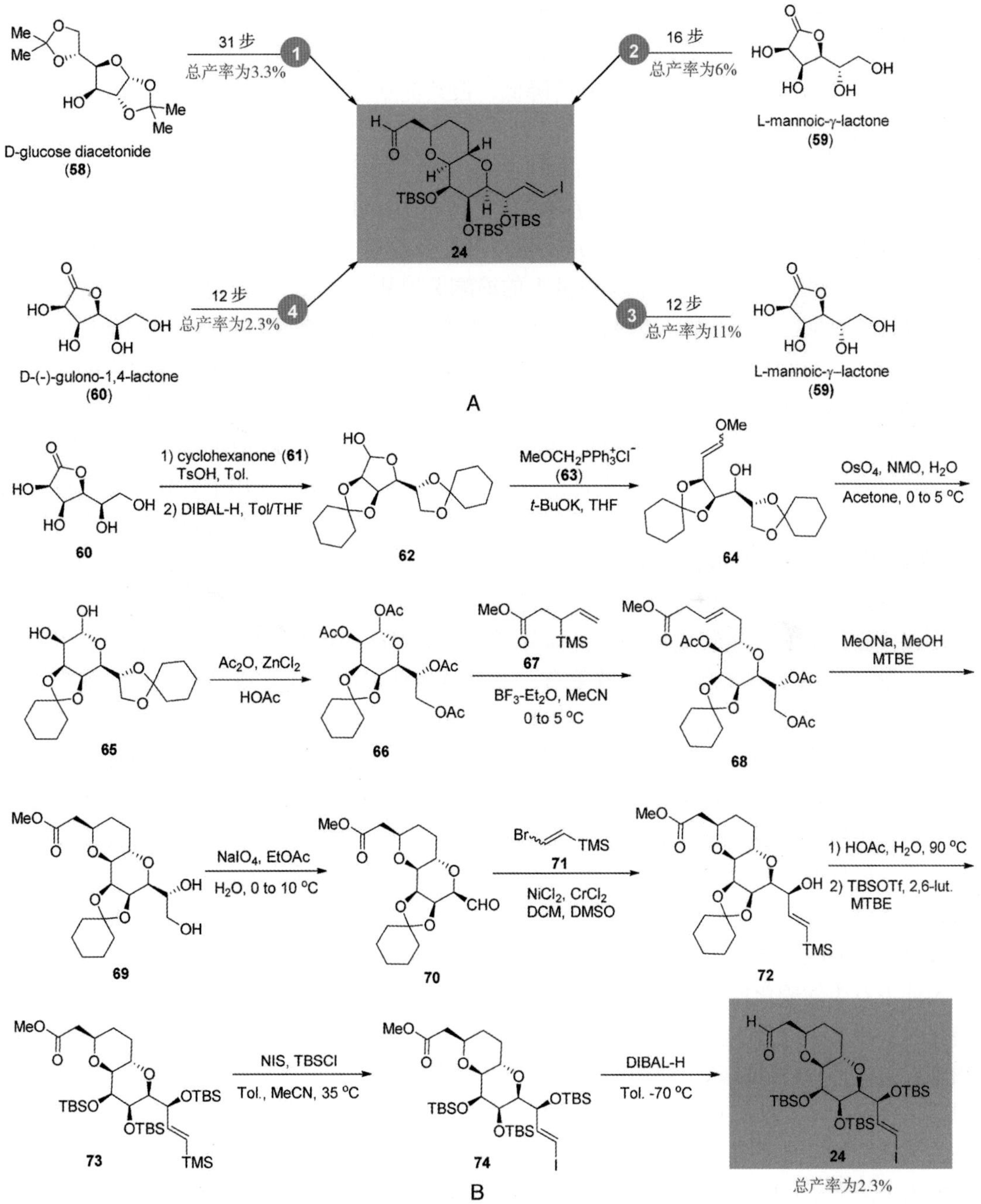

图 14-2-8　化合物 24 的合成工艺研究

A：化合物24的合成路线总结；B：化合物24的千克级合成路线

素B的合成中使用的原始路线[21]，从D-葡萄糖的二丙酮化衍生物（化合物58）出发，通过31步反应才得到化合物24，步骤过于冗长。相比而言，第二代路线以商业可得的L-甘露糖酸-γ-内酯（化合物59）为起始原料[51]，仅通过17步反应即可获得化合物24，整体效率显著提高。之后，Kishi团队该路线进行了大幅度优化，从相同起始原料化合物59出发，以12步反应和11%的总产率得到化合物24，并实现了百克规模合成[52]。在此基础上，Kishi等又发展了更为实用的第四代路线。该路线以更加便宜的手性源D-(–)-葡糖醛酸-1,4-内酯（化合物60）为起始原料[53]，通过12步反应和2.3%的总收率实现了化合物24的合成。尽管相比第三代路线，第四代路线的总产率有所降低，但其优点是更加经济实用，且可放大至公斤级规模，因而被应用于工业化生产。

关于化合物24的优化合成路线如图14-2-8B所示[53]。首先，将D-(–)-葡糖醛酸-1,4-内酯（化合物60）中的邻二醇保护成相应的缩酮，再经DIBAL-H还原及Wittig反应得到甲氧基烯醚（化合物64）。之后，化合物64发生双羟化反应以及分子内缩醛化反应得到化合物65，后者在酸性条件下选择性脱除侧链上的缩酮保护基，并将游离羟基用乙酰基保护，从而生成化合物66。该化合物在Lewis酸条件下和烯基化合物67发生Hosomi-Sakurai反应得到化合物68，后者在碱性条件下发生脱乙酰化及Michael加成反应生成双环化合物69。氧化切断化合物69中的邻二醇得到化合物70，后者进而与烯基溴化合物发生NHK反应得到烯丙醇化合物72。在酸性条件下脱除化合物72的缩酮保护基，再将游离出来的羟基用TBS保护得到化合物73。最后，在碘化试剂N-碘代丁二酰亚胺（NIS）作用下，化合物73可转化为相应的烯基碘代物74，随后再将分子中的酯基还原为醛基，即可得到目标化合物24。

（四）艾立布林合成工艺研究

在完成化合物22～化合物24的合成路线优化之后，接下来的主要任务是将这些片段有序连接在一起，并组装成最后的目标分子。为实现这一目的，Kishi等先后发展了两代路线。鉴于这两条路线有很多步骤重合，此处重点选取第二代合成路线进行详细介绍。首先，化合物22和化合物23经过不对称Nozaki-Hiyama-Kishi反应得到相应的偶联产物，后者发生分子内Williamson成醚环化以及还原脱保护反应得到化合物76。在强碱作用下，化合物76在砜基的α-位形成碳负离子，继而与化合物24发生1,2-加成反应得到相应的连接产物，后者经过Dess-Martin氧化反应得到化合物77[54]。利用二碘化钐介导的还原反应脱除化合物77中的砜基，所得产物进而发生分子内不对称Nozaki-Hiyama-Kishi反应和Dess-Martin氧化反应，即可得到大环化合物78。在TBAF作用下，脱除化合物78中所有TBS保护基，随后游离出来的C_9-位羟基与分子内的α,β-不饱和酮结构单元发生Michael加成反应，继而在酸性条件下发生缩酮化反应，最终得到产物（化合物79）。选择性地将化合物79的一级羟基转化为对甲苯磺酸酯，后者与氨水发生S_N2亲核取代反应生成艾立布林。最后，将其与甲磺酸成盐，即可得到临床上使用的药物分子甲磺酸艾立布林。该合成工艺路线从商业可得原料化合物42出发，总共60步，最长线性步骤为34步，总产率在1%～6.7%范围内，相比最初的天然产物全合成有了明显提高。至此，Kishi课题组和卫材制药公司经过多年合作，最终解决了艾立布林的规模化生产问题（图14-2-9）。

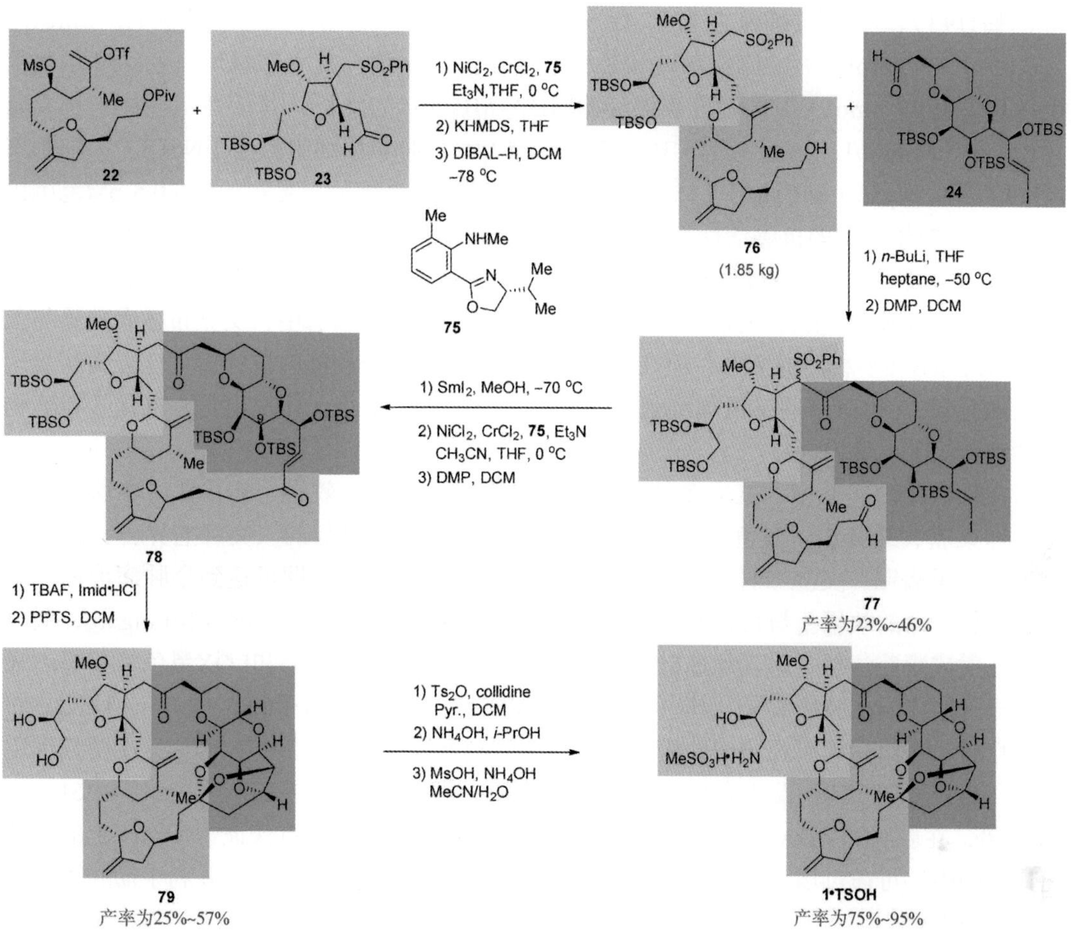

图 14-2-9　艾立布林合成工艺研究

综上所述，Kishi课题组和卫材制药公司关于艾立布林的合成基本上沿用了以前合成软海绵素B的汇聚式策略，即以NHK反应为关键步骤，实现几个主要片段之间的连接和环化。对于手性中心的构建，则主要采用手性源、手性拆分以及不对称反应等多种途径，实现了手性中心立体化学的精准构建。该路线经过不断地优化改进，在合成效率和实用性方面均得以大幅提高，使艾立布林的公斤级制备成为现实。艾立布林作为迄今为止用纯化学合成方法生产的结构最复杂的药物分子，当之无愧地被称为"化学药物合成界的珠穆朗玛峰"。

第三节　艾立布林的药理特点

一、艾立布林的药效学研究

在体外细胞实验中，艾立布林对多种肿瘤细胞系均表现出显著的抑制增殖活性[13,19]。例如，对前列腺癌DU145和LNCaP、结肠癌COLO 205和DLD-1、人组织细胞性淋巴瘤U937、早幼粒细胞白血病HL-60和LOX黑色素瘤的平均IC_{50}值为1.8 nmol/L（0.09～9.5 nmol/L），比长春碱和紫杉醇活性强2～4倍。艾立布林可在亚纳摩尔水平上（IC_{50}=0.09 nmol/L）抑制乳腺癌细胞MDA-MB-435的生长，其活性明显优于长春碱（IC_{50}=0.59 nmol/L）和紫杉醇（IC_{50}=2.5 nmol/L）。对非小细胞肺癌（NSCLC）细胞系A549（野生型p53）和Calu-1（p53缺失）的抑制实验结果显示，艾立布林在0.5 pM范围内显示出非p53依赖型的抗癌活性[55]。此外，艾立布林对休眠人类成纤维细胞IMR-90无细胞毒性作用，表明其在低浓度下抑制肿瘤细胞生长主要发生在细胞分裂增殖阶段，而不是非特异性细胞毒性[3]。值得一提的是，尽管在NCI 60种细胞系筛选中，艾立布林表现出与天然软海绵素B几乎相同的活性，但在与微管蛋白的相互作用和体内抗肿瘤活性方面却表现得更加有效，且在粒细胞–巨噬细胞集落形成单位中毒性更小，体现出了有机化学与药物化学结合的巨大魅力。

在动物体内实验中，艾立布林同样表现出优异的抗肿瘤效果。在小鼠（乳腺癌、肺癌、卵巢癌、结肠癌、黑色素瘤、胰腺癌和纤维肉瘤）中进行的人类肿瘤异种移植瘤抑制实验结果表明，艾立布林在远低于最大耐受剂量（MTD）下即可达到令肿瘤消退、缓解且延长寿命的效果。与紫杉醇相比，艾立布林在较低的剂量下（0.05～1.0 mg/kg，通过静脉注射或腹腔注射）对乳腺癌MDA-MB-435、结肠癌COLO 205和LOX黑色素瘤等均显示出显著的体内抗肿瘤效果。其中，在MDA-MB-435模型中，给予0.25～1.0 mg/kg艾立布林治疗后，在第14天可观测到肿瘤的消退，在第42天抑瘤作用达到＞95%，且无明显细胞毒性。与紫杉醇相比，艾立布林还显示出更宽的体内治疗窗口（在LOX黑色素瘤中5倍 vs. ＜2.0倍，在乳腺癌MDA-MB-435模型中4倍 vs. 1.7倍）。这一特点保证了在临床上的安全窗口范围内，可通过增加艾立布林的剂量，实现更理想的抗肿瘤效果，并利于彻底根除残留的肿瘤细胞[56]。

二、艾立布林的药代动力学和毒理学研究

临床前药代动力学研究结果显示，艾立布林首先出现快速分布期特性，随后出现较长的消除期，平均半衰期约为40 h；在0.25～4.0 mg/m^{2}剂量范围内，其体内药物的药时曲线下面积和血药峰浓度与剂量呈线性比例。该药的稳态分布容积为43～114 L/m^2，血浆清除率为1.16～2.42 L/（h·m^2），消除较慢。艾立布林与血浆蛋白结合较弱，在100～1000 ng/mL浓度范围内的人血浆蛋白结合率为49%～65%。多次给予艾立布林后的血浆蛋白结合率与单剂量给药后的水平相当。按周给药后，未发现蓄积现象。艾立布林主要通过胆汁排泄清除，给患者用药^{14}C-艾立布林后，约82%的剂量在粪便中消除，9%在尿液中消除，表明肾脏清除不是艾立布林消除的主要途径[57]。

艾立布林在Ames试验中无致突变性，但在小鼠淋巴瘤突变试验和大鼠骨髓微核试验中结果均为阳性。艾立布林尚未在人体或动物中进行影响生育力研究（遗传毒性），但犬和大鼠重复给药毒性试验结果显示，艾立布林可减弱雄性动物的生育力。此外，艾立布林未进行致癌性试验（抗癌药物一般无需开展此项研究）。

第四节　艾立布林的临床研究及安全性评价

一、艾立布林的临床研究

（一）Ⅰ期临床研究

针对接受过化疗的晚期实体瘤（如大肠癌、卵巢癌、子宫癌、肾癌、肝癌、肺癌等）患者共进行了4项Ⅰ期临床试验研究。第1项由Synold等报道[58]，该研究共入组40例患者，可评价患者为38例。艾立布林给药方法为第1、8、15天静脉滴注，28 d为一个化疗周期，确定最大耐受剂量（maximum tolerated dose，MTD）为1.4 mg/m^2。第2项由Tan等报道[59]，该研究入组了21例患者，艾立布林的给药剂量递增为0.25 mg/m^2、0.5 mg/m^2、1 mg/m^2、2 mg/m^2、2.8 mg/m^{2}和4 mg/m^2，给药方法为每21天静脉输注1 h，确定的MTD为2.0 mg/m^2。第3项是Goel等报道的共入组32例晚期实体瘤患者的Ⅰ期临床试验研究[60]，艾立布林起始剂量为0.25 mg/m^2，最大剂量为1.4 mg/m^2，给药方法为第1、8、15天静脉滴注1 h，28 d为一个化疗周期，确定的MTD为1.0 mg/m^2。Minami等报道的Ⅰ期临床研究入组了15例晚期实体瘤患者[61]，给药方法为第1、8天静脉注射，21 d为一个化疗周期，最终推荐Ⅱ期临床研究剂量为1.4 mg/m^2。治疗中最常见的不良反应为中性粒细胞减少症、疲劳、恶心和周围神经病变等。

（二）Ⅱ期临床研究

2009年，Vahdat等报道了一项Ⅱ期临床研究结果[62]。该项研究为开放性、单臂临床研究，共入组103例既往接受过蒽环类和紫杉烷类化疗的转移性乳腺癌患者，具体给药方案为艾立布林1.4 mg/m^2，2～5 min静脉注射，第1、8、15、28天为一个周期。在可评价疗效的87例患者中，部分缓解（partial response，PR）10例（11.5%），稳定（stable disease，SD）37例（42.5%），疾病进展（progressive disease，PD）36例（41.4%）。总客观有效率（objective response rate，ORR）为11.5%（95% CI: 5.7%～20.1%），临床获益率（PR + SD超过6个月）为17.2%（95% CI: 10.0%～26.8%）。中位响应期（median duration of response，MDR）、中位无进展生存期（median progression-free survival，mPFS）和中位总生存期（median overall survival，mOS）分别为171天、79天和275天。2010年，Cortes等也报道了一项Ⅱ期临床研究结果[63]，该项研究也是开放性、单臂临床研究，共入组299例既往接受过蒽环类、紫杉烷类和卡培他滨化疗的局部晚期乳腺癌或转移性乳腺癌患者，其中291例患者接受艾立布林1.4 mg/m^2，2～5 min 静脉注射，第1、8、21天为一个周期。在可评价疗效的269例患者中，获PR 25例（9.3%），SD 125例（46.5%），PD 116例（43.1%）。ORR为9.3%（95% CI: 6.1%～13.4%），临床获益率（PR + SD超过6个月）17.1%。MDR为4.1个月，mPFS为2.6个月，mOS为10.4个月。2010年，日本Iwata等也报道了一项Ⅱ期临床研究结果[64]，该项研究也是开放性、单臂临床研究，80例可评价的局部晚期乳腺癌或转移性乳腺癌患者接受艾立布林1.4 mg/m^2，2～5 min 静脉注射，第1、8、21天为一个周期。结果显示，ORR为21.3%（95% CI: 12.9%-31.8%），CBR为27.5%（95% CI:

18.1% ~ 38.6%）。MDR为119 d，mPFS为112 d，mOS为331 d。

（三）关键性Ⅲ期临床研究

受到Ⅱ期临床试验结果的鼓舞，卫材制药公司启动了一项针对转移性乳腺癌的Ⅲ期临床研究。这是一项开放性、随机、多中心试验[65]，纳入的是患有局部复发性或转移性乳腺癌患者（n=762），并且先前接受过至少2种、最多5种化疗方案，包括蒽环类和紫杉烷类治疗。受试者需在最后一次化疗后6个月内出现疾病进展。符合条件的受试者以2∶1的比例随机分配至接受艾立布林或常规治疗（TPC），常规治疗定义为用于治疗癌症的任何单药化疗、激素治疗或者已批准的生物疗法，或者姑息治疗或放疗。TPC组包括97%化疗（26%长春瑞滨、18%吉西他滨、18%卡培他滨、16%紫杉烷、9%蒽环类药物、10%其他化疗）和3%激素治疗。该研究达到主要终点时，艾立布林组相比TPC组有统计学显著性的生存获益。研究结果表明，艾立布林治疗组的总生存期为13.1个月，对照组的总生存期为10.6个月，两组比较，差异有统计学意义（P = 0.04）；艾立布林治疗组的中位无进展生存期为3.7个月，对照组的中位无进展生存期为2.2个月，两组比较，差异无统计学意义（P = 0.14）；两组客观缓解率分别为12%和5%，差异有统计学意义（P = 0.002）。总体来说，艾立布林是第一个用于转移性乳腺癌患者获得总生存期改善的单药化疗药，且表现出可控的耐受性，可以作为一种化疗药物用于癌症晚期治疗。基于此项研究结果，2010年11月艾立布林被美国FDA批准上市，被用于治疗至少接受过2种化疗方案（含蒽环类和紫杉烷类化疗药物）的转移性乳腺癌患者[4]。

目前，艾立布林已成为后紫杉醇时代晚期化疗的优选药物。艾立布林不仅能显著延长肿瘤患者的总生存期，且可感知不良反应少，显现出较好的有效性和安全性，这给临床医生带来更多的诊疗思路和选择，也为患者带来了新的希望。此外，除用于治疗转移性乳腺癌和脂肪肉瘤以外，关于艾立布林新适应证的研究也在进行中。例如，2019年Norihiro Teramoto报道了一项临床试验，比较了艾立布林和达卡巴嗪靶向平滑肌肉瘤的作用。结果表明，使用艾立布林治疗可有效延长总生存期[66]。相信随着艾立布林的应用范围不断扩展，这款神奇的抗肿瘤药物将会在人类对抗癌症的斗争中发挥更大的作用。

二、艾立布林的不良反应

多项Ⅰ期临床研究结果显示，接受艾立布林治疗的乳腺癌和脂肪肉瘤患者中最常见的不良反应是中性粒细胞减少症，其发生率可从低剂量（1.4 mg/m²）时的22%上升为高剂量（4 mg/m²）时的100%。此外，其他一些常见的不良反应包括脱发、乏力/疲乏、周围神经病、恶心、腹痛、发热和白细胞减少症等。临床上导致中止艾立布林治疗的最常见不良反应是周围神经病。总体来说，艾立布林是一款耐受性可控的抗肿瘤药物[67]。

第五节　总结与展望

从20世纪50年代起，抗肿瘤药物研究逐渐成为当代药物研发领域的热点并一直持续至今。作为一款新型抗肿瘤药物，艾立布林不平凡的研发历程使它成为当代抗肿瘤药物研发史上一道独特的风景（图14-5-1）。艾立布林源于极其稀缺的海洋天然产物软海绵素B，尽管该天然产物展示出极其诱人的药用价值，但受限于物质来源问题而无法被充分开发和利用。为应对这一挑战，从实现软海绵素B的全合成开始，到对天然产物进行结构优化和改造并得到分子尺寸更小、合成更加简单易得及成药性更好的艾立布林，再到实现艾立布林的工业化生产，直至最后将其推向临床应用，历经20多年的不断坚持和努力，科学家们最终将大自然赠予人类的瑰宝发展成为造福人类的抗癌药物，这一过程充分展现了人类"认识自然、改造自然"的勇气和智慧。此外，艾立布林的研发历程也为学术界和工业界的协同合作提供了一个典范，其中Kishi教授团队在艾立布林的发现以及合成工艺优化方面做出了重要的贡献，而作为"伯乐"的卫才制药公司在整个药物研发过程中的大力支持和参与也是艾立布林最终获得成功的关键因素。

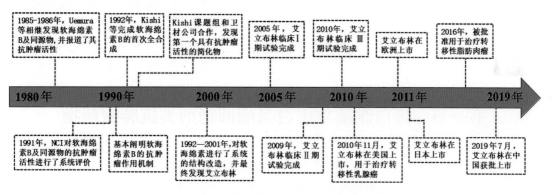

图 14-5-1　艾立布林研究历程大事件总结

另一方面，艾立布林的故事再次证明天然产物依然是发现新药和先导物的重要来源。在过去的20多年里，药物研发领域各种新技术和新手段层出不穷，导致药物研发模式也在不断发展变化，相对来说，传统的"天然产物导向的药物研发"逐渐受到制药企业的冷落。与此同时，当前世界各大制药公司普遍面临着一个严峻的现实：尽管新药研发投入不断增加，但产生新药的周期却在不断延长[67,68]。造成这一现象的因素有很多，其中一个不可忽视的原因就是发现药物先导物的效率和成功率并未随着新技术的应用和资金投入的增长而显著提高。令人欣喜的是，近年来得益于相关研究领域（如化学、生物、制药、人工智能等）的快速发展，天然产物导向的药物研发模式中的一些不利因素（如研究周期长、成本大）逐步得到改善，这使该研究领域焕发出新的生命力。总之，正所谓"天生我材必有用"，天然产物自身蕴含的巨大价值足以让人克服其研究过程中所面临的困难和挑战，这也正是天然产物导向的药物研发一直不断向前发展的动力所在。

数字资源

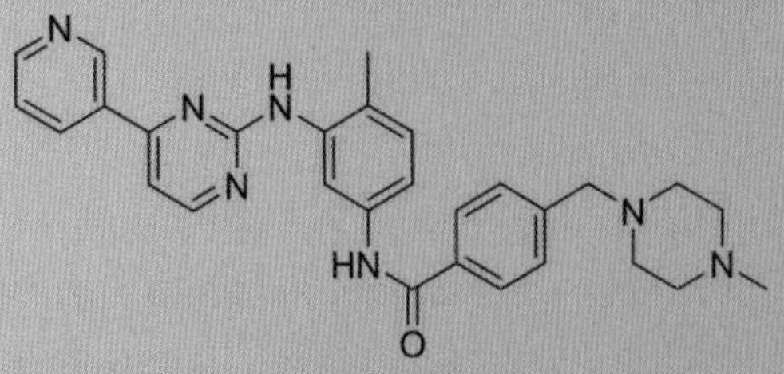

伊马替尼

第十五章

靶向抗肿瘤药物蛋白激酶
抑制剂伊马替尼

丁　克　彭丽洁

第一节　蛋白激酶与蛋白激酶抑制剂类抗肿瘤药物

　　癌症的发生、发展是一个高度复杂的过程，关于癌症起因的深入研究已经持续了一个多世纪。目前，手术、放疗和药物治疗是癌症临床治疗的三大策略。其中抗肿瘤药物的研发始于20世纪下半叶，截至80年代前抗肿瘤药物的作用机制主要针对快速的DNA合成和细胞分裂，由此诞生了抗代谢类、烷化剂、微管蛋白去稳定剂等药物。这些传统的细胞毒类化疗药物具有一定的活性，但治疗指数有限，对肿瘤细胞的选择性差，且对生长旺盛的骨髓细胞、毛囊细胞以及胃肠道细胞等具有严重的不良反应。90年代后，随着人类基因组学、蛋白质组学和肿瘤生物学的发展，在分子水平上认识癌症的发生、发展过程取得了很大进展，若干肿瘤细胞或其微环境内的特异性生物靶标被发现和确证，由此开启了靶向抗肿瘤药物的时代。与传统化疗药物相比，靶向药物兼具靶向性强、疗效好、副作用低等特点，促进癌症治疗逐步走向精准化和个体化。

　　至2020年底，美国FDA共批准了110余种靶向药物，在新上市的抗肿瘤药物中占比超过60%。靶向药物包括单克隆抗体和小分子抑制剂。根据作用靶标不同，靶向药物可以分为多种类型：如蛋白激酶抑制剂、泛素–蛋白酶体抑制剂、表观遗传修饰酶抑制剂、肿瘤代谢调节剂、凋亡诱导剂和DNA损伤修复剂等。其中，研究最多的是蛋白激酶抑制剂。1998年第一个作用于人类表皮生长因子受体（human epidermal growth factor receptor-2，HER2）的单克隆抗体药物——曲妥珠单抗（trastuzumab）被批准用于治疗HER2阳性的乳腺癌患者，其发现促进了癌症靶向治疗的发展。2001年Bcr-Abl（breakpoint cluster region-Abelson）蛋白激酶的小分子抑制剂——伊马替尼（imatinib）获批用于治疗Bcr-Abl阳性的CML，为小分子蛋白激酶抑制剂的发展奠定了基础，并成为小分子激酶抑制剂药物划时代的历史节点。

一、蛋白激酶概述

激酶（kinase）是生物体内一类催化磷酸基团，由高能磷酸基团供体分子（如ATP）向特定底物转移的酶，其催化的磷酸基团转移过程称为磷酸化（图15-1-1）。激酶广泛参与细胞的基因转录、蛋白翻译、信号传导、能量平衡等关键过程，在调控细胞全方位功能的信号通路中发挥重要作用。激酶功能的异常将导致生物体正常的生理功能失调，从而促发神经失调、炎症以及代谢紊乱等多种疾病，尤其是可能导致癌症的发生。

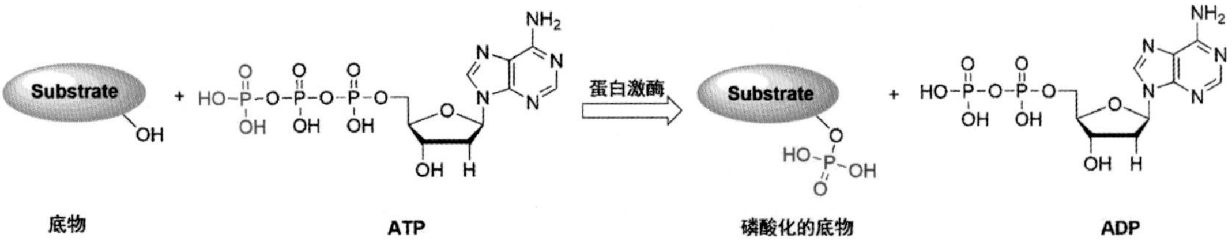

图 15-1-1　蛋白激酶的功能

截至2002年（后续未再统计），已经确认518种人类激酶，其编码基因约占整个基因组的2%[1]。根据作用底物的不同，激酶可以分为蛋白激酶、脂激酶、碳水化合物激酶和核苷酸激酶等。其中，蛋白激酶（protein kinase，PK）是最大的一类激酶族群，同时也是最主要的激酶类药物作用靶标。根据其底物被磷酸化的氨基酸残基种类不同，蛋白激酶又可分为5类，分别是：丝氨酸/苏氨酸蛋白激酶、酪氨酸蛋白激酶、组/赖/精氨酸蛋白激酶、半胱氨酸蛋白激酶和天冬/谷氨酸酰基蛋白激酶。其中，典型的药物靶标主要是酪氨酸激酶（tyrosine kinase，TK）和丝氨酸/苏氨酸激酶（serine/threonine kinase，STK）。前者又包括：受体型酪氨酸激酶（receptor tyrosine kinase，RTK）和非受体型酪氨酸激酶（non-receptor tyrosine kinase，NRTK）。

发展蛋白激酶抑制剂的概念最早起源于20世纪50—60年代，当时刚刚揭示出蛋白激酶的部分特性、级联信号路径及其功能。靶向激酶抑制的小分子药物研发[2]兴起于20世纪80年代末，第一个报道的是表皮生长因子受体（epidermal growth factor receptor，EGFR）抑制剂，此后许多靶向不同激酶的小分子抑制剂相继被报道[3]。在21世纪的前20年里，蛋白激酶已经超越G蛋白偶联受体（G protein-coupled receptor，GPCR）成为最重要的药物靶标，开发蛋白激酶抑制剂被证实是一种行之有效的靶向抗肿瘤药物研究策略。

目前已上市的蛋白激酶抑制剂包括大分子蛋白激酶抑制剂和小分子蛋白激酶抑制剂。前者主要是单克隆抗体和融合蛋白，如利妥昔单抗（rituxan）和阿柏西普（aflibercept）等。大分子药物特异性强，但往往仅限作用于细胞膜上的受体型激酶，且仅能通过静脉给药，价格高昂。相反，小分子药物具有可靶向非受体型激酶、可口服且价格相对便宜等特点，占据抗肿瘤药物研发的主体。

截至2020年底，美国FDA总计批准62个小分子激酶抑制剂类药物。其中，48个为酪氨酸激酶抑制剂，10个为丝氨酸/苏氨酸激酶抑制剂，4个为双选择型激酶抑制剂。目前该类药物的主要临床适应证是癌症，多数用于治疗实体瘤，如肺癌、乳腺癌等，少数用于治疗非实体瘤（白血病、淋巴瘤等），也有药物兼用于治疗两种类型。除癌症外，激酶抑制剂也用于治疗其他适应证，如2012年上市的托法替尼（tofacitinib）和2019年上市的乌帕替尼（upadacitinib）用于治疗类风湿性关节炎（rheumatoid arthritis，RA）；2014年上市的尼达尼布（nintedanib）用于治疗特发性肺纤维化（idiopathic pulmonary fibrosis，IPF）；2011年上市的鲁索替尼（ruxolitinib）和2019年上市的菲卓替尼（fedratinib）用于治疗骨髓纤维化（myelofibrosis）等。除曲美替尼（trametinib）外，绝大多数小分子抑制剂都结合在激酶的催化结构域。因此，了解激酶催化结构域的构成及其催化机制，是实现设计新型激酶抑制剂的基础。

二、蛋白激酶的结构与催化机制

自1991年人类解析了第一个蛋白激酶A（protein kinase A，PKA）的催化域结构[4]后，至今已报道了超过6000个蛋白激酶相关的晶体结构。尽管蛋白激酶在一级序列上有所差异，但在三维结构上却具有高度保守性，特别是结合ATP的激酶催化结构域[5]。该区域段一般由250～300个氨基酸组成，呈现双圆形突起（bi-lobe）的构象，较小的N-端（N-lobe）主要由β-折叠组成，较大的C-端（C-lobe）主要由α-螺旋组成。ATP就结合在两者之间沟状区（hinge region）较深的部位，而底物肽段则结合于ATP口袋的边缘（图15-1-2）。

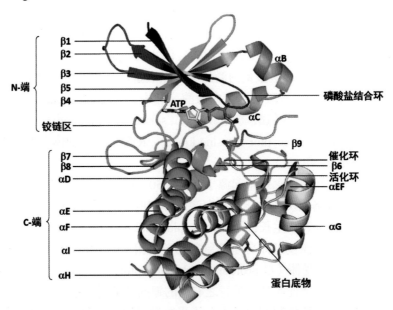

图 15-1-2　蛋白激酶 PKA 催化域的结构（PDB：4dh3）

该催化结构域按其功能可以分为几个小的亚区域，其中一些特定的氨基酸在维持蛋白激酶的活化构象、结合ATP实现催化功能的过程中发挥重要作用。具体说明如下。

（一）铰链区（hinge）

连接N-端和C-端，一般由6～7个氨基酸组成，通过氢键与ATP的腺嘌呤相互作用［ATP的6-氨基作为氢键给体（hydrogen-bond donor，HBD），与铰链区的第一个残基肽骨架的羰基作用；ATP的1-位氮原子作为氢键受体（hydrogen-bond acceptor，HBA）与铰链区的第三个残基肽骨架的N-H作用，图15-1-3］，对于固定ATP分子至关重要；几乎所有的ATP竞争型激酶抑制剂都会与这个区域的骨架肽链形成氢键。

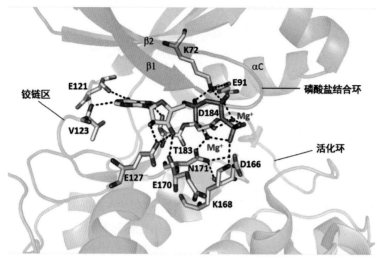

图 15-1-3　蛋白激酶 PKA 的 ATP 结合口袋（PDB：4dh3）

（二）N- 端

1. 磷酸盐结合环（P-loop）：　具有高度的旋转灵活性，位于β1与β2折叠片之间，富含甘氨酸Glu残基（GxGxxG），主要作用是稳定ATP分子中的β、γ磷酸基团；同时其后多连有一个缬氨酸（GxGxxGV），与ATP的腺嘌呤或小分子抑制剂形成疏水相互作用。

2. β3的赖氨酸Lys（K）：　主要作用是稳定ATP分子中的α、β磷酸基团。

3. αC-螺旋中部的谷氨酸Glu（E）：　与β3的Lys（K）形成盐桥键，这是维持激酶活化构象的前提条件，此时为αC-helix$_{in}$构象。当这两个残基间的静电作用被破坏时，呈现αC-helix$_{out}$构象，激酶处于非活化状态。但值得注意的是：αC-helix$_{in}$构象是激酶活化的必要但非充分条件。因为，激酶的活化同时受C-端活化环构象的影响。

4. 门控位点（gatekeeper）：　N-端β5的最后一个氨基酸残基，位于铰链区的前端，调控腺嘌呤结合口袋后端的另一疏水口袋的空间[6,7]，是影响药物分子结合能力和选择性的一个重要地标。在接近77%的蛋白激酶中，门控位点是体积相对大的残基，如Phe、Leu和Met，其余激酶则拥有较小的门控位点，如Val和Thr。

（三）C- 端

1. β7的第二个残基位于腺嘌呤口袋的底部，与ATP竞争型抑制剂形成疏水相互作用。

2. 催化环（catalytic loop）位于β6与β7之间，其一级结构包含HRDxxxxN（His-Arg-Asp-xxxx-Asn）序列。其中的天冬氨酸Asp（D）在酶的催化反应中至关重要（图15-1-4），充当碱的作用，拔掉底物蛋白羟基上的氢质子，从而实现氧负离子对ATP的γ位磷酸基团的亲核进攻。另外，天冬酰胺Asn（N）螯合一个Mg^{2+}，多数激酶催化反应需要两个Mg^{2+}参与[8]。

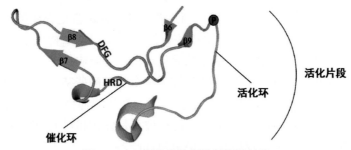

图 15-1-4 蛋白激酶催化机制图（以 PKA 为例）

3.活化片段（activation segment）由35~40个氨基酸构成，有极大的柔性（图15-1-5），调控底物结合以及蛋白激酶的活化构象。几乎所有激酶都起始于DFG（Asp-Phe-Gly）结构单元，终止于APE（Ala-Pro-Glu）结构单元，其中DFG中的天冬氨酸Asp（D）介导螯合另一个Mg^{2+}。另外，该片段中部的活化环（activation loop），其长度和序列在各种蛋白激酶中差异最大，环上包含一个或多个磷酸化位点。通过特定残基的磷酸化，活化环可以有多种不同构象，通常情况下活化片段的磷酸化是大多数（并非所有）激酶活化所必需的。当激酶处于活化状态时，活化片段呈现一个"开放"的构象（DFG_{in}），方便ATP的进入及ADP的释放；而非活化状态的激酶，活化片段呈现一个"闭合"的构象，此时DFG结构单元中的D相对于活化构象（螯合Mg^{2+}）的位置接近旋转180°，指向ATP口袋外面，形成"DFG_{out}"构象。少数激酶也呈现$\alpha\text{-helix}_{out}$、$DFG_{in}$的非活化构象（图15-1-6）。

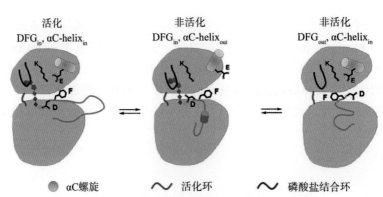

图 15-1-5 催化环和活化片段的结构

图 15-1-6 蛋白激酶的活化/非活化构象转化

除了上述特征的指纹残基K/E/D/D、HRD和DFG基序外，激酶催化结构域中还有一些保守的疏水氨基酸残基对激酶功能的调控有重要作用。根据三维结构的功能组合主要分为3类[9,10]：8个残基形成的催化轴（catalytic spine），5个残基形成的调控轴（regulation spine），以及3个残基形成的壳（shell）。其中，催化轴主要参与定位ATP，调控轴调节蛋白的活化/非活化状态，主要与底物进行相互作用以使其被磷酸化，而壳残基在大多数激酶中发挥强化及稳定调控轴的作用。这3类特征的疏水骨架也在许多ATP竞争型抑制剂与靶蛋白的结合中发挥重要作用。以Abl激酶为例，其具体残基位置见表15-1-1。对比Abl激酶的活化/非活化两种构象（图15-1-7），可以看出：绝大多数的疏水保守残基是高度重叠的（平均偏差0.6 Å），只有苯丙氨酸Phe382（F）在非活化构象的位置比活化构象偏离了9 Å，造成调控轴中间断裂。而完整的调控轴，是激酶保持活化构象所必需的。

表 15-1-1　Abl 激酶催化结构域中一些重要的保守疏水氨基酸残基

调　控　轴			壳			催　化　轴		
位　　置	编号	残基	位　　置	编号	残基	位　　置	编号	残基
β4 折叠	RS4	L301	门控残基上游第二个残基	Sh3	I313	β3 折叠 Axk-A	CS8	A269
αC 螺旋	RS3	M290	门控残基	Sh2	T315	β2 折叠 V	CS7	V256
活化环 DFG-F	RS2	F382	αC-β4 后 loop	Sh1	V299	β7 折叠	CS6	L370
催化环 HRD-H	RS1	H361				β7 折叠	CS5	V371
αF 螺旋	RS0	D421				β7 折叠	CS4	C369
						αD 螺旋	CS3	L323
						αF 螺旋	CS2	L428
						αF 螺旋	CS1	L432

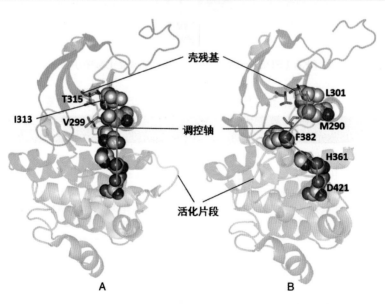

图 15-1-7　Abl 蛋白活化（A）/非活化（B）构象中调控轴及壳的残基空间分布对比

A：PDB: 2gqg；B：PDB: 1iep

三、蛋白激酶抑制剂的分类与设计

生理条件下，蛋白激酶处于"活化/非活化"的动态平衡[11, 12]。理论上，阻止催化域活化构象转化的过程也能够抑制激酶活性。现有激酶抑制剂与蛋白激酶的结合模式可分为3个大类：第一类直接靶向激酶的ATP结合位点，称为"ATP竞争型抑制剂"；第二类激酶抑制结合在邻近或远离ATP结合位点的区域，通过诱导ATP结合域的构象变化调节激酶活性，称为"别构抑制剂"；第三类是与靶酶形成共价键，定义为"共价激酶抑制剂"。

催化结构域是蛋白激酶实现催化功能的结构基础，因此该区域成为开发激酶抑制剂最为关注的结构域。小分子配体在蛋白激酶催化结构域中占据的位点，主要分为前口袋（front pocket，FP）和后口袋（back pocket，BP）（图15-1-8）。具体说明见表15-1-2。

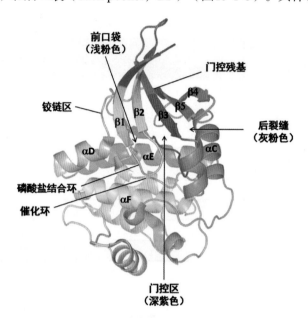

图 15-1-8 以 PKA（PDB：4dh3）为例，蛋白激酶催化域中小分子占据的口袋

表 15-1-2 蛋白激酶催化域中配体占据口袋的分类及位置

前 口 袋			后 口 袋	
腺嘌呤结合区（adenine pocket，AP）	前口袋I（FP-I）铰链区伸向溶剂域残基与C-端的xDFG基序之间	前口袋II（FP-II）由催化环和磷酸盐结合环围成	门控区（gate area）N-端β3以及C-端活化片段的DFG及其附近部分构成	后裂缝（back cleft）N-端的αC-螺旋后段、β4、β5以及C-端αE-螺旋围成

其中，门控区包括两个口袋：较小的后口袋BP-I-A位于门控区的近顶端，较大的后口袋BP-I-B位于门控区的中间，控制后裂缝的进入口。而后裂缝又分为若干小口袋（图15-1-9）。当门控残基比较小（如Gly、Ala、Ser、Cys、Thr和Val），后裂缝的体积会比较大，且易进入；当门控残基是中等大小（如Ile、Leu、Met和Gln），后裂缝的体积会缩

小，分子尚可进入；但当门控残基为大体积的Phe和Tyr时，后裂缝会很小，分子难占据。

当激酶催化域的构象发生改变时，其配体结合口袋也会发生相应的变化。尤其当激酶由DFG_{in}的活化构象转变到DFG_{out}的非活化构象时，后口袋会发生较大变化：原来后口袋中的BP-Ⅱ-in和BP-Ⅱ-A-in亚口袋会消失，产生新的$BP-Ⅱ_{out}$、BP-Ⅲ、BP-Ⅳ、BP-Ⅴ亚口袋。其中，$BP-Ⅱ_{out}$是DFG基序构象变化中原Phe（F）移动而暴露的疏水口袋；BP-Ⅲ位于其底部；BP-Ⅳ、BP-Ⅴ部分地伸向溶剂域（图15-1-9）。

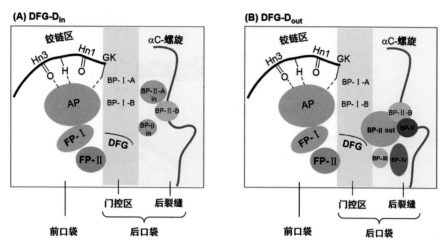

图 15-1-9　蛋白激酶催化域中小分子的占据口袋示意

在研发小分子蛋白激酶抑制剂的过程中，基于结构的药物设计（structure-based drug design，SBDD）一直占据重要地位。蛋白激酶催化域中对应氨基酸及结合口袋的差异对比，被广泛用于优化抑制剂的活性及选择性，以减少非特异性引起的潜在毒副作用。

（一）ATP竞争型抑制剂及其设计

顾名思义，ATP竞争型抑制剂就是要封堵ATP的结合位点。已知ATP分子中腺嘌呤与铰链区产生的氢键作用对ATP分子的固定至关重要，因此大多数激酶的ATP竞争型抑制剂都包含有至少一个可以与铰链区产生氢键作用的结构元素——含有氢键给体/受体的杂环骨架，该类型基团相当于腺嘌呤的广义等排体，其与铰链区肽链的键合特性对于抑制剂的活性优劣相当重要。图15-1-10总结了已批准上市的激酶小分子抑制剂中代表性的杂环骨架。围绕这类特征建立的化合物库成为激酶抑制剂先导化合物的重要来源。此外，先导化合物也可通过虚拟筛选以及基于片段筛选等方法快速获得。在铰链区的骨架或先导化合物被确定之后，还要进一步优化与ATP的核糖和磷酸基团结合区，或者未被ATP占据的其他疏水区的相互作用，以提高活性、选择性以及成药性。

根据靶向蛋白激酶不同类型的"活化/非活化"构象，ATP竞争型激酶抑制剂又细分为3类：Ⅰ型，$Ⅰ_{1/2}$型和Ⅱ型。

1. Ⅰ型抑制剂及其设计　Ⅰ型抑制剂主要与激酶的活化构象（$α-helix_{in}$，DFG_{in}）相结合。其一般拥有一个杂环骨架占据腺嘌呤结合区域，通过1～3个氢键与铰链区作用；一个疏水基团占据门控区的后口袋以及另一个疏水基团占据前口袋（图15-1-11）。此外，为了调节化合物的理化性质，分子中一般还会含有一个指向溶剂区域的亲水基团。

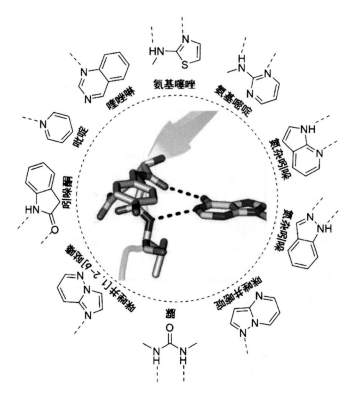

图 15-1-10   已知激酶抑制剂中代表性杂环骨架结构

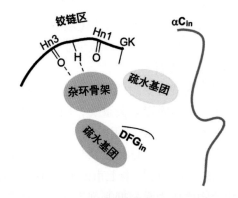

图 15-1-11   Ⅰ型激酶抑制剂的结合模式

在现有获批的激酶抑制剂中，Ⅰ型抑制剂占大多数。如EGFR抑制剂吉非替尼（gefitinib）和厄洛替尼（erlotinib），Bcr-Abl抑制剂达沙替尼（dasatinib），ALK抑制剂布格替尼（brigatinib）和劳拉替尼（loratinib），VEGFR抑制剂帕唑替尼（pazopanib）、凡德他尼（vandetanib）和乐伐替尼（lenvatinib）等（图15-1-12）。其中，达沙替尼的设计详见后文。

2. Ⅰ½型抑制剂及其设计   Ⅰ½型抑制剂的结合模式与Ⅰ型抑制剂基本类似，唯一的区别是αC-螺旋呈现α-helix$_{out}$构象（图15-1-13）。

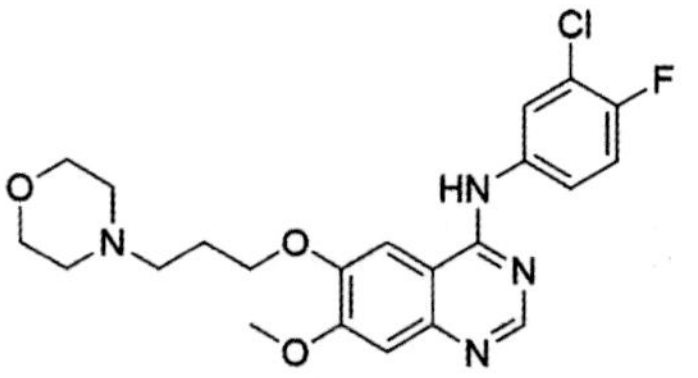

吉非替尼
(gefitinib)

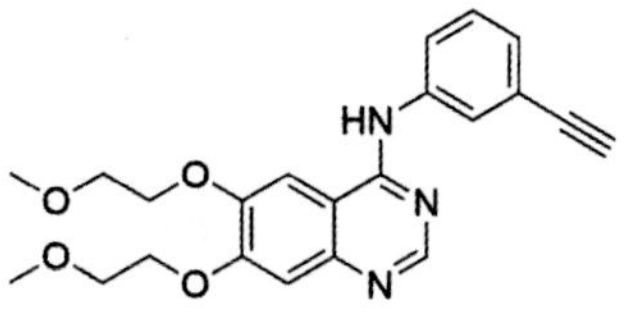

厄洛替尼
(erlotinib)

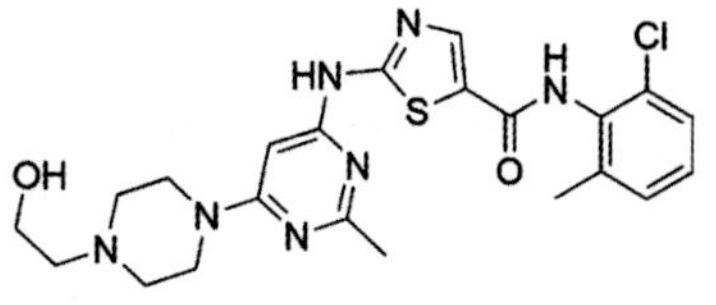

达沙替尼
(dasatinib)

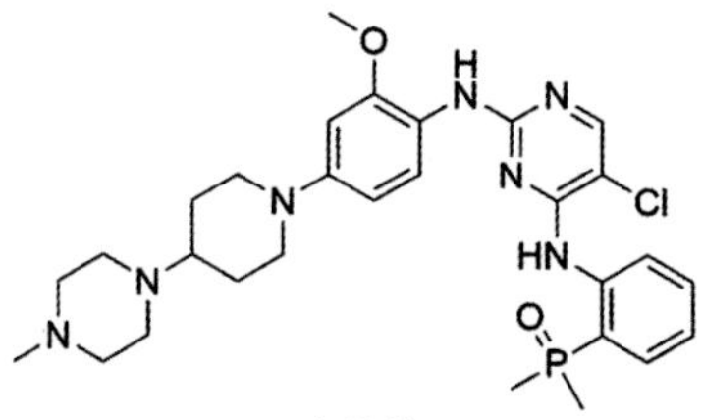

布格替尼
(brigatinib)

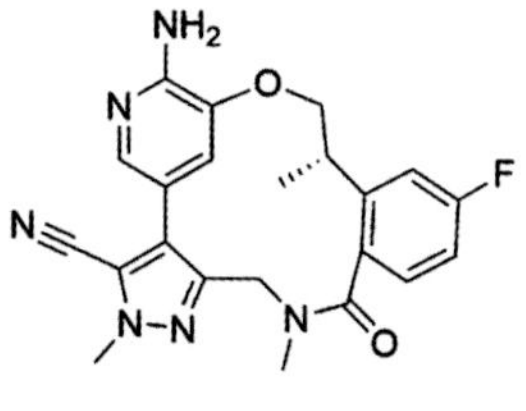

劳拉替尼
(lorlatinib)

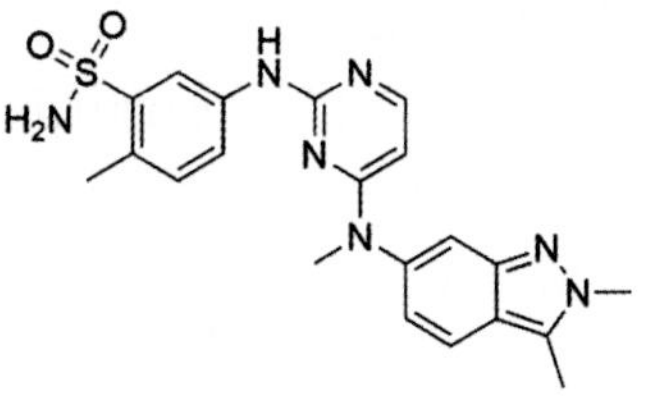

帕唑替尼
(pazopanib)

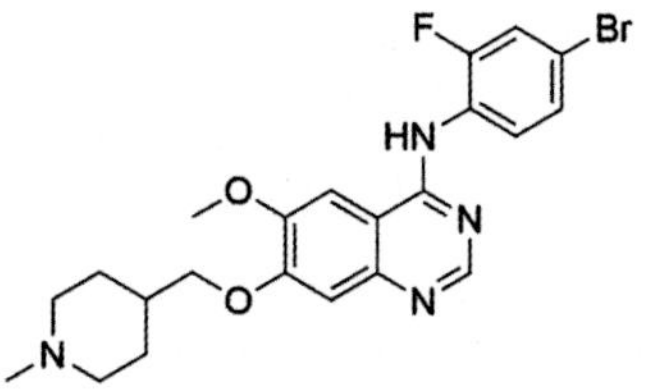

凡德他尼
(vandetanib)

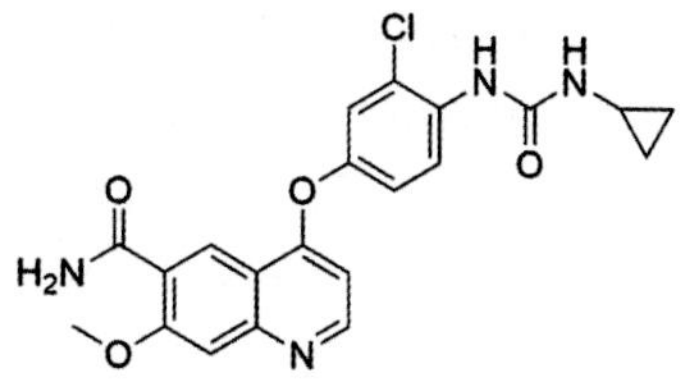

乐伐替尼
(lenvatinib)

图 15-1-12　Ⅰ型激酶抑制剂的代表化合物

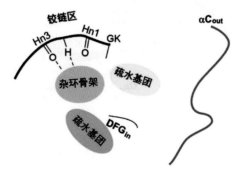

图 15-1-13　Ⅰ½型激酶抑制剂的结合模式

在现有获批的激酶抑制剂中，大约有10个药物属于Ⅰ½型抑制剂，如EGFR抑制剂拉帕替尼（lapatinib），ALK抑制剂克唑替尼（crizotinib）和色瑞替尼（ceritinib），B-Raf抑制剂威罗菲尼（vemurafenib），以及CDK4/6抑制剂帕博西林（palbociclib）和瑞博西林（ribociclib）等（图15-1-14）。

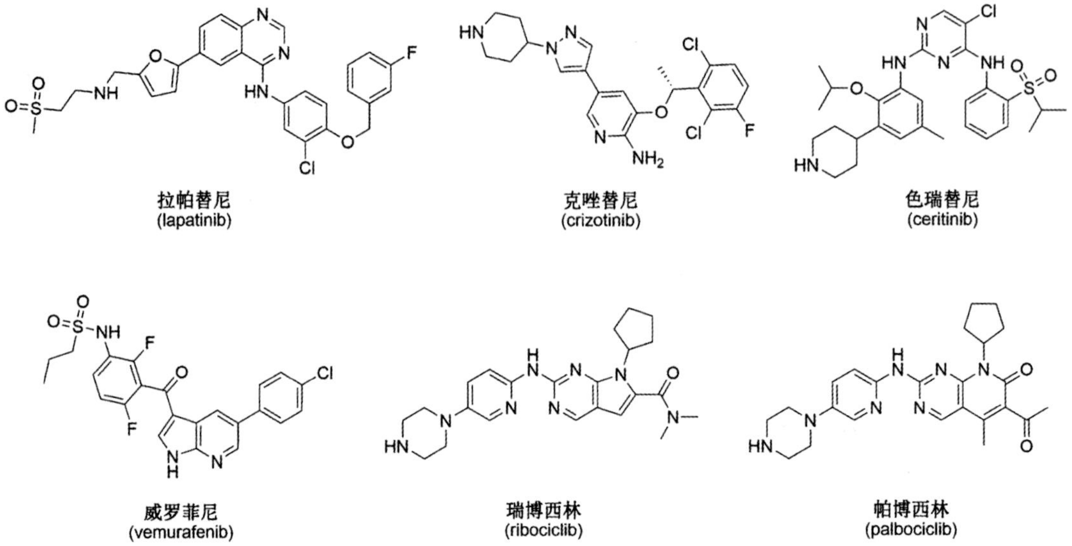

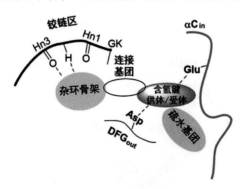

拉帕替尼
(lapatinib)
克唑替尼
(crizotinib)
色瑞替尼
(ceritinib)
威罗菲尼
(vemurafenib)
瑞博西林
(ribociclib)
帕博西林
(palbociclib)

图 15-1-14 Ⅰ½ 型激酶抑制剂的代表化合物

3. Ⅱ型抑制剂及其设计 Ⅱ型抑制剂主要与激酶的非活化构象（α-helix$_{in}$，DFG$_{out}$）结合，此时由于 Asp（D）外旋、Phe（F）内转，激酶的后口袋变得更大。因此，同Ⅰ型抑制剂比较，Ⅱ型抑制剂除了含有与铰链区形成氢键作用的杂环骨架，还增加了与 DFG 基序上外旋的 Asp 和 α-helix 上保守的 Glu 形成一对氢键作用的基团，以及占据 DFG$_{out}$ 专属口袋的疏水基团（图 15-1-15）。对比高度同源的 ATP 结合口袋，这个 DFG$_{out}$ 变构口袋非保守，在不同激酶间的差异大。因此相对来说，Ⅱ型抑制剂可能比Ⅰ型抑制剂展现出更好的激酶选择性。

铰链区
Hn3
Hn1
GK
αCin
连接基团
Glu
杂环骨架
含氢键供体/受体
Asp
疏水基团
DFGout

图 15-1-15 Ⅱ型激酶抑制剂的结合模式

在现有获批的激酶抑制剂中，大约有9个药物属于Ⅱ型抑制剂，如Bcr-Abl抑制剂伊马替尼（imatinib）、尼罗替尼（nilotinib）和帕纳替尼（ponatinib），VEGFR抑制剂舒尼替尼（sunitinib）和索拉菲尼（sorafenib）等（图15-1-16）。其中，伊马替尼是第一个获批上市的激酶抑制剂，也是Ⅱ型抑制剂研究的典型案例，其设计过程详见后文。

如上所述，Ⅰ型和Ⅱ型抑制剂都含有与铰链区结合的骨架，同时，Ⅱ型抑制剂还增加了特有的氢键和疏水作用。因此，Ⅱ型抑制剂可以通过“杂化设计（hybrid-design）”的方法构建，即在Ⅰ型的骨架基础上增加（“杂化”）带有一对氢键和疏水取代基的Ⅱ型尾巴[13]。例如，克服Bcr-Abl^{T315I}突变的帕纳替尼的先导化合物就是通过这种杂化方法获得的，其设计过程详见后文。

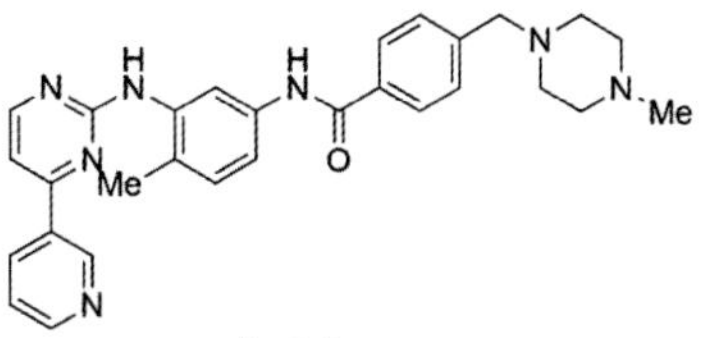

伊马替尼
(imatinib)

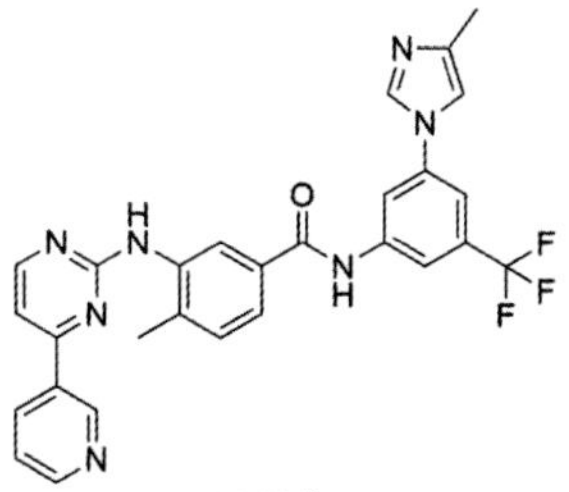

尼罗替尼
(nilotinib)

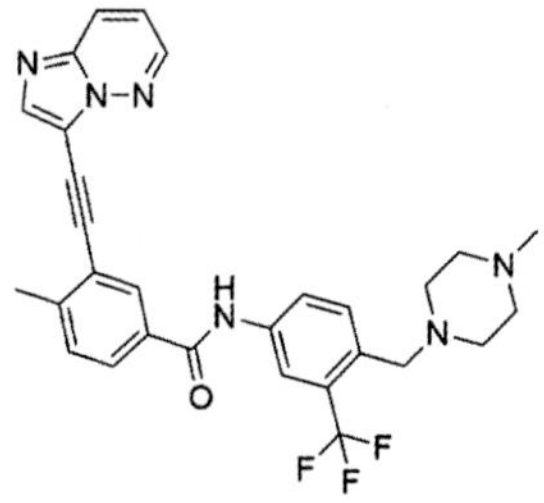

帕纳替尼
(ponatinib)

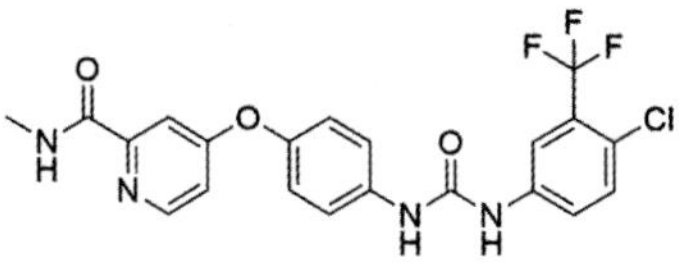

索拉菲尼
(sorafenib)

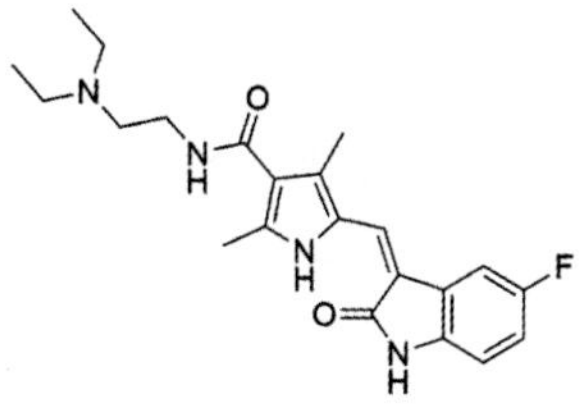

舒尼替尼
(sunitinib)

图 15-1-16　Ⅱ型激酶抑制剂的代表化合物

（二）第二类别构抑制剂及其设计

为了避免ATP结构域高度保守性带来的挑战，近年来第二类靶向非ATP结构域的“别构抑制剂”研究成为蛋白激酶抑制剂发展的重要方向。由于别构位点（allosteric site）的进化保守性低、结构差异性大，因此，别构抑制剂可能具有更高的激酶选择性。然而，别构位点的识别难度大，成为制约别构调节剂发现的主要因素。同时，这类分子的设计也极具个性化，没有统一的结合模式供参照，需要对具体靶点进行具体分析。随着对蛋白激酶变构调节机制的深入理解，根据别构位点的结构特征或者内源性底物，已经出现了基于片段筛选或者基于结构的化合物设计发现别构调节剂的方法[14]。典型代表如上市药物MEK抑制剂曲美替尼，Bcr-Abl抑制剂阿思尼布（asciminib），后者的设计过程详见后文。

（三）第三类共价抑制剂及其设计

与非共价抑制剂相比，共价抑制剂可以与激酶发生化学反应生成共价键。因此，在细胞内高浓度的ATP条件下，共价抑制剂能够持久结合并抑制激酶活性[15]，从而有效减少给药剂量和次数，降低不良反应的发生率。另外，共价抑制剂主要与低保守性的活性残基反应，表现出更高的激酶选择性。但要注意，共价抑制剂的高活性基团通常也能够与其他蛋白、DNA和谷胱甘肽等非选择性结合，从而产生肝脏毒性、免疫反应和血液疾病等毒副作用。目前上市的抗肿瘤药物中，与靶蛋白形成共价作用的代表药物包括：BTK抑制剂阿卡替尼（acalabrutinib）、依鲁替尼（ibrutinib）和赞布替尼（zanubrutinib），EGFR抑制剂阿法替尼（afatinib）和达克替尼（dacomitinib），ErbB2抑制剂来那替尼（neratinib），以及靶向EGFR^{T970M}突变的奥希替尼（osimertinib）（图15-1-17）。

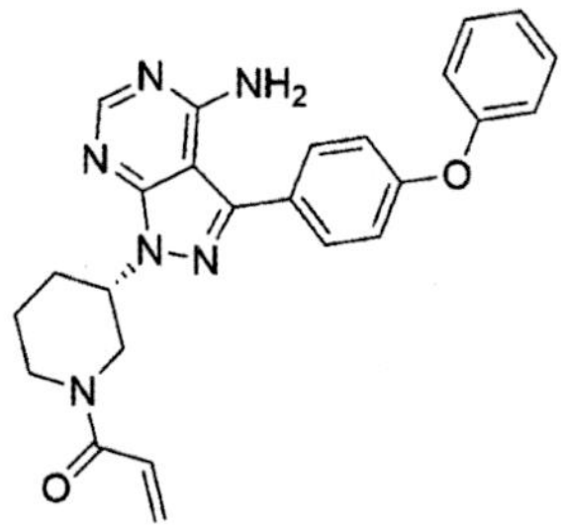

依鲁替尼
(ibrutinib)

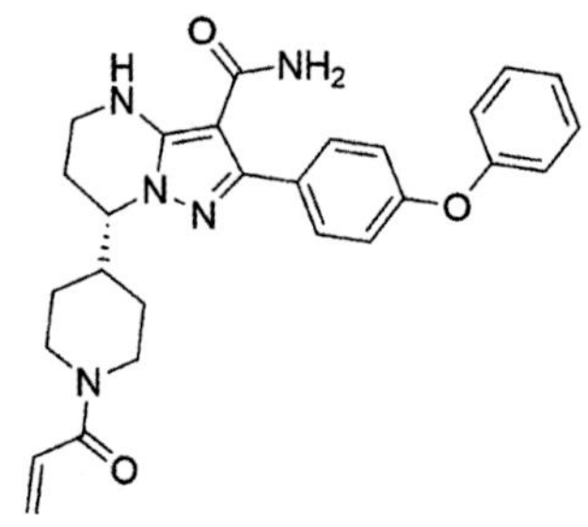

赞布替尼
(zanubrutinib)

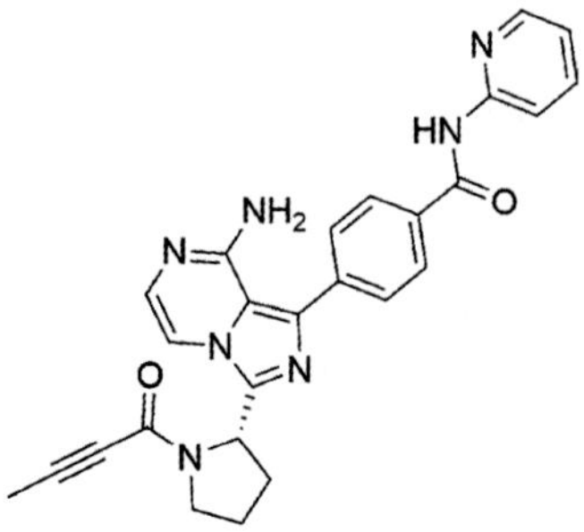

阿卡替尼
(acalabrutinib)

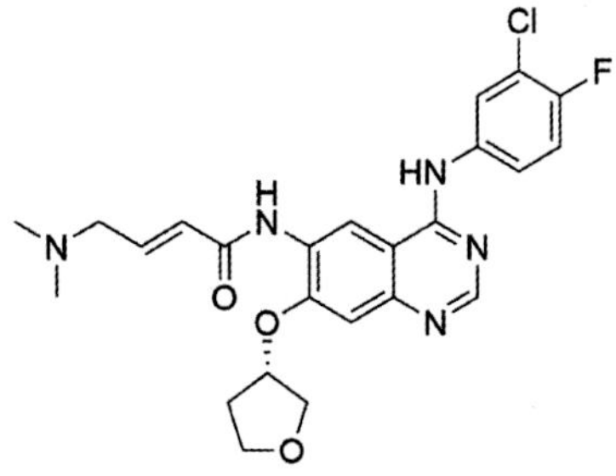

阿法替尼
(afatinib)

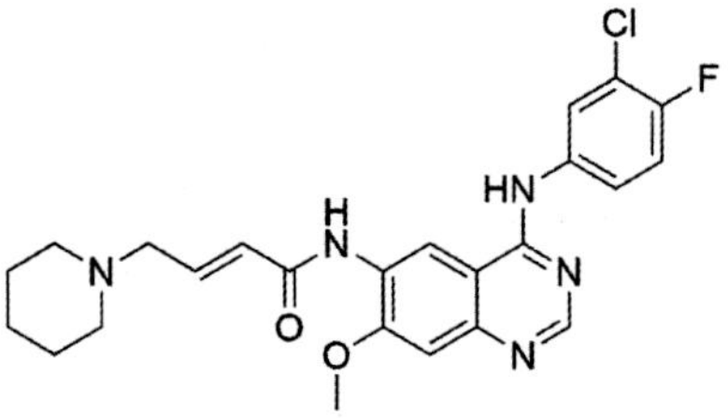

达克替尼
(dacomitinib)

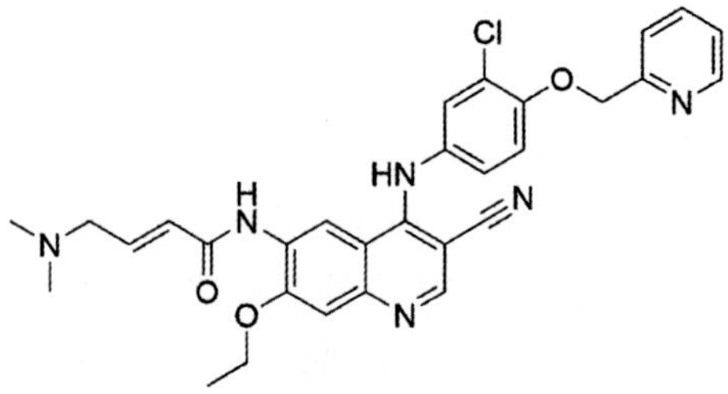

来那替尼
(neratinib)

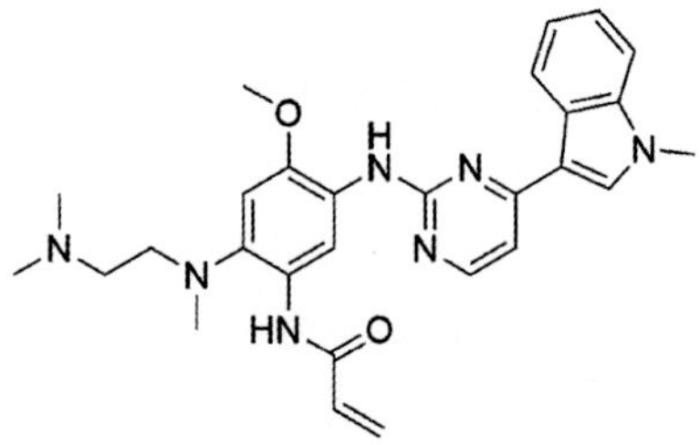

奥希替尼
(osimertinib)

图 15-1-17 已上市的代表性共价抑制剂

共价抑制剂常见的设计思路是：在选定的配体上引入一个可与活性残基（通常是半胱氨酸Cys）发生加成反应的亲电基团——"弹头"（warhead）。理想状态下，抑制剂首先以非共价形式与靶酶结合，然后通过"弹头"与邻近的Cys形成共价键。目前针对Cys残基，已经开发出许多类型的"弹头"。除此之外，特异性靶向Lys、His和Met（39%激酶的门控残基）残基的"弹头"基团也陆续被报道（表15-1-3），这些都为共价型蛋白激酶抑制剂的发展提供了新的思路和方法。

表 15-1-3　靶向激酶特殊氨基酸残基的代表性"弹头"及其反应机制

弹头	靶向残基	动力学性质	加成反应及其反应机制
	Cys	不可逆共价	
	Cys	可逆共价	
	Lys、Tyr	不可逆共价	
	Met	不可逆共价	

第二节 伊马替尼的药物化学

伊马替尼是第一个被批准上市的小分子蛋白激酶抑制剂，由瑞士诺华公司研发，于2001年获批用于治疗CML[16]。伊马替尼的发现源于20世纪90年代兴起的"靶向抗肿瘤药物"研究热潮，其成功也得益于当时同步发展的高通量药物筛选技术。

伊马替尼
(imatinib)

化学名	4-[（4-甲基-1-哌嗪基）甲基]-N-[4-甲基-3-[4-（3-吡啶基）-2-嘧啶基]氨基]苯基]苯甲酰胺
英文名	4-[（4-methylpiperazin-1-yl）methyl]-N-（4-methyl-3-{[4-（pyridin-3-yl）pyrimidin-2-yl]amino}phenyl）benzamide
分子式	$C_{29}H_{31}N_7O$
分子量	493.6
熔点	208～210℃
商品名	格列卫（glivec，通用名为甲磺酸伊马替尼，与甲磺酸成盐，分子量为589.7）

一、慢性粒细胞白血病与Bcr-Abl

慢性粒细胞白血病（chronic myelocytic leukaemia，CML）是一种血液系统的恶性肿瘤[17]，占成人白血病的15%，全球年发病率为（1～2）/10万。其主要特征是白细胞计数高，临床表现主要是贫血、出血及乏力等。该疾病的临床进展分为3个阶段：慢性期、加速期和急性期[18, 19]。慢性期通常持续3～5年，约有一半患者在6～12个月内转入加速期，中止在急性期；而另一半患者则直接进入急性期，3～6个月进展到死亡。未治疗患者的中位生存期平均为3年，新确诊患者接受干扰素治疗后，其中位生存期为5～6年。

费城染色体（Ph chromosome，特殊短22号染色体）是CML重要的遗传标志物，存在于95%患者的骨髓细胞中，于1960年被彼得·诺威尔（Peter Nowell）等发现[20]，这是人类第一次发现癌细胞特有的基因变异现象。1973年，珍妮特·罗利（Janet Rowley）证实，费城染色体源于9号和22号染色体长臂的易位重组[21]。具体而言，9号染色体长臂（q34）区上的Abelson（Abl，proto-oncogene）原癌基因与22号染色体长臂（q11）区上的断裂点簇集（breakpoint cluster region，Bcr）基因相互易位、重组，最终形成Bcr-Abl（breakpoint cluster region-Abelson）融合基因。每个融合基因编码Abl序列的部分相同，但是位于N端的Bcr序列长度不同。根据Bcr基因的断裂点不同，重组后主要表达3种不同分子量的融合蛋白p210 Bcr-Abl、p190 Bcr-Abl和p230 Bcr-Abl（图15-2-1），它们分别与不同类型的白血病相关联。其中，95%的CML患者主要表达p210 Bcr-Abl，而p190 Bcr-Abl和p230 Bcr-Abl则分别多表达于急性淋巴细胞白血病（acute lymphoblastic leukemia，ALL）[22]和慢性中性粒细胞白血病（chronic neutrophilic leukemia，CNL）患者[23]。因此，不同白血病患者的Bcr-Abl融合亚型，决定了其对不同靶点药物的响应率，并与其预后密切相关。

1980年，戴维·巴尔的摩（David Baltimor）等证实，Abelson白血病病毒原癌基因产物v-Abl是一个酪氨酸蛋白激酶[24]，而重组的Bcr-Abl蛋白也属于非受体型酪氨酸激酶[25]。同时，Bcr-Abl融合蛋白导致原有Abl蛋白结构中的"自抑制"机制[26]被破坏，从而使Abl蛋白处于持续激活状态。接下来的实验证实，将p210 Bcr-Abl表达在老鼠模型上可诱导CML的发生[27]，该致病性与它的激酶活性直接相关[28]。再者，Bcr-Abl融合蛋白的异常活化也介导其下游大量信号通路[29]失调（图15-2-2），最终导致恶性造血干细胞分化形成的髓细胞增殖失控，细胞周期进展和细胞凋亡受阻，以及细胞分化障碍。

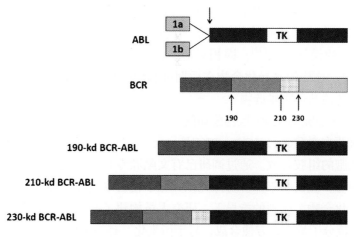

图 15-2-1 Bcr-Abl 融合蛋白的结构

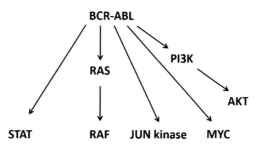

图 15-2-2 Bcr-Abl 蛋白的信号传导通路

由此说明，酪氨酸激酶Bcr-Abl是CML病理发生的主要原因，Bcr-Abl选择性激酶小分子抑制剂可能成为治疗这种疾病的有效策略。但在20世纪80年代中期，药学界对于蛋白激酶的成药性（druggability）存在很大质疑。所谓的ATP竞争型抑制剂要与细胞内毫摩尔（millimolar）水平的ATP竞争，且要在高同源性的激酶间实现选择性，这看起来似乎是不可能达成的目标。但随着蛋白激酶与癌症关系的进一步揭示，多家制药公司启动了激酶抑制剂的研发项目。此时，高通量的激酶筛选以及可行的模型细胞测试等都助力了小分子蛋白激酶抑制剂的研发。

二、分子设计与结构优化

伊马替尼的研发过程是通过建立类药小分子化合物库和经典药物化学构–效关系研究来实现结构优化的。化合物的"类药性"在药物研发中具有重要地位。尤其在研发后期，潜在的药物–药物相互作用以及不佳的药代动力学性质导致大量小分子药物在临床研究中失败[30]。因此，在药物发现的早期阶段如能有效规避小分子化合物类药性的不足，将有机会节约大量的研发资金和时间。20世纪90年代，在已完成临床研究Ⅰ～Ⅲ期小分子口服药物的分析基础上，研发人员总结了经验性的"类药原则"（drug-likeness）。如广泛使用的里宾斯基五规则[31]（Lipinski Rule of Five，ROF），即分子量≤500 Da；氢键供体≤5个，氢键受体≤10个；$\log P$≤5，可旋转键的数量≤10个。符合上述规则的化合物可能会具有更好的药代动力学性质、更高的口服生物利用度，因而更有可能成为口服药物。后来，研发人员在配合高通量筛选的小分子库的构建中又提出了"类先导化合物"（lead-like compound）的设计原则[32]，即相对低的亲和力（亲和力＞0.1 μmol/L），分子量＜350，$c\log P$＜3，这样的先导化合物在后期可利用简单的合成化学进行多样性衍生化，优化成更具有类药性的药物候选物。

原汽巴–嘉基（Ciba Geigy）医药公司的研发人员启动了多个激酶抑制剂项目，其中包括靶向Bcr-Abl和蛋白激酶C（PKC）。PKC是一类Ser/Thr蛋白激酶，已知PKC抑制剂可以抑制人体嗜碱粒细胞的组胺释放。通过调研已有文献和专利[33]，他们发现了一类苯胺基嘧啶化合物有抗炎活性，但机制未知。为探究该类分子是否通过抑制PKC的机制而发挥抗炎效果，在"类先导化合物"原则的指导下，研究人员构建了基于苯胺基嘧啶母核的小分子化合物库。这类母核分子量小，方便合成，易于衍生化，是一类优秀的先导骨架。经典构–效关系的研究系统考查了嘧啶环和苯环上取代基对激酶活性的影响[34]，结果证实，该母核能够结合在PKCα的ATP口袋（图15-2-3 A：K_i = 3.2 μmol/L），属于ATP竞争型激酶抑制剂。

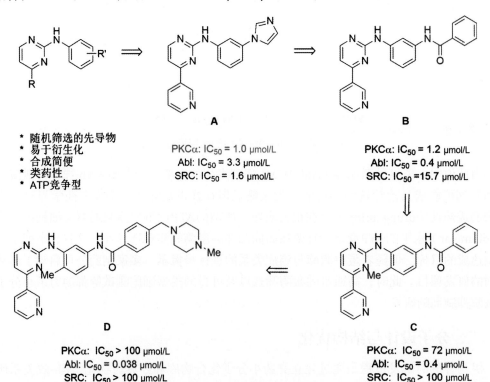

图 15-2-3　伊马替尼分子的结构优化

尤其值得注意的是：苯胺基嘧啶母核中的嘧啶环是活性必需的，移除环上任何一个氮原子，活性完全消失（（图15-2-4化合物2和化合物3 vs.化合物1））。另外，苯胺基氮上的氢原子对激酶的抑制也是至关重要的，其被甲基取代后，活性也完全消失（图15-2-4化合物4 vs. 化合物1）。

由此推测：嘧啶环1位氮原子可能作为氢键受体，同时其邻近胺基的氢原子也作为氢键供体，两者在与靶点激酶的相互作用中发挥关键贡献。进一步，这种与靶酶形成双氢键的作用模式要求分子中氢键供体和邻近受体两者处于顺式构象（图15-2-5）。然而，由于吡啶环和苯环上相邻氢原子的立体位阻效应，在化合物2和化合物3的优势构象中两者处于反式，不满足要求，因此这两个化合物都完全无活性。

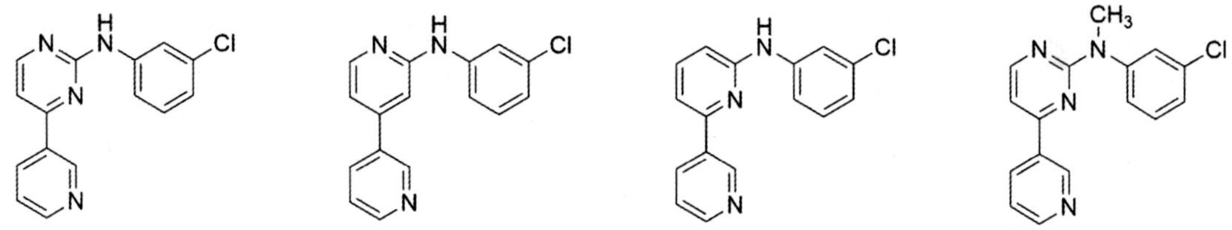

1	2	3	4
PKCα: IC$_{50}$ = 1.6 μmol/L	IC$_{50}$ > 100 μmol/L	IC$_{50}$ > 100 μmol/L	IC$_{50}$ > 100 μmol/L

图 15-2-4　化合物 1～化合物 4 的结构式

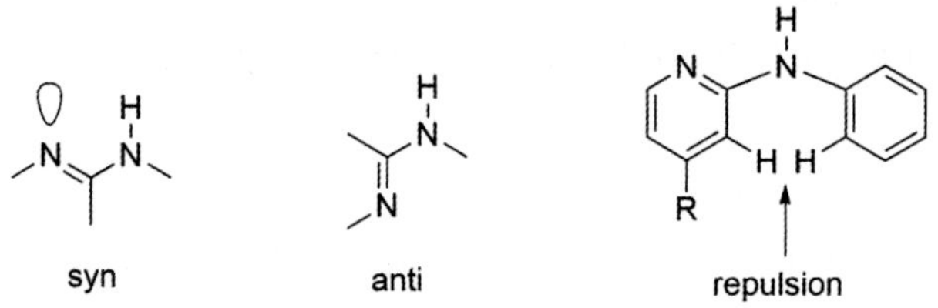

图 15-2-5　苯胺基嘧啶母核中产生氢键作用部分的构象分析

鉴于蛋白激酶的ATP结合域具有广泛的序列同源性，进一步研究发现，代表化合物A也抑制其他激酶[35]，其活性排序为：PKCα（1.0 μmol/L）> SRC（1.6 μmol/L）> Abl（3.3 μmol/L）> PKCδ（21 μmol/L）> EGFR和PKA（>100 μmol/L）。此时，化合物A作为靶向Abl激酶的先导化合物，提高其对靶酶的选择性是该分子优化的关键。

对苯环上取代基的进一步构–效关系研究发现，当苯环3-位取代基换成酰胺苯基，化合物B对酪氨酸激酶Abl的选择性和活性增加（Abl：IC$_{50}$ = 0.4 μmol/L，PKCα：IC$_{50}$ = 1.2 μmol/L，SRC：IC$_{50}$ = 15.7 μmol/L）。接下来，在二氨基苯基的6-位引入旗甲基（flag-methyl），得到对应化合物C对PKCα和SRC的抑制活性大幅度降低（Abl：IC$_{50}$ = 0.4 μmol/L，PKCα：IC$_{50}$ =72 μmol/L，SRC：IC$_{50}$>100 μmol/L），从而进一步提高对Abl激酶的选择性。这种结果可能源于：旗甲基的引入增加了苯环和嘧啶环之间的扭转角度，改变并固定了该类分子的优势构象（图15-2-6），而这种特定的构象要求是分子结合不同靶酶的关键。

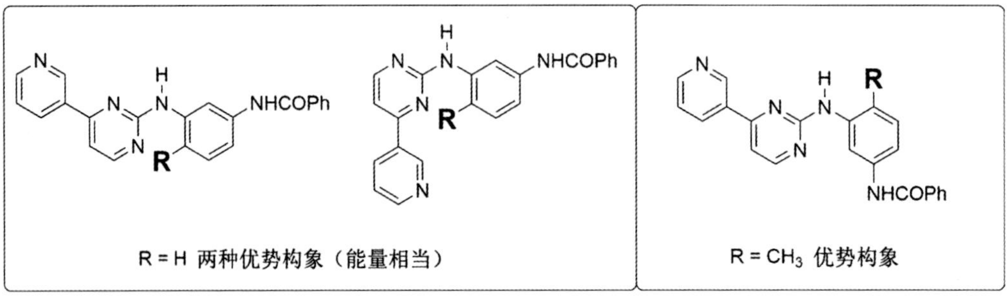

图 15-2-6　改变激酶选择性的构象分析

然而，化合物C的水溶性不佳（$\log P_{oct/water}$ = 4.2，溶解度= 2 mg/L，pH=4），使其在细胞水平上不能显示Abl激酶抑制的效果。为改善溶解性，考虑在酰胺苯基的对位引入极性边链，如N-甲基哌嗪基，并预想其伸向激酶的溶剂域。同时，为避免芳胺化合物潜在的毒性问题，该哌嗪基通过亚甲基与芳香苯环间隔连接。最终确认体外激酶活性和选择性最优的化合物D，即伊马替尼（Abl：IC_{50} = 0.038 μmol/L，PKCα：IC_{50}>100 μmol/L，SRC：IC_{50}>100 μmol/L），其溶解度和口服生物利用度（$\log P_{oct/water}$ = 3.1，溶解度>200 mg/L，pH=4）都显著增加，活性也有所提高。

随后，布莱恩·德鲁克（Brain Druker）带领团队开展伊马替尼治疗CML的临床前实验研究[36]。激酶水平上伊马替尼抑制v-Abl，Bcr-Abl，c-Abl底物磷酸化的IC_{50}分别为0.038 μmol/L、0.025 μmol/L、0.025 μmol/L，细胞水平上抑制v-Abl，Bcr-Abl激酶磷酸化的IC_{50}均为0.25 μmol/L，并对测试的其他10多种激酶显示出很高的选择性（除细胞水平上PDGFR IC_{50} = 0.3 μmol/L）。他们也首次在细胞和动物水平上证明，伊马替尼能特异性地抑制Bcr-Abl高表达的细胞增殖和肿瘤生长。另外，通过体外CML患者的外周血和骨髓的血液克隆筛选证实，伊马替尼能够显著降低Bcr-Abl阳性造血细胞的克隆形成（92%～98%），同时对正常骨髓的克隆形成影响很小。其后大量基于Bcr-Abl阳性表达的细胞和动物实验证实，伊马替尼通过抑制Bcr-Abl的激酶功能，实现治疗CML的效果[16]。

三、构-效关系

伊马替尼与Bcr-Abl复合物的晶体结构（PDB：1iep）表明，伊马替尼诱导并特异性结合Abl激酶的非活化构象[37]（α-helix$_{in}$，DFG$_{out}$）（图15-2-7），而正常ATP结合于激酶的活化构象（类似于ADP与Abl蛋白共晶，PDB：2g2i）。这两种结合的最大差异在于：伊马替尼分子的后端伸入DFG基序旋转后形成的后口袋，并与靶酶间形成多种相互作用，稳定其非活化构象。与此同时，活化片段上原磷酸化位点Tyr393伸向Abl的活性口袋，与催化环上HRD基序的Asp363形成氢键，这恰好模拟了原来底物肽的构象，从而阻断了外源蛋白的结合。

具体地，伊马替尼占据激酶催化域的AP，BP-Ⅰ，BP-Ⅱ$_{out}$和BP-Ⅳ结合口袋（图15-2-8）。其中，吡啶基团的氮原子与铰链区Met318肽骨架的-NH-形成重要的氢键作用，嘧啶基团的1位氮原子参与保守残基Lys271、Glu286、Asp381及两个水分子组成的氢键网络。嘧啶胺基也作为氢键给体与酶的重要门控残基Thr315的侧链羟基（接受体）形成氢键，使Thr315失去了门户守卫的作用，分子的后端得以进入后口袋。酰胺连接基分别于αC-螺旋的Glu286的羧酸残基和活化片段上DFG基序中的Asp381肽骨架的-NH-形成氢键相互作用。苯基进入后疏水腔内（BP-II$_{out}$），将原本占据该位置的DFG基序挤出，促使蛋白转化为DFG$_{out}$非活化构象。甲基处于胺基的邻位，邻位基团的阻转效应逼迫嘧啶连同吡啶环发生一定角度的扭转，固定分子的优势构象，而该构象恰为伊马替尼与靶酶非活化状态结合的药效构象。生理条件下，哌嗪环的氮原子被质子化，并分别与His316和Ile360肽骨架的羰基形成氢键相互作用，也加强伊马替尼与Abl的结合。

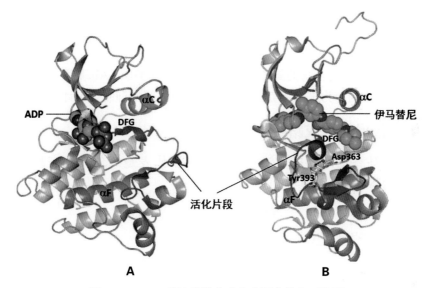

图 15-2-7　Abl 蛋白活化构象和非活化构象对比图

A: Abl蛋白活化构象（PDB：2g2i）；B:Abl非活化构象（PDB：1iep）

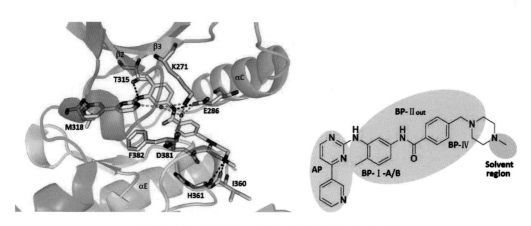

图 15-2-8　伊马替尼 -Abl 结合模式（PDB：1iep）

综上所述，分子水平上伊马替尼与靶酶Abl之间的相互作用很好地解释了伊马替尼分子的结构优化路径（图15-2-3）。①苗头化合物A的苯胺嘧啶母核具备典型的"类药化合物"特征，含有氢键给体/受体，广泛存在于ATP竞争型激酶抑制剂的设计中；②在化合物A→化合物B的改造中，酰胺苯基的引入是诱导并稳定激酶非活化构象和提升激酶选择性的关键；③在化合物B→化合物C的改造中，6-位旗甲基的引入固定分子的药效构象，进一步提升激酶选择性；④在化合物C→化合物D的改造中，*N*-甲基哌嗪基的引入不干扰分子前端与靶酶的结合，但不同于最初预想，实际上这个部分产生反（去）溶剂化作用，但通过增加氢键作用抵消了能量损失。

　　这种"伊马替尼样"（α-helix_in，DFG_out）的激酶构象是典型的Ⅱ型ATP竞争型抑制剂的作用模式。细胞内激酶的磷酸化和非磷酸化处于动态平衡，只有当Abl激酶的活化片段短暂地去磷酸化时，伊马替尼才能诱导结合并稳定其非活化构象[38]，从而发挥抑制作用。对比高度同源的活化构象，蛋白激酶的非活化构象体现出更多的差异性，因此伊马替尼对Bcr-Abl激酶表现出相对高的选择性。这种作用机制的阐明对后续蛋白激酶抑制剂的设计产生了重要的影响[39, 40]。

　　伊马替尼与Bcr-Abl复合物的晶体结构解析，也为理解Bcr-Abl基因突变导致伊马替尼耐药提供了重要的机制，为进一步克服伊马替尼耐药的新型抑制剂设计奠定了基础。

四、伊马替尼的合成路线

　　已报道的伊马替尼的合成方法有很多，典型代表是约尔克·齐默尔曼（Juerg Zimmermann）的路线[41]（图15-2-9）。

图 15-2-9　伊马替尼的合成路线

苯胺衍生物1与氰胺反应生成胍啶（化合物2），3-乙酰基吡啶与*N,N*-二甲基甲酰胺二乙基缩醛经过缩合反应得烯胺酮（化合物4），中间体化合物2和化合物4环化生成母核苯胺嘧啶环（化合物5），化合物5经硝基还原得中间体（化合物6），化合物6在碱性条件下先与氯甲基苯甲酰氯反应，生成酰胺，其苄位氯再与N-甲基哌嗪的二级胺发生S_N2亲核取代，生成目标化合物，之后与甲磺酸成盐，得到伊马替尼甲磺酸盐。

当时已知伊马替尼有3个明确的激酶靶点，因此当项目推进临床试验时，其适应证的选择也是多样的。然而，绝大多数癌症的肿瘤基因学涉及众多基因和信号通路失调，而CML是极少数由单一信号通路主导的癌症。此外，对比实体瘤复杂的响应评估操作，血液肿瘤的药效效应能够通过终点血液中白细胞计数方便地获得。基于这些原因，CML被选为临床试验的第一个适应证，这也加速了伊马替尼研发成功。

五、伊马替尼的药代动力学

伊马替尼的物理化学性质（physicochemical properties）[42]：它是四价碱，解离常数pK_a为1.52～8.07。在pH≤5.5的水中易溶，随着pH的升高，其溶解度降低。在生理pH（7.4）条件下难溶（50 μg/mL，$\log P$ = 1.99），在pH = 8.0时接近不溶。在极性溶剂中（如甲醇、乙醇）可溶，但在低极性溶剂中微溶甚至不溶。在人工胃液（pH = 1.2，T = 37℃，1 h）条件下，伊马替尼稳定，其酰胺键不发生水解。

（一）ADME

在不同制剂形式（溶液、胶囊或片剂）或高剂量条件下（100 mg或400 mg），伊马替尼均被很好地吸收，口服生物利用度高达98%[43]。同时，与空腹比较，高脂饮食导致伊马替尼的吸收率略微降低（最大峰浓度减少11%，达到峰浓度所需时间延长1.5 h），药-时曲线下面积略减少7.4%。

I期临床在CML患者中开展人体临床药代动力学实验[44]，以确定最大耐受剂量（maximum tolerated dose，MTD）。64名成年患者（47人慢性期，17人进展期或急性期）进行口服给药，剂量从25～750 mg每日一次逐步递增爬坡（14个），最终升高至800 mg和1000 mg每日两次。药代动力学参数结果显示，在上述剂量范围内，药-时曲线下面积和最大峰浓度与给药剂量成正比，达到最大峰浓度的时间是2～4 h，终末半衰期接近18 h。到达稳态时，血药浓度增加1.5～3倍。

以伊马替尼 400 mg剂量单次给药为例（表15-2-1），第1天后，稳态波峰血浆浓度为1907 ng/mL，达到最大峰浓度的时间中位数是3.1 h，平均终末半衰期是14.8 h。连续28 d给药后，稳态波峰血浆浓度为2596 ng/mL，平均血浆浓度为1215.8 ng/mL。该平均浓度仍高于体外细胞水平上抑制Bcr-Abl磷酸化所需的有效浓度（IC_{50} = 0.25 μmol/L）。

表 15-2-1　慢性粒细胞白血病患者口服伊马替尼（400 mg）的药代动力学参数

参数	给药 1 d	连续给药 28 d
C_{max}（ng/mL）	1907.5 ± 355.0	2596.0 ± 786.7
T_{max}（h）	3.1 ± 2.0	3.3 ± 1.1
AUC_{24}（μg·h/mL）	24.8 ± 7.4	40.1 ± 15.7
AUC_{∞}（μg·h/mL）	38.8 ± 15.9	81.9 ± 45.0
半衰期（h）	14.8 ± 5.8	19.3 ± 4.4

参数	给药 1 d	连续给药 28 d
CL/F（L/h）	12.5 ± 7.2	11.2 ± 4.0
V_z/F（L）	236.0 ± 76.5	295.0 ± 62.5
平均血药浓度（ng/mL）	未计算	1215.8 ± 750.2
血药浓度 > 1μmol/L 的维持时间（h）	未计算	49.3 ± 17.1

AUC_{24}：0 ~ 24h 血浆浓度曲线下面积；AUC_∞：0- 无限血浆浓度曲线下面积；CL/F：血浆清除率；C_{max}：血浆浓度最高值；$t_{1/2}$：终末清除半衰期；T_{max} 达到峰浓度所需时间；V_z/F：表观分布容积

体外实验显示，在临床相关浓度下，伊马替尼的血浆蛋白结合率约为95%，绝大多数与血清白蛋白结合，少部分与α1酸-糖蛋白结合，广泛分布于各组织，分布体积约435 L。但伊马替尼透过血–脑脊液屏障的能力有限，其在脑脊液中的浓度比血浆浓度低近100倍[45]。此外，伊马替尼是药物跨膜转运体P-糖蛋白的底物，因此，该转运体的表达水平也会影响伊马替尼的口服生物利用度[46]。

人体的代谢研究[47]表明（图15-2-10），伊马替尼的主要代谢产物是哌嗪侧链N-脱甲基化的产物，血浆中两者的系统暴露量（$AUC_{0~24h}$）分别为65%和9%。此外，还生成两者的其他多种氧化代谢产物，包括哌嗪的4-N-氧化物、哌嗪环氧化形成内酰胺、嘧啶N-氧化物、甲基单羟基化、苄胺位氧化脱胺成羧酸。人肝微粒体的体外代谢研究证实，伊马替尼的I相氧化代谢主要由肝脏CYP3A4和CYP3A5同工酶系统催化[48]，其他的CYP2D6、CYP2C9、CYP2C19和CYP1A2代谢酶起次要作用。II相代谢途径主要是伊马替尼和主要代谢物的葡萄糖醛酸化。

伊马替尼口服7 d后，平均排出量约为给药量的80%（粪便67%和尿液13%）。其中，原形药物占28%，主要代谢产物占13%。另外，主要代谢产物与伊马替尼有相似的活性，但其清除半衰期更长，接近40 h。

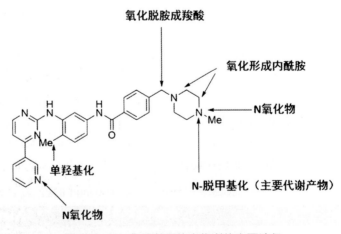

图 15-2-10　伊马替尼体内代谢的主要途径

（二）在特殊人群中的药代动力学

31例CML的儿童用药[49]结果显示，儿童按260 mg/m²和340 mg/m²剂量每天给药一次，其稳态血浆平均药物浓度分别相当于成人按400 mg和600 mg剂量给药。无性别差异，体重略有影响。对于肝功失调患者[50]，伊马替尼的体内暴露量无显著差异。但综合剂量限制性毒性，轻微肝功能失调患者的临床最大推荐剂量为每日500 mg。对于中度及严重肝功能失调患者，当伊马替尼的给药剂量为每日300 mg时，3～4级不良反应的发生率上升，因此其临床推荐剂量较常规用药剂量要降低。对于肾功能衰竭患者[51]，伊马替尼的体内暴露有所增高，但当给药剂量为每日600 mg或800 mg时，患者耐受性依然良好，因此目前处方未做剂量调整。

六、安全性及药物–药物相互作用

药物的安全性评估包括不良反应、血液学评估、生化测试、尿液分析、物化检查以及毒性分级。

I期临床试验显示[52]，伊马替尼的耐受性好，未测得最大耐受剂量。低剂量组（≤500 mg）呈现轻微或适度（1～2级）的不良反应，主要包括恶心、肌痛、水肿、腹泻和消化不良。当给药剂量为600～1000 mg，不良反应的发生率增高且严重程度提高（3～4级），并产生血液学毒性，主要是中性粒细胞减少（24%）和血小板减少（24%）。

评价潜在的药物–药物相互作用对于安全用药，避免不良反应的发生至关重要。药物–药物相互作用通常通过药物代谢酶或药物转运子发生。

如前所述，伊马替尼主要由CYP3A4和CYP3A5同工酶代谢，因此，伊马替尼与该酶的抑制剂（西咪替丁、酮康唑、环孢素等）联合给药时，其代谢速率减慢，血浆浓度升高。如单剂量200 mg伊马替尼和400 mg酮康唑（ketoconazole）共用，伊马替尼平均C_{max}和AUC_{24}分别增加26%和40%，同时其清除率降低28.6%。另外，饮料葡萄柚汁也是CYP3A4和CYP3A5同工酶的抑制剂，患者在服药期间应当避免过量饮用。伊马替尼与该酶的诱导剂（卡马西平、地塞米松、巴比妥盐、苯妥英、利福平和金丝桃属植物等）共用时，其体内暴露量降低。如健康人口服不同剂量的利福平，合并单一剂量的伊马替尼，显示伊马替尼的清除率增加近4倍，C_{max}降低54%，AUC_{24}降低68%[53]。

另一方面，伊马替尼本身也是其代谢酶的竞争性抑制剂（CYP3A4：K_i = 8 μmol/L，CYP3A5：K_i = 27 μmol/L），同时也是P-糖蛋白转运体的底物或抑制剂。因此，伊马替尼也可以通过抑制代谢酶路径和细胞转运子，改变很多联合药物的药代动力学性质。如降脂药辛伐他汀（CYP3A4底物）与伊马替尼共用时[54]，平均C_{max}增加2倍，AUC提升3倍，清除率下降70%，半衰期从1.4 h延长到3.2 h。因此，该类酶底物的药物（如辛伐他汀、华法林、环孢素等）与伊马替尼共用要谨慎。

总而言之，伊马替尼具备优秀的药动学性质，包括长达18 h的半衰期，高达98%的口服生物利用度，一天仅需一次口服给药等。伊马替尼每日 400 mg给药达到稳态后，平均血药浓度持续高于体外抑制Bcr-Abl激酶活性所需的药物浓度，因此绝大多数的CML患者的血液参数能够维持正常。另外，伊马替尼的使用需要注意药物–药物相互作用。

七、临床效果与适应证拓展

（一）伊马替尼治疗 CML 的临床效果

基于临床前研究，伊马替尼可以选择性抑制Bcr-Abl激酶活性，同时，在小鼠体内能够有效抑制Bcr-Abl诱导的肿瘤生长。因此，在1998年6月，诺华公司启动了伊马替尼对Bcr-Abl阳性CML患者的临床疗效评估。I期临床试验的对象是经干扰素-α治疗无效或者不耐受的患者，最初目的是评估伊马替尼的安全性和耐受性，但意外直接得到了其抗白血病活性的初步证据。研究报告显示，在药物剂量的爬坡实验中，当每日连续给药剂量≥300 mg，4周后，54名受试者中的53人（98%）出现完全血液学反应；29人（54%）获得细胞遗传学反应，其中17人（31%）为显著响应，7人（13%）为完全细胞遗传学反应，获得细胞遗传学最佳效应的平均时间约5个月。

基于伊马替尼对慢性期患者的良好效果，诺华也初评了伊马替尼对急变期CML以及费城染色体阳性的急性淋巴细胞白血病患者的疗效[55]，总体效果较前者下降。这源于后两种疾病复杂的肿瘤基因学，其致病机制并不仅仅依赖Bcr-Abl激酶。

临床试验中，应用"最大抑制效应结合白细胞计数模型"进行伊马替尼的药效动力学测试。结果表明，在各个剂量连续给药达到稳态时，患者最初的血液学响应在很大程度上依赖于给药剂量。当单剂量给药≥400 mg时，白细胞数值都可以下降到正常水平。此外，该给药浓度下，Bcr-Abl下游靶点（CRKL）的磷酸化[56]被显著抑制。因此，伊马替尼对慢性期和加速期患者的临床推荐剂量分别定为每日400 mg、600 mg。

1999年末启动Ⅱ期临床试验，主要比较伊马替尼对CML不同进展阶段患者的疗效[57-59]。综合结果（表15-2-2）得出，伊马替尼作为Bcr-Abl激酶的小分子抑制剂在CML的各个阶段均显示出治疗效果。

表 15-2-2　伊马替尼对慢粒粒细胞白血病不同进展阶段患者的疗效

	每日给药剂量	完全血液学响应（%）	显著细胞遗传学响应（%）	无恶化进展（%）	总生存率（%）	毒副作用
慢性晚期（n= 524）	400 mg	95	60	89（18个月）	95（18个月）	血液毒性可控，3～4级非血液毒性不显著
加速期（n= 181）	400 mg 或600 mg	69	24	59（12个月）	74（12个月）	
急变期（n= 229）	600 mg	31	16	–	–	

伊马替尼的Ⅲ期临床试验于2000年启动[60]，比较伊马替尼（400 mg/d）与当时临床一线疗法干扰素-α和阿糖胞苷联合用药的疗效（表15-2-3）。初始治疗患者经19个月持续给药后，伊马替尼组在关键4项指标中表现出极大的优越性。另外，在先后给药的交叉治疗中，伊马替尼替换之前干扰素-α和阿糖胞苷给药组也显示更优疗效。此外，与伊马替尼单独给药相比，随着给药时间延长，其他化疗药物与伊马替尼联合用药的优势基本不存在。这意味着，伊马替尼只需单独给药就能够达到相应疗效。

仅3年临床试验后，伊马替尼于2001年5月获批作为费城染色体阳性的CML进展期一线治疗药物。2017年公布的随访结果[61]显示，伊马替尼治疗持续有效，安全性好，未见严重的剂量累积效应，患者10年总生存率高达83.3%。

表 15-2-3　伊马替尼和干扰素加阿糖胞苷联合给药的疗效对比

指　　标	初　始　治　疗		交　叉　治　疗	
	伊马替尼（n=553）	干扰素-α+阿糖胞苷（n=553）	从伊马替尼到干扰素-α+阿糖胞苷（n=11）	从干扰素-α+阿糖胞苷到伊马替尼（n=318）
完全血液学响应（%）	95.3	55.5	27.3	82.4
显著细胞学响应（%）	85.2	22.1	0	55.7
完全细胞学响应（%）	73.8	8.5	0	39.6
部分细胞学响应（%）	11.4	13.6	0	16.0

完全血液学响应（complete hematologic responses，CHR）：白细胞计数达正常水平；显著细胞学响应（major cytogenetic responses，MCR）：完全和部分细胞学相应之和；完全细胞学响应（complete cytogenetic responses，CCR）：所有细胞处于费城染色体阴性状态（0 Ph$^+$）；部分细胞学响应（partial cytogenetic responses，PCR）：间期骨髓细胞的费城染色体消失至少 65%（只有 1% ~ 35% Ph$^+$）

（二）拓展临床适应证

后续研究表明，伊马替尼属于多靶点激酶抑制剂。除了靶向Bcr-Abl激酶外，伊马替尼也抑制血小板衍生生长因子受体（platelet derived growth factor receptor，PDGFR）、细胞集落刺激因子受体（CSF-1R）、盘状结构域受体（DDR-1，DDR-2）、细胞因子受体c-KIT等激酶活性。鉴于以上靶酶与疾病的相关性，伊马替尼先后获批治疗与c-KIT的获得性功能突变相关的胃肠道间质瘤[62]（gastro intestinal stromal tumors，GIST）、费城染色体阳性的急性淋巴细胞白血病、与PDGFR重排相关的骨髓增生/增殖性疾病（myeloproliferative disease，MPD）、带有FIPIL1-PDGFRα融合激酶且无c-KIT^{D816V}突变的侵袭性系统性肥大细胞增生症（aggressive systemic mastocytosis，ASM）以及隆突性皮肤纤维肉瘤（dermatofibrosarcoma protuberans，DFSP）等适应证[3]。

第三节　伊马替尼的耐药与解决方案

一、临床耐药机制

当前，小分子激酶抑制剂遇到的最大问题就是临床耐药。耐药机制主要分为两类，一类与靶点激酶本身相关（on-target），包括其过量表达和耐药突变。另一类与靶点本身不直接相关（off-target），而是通过旁路信号实现耐药。旁路耐药涉及的靶点相对分散，而基于靶点本身的耐药突变多有规律可循。

就ATP竞争型小分子激酶抑制剂而言，激酶耐药突变经常发生在ATP结构域附近与小分子有直接相互作用的位点。比如ATP口袋深处和N-端铰链区的门控位点是激酶耐药突变频发的部位，活化环末端保守的DFG结构序列也是突变常发区域。另一个突变多发位点是溶剂前沿区（solvent-front）。另外，突变有时也会发生在不与小分子直接结合的激酶ATP结构域的较远端。

针对共价型小分子激酶抑制剂，激酶耐药突变最频发的位点是形成共价键的氨基酸残基，直接导致化合物与激酶的共价作用被破坏。例如，EGFR和BTK的不可逆小分子激酶抑制剂诱导靶酶中发生共价交联的半胱氨酸突变为丝氨酸，导致小分子的结合力降低。

尽管伊马替尼对CML的治疗取得了很好的临床疗效，但仍有3%~4%新诊断的慢性患者不响应，加速期和急性期患者的不响应率更高，分别是40%~50%和80%[63]。不响应源于多种Bcr-Abl依赖性和（或）非依赖性的耐药[64-66]。其中，Bcr-Abl非依赖性耐药主要见于少数患者，而Bcr-Abl依赖的激酶ATP结合域位点突变在上述耐药机制中最为普遍[67, 68]，有60%~80%伊马替尼耐药归因于点突变。目前临床已发现100多种点突变，4个主要的点突变区域如图15-3-1。

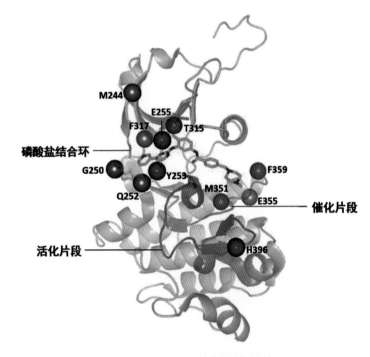

图 15-3-1   Bcr-Abl 激酶代表性突变位点

红色球：发生比例高；棕色球：发生比例较高

（一）ATP 直接结合口袋

T315I和F317V/L等。其中，门控位点T315I突变在临床患者中所占比例最高（15%~20%）。当315位苏氨酸（Thr）被异亮氨酸（Ile）取代，原有T315位侧链上的羟基与伊马替尼之间重要的氢键作用被破坏，同时，异亮氨酸侧链取代基的疏水性和空间位阻也严重干扰伊马替尼与靶酶的结合。再者，T315I突变体更利于稳定Abl激酶的活化构象，增强其与ATP的结合能力。因此，伊马替尼的抑制作用急剧降低，细胞活性下降20倍。

（二）磷酸盐结合环

E255K/V、Y253H/F、Q252H/R和G250E等。磷酸盐结合环与伊马替尼之间的结合主要通过水分子介导与氨基酸残基Y253和N322形成氢键以及疏水相互作用来加以稳定。此部分的突变会大大降低该环对伊马替尼识别的敏感性。例如Y253突变会破坏伊马替尼与N322之间的氢键作用，从而导致结合力降低，抑制作用失效。

（三）催化片段

M351T、F359V、V379L等。M351与Abl激酶的SH2区域相互作用，有利于稳定激酶的非活性构象。而M351近侧簇突变则有利于稳定Abl激酶的活性构象，阻碍伊马替尼与靶酶的结合。

（四）活化环

H396P/R等。活化环的作用是调控激酶活性。其突变更有利于激酶维持活性构象，加强与ATP的结合，从而对伊马替尼显示出中等耐药性。

类似地，在c-KIT靶点上也发现伊马替尼诱导的耐药突变，如ATP结合口袋（T670I和V654A）和活化环（N822K、D816E/H/V、D820E/G/Y和A829P），其中门控残基T670I突变在临床多见和高发。在PDGFR靶蛋白上对应的门控残基Thr也突变成Ile，导致伊马替尼药效降低。

综上所述，耐药位点突变概括成两类，一是直接破坏伊马替尼与靶酶的相互作用，二是不利于稳定激酶的非活化构象，从而间接影响伊马替尼的活性。

二、克服耐药的新一代药物

伊马替尼的临床耐药，在特定疾病的临床治疗中有不同的克服耐药策略[69, 70]，这里主要介绍能够克服耐药突变的新一代激酶抑制剂的发展。以Bcr-Abl靶酶为例，具体如下。

（一）尼洛替尼（nilotinib）[71]

尼洛替尼也属于苯胺嘧啶类衍生物，是在伊马替尼的结构基础上，采用基于结构的合理药物设计发展而来（图15-3-2）。伊马替尼的最初设想是极性亲水片段*N*-甲基哌嗪基团会伸向蛋白外的溶剂域，但是复合物的晶体结构显示其大部分内嵌在催化疏水口袋内，这种反溶剂化作用在能量贡献上是不利的。因此，研发人员尝试用其他片段来探索DFG$_{out}$构象中后口袋的拓扑学适应性。首先，在保留伊马替尼母核的前提下，用磺酰胺、脲基等排体来替代酰胺，以保持与D381和E286的氢键作用，但是所得系列衍生物的活性或药代性质太差，未进一步推进[72]。然而，酰胺键的羰基与亚氨基互换位置后，得到的倒转酰胺仍能保持原模式中的两个氢键作用。同时，尾端苯环上电负性较高的三氟甲基正好处于后疏水口袋中，且其中一个负电性的氟原子与邻近（3 Å）Ala380肽骨架的羰基上正电性的碳原子发生静电相互作用[73]。其次，最后引入的甲基咪唑环使整个分子的类药性质提升，水溶性和口服吸收等性质均得到改善（图15-3-3），这就诞生了尼洛替尼（AMN107）。与伊马替尼相比，尼洛替尼对Bcr-Abl的选择性更高，与蛋白的结合更加紧密，保留时间长达200 min（伊马替尼只有28 min）。因此，尼洛替尼对野生型Bcr-Abl激酶活性提高了10倍以上（IC$_{50}$: 20 nmol/L vs. 194 nmol/L），对Bcr-Abl高表达的K562和Ba/F3细胞的抑制活性也进一步提高，IC$_{50}$分别为12 nmol/L、25 nmol/L。另外，尼洛替尼也能抑制绝大部分突变型的Bcr-Abl（IC$_{50}$ < 1000 nmol/L），但对T315I突变无效[74]（IC$_{50}$ > 10 μmol/L）。那么，为什么多数点突变对尼洛替尼的结合力影响很小呢？对比伊马替尼与靶酶的结合，尼洛替尼缺少哌嗪环氮原子形成的两个氢键，因此它在"诱导Bcr-Abl蛋白非活化构象"的适应性方面并不严格，对蛋白C-端的构象改变要求不高，这在能量上更有利。在物理化学性质方面，尼洛替尼的亲脂性更高（log*P*: 4.9 vs. 3.1），碱性显著降低[75]（pK_1:

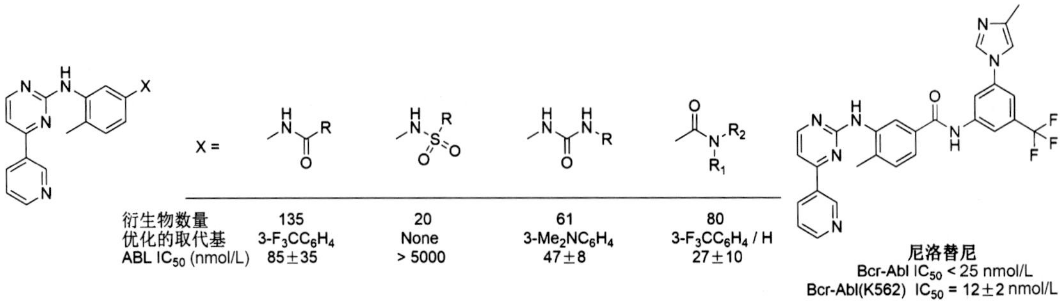

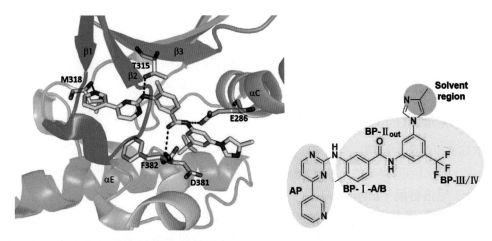

图 15-3-2 尼洛替尼分子结构优化思路

图 15-3-3 尼洛替尼-Abl 结合模式（PDB：3cs9）

5.6 vs. 7.8），制得盐酸盐的溶解度不高（0.29 mg/mL）。因此，尼洛替尼的临床推荐剂量（400 mg，BID）要高于伊马替尼。2007年10月尼洛替尼获批上市，临床用于治疗伊马替尼耐药或不耐受的CML慢性期和加速期的成年患者[76, 77]。在随后开展的头对头的临床研究中，尼洛替尼的关键评价指标均显著优于伊马替尼[78]，于2010年被批准用于新诊断的CML患者。

（二）达沙替尼（dasatinib）

达沙替尼属于2-（氨基嘧啶）噻唑-5-甲酰胺衍生物，由百时美施贵宝公司研发，2006年上市。当时伊马替尼的成功有力地验证了"靶向蛋白激酶Bcr-Abl治疗CML"的新概念。于是，很多研究团队都展开筛选其他激酶抑制剂，以期发现结构新颖的Bcr-Abl小分子抑制剂。达沙替尼就来源于最初Src家族激酶（如Src、Lck、Yes）抑制剂的研发[79, 80]（图15-3-4）。该类抑制剂的基本骨架是氨基噻唑-5-甲酰胺，在早期3个位置取代基的构-效关系探究中，研究人员发现了环丙烷酰胺取代、4位去甲基的优选化合物A（IC_{50} = 35 nmol/L），但其细胞活性不佳（IC_{50} = 884 nmol/L）。考虑到2位的酰胺与蛋白间不存在氢键作用，且大体积的取代基（环丙烷部分）导致活性下降，他们改用构型刚性的芳杂环胺替换酰胺键，得到嘧啶氨基优选分子B，其激酶活性和细胞活性都显著提升（hLck：IC_{50} = 0.096 nmol/L，K562：IC_{50} = 1.6 nmol/L）。最后，在嘧啶环上尝试引入不同的亲水片段，以提高分子的口服生物利用度，同时结合多种细胞活性以及4 h后体内暴露量等

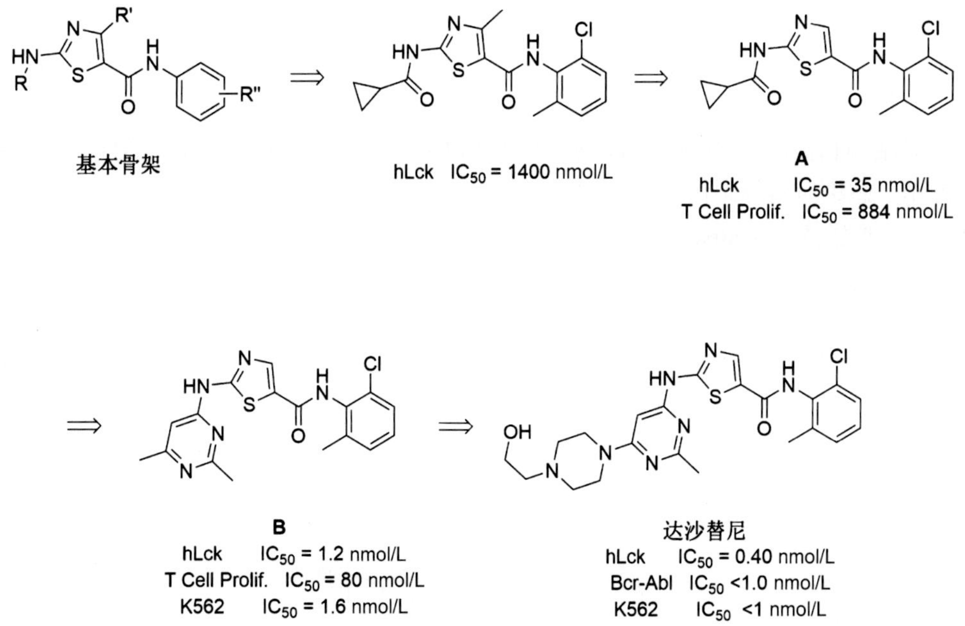

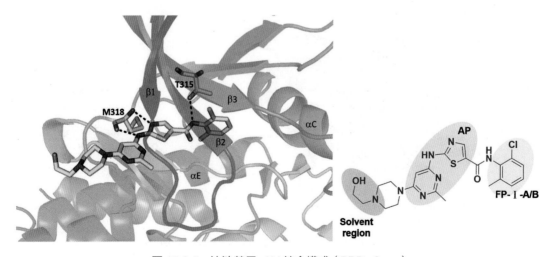

图 15-3-4　达沙替尼分子结构优化思路

药代数据，得到上市分子达沙替尼（BMS-354825）。由于 Abl 与 Src 激酶具有高度的同源性，筛选确认该分子是 Bcr-Abl 和 Src 激酶的双重抑制剂[81]。但与伊马替尼的作用机制不同，达沙替尼属于 I 型抑制剂，与 Abl 激酶的活化状态结合[82]（图15-3-5，PDB: 2gqg）。氨基噻唑环占据腺苷结合口袋（AP），与铰链区 Met318 肽链骨架形成两个关键的氢键作用，甲基氯苯占据门控区疏水口袋（FP-I-A/B），甲酰胺中 N-H 与门控残基 Thr315 肽链形成氢键作用，乙羟基取代的哌嗪环伸向溶剂区域。相较于 Type II 型抑制剂，达沙替尼对 Abl 激酶的构象变化要求不高，兼容性更好，对野生型 Bcr-Abl 的活性进一步提高（IC$_{50}$= 0.8 nmol/L），达到伊马替尼的325倍、尼洛替尼的16倍[83]，其临床用药剂量（100 mg，QD）也更低。此外，达沙替尼对伊马替尼相关的 Bcr-Abl 耐药点突变都有很好的抑制效果

图 15-3-5　达沙替尼-Abl 结合模式（PDB：2gqg）

（18/19），IC$_{50}$均在纳摩尔水平（除T315I突变外）[84]。临床先后获批用于伊马替尼耐药和不耐受的费城染色体阳性的CML和急性淋巴细胞白血病患者[85]，以及新诊断的CML患者[86]。值得注意的是，这种结合于激酶活化构象的I型机制也降低了达沙替尼的激酶选择性，其对结构相似的Src家族激酶以及c-KIT和PDGFRβ等也表现出强抑制活性，所以带来免疫抑制、感染风险等副作用。

（三）博舒替尼（bosutinib）

博舒替尼属于4-取代苯胺-3-喹啉甲氰类衍生物[87]，2012年9月上市。研发之初，氨基喹唑啉类EGFR激酶抑制剂呈现出Src[88]抑制活性，被选为先导化合物。通过引入氰基和优化苯胺环的取代基，化合物对Src激酶的选择性显著提升，再引入N-甲基哌嗪环，获得活性更优的博舒替尼（SKI-606）[89]（图15-3-6）。后来筛选证实，博舒替尼也是强效的Bcr-Abl抑制剂，K562细胞活性远高于伊马替尼（IC$_{50}$：5 nmol/L vs. 88 nmol/L），在动物模型中也有效[90, 91]。

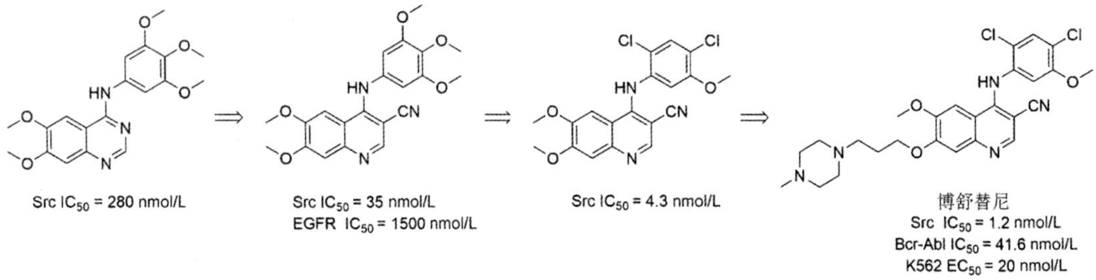

图 15-3-6　博舒替尼分子结构优化思路

复合物晶体结构显示[92]（图15-3-7），喹啉母核占据腺苷口袋（AP），1位的氮原子与铰链区Met318形成氢键作用，2,4-二氯-5-甲氧基苯胺（与母核喹啉平面呈65°二面角）定位在后疏水口袋（BP-I）；7位的N-丙基-N-甲基哌嗪基团朝向铰链区的表面溶剂域部分，甲氧基的氧原子参与水分子介导与Asn322形成氢键。与多数分子和Thr315形成氢键作用不同，博舒替尼的氰基与Thr315形成范德华作用，同时在水分子的参与下与Asp381形成氢键网络（PDB：4mxo）。

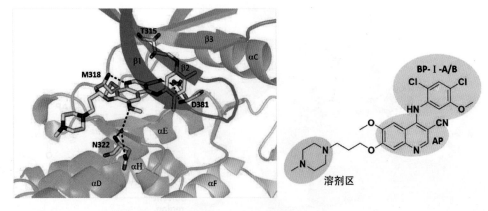

图 15-3-7　博舒替尼 -Abl 结合模式（PDB：4mxo）

与达沙替尼类似，博舒替尼是Ⅰ型激酶抑制剂，因此选择性不高，属于二线药物，临床只用于伊马替尼耐药或不耐受的费城染色体阳性的CML患者[94]。博舒替尼的不良反应中，腹泻发生率更高，这可能与EGFR的脱靶抑制相关，而嗜中性白细胞减少和水肿的发生较少，这可能因为其不抑制c-KIT和其他PDGFR信号[93]，这种激酶选择性不同于其他上市的Bcr-Abl抑制剂。此外，博舒替尼对绝大多数伊马替尼耐药相关的Bcr-Abl突变型敏感，但对T315I突变型不敏感。

（四）帕纳替尼（ponatinib）

帕纳替尼属于苯乙炔类衍生物，于2012年上市，是目前唯一有效克服T315I临床耐药的ATP竞争型小分子抑制剂[95]。帕纳替尼的最初发现始于Bcr-Abl和Scr双靶点激酶抑制剂的研发[96]（图15-3-8）。其先导化合物是Ⅰ型分子（AP24149），带有反式乙烯连接基的嘌呤骨架[97]。为提高激酶选择性，研究人员采用基于结构的"杂化设计"策略，在Ⅰ型分子的后端连接上典型的Ⅱ型抑制剂结构片段——酰胺苯基，得到直接靶向激酶"DFG$_{out}$"非活化构象的Ⅱ型抑制剂。接下来，头部连接基团用乙炔基替换反式乙烯基，并对嘌呤以及苯环取代基进行结构优化[98]，最终得到帕纳替尼（AP24534）。其对于Bcr-Abl野生型和T315I突变型均有较好的体外抑制活性（IC$_{50}$ = 0.37 nmol/L、2.0 nmol/L）。帕纳替尼克服T315I突变的主要分子机制在于[99]（图15-3-9）刚性直线型的乙炔连接基很好地适应突变后门控位点上异亮氨酸较大的空间结构，突破其形成的位阻障碍，且与Ile形成有利的范德华相互作用。当乙炔基替换成饱和态的乙基时，化合物对Ba/F3（Bcr-Abl^{T315I}）的细胞活性下降近34倍。共晶结构显示，咪唑并[1,2-b]哒嗪环占用腺嘌呤口袋（AP），并与铰链区形成氢键作用，甲基苯基占据后疏水口袋（BP-Ⅱ$_{out}$），酰胺分别与Asp381和Glu286形成两个氢键，三氟甲基苯基紧密占据由DFG$_{out}$构象诱导的疏水口袋（BP-Ⅲ），而N-甲基哌嗪基团占据伸向溶剂域的口袋（BP-Ⅳ），并与Ile360和His361形成两个氢键作用（与伊马替尼类似）。除对T315I突变有效外，帕纳替尼对T315A、F317L/V、Y253H和E255K/V等其他突变型Abl也有很好的抑制作用（Ba/F3细胞水平IC$_{50}$< 40 nmol/L）。然而，帕纳替尼的激酶选择性较差，对其他激酶（如FGFR、c-KIT、PDGFR、VEGFR、Ret、Tie2和Flt3家族）也有抑制活性，标有肝脏毒性和动脉血栓的风险，临床用于治疗Bcr-Abl^{T315I}突变型或者其他已有Bcr-Abl抑制剂治疗失败的患者[100, 101]。

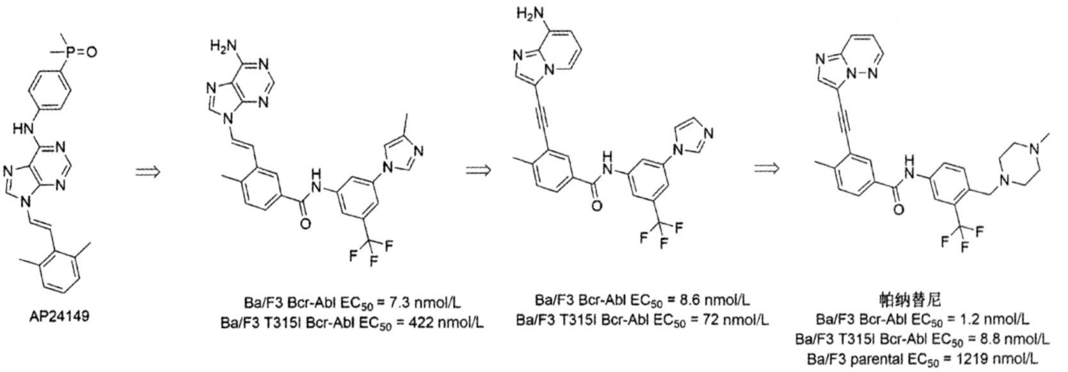

AP24149

Ba/F3 Bcr-Abl EC$_{50}$ = 7.3 nmol/L
Ba/F3 T315I Bcr-Abl EC$_{50}$ = 422 nmol/L

Ba/F3 Bcr-Abl EC$_{50}$ = 8.6 nmol/L
Ba/F3 T315I Bcr-Abl EC$_{50}$ = 72 nmol/L

帕纳替尼
Ba/F3 Bcr-Abl EC$_{50}$ = 1.2 nmol/L
Ba/F3 T315I Bcr-Abl EC$_{50}$ = 8.8 nmol/L
Ba/F3 parental EC$_{50}$ = 1219 nmol/L

图 15-3-8 帕纳替尼分子结构优化思路

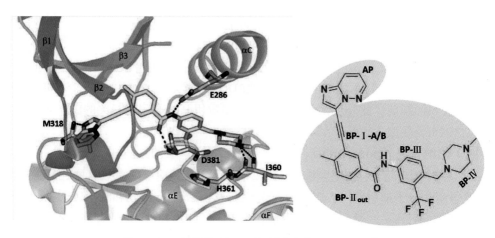

图 15-3-9　帕纳替尼 -Abl 结合模式（PDB：3oxz）

　　在帕纳替尼化学结构的基础上，本章作者团队进一步探究占据腺嘌呤口袋的头部杂环，改用同时具有氢键供受体的1H-吡咯[3,4-b]吡啶环代替具有单一氢键受体的咪唑并[1,2-b]哒嗪环（图15-3-10），从而与铰链区形成两个氢键，增强与靶酶的结合力，由此获得药物分子奥雷巴替尼（olverembatinib，GZD824，HQP1351）[102]，于2021年11月获国家药品监督管理局附条件批准上市。奥雷巴替尼可以强效抑制多种临床耐药突变型Abl激酶的活性，在细胞和动物模型中也能有效克服T315I突变诱发的耐药问题。进一步的临床研究表明，奥雷巴替尼对Bcr-Abl^{T315I}突变患者展示出优秀的治疗效果和安全性，成为我国首个可以有效克服Bcr-Abl^{T315I}突变耐药的临床药物。

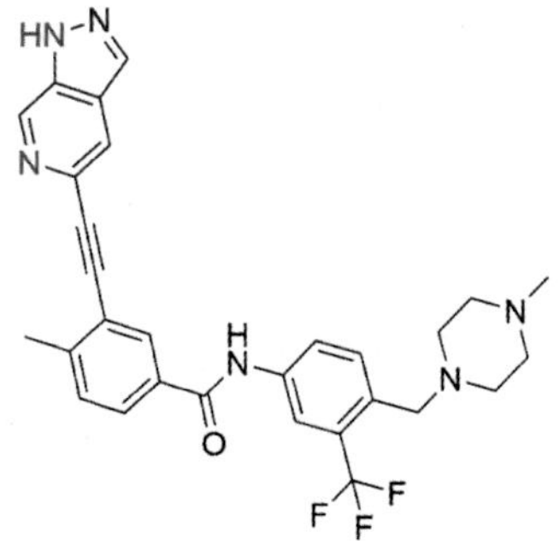

　　上述的二代、三代药物在一定程度上克服了伊马替尼诱导的多位点突变引发的耐药，但不同结合类型的药物对ATP口袋特定突变位点的敏感性不同。尼洛替尼和帕纳替尼靶向Abl非活化构象，它们对磷酸盐结合环的突变更敏感。然而，靶向Abl活化构象的达沙替尼则对铰链区的突变更敏感。同时，随着这些靶向药物的使用，后续新的耐药问题还会出现。

GZD824

T315I Bcr-Abl IC$_{50}$ = 0.68 ± 0.11nmol/L
Ba/F3: Bcr-Abl EC$_{50}$ = 1.0± 0.3nmol/L
Ba/F3: T315I Bcr-Abl EC$_{50}$ = 7.1± 1.3nmol/L

图 15-3-10　奥雷巴替尼的化学结构

（五）别构抑制剂

　　除了靶向ATP结合口袋，另一类克服Bcr-Abl^{T315I}突变的药物研发靶向于变构口袋，即肉豆蔻酸口袋（myristate pocket）（图15-3-11）。

　　诺华公司通过基于细胞的表型筛选策略，发现只对Bcr-Abl高表达细胞具有高度选择性杀伤作用的二取代嘧啶类化合物GNF-2[103]（图15-3-12）。其能抑制Bcr-Abl激酶活性（IC$_{50}$ = 0.26 μmol/L），也对一些伊马替尼耐药的突变型Bcr-Abl激酶具有抑制效果，但活性较低。

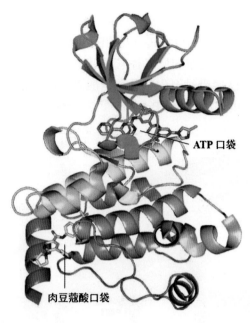

图 15-3-11　阿思尼布和尼洛替尼与 Abl 的共晶结构

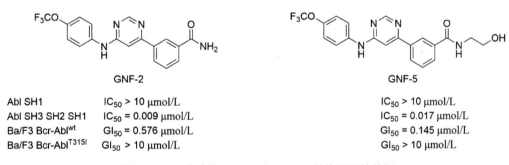

	GNF-2		GNF-5
Abl SH1	IC$_{50}$ > 10 μmol/L		IC$_{50}$ > 10 μmol/L
Abl SH3 SH2 SH1	IC$_{50}$ = 0.009 μmol/L		IC$_{50}$ = 0.017 μmol/L
Ba/F3 Bcr-Abl^{wt}	GI$_{50}$ = 0.576 μmol/L		GI$_{50}$ = 0.145 μmol/L
Ba/F3 Bcr-Abl^{T315I}	GI$_{50}$ > 10 μmol/L		GI$_{50}$ > 10 μmol/L

图 15-3-12　化合物 GNF-2 和 GNF-5 结构及活性数据

　　机制研究表明，GNF-2属于变构抑制剂，结合在Bcr-Abl激酶的肉豆蔻酸口袋（图15-3-13）。该口袋位于激酶的C-端，距离ATP结合位点较远，主要调控稳定Abl激酶的非活性构象。GNF-2头部的三氟甲氧基深入Leu448、Ala452和Leu360残基形成的疏水口袋，酰胺基团直接朝向蛋白表面，嘧啶环上的氮原子经水分子介导与Tyr454形成氢键，仲胺也通过水分子与Ala452和Glu481形成氢键网络。这些分子–蛋白相互作用保证了GNF-2对Bcr-Abl的高选择性（PDB：3k5v）。对该先导分子进行结构优化，用羟乙基胺替换尾部胺基，得到药动学性质改善的GNF-5[104]，但两者在细胞水平上对Bcr-Abl^{T315I}高表达的Ba/F3细胞抑制效果都不佳（GI$_{50}$＞10 μmol/L）。

　　接下来，在基于核磁共振的构象筛选[105]和复合物晶体结构的指导下，采用基于片段的筛选和结构优化（图15-3-14），得到临床药物阿思尼布[106]（asciminib，ABL001，K_d = 0.5～0.8 nmol/L），于2021年10月上市。该分子的头部与GNF系列的苯基三氟甲基醚类似，通过开链的酰胺键替换原嘧啶胺基结构，从而保留两个由水分子介导的氢键作用（图15-3-15，PDB：5mo4）。伸向口袋外的吡啶环及其上连接的咪唑和3-羟基吡咯都通过氮或氧原子与周围的极性氨基酸残基形成氢键网络，极大地增强了分子亲和力。不同于ATP竞争型抑制剂，变构抑制剂阿思尼布对其引发的Bcr-Abl突变耐药均有效（包括T315I），且在细胞和动物水平上，阿思尼布和尼洛替尼联用能够抑制耐药突变的产生[107]。目前阿思尼布主要用于治疗先前已接受过至少两种酪氨酸激酶抑制剂治疗的费城染色体阳性的CML慢性期成人患者，也用于治疗携带Bcr-Abl^{T315I}突变的患者。

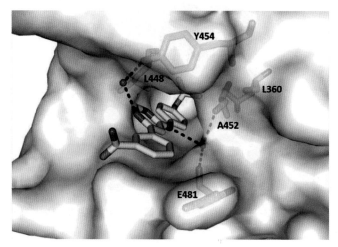

图 15-3-13　GNF-2-肉豆蔻酸口袋结合模式（PDB：3k5v）

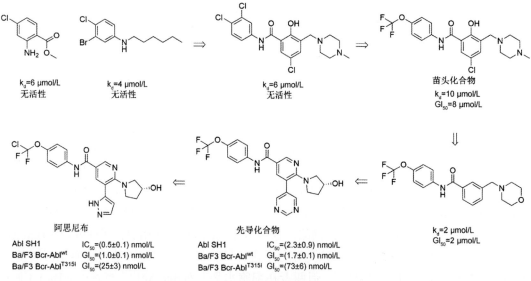

图 15-3-14　阿思尼布分子结构优化思路

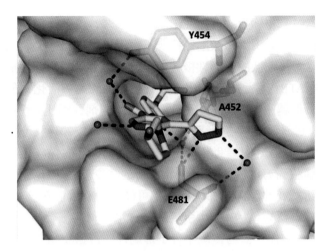

图 15-3-15　阿思尼布－肉豆蔻酸口袋结合模式（PDB：5mo4）

综上所述，目前已开发的新一批Bcr-Abl激酶抑制剂是伊马替尼临床耐药的有益补充。然而，这些药物分子大多是多靶点抑制剂，所以毒副作用很难规避。另外随着临床用药的不断推进，它们诱发耐药现象也不可避免，因此发现高活性、高选择性、全新作用机制的新型小分子激酶抑制剂仍然是目前临床上迫切需要解决的难题。

另外，克服临床耐药的发展也有其他策略：①靶向激酶抑制剂与化疗、免疫治疗相结合。②靶向同一条信号通路联合给药，如达拉菲尼（B-Raf抑制剂）与曲美替尼（Mek1/2抑制剂）组合治疗甲状腺癌。③针对同靶点的不同机制药物联合使用，如两种Her2抑制剂曲妥珠单抗（trastuczumab）和帕妥珠单抗（pertuzumab）联用降低乳腺癌术后的复发风险。这些联合用药方案在一定程度上能缓解耐药的发生，但是也会加重患者的经济压力。

第四节　总结与展望

伊马替尼作为第一个上市的小分子激酶抑制剂，其成功点概括起来包括：明确的临床适应证、良好的成药性，以及精准的受试患者。首先，生物学家确认Bcr-Abl激酶是治疗CML的特异性靶点，为药物研发指明了方向。其次，虽然药物分子的发现来源于经验化的小分子化合物库筛选，有偶然的运气成分，但是所建小分子库的类药性为伊马替尼良好的成药性奠定了基础。再次，选择最可能的受益患者（携带Bcr-Abl融合基因，可通过费城染色体快速识别）开展临床试验，这对试验的成败有绝对性的影响。第四，在临床中监测响应终点，具体的血液学和细胞学响应，以及检测生物标志物来反映Bcr-Abl激酶活性的药效学终点，都是简便且易行的。最后，基于全面的激酶筛选活性，伊马替尼的临床适应证进一步拓展。

伊马替尼的成功从根本上改变了抗肿瘤药物研发的方向。药物研发从过去专注于针对细胞分裂的药物，转向针对各种癌症生物学机制的靶向药物，尤其聚焦于小分子蛋白激酶抑制剂。尽管许多靶向药物称为"选择性激酶抑制剂",但其选择性水平是有限的,多数药物仍为多靶点抑制剂。鉴于大多数的癌症源于多个信号通路的失调,因此多靶点抑制剂有时也会更有效。然而,较低的选择性极大地限制了小分子激酶抑制剂在除癌症外的其他适应证中的应用。在ATP竞争型抑制剂中,尽管蛋白激酶的非活化构象比其活化构象具有更大的结构差异性,但越来越多的研究表明,Ⅱ型抑制剂并不比Ⅰ型更具选择性。相比于ATP竞争,"别构抑制剂"识别结构特异性更大的别构口袋,"共价抑制剂"增加与靶标激酶特异性的共价结合,两者都有助于小分子抑制剂选择性的提高。

另外,由于癌细胞固有的基因不稳定性,新的突变亚型会不断产生,并诱发对原有药物耐药。近年来新发展的靶向蛋白降解技术可能成为有效应对该问题的新策略[108]。其中,研究最多的是基于泛素–蛋白酶体系统的蛋白水解靶向嵌合体(proteolysis targeting chimeras,PROTAC)技术[109]。与传统小分子抑制剂"占据驱动"的作用模式不同,该类型分子不需要长时间且高强度地结合靶蛋白,就可触发靶蛋白的泛素化,并诱导其被蛋白酶体识别和降解。因此,该技术不仅有望克服蛋白激酶耐药,而且可以靶向传统难以成药的蛋白,应用潜力非常大。

总而言之,对于小分子激酶抑制剂的药物研发,激酶的选择性和耐药问题仍是两大主要的挑战。

数字资源

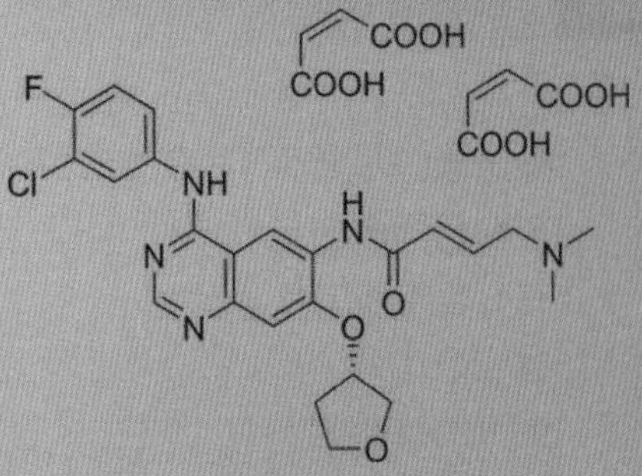

第十六章

阿法替尼

共价不可逆表皮生长因子受体抑制剂阿法替尼

俞永平　陈文腾

本章以阿法替尼研发过程中的几个关键环节为背景，介绍表皮生长因子受体（epidermal growth factor receptor，EGFR）小分子抑制剂在非小细胞肺癌（non-small cell lung cancer，NSCLC）治疗中的应用及EGFR抑制剂的药物化学，其中包括EGFR信号通路、基于共价策略的EGFR小分子抑制剂设计、先导化合物优化、阿法替尼的发现和合成，以及靶向EGFR耐药突变的新型抑制剂设计和进展。

第一节　阿法替尼简介

由德国勃林格殷格翰制药公司研发的阿法替尼（Afatinib）于2013年7月和2017年2月先后在美国和中国上市。作为全球首个批准上市的不可逆型酪氨酸激酶抑制剂，阿法替尼主要用于既往未接受过EGFR小分子抑制剂治疗、具有EGFR基因敏感突变的局部晚期或转移性NSCLC患者，以及含铂化疗期间或化疗后疾病进展的局部晚期或转移性鳞状组织学类型的NSCLC患者。

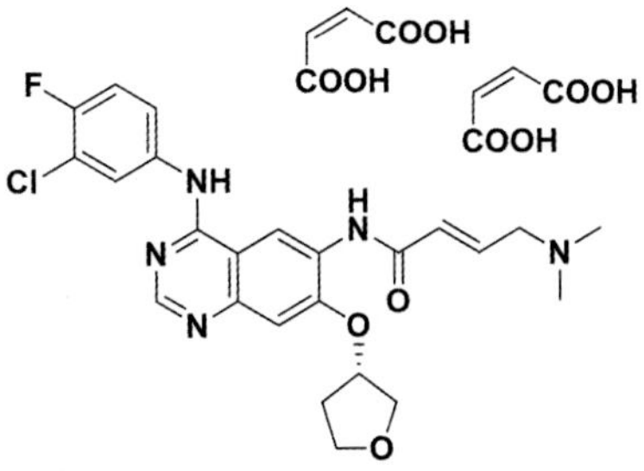

化学名	N-[4-[（3-氯-4-氟苯基）氨基]-7-[[（3S)-四氢-3-呋喃基]氧基]-6-喹唑啉基]-4-（二甲氨基）-2-丁烯酰胺
英文名	（S,E）-N-（4-（（3-chloro-4-fluorophenyl）amino）-7-（（tetrahydr-ofuran-3-yl）oxy）quinazolin-6-yl）-4-（dimethylamino）but-2-enamide
分子式	$C_{24}H_{25}ClFN_5O_3$（游离碱）、$C_{32}H_{33}ClFN_5O_{11}$（马来酸盐）
分子量	485.9380（游离碱）、718.0884（马来酸盐）
熔点	100～102℃
商品名	吉泰瑞、Gilotrif

阿法替尼是一类4-芳胺基喹唑啉类化合物，主要通过不可逆地结合ErbB家族（包括不同的癌细胞表皮生长因子受体，如EGFR、ErbB2），阻止其与内源性ATP分子的相互作

用，从而阻断EGFR自身的磷酸化和下游信号通路的传导，持久地抑制肿瘤细胞的增殖和生长。与第一代可逆型EGFR小分子抑制剂相比，阿法替尼的成功上市为广大肺癌患者带来了更多的生存获益。

第二节　EGFR 和喹唑啉类 EGFR 小分子抑制剂

一、EGFR

20世纪50年代，美国Vanderbilt大学的研究人员Stanley Cohen在研究神经生长因子的时候，偶然发现了一种可以促进表皮细胞生长的活性因子，于是将这种活性因子命名为表皮生长因子（epidermal growth factor，EGF）。进一步的研究发现这种活性因子对应的受体为EGFR。EGFR是人表皮生长因子受体家族中的一员，该家族包括HER1（erbB1，EGFR）、HER2（erbB2，NEU）、HER3（erbB3）及HER4（erbB4）。EGFR是一个巨大的跨膜蛋白，分子量约为170 kDa，前体由1210个氨基酸组成，经过翻译加工后，得到含有1186个氨基酸残基的成熟EGFR。EGFR从N-末端到C-末端可分为3个区：胞外区（ectodomain，ECD）、跨膜区（transmembrane domain，TMD）和胞内区[1-2]（图16-2-1）。

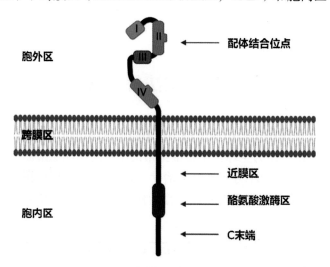

图 16-2-1　表皮生长因子受体的结构

EGFR在无配体结合的情况下，主要以单体的形式存在。当EGFR的胞外配体结合区与相应的配体结合时，受体会发生二聚化并形成同源二聚体或与其他家族成员形成异源二聚体。受体二聚化发生后，EGFR胞内的酪氨酸激酶区会与一分子ATP结合，激活胞内酪氨酸激酶的活性，导致EGFR的多个位点（Tyr^{1016}、Tyr^{1092}、Tyr^{1110}、Tyr^{1172}和Tyr^{1197}）产生自磷酸化，为多种下游分子提供停泊位点，从而启动下游信号通路，如RAS/MAPK/ERK途径、PI3K-AKT途径和EGFR-STAT2途径等，参与细胞的增殖和分化过程[3]（图16-2-2）。

EGFR基因敏感突变型肺癌是肺癌临床研究中的重大发现[4]，10%～15%的白种人

NSCLC患者和40%的亚洲NSCLC患者的肺肿瘤中存在EGFR突变。其中位于第18～21号外显子的EGFR基因突变，即第19号外显子的框架氨基酸缺失突变（Del19）和第21位外显子的点突变（L858R），约占90%的NSCLC病例。EGFR突变可引起酪氨酸激酶（tyrosine kinase，TK）的异常活化，引发一系列细胞生物学行为的失控，最终导致NSCLC的发生。同时EGFR在肺癌中的过度表达也与不良预后密切相关，如过高表达EGFR会使患者对常规化疗药物（如顺铂）失去敏感性，因此，抑制异常的EGFR信号通路是治疗NSCLC的有效策略之一。

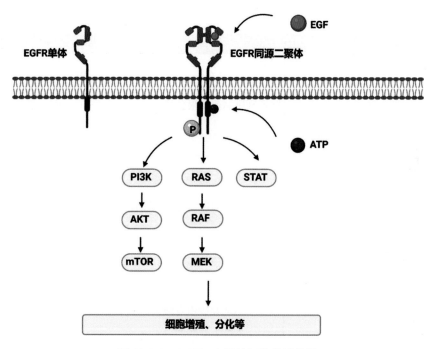

图 16-2-2　EGFR 介导的细胞信号传导

二、喹唑啉类EGFR小分子抑制剂

随着蛋白表达纯化和蛋白晶体学的快速发展，对靶蛋白结合位点的结构和电子特性等的解析为基于该靶点的药物发现提供了更多的结构信息。虽然EGFR胞内的ATP结合位点高度保守，但蛋白的三维结构中仍然存在微小的差异。利用这些差异设计的小分子抑制剂可以与内源性ATP分子竞争并结合到EGFR酪氨酸激酶区，通过阻断EGFR的磷酸化及下游信号通路的传导，最终实现抑制肿瘤细胞增殖和生长的目的。最初设计EGFR小分子抑制剂的策略主要是采用喹唑啉、喹啉、吲哚、吲唑等杂环分子骨架来模拟内源性ATP分子的嘌呤环，从而实现竞争性地占据酪氨酸激酶中嘌呤环的结合位点，并取得了极大成功[5]。自2003年以来，各大制药公司基于上述设计策略已先后开发出了吉非替尼（gefitinib）[6-7]、厄洛替尼（erlotinib）[8]和埃克替尼（icotinib）等抗肿瘤药物[9]（表16-2-1）。上述3个抑制剂也被统称为第一代可逆型EGFR抑制剂，结构类型均属于4-芳胺喹唑啉类。

然而，第一代可逆型EGFR抑制剂与ATP结合域的结合是通过较弱的分子间作用力

（如氢键、范德华力和疏水作用力等）实现的。这种较弱和可逆性的作用力为这一类药物的应用带来了不容忽视的问题，如药效不够强烈和持久。作用力的可逆性意味着药物分子的作用强弱与其在靶点处的浓度是即时相关的，当药物分子经人体清除后，其浓度会不断地下降，而与此同时，药物分子作用的靶标活性也可以得到不断地恢复，使药物在体内无法维持持久的药效，易引发耐药。虽然第一代可逆型EGFR抑制剂在临床治疗中的应答率为60%~70%[10]，但是部分患者在给药后的9个月，会再次出现疾病进展，并对这类药物产生耐药，上述耐药问题成为了NSCLC临床治疗的一大挑战。

表 16-2-1　用于治疗 NSCLC 的第一代 EGFR 抑制剂

化合物和化学结构	研 发 企 业	状　态
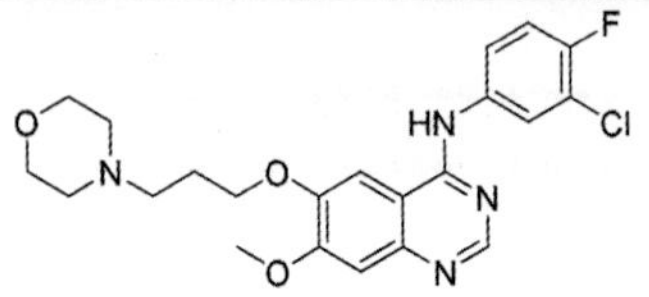 吉非替尼	阿斯利康制药有限公司	2003 年在美国上市
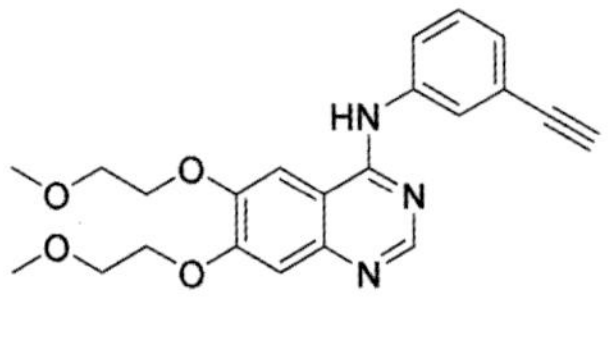 厄洛替尼	OSI 制药 / 罗氏 / 旧金山基因技术公司	2004 年在美国上市
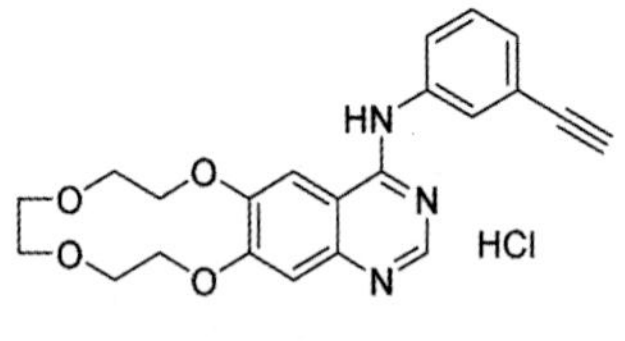 埃克替尼	浙江贝达药业股份有限公司	2011 年在中国上市

三、EGFR耐药突变

大量研究发现，吉非替尼耐药的NSCLC患者中有50%存在T790M突变，即EGFR第20号外显子790位的苏氨酸（threonine）突变为甲硫氨酸（methionine），这也是NSCLC患者出现获得性耐药的重要原因[11]。最初，人们认为第790位的苏氨酸被甲硫氨酸取代后，甲硫氨酸的侧链形成了较大的空间位阻，阻止了小分子抑制剂和EGFR酪氨酸激酶区的结合，因此研究提出减小第一代EGFR抑制剂的位阻可以提高抑制剂对T790M突变激酶的抑制活性。但进一步的研究发现，T790M突变增强了内源性ATP分子与EGFR蛋白的亲和力，说明单纯地减小已上市药物的位阻无法有效地竞争内源性ATP分子与EGFR蛋白的结合。为了解决上述EGFR^{T790M}耐药问题，第二代共价不可逆EGFR抑制剂应运而生。共价抑制剂的开发也成为了该靶点药物设计的一大亮点和突破[10]。

第三节　基于共价抑制策略的药物设计

一、共价抑制策略概论

共价抑制剂（covalent inhibitors）的设计主要是利用分子中的亲电基团，又称为亲电弹头，与靶标蛋白上特有的氨基酸残基形成共价键，进而不可逆地抑制靶蛋白的生物学功能。相较于可逆型抑制剂，共价抑制剂具有多方面的药理学优势：① 共价抑制剂具有较高的生化反应效率。通过与靶蛋白形成共价化学键，增强了共价抑制剂与靶标蛋白的结合力。②共价抑制剂具有较持久的药效。由于存在化学共价反应作用机制，导致药物分子的药效学与药代动力学不完全相关，即使游离的共价抑制剂能够被人体代谢及排泄器官等迅速清除掉，但共价结合在靶蛋白的药物分子仍然能够维持足够的效力。③共价抑制剂具有较高的选择性。分子结构中的亲电弹头往往可以选择性地与特定靶蛋白上氨基酸残基的亲核侧链发生化学反应，从而提高了分子与靶蛋白的结合力。

共价抑制剂与靶标的结合过程通常分为两个步骤：首先，抑制剂与靶蛋白特定结合口袋部位发生非共价结合，形成非共价结合复合物E-I，这一过程可使抑制剂分子的亲电基团靠近靶蛋白的活性共价结合（反应）位点；紧接着非共价结合复合物E-I中特定的亲电基团与靶蛋白的亲核氨基酸残基，如半胱氨酸残基侧链上的巯基、丝氨酸/苏氨酸残基侧链上的醇羟基、酪氨酸残基侧链上的酚羟基和赖氨酸残基侧链上的氨基等，发生共价反应并形成稳定的化学共价键，最终生成共价复合物E-I（图16-3-1）[14]。其中设计共价抑制剂的一个关键点在于亲电弹头（基团）的选择，常见的亲电弹头主要包括氰基、乙烯砜基、缩氨基硫脲、酮类、丙烯酰胺、醌类、炔基酰胺、丙炔酸、磺酰氟等（图16-3-2）。

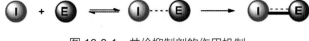

图 16-3-1　共价抑制剂的作用机制

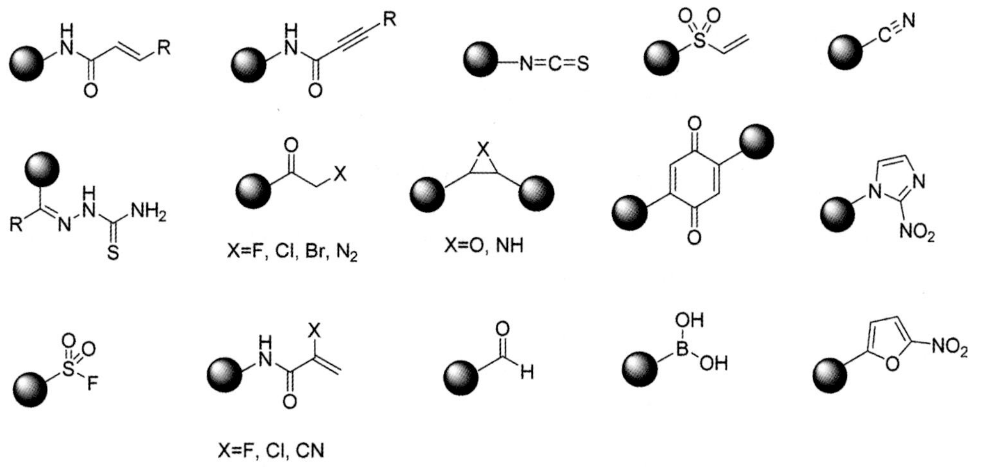

X=F, Cl, Br, N₂

X=O, NH

X=F, Cl, CN

图 16-3-2　常见用于共价抑制剂设计的亲电弹头的化学结构

此外，实现共价抑制剂以上药理学的优势还需对抑制剂进行合理设计，使药物分子能够精确地作用于靶蛋白的活性口袋内，而不影响其他蛋白的活性，避免产生脱靶标（off target）活性[15]。依据开发此类药物分子的药物化学实践经验，以下两点被认为是实现良好共价抑制剂设计的关键点：①选择合适的药物靶标。目前常用的方法是运用生物信息学技术分析靶蛋白活性部位氨基酸的特点，了解与靶蛋白功能相关的结合位点内部或附近是否在同家族蛋白中有区别，甚至是细微差别，并针对这种区别进行合理药物设计，避免药物与同家族其他蛋白发生非特异性的共价结合。②充分理解共价抑制剂的亲电活性和靶蛋白氨基酸残基的亲核性。设计的共价抑制剂不仅要有化学意义上的亲电反应基团，还需要该亲电反应基团与靶蛋白的共价结合位点有适当的距离，满足小分子与生物靶分子以适度的化学反应性进行共价结合，避免被快速清除等[16-18]。

目前常见的共价抑制剂多采用迈克尔加成反应、加成消除的取代反应、氧化反应以及共价可逆反应（二硫键）等来实现化合物与靶蛋白的共价结合。

二、基于迈克尔加成反应机制的共价策略[19]

一些丙烯酰胺、丙炔酰胺和乙烯基砜基等亲电弹头，通常容易与半胱氨酸残基侧链上的富电子巯基发生迈克尔加成反应，形成稳定的硫醚共价键，从而不可逆地抑制靶蛋白生化活性（图16-3-3）。丙烯酰胺片段是其中应用最多的亲电反应弹头，多用于蛋白酪氨酸激酶共价抑制剂的设计。α,β-不饱和丙烯酰胺或α,β-不饱和丙炔酰胺的β-位与位于活性口袋附近的半胱氨酸相邻，合适的距离配合半胱氨酸巯基的强亲核性，可对靶蛋白起特异性的共价抑制作用。

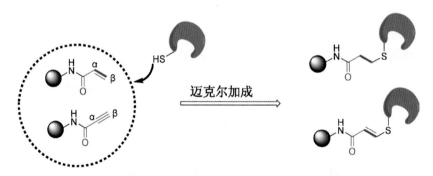

图 16-3-3　基于迈克尔加成反应机制的共价策略

三、基于加成消除或氧化机制的共价策略

亲电弹头磺酰氟（sulfonyl fluoride）常用于蛋白质共价不可逆抑制剂的设计。相比于更加常见且反应活性更高的磺酰氯，磺酰氟具有较长的生物半衰期，在生物相容性（主要包括水稳定性）与蛋白质反应性之间有着适当的平衡[20]。而且相比于磺酰氯，高电负性的氟原子使磺酰氟的抗还原性更强。如图16-3-4A所示，靶标蛋白的亲核基团通过进攻磺酰氟的硫原子，使氟离子离去，从而发生加成消除反应。磺酰氟除了与丝氨酸残基上的醇羟基发生反应外，还可以修饰苏氨酸、赖氨酸、酪氨酸、半胱氨酸和组氨酸等残基[21-22]。

　　2-硝基呋喃类结构是近年来新发现的一类亲电弹头，由于硝基的强吸电子作用，其邻位的碳原子容易受到靶蛋白中的半胱氨酸巯基进攻，发生加成消除反应形成共价键，从而不可逆地抑制靶蛋白的生化活性（图16-3-4B）[23]。此外，其他含有巯基结构的化合物也可以与半胱氨酸发生氧化反应形成二硫键，进而不可逆抑制靶蛋白的活性（图16-3-4C）。

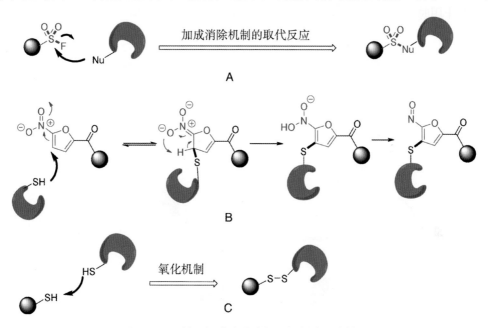

图 16-3-4　基于加成消除或氧化机制的共价策略

四、基于共价可逆机制的共价策略

　　随着对共价结合机制的深入研究，亲电弹头如氰基、酮羰基等，在与靶蛋白共价结合时是可逆性的。这种共价可逆作用介于共价不可逆和可逆之间，共价可逆抑制剂具有共价不可逆抑制剂作用时间长、有效浓度低等优点，同时也减少了脱靶带来的毒性风险。相比于常规的共价不可逆抑制剂，这类共价可逆抑制剂具有较小的毒性和较好的药代动力学性质，已成为近年来研究的热点之一。其中酮羰基是共价可逆抑制剂中较为经典的亲电弹头，酮羰基碳原子的正电性使其易于受到亲核进攻，从而在α-酮羰基上发生加成反应最终形成稳定的半缩酮结构来抑制靶蛋白的功能（图16-3-5A）[24]。

　　硼酸和环氧酮也是共价可逆抑制剂设计中常见的亲电弹头（图16-3-5B），硼酸中的硼原子含有一个空的p轨道，可以与氨基酸侧链上的羟基形成配位键，共价生成硼酸酯，从而对靶蛋白产生抑制作用[25]。环氧酮是一个含氧三元环的亲电弹头（图16-3-5C），高度的环张力使其容易受到亲核试剂的进攻，与靶蛋白上的亲核基团结合发生烷基化反应，此外靶蛋白附近的丝氨酸侧链醇羟基可以进一步与酮羰基发生加成反应，形成稳定的半缩酮共同抑制靶蛋白的生化功能[26]。

　　同时有研究发现，在经典的亲电弹头丙烯酰胺片段α-位上引入吸电子基团氰基（图16-3-5D），一方面可以增加丙烯酰胺亲电弹头的亲电性，提高与半胱氨酸侧链巯基的反应性；另一方面可以增强丙烯酰胺α-H的酸性，使迈克尔加成的逆反应可以在生理条件下进行，发生共价可逆过程。除了丙烯酰胺片段α-位的修饰对亲电弹头反应性的影响，其β-位基团的位阻也可以调节α-H的脱除速率，从而调节迈克尔加成逆反应的速率。β-位基团的位阻越大，α-H越难被碱脱除，使迈克尔加成的逆反应速率越低，从而增加药物分子与靶蛋白的作用时间[27-28]。

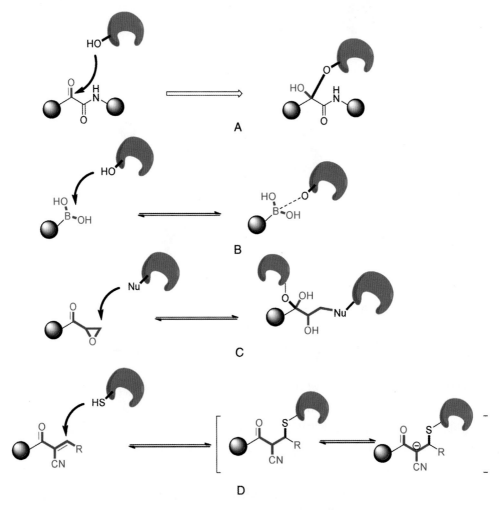

图 16-3-5　基于共价可逆机制的共价策略

第四节　共价不可逆 EGFR 抑制剂——阿法替尼的研发历程

一、共价抑制策略在EGFR小分子抑制剂开发中的应用[29-31]

早期设计共价不可逆EGFR抑制剂的思路是以第一代EGFR抑制剂可逆型的分子骨架（4-芳胺基喹唑啉或4-芳胺基-3-氰基喹啉）为基础，在合适的位置上引入亲电弹头，这个亲电弹头可以与ATP结合域附近的半胱氨酸残基形成共价键，较少受到T790M突变的影响，从而提高抑制剂对T790M突变EGFR激酶的抑制作用。而上述研究思路的提出主要来源于以下几个设想：首先，人类基因组编码的蛋白激酶中有211种在其ATP结合域附近存在半胱氨酸残基，但这些半胱氨酸残基出现的位置随激酶类别的不同而不同，如在EGFR上的第797位、ErbB2上的第805位和ErbB4上的第803位分别存在半胱氨酸，但是在上述位置中其他激酶中几乎不存在半胱氨酸残基。这种位点的高度特异性是开发半胱氨酸共价抑制剂的前提。其次，共价抑制剂的设计中保留了可逆型EGFR抑制剂的基本母核骨架，可以保持抑制剂结合到EGFR激酶活性口袋的选择性和可逆性。再次，应用选择性高的亲电弹头可以避免药物分子与非靶蛋白进行非特异性的共价结合，减少不可预期的毒副作用。最后，生物合成EGFR的周期较长，应用共价抑制剂可以降低患者用药的剂量和频率，进一步降低药物产生脱靶标效应和药物–药物相互作用的可能性。基于上述考虑，研究人员对EGFR激酶共价抑制剂的设计展开了大量的药物化学研究工作，主要包括丙烯酰胺类、丁炔酰胺类、乙烯基磺酰胺类、α-取代乙酰胺类、炔基噻吩环类、3-氨基丙酰胺类、硫醇或二硫醚类、硼酸类等作为亲电弹头的研究。

（一）丙烯酰胺类 [32-34]

丙烯酰胺是常见的迈克尔加成反应的受体，可以与巯基等亲核基团发生共价结合。David团队最早基于第一代EGFR抑制剂关键的母核结构4-芳胺基喹唑啉与EGFR激酶ATP结合口袋的分子对接结果，选择与第797位半胱氨酸靠近的喹唑啉母核C_6-位作为亲电弹头的修饰位点，通过引入α,β-丙烯酰胺亲电弹头，设计并合成了6-丙烯酰胺-4-芳胺基喹唑啉1（PD 168393，图16-4-1）。蛋白质质谱研究结果显示，化合物1可以与靶蛋白EGFR形成剂量比1∶1的共价结合产物，验证了共价抑制剂设计的合理性。虽然这类分子最终没有走向临床试验，但后续的研究工作借鉴了PD 168393的研究经验，继续探索在现有的α,β-丙烯酰胺片段的化学修饰来影响化合物的共价抑制效果。

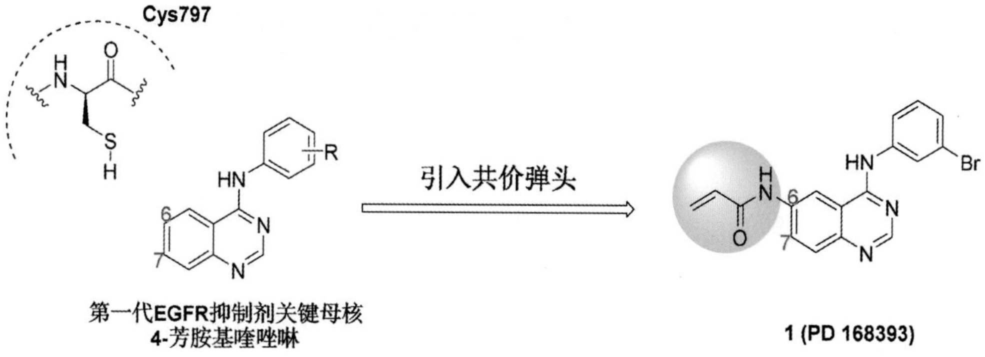

图 16-4-1 含丙烯酰胺类亲电基团的不可逆抑制剂 PD 168393 的设计 [32]

进一步研究α,β-丙烯酰胺亲电弹头发现，丙烯酰胺的N上引入小体积的甲基不影响抑制剂与靶蛋白的共价结合作用，如化合物2保持了对EGFR激酶较高的抑制活性（IC_{50}=0.17 nmol/L，图16-4-2）。而亲电弹头的α-位被烷基取代后则不利于提高分子的共价抑制作用，如化合物3对EGFR激酶抑制活性显著下降（IC_{50}=1.6 nmol/L）；但亲电弹头的β-位被吸电子酰胺基取代后可以维持化合物的共价抑制作用，如化合物4显示了较好的EGFR激酶抑制活性（IC$_{50}$=0.61 nmol/L）。

与烷基取代不同，当在丙烯酰胺亲电弹头的α-位引入氟原子，所获得的抑制剂与靶蛋白的共价结合模式可以保持，而且在药代动力学和安全性方面表现出明显的优势。主要原因包括以下几点：首先，氟原子的原子半径小，仅次于氢原子（rF=1.35×10^{-10} m，rH=1.20×10^{-10} m），被认为是氢原子的非经典的电子等排体。当氟原子替代分子中的氢原子后，整个分子的体积变化不大，不影响其与靶蛋白的结合，如化合物5保持对EGFR激酶的抑制活性（IC$_{50}$=0.16 nmol/L，图16-4-2）。其次，由于C-F键的化学键能（483 kcal/mol）比C-H键的键能（416 kcal/mol）更大，可以明显增加含氟化合物的氧化代谢稳定性。再次，氟原子具有较大的电负性，这种电负性增加了亲电弹头α,β-丙烯酰胺β-位碳原子的亲电性，更加促进了含氟亲电弹头与半胱氨酸侧链的巯基发生迈克尔加成反应。最后，分子中引入氟原子提高了化合物的脂溶性和渗透性，增加了其在生物体内的吸收和扩散速度。相比于非氟取代，化合物5在小鼠体内的口服生物利用度显著提高，达到了84.7%，在人非小细胞肺癌NCI-H1975异种移植瘤小鼠模型中，化合物5也表现出更强效的抗肿瘤活性，相对肿瘤体积增殖率（relative tumor volume increment rate，T/C）[T/C是抗肿瘤活性的评价指标。计算公式为T/C（%）=T_{RTV}/C_{RTV}×100，T_{RTV}代表测试组的相对肿瘤体积，C_{RTV}代表溶媒组的相对肿瘤体积]仅为19.5%。

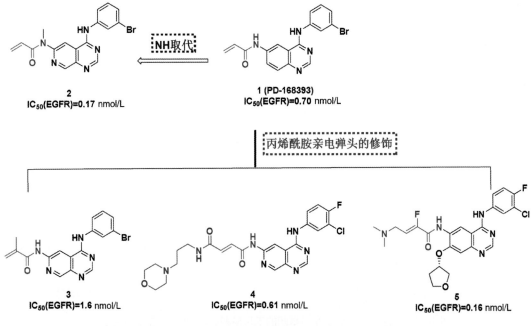

图 16-4-2   丙烯酰胺类亲电弹头的简单构 – 效关系

（二）丁炔酰胺类 [35-36]

与丙烯酰胺类似，丁炔酰胺也是一类常见的亲电弹头，可以与富电子巯基等亲核基团发生迈克尔加成反应形成共价结合。Wyeth制药公司的研究团队同样保留了4-芳胺基喹唑啉类母核，在喹唑啉母核的C$_6$-位引入2-丁炔酰胺亲电弹头，设计了化合物CL-387785（化合物6，图16-4-3）。计算机分子模拟对接显示，化合物6喹唑啉母核C_6-位上的丁炔酰胺亲电弹头指向Cys^{797}，同时口袋附近的Lys^{728}残基能够作为一个碱性中心催化丁炔酰胺与半胱氨酸的迈克尔加成反应。但是和末端未取代的丙烯酰胺一样，在后续的药代动力学和药理毒理学研究中发现，化合物6的溶解性较低导致其在体内的口服生物利用度低，而在高剂量给药组中也观察到小鼠肾脏的一些病理性变化，最终化合物6没有进一步开展临床前研究。

为了改善化合物6的药代动力学性质，Wyeth制药公司的研究团队在丁炔酰胺亲电弹头的末端引入了一些水溶性的基团，如N,N-二甲氨基和N-甲基哌嗪基，得到了化合物7~化合物10。研究发现，丁炔酰胺末端引入的三级胺不仅可以调节化合物的理化性质，还提供了一个碱性催化中心，有利于丁炔酰胺片段与靶蛋白的半胱氨酸残基发生共价结合（图16-4-4）。

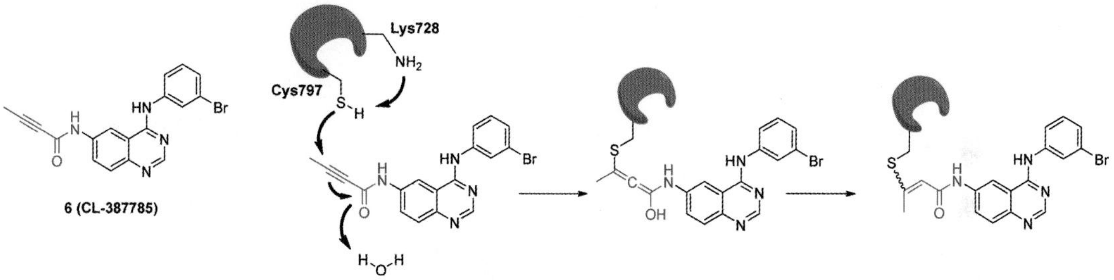

图 16-4-3　含丁炔酰胺类亲电弹头的 EGFR 共价不可逆抑制剂和反应机制

（三）乙烯基磺酰胺类 [33]

在共价抑制剂研究中，乙烯基磺酰胺类亲电弹头曾被用于替代α,β-丙烯酰胺亲电弹头。Denny研究团队分别在喹唑啉和3-氰基喹啉母核的C_6-位引入乙烯基磺酰胺类亲电弹头，获得了化合物11~化合物13（图16-4-5A）。这些含有乙烯基磺酰类亲电弹头的化合物与丙烯酰胺取代的喹唑啉作用机制类似，均可以与半胱氨酸侧链的巯基发生迈克尔加成反应（图16-4-5B）。体外激酶的测试结果也验证了化合物11~化合物13可以不可逆地抑制EGFR激酶活性，但是乙烯基磺酰胺系列化合物在体内不稳定导致没有开展进一步的成药性研究。

（四）α-取代乙酰胺类 [37]

基于亲核取代和原位消除机制，Alessio Lodola团队在喹唑啉母核C_6-位乙酰胺基的α-位引入了易于离去的基团，如甲氧基、氯、苯氧基或芳氧基等，通过这些离去基团与半胱氨酸巯基发生取代反应形成稳定的共价键（图16-4-6A）。

比较此类亲电弹头与谷胱甘肽的反应活性发现（图16-4-6B）：含α-氯取代乙酰胺（化合物15）优于α-甲氧基取代乙酰胺（化合物14）和α-芳氧基取代乙酰胺（化合物16~化合物18）；含α-芳氧基取代乙酰胺类亲电弹头，能够较好地平衡与半胱氨酸的反应活性和对EGFR激酶的抑制活性；含强吸电子取代基团的五氟苯氧甲酰胺类亲电弹头（化合物18）对EGFR激酶活性的抑制作用是不可逆的，而弱吸电子的对氟苯氧甲酰胺类亲电弹头（化合物17）对EGFR激酶活性的抑制作用为部分不可逆。

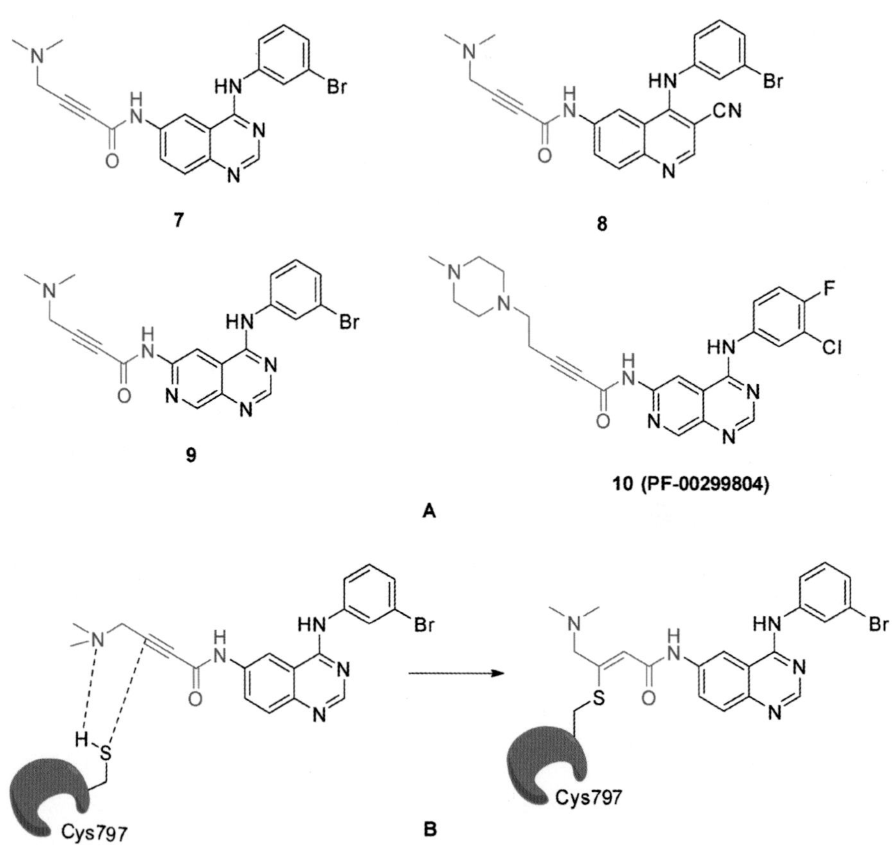

图 16-4-4　含水溶性片段的丁炔酰胺类亲电弹头抑制剂的结构及共价不可逆结合机制

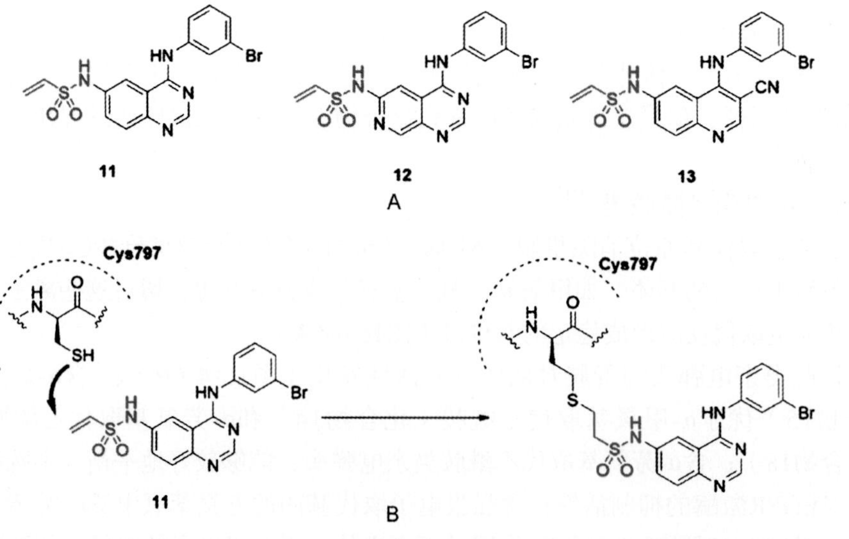

图 16-4-5　含乙烯基磺酰胺类亲电弹头的 EGFR 共价不可逆抑制剂结构及共价结合机制

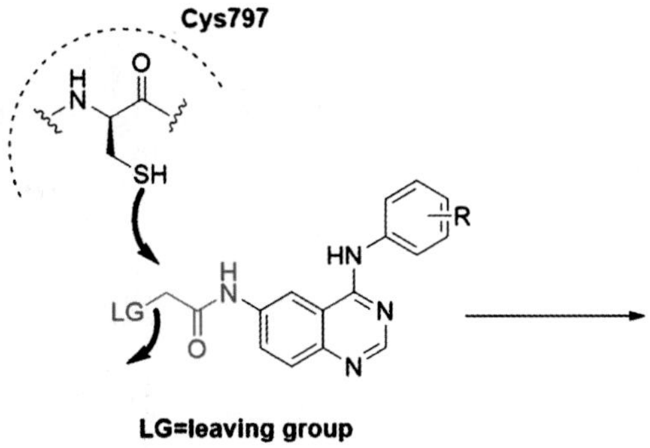

图 16-4-6 α- 取代乙酰胺类亲电弹头的共价结合机制及代表性抑制剂的化学结构

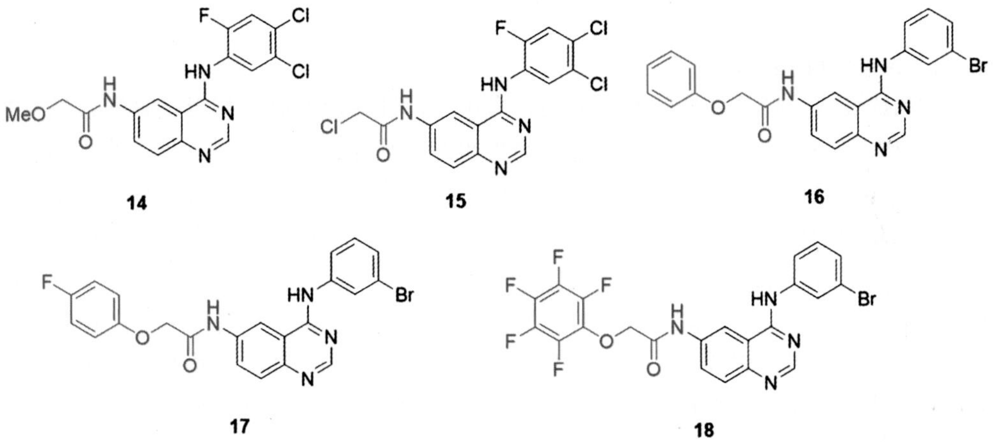

（五）炔基噻吩环类 [38]

Uehling团队发现了一类6-乙炔基-噻吩[3,2-*d*]并嘧啶类衍生物19和化合物20（图16-4-7A）可以强效、不可逆地抑制EGFR/ErbB2/ErbB4的活性。虽然在这类分子结构中未引入经典的亲电弹头，X射线晶体衍射和质谱分析证实了炔基噻吩并嘧啶衍生物的炔基末端可以与EGFR激酶的半胱氨酸侧链巯基形成共价键。同时参考α,β-丙烯酰胺亲电弹头的修饰策略，在炔基末端引入吡咯等碱性片段，可以作为一个碱性中心调节共价反应效率（图16-4-7B），提高了化合物对EGFR激酶的共价抑制活性。

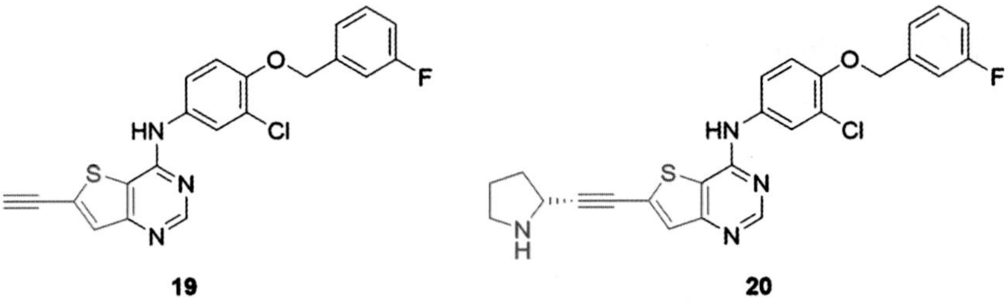

图 16-4-7 含炔基噻吩环类亲电弹头的 EGFR 共价抑制剂及共价结合机制

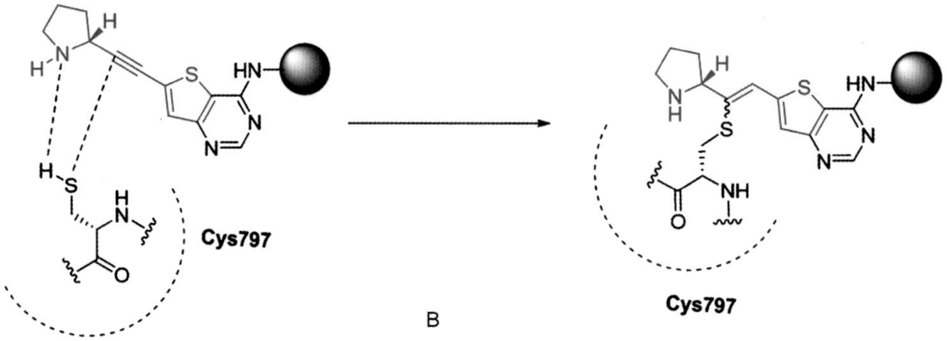

图 16-4-7 （续）

（六）3- 氨基丙酰胺类[39]

不饱和烯烃或炔烃是公认的亲电弹头，多用于设计共价抑制剂与半胱氨酸巯基发生共价加成反应。但是不饱和键本身的高反应活性也存在代谢降解和脱靶共价结合的风险。β-氨基乙基酮类，又称为Mannich碱，可以在生理条件下通过逆-迈克尔加成反应的β-消除反应原位生成α,β-丙烯酰胺，进而与靶蛋白上的亲核氨基酸残基发生共价结合。从设计机制上来讲，这类Mannich碱是一类前药，通过引入"保护"的亲电弹头，可以减少与非靶蛋白发生共价结合的风险。Marco团队基于原位生成α,β-丙烯酰胺亲电弹头，在喹唑啉母核的C_6-位引入3-氨基丙酰胺片段，设计了具有共价抑制活性的前体化合物21。在细胞内的生理环境下，化合物21可以释放出丙烯酰胺结构，并进一步与EGFR激酶的半胱氨酸侧链巯基发生共价结合，实现对高表达EGFR$^{L858R/T790M}$突变激酶的人非小细胞肺癌NCI-H1975细胞的增殖抑制活性（图16-4-8）。

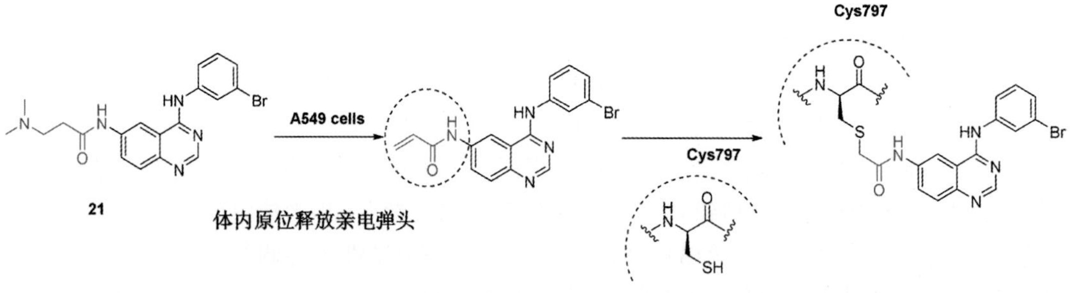

图 16-4-8 含 3- 氨基丙酰胺类抑制剂（化合物 21）与 EGFR 半胱氨酸侧链巯基共价结合

（七）硫醇或二硫醚类[39-41]

Singh和Parke-Davis团队基于ATP分子和cAMP Ser/Thr激酶的结合模式，以及ATP分子的碱基部分在多种激酶中具有相似的结合模式，通过同源建模设计了一类腺苷硫醇类似物（化合物22，图16-4-9）。

分子对接显示腺苷2'-位巯基可以与EGFR上的半胱氨酸侧链的巯基发生氧化反应，形成稳定的二硫键，EGFR酶失活速率随腺苷硫醇的浓度增加而饱和，且EGFR酶失活具有时间依赖性，这是共价抑制的一个特征。

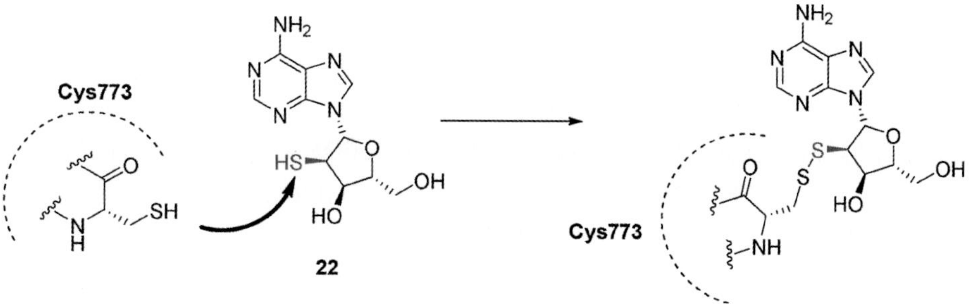

图 16-4-9　含硫醇类抑制剂（化合物 22）与 EGFR 半胱氨酸 Cys[773] 的共价结合

另外，二硫杂环也可以作为共价反应弹头，Bolognesi和Melchiorre团队通过在4-芳胺基喹唑啉母核的C_6-位引入硫辛酸片段，设计获得了化合物23（图16-4-10）。化合物23利用硫辛酸结构中的二硫杂环与EGFR激酶中半胱氨酸侧链的巯基发生巯基–二硫杂环交换，形成稳定的共价二硫键，延长了与靶蛋白的作用时间。同时硫辛酸作为一类天然的抗氧化剂，可以通过调节抗凋亡蛋白与促凋亡蛋白的比例来产生活性氧诱导细胞凋亡。因此基于硫辛酸片段修饰的策略可以通过多作用机制抑制肿瘤细胞的增殖，达到克服肿瘤耐药的目的。

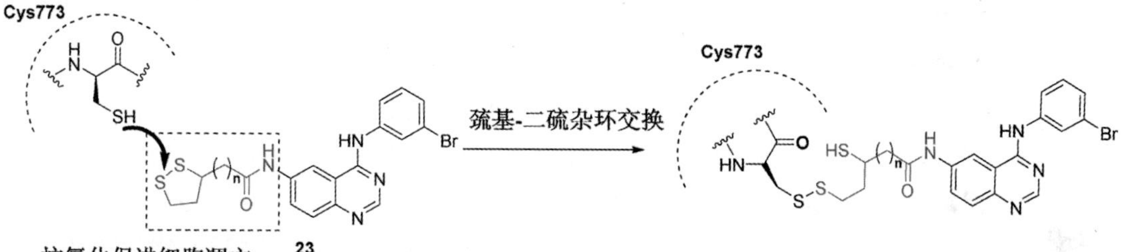

图 16-4-10　含二硫杂环共价弹头的抑制剂（化合物 23）与 EGFR 半胱氨酸侧链巯基的共价结合

类似的共价结合机制也可以在异噻唑啉酮类化合物24、苯并异噻唑啉酮类化合物25和噻二唑类化合物26等含硫原子的亲电弹头上实现，通过含硫母核与靶蛋白的半胱氨酸残基形成稳定的二硫键来达到共价抑制的作用。其中含噻二唑亲电弹头的喹唑啉衍生物，被证实对EGFR激酶具有较强效的部分非可逆抑制作用（图16-4-11）。

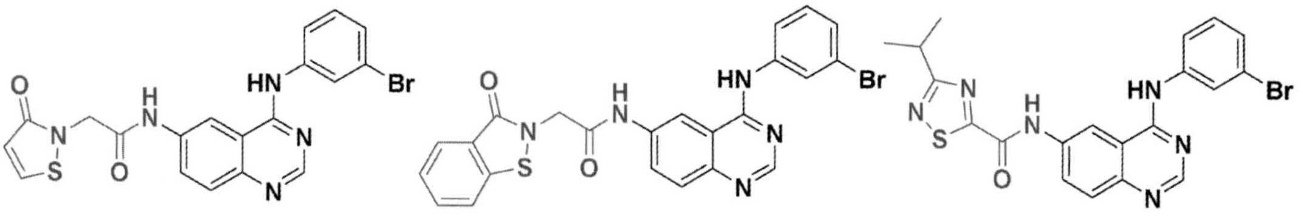

图 16-4-11　其他基于形成二硫键机制的 EGFR 共价抑制剂结构

（八）硼酸类 [42-43]

硼原子的价电子结构为$2s^2 2p^1$，可以通过sp^2杂化方式形成共价分子。同时硼原子还拥有一个空轨道，在生理pH条件下硼原子可以作为路易斯酸接受O、S等杂原子的孤对电子形成sp^3杂化的四面体构型配位物，该类型配位物中的硼原子与杂原子之间的配位键往往比较牢固（B-S键和B-O键的化学键能分别为24和18 kcal/mol），强度介于氢键（化学键能3～10 kcal/mol）和C-S共价键（化学键能为65 kcal/mol）之间。因此，Nakamura团队在4-芳胺基喹唑啉母核上的C_6-位通过不同的连接链引入硼酸亲电弹头，设计合成化合物27（图16-4-15）。分子模拟对接结果显示，硼酸可以与EGFR激酶中保守的Asp^{800}侧链羧基形成稳定B-O配位键，发挥不可逆抑制作用（图16-4-12）。

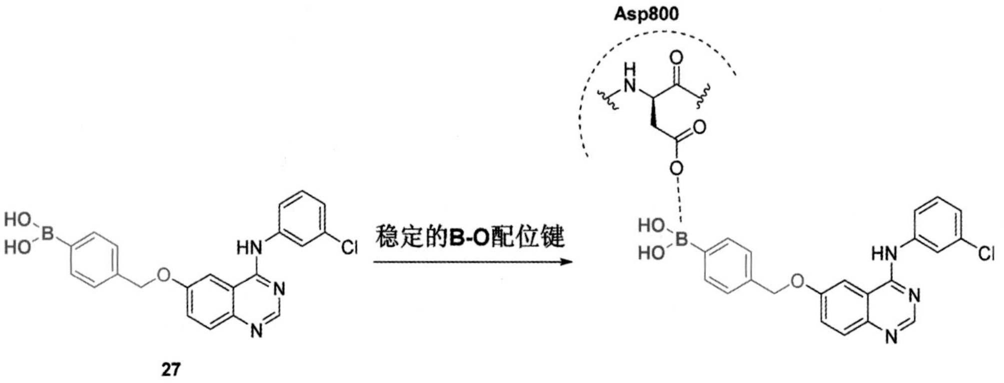

图 16-4-12　含硼酸类亲电弹头共价抑制剂（化合物 27）与 EGFR 天冬氨酸 Asp^{800} 侧链羧基的结合

（九）其他类 [38,44]

　　为了进一步探讨亲电弹头与化合物发挥共价抑制作用的构–效关系，Carmi团队设计了一系列中等反应活性的亲电弹头（图16-4-13），包括基于亲核加成的环氧类（化合物28～化合物30）、基于氨甲酰化的氨基甲酸酯类（化合物31）和基于Pinner反应形成硫代亚酸酯共价物的氰基类（化合物32）。其中含环氧亲电弹头（化合物28～化合物30）对EGFR激酶活性的抑制作用为非可逆的，对EGFR激酶的抑制活性与丙烯酰胺类亲电弹头（化合物1）相当。而氨基甲酸酯类（化合物31）和氰基类（化合物32）对EGFR激酶活性的抑制作用为部分非可逆。与丙酰胺取代的构–效关系相似，在环氧片段的末端引入碱性水溶性片段哌啶，可以提高化合物30对吉非替尼耐药细胞株NCI-H1975的抑制活性。

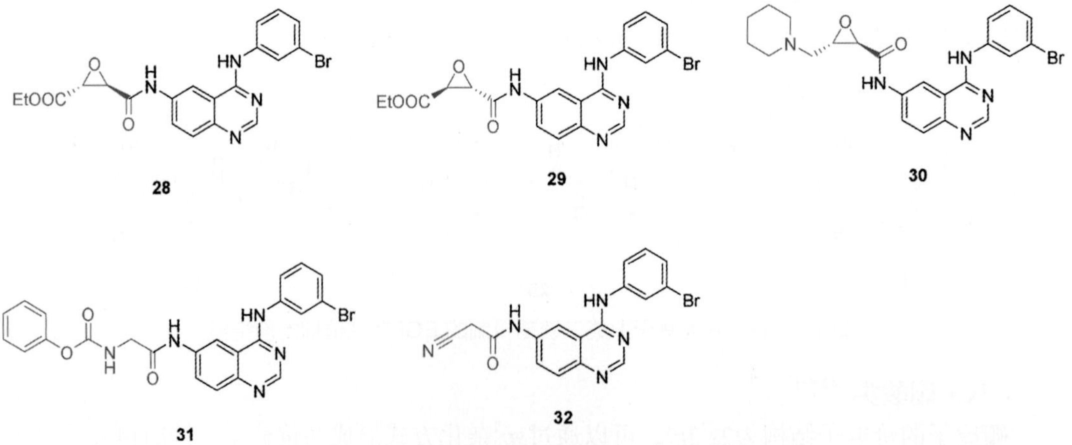

图 16-4-13　其他基于不同作用机制的亲电弹头结构

　　2-硝基咪唑衍生物是一类以低氧为靶点的抗肿瘤药效团，在肿瘤低氧区域内，2-硝基咪唑通过四电子还原，生成羟胺中间体，进一步被还原成氮宾，氮宾可以与靶蛋白的半胱氨酸侧链巯基发生共价结合，发挥抗肿瘤的作用（图16-4-14）。基于这类还原活化机制，2-硝基咪唑片段也被开发为亲电弹头用于EGFR共价抑制剂的设计，如在喹唑啉母核C-6位引入2-硝基咪唑亲电弹头所得到的化合物33，体外还原活性实验和分子模拟对接验证了2-硝基咪唑可以与EGFR激酶上的半胱氨酸侧链巯基发生共价结合。

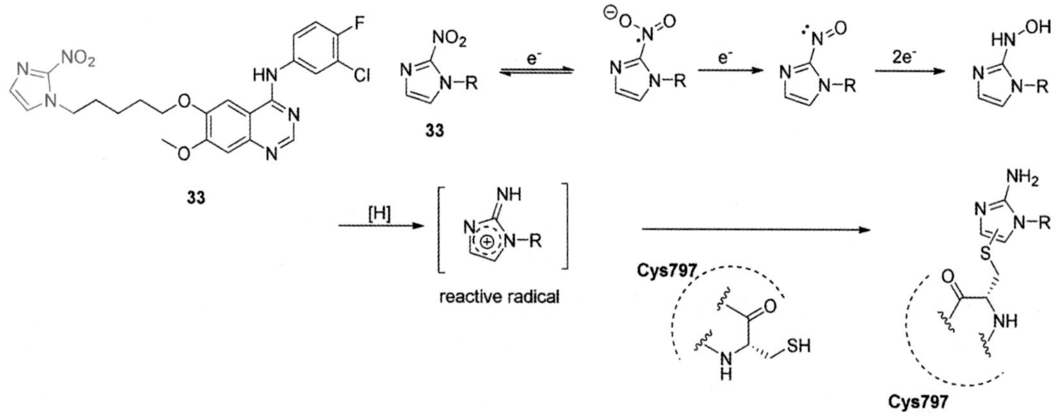

图 16-4-14　基于还原活化机制的 2- 硝基咪唑亲电弹头共价结合

二、EGFR共价不可逆抑制剂阿法替尼的发现

　　阿法替尼的发现源于在共价抑制策略中具有明显优势的丙烯酰胺类亲电弹头（图16-4-15）。1997年，David团队保留了喹唑啉母核，分别在母核的6-位或者7-位引入丙烯酰胺亲电弹头[32]，设计的共价不可逆抑制剂PD系列都可以保持对EGFR激酶的抑制作用，IC_{50}值在纳摩尔水平，但在喹唑啉母核的不同位置引入亲电弹头会影响化合物共价抑制的效率。Western blotting-洗脱实验发现，在喹唑啉母核的C_6-位修饰丙烯酰胺侧链，化合物PD

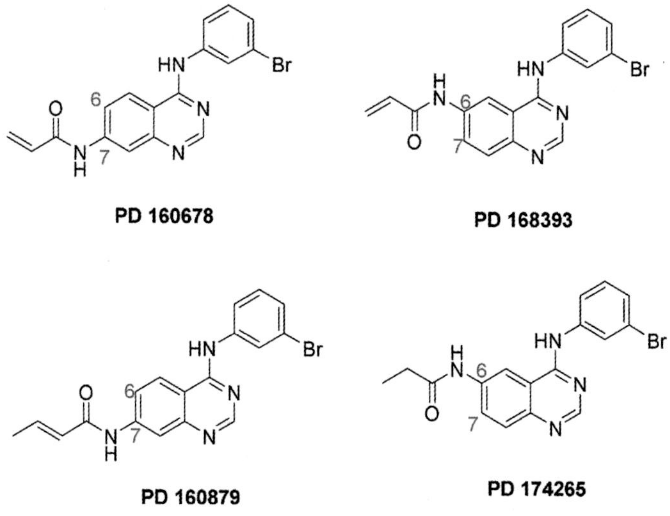

图 16-4-15　共价不可逆型 EGFR 抑制剂 PD 系列

168393在洗脱8 h后，EGFR激酶的磷酸化作用仍然可以被抑制。而将α,β-丙烯酰胺亲电弹头移位至喹唑啉母核的C_7-位，化合物PD 160768虽然可以保持不可逆抑制作用，但是与靶蛋白的作用速率变缓。David团队还通过设计丙酰基作为对照，发现化合物PD 174265在洗脱8 h后，EGFR激酶的磷酸化作用得到恢复，说明丙烯酰胺亲电弹头贡献了化合物对激酶的共价不可逆抑制作用。尽管PD 168393被认为是EGFR共价不可逆抑制剂的原型，但这类分子最终没有走向临床研究，最主要的原因是化合物PD 168393在生理条件下溶解度低，口服给药后生物利用度不高。后续的研究工作借鉴了PD 168393的设计理念，围绕α,β-丙烯酰胺片段探索改善抑制剂的理化性质。

为了进一步优化PD 168393的口服生物利用度，Wyeth制药公司的研究团队[45-47]提出在喹唑啉母核C_6-位的丙烯酰胺亲电弹头末端引入增溶性基团，如N,N-二甲氨基、N,N-二乙胺基、哌啶基、吗啉基、N-甲基哌啶基等，设计了一系列的喹唑啉衍生物（化合物34～化合物39）（图16-4-16）。结果发现，在丙烯酰胺β-位直接修饰为N,N-二甲氨基（化合物34）或吗啉基（化合物35）等水溶性基团不利于提高抑制EGFR的活性；而在丙烯酰胺α-位或β-位通过亚甲基连接上述增溶性片段获得的化合物36～化合物39可以保持对EGFR激酶的抑制活性，其中在β-位修饰水溶性片段对EGFR激酶的抑制是最有利的。亲电弹头末端的N,N-二甲氨基修饰除了改善化合物的溶解度，还可以作为一个三级胺的碱性中心，催化丙烯酰胺亲电弹头与半胱氨酸残基的共价结合（图16-4-17）。上述策略的结构修饰还明显改善了化合物36在体内的口服吸收和体内的抗肿瘤活性。在人表皮癌细胞A431异种移植瘤小鼠模型中，连续口服给药10 d后，化合物36显著地抑制了肿瘤的增殖，抑制率高达90%，而母体化合物PD 168393对肿瘤抑制率则只有60%～70%。

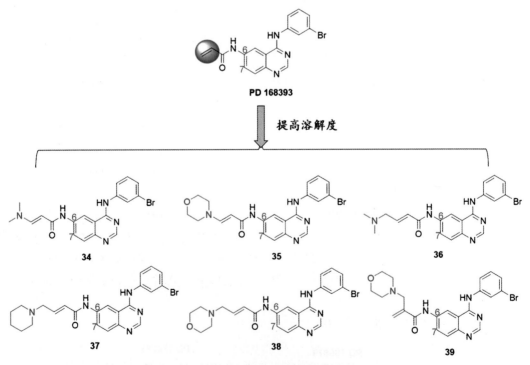

图 16-4-16   基于丙烯酰胺亲电弹头的水溶性修饰

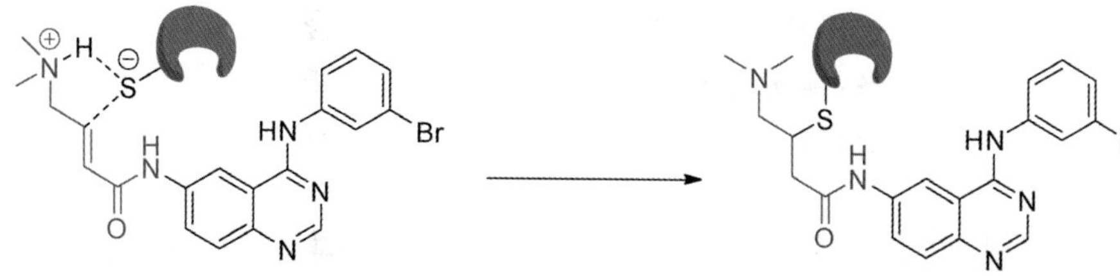

图 16-4-17 亲电弹头 α,β- 丙烯酰胺修饰三级胺催化 Michael 共价加成反应

　　Wyeth制药公司进一步研究发现，将丙烯酰胺亲电弹头引入同样具有EGFR激酶抑制活性的3-氰基喹啉母核（化合物40）上，采用3-氯-4-氟苯胺替代C₄-位上3-溴苯胺，在C₇-位引入乙氧基，所获得的化合物41保持了较好的激酶抑制活性和抗肿瘤细胞增殖活性（图16-4-18）。在人表皮癌细胞A431异种移植瘤小鼠模型中，连续口服给药20 d后，化合物41能够明显地抑制肿瘤的增殖，抑制率为90%。3-氰基喹啉类化合物41最终被挑选进入临床研究，研究代码为EKB-569[48]，通用名称为培利替尼（pelitinib），是一类非可逆型EGFR/ErbB2抑制剂，可选择性地抑制EGFR和ErbB2的酪氨酸激酶活性，但因临床Ⅲ期试验过程中出现了明显药物相关的不良反应，研究者终止了开发进程。

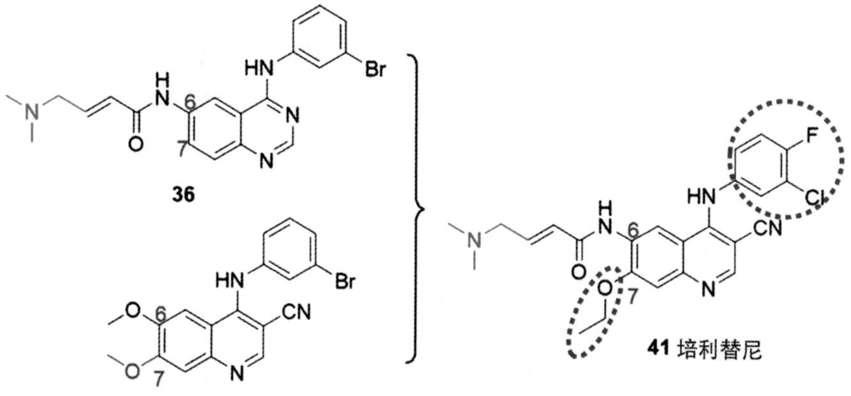

图 16-4-18 3- 氰基喹啉类 EGFR 共价抑制剂培利替尼的设计

　　同一时间，围绕提高化合物PD 168393的口服生物利用度，Parke-Davis制药公司的研究团队尝试在喹唑啉母核的C₇-位引入增溶性基团，如吗啉基。此时，虽然引入的基团体阻较大，但化合物42的C₆-位上的丙烯酰胺与半胱氨酸残基之间的共价结合作用并未受到影响，仍然保持了对EGFR激酶的共价不可逆抑制作用。另外，研究人员采用3-氯-4-氟苯胺代替化合物42的C₆-位的芳胺基团，苯环对位用F原子取代封闭了代谢位点。结果发现化合物43对EGFR激酶的抑制活性略有提高（图16-4-19）。而当C₇-位侧链的增溶性基团通过碳原子连接到喹唑啉母核时，化合物44（图16-4-19）可以保持对EGFR激酶的抑制活性，但对细胞的增殖抑制活性几乎全部丧失，可能是因为碳链连接导致在喹唑啉苄基位置发生了细胞内的代谢断裂。Parke-Davis制药公司的研究团队选取了化合物43开展进一步研究，结果发现化合物43在人表皮癌细胞A431异种移植瘤小鼠模型中的有效剂量低至5 mg/kg，肿瘤抑制率可以高达96%，而且无明显的体重减轻等不良反应。最终化合物43被确认为候选

化合物进入临床试验研究，研究代码为CI-1033，通用名称为卡那替尼（canertinib）[49]，但在临床Ⅱ期试验中，受试患者存在血小板减少、皮肤过敏、恶性呕吐等不良反应，再一次终止了药物研发进程。

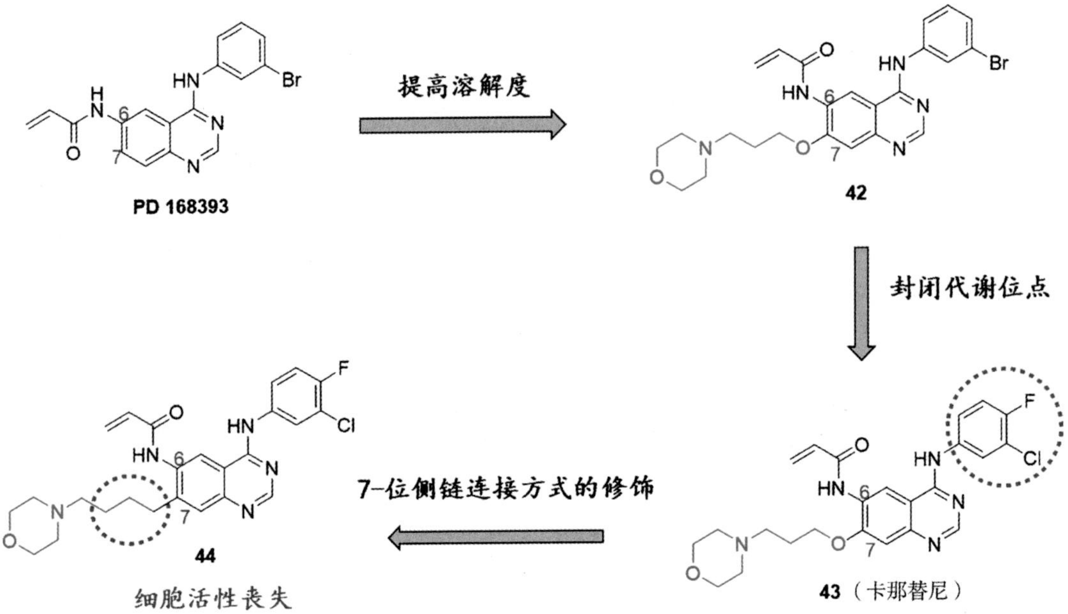

图 16-4-19　4-芳胺喹唑啉类 EGFR 共价抑制剂卡那替尼的设计

借鉴了培利替尼和卡那替尼的研究经验，勃林格殷格翰制药公司的药物化学家们保留了4-芳胺喹唑啉母核结构，在母核的C_4-位引入了3-氯-4-氟苯胺基团，在C_6-位引入末端带N,N-二甲氨基片段的丙烯酰胺亲电弹头，C_7-位上修饰含氧侧链。其中在C_7-位上引入（S）-(四氢呋喃-3-基)氧基所获得的化合物45能高效地抑制EGFR激酶的活性（图16-4-20），对EGFR$^{L858R/T790M}$双突变激酶的抑制活性明显优于第一代EGFR抑制剂吉非替尼，活性提高了近100倍。化合物45可以显著抑制吉非替尼耐药的人非小细胞肺癌NCI-H1975异种移植瘤小鼠模型的肿瘤增殖，在20 mg/kg的口服给药剂量下，T/C值为12%[50]（T/C值<40%为有效）。基于上述优良的体内外活性结果，化合物45迅速被挑选进入非小细胞肺癌的临床研究，研究代码为BIBW-2992，通用名为阿法替尼（afatinib）。经过系统的临床试验研究，2013年阿法替尼作为全球首个获得批准的不可逆型酪氨酸激酶抑制剂在美国上市，2017年2月在中国上市，用于既往未接受过EGFR小分子抑制剂治疗、具有EGFR基因敏感突变的局部晚期或转移性NSCLC患者，以及含铂化疗期间或化疗后疾病进展的局部晚期或转移性鳞状组织学NSCLC患者的治疗。

阿法替尼与EGFR蛋白复合物晶体结构的简化结合模式如图16-4-21所示，喹唑啉结构：重要的母核中心，主要模拟内源性的ATP分子的嘌呤环，与ATP竞争细胞内激酶结构域，是化合物产生竞争性抑制作用的关键部分。喹唑啉环上的N-1原子与激酶的Met^{763}上的NH形成了氢键，N-3原子通过一分子水与Thr^{766}侧链上的羟基形成了氢键；4-芳胺基结构：母核C_4-位上的3-氯-4-氟苯胺基通过与空间上方的Val^{726}和Thr^{766}形成了分子间作用

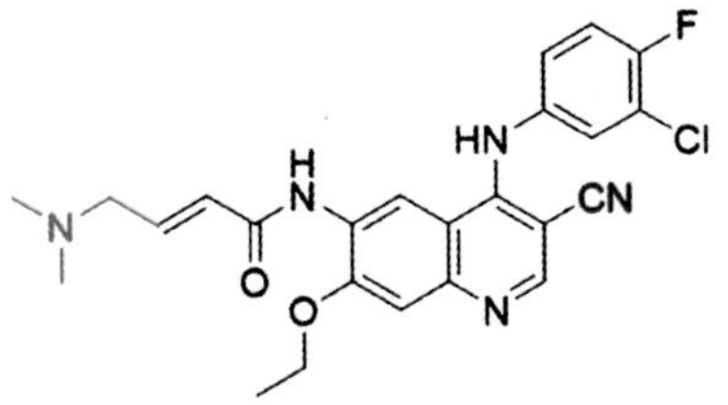

41（培利替尼）

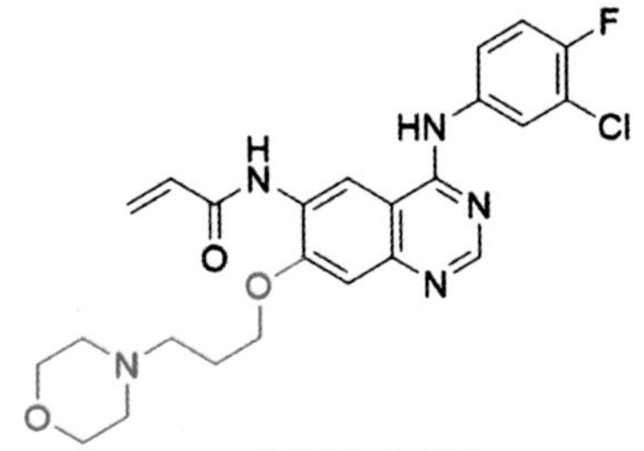

43（卡那替尼）

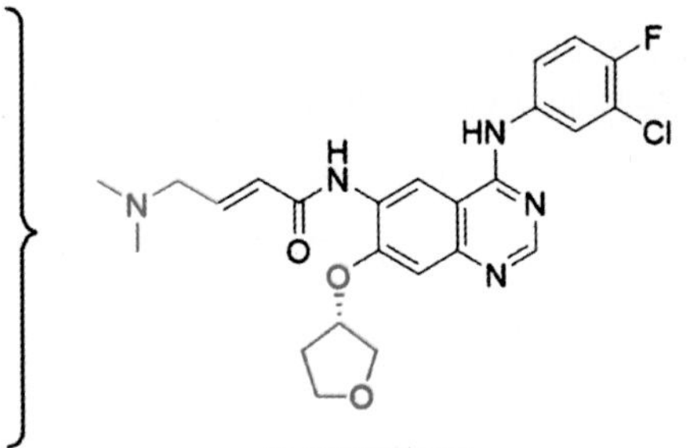

45（阿法替尼）

图 16-4-20 4- 芳胺喹唑啉类 EGFR 共价抑制剂阿法替尼（BIBW2992）的设计 [51]

力，占据了蛋白激酶结合区的疏水空腔；母核C_6-位上的丙烯酰胺亲电弹头：C_6-位丙烯酰胺结构对阿法替尼的抗肿瘤活性起着至关重要的作用，其作为亲电弹头可以与EGFR（Cys^{797}）和ErbB2（Cys^{805}）的半胱氨酸残基发生迈克尔加成反应，不可逆地抑制EGFR激酶的活性；理化性质改善位点：C_6-位丙烯酰胺末端通过一个亚甲基连接水溶性基团N,N-二甲氨基，改善了阿法替尼的理化性质，而且N,N-二甲氨基通过对半胱氨酸残基上的巯基产生去质子化作用，既能够增溶又能催化分子内的亲核取代反应。喹唑啉母核C_7-位处于激酶结合口袋的入口处，指向水相，C_7-位上的(S)-(四氢呋喃-3-基)氧基能够提高阿法替尼的溶解度。

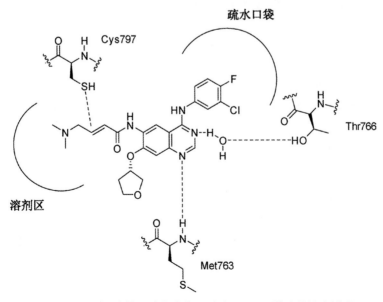

图 16-4-21 阿法替尼（化合物 45）与 EGFR 激酶的结合模式

三、阿法替尼的体内药代、药效和不良反应[52,53]

一般而言，共价抑制剂在体内的代谢和清除途径主要经粪便进行排泄消除，尿液排泄很少，与血浆蛋白的结合率（血浆蛋白结合率是指药物吸收入血液后，多数与血浆蛋白结合，治疗剂量的药物与血浆蛋白结合的百分率，是药物代谢动力学的重要参数之一，影响药物在体内的分布、代谢和排泄，进而影响药物的作用强度和时间）较高，具有较高的组织分布。而且大部分的共价抑制剂主要经由细胞色素酶CYP催化氧化代谢，在临床使用中，需考虑可能发生的药物–药物相互作用。

临床前药代动力学研究显示，阿法替尼口服给药后，大鼠的血浆浓度达峰时间为1～4 h，在大鼠体内的相对生物利用度为44.5%，口服给药后主要分布在肝、脾和睾丸，在中枢神经系统和视网膜有少量分布。与血浆蛋白呈不饱和结合，药物浓度为0.05～0.5 μmol/L时，阿法替尼的蛋白结合率为91.8%～94.9%。阿法替尼在大鼠体内主要通过粪便排泄，以原型为主，占药物总排泄量的50%。阿法替尼对CYP同工酶（CYP1A1/2、2A6、2B6、2C8、2C9、2C19、2D6、2E1、3A4、4A11）无抑制作用，也不是CYP同工酶（CYP1A2、2B6、2C8、2C9、2C19、3A4）的诱导剂，是一种P-gp的底物，为P-gp药物外排泵的中度抑制剂。

在对健康志愿者和晚期实体肿瘤患者的研究显示，阿法替尼每日1次用药后，在2～5 h达最大血浆浓度，8 d后可达到稳态，稳态时的半衰期为37 h，提示可以每天用药1次。食物可降低阿法替尼的吸收，阿法替尼的代谢率很低，以原型药物的消除为主，主要通过粪便排泄，约5%通过尿液排泄。阿法替尼在人体内主要以共价键的形式与血浆蛋白结合，结合率约为95%。阿法替尼的药代动力学特征在不同患者群体中是一致的，年龄、种族、吸烟情况、肝功能等均无影响，但在女性和较低体重患者中其药代动力学参数会增加。阿法替尼的血药浓度与肾功能有关，对于严重肾功能损伤患者，药–时曲线下面积（指给药后，以时间为横坐标，血药浓度为纵坐标，绘出的曲线为血药浓度–时间曲线。坐标轴和药-时曲线之间所围成的面积成为药–时曲线下面积。AUC反映到达全身循环的药物总量，曲线下面积大，则利用程度高）大约增加50%。阿法替尼受到生物转化的药物相互作用影响很小，几乎不经CYP酶代谢。但是与P-gp转运体抑制剂或诱导剂合并治疗可影响阿法替尼的药代动力学特征，在剂量为50 mg时，阿法替尼无潜在的致心律失常作用。

LUX-Lung 7临床试验头对头比较第二代阿法替尼和第一代EGFR靶向治疗药物吉非替尼治疗EGFR突变阳性非小细胞肺癌患者（既往未接受过治疗）的结果显示，相较于吉非替尼，一线使用阿法替尼治疗可以将肺癌进展的风险显著降低26%，而且随着时间推移，阿法替尼组无进展生存期的改善较吉非替尼组更明显，同时阿法替尼组发生客观缓解的患者显著。这一阳性结果展示出阿法替尼相比第一代EGFR抑制剂的临床优势。

阿法替尼的不良反应较多，其中腹泻、皮疹、口腔炎症、甲沟炎、食欲下降、鼻出血、瘙痒、皮肤干燥十分常见，味觉改变、脱水、膀胱炎、唇炎、发热、鼻塞、低血钾、结膜炎、肝功能异常、手足综合征、肌肉痉挛与肾损伤常见，角膜炎与肺炎偶见。值得一提的是，皮疹也被看作是阿法替尼起效的迹象，这一不良反应的发生主要是因为阿法替尼对野生型EGFR激酶有较强的抑制作用。临床试验表明，适当降低给药剂量可以在保证相同药效的同时大大降低不良反应的发生率。

四、EGFR共价抑制剂的构–效关系小结

基于文献报道的4-芳胺基喹唑啉（或3-氰基-4-芳胺基喹啉）类不可逆型EGFR酪氨酸激酶抑制剂的研究结果，以及小分子–蛋白复合物晶体结构的研究结果，该类抑制剂的主要构–效关系总结见图16-4-22。

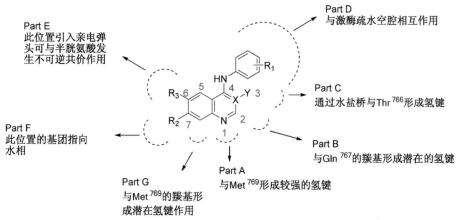

图 16-4-22　EGFR 共价抑制剂的构 – 效关系

Part A：喹唑啉1-位上的N原子可以与EGFR蛋白激酶的Met[769]残基形成强氢键作用，该氢键对抑制剂的活性起到关键作用。1-位N原子被C原子取代后，抑制剂的活性丧失了约3 700倍。

Part B：喹唑啉2-位上取代对抑制剂的活性不利，即使用很小的取代基取代（如甲基），活性也会丧失。

Part C：喹唑啉3-位上的N原子可以通过一分子水与Thr[766]形成氢键作用，如果X=C，Y=H时，抑制剂的活性降低了200倍；但是当X=C，Y=CN时，即3-氰基-4-芳胺基喹啉类的抑制剂则仍然具有很好的抑制活性。可能是CN基团拉近了Thr[766]的侧链羟基与该位置的距离，使化合物不需要通过一分子水的参与就能够形成相互作用。

Part D：喹唑啉4-位芳胺占据了蛋白激酶结合区的疏水空腔，此位置的芳胺基团修饰对化合物与靶蛋白的亲和力和选择性有重要的作用。该位置若采用较大位阻的芳胺取代，可以提高该类抑制剂对ErbB2的亲和力，同时也较大程度地降低其对EGFR的亲和力，因此，利用该位点的修饰，可以得到激酶选择性高的抑制剂。

Part E：在该位置上引入亲电弹头，可以与蛋白激酶ATP结合区附近的半胱氨酸侧链巯基形成共价结合作用，延长抑制剂的作用时间，提高抑制剂的有效性。

Part F：该位置与Part E一样伸向水相，因此这两部分是优化抑制剂理化性质，改善其药代和药效的重要修饰位点。提高该部位取代基的亲水性可以明显地改善抑制剂的理化性质，有利于分子成药。

Part G：小分子–蛋白复合物晶体结构研究表明，该部位与Met[769]的羰基存在潜在的氢键作用，该位置上的取代修饰对化合物的活性不利，较大体积的取代基也会阻止酶与抑制

剂之间的相互作用。

第五节　阿法替尼的合成

阿法替尼的化学结构可分为两个关键部分，一部分是4-位芳胺喹唑啉母核（A），另一部分是*N*,*N*-二甲氨基巴豆酸侧链（B）。阿法替尼有多种制备方法，主要分为以下两类合成路线（图16-5-1）。①实验室药物化学合成路线–模块合成法： 先构建喹唑啉母核，再与*N*,*N*-二甲氨基巴豆酸片段缩合形成酰胺键，最终获得阿法替尼。②商业合成路线–顺序合成法： 先连接*N*,*N*-二甲氨基巴豆酸片段，再构建C-4芳胺基喹唑啉母核合成阿法替尼。

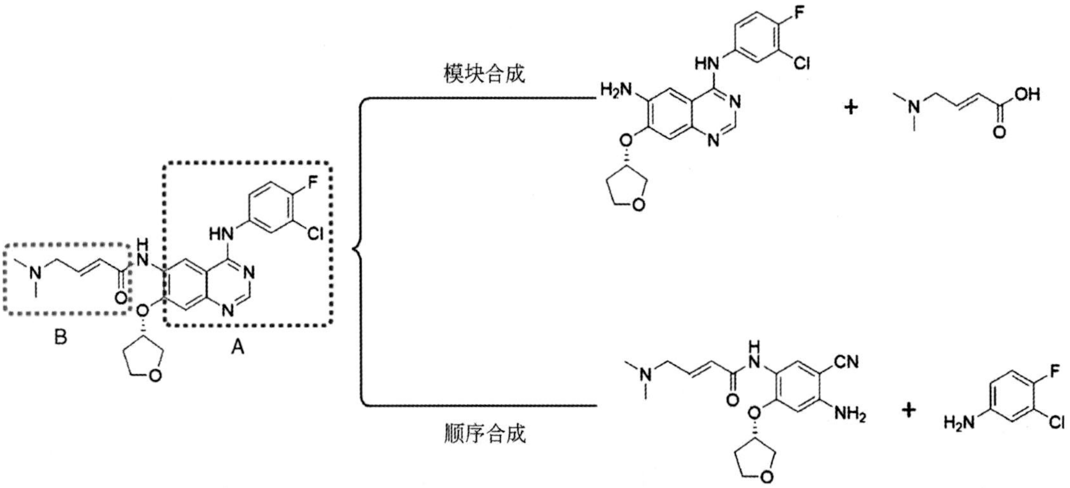

图 16-5-1　阿法替尼的逆合成分析

一、上述合成方法涉及的重要的有机化学反应

（一）Mitsunobu 反应

Mitsunobu反应（光延反应）是一种双分子亲核取代反应（S_N2反应）（图16-5-2）。1967年，Mitsunobu报道了在三苯基膦（PPh₃）和偶氮二甲酸二乙酯（DEAD）作用下酸和醇缩合成酯的新方法。当底物为仲醇的时候，与羟基连接的碳原子构型会发生翻转。这类反应被广泛应用在有机合成中，其反应可表示为：

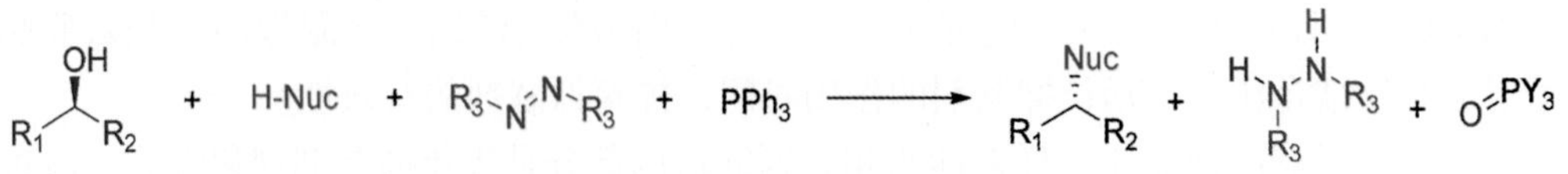

图 16-5-2　Mitsunobu 反应通式

Mitsunobu反应的特点： ①伯醇和仲醇都可以进行Mitsunobu反应，仲醇手性会发生翻转；②亲核试剂质子的pK_a值必须小于甜菜碱式中间体的pK_a值（约13），否则，亲核试剂

的质子不能被中间体夺取；③氧亲核试剂主要产物为酯和醚，硫亲核试剂主要得到硫醚，常见的氮亲核试剂包括酰胺、羟胺、杂环氮和叠氮酸等；④低极性的溶剂有利于反应，通常是四氢呋喃、乙醚、二氯甲烷和甲苯；⑤PPh_3和$P(n\text{-}Bu)_3$是最常用的膦配体，常用的偶氮二羧酸酯是DEAD和DIAD。

（二）Dimroth 重排反应

杂环化合物的环内或环外杂原子和其取代基之间通过开环-关环交换位置异构化的反应被称为Dimroth重排（图16-5-3）。Dimroth重排一般被分为两种类型：稠环系统的环内杂原子交换（Ⅰ类）和杂环内的杂原子和环外的杂原子进行交换（Ⅱ类）。Ⅱ类的重排更为常见，此反应可以被酸、碱、热或光催化，其反应可表示为：

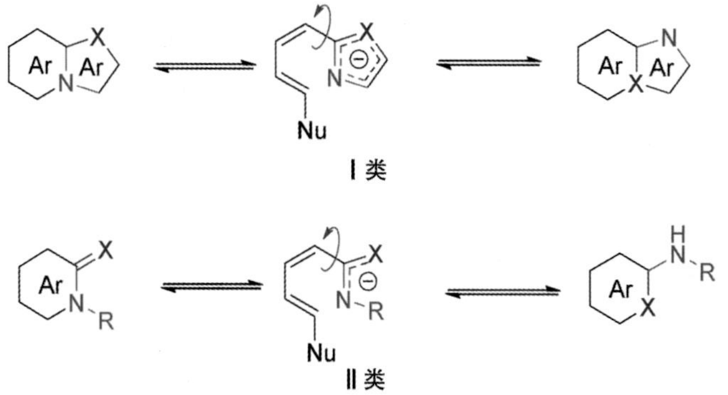

图 16-5-3　Dimroth 重排反应通式

很多因素可以影响Dimroth重排反应的进行：①杂环中含有氮原子的个数，随着环中氮原子的数量增加，环的亲电性得到改善且促进了起始步骤中的亲核加成反应的进行；②反应体系的pH影响重排速度；③含有吸电子取代基更容易促进起始步骤的亲核催化剂的进攻，从而加快Dimroth重排的进行；④底物和产物的相对热稳定性。

（三）Horner-Wadsworth-Emmons 反应（HWE 反应）

Horner-Wadsworth-Emmons反应即霍纳尔–沃兹沃思–埃蒙斯反应，是制备烯烃的一个合成方法，也是经典Witting反应的改进，反应采用稳定的磷酸酯碳负离子代替磷叶立德，与醛、酮反应生成烯烃，产物主要为E-烯烃（图16-5-4）。一般参加反应的膦酸酯α-碳上需要连接吸电子基团（EWG），以使反应中的四元环中间体消除生成烯烃，反应的副产物O,O-二烷基磷酸盐可溶于水，很容易通过水溶液萃取而与生成的不饱和酸酯分离。

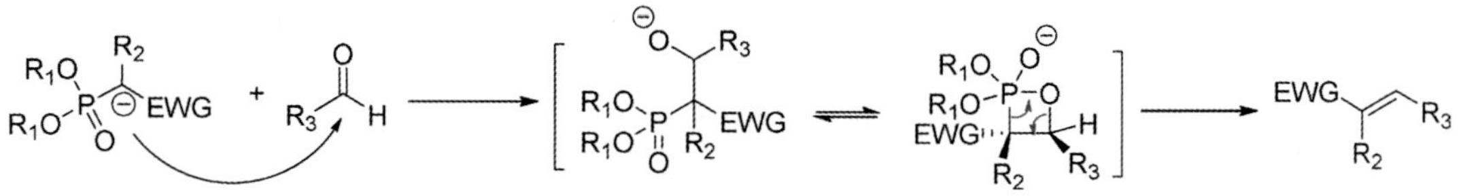

图 16-5-4　HWE 的反应机制

二、阿法替尼的两类重要制备方法

（一）实验室药物化学合成路线－模块合成法

勃林格殷格翰制药公司的原研专利WO0250043和WO03094921报道了阿法替尼的模块合成法，技术关键在于喹唑啉母核的构建，并依次进行喹唑啉母核C_7-位和C_6-位的官能团修饰。

以2-氨基-4-氟苯甲酸（化合物46）为起始原料，与甲酰胺在高温下发生环合反应生成7-氟喹唑啉酮（化合物47）。化合物47在发烟硝酸和浓硫酸作用下硝化得到6-硝基-7-氟喹唑啉酮（化合物48），接着经氯化亚砜氯代得到4-氯-6-硝基-7-氟喹唑啉酮（化合物49）。化合物49与3-氯-4-氟苯胺发生取代反应得到关键中间体6-硝基-4-[（3-氯-4-氟苯基）氨基]-7-氟喹唑啉（化合物50）。在叔丁醇钾作用下关键中间体（化合物45）结构中7-位氟原子被（S）-3-羟基-四氢呋喃取代得到醚化产物（化合物51）。化合物51的6-位硝基在盐酸/铁粉条件下还原得到关键母核4-芳胺喹唑啉（化合物52）（图16-5-5）。

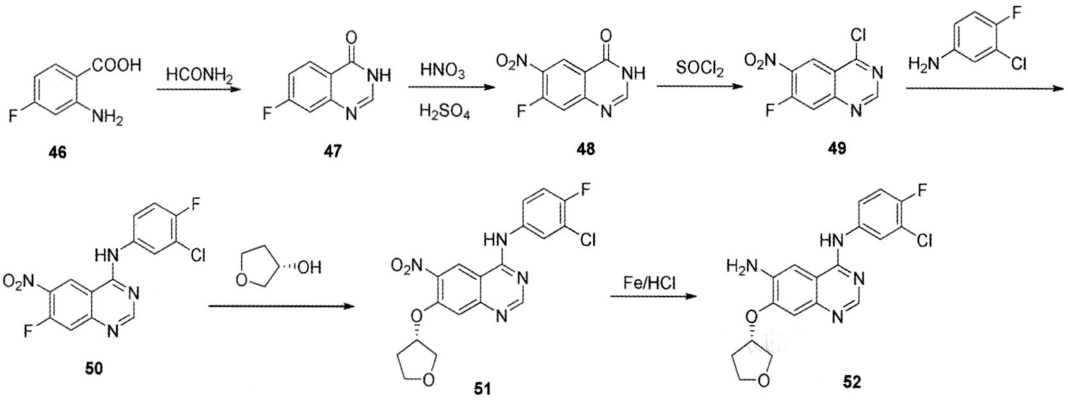

图 16-5-5　4-芳胺喹唑啉母核 52 的合成

喹唑啉母核（化合物52）与溴代巴豆酰氯发生缩合反应得到酰胺中间体（化合物53），最后与二甲胺的胺化反应得到目标化合物阿法替尼，该路线总收率为18%（图16-5-6）。

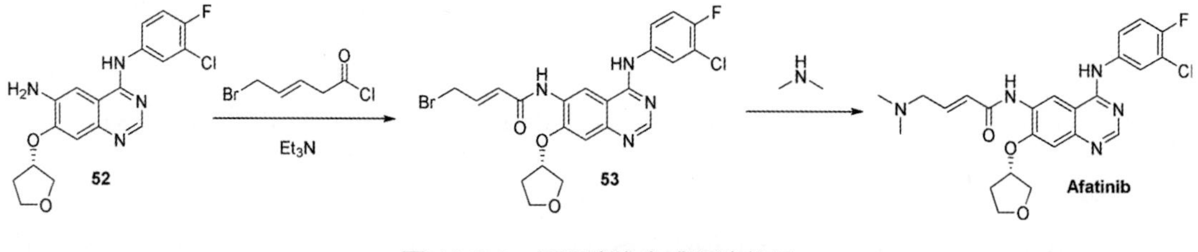

图 16-5-6　原研路线合成阿法替尼

阿法替尼的6-位侧链的合成也可以通过经典的Horner-Wadsworth-Emmons反应生成。以关键母核（化合物52）与2-（二乙基膦酰）乙酸发生缩合反应得到酰胺中间体（化合物54）。化合物54与（二甲基氨基）-乙醛-二乙基缩醛在碱性条件下发生Horner-Wadsworth-Emmons反应得到阿法替尼，路线总收率为28%（图16-5-7）。

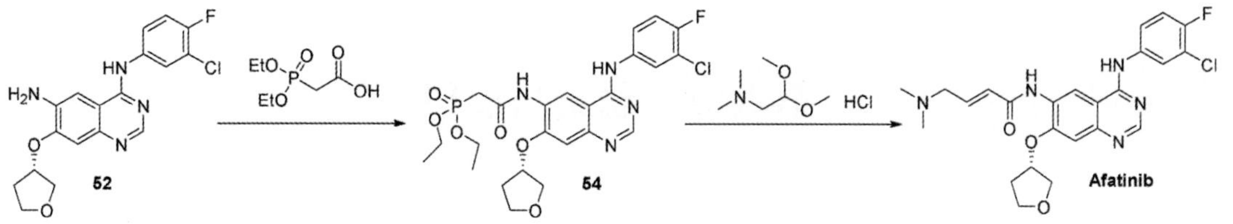

图 16-5-7　基于 HWE 反应合成阿法替尼

（二）工业化合成路线 – 顺序合成法

在上述实验室药物化学合成阿法替尼的路线中，合成步骤一般较长，且合成路线中涉及多个喹唑啉中间体，这些中间体在有机溶剂中的溶解度均较差，导致整体合成产量难以提升。通过对类似化合物的合成文献调研发现，Dimroth重排反应是构建喹唑啉环较有利的方法[54]。研究人员在CN103254156专利中报道，在阿法替尼合成的最后一步经Dimroth重排反应引入喹唑啉杂环母核，成功解决了喹唑啉杂环中间体溶解度低的问题。以成本低廉的4-羟基苯甲腈（化合物55）为起始原料，经过硝化反应得到2-硝基-4-氰基苯酚（化合物56）。化合物56与（R）-3-羟基四氢呋喃发生Mitsunobu反应得到醚化中间体（化合物57）。化合物57的硝基以Pd/C为催化剂，氢化还原得到3-氨基-4〔（S）-（四氢呋喃-3-基）氧基〕苄腈（化合物58）。化合物58在三乙胺存在下与N,N-二甲氨基巴豆酰氯反应得到酰胺中间体（化合物59）。化合物59经过二次硝化和硝基还原得到中间体（化合物61），最后与DMF-DMA缩合得到2-〔（N,N-二甲胺基）亚甲胺基〕-4-〔（S）-（四氢呋喃-3-基）氧基〕-5-〔〔4-（N,N-二甲胺基）-1-氧代-2-丁烯-1-基〕氨基〕苄腈（化合物62）。化合物62与3-氯-4-氟苯胺在120～130℃条件下经Dimroth重排生成目标产物阿法替尼，路线总收率为36%，适合于工业化生产放大要求（图16-5-8）。

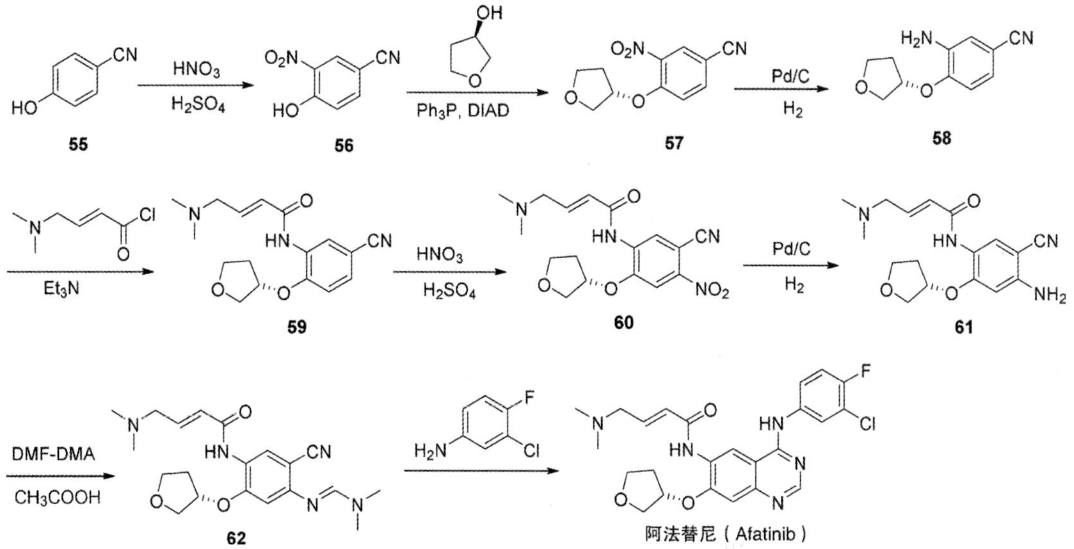

图 16-5-8　工业化放大合成阿法替尼路线

第六节　总结与展望

一、总结

随着分子检测技术的飞速发展和不同驱动基因的发现，NSCLC已成为一类由不同分子亚型构成的异质性疾病，肺癌的治疗也正式进入了靶向时代。EGFR是NSCLC的重要驱动因子，通过开发靶向EGFR的小分子抑制剂为NSCLC的治疗提供了新的手段。本章通过介绍表皮生长因子受体EGFR的结构和功能，喹唑啉类EGFR抑制剂的设计和构–效关系，以及共价抑制剂的设计原理和共价抑制策略在EGFR小分子抑制剂设计中的应用，为进一步的分子设计提供了理论指导。作为全球首个批准上市的不可逆EGFR抑制剂，阿法替尼成为共价抑制策略在药物设计成功应用中的典范。阿法替尼是在亲电弹头结构修饰过程中发现的，在这一过程中也阐述了共价不可逆抑制剂与酶的相互作用模式，为其他靶点不可逆抑制剂的设计提供了研究思路和经验。

二、知识拓展

虽然阿法替尼在一定程度上克服了EGFR^{T790M}突变，但是阿法替尼对野生型EGFR也能产生抑制作用，因此，存在着较严重的剂量依赖性不良反应（如皮疹和腹泻），大大限制了其在临床上应用，降低了患者使用的依从性，需要开发新的抑制剂，使其只能选择性地抑制EGFR^{T790M}突变，但不影响正常EGFR蛋白功能。

（一）选择性 EGFR^{T790M} 突变的小分子抑制剂的研究进展

分析EGFR^{T790M}突变的蛋白结构可以发现，位于抑制剂结合口袋入口处（gate keeper）的氨基酸残基由苏氨酸突变为甲硫氨酸，这两个氨基酸残基的疏水性存在较大的差异，甲硫氨酸的亲脂性比苏氨酸高。基于上述猜想，美国哈佛大学Dana-Farber肿瘤研究所的研究人员经过筛选发现，一类氨基嘧啶类化合物可以选择性地抑制突变型EGFR^{T790M}，对野生型EGFR抑制作用微弱，其中代表性的化合物为WZ-4002[55]。后续阿斯利康公司、Clovis、诺华等制药公司围绕这一氨基嘧啶骨架开展了新一代EGFR小分子抑制剂的研究，并成功开发了新的药物（表16-6-1）[56]。

表 16-6-1　选择性 EGFR^{T790M} 突变的 EGFR 抑制剂

化 学 结 构	研发企业	作用靶点	状　态
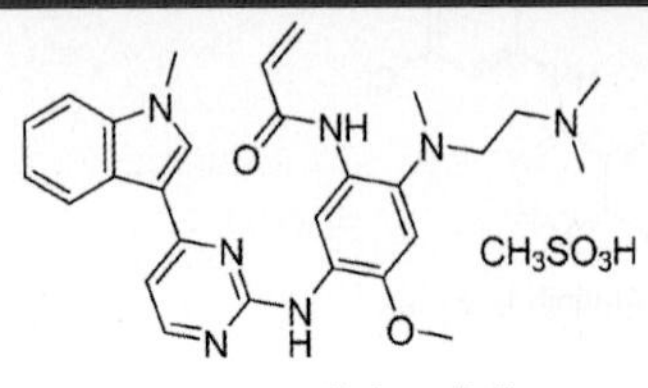 Osimertinib	阿斯利康	EGFR 敏感突变（19del、21L858R）和 T790M 突变	2015 年 FDA 上市

续表

化 学 结 构	研 发 企 业	作 用 靶 点	状 态
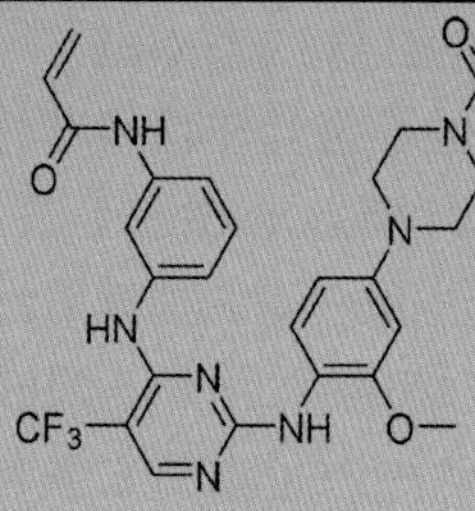 Rociletinib	克洛维斯肿瘤公司	EGFR 敏 感 突 变（19del、21L858R）和 T790M 突变	临床Ⅲ期，2016 年6 月停止研发
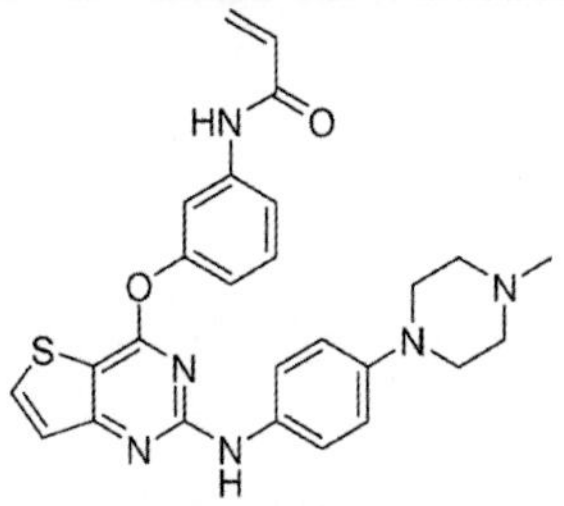 Olmutinib	韩美制药	EGFR 敏 感 突 变（19del、21L858R）和 T790M 突变	2016 年韩国上市
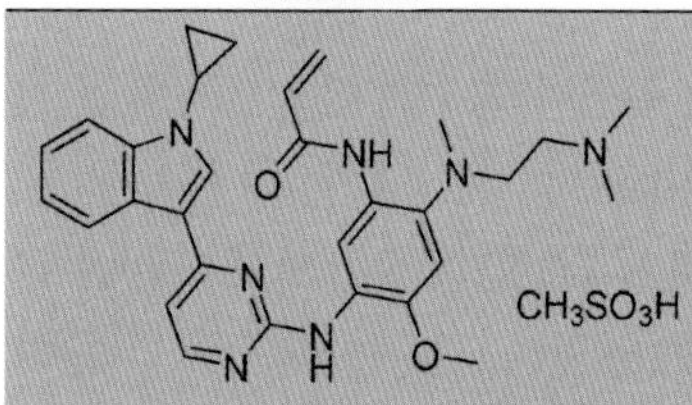 Almonertinib	江苏豪森药业集团有限公司	EGFR 敏 感 突 变（19del、21L858R）和 T790M 突变	2020 年中国上市
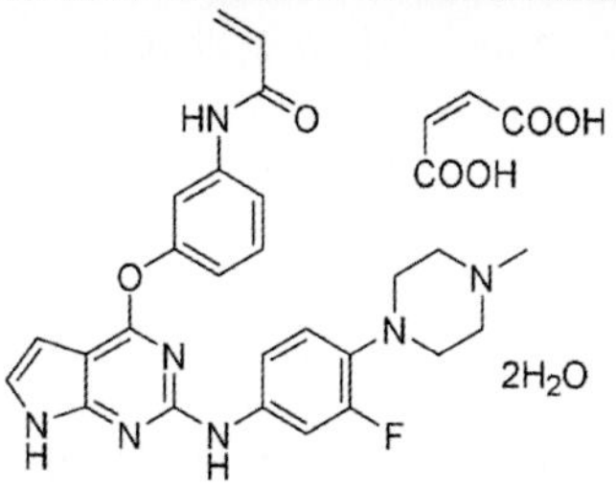 Avitinib	杭州艾森医药研究有限公司	EGFR 敏 感 突 变（19del、21L858R）和 T790M 突变	临床Ⅲ期
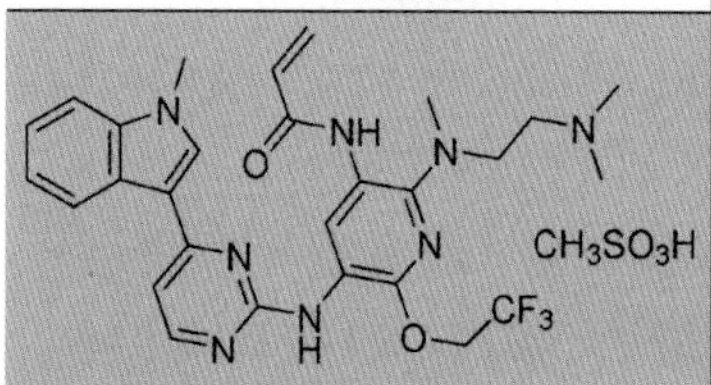 Alflutinib	上海艾力斯医药科技有限公司	EGFR 敏 感 突 变（19del、21L858R）和 T790M 突变	临床Ⅲ期

　　奥希替尼〔osimertinib，商品名：　泰瑞莎（Tagrisso）〕是由阿斯利康制药公司开发的一类 $EGFR^{T790M}$ 突变选择性、不可逆的EGFR抑制剂，克服了包括厄洛替尼、吉非替尼、埃克替尼等引起的获得性耐药问题。奥希替尼分别于2015年11月和2017年3月在美国和中国获批上市，用于EGFR突变阳性晚期或转移性NSCLC患者的一线治疗，也是全球首个批准上市的第三代EGFR非可逆型抑制剂。奥希替尼仅用32个月就被提前批准上市，创造了最快的

药物开发记录。研究表明，EGFR突变阳性晚期非小细胞肺癌患者一线使用奥希替尼可以获得比其他EGFR靶向小分子抑制剂更长的无进展生存期（PFS）和总体生存期（OS）。同时在AURA 3的临床试验中，评估了奥希替尼与化疗（铂类联合培美曲塞）对EGFR^{T790M}突变阳性的晚期非小细胞肺癌和先前使用EGFR-TKIs治疗后疾病进展的肺癌脑转移患者的有效性和安全性，结果显示奥希替尼可以明显改善脑转移患者的客观缓解率（ORR）[57,58]。

罗乐替尼（rociletinib，CO1686）是由克洛维斯肿瘤公司研发的第三代EGFR不可逆型抑制剂，能够选择性抑制EGFR的激活突变和T790M耐药突变。2014年5月，美国FDA授予其突破性治疗药物资格，拟作为单一药物二线用于治疗T790M突变的NSCLC患者。但临床Ⅲ期试验结果显示，罗乐替尼的客观缓解率（ORR）仅为30%左右，远低于预期的60%，而且存在高血糖和心电图QT延长等两个严重的不良反应。2016年4月美国FDA抗癌专家委员会（ODAC）以12∶1的绝对优势反对了rociletinib的提前上市申请。

奥莫替尼（olmutinib，商品名：Olita）是由韩美制药研发的第三代口服EGFR不可逆型抑制剂，于2016年5月在韩国上市，主要用于既往接受过EGFR小分子抑制剂治疗的局部晚期或转移性患者、具有EGFR^{T790M}突变的非小细胞肺癌患者的治疗。同年，在该药物的临床试验中出现了严重不良反应，勃林格殷格翰公司决定停止奥莫替尼的进一步研究，将全球开发和商业化权归还韩美制药有限公司。

阿美替尼（almonertinib，商品名：阿美乐）是由江苏豪森药业集团有限公司研发的全球第二个、国产首个第三代EGFR不可逆型抑制剂，于2020年3月获国家食品药品监督管理局批准上市，用于既往接受EGFR-TKIs治疗进展且T790M阳性的晚期NSCLC患者的治疗。临床试验结果显示，阿美替尼的客观缓解率（ORR）为68.9%，疾病控制率［疾病控制率（disease control rate，DCR）是指肿瘤缩小或稳定且保持一定时间的患者比例（主要针对实体瘤），包含完全缓解、部分缓解和稳定的病例］为93.4%，中位无进展生存期（mPFS）达12.3个月，且阿美替尼毒副作用小。同时阿美替尼可以突破血-脑脊液屏障，有效地抑制脑部病灶，对脑转移患者的有效缓解率高达61.5%。阿美替尼的成功上市突破临床亟需药物的重大技术难点，填补了国内自主研发的三代EGFR靶向药的空白，为晚期非小细胞肺癌患者带来长期、高质量生存的希望[59]。

自2013年全球首个第三代EGFR非可逆型抑制剂奥希替尼获批上市后，到目前为止已有众多的第三代EGFR小分子抑制剂进入了临床试验研究，包括naquotinib、nzartinib、PF-06747775、TAS-121、lazertinib等，其中naquotinib、nazartinib、PF-06747775、TAS-121在奥希替尼批准上市后，因各种因素逐渐停止了临床试验研究。

而第三代EGFR非可逆抑制剂的研发主战场则逐渐转移到中国，目前除了阿美替尼外，还有15个产品处在临床研究阶段，如艾维替尼、艾氟替尼、BPI-7711、D-0316、ASK120067、SH-1028、ES-072、克耐替尼、YK-029A、TQB3456、FHND9041、C-005、XZP-5809-TT1、BEBT-109、TY-9591等。

（二）EGFR$^{T790M/C797S}$双突变的出现和变构抑制剂的设计策略

虽然奥希替尼通过氨基嘧啶母核提高了化合物对EGFR^{T790M}耐药突变的选择性，解决了阿法替尼因靶向野生型EGFR所导致的不良反应，但是随着用药时间的延长，继发的EGFR^{C797S}突变使奥希替尼依旧不可避免地产生获得性耐药。在服用奥希替尼的患者人群中，20%～40%患者会产生Del19/T790M/C797S或L858R/T790M/C797S三突变。当T790M和C797S突变处于反式构象｛在不同等位基因［等位基因（allele）是指位于一对同源染色体相同位置上控制同一性状不同形态的基因］上｝时，则细胞对第三代EGFR抑制剂表现出耐药，但对第一代和第三代EGFR抑制剂的组合仍然敏感，这种组合的再现性仍有待探索。当T790M和C797S突变处于顺式构象（在同一个等位基因上）时，细胞对目前所有的EGFR抑制剂（单独或联合使用）都表现出耐药性。奥西替尼耐药患者的基因检测发现，T790M和C797S突变处于反式构象是罕见的，顺式突变则发生概率较高[60]。

前三代的EGFR抑制剂均作用于EGFR蛋白的ATP结合口袋，属于ATP竞争性抑制剂。而ATP口袋易突变性产生的耐药问题不可避免地影响药物的治疗效果。靶向蛋白的变构位点则为对抗激酶耐药性提供了一个新思路[61-63]（图16-6-1）。变构位点在靶标家族成员间具有结构多样性和构象可诱导性的特点，可以克服激酶中ATP结合位点选择性差的问题，因此使用非ATP竞争性抑制剂有望逆转C797S介导的耐药问题。

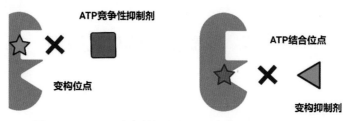

图 16-6-1　ATP 竞争性抑制剂和变构抑制剂的结合模式

基于蛋白三维结构的药物设计，美国哈佛大学医学院Dana-Farber癌症研究所首次报道了一类EGFR变构抑制剂EAI-045和JBJ-04-125-02[64]，主要作用于EGFR的变构位点［变构位点（allosteric site）是指靶标蛋白活性中心以外的某一特异性部位，可以引起酶蛋白分子构象的变化。变构抑制剂通过诱导激酶构象变化来调节ATP分子与激酶的结合从而使激酶处于非激活状态］，并联合西妥昔单抗来治疗C797S突变的NSCLC，目前这类变构抑制剂已处于临床试验研究阶段（图16-6-2）。

EAI-045　　　　　**JBJ-04-125-02**

图 16-6-2　EGFR 变构抑制剂的结构 [65]

数字资源

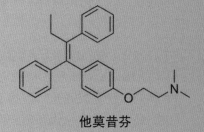

他莫昔芬

第十七章

抗乳腺癌药物他莫昔芬

周海兵　麻笑雨

第一节　雌激素受体与乳腺癌

一、什么是乳腺癌

乳腺癌是从乳房组织开始的癌症，最早的记录可以追溯到公元前1600年。当时古埃及人记录了许多乳房癌病例并将其刻写在石壁上、草书中。关于乳腺癌的相似记载也出现在古希腊、古罗马等地[1]。

无论在发达国家，还是在发展中国家，乳腺癌均是女性最常见的恶性肿瘤，严重威胁着女性的身体健康[2]。据最新统计，2020年全球新发乳腺癌达到226万例，首次超过肺癌（221万例）成为全球第一大癌症。在女性癌症患者中，乳腺癌占比约25%，位列女性癌症之首，死亡人数占女性所有癌种死亡总人数的15%。中国是乳腺癌大国，2020年新发乳腺癌约42万例，并导致近12万人死亡[3]。

根据乳腺癌表达的激素受体（hormone receptor，HR）和人表皮生长因子受体2（human epidermal growth factor receptor 2，HER2）水平的不同，乳腺癌可以被分为不同的亚型。主要包括以下几种。

（1）管腔A型（luminal A）：HR阳性/HER2阴性（HR^+/$HER2^-$）乳腺癌。

（2）管腔B型（luminal B）：HR阳性/HER2阳性（HR^+/$HER2^+$）乳腺癌。

（3）HER2高表达型：HR阴性/HER2阳性（HR^-/$HER2^+$）乳腺癌。

（4）基底细胞样型（basal-like）：HR阴性/HER2阴性（HR^-/$HER2^-$）乳腺癌，即三阴性乳腺癌。

其中，雌激素受体（estrogen receptor，ER）阳性乳腺癌（ER^+乳腺癌）占全部乳腺癌的70%左右[4]。

早期人们对乳腺癌基本没有有效的治疗手段，甚至将乳腺癌描述为无法治疗的疾病。随着人类社会的发展以及对乳腺癌了解的不断深入，乳腺癌的治疗手段日益丰富且治疗效果明显。目前主要的治疗手段包括手术治疗、放射治疗、化学治疗以及内分泌治疗。由于ER$^+$乳腺癌占全部乳腺癌的70%左右，针对雌激素受体信号通路的内分泌疗法是目前临床治疗的主要手段之一[5]。

内分泌治疗又称激素治疗。一部分癌症和体内激素水平的异常有着密切的联系，在治疗中也可选择使用一些激素或抗激素类物质来改变肿瘤生长所依赖的特定生理条件，从而抑制肿瘤的生长。乳腺癌内分泌治疗的萌芽始于1836年，Cooper观察发现肿瘤生长和月经周期之间存在着相关性。1896—1901年，Beatson报告了3例对晚期乳腺癌患者实施卵巢切除术的手术治疗，术后结果显示这一疗法效果良好；Boyd实施了第一例卵巢切除和乳房切除相结合的乳腺癌手术；1905年，Lett报道了99名接受卵巢切除术的乳腺癌患者的临床试验结果，这些结果都显示，将体内与激素相关的一些组织切除后能够对乳腺癌患者产生有效的治疗作用，因此，明确了乳腺癌与内源性激素之间存在着联系。随后，在1944年，Haddow进一步发现使用大剂量的合成雌激素可以在晚期乳腺癌患者中得到良好的治疗效果；而几乎在同时期，Nathanson也报告了雌酚具有改善晚期乳腺癌的作用。基于这些研究，雌激素与乳腺癌之间的密切联系也逐渐被揭示出来。此后，随着雌激素相关研究的深入与相关小分子药物研究的发展，自1980年以来，他莫昔芬（tamoxifen）及其拓展的一类药物——选择性雌激素受体调节剂（selective estrogen receptor modulators，SERMs）作为一类靶向雌激素受体的药物被广泛用于乳腺癌的内分泌治疗[6]。

二、雌激素与雌激素受体

雌激素（estrogen）是人体内的一种重要的内分泌激素，几乎对所有的细胞、组织和器官都发挥着调节作用，尤其是在内分泌系统、骨组织[7, 8]、神经系统[9, 10]和心血管系统[11]等方面均有非常重要的功能。此前人们一直认为雌激素只在女性的身体中起着促进、维持女性生殖和第二性征发育等关键作用，但近年来的研究也发现，雌激素对男性正常的生理活动也发挥着重要的作用[12]。

内源性的雌激素主要有雌酮（estrone）、雌二醇（estradiol，E$_2$）和雌三醇（estriol）（图17-1-1）。雌酮和雌二醇在女性体内直接由卵巢分泌，雌三醇为它们的代谢产物。三种激素中以雌二醇的活性最强，雌酮及雌三醇的活性分别是它的1/3和1/10[13]。

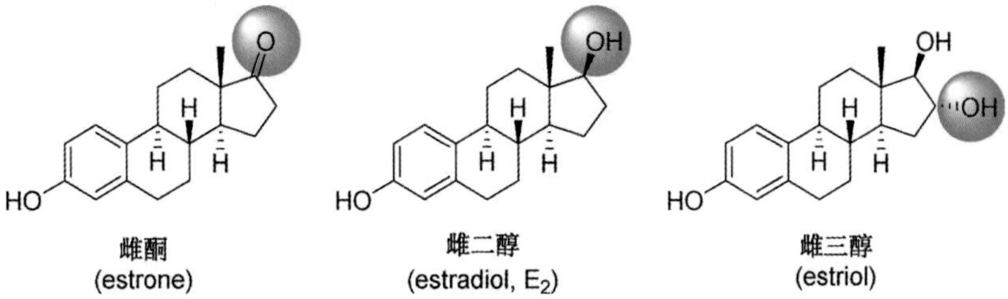

雌酮
(estrone)

雌二醇
(estradiol, E$_2$)

雌三醇
(estriol)

图 17-1-1　内源性雌激素雌酮、雌二醇和雌三醇

雌激素在机体内发挥生物学效应可以通过多种信号通路，但主要还是通过雌激素受体介导的信号通路来发挥其生理调节作用（图17-1-2），主要包括4个步骤：①胞外雌激素，如雌二醇进入细胞核内与雌激素受体特异性地结合，形成雌激素受体配体–受体的复

合物；②雌激素受体的构型发生变化，形成同源或异源二聚体；③激活后的雌激素受体与特异性的共激活因子（coactivator，CoA）相结合，从而形成了配体–受体–共激活因子的复合物；④复合物与启动子域上的应答元件（estrogen response element，ERE）结合，启动相应基因的表达和转录。但是，除了与复合物与启动子域上的应答元件结合来调控基因外，雌激素受体还能够同其他转录调控因子如Sp1或活化蛋白AP-1相结合来调控基因转录的过程。

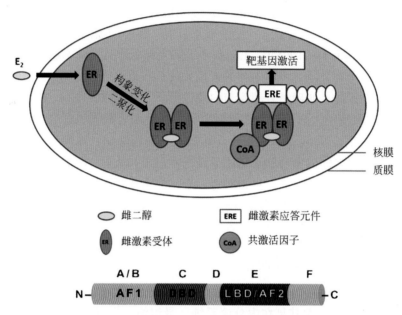

图 17-1-2　雌激素在机体内发生生物学效应的作用机制及雌激素受体的结构功能域分区

　　雌激素受体是一类核受体（nuclear receptor，NR），在结构上一般将其分为A～E六个区域，在功能上则分为4个区域（图17-1-2）[14]。AB组成N-末端的转录活化功能区AF-1（activation function 1，AF-1），基因表达中靶基因的转录由AF-1与基本转录因子、其他转录因子和辅因子间相互作用而被激活；C区为DNA的结合域（DNA binding domain，DBD）；D区为连接域，与雌激素受体二聚功能相关；E区域为配体结合域，该区域在雌激素受体与SERMs或雌激素间特异性结合的过程中起决定性作用，也是受体二聚化的重要部位；另外E区的末端含有另一个结构域AF-2，AF-2与AF-1同为转录激活结构域区，与配体结合调控激活目标基因的表达，在该过程中与AF-1协同作用[15]。

　　雌激素受体有ERα和ERβ两种亚型。20世纪60年代，Jensen等发现了ERα亚型[16]，在相当长的一段时期内人们普遍认为雌激素受体仅有这一种亚型。直到90年代末，人们发现ERβ亚型后，对雌激素受体及其介导的信号通路有了更加完善的认识[17]。研究表明，ERα和ERβ亚型在人体内的分布及功能等方面存在很大差异。ERα主要分布于子宫、乳腺中，在中枢神经系统、骨骼、心血管等方面也有分布；ERβ则广泛分布在多个组织和器官中，如结肠、胰腺、前列腺、脂肪组织等[18, 19]。两种亚型在结构上有很强的相似性，例如，两者的DNA结合域及配体结合域同源性分别是95%和59%，且对雌激素受体配体有着相似的亲和力[20]。功能上，ERα主要是促进细胞的增殖，也被认为是乳腺癌的诱因之一，同时也是治疗的重要靶点。虽然目前对ERβ的功能研究相对较少一些，但大致可知其主要起着与ERα相反的作用，在抑制细胞增殖的同时也可能对神经系统有保护作用[21]。因此，雌激素对维持机体的成长和健康状态至关重要。近些年的研究揭示，骨质疏松、白血病、心肌梗死和神经退行性疾病等严重疾病均在一定程度上与机体内雌激素分泌调控以及雌激素受体的表达水平异常有关。

三、ER⁺乳腺癌及其药物靶点

雌激素对乳腺癌的诱导作用通常可以从以下两个方面来解释：

（1）雌激素通过雌激素受体介导的信号传导途径，上调与癌症相关部分基因的转录激活或转录抑制，这也是雌激素诱发相关癌症最主要的原因。

（2）雌激素代谢伴随着一系列氧化还原反应，这些氧化还原反应生成了大量氧自由基，使人体中的脂质和遗传信息氧化损伤产生变异[21-24]。

雌激素信号通路是诱发乳腺癌的主要原因之一。根据雌激素信号通路，目前已确定3个与乳腺癌相关的治疗靶点，并以此开发出了对应的药物或小分子调节剂（图17-1-3）。

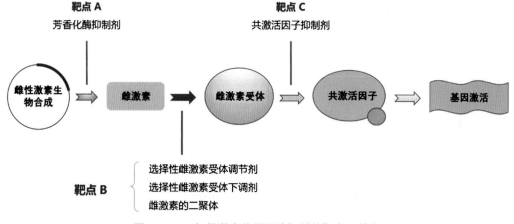

图 17-1-3　与雌激素信号通路相关的靶点及药物

（1）芳香化酶抑制剂（aromatase inhibitors，AIs），它通过抑制内源性雌激素的生物合成途径来降低机体的雌激素水平，从根源上减少了雌激素的合成，从而减少雌激素在组织、器官中因过度表达引起的相关疾病。

（2）作用于雌激素受体的药物：主要包括抗雌激素类药物——选择性雌激素受体调节剂和抑制雌激素受体并在一定程度上诱导雌激素受体降解的选择性雌激素受体下调剂（selective estrogen receptor downregulators，SERDs），以及有类激素作用的双价配体（estrogenic dimers）等。

（3）共激活因子抑制剂（coactivator binding inhibitors，CBIs）通过抑制配体-受体复合物与共激活因子的结合使后续的基因转录和表达无法完成。

四、选择性雌激素受体调节剂

选择性雌激素受体调节剂是一类能与雌激素受体结合，依据靶组织和激素的内环境不同，表现出雌激素激动剂或拮抗剂作用的一系列结构各异的化合物。理想的选择性雌激素受体调节剂应当在骨骼、肝脏或者心血管系统等组织器官起到雌激素受体激动剂的作用，在乳腺等组织器官能够起到雌激素受体拮抗剂的作用，而在子宫等一些组织器官中能够同时引起雌激素受体激动和拮抗的双重作用。这种特别的机制能够在最大程度上保证选择性雌激素受体调节剂在发挥治疗乳腺癌作用时对其他器官组织的安全性，这一选择性作用的产生主要归因于以下4个方面：

（1）雌激素受体的两种亚型在人体各组织、各器官的表达数量和分布位置存在差异，分别在不同组织或器官中占据主导作用。ERα和ERβ的表达量在乳腺细胞基本相当，骨骼细胞中情况类似，但总体表达水平不如乳腺细胞，子宫细胞中主要受到ERα的调控而前列腺中则受到ERβ的调控[25]。

（2）ERα和ERβ的理化性质不完全相同，ERα具有更大的配体结合口袋，相较ERα而言，ERβ更容易被一些药物抑制，原因可能为激动构象的ERβ不如ERα稳定[26, 27]。

（3）ERα和ERβ在不同组织中发挥作用不完全相同。

（4）各个组织器官中共激活因子和共抑制因子的含量差异较为显著[28]。

目前临床上应用的选择性雌激素受体调节剂主要有四代：第一代选择性雌激素受体调节剂，如他莫昔芬（tamoxifen）、4-羟基他莫昔芬等（4-OHT）；第二代选择性雌激素受体调节剂，如托瑞昔芬（toremifene）、雷诺昔芬（raloxifene）等；第三代选择性雌激素受体调节剂，如拉索昔芬（lasofoxifene）、巴多昔芬（bazedoxifene）以及第四代选择性雌激素受体调节剂，阿考比芬（acolbifene）等（图17-1-4）。

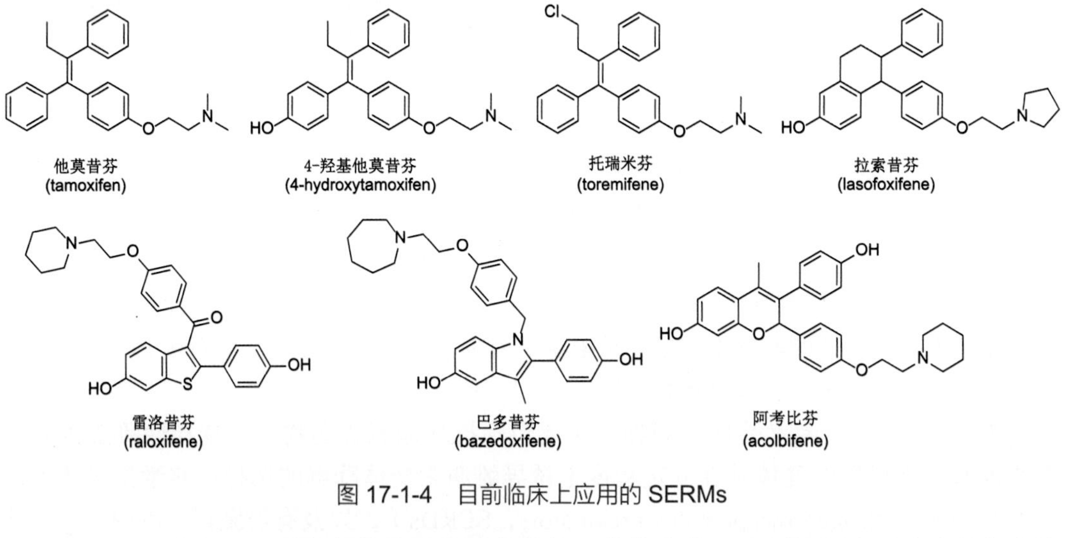

他莫昔芬 (tamoxifen)　　4-羟基他莫昔芬 (4-hydroxytamoxifen)　　托瑞米芬 (toremifene)　　拉索昔芬 (lasofoxifene)

雷洛昔芬 (raloxifene)　　巴多昔芬 (bazedoxifene)　　阿考比芬 (acolbifene)

图 17-1-4　目前临床上应用的 SERMs

作为第一代选择性雌激素受体调节剂类药物，他莫昔芬的开创性研发对癌症的靶向内分泌治疗、化学预防乳腺癌，以及该类药物的发展等均具有里程碑的意义。

第二节　选择性雌激素受体调节剂他莫昔芬的药物化学

一、他莫昔芬的发现——机缘与巧合

作为选择性雌激素受体调节剂，自1973年，他莫昔芬被英国药品安全委员会首次批准用于治疗乳腺癌至今。20世纪50年代，在美国避孕药具有非常广阔的市场，科学家们开始研究抗雌激素药物，希望能够抑制排卵从而用于人类生育控制计划。1958年，Lerner等发现了第一种非甾体抗雌激素化合物MER25（ethamoxy-triphetol），并在实验动物中发现该化合物具有抗生育活性。从此以后，许多公司开始合成和筛选化合物，用于事后避孕药研究。1962年，英国柴郡皇家化学工业制药分部在Walpoleb博士负责的一个生育相关的项目中发现了三苯乙烯结构化合物，尝试将其开发为一种新的避孕药[29]。经测试其抗生育效果显示，该化合物并不能抑制人体排卵，反而具有一定的促排卵作用[30]。

1966年Harper等通过总结自己的研究结果，发现一个有意义的现象，即三苯氧胺结构的顺式和反式异构体具有不同甚至相反的生物学性质[29]，这一奇特的生理功能现象在动物实验中有所体现。进一步研究发现，顺式异构体（ICI 47 699）可以被简单地当作一类雌激素受体激动剂，反式异构体（ICI 46 474，后被命名为他莫昔芬）则具有复杂的雌激素受体激动或者拮抗活性（图17-2-1）。在大鼠实验中，ICI 46 474低剂量下表现微弱的雌激素活性，高剂量则展现出明显的抗内源以及外源性雌激素的效果，而在小鼠中两种异构体却均表现为一类雌激素受体激动剂，甚至ICI 46 474具有更强的激动作用[29, 31]。

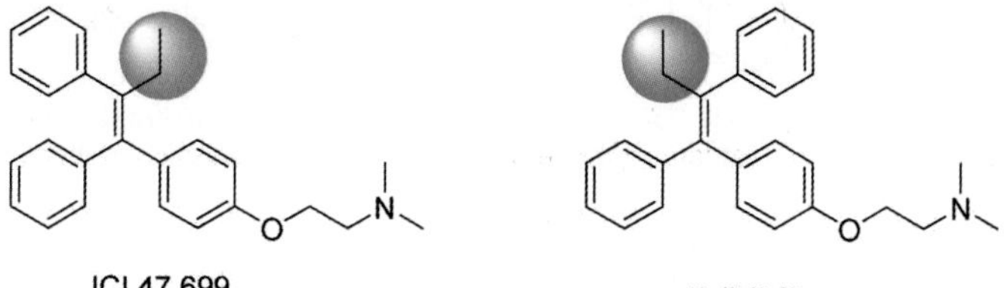

ICI 47 699

他莫昔芬
ICI 46 474
(tamoxifen)

图 17-2-1　他莫昔芬及其异构体

虽然三苯氧胺作为避孕药物并未获得成功，但幸运的是，Walpole博士也同时致力于与癌症治疗相关药物的研究[32]。此时，科学家们已经认识到乳腺癌可能与雌激素有关，且合成了第一批雌激素样化合物，如己烯雌酚、己二烯雌酚等，并将大剂量的己烯雌酚、己二烯雌酚以及三苯氯乙烯用于乳腺癌患者的临床治疗实验中（图17-2-2）[33, 34]。实验结果发现这些雌激素样化合物确实对乳腺癌有一定的治疗作用（现在已知大剂量的雌激素样化合物使下丘脑对内源性雌激素的释放产生负反馈调节而产生抗癌效果），这证明了乳腺癌与雌激素的相关性，且雌激素受体也有望成为乳腺癌的一个治疗靶点。在20世纪60年代末，随着对雌激素受体了解的不断深入，人们在动物实验中进一步发现雌激素实际上具有促进乳腺癌发展的作用[35]。

三苯基氯乙烯 (triphenylchlorethylene)　三苯基甲基乙烯 (triphenylmethylethylene)　己烯雌酚 (stilboestrol)　己二烯雌酚 (dleiaoestrol)

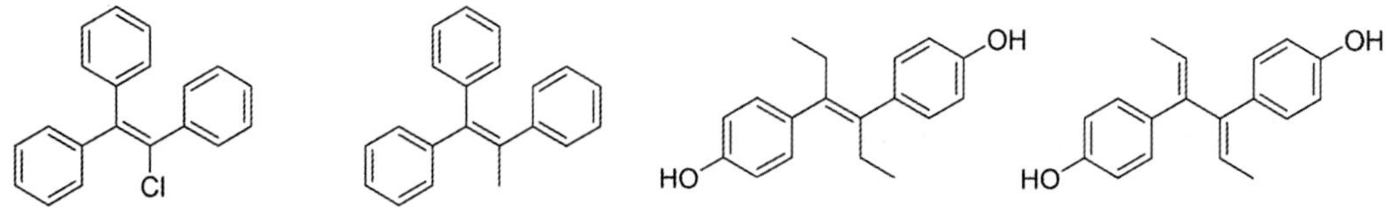

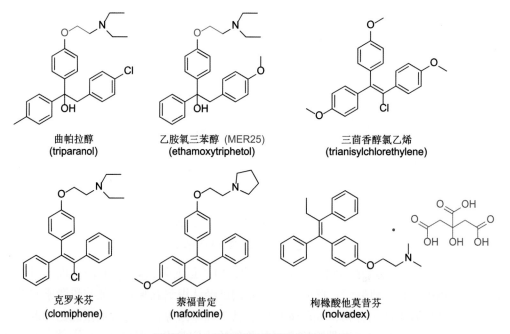

图 17-2-2　早期用于乳腺癌临床试验的非甾体 ICI 雌激素药物

随着雌激素拮抗剂研究的不断深入，人们又合成得到了一批非甾体结构的雌激素拮抗剂，但最终发现该类激素类药物均具有很大的副作用。1950年，Lerner和他的同事发现了第一个可临床降低胆固醇水平的非甾体抗雌激素分子——曲帕拉醇（triparanol）（图17-2-3）。曲帕拉醇具有与他莫昔芬类似的骨架，但在使用过程中发现其具有增加循环中链甾醇水平的不良反应，从而诱发年轻女性患上白内障，这导致其临床使用被终止。随后相继发展的MER25、氯米芬（也称为克罗米芬或MRL41，clomiphene）等雌激素受体拮抗剂均因较大的副作用被停止临床使用[36, 37]。但在Walpole等坚持下，1974年ICI制药公司同意继续将ICI 46 474作为乳腺癌治疗药物和排卵诱导剂在英国继续开展研究及进一步的临床试验，并证实了该化合物可用于晚期乳腺癌的临床治疗，且相较使用大剂量激素类药物的疗法，具有副作用少的优势[38]。这一研究结果是成功开发他莫昔芬的关键一环。

曲帕拉醇 (triparanol)　乙胺氧三苯醇 (MER25) (ethamoxytriphetol)　三茴香醇氯乙烯 (trianisylchlorethylene)

克罗米芬 (clomiphene)　萘福昔定 (nafoxidine)　枸橼酸他莫昔芬 (nolvadex)

图 17-2-3　早期的非甾体抗雌激素药物

开发激素类抗乳腺癌药物的另一个关键人物是Jordan博士。Jordan博士1972年毕业于利兹大学药理学专业，在校期间即已经在从事三苯氧胺相关的药理研究，毕业后更是在ICI制药部门的支持下，一直致力于探索ICI 46 474的作用机制，并积极推动其临床试验的开展。通过小鼠实验，Jordan证实乳腺肿瘤需要雌激素才能存活，随后给大鼠注射ICI 46

474后发现肿瘤体积缩小了，而且这种情况只出现在摘除卵巢的大鼠[39]。因此，Jordan认为ICI 46 474有希望作为一种药物治疗和预防乳腺癌的手段，但在当时该想法仍存在争议。随后，Jordan在利兹大学通过大鼠肿瘤模型进一步证明，短期给予ICI 46 474并不能预防肿瘤的形成，但长期使用则可以阻止乳腺肿瘤的发展[40]。1973年，ICI将该化合物命名为枸橼酸他莫昔芬（nolvadex），并获得英国批准用于乳腺癌的治疗。1977年12月30日，美国FDA也批准了他莫昔芬用于绝经后妇女晚期疾病的治疗，从此开启了他莫昔芬在乳腺癌治疗及预防中的广泛应用。

随着药物的广泛推广以及进一步的研究显示，雌激素对人心血管系统和骨骼的发育也至关重要。Jordan博士等开始担心由他莫西芬治疗所致的长期缺乏雌激素可能会引发不可预见的副作用。幸运的是，Jordan及其同事的后续研究证明，长期服用他莫西芬不仅不会导致骨质疏松症或心脏病，似乎还可以减少啮齿类动物骨质疏松症和心脏病的发病率[41]。进一步研究表明，他莫昔芬的任一单一异构体，在人体分布到不同部位时，并非如假设般均具有抗雌激素作用，而是选择性地在某些部位时才会表现出雌激素或抗雌激素作用。因此，这类化合物被命名为选择性雌激素受体调节剂。Jordan在后续的生涯里一直致力于SERMs以及耐药性的相关研究，并进一步揭示了雌激素与乳腺癌之间的关系[42]。由于Jordan博士在他莫昔芬与SERMs治疗乳腺癌领域的杰出贡献，他被授予了众多荣誉，并被称为"他莫昔芬之父"。

他莫昔芬的发展历程见表17-2-1。

表 17-2-1　他莫昔芬的发展历程

年　份	事　件
1836	Cooper 观察发现肿瘤生长和月经周期之间存在相关性
1901	Boyd 实施了第一例卵巢切除和乳房切除相结合的乳腺癌手术，术后效果良好
1905	Lett 进一步证实乳腺癌与内源性激素之间存在着某种联系
1944/1949	Haddow 与 Walpole 发现大剂量的合成雌激素在晚期乳腺癌中的良好作用
1950	避孕药在美国具有非常广阔的市场
1958	Lerner 发现了第一种非甾体抗雌激素抗生育化合物 MER25
1962	Walpoleb 项目组合成了三苯乙烯，但其不具有抗生育效果
1966—1967	Harper 发现三苯乙烯的作用具有选择性，且与其反式 ICI 46 474、顺式 ICI 47 699 两种异构体有关
1971	Klopper 发现 ICI 46 474 甚至可以用于帮助生育
1971	Walpole,Cole 推动 ICI 46 474 治疗乳腺癌的临床试验,尝试将其用于晚期乳腺癌的治疗,试验效果良好
1973	ICI 将 ICI 46 474 命名为他莫昔芬,并获得英国批准用于乳腺癌的治疗
1976	Jordan 证实 ICI 46 474 可以抑制大鼠肿瘤细胞增长
1977	FDA 批准他莫昔芬用于绝经后妇女晚期疾病的治疗
1980	Jordan 发现长期使用他莫西芬的枸橼酸盐可以阻止乳腺肿瘤的发展
1987—1992	Jordan 发现 ICI 46 474 对人体不同组织具有不同调节作用,ICI 46 474 因此得名"选择性雌激素受体调节剂"

二、他莫昔芬的作用机制及构-效关系

（一）他莫昔芬与雌激素受体结合的作用机制

他莫昔芬是选择性雌激素受体调节剂类药物研究的开创性结果，对内分泌靶向治疗癌症、化学预防乳腺癌以及选择性雌激素受体调节剂类药物的发展均具有里程碑意义。就其作用机制来说，他莫昔芬对乳腺癌的药效来自它对乳腺细胞中雌激素受体的拮抗作用。

1946年Schueler曾提出假说（图17-2-4）：具有雌激素活性的化合物，结构上应该与雌二醇类似，即具有一个刚性和惰性且较大体积的骨架，两端能形成氢键的两个基团（酚或醇羟基）间的距离应是1.45 nm，能够在体内模拟雌二醇与雌激素受体的结合，而符合这一距离的化合物应该具有雌激素活性。例如反式己烯雌酚具备了这一结构特点，是一类雌激素受体激动剂药物；而它的顺式异构体结构中相应的距离为0.72 nm，没有雌激素的活性，印证了上述假说。

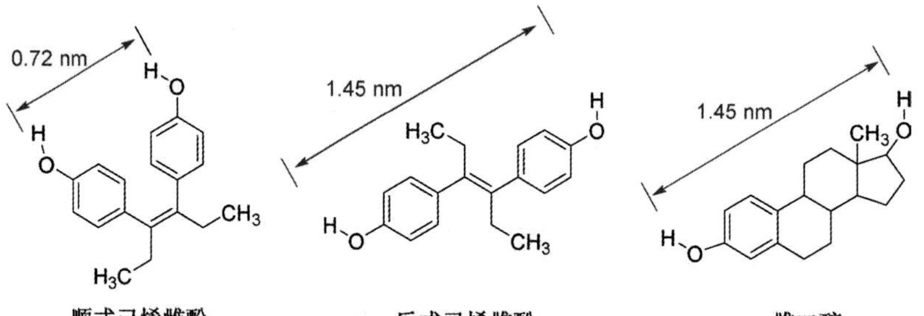

图 17-2-4　己烯雌酚与雌二醇羟基之间距离的对比

Jordan在1999年研究反式己烯雌酚与ERα结合时的晶体结构时发现（图17-2-5B），反式己烯雌酚（diethylstilbestrol）很好地模拟了雌二醇与ERα的结合方式。在雌二醇与ERα的结合复合物中（图17-2-5A），雌二醇的C_{17}-位羟基与雌激素受体结合位点中的His524残基相互作用形成氢键，而C_3-位酚羟基与Glu353、Arg394以及一分子的水形成了氢键，这种紧密的相互作用也使雌二醇与ERα结合后形成一个特殊的构象能够启动后续对基因的调控。在反式己烯雌酚的结合模式中，己烯雌酚的两个羟基完美地模拟了雌二醇与ERα的结合模式与Glu353、Arg394及His524残基等形成了相互作用，从而使己烯雌酚能够发挥雌激素样作用。然而，在对比反式己烯雌酚与4-羟基他莫昔芬（他莫昔芬在人体内的主要代谢物以及起作用的主要成分之一）时发现，虽然4-羟基他莫昔芬结构中的酚羟基也能很好地模拟雌二醇与ERα口袋的结合方式，但由于4-羟基他莫昔芬缺失了第二个酚羟基，因此在与ERα结合时无法形成第二个羟基的相互作用（图-17-2-5C）。此外，4-羟基他莫昔芬的碱性氨基侧链伸展到另一位置并与Asp351形成新的相互作用。图17-2-5D是另一个选择性雌激素受体调节剂类药物雷洛昔芬与ERα的结合示意图。雷洛昔芬是符合Schueler提出的假说并以他莫昔芬的作用机制为依据设计得到的第二代选择性雌激素受体调节剂类药物，可看作他莫昔芬的类似物。雷洛昔芬结构上保留了与ERα结合过程中关键的两个羟基以及他莫昔芬发挥抗雌激素作用的关键碱性氨基侧链，同时利用苯并噻吩结构来固定他莫昔芬中的反式构象，避免了顺-反异构的问题。同样，1998年在对比反式己烯雌酚和4-

羟基他莫昔芬与ERα的结合构象研究时发现，4-羟基他莫昔芬的酚羟基与反式己烯雌酚类似，模拟了与Glu353、Arg394以及一分子的水形成氢键的相互作用，但同时由于结构中C环以及侧链的存在使结合口袋中的一系列氨基酸的位置发生了改变，如Ala350、Asp351、Trp383；说明在二级结构上4-羟基他莫昔芬诱导ERα配体结合口袋产生的构象与雌二醇、反式己烯雌酚诱导产生的构象存在一定的差异[43]（图17-2-5）。

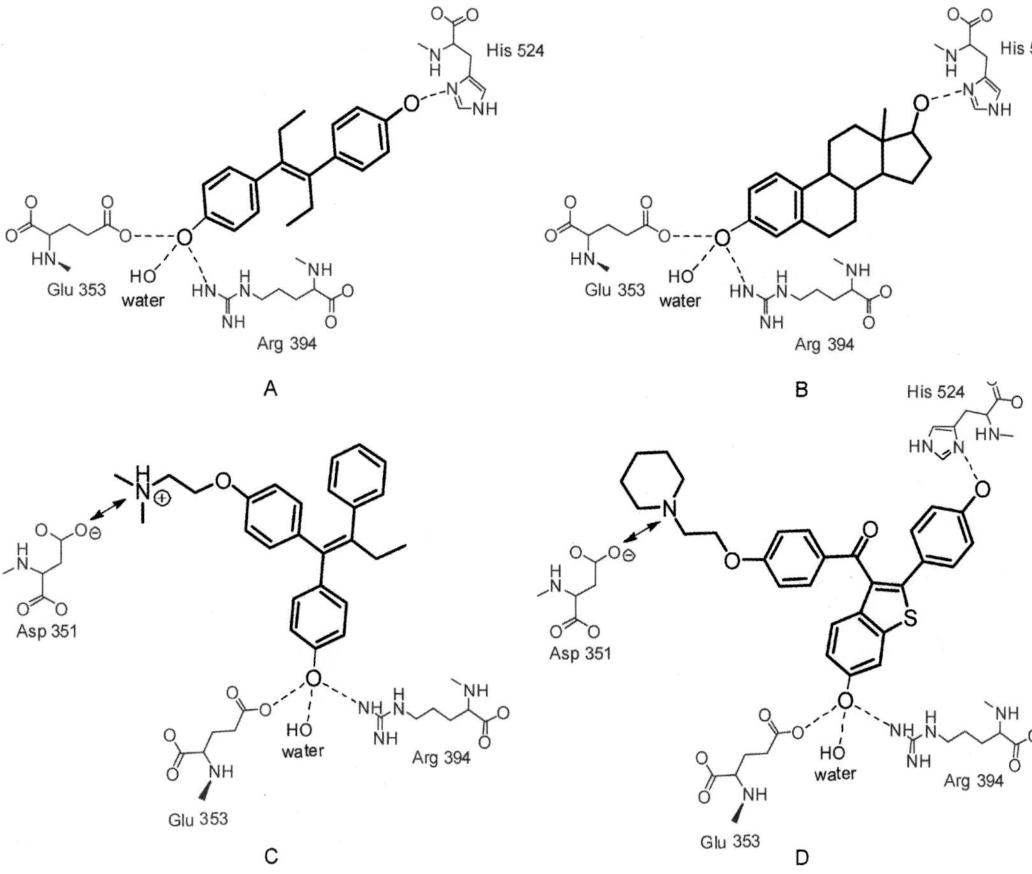

图 17-2-5　反式己烯雌酚（A）、雌二醇（B）、4-羟基他莫昔芬（C）及雷洛昔芬（D）
分别与雌激素受体之间结合的对比

事实上，在三级结构上，4-羟基他莫昔芬诱导雌激素受体结合的模式同样不同于反式己烯雌酚与雌二醇。雌激素受体的配体结合域（LBD）是由12条螺旋组成的三明治结构，中间是一个与配体结合的疏水性空腔，两边有2条反向平行的β折叠。其中Helix12（H12）的空间构象对受体的激动或者拮抗活性起着关键的作用。如图17-2-6A所示，ERα在同雌二醇结合后，Helix12会折叠使ERα蛋白表面形成一疏水性凹槽，即激动剂构象，接着受体二聚化并招募共激活因子或转录因子而启动基因调控作用。由于他莫昔芬和雷洛昔芬各带有一条能够直接和Helix12作用的长碱性侧链，该碱性侧链取代了Helix12原有的位置，并将H12挤向一侧使疏水性凹槽无法形成，产生拮抗剂构象，导致配体结合区域无法招募转录共激活因子，因而无法启动基因调控功能（图17-2-6B和图17-2-6C）[44, 45]。

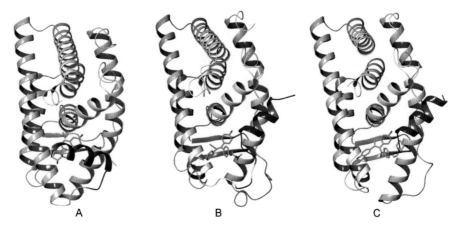

图 17-2-6   雌二醇（A）、4- 羟基他莫昔芬（B）、雷洛昔芬（C）分别与 ERα 结合后的构象

（二）他莫昔芬的构 – 效关系

分析他莫昔芬与ERα配体口袋结合的构象可以发现一些基本的构–效关系。当结构中A环上存在酚羟基时，可以大大提高他莫昔芬与ERα配体口袋的结合亲和力，而C环上的氨基乙氧基侧链是其抗雌激素活性的关键。后续大量的结构改造提供了更细致的构–效关系，详述如下。

1. N 原子上的修饰   三苯氧胺上的碱性氨基烷基链在其抗雌激素活性中起着重要作用，是他莫昔芬抑制活性的关键（图 17-2-7）。Agouridas 等在 2006 年尝试对碱性氨基烷基链进行修改并合成了一系列三苯氧胺的氟化衍生物（化合物 1）[46]，但最终活性测试结果并不理想。例如氟化物 1a-c 显示出的结合亲和力比他莫西芬低大约一个数量级且几乎丧失对雌激素受体的拮抗作用，而不含氟的类似物（化合物 2a ~ 化合物 2c）与他莫西芬的结合效力相当。据此，推测（化合物 1a ~ 化合物 c）中氨基烷基链的氟代甲基降低了他莫昔芬的碱性，从而降低前者与配体结合口袋的结合能力以及对 ERα 的抑制活性。

同时，在研究他莫昔芬代谢物时发现，当N原子上去掉甲基（化合物3a ~ 化合物b）或者去掉N,N-二甲基（化合物3c ~ 化合物d）时均会降低与ERα的结合亲和力，逐渐转变为弱的雌激素受体拮抗剂[47]。这些结果说明了他莫昔芬结构中的N,N-二甲基基团是他莫昔芬抗雌激素活性的关键。

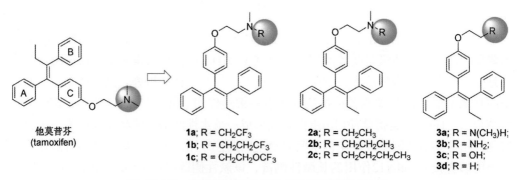

他莫昔芬
(tamoxifen)

1a; R = CH₂CF₃
1b; R = CH₂CH₂CF₃
1c; R = CH₂CH₂OCF₃

2a; R = CH₂CH₃
2b; R = CH₂CH₂CH₃
2c; R = CH₂CH₂CH₂CH₃

3a; R = N(CH₃)H;
3b; R = NH₂;
3c; R = OH;
3d; R = H;

图 17-2-7   他莫昔芬改变 N,N- 二甲基基团的衍生物

如表17-2-2所示，化合物4是将他莫昔芬N上甲基替换为乙基所得，亲和力测试显示化

合物4与雌激素受体的结合亲和力为他莫昔芬的1/2左右[48]。Shoda等在2004年尝试在4-羟基他莫西芬的胺基上引入长烷基链，期望胺基上的长烷基链可导致配体结合口袋突出而使雌激素受体不稳定，从而进一步抑制雌激素受体与共激活因子的结合和相互作用。该系列最终合成了一批具有纯粹拮抗活性的选择性雌激素受体下调剂（SERDs），其中活性最好的化合物是5a。而化合物5b是对化合物5a的进一步衍生化，其对ERα（IC$_{50}$ = 3.6 nmol/L）的结合亲和力与4-羟基他莫昔芬相当（IC$_{50}$ = 5.6 nmol/L）。随后在烷基链末端引入氟原子得到化合物5c，化合物5c在保持了高ERα结合亲和力（IC$_{50}$ = 3.4 nmol/L）的同时增强了对ERα的降解活性。最后，在烷基链末端引入亲水羟基得到化合物5d时却降低了与ERα的结合亲和力（IC$_{50}$ = 210 nmol/L）以及降解ERα蛋白的活性。这些结果证明了他莫昔芬的长碱性侧链在其药效活性中发挥重要作用[49, 50]。

表 17-2-2 改变 *N,N*- 二甲基基团的他莫昔芬衍生物（化合物 5）及与 ERα 的结合亲和力

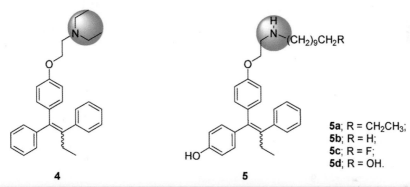

5a; R = CH$_2$CH$_3$;
5b; R = H;
5c; R = F;
5d; R = OH.

化合物	IC$_{50}$ of ERα（nmol/L）[a]	化合物	IC$_{50}$ of ERα（nmol/L）[a]
4-OHT	5.6	5c	3.4
5a	14	5d	210
5b	3.6		

[a] 由于活性数据来源于不同文献，不同表格之间所测试的活性种类及数据并不完全统一

2. 氨基乙氧基侧链的改变　化合物 6 是他莫昔芬去氧类似物，实验中表现出与他莫昔芬活性相似的抗肿瘤生长活性。化合物 7 是他莫昔芬代谢实验中在犬的胆汁中找到的一种代谢物,其与ERα的结合亲和力比他莫昔芬稍偏弱,但化合物 7 是一种雌激素受体激动剂[46]。化合物 8 为去掉侧链的衍生物，生物活性研究结果显示化合物 8 是一种弱于化合物 7 的雌激素受体激动剂[51]（图 17-2-8）。这些数据从另一方面证实了他莫昔芬的氨基乙氧基侧链是其抗雌激素活性的关键，而当侧链消失或仅保留酚羟基时化合物将转化为一种激动剂。

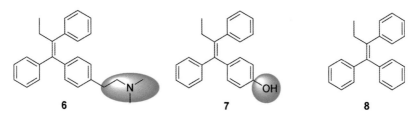

图 17-2-8　他莫昔芬缺失氨基乙氧基侧链的衍生物

3. A 环取代的他莫昔芬衍生物　在他莫昔芬的 A 环取代化合物中，9a 与 ERα 的亲和力约为原药他莫昔芬的 100 倍，与雌二醇相当甚至高于雌二醇。化合物 9a（4- 羟基他莫昔芬）是他莫昔芬在体内的主要代谢物质之一，也是他莫昔芬在体内起作用的主要形式。化合物 9b（droloxifene，屈洛西芬）是应用于临床的他莫昔芬的一个衍生物，据报道化合物 9b 对 ERα 的亲和力为他莫昔芬的 10 ~ 64 倍，具有更强的抗雌性激素作用。化合物 9c 在 A 环上含有两个羟基，结合亲和力实验表明，化合物 9c 与 ERα 的结合亲和力与雌二醇相当。化合物 9d 中羟基不直接与苯环相连，ERα 亲和力为他莫昔芬的 80 倍，但是 MCF-7 细胞抗增殖实验显示，化合物 9d 能够强烈促进肿瘤细胞的增殖，是一种 ERα 激动剂。化合物 9e 的 ERα 亲和力约为他莫昔芬的 20 倍，抗 MCF-7 细胞增殖活性为他莫昔芬 100 倍以上。化合物 9f 在 A 环引入甲基取代，ERα 亲和力与抗增殖活性均降低。化合物 9g ~ 化合物 9j 均为雌激素受体拮抗剂，与 ERα 的结合亲和力为他莫昔芬的 1 ~ 5 倍，除化合物 9j 外，抗 MCF-7 细胞增殖活性均与他莫昔芬相当，而化合物 9j 的抗 MCF-7 细胞增殖活性同化合物 9e 一样明显强于他莫昔芬。化合物 9k 与 ERα 的亲和力与他莫昔芬相当，但是一种弱的激动剂[51]（图 17-2-9）。

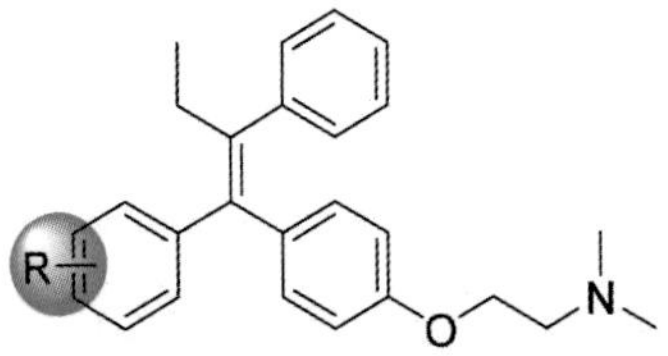

9a: R = 4-OH
9b: R = 3-OH
9c: R = 3,4-diOH
9d: R = 4-CH$_2$OH
9e: R = 4-CHO

9f: R = 4-CH$_3$
9g: R = 4-F
9h: R = 4-Cl
9i: R = 4-Br
9j: R = 4-I
9k: R = 4-SH

9

图 17-2-9　他莫昔芬 A 环取代的衍生物

这些结果说明在A环取代可以大大提高他莫昔芬的亲和力以及抗增殖活性，引入羟基、碘原子以及醛基效果最好，引入Cl、F对活性影响不大，但引入甲基则会使活性发生逆转。

4. 改变苯环的他莫昔芬衍生物　2003 年，Wenckens 将他莫昔芬结构中与碱性氨基侧链相连的苯基改为吡唑，同时将 B 环用取代苯基或异芳基修饰。对 ERα 的结合亲和力研究结果说明，吡唑上取代基位置的不同造成了对 ERα 结合的亲和力的显著差异。大多数 4- 位取代吡唑基化合物都表现出与 ERα 良好的结合能力，但均弱于他莫昔芬（IC$_{50}$ = 0.1 μmol/L），这一系列中最好的是化合物 12d（IC$_{50}$ = 0.2 μmol/L）。与他莫昔芬结构近似的化合物 11 与 ERα 结合的亲和力（IC$_{50}$ = 2.8 μmol/L）低于他莫昔芬，虽然化合物 12a 活性优于化合物 11，但结合亲和力（IC$_{50}$ = 1.1 μmol/L）仍小于他莫昔芬。这类化合物与 ERα 的结合亲和力远低于他莫昔芬，但是大多数化合物却具有与他莫昔芬相当的抗 MCF-7 细胞增殖活性，这表明 4- 位吡唑取代的他莫昔芬对其抗雌激素活性无显著影响。与此同时，化合物 13 则不具有明显的抗 MCF-7 细胞增殖活性，猜测可能是因为侧链位置的变动过大[52]（表 17-2-3）。

表 17-2-3　他莫昔芬的吡唑衍生物及与 ERα 的结合亲和力

11

12
12a: R = Phenyl
12b: R = 2-Pyridyl;
12c: R = 3-Pyridyl
12d: R = 2-Thienyl;
12e: R = 3-Thienyl.

13
13a: R = Phenyl
13b: R = 2-Pyridyl
13c: R = 3-Pyridyl
13d: R = 2-Thienyl
13e: R = 3-Thienyl

化合物	IC$_{50}$ of ERα（μmol/L）	化合物	IC$_{50}$ of ERα（μmol/L）
他莫昔芬	0.1	12e	0.7
11	2.8	13a	1.4
12a	1.1	13b	> 10
12b	> 10	13c	> 10
12c	10	13d	> 10
12d	0.2	13e	> 10

5. 乙基修饰的他莫昔芬衍生物　化合物 14a ~ 化合物 14d 和化合物 15a ~ 化合物 15 h 分别是一些对他莫昔芬和 4- 羟基他莫昔芬上的乙基进行修饰的衍生物。其中化合物 14a 和 ERα 的结合亲和力与反式他莫昔芬相当，但对 ERα 的抑制活性不如他莫昔芬[53]，化合物 14b 对 MCF-7、MDA-MB-231、M21、HT-29 的抗增殖活性与他莫昔芬相当[54]，化合物 14c 与 ERα 的结合亲和力为他莫昔芬的 2 ~ 3 倍[55]，化合物 14d 在乙基上添加一个羟基，测试结果显示与 ERα 的结合亲和力较他莫昔芬下降较大[56]。而在另一系列中，将 4- 羟基他莫昔芬结构中的乙基替换为氯乙基、氯丙基等时发现，化合物 15a 和化合物 15c 与 ERα 的结合亲和力与 4- 羟基他莫昔芬相当且高于化合物 15e 和化合物 15g，其余化合物活性相较 4- 羟基他莫昔芬均较大下降（图 17-2-4）。这些结果说明将他莫昔芬的乙基进行适当改造，整体上对其 ERα 结合活性与抗肿瘤细胞增殖活性影响不大，不如其他部位显著，但基团不宜过大[57]。

表 17-2-4　他莫昔芬乙基修饰的衍生物及与 ERα 的结合亲和力

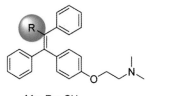

14a: R = CH$_3$
14b: R = F
14c: R = CN
14d: R = CH$_3$CH(OH)

15a: R = CH$_2$CH$_2$Cl　　15e: R = CH$_2$CH$_2$CH$_2$Cl
15b: R = CH$_2$CH$_2$CN　　15f: R = CH$_2$CH$_2$CH$_2$CN
15c: R = CH$_2$CH$_2$N$_3$;　15g: R = CH$_2$CH$_2$CH$_2$N$_3$
15d: R = CH$_2$CH$_2$OH　　15h: R = CH$_2$CH$_2$CH$_2$OH

续表

化合物	IC$_{50}$ of ERα（μmol/L）	化合物	IC$_{50}$ of ERα（μmol/L）
4-OHT	0.002	15e	0.10
15a	0.004	15f	0.025
15b	0.20	15g	0.013
15c	0.001	15h	0.32
15d	0.25		

6. 双键固定的他莫昔芬衍生物　他莫昔芬结构中含有一个双键，具有顺反两种立体异构体，且两种异构体具有相反的生物活性。这种限制促使药物化学家开发出无异构体的抗雌激素化合物，例如，大量研究通过环化将他莫昔芬的双键固定，从而排除异构体的干扰，图 17-2-10 是一些代表性化合物的结构。化合物 16 将他莫昔芬的乙基与双键同侧的 A 环环化，其 ERα 结合活性与他莫昔芬相当，对 MCF-7 细胞的抗增殖活性略优于他莫昔芬。化合物 17a ~ 化合物 17b 与化合物 16 结构相似，抗增殖活性接近但稍弱于他莫昔芬[58, 59]。化合物 18 是对双键另外一侧进行环化，与 ERα 的亲和力明显降低。其中化合物 18d 的结合亲和力仅为他莫昔芬的 1/5，化合物 18b 的亲和力约为他莫昔芬的 1/300，化合物 18a 和化合物 18c 为他莫昔芬的 1/50 ~ 1/20。因此，通过环化他莫昔芬结构中的 A 环与乙基来固定他莫昔芬结构中的双键避免了顺式异构体的产生，相比固定双键另一侧苯环结构可能更为合适[60]。

7. 双键还原的他莫昔芬衍生物　化合物 19 和化合物 20 是他莫昔芬结构中双键还原之后的产物（图 17-2-10）。化合物 19 也是他莫昔芬的代谢物质之一（metabolite A），结合亲和力测试显示，化合物 19 的 ERα 结合亲和度仅为他莫昔芬的 1/30[61, 62]。化合物 20 还原后存在手性异构体，无论是哪种异构体结合亲和力均低于他莫昔芬。这些结果说明他莫昔芬结构中双键的重要性，将双键还原会降低分子与雌激素受体的结合亲和力[63]（图 17-2-11）。

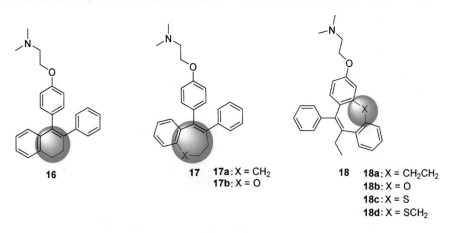

| 16 | 17　17a: X = CH$_2$
17b: X = O | 18　18a: X = CH$_2$CH$_2$
18b: X = O
18c: X = S
18d: X = SCH$_2$ |

图 17-2-10　他莫昔芬双键固定的衍生物

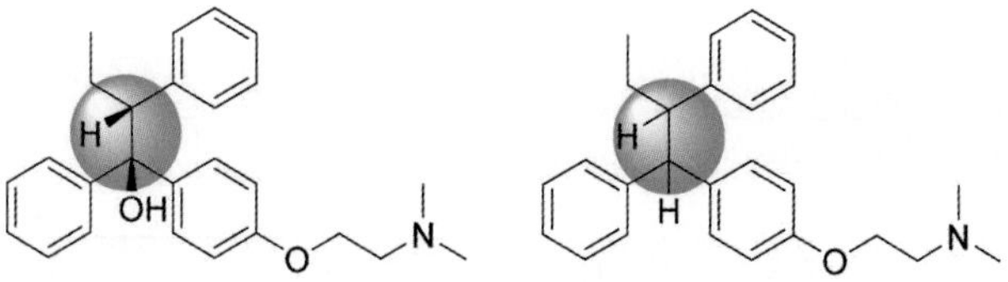

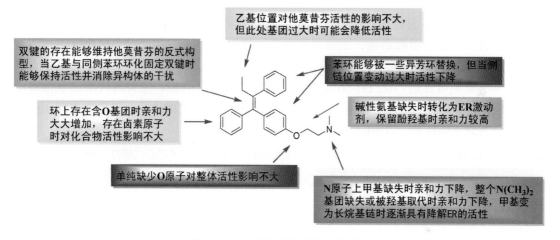

图 17-2-11　他莫昔芬双键还原的衍生物

综上所述，他莫昔芬的构–效关系总结如下（图17-2-12），当然，除了图上这些规律以外，他莫昔芬的反式构型也是他莫昔芬发挥抗雌激素作用的关键。

乙基位置对他莫昔芬活性的影响不大，但此处基团过大时可能会降低活性

双键的存在能够维持他莫昔芬的反式构型，当乙基与同侧苯环环化固定双键时能够保持活性并消除异构体的干扰

苯环能够被一些异芳环替换，但当侧链位置变动过大时活性下降

环上存在含O基团时亲和力大大增加，存在卤素原子时对化合物活性影响不大

碱性氨基缺失时转化为ER激动剂，保留酚羟基时亲和力较高

单纯缺少O原子对整体活性影响不大

N原子上甲基缺失时亲和力下降，整个N(CH₃)₂基团缺失或被羟基取代时亲和力下降，甲基变为长烷基链时逐渐具有降解ER的活性

图 17-2-12　他莫昔芬的构–效关系

三、他莫昔芬的体内代谢特性

他莫昔芬口服后容易被吸收，在体内被广泛代谢。在大鼠和试验犬的研究中表明，口服后约有53%的他莫昔芬通过胆汁以结合物的形式排出肝脏进入肠道中，随后再有高达69%的他莫昔芬结合物通过肝肠再循环被重新吸收。由于肝肠循环以及和血清蛋白的高度结合力，他莫昔芬半衰期长达7 d左右。他莫昔芬在体内的代谢物如表17-2-5所示。

表 17-2-5　他莫昔芬与体内的代谢物

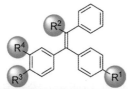

化合物名称	R^1	R^2	R^3	R^4
tamoxifen	-O（CH₂）₂N（CH₃）₂	-C₂H₅	-H	-H
metabolite A（ICI 46 929）[a]	-O（CH₂）₂N（CH₃）₂	-C₂H₅	-H	-H
metabolite B（ICI 79 280）	-O（CH₂）₂N（CH₃）₂	-C₂H₅	-OH	-H
metabolite C	-O（CH₂）₂N（CH₃）₂	-C₂H₅	-OH	-OCH₃

续表

化合物名称	R_1	R_2	R_3	R_4
metabolite D（ICI 77 307）	-O（CH$_2$）$_2$N（CH$_3$）$_2$	-C$_2$H$_5$	-OH	-OH
metabolite E（ICI 141 389）	-OH	-C$_2$H$_5$	-H	-H
metabolite X（ICI 55 548）	-O（CH$_2$）$_2$NHCH$_3$	-C$_2$H$_5$	-H	-H
metabolite Y（ICI 142 269）	-O（CH$_2$）$_2$OH	-C$_2$H$_5$	-H	-H
metabolite Z（ICI 142 268）	-O（CH$_2$）$_2$NH$_2$	-C$_2$H$_5$	-H	-H
metabolite *N*-oxide	$\overset{O}{\underset{\uparrow}{\text{-O（CH}_2\text{）}_2\text{N（CH}_3\text{）}_2}}$	-C$_2$H$_5$	-H	-H

a metabolite A为双键还原代谢物，结构见下文。

表17-2-6为3种常见选择性雌激素受体调节剂类药物的体内药代动力学主要参数。枸橼酸他莫昔芬口服后吸收迅速，生物利用度高，接近100%。口服6~7 h在血液中达到最高浓度，4 d或4 d后出现血中第二高峰，可能是肝肠循环以及和血清蛋白高度的结合力引起，使其半衰期可长达7 d左右。托瑞米芬结构与他莫昔芬类似，主要药代动力学指数则与后者相似；而雷洛昔芬相较两者差异显著，也具有不同的代谢途径，口服生物利用度与半衰期显著低于前两者，口服0.5 h后在血液中达到最高浓度。

表 17-2-6　他莫昔芬与两种选择性雌激素受体调节剂药物的体内药代动力学研究

特性	枸橼酸他莫昔芬	托瑞米芬	雷洛昔芬
生物利用度（%）	接近100	接近100	2
CYP450 代谢酶	CYP2D6，CYP3A4/3A5	CYP3A	/[a]
血浆蛋白结合率（%）	97	99.5	98~99
半衰期	5~7 d	5~6 d	27.7 h
T_{max}	6~7 h	2~4 h	0.5 h
粪便排出率	92%	主要途径	主要途径
尿液排出率（%）	4	10	<6

[a]雷洛昔芬可能并不通过CYP450代谢酶途径代谢

他莫昔芬在人体内主要通过肝脏的细胞色素P450酶代谢为活性产物4-羟基他莫昔芬以及*N*-去甲基-4-羟基他莫昔芬（4-hydroxy-*N*-desmethyltamoxifen/endoxifen，EDF，又称因多昔芬）从而发挥药理作用（图17-2-13）。此两者与受体结合的能力比他莫昔芬高30~100倍，能够有效抑制ER$^+$乳腺癌细胞[37, 47, 64]。

他莫昔芬的详细代谢过程如图17-2-14所示，参与其体内代谢过程的Ⅰ相和Ⅱ相代谢酶较多，其中最为主要的相关代谢酶是CYP2D6、CYP3A4和CYP3A5。他莫昔芬在肝脏内主要的代谢途径有两条：①约40%的他莫昔芬经由CYP3A4和CYP3A5代谢去甲基化生成*N*-去甲基他莫昔芬（*N*-desmethyltamoxifen，N-DES-TAM），然后一部分*N*-去甲基他莫昔芬再经CYP3A4和CYP3A5去甲基生成*N*,*N*-去二甲基他莫昔芬；另外一部分他莫昔芬经

CYP2D6代谢羟基化生成活性更高的*N*-去甲基-4-羟基他莫昔芬。由于去甲基化造成结构上的改变，*N*-去甲基-4-羟基他莫昔芬与雌激素受体的亲和力较弱，但*N*-去甲基-4-羟基他莫昔芬的抗雌激素活性达到他莫昔芬的30倍。②另一条代谢途径是通过CYP2D6的羟基化作用产生抗雌激素活性更强的4-羟基他莫昔芬（4-OH-TAM），4-羟基他莫西芬也可以在CYP3A4的去甲基作用下生成*N*-去甲基-4-羟基他莫昔芬。与他莫昔芬相似，4-羟基他莫昔芬和*N*-去甲基-4-羟基他莫昔芬同样有顺和反（*E/Z*）两种构型，临床研究结果显示，两者的反式构型是他莫昔芬在体内主要的发挥抗雌激素药效的代谢物。以下对其部分重要代谢物逐一进行介绍。

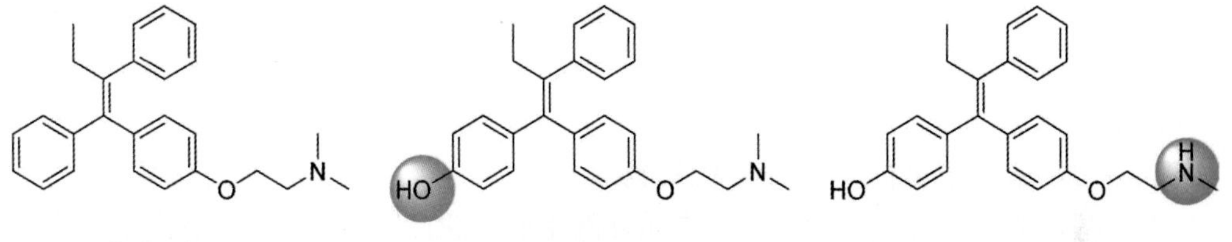

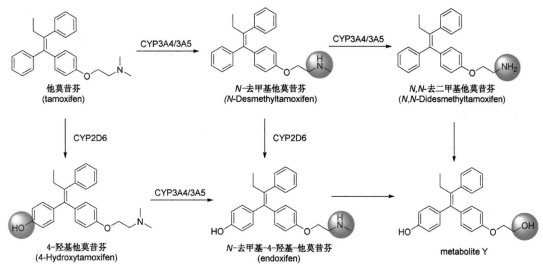

他莫昔芬
(tamoxifen)

4-羟基他莫昔芬
(4-Hydroxytamoxifen)

N-去甲基-4-羟基-他莫昔芬
(endoxifen)

图 17-2-13　他莫昔芬与体内主要活性代谢物

他莫昔芬
(tamoxifen)

CYP3A4/3A5

N-去甲基他莫昔芬
(*N*-Desmethyltamoxifen)

CYP3A4/3A5

N,N-去二甲基他莫昔芬
(*N,N*-Didesmethyltamoxifen)

CYP2D6

CYP2D6

4-羟基他莫昔芬
(4-Hydroxytamoxifen)

CYP3A4/3A5

N-去甲基-4-羟基-他莫昔芬
(endoxifen)

metabolite Y

图 17-2-14　他莫昔芬在体内主要代谢途径

（一）4-羟基他莫西芬（metabolite B）

结合亲和力实验证实4-羟基他莫西芬对ERα具有很高的结合能力，约为原药他莫昔芬的100倍，与雌二醇相当甚至高于雌二醇[65]。这种高亲和力也是4-羟基他莫西芬相较他莫昔芬具有更高抗雌激素活性的关键原因之一。此外，4-羟基他莫西芬对乳腺癌细胞拥有更强的抑制作用，效力为他莫昔芬的50～100倍[38]，但4-羟基他莫昔芬在体内半衰期与他莫昔芬相比较短，容易被代谢，可能会影响它在体内的药效发挥[40]。

（二）N-去甲基他莫西芬

最初4-羟基他莫昔芬被认为是患者体内的主要代谢物，但Adam等证明*N*-去甲基他莫昔芬同样是主要代谢物[66]，且在体内其血浆半衰期约为14 d，是他莫昔芬的2倍[67]。有研究表明N-去甲基他莫昔芬对雌激素受体的相对结合亲和力、抗生育活性和抗雌激素特性与他莫昔芬的效力相当或稍弱于他莫昔芬，药理作用与他莫昔芬相似[47]。

（三）N-去甲基-4-羟基他莫昔芬

N-去甲基-4-羟基他莫昔芬是一种羟基化的他莫昔芬代谢物，是有效的抗雌激素药。数据表明作为雌激素受体拮抗剂，N-去甲基-4-羟基他莫昔芬的亲和力约为他莫昔芬原药的100倍，抑制活性约为他莫昔芬的30倍。他莫昔芬在使用时有一定诱导雌激素受体降解的效力，而这一药效的原因正是N-去甲基-4-羟基他莫昔芬在转录水平上诱导了ERα的降解。在人体内，N-去甲基他莫昔芬是他莫昔芬的主要代谢物，其次是N-去甲基-4-羟基他莫昔芬和4-羟基他莫昔芬他莫昔芬，后两者也是他莫昔芬在人体内发挥抗雌激素作用与抗癌活性的主要形式[37, 64]。

（四）N,N-去二甲基他莫昔芬与代谢物Y

N-去甲基他莫昔芬被鉴定为人血清中循环的主要代谢产物后，后续发现该代谢物可被进一步去甲基化为N,N-去二甲基他莫昔芬，最后再脱去氨基转化为代谢物Y。代谢物Y存在于正常或高剂量他莫昔芬治疗患者的血清中，两者都是弱的抗雌激素，均能够对肿瘤中雌激素受体产生抑制作用[37, 47, 64]。

此外，他莫昔芬还有一些其他的具有一定活性的代谢物（图17-2-15）。但这些化合物一般含量较少，或只在动物实验中被检测到而患者中并不存在，相关药理学研究也较少。

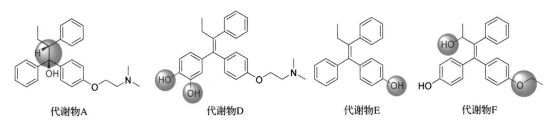

代谢物A   代谢物D   代谢物E   代谢物F

图 17-2-15　他莫昔芬在体内的一些次要代谢物

四、他莫昔芬的药物相互作用

CYP 2D6是他莫昔芬代谢生成N-去甲基-4-羟基他莫昔芬过程中最重要的酶，因此他莫昔芬与涉及CYP2D6活性的药物联用时应谨慎用药。其余一些影响他莫昔芬的吸收代谢以及与雌激素受体结合发挥药效的药物均会影响他莫昔芬的治疗效果。他莫昔芬药物相互作用的具体情况如下。

（1）抗抑郁药物：帕罗西汀会抑制CYP2D6的活性，可能导致他莫昔芬药效降低。

（2）苯巴比妥：苯巴比妥类药物可通过诱导酶/转运体诱导剂来降低他莫昔芬的生物利用度，提高他莫昔芬的代谢失活，从而降低其稳态血药浓度。

（3）抗酸药、西咪替丁、法莫替丁、雷尼替丁等，可改变胃内pH值，使他莫昔芬肠衣片提前分解，对胃有刺激作用。故与上述药物合用应间隔1～2 h。

（4）维生素K：与抗维生素K的药物合用有增加抗凝血药的作用，有增加出血的危险，故不宜合用。

（5）环磷酰胺、氟尿嘧啶、甲氨蝶呤与他莫昔芬均有增加血栓风险的副作用，合用可能进一步增加血栓栓塞的危险。

（6）他莫昔芬可能竞争性抑制环孢霉素的代谢，从而增加其血药浓度。

（7）他莫昔芬可以通过诱导细胞色素P450酶而降低来曲唑的血药浓度。

五、他莫昔芬的合成与工艺

他莫昔芬结构中包含一个双键，在立体结构上存在顺式和反式两种异构体，且两种异构体的性质及药效不同。在合成上，根据是否需要分开两种异构体分为两类方法：①合成两种异构体的混合物；②合成单一反式构型的他莫昔芬。

目前报道的他莫昔芬及其衍生物的合成方法较多，本章仅选择部分重要的具有代表性合成方法进行介绍。

（一）他莫昔芬两种异构体混合物的合成

他莫昔芬合成中最重要的部分是三苯乙烯骨架的合成。目前报道的他莫昔芬两种异构体混合物的合成依据三苯乙烯骨架合成方式的不同由简单到复杂可依次分为3类：①通过McMurry耦联反应合成三苯乙烯骨架；②由亲核加成、消去反应合成三苯乙烯骨架；③通过亲核取代合成他莫昔芬。

1. 通过 McMurry 耦联反应合成他莫昔芬 McMurry 耦联反应是指两分子酮或醛在钛氯化物（如四氯化钛）和还原剂（如锌粉）的作用下耦联成为烯烃的有机反应。此方法以苯环上含有取代基的二苯甲酮与苯丙酮为底物，利用 McMurry 耦联反应直接合成他莫昔芬或者先生成他莫昔芬类似物，再将苯环上取代基转化为 *N,N*- 二甲基乙氧基侧链得到他莫昔芬[68, 69]（图 17-2-16）。通过 McMurry 耦联反应合成他莫昔芬步骤较短，其中 McMurry 耦联反应是此方法收率较低的一步，文献报道收率为 55% 左右。

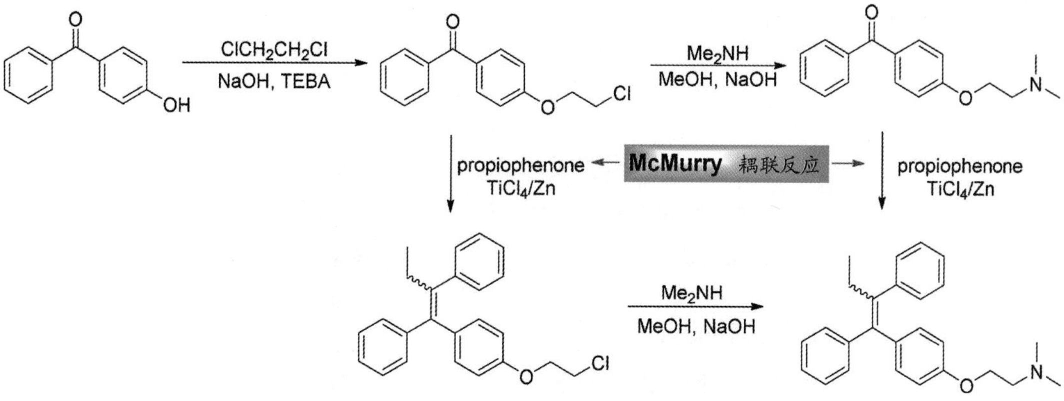

图 17-2-16 McMurry 耦联反应合成他莫昔芬

2. 通过亲核加成合成他莫昔芬 此方法关键步骤是在合成三苯乙烯骨架时通过羰基的亲核加成生成羟基化合物，随后羟基再发生消去反应生成他莫昔芬。此方案一般以苯乙酰氯、苯甲醚为原料经过酰基化、烷基化、脱甲基化反应，引入碱性侧链生成苯环上含有取代基的 1- 乙基二苯乙酮，再通过亲核取代生成中间体 1-（4-（2-（二甲基氨基）乙氧基）苯基）-1,2- 二苯基丁烷 -1- 醇。随后此中间体在酸性环境下发生消去反应生成他莫昔芬[70]

（图 17-2-17）。

此外，也可以用二苯甲酮类似物与丙基苯在强碱的作用下发生亲核加成及消除反应生成他莫昔芬。

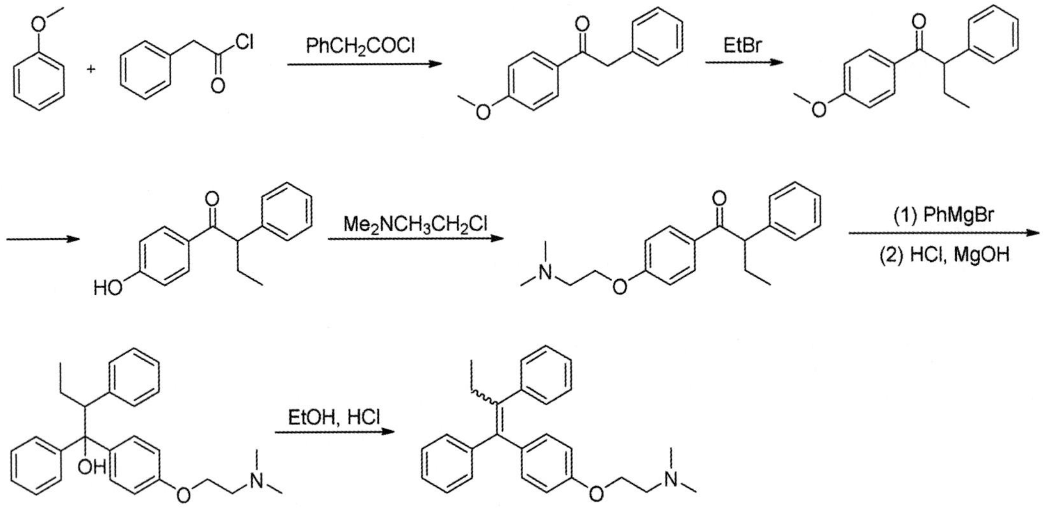

图 17-2-17   亲核加成合成他莫昔芬

3. 通过亲核取代合成他莫昔芬   该方法以苯酚为原料，先后经过取代、烷基化等多步反应，最后发生消去反应生成他莫昔芬（图 17-2-18）。此方法步骤较短但涉及的反应较为复杂[71]。

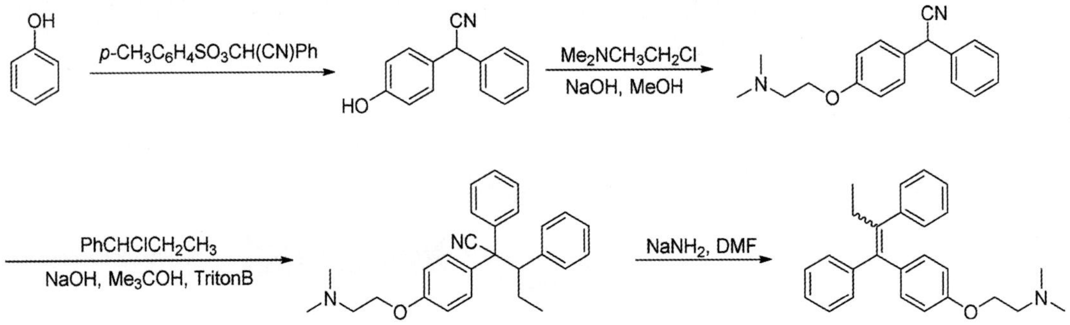

图 17-2-18   亲核取代反应合成他莫昔芬

（二）单一反式他莫昔芬的合成

相比于两种异构体的混合物，单一的反式异构体在合成中更具有难度。在合成上依据顺式和反式两种异构体的分离手段，可以将他莫昔芬的合成分为拆分得到单一的反式他莫昔芬、异构化得到反式他莫昔芬、选择手性原料通过不对称合成直接得到反式他莫昔芬这三类。

1. 拆分得到反式他莫昔芬   拆分是指通过适当的方法依据理化性质的不同，将外消旋体里所包含的两种异构体分离得到单一的某种异构体的过程，通常可以采用的方法有诱导晶种结晶法、生物化学方法或与拆分剂反应依据产物性质的不同将其进行拆分，随后再分解成原化合物。拆分法是他莫昔芬的合成工艺中被报道最多的方法之一，通过对他莫昔芬合成过程中的中间体进行拆分得到单一的反式异构体，随后再用单一构型的中间体合成反式他莫昔芬[72]（图 17-2-19）。

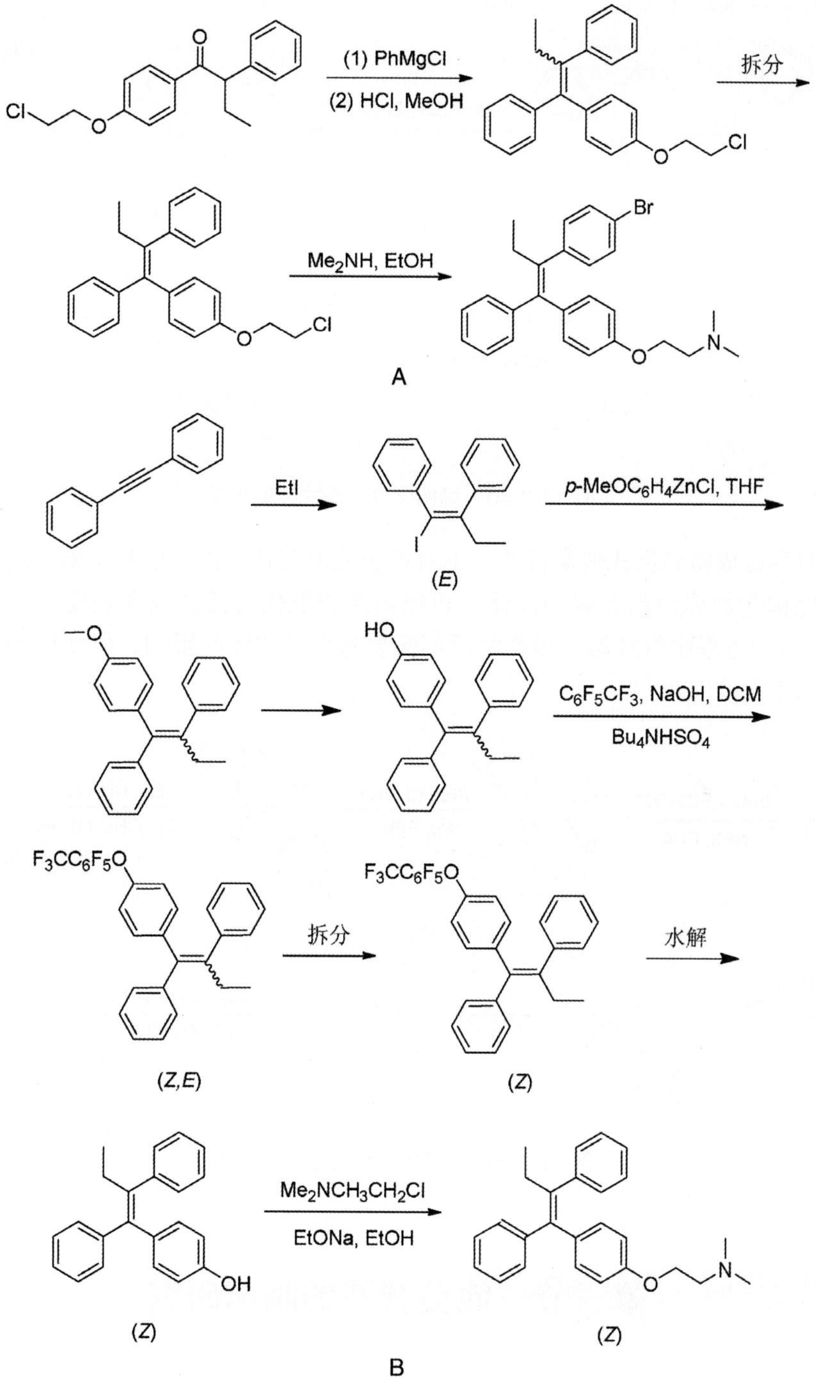

图 17-2-19 拆分得到反式他莫昔芬

2. 异构化得到反式他莫昔芬　两种异构体可能会在特定的环境中发生相互转变，这种异构体之间的相互转化被称为异构化。Al-Hassan 报道称，在他莫昔芬的合成过程中顺式异构体可以在酸性条件下转化为反式异构体，以此可以控制反应在酸性条件下使顺式他莫昔芬逐渐转变成反式他莫昔芬，从而得到接近单一的反式他莫昔芬[73]（图 17-2-20）。

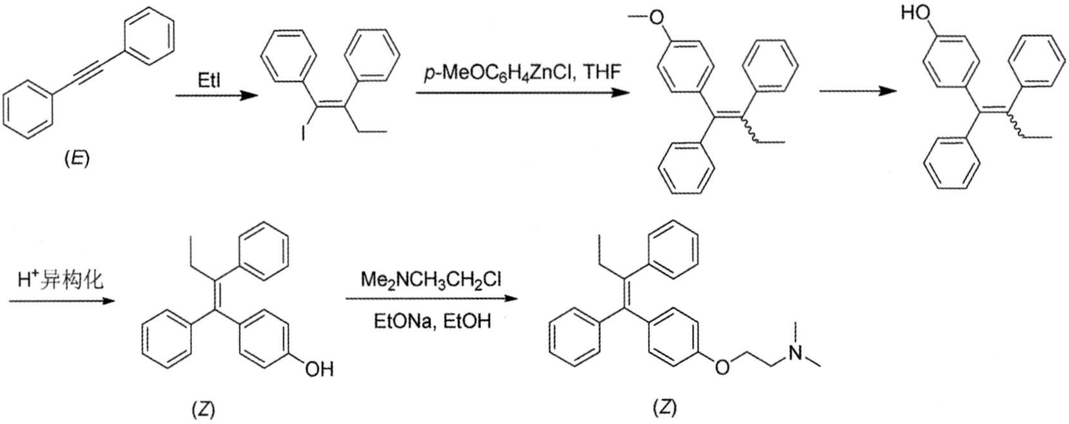

图 17-2-20　异构化合成反式他莫昔芬

3. 不对称合成得到反式他莫昔芬　不对称合成他莫昔芬以三甲基（苯基乙炔基）硅烷为原料，经催化加成得到 E 式中间体，再经由多步取代直接合成得到反式他莫昔芬（图 17-2-21）。这一过程中得到第一步产物后不需要考虑异构体的影响，但使用的试剂较为昂贵，不适用于大量生产[74]。

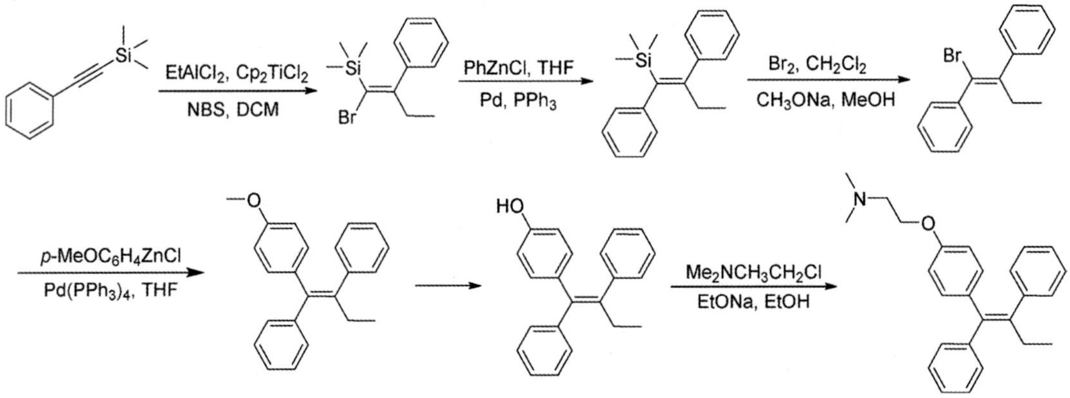

图 17-2-21　不对称合成反式他莫昔芬

第三节　他莫昔芬的临床研究

一、他莫昔芬的临床适应证

他莫昔芬临床治疗乳腺癌的有效率一般在30%左右，雌激素受体阳性的患者疗效较好，阴性患者疗效较差。绝经前和绝经后患者均可使用，而绝经后用药较绝经前和年轻患者的效果好。在20世纪70年代，他莫昔芬最初的临床研究几乎全部都是针对转移性乳腺癌的治疗。结果显示，他莫昔芬的治疗效果与使用高剂量雌激素治疗的效果相同，但明显不良反应更少[75, 76]。如今他莫昔芬被用于治疗乳腺癌各个阶段的患者，并在1980—2000年确立了其作为抗激素治疗乳腺癌的黄金标准。临床统计结果表明，乳腺癌死亡率在1975—1990年基本无变化，但在1990—2000年下降了近20%，这其中2/3的下降应当归因于他莫昔芬的使用。

临床上使用他莫昔芬对绝经前ER$^+$乳腺癌妇女患者进行辅助治疗时，治疗效果与服用他莫昔芬的时间成正相关，而服用他莫昔芬最主要的益处是可以降低乳腺癌确诊后第二个10年的死亡率。服用1年他莫昔芬进行辅助治疗几乎对患者的复发率以及生存率没有帮助，服用5年则能够使后期乳腺癌患者患者死亡率下降近40%[75, 77]，服用他莫昔芬10年后可以将确诊乳腺癌后第二个10年的死亡率降低50%，与服用5年他莫昔芬的患者相比，服用他莫昔芬10年可以降低25%的复发率和29%的死亡率。

临床上他莫昔芬主要用于乳腺癌以及乳腺导管原位癌的治疗和预防，除此之外，他莫昔芬作为一种靶向雌激素受体的调节剂也可用于不孕症、卵巢癌、多囊卵巢综合征等多种妇科疾病的临床治疗。

卵巢癌是最常见的女性癌症死亡原因，而因临床早期无症状，晚期确诊及治疗耐药导致其高死亡率和发病率。与许多乳腺癌一样，某些卵巢癌细胞的表面也有雌激素受体，需要雌激素来实现生长和扩散。研究人员在晚期卵巢癌妇女中测试了他莫昔芬激素治疗，结果显示，他莫昔芬能够阻断雌激素的生理作用，并能够对小部分对化疗无反应的复发性卵巢癌产生治疗效果。

此外，多囊卵巢综合征是育龄女性常见的内分泌紊乱疾病，其特征是无排卵或排卵稀发、临床或生化高雄激素及多囊样卵巢，临床上的主要治疗手段是调整内分泌紊乱和诱发排卵。由于他莫昔芬具有一定的促进排卵作用，有研究将他莫昔芬用于多囊卵巢综合征患者的临床治疗中。结果显示，在这些患者中，他莫昔芬的疗效与枸橼酸氯米芬无显著性差异，但对于枸橼酸氯米芬耐药的多囊卵巢综合征患者，枸橼酸氯米芬联合他莫昔芬的疗效显著优于单用枸橼酸氯米芬。

除以上这些与雌激素受体密切相关的疾病外，也有研究表明，他莫昔芬对大肠癌、结肠癌、膀胱癌、胰腺癌、肺癌等也具有一定的治疗作用，同时他莫昔芬也被用于创伤性牙周炎、绝经后骨质疏松症、抑制瘢痕成纤维细胞DNA及胶原合成以及抗早孕等的研究与治疗。

二、他莫昔芬的耐药性研究

尽管在今天他莫昔芬对乳腺癌患者的治疗效果已被证实，但是大多数晚期乳腺癌患者最终都会对内分泌治疗产生耐药性，且对于已经成功接受内分泌治疗的乳腺癌患者也仍然存在复发的持续风险。约有50%的局部晚期或转移性ER$^+$乳腺癌患者对内分泌疗法无效[78]。此外，随着长期服用他莫昔芬等内分泌治疗药物，在ER$^+$乳腺癌早期患者中，约有25%在10年后出现继发性耐药，另外几乎所有的转移性ER$^+$乳腺癌患者即使内分泌治疗能够产生作用也会随着服用药物时间的延长产生继发性耐药。这种耐药性的出现也已经成为激素疗法的一大难题。肿瘤如何对他莫昔芬产生耐药至今仍不完全清楚，但目前已有多种相关解释。其中，他莫昔芬的药理学性质、雌激素受体配体结合域的突变、芳香化酶活性的增加、生长因子受体的激活、细胞存活与细胞生长周期相关信号通路的激活、细胞的应激状态以及雌激素受体共激活因子等的异常表达等都有可能是导致乳腺癌原发性或者获得性耐药的原因[79, 80]，这里选择最主要的几种机制来介绍，需要注意的是，每种机制都可以作为唯一的机制或与其他机制协同引发内分泌治疗的耐药。

（一）他莫昔芬代谢物向雌激素受体激动剂的转变

他莫昔芬可局部代谢为多种代谢产物，其中失去碱性侧链的代谢产物E（图17-2-18）是一种弱雌激素受体激动剂，具有一定的雌激素激动活性。此外，在他莫昔芬的治疗中也发现，他莫昔芬在代谢中反式异构体在体内可以发生构型转变，转化为弱雌激素受体激动剂的顺式异构体[81]。因此，有研究认为，这种在代谢过程中发生构型变化转变成雌激素激动剂的现象是他莫昔芬耐药性产生的重要原因[82]。但是这种理论仍不太完善，后续研究发现将他莫昔芬的构型固定化使其不能发生构型转变之后，他莫昔芬仍然可以在一定程度上诱发耐药性。

（二）雌激素受体的丢失

他莫昔芬耐药性产生的另一个解释机制是患者体内雌激素受体的丢失。雌激素是ER^+型乳腺癌的诱因以及促进病情发展的主要原因之一，15%~20%的转移型乳腺癌患者一开始会呈现雌激素受体阳性，但最终随着肿瘤的生长可能会逐渐失去雌激素受体，进而导致细胞对他莫昔芬产生了耐药性。这种缺失雌激素受体的肿瘤细胞的生长将不再依赖体内的雌激素水平，转为通过基因的扩增或过表达来上调人表皮生长因子受体2或其他受体蛋白的水平，从而通过其余的促生长途径来维持肿瘤生长[83, 84]。对于此类由于生长因子受体过表达引起的耐药性可以通过抑制生长因子受体途径来恢复肿瘤细胞对内分泌治疗的敏感性。但是，在大多数对内分泌治疗产生耐药性的患者体内仍然继续表达雌激素受体并保持活跃状态，这与人体中编码ERα蛋白的相关基因组*ESR1*异常相关，详见下文。

（三）*ESR1*基因组的改变与雌激素受体的结构突变

*ESR1*是人体中编码ERα蛋白的相关基因，乳腺癌中存在着几种与*ESR1*相关的基因组的异常，如基因扩增、基因组突变和错义点突变等，最近的研究发现，这些基因组的改变是内分泌产生耐药性的关键原因[85]。关于转移性ER^+乳腺癌的报道显示，*ESR1*突变在长期使用内分泌患者的体内突变总频率达到12%[86]，且主要集中在能够影响雌激素受体的配体结合结构域的聚集错义突变。这类突变大多能够导致雌激素受体配体结合域结构或构象的改变以及后续配体非依赖性的组成性激活，随即产生对内分泌治疗的耐药性。

*ESR1*基因改变主要分为扩增、错义突变与基因重排。相较*ESR1*基因组的扩增与重组，临床上有关内分泌耐药性的产生原因更多可能与*ESR1*基因组的错义突变有关。错义突变，即编码某种氨基酸的密码子经碱基替换以后，变成编码另一种氨基酸的密码子，从而使多肽链的氨基酸种类和序列发生改变。且绝大多数突变是发生在ER-LBD内的错义突变，使相关受体的配体非依赖性组成性激活。因这类原因导致的耐药性占总体获得性耐药的35%~40%。1991年William等发现临床乳腺癌组织中存在着两类结构域、生理功能不同于正常雌激素受体的突变体[87]，其中一类突变型不能够被雌激素或雌激素类药物激活，相

反，另一类突变型则对雌激素或其他配体的依赖性降低，能够在缺乏雌激素的情况下与共激活因子结合来维持转录激活的功能并促进乳腺肿瘤细胞的生长，因此内分泌治疗在针对后者ER⁺乳腺癌患者的治疗时很难具有较好的效果。

之后，几个研究课题组通过高通量DNA测序的循环转移，确定了激活ERα的突变配体结合域。这些突变发现于25%～30%的乳腺癌病例中，它们可以使受体持续活跃。因此，这些突变的癌细胞不再需要雌二醇来促进生长，这使它们对芳香化酶抑制剂有抵抗力。突变同样使抑制癌细胞的标准抗雌激素的使用更加困难，如选择性雌激素受体调节剂——他莫昔芬。尽管他莫昔芬的抗增殖或雌激素受体拮抗作用丧失，它们似乎继续维持其雌激素受体结合亲和力，并持续调节耐药性ER⁺乳腺癌细胞的生长。后续随着研究的深入发现，*ESR1*中的突变普遍位于编码配体结合结构域的基因区域，其中比较常见的几种突变有Y537S、D538G、Y537N、Y537C、L536R等，其中537、538位突变产生的耐药性尤为明显[88]。ERα配体结合域3个突变域中主要激活突变位点、其药理学表型和可能的作用机制如图17-3-1和表17-3-1所示。

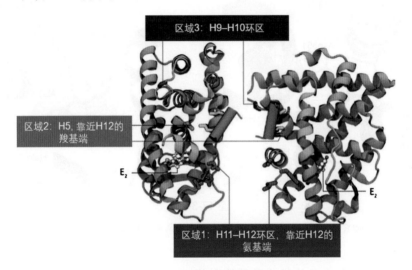

图 17-3-1 ERα 配体结合域突变所在区域（区域 1～3）

表 17-3-1 突变域主要激活突变位点、其药理学表型和可能的作用机制

突变区域	突变位点	药理表型	可能机制
H11–H12 环区，靠近 H12 的氨基端	Y537S，Y537N，Y537C，Y537D	强固有活性和抗雌激素受体拮抗剂活性且抗性 Y537S ＞ Y537N－Y537C	D351 上的强氢键稳定 AF2 构象，使环区能更好地折叠
	D538G	中等强度固有活性，抗雌激素受体拮抗剂活性易被逆转	与 H12 连接的灵活性允许环区更好地折叠
	L536R，L536H，L536P，L536Q	中等强度的固有活性，抗雌激素受体拮抗剂活性不容易被逆转	用亲水性残基代替亮氨酸消除了水暴露造成的疏水性损失
H5，靠近 H12 的羧基端	E380Q	弱强度固有活性，抗雌激素受体拮抗剂活性易被逆转	用 H12 中的两个酸性残基消除库仑排斥

突　变　区　域	突　变　位　点	药　理　表　型	可　能　机　制
H9–H10 环区	S463P	中等强度固有活性，抗雌激素受体拮抗剂活性易被逆转	潜在地稳定二聚体界面和（或）灵活的循环，并可能实现进一步的域内相互作用

ERα突变产生耐药性的机制主要与改变雌激素受体螺旋之间的氢键作用、延长Helix 11与Helix 12之间铰链区的长度或降低疏水性以及改变电荷斥力等相关[5]（表17-3-1）。在正常的受体结合区域，537和538位的氨基酸残基分别为Tyr和Asp，而在突变型的受体结合区域中，537位突变为Ser，538位突变为Gly，进一步的晶体结构研究表明，Tyr537Ser发生突变后，Ser537和Asp351形成氢键，并且减弱了雌激素受体蛋白与他莫昔芬的亲和力，继而产生了耐药性。而Asp538Gly突变则导致雌激素受体蛋白Helix 12柔性增强，降低了对雌激素的依赖性以及与他他莫昔芬的亲和力[89]（图17-3-2）。

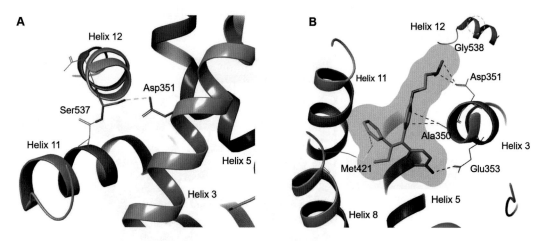

图 17-3-2

　　A：ERα的Tyr537Ser突变体构象，Ser537与Asp351之间形成氢键；B：ERα的Asp538Gly突变体与4-羟基他莫昔芬结合后的构象

（四）激活雌激素膜受体通路导致的耐药

ERα36是ERα的一种变异体，属于膜受体，可发挥非基因组雌激素信号通路的效应。与ERα相比，ERα36缺少AF-1和AF-2这两个转录激活区段，但保留了ERα的DNA结合结构域和部分二聚化及雌激素结合结构域。ERα36功能上介导与ERα完全不同的雌激素信号通路，通常与一些膜蛋白通过耦联锚定在细胞膜上，对乳腺癌细胞的生长具有更强的刺激作用，与乳腺癌、子宫内膜癌、结直肠癌、肝癌和胃癌等多种肿瘤的发生有关。在乳腺癌患者中，约40%的ERα⁺乳腺癌同时表达ERα36，此外在ER⁻乳腺癌患者中也有ERα36的表达。体外实验结果表明，他莫昔芬作用于含有ERα36的细胞时，不但不能抑制转染了ERα36基因的MCF-7细胞的生长，反而刺激MCF-7细胞的增殖，并增强细胞的体外迁移和侵袭的能力，而敲除ERα36基因后可恢复MCF-7细胞对他莫昔芬的敏感性。相关研究表明，ERα36过表达患者对他莫昔芬的耐药性可能与ERα36相关的MAPK/ERK、PI3K/AKT、EGFR等信号通路有关，他莫昔芬联合激酶抑制剂可能成为这一类乳腺癌患者的有

效治疗方案[84]。

（五）激活雌激素受体以外的通路导致的耐药

除了上述与ER通路直接相关的各种因素外，内分泌治疗所影响到的一些细胞和生物学反应有关的因子，如共激活因子的表达增加、生长因子途径与细胞激酶或应激反应激酶通路的改变、雌激素受体和共调节因子的磷酸化水平和活性增加等均与获得性内分泌耐药有关，这些激酶途径以及细胞周期调节因子或抗凋亡因子的扩增和（或）过度表达能够在ER通路被抑制的情况下为肿瘤细胞增殖提供替代性的信号通路或途径[84]。临床前研究表明，细胞周期正调节剂的上调，特别是那些控制G_1期进程的调节剂，以及细胞周期的负调节剂的下调，都可以抑制内分泌治疗的抗肿瘤细胞增殖作用，从而导致他莫昔芬的耐药性。最后，肿瘤微环境的各种成分和其他一些相关因素也同样已被确认与获得性内分泌耐药相关。

三、他莫昔芬的不良反应

除了耐药性问题外，困扰他莫昔芬临床应用的另一个问题是不良反应。临床研究显示，他莫昔芬在用于临床时可引起潮热和血管舒缩性症状、骨质疏松、抑郁、静脉血栓栓塞和子宫内膜癌等不良反应[90]。其中，子宫内膜癌是他莫昔芬各种不良反应中最严重、也是最直接相关的一种。20世纪80年代中期，在实验室中已经发现他莫昔芬能促进子宫内膜癌的生长，并预测它将会增加妇女患子宫内膜癌的风险[91]。随着他莫昔芬的长期使用，临床上也确实发现了这一现象，据统计，长期使用他莫昔芬会使绝经后妇女的子宫内膜癌患病率增高3~5倍[92]。这一副作用可能同样与他莫昔芬作为选择性雌激素受体调节剂类药物对子宫内膜细胞中的雌激素受体具有轻微激动作用有关。

此外，也有研究表明，他莫昔芬具有一定的基因毒性（genotoxicity），能够导致染色体的畸变以及增加微核的形成[93]，也会导致大鼠肝脏产生肿瘤，但幸运的是这些问题并没有在临床的长期应用时被观察到[36]。

第四节　总结与展望

一、他莫昔芬的历史意义

作为一种失败的避孕药物，他莫昔芬成功转向乳腺癌的防治，成为治疗乳腺癌的第一个靶向药物并拯救了全世界范围内数十万女性的生命。至今，他莫昔芬已成为乳腺癌所有阶段（包括男性乳腺癌）靶向疗法的金标准，同时也是多种其他雌激素受体相关肿瘤或其他疾病的有效治疗药物[77]。

他莫昔芬和相关的非甾体类抗雌激素，如雷洛昔芬的广泛研究开辟了选择性雌激素受体调节剂类这一类药物在临床上的应用，且随着研究的深入，人们对其药理作用也在不断地加深认识，使内分泌治疗的应用范围也越来越广。时至今日，针对女性与雌激素受体相关的多种疾病，选择性雌激素受体调节剂类药物均显示出不错的治疗效果或治疗前景，在临床上成为一类有效的治疗药物。例如，第二代选择性雌激素受体调节剂雷洛昔芬，同样是一种失败的抗乳腺癌药物，但在后续应用中转向针对人体骨骼以及心血管中的雌激素受体并成为第一个成功用于治疗女性绝经后骨质疏松症，同时能够间接预防乳腺癌的选择性雌激素受体调节剂类药物[94]。

总之，他莫昔芬的开发完善了癌症的内分泌靶向治疗，后续促进了选择性雌激素下调剂与芳香化酶抑制剂的发展，同时也成功实现了化学预防乳腺癌。此后，他莫昔芬成为选择性雌激素受体调节剂设计合成的一种基本骨架，对其特殊药理作用以及代谢物的研究也成为该类药物发展进程中的重要一环。选择性雌激素受体调节剂类药物类药物研究的深入，为以前认为不可能治愈的疾病的药物发现带来了新的希望。

二、其他靶向雌激素受体通路的乳腺癌治疗药物

除选择性雌激素受体调节剂外，临床上靶向雌激素受体的药物主要还有选择性雌激素受体下调剂（selective estrogen receptor downregulators，SERDs）、芳香化酶抑制剂（aromatase inhibitors，AIs）两类。

在分子结构上，选择性雌激素受体下调剂与选择性雌激素受体调节剂有一定的相似性，由一疏水母核及长侧链组成（图17-4-1），但在生理功能上选择性雌激素受体下调剂为一类完全的拮抗剂，对所有组织中的雌激素受体均有强烈的抑制活性，是一类新型的、拮抗性能极强的化合物。选择性雌激素受体下调剂的作用机制与调节剂类似，同样是通过阻断雌激素与雌激素受体的结合来抑制雌激素受体与共激活因子的结合以及后续的转录激活作用，但对雌二醇活性的抑制作用更强，可以完全抑制雌二醇的活性，可以对他莫昔芬获得性耐药的乳腺癌细胞产生抑制作用。

氟维司群（fulvestrant）是选择性雌激素受体下调剂的代表药物，是一类含有7α-长链烷基的雌二醇类似物，也是目前唯一得到FDA批准用于治疗乳腺癌的选择性雌激素受体下调剂药物。不同于他莫昔芬，由于氟维司群具有7α-烷基长侧链，其对所有的雌激素受体均产生拮抗作用[95, 96]。但氟维司群的口服生物利用度很低，需要肌内注射使用，其临床使用效果有限。

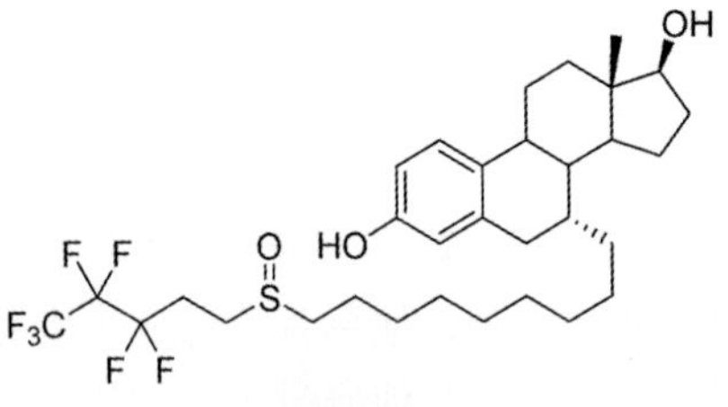

氟维司群
(fulvestrant)

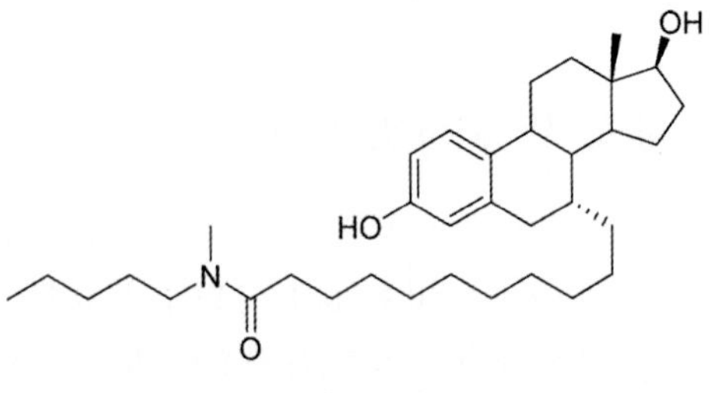

ICI 164 384

图 17-4-1　选择性雌激素受体下调剂

芳香化酶又称为细胞色素P450单加氧酶。芳香化酶在体内主要催化雄烯二酮或睾酮脱去19-位的碳转化为雌二醇和雌酮[97]。该步骤是人体合成内源性雌激素的最后环节

也是关键一步。芳香化酶抑制剂作为芳香化酶的抑制剂能够中断体内雌激素的合成通路，产生降低内源性雌激素水平的效果，是目前乳腺癌等雌激素依赖性疾病的一线治疗药物。临床使用的芳香化酶抑制剂主要有两类[98]（图17-4-2）。①甾体类抑制剂：这类药物对芳香化酶活性的抑制为不可逆过程，主要药物有依西美坦（exemestane）和福美司坦（formestane）。②非甾体类抑制剂：该类药物结构中大多含有三氮唑类，利用杂原子与血红素中铁原子相互结合，抑制内源性雌激素的合成。主要药物有阿那曲唑（anastrozole）、来曲唑（letrozole）。

依西美坦
(exemestane)

福美司坦
(formestane)

阿那曲唑
(anastrozole)

来曲唑
(letrozole)

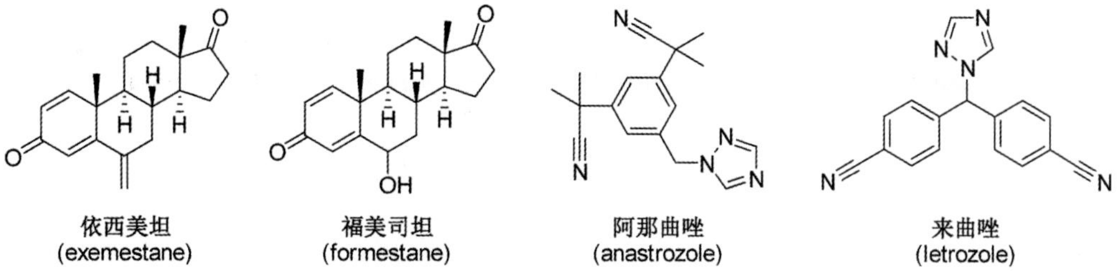

图 17-4-2 常用的芳香化酶抑制剂

此外，蛋白水解靶向嵌合体（proteolysis targeting chimeras，PROTACs）也成为最近几年药物研究的热点方向之一[99]。蛋白质降解是细胞内进行蛋白质更新的重要过程，与细胞增殖、分化、功能表达、凋亡等密切相关。大多数蛋白质将通过泛素-蛋白酶体系统（ubiquitin-proteasome system，UPS）降解，这一过程通过三酶级联（E1-E2-E3）来实现蛋白质的泛素化标记，随后被泛素标记的蛋白质在蛋白酶的作用下分解为较小的多肽、氨基酸以及可以重复使用的泛素。

PROTAC技术是研究化学生物学和药物进程中发现的一种强有力的蛋白降解方式。PROTACs是双功能分子，由靶蛋白（protein of interest，POI）的配体和E3泛素连接酶的配体组成，并通过一段长短与结构不一的链进行连接。PROTAC与目标蛋白、E3连接酶（E3 ligase）之间形成一个三元复合物从而使目标蛋白被贴上泛素化标签，随后通过泛素化途径来降解目标蛋白[100]（图17-4-3）。PROTAC本质是降解目标蛋白而不是抑制目标蛋白的活性，因此不同于传统的抑制剂。PROTACs不需要靶蛋白配体具有很强的结合能力，这在一定程度上有可能规避常规抑制剂所伴随的耐药性问题。此外，PROTACs的抑制和降解功能具有更高的选择性，能够对人体内部分同源蛋白进行区分。此外，通过PROTACs也使降解所谓的"不可成药"（undruggable）——靶蛋白成为可能（图17-4-3）。

目前有大量针对癌症治疗的PROTACs药物研究，但由于其分子量以及溶解度问题尚处于早期研究阶段。2019年，Arvinas公司开发的全球首个PROTAC药物ARV-110取得FDA快速通道批准，该药物选择性靶向雄激素受体并拟用于治疗去势抵抗性前列腺癌。目前ARV-110的临床Ⅱ期研究已取得初步活性数据，结果表明ARV-110具有优秀的安全性、耐受性以及口服生物利用度。同年Arvinas公司报道开发的第二个PROTAC药物ARV-471也获批进入临床试验研究阶段，该分子靶向降解雌激素受体，拟用于治疗局部晚期或转移性雌激素受体阳性/HER2阴性乳腺癌，有望成为第一个获批治疗乳腺癌的PROTACs类药物。

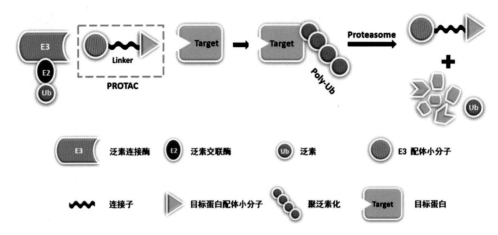

图 17-4-3　PROTACs 降解蛋白的原理

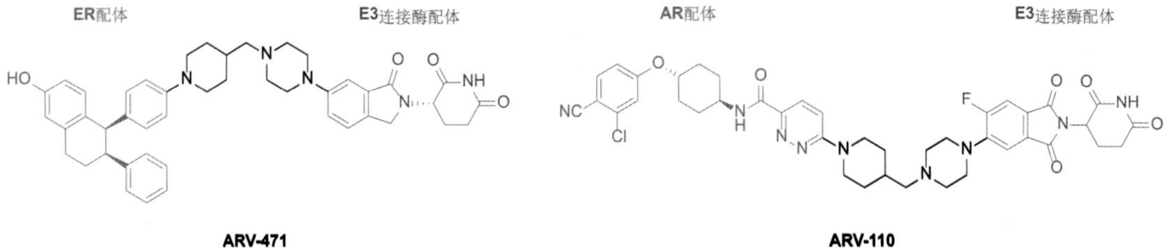

图 17-4-4　ARV-471 与 ARV-110 的结构。其中靶蛋白 ER 或 AR 配体为橙色，E3 连接酶配体为紫色，连接子为黑色

数字资源

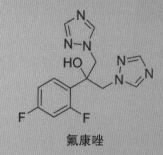

氟康唑

第十八章

三唑类抗真菌药物氟康唑

涂　杰　盛春泉

第一节　真菌感染概述

真菌感染（fungal infection）是一种常见病。在医疗水平相对落后的时期，真菌感染高发于生活质量低、居住环境潮湿的人群。近年来，随着医疗水平的提高，抗肿瘤化疗药物、广谱抗生素以及免疫抑制剂的大量使用，器官移植、导管技术和外科其他介入性手术的频繁开展，以及艾滋病、肺结核等严重感染性疾病的发生，都严重损害了人体的正常免疫功能，使临床上真菌感染的发生率日益升高。

一、人类致病真菌

真菌（fungus）是一类广泛分布于自然界的真核生物。据估计，自然界存在的真菌物种约有600万种，人类已命名的真菌有10万余种，每年发现的新菌约1500种。大部分真菌对人类是有益的，仅有少部分会引起人、动物和植物的病害，目前已知对人类有致病性的真菌约有500余种（图18-1-1）。随着免疫抑制剂、广谱抗生素和甾体类激素的普遍应用，器官移植、放射治疗以及导管插管等治疗诊断方法的广泛开展，一些原来非致病性的菌种也逐渐转变为机会致病真菌，致使临床上真菌感染的发生率持续增高。

人类致病真菌通常分为3类：亲人性真菌、亲自然性真菌和中间类真菌。亲人性真菌发生感染的频率较高，包括念珠菌、马拉色菌、亲人皮肤癣菌等；亲自然性真菌又称为室

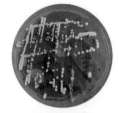
新生隐球菌

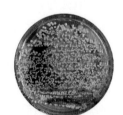
白色念球菌

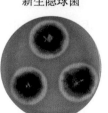
曲霉菌

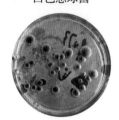
光滑念珠菌

图 18-1-1　常见致病真菌的菌落形态

外真菌，通常远离人类，寄生在植物和腐败有机物上，只是偶然侵入人体，导致人体宿主的损伤，如双相真菌、接合菌和暗色真菌等；中间类真菌又称为室内真菌，人体免疫抵抗力低下时易感染此类真菌，如曲霉菌、青霉菌等，有时也可引起变态反应（过敏反应）。

真菌感染所引起人类、动物、植物的疾病，称为真菌病（mycosis）。根据真菌侵犯人体的部位，可将真菌病分为4类，即浅表真菌病、皮肤真菌病、皮下组织真菌病和深部真菌病。浅表真菌病和皮肤真菌病并称为浅部真菌病，是指真菌感染人体的皮肤和黏膜、毛发和指甲，常由皮肤癣菌和浅表念珠菌等引起，发病于皮肤最外层，表现为手、足、甲癣，大多轻微，容易诊断，对治疗反应良好。皮下真菌病，是指侵犯真皮、皮下组织和骨骼的真菌感染，常通过外伤途径经植入在土壤和腐败植物中腐生的病原体感染所致，病灶仅限局于外伤植入部位或播散到邻近组织，一般不会侵袭入血。深部真菌病又称侵袭性真菌病（invasive fungal diaease），是指真菌侵入人体血液并播散到全身组织器官而引起的系统性感染疾病，具有高发病率和高死亡率的特点，是当前全球公共卫生领域研究的热点和难题。引起深部感染的主要真菌有念珠菌、隐球菌、曲霉菌等。

二、真菌细胞结构和致病机制

（一）真菌的基本结构

真菌细胞具有细胞核和核孔，核中有线状染色体及核小体（图18-1-2）。胞质中含有各种细胞器，如线粒体、核糖体、粗面内质网、液泡等，但高尔基体不常见。此外，胞质中有肌动蛋白组成的微丝，构成细胞骨架，且有微管蛋白组成的微管。与人类细胞膜含有大量胆固醇不同，真菌细胞膜的主要成分是麦角固醇，膜外有膜边体。不同于动物细胞，真菌具有坚硬的细胞壁，主要成分为几丁质（chitin）和葡聚糖（glucan）。真菌菌体通常为分支繁茂的菌丝体，菌丝呈顶端生长。抗真菌药物的作用靶点主要是针对细胞膜、细胞壁以及核酸合成和功能。

（二）真菌的致病机制

真菌与其他病原微生物一样，所导致的人类感染是病原菌与宿主相互作用的病理过程。真菌利用自身遗传性特征侵犯人体后，通过菌体黏附于宿主表面、释放代谢产物、分泌各种胞外酶等多种手段引起宿主感染及反应，最终导致各种类型和不同程度的临床病理表现。

浅部真菌病的致病机制较简单，当真菌侵犯人体的皮肤、毛发和指（趾）甲，会寄生或腐生于表皮角质、毛发和甲板的角蛋白组织中，菌体本身及其释放的蛋白分解酶等毒力因子会引起不同程度的机体炎症反应，产生红斑、鳞屑、瘙痒肿胀等病理现象，包括头癣、体股癣、甲真菌

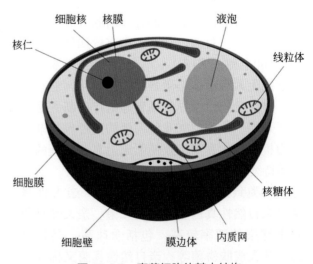

图 18-1-2 真菌细胞的基本结构

病、毛结节病等。深部真菌病的致病机制相对复杂，涉及真菌毒力因子、表型转换、宿主天然免疫和适应性免疫、真菌耐药性等多个方面。

三、真菌感染的现状和挑战

浅部真菌感染是常见病和多发病，全球患病率为20%~25%，有近17亿患者。近年来，深部真菌感染的发病率也持续升高趋势，严重威胁着人类的健康，每年约有100万死亡病例。白色念珠菌是最主要的致病真菌，其致死率高达40%，在院内血液感染居第四位。新生隐球菌具有很强的嗜中枢性，极易导致隐球菌性脑膜炎，高发于HIV携带者，每年可到近60万患者的死亡。曲霉菌在免疫缺陷的患者中极易导致肺曲霉病，其死亡率高达35%~95%。

真菌感染易发且难控制，现有抗真菌药物种类少、毒性大、耐药问题严重。目前用于治疗侵袭性真菌感染的抗真菌药物仅有4类，包括多烯烃类（两性霉素B）、唑类（氟康唑、伊曲康唑等）、棘白菌素类（卡泊芬净、米卡芬净等）和核苷类（5-氟胞嘧啶）。这些抗真菌药物虽然广泛应用于临床，但存在诸多不足，难以满足临床治疗需求。例如，两性霉素B具有广谱抗真菌活性，但其导致的肾毒性大，仅用于病危患者。唑类抗真菌药物虽然疗效较好，但也存在肝肾毒性大、易复发、耐药严重等问题。棘白菌素类药物抗真菌谱窄，不能口服。核苷类药物单独使用效果差，仅作为联合用药使用。

第二节 抗真菌药物概述

抗真菌药物历经半个多世纪的发展，经历了开发抗真菌抗生素、唑类抗真菌药物、烯丙胺类抗真菌药物、棘白菌素类抗真菌药物的4个发展阶段（图18-2-1）。由于真菌和哺乳动物细胞同属真核生物，需要有较强的选择性来确保其安全性和有效性。随着基于靶点药物设计技术逐步成熟，抗真菌药物也经历了从抗生素类抗真菌药向合成抗真菌药转变的过程。

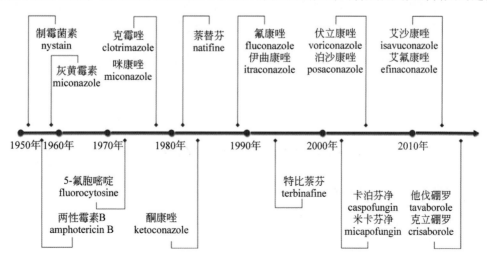

图 18-2-1 抗真菌药物的发展历程

一、抗真菌抗生素

20世纪50年代初，人类已经开始从放线菌中提取出多烯类抗生素，其分子内部都含有亲脂大环内酯环，包含4~7个共轭双键的发色团，且连有一个氨基糖。

科学家们于1951年从诺尔斯链霉菌的培养物中分分离得到了制霉菌素（nystain,图18-2-2），是一种共轭的四烯化合物，也是第一个应用于临床的多烯类抗真菌药物。局部外用制霉菌素可有效对抗多种真菌感染，人们已经研究出了多种外用制剂。有意思的是，制霉菌素的毒性太强，不能用于全身治疗，但又由于其口服后基本不会被肠道吸收，医生们也用来通过口服给药的方式治疗口腔和胃肠道的局部感染。近年来，有研究人员开发出了注射用脂质体制霉菌素，可在降低其肾毒性的同时保留其抗真菌活性。制菌霉素的发现成为寻找其他可用于全身治疗的多烯类药物的起点。

两性霉素B（amphotericin B，AmB，图18-2-2）是一种七烯化合物，发现于1956年，1958年快速获批上市。作用机制是其可与真菌细胞膜上的麦角甾醇结合，进而损伤真菌细胞膜的通透性，导致细胞内容物外漏，影响了真菌细胞的正常代谢功能，致使真菌的生长受到抑制。两性霉素B具有广谱抗真菌活性和强大的杀真菌能力，是治疗危重深部真菌感染的首选药物，至今也仍是治疗深部真菌感染的"金标准"药物，尚未有其他抗真菌药物能够完全替代它。但其与真菌细胞膜麦角甾醇结合的特异性不高，同时还可以与人类肾小管上皮细胞、红细胞等细胞膜上的胆固醇结合，致使其毒性较大，限制了其在临床上的应用。近年来，经过剂型优化，人们也开发出了脂质体两性霉素B，通过改变药物的分布及提高药物的血浆浓度，可在一定程度上保持其杀真菌活性的同时，减少不良反应的发生。

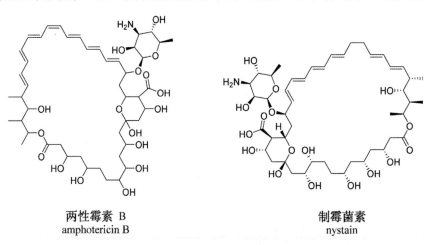

两性霉素 B
amphotericin B

制霉菌素
nystain

图 18-2-2   两性霉素 B 和制菌霉素的化学结构

二、唑类抗真菌药物

唑类抗真菌药物是目前临床上治疗真菌感染的一线药物，总体上优于抗真菌抗生素，且开发出了外用、口服和静脉注射用等多种剂型。唑类抗真菌药物主要是通过抑制细胞色素P450依赖酶——羊毛甾醇14α-去甲基化酶（lanosterol 14α-demethylase，CYP51），使真菌细胞膜的重要组成麦角甾醇的生物合成受阻；同时，甲基化的羊毛甾醇在细胞内聚积，会导致诸多与膜相关的细胞功能发生改变，从而产生抑制或杀死真菌细胞的作用。唑类药物发展于20世纪70年代，最早应用的克霉唑（clotrimazole）和咪康唑（miconazole），因为结构新颖，在当时引起了人们的极大关注。这些药物的化学结构中均带有咪唑基，故称之为咪唑类抗真菌药物（图18-2-3）。早期的咪唑类药物具有广谱抗真菌作用，但其因用于深部真菌感染时毒副作用大，一般仅供外用。20世纪80年代初，以提高代谢稳定性、降低亲脂性为目的，科学家们对该类药物进行了广泛的结构修饰研究，得到了第一个可口服的咪唑类抗真菌药物——酮康唑（ketoconazole）。与早期的咪唑类抗真菌药物相比，酮康唑的口服生物利用度提升至75%，并具有较高的血药浓度。比较其他咪唑类抗真菌药物，酮康唑的优点在于既可以用于浅表真菌感染的治疗，也可用于深部真菌感染的治疗；同时，还可口服和外用，大大提高了患者用药的依从性，但酮康唑仍然有肝脏毒性和对激素合成的抑制作用所导致的不良反应，使其临床上的应用也在一定程度上受到了限制。

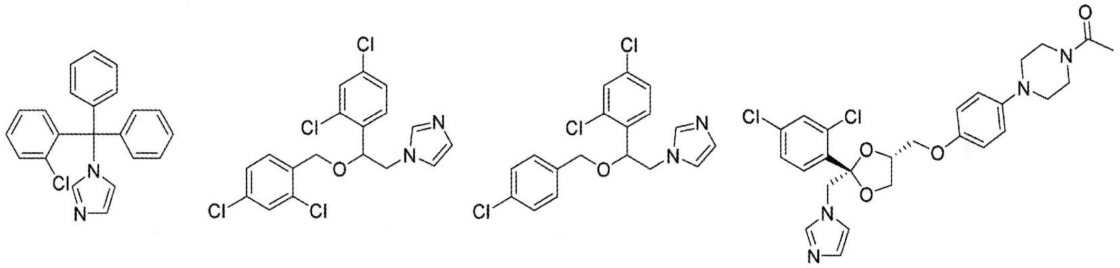

| 克霉唑 | 咪康唑 | 益康唑 | 酮康唑 |
| clotrimazole | miconazole | econazole | ketoconazole |

图 18-2-3　咪唑类抗真菌药物的化学结构

20世纪90年代的研究重点由咪唑类转向三唑类化合物（图18-2-4），代表性药物氟康唑（fluconazole）和伊曲康唑（itraconazole）对真菌细胞色素P450酶具有高度的亲和力，因此降低了毒副反应，使人类治疗深部真菌病进入了新的时代。1990年，美国辉瑞公司研发的氟康唑获FDA批准上市，其抗真菌谱广，口服和静脉注射均能发挥药效，体内抗真菌活性更优于酮康唑。伊曲康唑是与氟康唑同期上市的另一个三唑类抗真菌药物，口服吸收好，脂溶性强，在体内脏器中浓度高是其优点。随着新的致病真菌和耐药菌株的出现和增多，新一代三唑类抗真菌药物如伏立康唑（voriconazole）、泊沙康唑（posaconazole）、艾沙康唑（isavuconazole）也相继得以问世。

三、烯丙胺类抗真菌药物

烯丙胺类药物是通过抑制真菌角鲨烯环氧化酶，干扰真菌甾醇生物合成的早期步骤，引起麦角甾醇的缺乏以及角鲨烯在细胞内聚积，从而导致真菌细胞死亡。1981年，研究人员偶然发现烯丙胺类化合物萘替芬（natifine，图18-2-5）具有广谱抗真菌活性，尤其对皮肤癣菌也呈杀菌效应，局部外用治疗皮肤癣菌病的效果更是优于咪唑类抗真菌药物。通过对其结构改造和抗真菌活性的广泛研究，人们发现了特比萘芬（terbinafine），其抗真菌谱更广，可以外用和口服使用。进一步对特比萘芬进行改造，开发出了抗真菌活性更高的布替萘芬（butenafine）。从分子结构上看，布替萘芬的分子结构中不含有碳碳双键，已经不再属于烯丙胺类抗菌药了，但是布替萘芬和其他烯丙胺类的作用原理相似，临床上通常还是将其归为烯丙胺类。

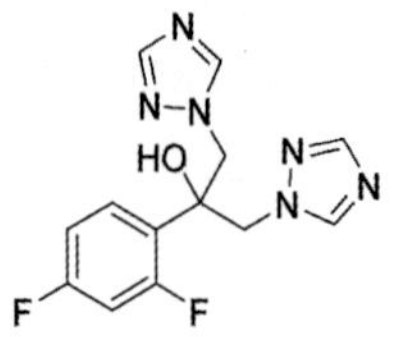

氟康唑
fluconazole

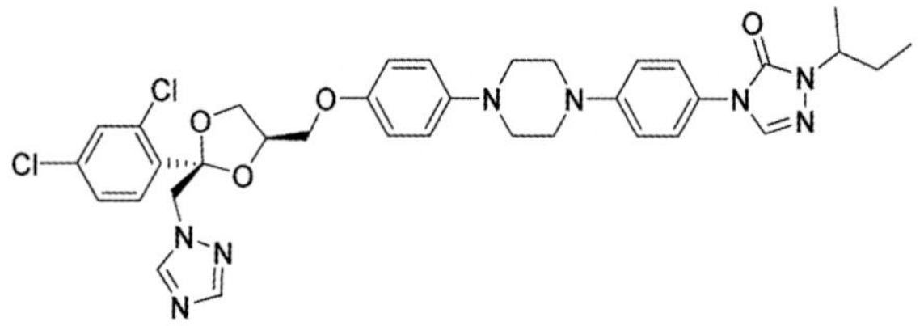

伊曲康唑
itraconazole

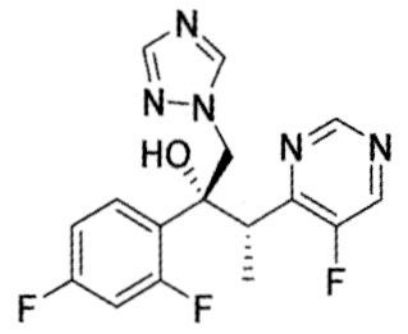

伏立康唑
voriconazole

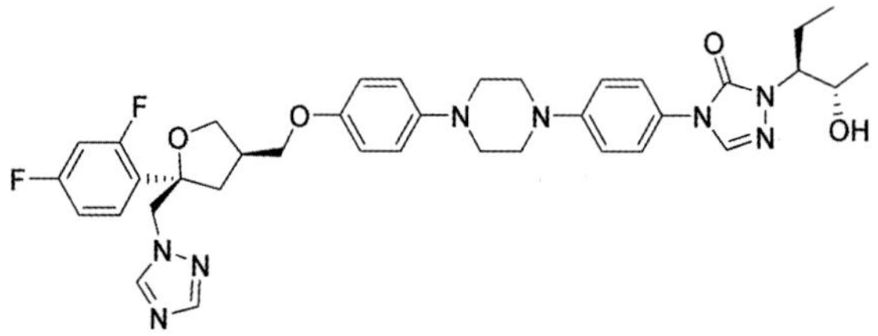

泊沙康唑
posaconazole

图 18-2-4   三唑类抗真菌药物的化学结构

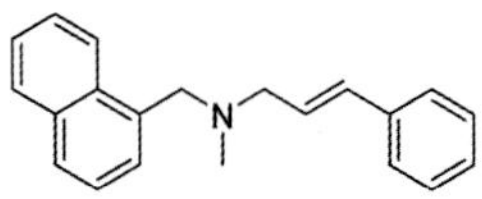

萘替芬
natifine

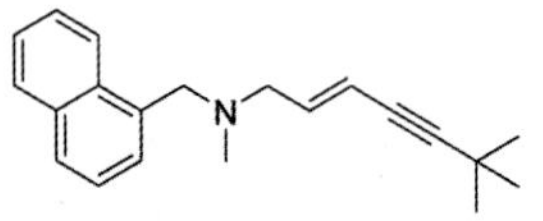

特比萘芬
terbinafine

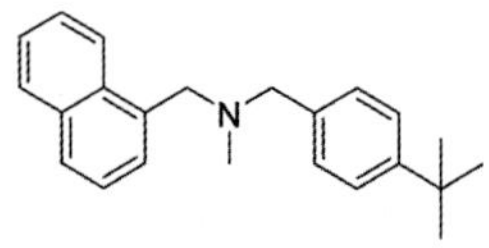

布替萘芬
butenafine

图 18-2-5   烯丙胺类抗真菌药物的化学结构

四、棘白菌素类抗真菌药物

21世纪以来，抗真菌药物的研发重点开始转向选择性更强，兼具安全性和有效性的药物。其中，棘白菌素类药物的诞生真正体现了抗真菌药物只作用于真菌特有的结构或代谢过程（图18-2-6），而不影响宿主的理想状态。该类药物的交叉耐药发生率低，耐受性好，毒副作用小，不良反应少，药物-药物相互作用少，它们对临床上常见的多种念珠菌均具有很好的杀菌效果，也对唑类药物耐药的真菌仍然有效。自2001年后，代表性药物卡泊芬净（caspofungin）、米卡芬净（micafungin）、阿尼芬净（anidulafungin）陆续上市，其缺点是仅限注射剂型，而且价格昂贵，致使短期内无法普及。

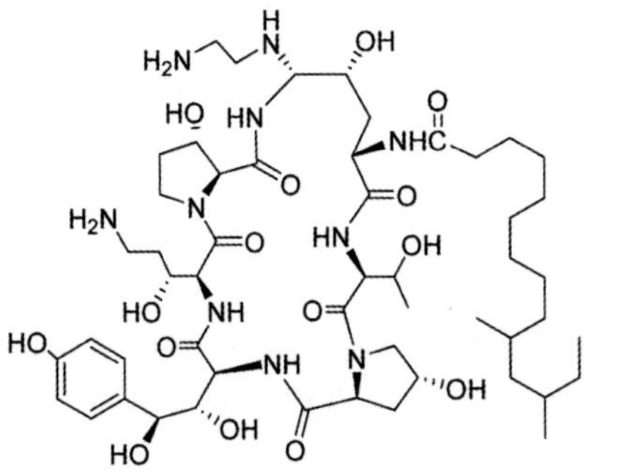

卡泊芬净
caspofungin

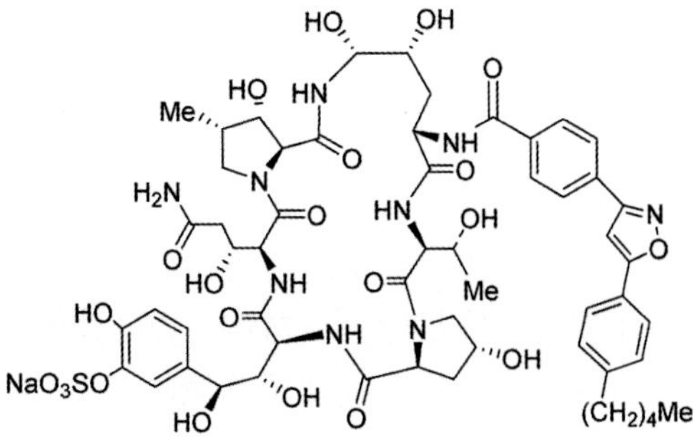

米卡芬净
micafungin

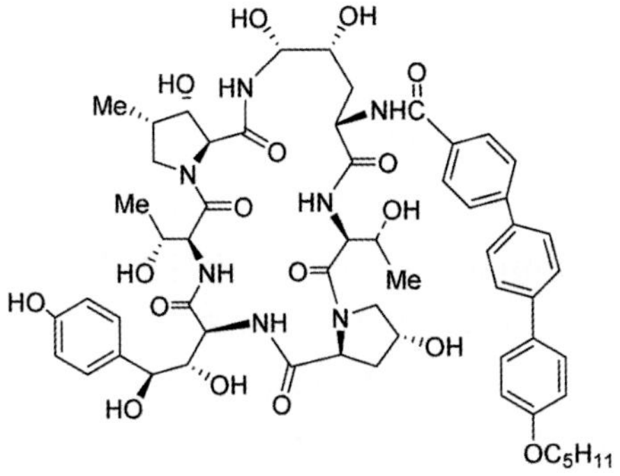

阿尼芬净
anidulafungin

图 18-2-6　棘白菌素类抗真菌药物的化学结构

第三节　氟康唑的研发历程

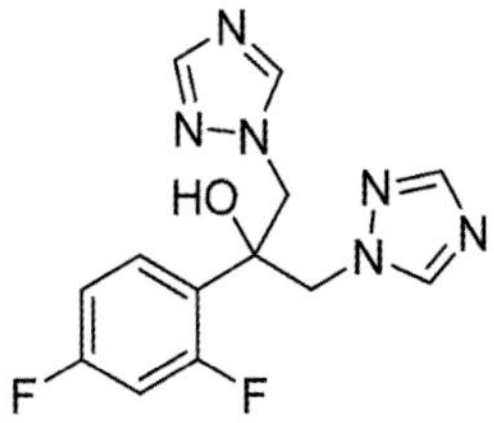

α-(2,4-二氟苯基)-α-(1*H*-1,2,4-三唑-1-基甲基)-1*H*-1,2,4-三唑-1-基乙醇
α-(2,4-difluorophenyl)-α-(1*H*-1,2,4-triazol-1-ylmethyl)-1*H*-1,2,4-triazole-1-ethanol

一、先导化合物的发现：从咪唑到三唑

　　早在1944年，英国的化学家Wooley已经发现化合物苯并咪唑具有抗真菌活性，但直到20世纪60年代，这一发现才陆续引起其他科学家的关注。1967年，西德拜耳药物公司和比

利时杨森制药公司各自发明了首创抗真菌先导物： 氯康唑和咪康唑。尽管这两个化合物在结构上大不相同，但都把咪唑环作为药物结构中的重要基团。1978年，杨森公司研发出了可以口服使用的酮康唑，咪唑环和二氧戊环结构是其重要的药效基团，启发人们继续保留咪唑环，再进行化学结构改造有可能得到更佳的抗真菌药。

20世纪70年代，辉瑞制药公司启动了抗真菌药物研发项目，旨在找到一个能够有效治疗深部真菌感染的药物。1974年，以咪康唑为先导化合物，辉瑞制药公司的科学家们合成了大量的衍生物，从中发现了噻康唑（图18-3-1），但其药物的特性与咪康唑类似，没有突出的优势。咪康唑和噻康唑口服进入肝脏时已经有50%以上的药物被代谢，只有一小部分游离药物在体内循环发挥了抗真菌作用。1978年，在杨森制药宣布发明酮康唑后，辉瑞公司立即以酮康唑作为先导化合物开展了一系列工作。当时大部分的抗真菌药物都是亲脂性的，它们易于与脂肪酸和蛋白质结合，加之这些抗真菌药物代谢迅速，生物利用度低，致使当时的抗真菌药物大多是外用而不能口服。为了找到更为高效，且既可口服又可静注的抗真菌药，辉瑞的Richardson研究小组将酮康唑的二氧戊环结构用极性基团羟基取代，降低了分子的脂溶性，抗真菌药效虽有所改善，但与酮康唑相比仍无明显的优势，原因是研究者虽然尝试了多种优化设计方案，并合成了数百个化合物，但限于当时对咪唑环结构的认知，未曾尝试改变咪唑环结构。1980年，Richardson提出了改变咪唑环的设计思想，起初是为了改善化合物的稳定性，并设计了数十个不同的取代基替代咪唑环。当采用三氮唑环取代时，终于发现了一个比酮康唑更有效的化合物。当时Richardson把活性的提升归因于三氮唑环减慢了化合物代谢速度，使更多的游离药物停留在体内而发挥了抗真菌作用。受此启发，在酮康唑分子的另一侧也引入了三氮唑环，以进一步提升分子在体内的代谢稳定性，得到了含双三氮唑环，代号为UK-47265的化合物（图18-3-1），该化合物尤其对重症念珠菌感染小鼠有显著的治疗效果。

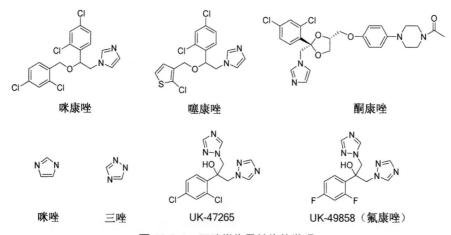

图 18-3-1   三唑类先导结构的发现

遗憾的是，UK-47265展示出很强的肝毒性。研究人员不得不在此结构的基础上再做进一步的改造，并合成及筛选了大量的衍生物。1981年，发现在苯环上引入两个氟原子替代两个氯原子，得到了代号为UK-49858的化合物（图18-3-1），其抗念珠菌活性较酮康唑高出5～20倍，开始时，该分子被称为二氟康（diflucan），后正式命名为氟康唑。与之前其他的抗真菌药物相比，除了更高效的抗真菌活性外，氟康唑代谢更为稳定，并在组织和肠胃中分布均匀，与脂肪酸和血浆蛋白的结合率更低。该化合物在肝脏内不会分解，代谢迅速大大减慢，口服后血药浓度持续时间特别长，在人体内的半衰期达到29 h，临床每日用药一次，其90%以原形药的形式随尿液和粪便排出。氟康唑水溶性良好，便于静注；同时，由于其分子量小，易进入脑脊髓液，对脑部真菌感染也有较好的治疗效果。

氟康唑问世后迅速得到了广泛应用，并很快成为一线用药的首选。辉瑞公司的研发小组也因此于1991年被伊丽莎白二世授予了"女王科学技术奖"。

二、优化先导化合物：确定"三唑-间二氟苯基-叔醇"药效团

咪康唑、噻康唑以及酮康唑的分子结构中均含有咪唑环，说明咪唑基在早期抗真菌药物研发中发挥了至关重要的作用。但药物的研发历程往往都不是一成不变的，为了能够研发可口服的抗深部真菌感染药物，科学家们不得不打破"共识"，经过上千个化合物的构-效关系研究及总结，发现用三氮唑环替换咪唑环后，其抗真菌药效得以进一步提高，同时肝脏代谢速率大大减缓，口服生物利用度明显提升。为解决咪唑类药物脂溶性过高的问题，用羟基取代酮康唑中的二氧戊环结构，使药物分子的水溶性得以显著提高。为解决药物的安全性问题，通过合成并筛选大量的衍生物后才发现将苯环上的氯原子用氟原子取代时，肝毒性得到极大降低，最终开发成功了氟康唑（图18-3-2）。

氟康唑的发明史展示了经典药物化学构-效关系研究在药物研发过程中的巨大作用以及艰难的经历。在近20年的时间内，研究人员以苯并咪唑为苗头化合物，经过不断结构优化，才最终确定了"三氮唑-间二氟苯基-叔醇"组成的药效团（图18-3-2）。

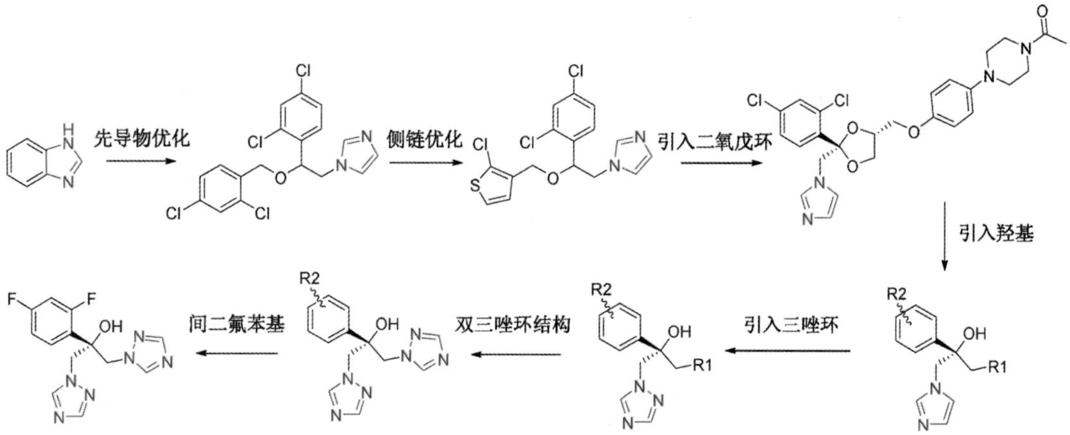

图 18-3-2　氟康唑的研发历程

三、唑类抗真菌药物的作用机制

固醇是构成真菌和哺乳动物细胞膜的重要成分，同时对细胞膜上酶和离子转运蛋白功能的执行起着重要的作用。真菌与哺乳动物之间的区别在于哺乳动物细胞膜的固醇是胆固醇，而真菌是麦角甾醇。

唑类药物通过作用于羊毛甾醇14α-去甲基化酶（lanosterol 14α-demethylase，CYP51），来抑制真菌麦角甾醇的生物合成（图18-3-3）。唑类药物的N原子可以直接与真菌CYP51酶的辅基亚铁血红蛋白上的亚铁离子形成配位键，其余部分与活性位点的氨基酸残基产生相互作用，从而抑制了羊毛甾醇的脱14α-甲基过程，使聚集到真菌细胞膜的甾醇依然带有甲基。这些甾醇没有正常的麦角甾醇所具有的准确形状和物理特性，导致细胞膜的渗透性改变，发生内容物泄漏，使膜中蛋白质的功能失常，从而导致真菌细胞死亡。

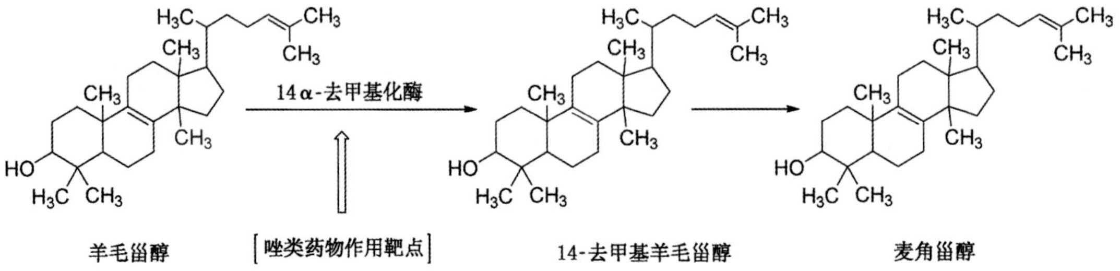

图 18-3-3　真菌细胞膜麦角甾醇的生物合成途径

四、氟康唑的靶酶作用模式及构－效关系

真菌CYP51蛋白晶体结构最早是从酿酒酵母液中分离纯化得到的。近年来，已有大量研究对各种致病真菌CYP51的蛋白晶体三维结构、活性位点以及与唑类药物的结合作用进行了深入的研究。作为结合配体，氟康唑主要是通过其疏水作用和氢键相互作用结合在CYP51蛋白的活性位点上（图18-3-4）。

氟康唑分子的大部分结构处于CYP51蛋白活性位点中的溶剂暴露区，产生了较强的疏水相互作用，在分子4 Å范围内，有Tyr126、Ile139、Tyr140、Gly314、Thr318、Leu380、Ser382等12个氨基酸残基。分子中三氮唑环是必需的，其4-位氮原子与血红素辅基上的铁离子发生了配位结合（Fe-N距离为2-3Å），竞争性地抑制CYP51酶活性。发挥配位结合的三氮唑环同时邻近Gly314，有助于整体分子结合到α螺旋Ⅰ上（图18-3-4 B）。分子中三氮唑环如被咪唑环取代，配位结合能力下降，导致抗真菌活性降低。当三氮唑被其他基团取代时，不能形成配位键，抗真菌活性丧失。在两者的结合过程中，水分子可以介导产生氢键作用（图18-3-4 C）：第一个水分子743介导氟康唑的羟基、Tyr140、血红素辅基的丙酸三者之间的氢键作用网络。当醇羟基被其他含氧环烷取代时，如二氧戊环、四氢呋喃等，也能形成类似的氢键作用，抗真菌活性保持（如酮康唑、伊曲康唑）；第二个水分子790介导了Ser382的羰基氧、Tyr126的羟基和另一个三氮唑环的4-位氮原子之间的氢键作用网络。此处的三氮唑环可以被其他含氮原子或氧原子的基团（如醚键、嘧啶等）取代，同样能形成氢键作用，抗真菌活性保持，并且由于该基团整体指向与血红素辅基相反的方向，因此可以用长链基团取代。分子结构中的二氟苯基基团具有一定的体积和电负性，主要产生疏水相互作用，因此苯环上有电负性取代基对抗真菌活性有利。

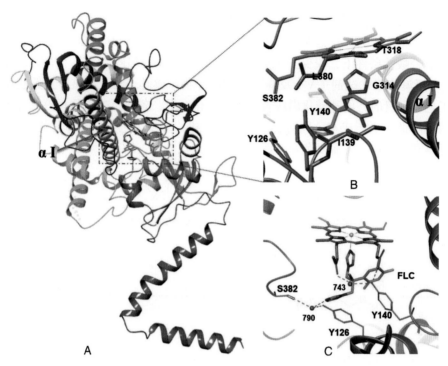

图 18-3-4　氟康唑与真菌 CYP51 蛋白的结合模式

五、氟康唑的合成工艺研究

氟康唑早期的合成路线以间二氟苯作为起始原料，依次与氯乙酰氯和1H-1,2,4-三氮唑发生傅–克酰化和三氮唑取代反应后，再与三甲基碘化砜或者三甲基碘化亚砜反应形成环氧化合物，最后通过三氮唑与环氧中间体开环反应生成氟康唑（图18-3-5）。该方法现在应用比较普遍，但是其中需要用到三甲基碘化砜或者三甲基碘化亚砜，该原料价格昂贵，且收率不高，导致氟康唑的生产成本难以降低。

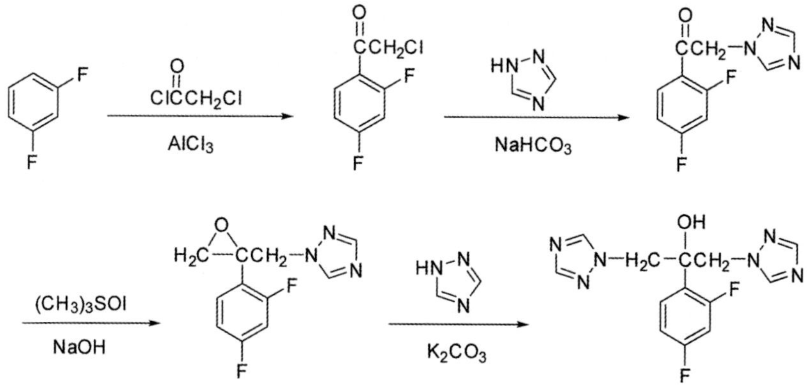

图 18-3-5　氟康唑的合成路线

另一条常用的生产氟康唑的工艺路线如图18-3-6所示。以1,3-二溴丙酮（Ⅰ）为原料，首先对其羰基进行保护，以甲苯/乙二醇为反应溶剂，在对甲基苯磺酸（PTSA）催化作用下，反应生成2,2-二溴甲基-1,3-二氧戊烷（Ⅱ）。随后在二氯甲烷/K₂CO₃体系中，使中间体Ⅱ与1*H*-1,2,4-三氮唑发生反应，得到1,1'-（2,2-双亚甲基-双1*H*-1,2,4-三氮唑）-1,3-二氧戊烷（Ⅲ），酸性条件下，脱保护生成1,3-二（1*H*-1,2,4-三氮唑-1-基）丙酮（Ⅳ）。最后再与3,5-二氟溴苯格式试剂（Ⅴ）反应，得到终产物氟康唑（Ⅵ）。该合成路线避免了使用传统工艺中昂贵的三甲基碘化砜或者三甲基碘化亚砜，各步反应选择性好，原料廉价易得，有效地降低了生产成本。同时，反应条件温和，各步工艺反应操作常规，仅经过4步反应就可得到终产物，无需复杂和特殊的设备。

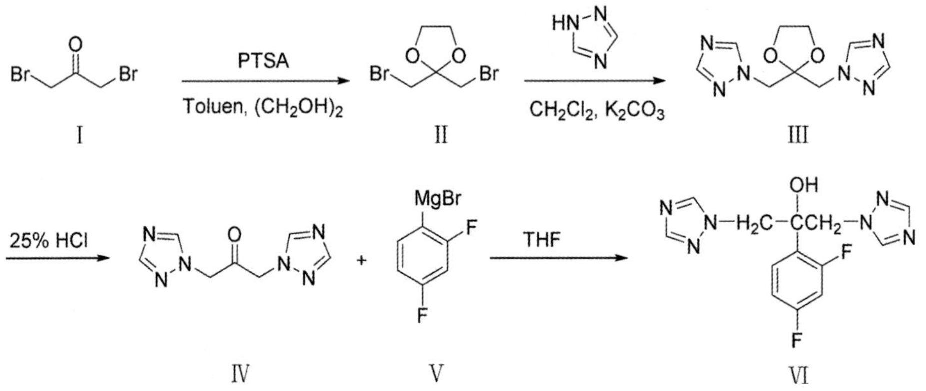

图 18-3-6　氟康唑生产的工艺路线

六、氟康唑的临床应用

作为临床上常用的广谱抗真菌药，氟康唑对人和动物的真菌感染均有治疗效果，目前市场上有片剂、胶囊、粉针剂和注射液等。静脉注射或口服氟康唑的药代动力学特性相似。另外，口服氟康唑吸收良好，不受食物影响，生物利用度超过90%。禁食条件下，服用氟康唑后，0.5～1.5 h血浆浓度可达到峰值，血药浓度随口服剂量的增加而增高。氟康唑的血浆蛋白结合率约为15%，药物在体内吸收后分布迅速而且广泛，大部分体液和组织中的药物浓度高于同时间血药浓度的50%，其中肾浓度最高；唾液与痰液中的氟康唑浓度与血浆水平相近；脑脊液中的浓度约为同时间血浆浓度的80%；氟康唑可渗透进入发炎的眼球和透析液中；在皮肤角质层、真皮层及分泌的汗液中也可达到高浓度，甚至超过其血浆浓度，且可在角质层中蓄积。氟康唑在人体内代谢较少，主要通过肝脏途径代谢，90%以上药物经肾脏排出，约80%为原形药物，10%为代谢产物。血浆清除半衰期约30 h。

临床上，氟康唑用于治疗侵袭性念珠菌病、食管隐球菌病、浅部真菌病和免疫功能正常的地方性真菌病治疗，以及接受放化疗和免疫抑制治疗患者的预防治疗。使用者需定期检测肝肾功能，同时应避免无指征预防用药，以避免增加耐药性，与其他三唑类药物可发生交叉变态反应。

氟康唑常见的不良反应有恶心、呕吐、腹痛或腹泻等。毒副作用较轻，偶见皮疹，罕见中毒性表皮坏死松解症等。可发生肝酶升高，偶可出现肝毒性症状。可见头晕、头痛，罕见低血钾症、白细胞减少、血小板减少、肾功能异常等。

七、氟康唑的耐药性

近年来，真菌感染呈总体上升的流行趋势，并随着抗真菌药物的广泛使用，部分念珠菌和曲霉菌开始出现对氟康唑等唑类药物的耐药菌，且在部分地区呈现流行趋势，给临床治疗带来新的困难。氟康唑本身仅具有抑菌活性，无法杀灭致病真菌，这一药效特点易使其产生耐药性。真菌对氟康唑的耐药机制主要涉及靶蛋白基因突变或表达升高、外排泵表达升高和应激适应等三大类型。

念珠菌中编码CYP51的基因为 $erg11$，该基因具有较高的遗传多态性，可发生突变的位点多达100多个，但其中只有部分位点与氟康唑的药物耐药相关，如K143R、S405F等。研究表明，真菌麦角甾醇的生物合成受到许多转录活化和抑制因子的调控，这些转录因子可通过影响靶蛋白的表达水平而改变念珠菌或曲霉菌对唑类药物的敏感性。例如，转录因子 $upc2p$ 基因出现A643V点突变之后，可导致白色念珠菌 $erg11$ 基因过表达，从而使其对唑类药物耐药。

外排泵表达升高是另一种常见的唑类药物耐药机制，当外排泵基因过表达时，会使真菌细胞内的药物分子排出，即对该类药物产生耐药性。与耐药相关的外排泵基因主要包括三磷酸腺苷结合蛋白超家族（ABC）和主要协同转运蛋白超家族（MFS）两大类。ABC超家族中的 $CDR1$ 和 $CDR2$ 基因、MFS超家族中的 $MDR1$ 基因在白色念珠菌对氟康唑耐药的过程中发挥着重要作用。转录活化蛋白PDR1也可以通过调控CDR1蛋白的表达而引起光滑念珠菌对唑类药物耐药。

近年来，热激蛋白90（Hsp90）、Sgt1等一些与细胞膜应激反应相关的蛋白也陆续被发现与真菌耐药性的产生有关。另外一些与氧化应激和细胞壁完整性应激反应有关的蛋白（如Yap1和Mkk2）也会降低氟康唑等唑类抗真菌药物对致病真菌的敏感性。

第四节 氟康唑的结构优化——新一代三唑类抗真菌药物的研发

氟康唑与靶酶CYP51的结合模式显示，其C$_3$的三氮唑环位于活性位点的底物进出通道。此狭长的通道既可以容纳氟康唑的短侧链，也可以结合伊曲康唑的长侧链。基于氟康唑的新一代三氮唑类药物研发主要针对C$_3$侧链进行了结构优化。

一、伏立康唑的研发

伏立康唑，由辉瑞制药开发，于2002年8月在美国首次获批上市，是对氟康唑进一步结构修饰的产物（图18-4-1）。1996年，Dickinson研究小组发现在氟康唑的丙基骨架上加入一个甲基，可显著增强其对CYP51的亲和力，提升其对曲霉菌的抑制活性，最低抑菌浓度（MIC）值为12.5 μg/mL（氟康唑的MIC＞50 μg/mL）。在此基础上，进一步对C$_3$侧链进行结构改造，当用取代吡啶基替换三氮唑环时，体外抗真菌活性可提升至0.39～3.1 μg/mL，但是该类化合物的体内活性较差。当引入取代嘧啶基时，抗真菌药效提升明显。其中，5-位引入氟原子时，2R,3S-对映体的MIC值达到0.09 μg/mL。并且，氟原子的引入提高了其体内代谢稳定性，保证了其在体内的高抑菌活性。

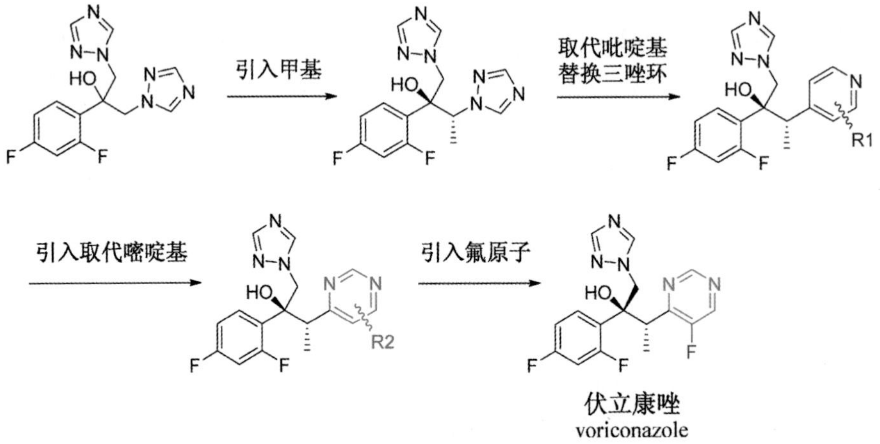

图 18-4-1　伏立康唑的研发历程

伏立康唑可静脉注射或口服，主要用于治疗侵袭性曲霉菌病、对氟康唑耐药的严重侵袭性念珠菌感染、尖端赛多孢菌和镰刀菌所致的严重真菌感染等。口服吸收迅速而完全，给药后1～2 h达血药峰浓度，口服生物利用度约为96%，且胃液pH的改变对其吸收无影响。伏立康唑的组织分布广泛，包括中枢神经系统，脑脊液中均可见到药物的分布。体内清除半衰期为6 h，大部分经肝脏代谢，极少部分经肾脏排泄。主要代谢产物为*N*-氧化物，该代谢产物抗真菌抑制活性微弱，对伏立康唑的药理作用无显著影响。临床使用时，常见视觉障碍、发热、恶心、呕吐、腹泻、肝酶升高等不良反应，偶见变态反应、高血钾、肌无力、味觉异常等。

二、艾沙康唑的研发

艾沙康唑（isavuconazole）是一种用于治疗侵袭性曲霉菌病和侵袭性毛霉菌病的新型三氮唑类广谱抗真菌药物。2001年，在日本药学会第21届药物化学研讨会上，Ohwada研究小组首次揭示了艾沙康唑的前体结构雷夫康唑（ravuconazole，图18-4-2）的分子结构。该分子是在伏立康唑的基础上对C_3侧链进行结构改造后得到新化合物，研究者保留了丙基骨架上的甲基，并引入噻唑侧链，提高了分子对真菌CYP51蛋白的亲和力，扩展了抗真菌谱，可抑制对其他唑类药物耐药的真菌。尽管雷夫康唑具有广谱抗真菌活性，但由于其高亲脂性而导致口服吸收差。

艾沙康唑硫酸酯（isavuconazonium sulfate）是雷夫康唑的前药形式，由日本安斯泰来公司研发，于2015年获美国FDA批准上市，并被授予孤儿药地位认定，商品名为Cresemba，剂型有口服制剂和静脉注射剂。作为一种前药，艾沙康唑硫酸酯不仅增加了药物的水溶性，而且消除了其他三氮唑类药物（例如伏立康唑）注射剂型由于环糊精包合药物而引发的肾毒性。该药进入体内后被血浆酯酶迅速转化为活性代谢产物雷夫康唑，其半衰期较长，静脉注射为76～104 h，口服为56～77 h，仅需每日给药1次。

艾沙康唑具对曲霉菌属、毛霉菌、念珠菌、隐球菌、接合菌等均具有较好的抗真菌活性。其中，对曲霉菌属的活性（MIC为0.06～16 μg/mL）与伏立康唑相当，但优于棘白菌素类药物。由于不含会引起肾毒性的环糊精，所以艾沙康唑用于肾功能损伤患者时无需调整剂量。艾沙康唑耐受性良好，常见的不良反应包括恶心、呕吐、头痛、肝功能检查异常、低血钾症、呼吸困难和组织肿胀，偶见肝脾问题、严重变态反应和皮肤反应。

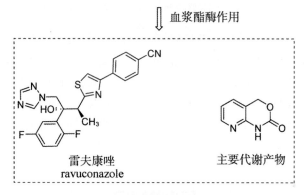

图 18-4-2　艾沙康唑的体内代谢产物

三、三氮唑类药物未来发展：从三唑到四唑？

三氮唑类药物主要通过肝脏CYP450酶系进行代谢，尤其是CYP3A4酶和CYP3A5酶，可导致肝毒性，且由于真菌细胞和人体细胞具有高度相似性，研发具有选择性的抗真菌药物难度很大。近期的研究发现，将唑类药物中与铁离子发生配位结合的三氮唑替换为四氮唑，可降低药物分子与CYP3A4的亲和力，提升对真菌靶酶CYP51的选择性。其中代表性分子VT-1161已经进入临床试验，该分子是由Mycovia Pharma公司开发的可以口服给药的新型四氮唑类抗真菌临床候选药物，用于复发性外阴阴道念珠菌病和甲真菌病的治疗。

2014年，William研究小组在伏立康唑的基础上，对C_1上的金属配位基团（MBG）进行探索，用不同的咪唑、三氮唑及四氮唑进行取代，发现当C_1连接1-四氮唑基时，可降低其对CYP3A4的亲和力，IC_{50}为32 μmol/L（伏立康唑为13 μmol/L），但对白色念珠菌的体外抑制活性降低了约20倍。因此，对C_3侧链进行优化，在丙基骨架上引入两个氟原子，并用吡啶环取代嘧啶环（图18-4-3），在保持较低CYP3A4亲和力的同时（IC_{50}为53～74 μmol/L），提高了抗真菌活性。对C_3侧链进行进一步优化，优选得到VT-1161，其体外抗真菌活性提升至伏立康唑的60倍，对CYP3A4的IC_{50}为65 μmol/L，选择性高65 000倍。

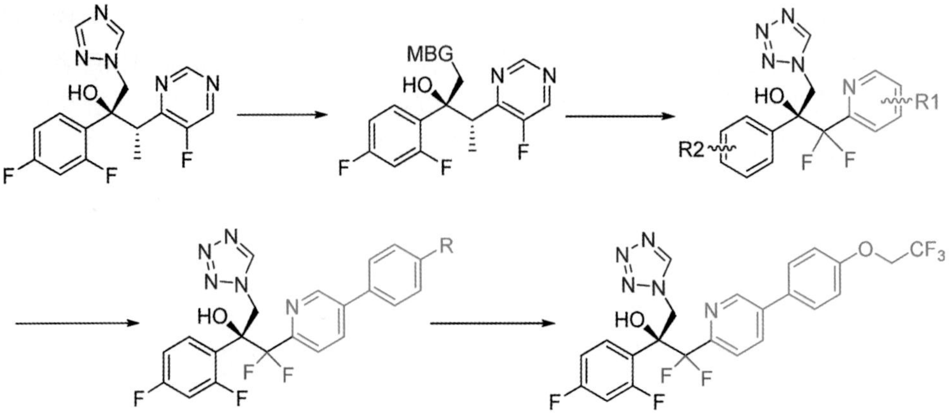

图 18-4-3　四氮唑类抗真菌药物 VT-1161 的研发

作为新型真菌CYP51抑制剂，VT-116对多种真菌均具有很强的抑制作用，临床试验结果表明，对治疗阴道念珠菌病的疗效优于氟康唑，且复发率低。由于VT-1161对于真菌CYP酶结合具有很好的选择性，因此，该药被认为具有更高的选择性、更小的副作用和更高的抑菌效力。VT-1161的出现是抗真菌药物研发历史上的又一个重大突破，从"咪唑–三唑"的发展延续至四唑，相信在不远的将来，唑类抗真菌药物会走上"三唑–四唑"的发展道路。

数字资源

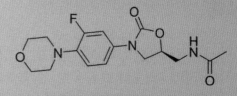

利奈唑胺

第十九章

抗菌药物利奈唑胺的发现及其合成工艺研究

柳　红　梁学武

第一节　抗菌药物的发展

　　细菌是许多疾病的病原体，可以通过各种方式，如接触、消化道、呼吸道、昆虫叮咬等在人体间传播疾病，具有较强的传染性，对社会危害极大。19世纪常年战乱纷飞，使外科手术也极易导致细菌感染，由细菌感染导致的死亡率与战争一样骇人听闻。人类在细菌感染的面前变得束手无策、无计可施，因此，如何找到合适的抗菌药物是当时的重大难题。1867年"防腐剂之父"J.李斯特首次把苯酚应用于外科手术中来防止感染的发生，这一外科手术的伟大革新大大降低了细菌感染的比率，挽救了无数的生命。然而苯酚类抗菌防腐剂只能作用于组织的浅表面，无法消灭伤口内部的细菌，因此，找到作用于全身的抗菌药物成为新的挑战。1910年，P.埃尔利希发现了能够杀死梅毒螺旋体的有效药物埃尔利希606（砷凡纳明），拉开了现代抗菌药物时代的序幕。1932年，德国法本公司的J.克拉克合成了一种鲜艳的橙红色染料百浪多息（2', 4'-二氨基偶氮苯-4-磺酰胺）。百浪多息被认为是改变人类历史的前50种药物之一。百浪多息的抗菌活性来自它的代谢产物磺酰胺，并因此人类开发出了磺胺类抗菌药物，但遗憾的是，细菌很快便对磺胺药物产生了抗药性。

　　毫无疑问，青霉素的发明是人类医学史上最伟大的发现之一，开创了使用抗生素治疗疾病的新纪元。英国细菌学家弗莱明在休假（1928年7月28日—8月10日）回来后，通过显微镜观察一个其休假前遗留的培养皿时发现，休假前种植的葡萄球菌被不知从何处来的青霉菌菌落"溶解"了（形成了抑菌圈），他敏感地意识到真菌分泌的某种成分能抑制葡萄球菌并发表了相关的文章。直到1938年，德国化学家恩斯特·钱恩才注意到弗莱明于1928年发表的论文，并与弗莱明一起开始研究并分离这种能够抑制葡萄球菌的青霉菌分泌物。再到1943年英国牛津大学病理学家霍华德·弗洛里和钱恩继续合作，经过多年的研究并最终协助制药公司实现了大规模生产青霉素，使青霉素在"二战"期间以及"二战"以后得以广泛应用。1945年，弗莱明、弗洛里和钱恩因"发现青霉素及其临床效用"而共同荣获了诺贝尔生理学或医学奖。青霉素的成功研制大大提高了人类抵抗细菌感染的能力，使人类拥有了与细菌抗衡的武器，同时也带动了抗生素家族的诞生。自此，人类也开启了从大自然菌体中筛选、寻找抗生素的研究历史。例如，1943年瓦克斯曼和斯卡兹从灰色链霉菌中分离得到链霉素；1948年波洛兹从真菌株冠头孢菌中分离得到头孢菌素；1949年辉瑞制药公司的科学家从土壤样品中分离得到四环素；1956年礼来制药公司的科学家分离得到万古霉素；1970年礼来制药公司化学家从菲律宾土壤样品中分离得到红霉素等。

与此同时，化学合成的抗菌药物也应运而生，对氨基水杨酸、异烟肼、喹诺酮等相继问世（图19-1-1）。然而，自1928年发现青霉素以来，在抗生素品种和数量不断增长的情况下，在各种人为因素和外界因素的影响下，药物滥用明显增加，这使革兰氏阳性菌和革兰氏阴性菌都表现出严重的耐药性。细菌获得外源性耐药基因也加速了耐药菌株的产生，耐药菌株引起了社会越来越多的关注，其中耐多药细菌的问题尤为突出；特别是耐甲氧西林金黄色葡萄球菌（MRSA）、耐甲氧西林表皮葡萄球菌（MRSE）、多重耐药性结核杆菌（MDR-TB）、耐万古霉素肠球菌（VRE）、肺炎链球菌（PRSP）等革兰氏阳性菌最为普遍，这使它们的临床治疗非常困难。"耐药–新药开发–耐药"的恶性循环以及现有药物仍难以有效控制耐药新菌的感染，使其具有新结构、独特作用机制和新靶点的新型抗菌药物开发变得尤为重要；此外，在噁唑烷酮类药物——利奈唑胺发现以前，有长达35年无新型抗菌创新药物问世，在这期间，多重耐药菌株出现，迅速成为社区和医院的严重治疗问题，迫切需要新型的抗生素来治疗这些细菌感染，利奈唑胺在这紧要关头应运而生。

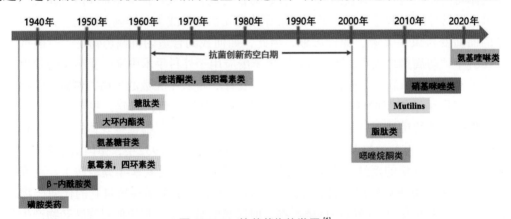

图 19-1-1　抗菌药物的发展 [1]

利奈唑胺（商品名：Zyvox，图19-1-2），是人工合成的噁唑烷酮类抗菌药物中最早使用的药物，于2000年获批准上市，用于治疗革兰氏阳性（G^+）球菌引起的感染，包括由MRSA引起的疑似或确诊院内获得性肺炎（HAP）、社区获得性肺炎（CAP）、复杂性皮肤或皮肤软组织感染（SSTI）以及耐万古霉素肠球菌（VRE）感染等。利奈唑胺的发现，在抗生素发现史上有着重要的意义，它是首个被批准用于治疗由耐药性肺炎链球菌引起的医院和社区获得性肺炎的药物，也是首个用于治疗MRSA皮肤感染的口服药物，更是时隔35年来首个新型结构抗生素的代表。

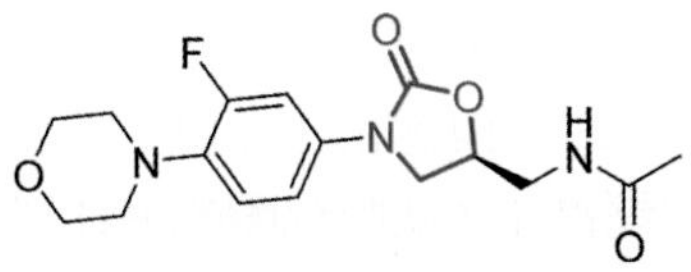

图 19-1-2　利奈唑胺（linezolid）结构及其噁唑烷酮类结构母核

利奈唑胺为细菌蛋白质合成抑制剂，与氯霉素类、大环内酯类和林可霉素类抗菌药物相似，均作用于细菌50S核糖体亚单位，可终止细菌蛋白质的合成。该类药物不影响肽基转移酶活性，通过选择性结合于50S亚单位核糖体，即作用于翻译的起始阶段，抑制mRNA与核糖体连接，干扰70S起始复合物的形成，从而抑制细菌蛋白合成。利奈唑胺的作用部位和方式独特，因此在具有天然性或获得性耐药特征的阳性细菌中，都不易与其他抑制蛋白合成的抗菌药物发生交叉耐药，在体外也不易诱导细菌耐药性的产生。

本章以利奈唑胺的研发故事为主线，分别阐述抗菌药物利奈唑胺的研发过程、生物活性和药代性质、抗菌作用机制以及后续的构-效关系研究等内容，最后简要介绍利奈唑胺的合成工艺化学研究。

第二节　抗菌药物利奈唑胺的发现

药物利奈唑胺的研发是从美国杜邦公司的科学家报道噁唑烷酮衍生物的化学改造而来（图19-2-1）。1987年，美国杜邦公司展示了一种全新的抗菌剂噁唑烷酮的研究成果。他们合成了一系列外消旋的5-卤甲基-3-苯基-2-噁唑烷酮类衍生物，如化合物1，据报道该化合物可用于治疗多种植物病害。对化合物1的后续化学修饰得到了类似物（化合物2）（S1623），其在体内外对几种革兰氏阳性和革兰氏阴性微生物均表现出一定的抗菌活性。进一步对化合物2的5-羟甲基和磺酰胺官能团进行结构改造，最终得到了两个具有较强抗菌活性的先导化合物3（DuP 105）和化合物4（Dup 721）[3-5]。其中化合物4对耐甲氧西林和耐青霉素的金黄色葡萄球菌MIC_{90}的均为4.0 µg/mL，抗菌活性略弱于万古霉素（MIC_{90}均为1.0 µg/mL）。

杜邦的噁唑烷酮类化合物是极具吸引力的抗生素，因为它们的活性谱中包括革兰氏阳性菌，且与现有抗生素没有交叉耐药性，在实验室里很难找到噁唑烷酮类药物的耐药株。此外，噁唑烷酮可以完全人工合成，且对革兰氏阳性耐药菌具有一定的活性，因此，似乎具有独特的抗菌活性机制。在动物模型中，噁唑烷酮抗感染的活性比较高，初步药代动力学评估显示，化合物也具有很高的血浆暴露量，在动物血液中的药物浓度远远超过引起感染的病原体的MIC_{90}值。还有，该化合物具备较好的口服生物利用度，保证了该药物可在人体内通过口服和静脉两种途径给药。而在利奈唑胺发现以前，用于治疗严重革兰氏阳性感染的抗生素大部分只能用于静脉注射。因此，噁唑烷酮类药物的口服生物利用度具有显著优势。

随后，杜邦制药公司的科学家们还针对化合物4进行了初步构-效关系的研究（图19-2-2），并发现了几个关键因素：①噁唑烷环的C_5-位手性必须是S构型，R构型的化合物活性大幅度降低。②C_5-位取代以5-乙酰胺甲基的活性较好。③*N*-芳香环是活性的必需基团。这些重要的构–效关系有助于后续的结构优化并促使了利奈唑胺的发现。遗憾的是，1989年杜邦制药公司因化合物毒性问题停止了噁唑烷酮研究计划。

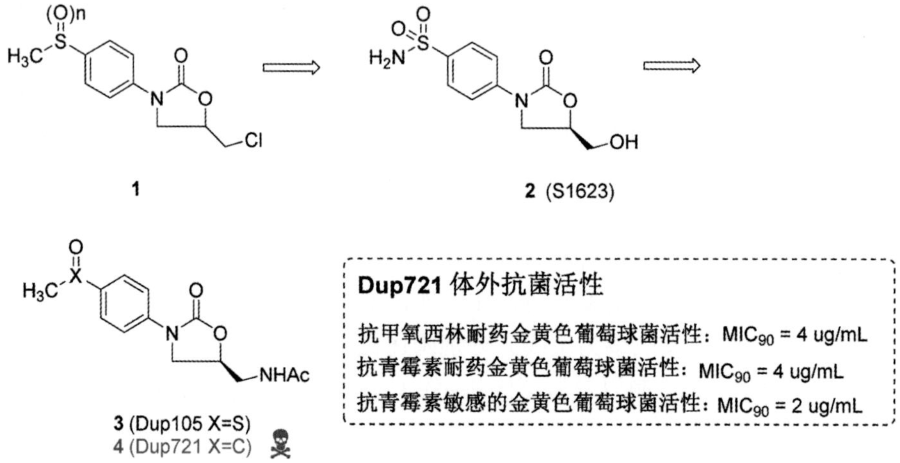

图 19-2-1　噁唑烷酮衍生物的由来

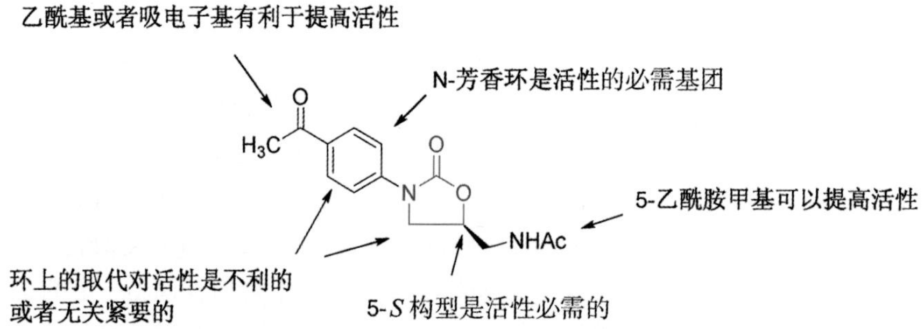

图 19-2-2　杜邦对化合物 Dup 721 初步的构 – 效关系总结

　　普强制药公司则对先导化合物4做了进一步的化学修饰，主要是围绕苯环进行稠环设计来探索化合物对抗菌活性的影响（图19-2-3），最终得到了新的先导化合物5（PNU-82965）、化合物6（PNU-85055）和化合物7（PNU-85112）[6-8]。应该指出的是，这些早期的类似物均是以外消旋形式制备的，由于只有5-（*S*）-对映体具有抗菌活性，因此，外消旋体的效能一般只有纯对映体的一半。化合物PNU-82965在普强制药公司的噁唑烷酮项目中扮演了关键角色。由于杜邦制药公司较早报道了DuP 721的毒性问题，因此，普强制药公司的科学家们在内部比较评估了外消旋体DuP 721和PNU-82965的安全性。将3只雄性和3只雌性Sprague-Dawley大鼠口服100 mg/kg剂量的外消旋DuP 721和PNU-82965，每日给药两次，连续30 d。研究结果发现，外消旋DuP 721表现不佳，其中1只死亡，2只处于垂死状态；此外，部分动物还存在严重的进行性体重减轻和骨髓萎缩的毒性。相比之下，PNU-82965治疗的大鼠则只表现出少量的不良反应，没有药物相关的临床毒性症状、血清或尿液化学反应和组织病理学的表现。因此，科学家们推测稠环衍生物可能为噁唑烷酮药效团提供了有利的安全类药性质，后续设计的化合物PNU-85112也具有非常高的安全性，进一步验证了上述推测。对PNU-85112和PNU-82965进行的体外微生物活性测试结果表明，它们对葡萄球菌和肠球菌的MIC值范围为4~16 μg/mL，比DuP 721的活性有所下降。进一步研究发现，虽然体内实验结果显示，化合物PNU-85112和PNU-82965对小鼠致命菌感染有效，但是它们尚不是药物科学家们所认为可以作为临床试验研究的候选者，因为它们的MIC和ED$_{50}$比DuP 721以及已经上市的抗生素高很多，无法预测其临床的治疗效果。然而，这两个化合物确实实现了药物化学家们的中期目标，证明可以设计出结构新颖、具有抗菌活性且安全性高的恶唑烷酮类药物候选物。当然，此时药物化学家们也确定了研究高标准，对标分子选为万古霉素（当时认为万古霉素是临床治疗的最后一道药物），即计划开发出活性与万古霉素相当或者更优，且具有高安全性的候选药物。

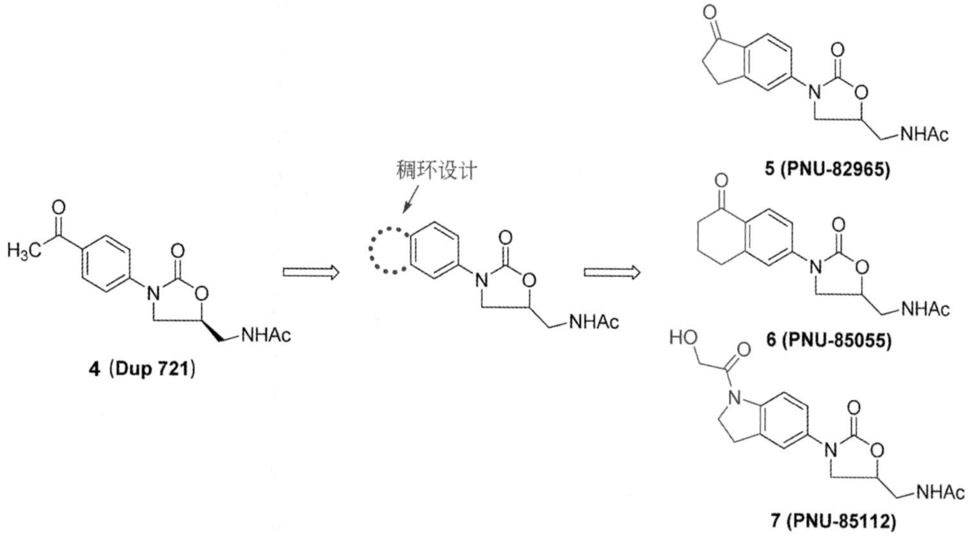

图 19-2-3　普强制药公司对化合物 Dup 721 的结构修饰

普强公司的科学家们此后选择S构型的恶唑烷酮类衍生物为研究对象，并发展了其不对称合成方法。如图19-2-4所示，苯氨甲酸酯衍生物可以与市售的（R）-丁酸甘油酯在正丁基锂的条件下直接反应生成（R）-3-苯基-5-羟甲基恶唑烷酮8，这一步骤被称为Manninen反应。羟甲基恶唑烷酮中间体8则会很容易转化为结构多样的（S）单一构型的恶唑烷酮类衍生物。

直到1992年底，恶唑烷酮类衍生物主要围绕下面3个先导化合物进行（图19-2-5），分别是吲哚类衍生物（化合物9）（PNU-97456）、哌嗪衍生物（化合物10）（PNU-97665）、环三烯类衍生物（化合物11）（PNU-97786）[9-11]。研究表明，吲哚类化合物通常表现出良好的安全性，但显示较低的抗菌活性。环三烯类化合物抗菌活性较强，但表现出较差的水溶性和药代动力学特征。而哌嗪衍生物在体内外均表现出良好的抗菌活性，同时也保持了可接受的安全性、水溶性以及优良的药代动力学性质。另外，哌嗪类似物也是最容易合成的化合物。这些特点使得哌嗪衍生物成为药物化学研究的重点。

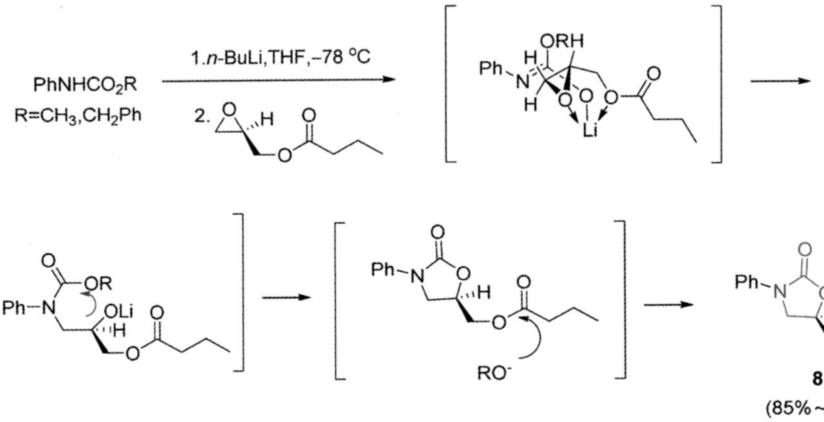

图 19-2-4   Manninen 反应构建 *S* 构型噁唑烷酮类衍生物

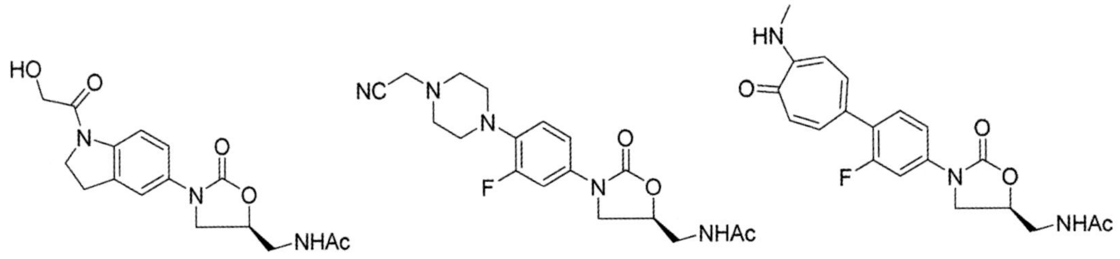

9 (PNU-97456)   **10 (PNU-97665)**   **11 (PNU-97786)**

图 19-2-5   代表性噁唑烷酮类衍生物

在远端哌嗪N原子上可以通过各类有机化学反应引进广泛的烷基（如亲核取代、还原胺化等反应）、酰基和磺酰等取代基，当N原子上连接为羟乙酰基时，得到化合物12（PNU-100592），具有最优的成药性特点。此时，科学家们也观察到，当哌嗪基侧苯环上氟化时，能够增强化合物的体内外抗菌活性。由于哌嗪环含有正电性特点，往往会导致一些细胞毒性以及吸收较差的问题，药物化学家们进一步采用药物化学中的电子等排体原理对哌嗪环进行了替换，得到了硫卟啉衍生物（化合物13）（PNU-100480）和吗啡啉衍生物（化合物14）（PNU-100766）[12-13]。吗啡啉衍生物PNU-100766就是后续获批准上市的抗菌药物利奈唑胺（图19-2-6）。

普强制药公司的噁唑烷酮项目最先选中的两个临床候选药物是埃哌唑胺（eperezolid）和利奈唑胺（linezolid）。这两个化合物均对革兰氏阳性病原体的抗菌MIC值与万古霉素非常相近。但更有利的是，口服利奈唑胺和埃哌唑胺对小鼠细菌感染的ED$_{50}$值与皮下注射万古霉素（目前临床使用万古霉素的给药方式是静脉注射）等效。因此，利奈唑胺和埃哌唑胺的体内外抗菌活性均符合药物化学家们预期药物候选物的标准。更有吸引力的是，它们也对青霉素和头孢菌素耐药肺炎链球菌，以及万古霉素耐药粪肠杆菌均有效。由于所有埃哌唑胺和利奈唑胺的临床前试验结果均表明它们的生物活性和类药性质非常相似，药物开发团队将它们同时推进到人类临床Ⅰ期试验阶段。依据临床试验的药代动力学参数推断，利奈唑胺可采用每日两次的人体给药，而埃哌唑胺则需每日三次给药。显然，利奈唑胺被最终选择作为候选药物继续开展后续的临床Ⅱ/Ⅲ期试验研究，并最终于2000年首先在美国获批上市，商品名为Zyvox，成为人类历史上第一个获准进入临床应用的噁唑烷酮药物。

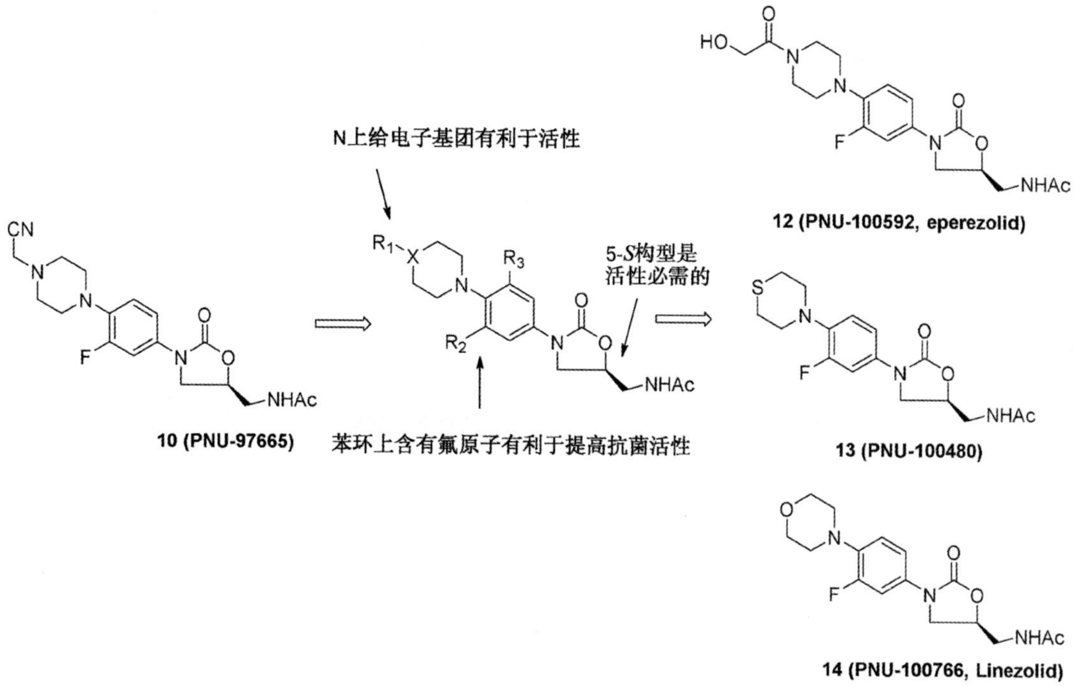

N上给电子基团有利于活性

5-*S*构型是活性必需的

12 (PNU-100592, eperezolid)

10 (PNU-97665)

苯环上含有氟原子有利于提高抗菌活性

13 (PNU-100480)

14 (PNU-100766, Linezolid)

图 19-2-6　抗菌药物利奈唑胺的发现

　　图19-2-7简单罗列了整个抗菌药物利奈唑胺的发现过程中关键的先导化合物。简而言之，杜邦制药公司首先发现了具有强效抗菌活性的先导化合物Dup 721，该化合物的体内毒性较大，致使杜邦制药公司放弃了相关的研发项目。而普强制药公司则用经典的药物化学设计理论对化合物Dup 721进行了结构改造，试图保持强效抗菌活性的同时，降低体内毒性，并最终得到了目标药物利奈唑胺。

　　值得一提的是，通过后期的结构修饰，两个新型的噁唑烷酮类药物也相继获批上市，它们分别是特地唑胺（tedizolid）和康替唑胺（contezolid，MRX-I）（图19-2-8）。特地唑胺（tedizolid）是利奈唑胺的衍生药物，是一种新型噁唑烷酮类抗菌药。作为第二代噁唑烷酮类抗菌药，特地唑胺的作用机制与第一代噁唑烷酮类抗菌药利奈唑胺相似。2014年6月，美国FDA批准了特地唑胺磷酸酯用于治疗由革兰氏阳性球菌（包括MRSA）引起的成人急性细菌性皮肤及皮肤结构感染（ABSSSI）。特地唑胺还适用于治疗由革兰氏阳性菌如金黄色葡萄球菌（包括MRSA）、化脓性链球菌、无乳链球菌、咽峡炎链球菌群和粪肠球菌引起的ABSSSI，并对某些万古霉素、利奈唑胺耐药的菌株也具有很强的体外抗菌活性。特地唑胺具有抗菌活性强、口服生物利用度高、半衰期长、给药剂量无需根据清除器官功能或给药途径进行调整等优点，是较为理想的抗菌药。

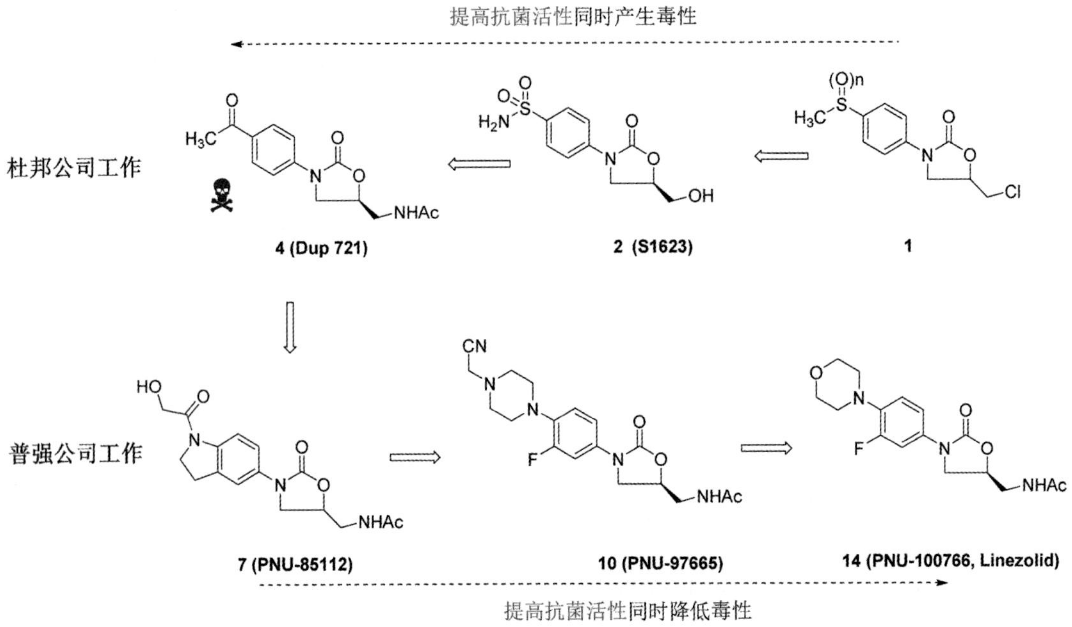

提高抗菌活性同时产生毒性

杜邦公司工作

4 (Dup 721)   **2 (S1623)**   **1**

普强公司工作

7 (PNU-85112)   **10 (PNU-97665)**   **14 (PNU-100766, Linezolid)**

提高抗菌活性同时降低毒性

图 19-2-7　抗菌药物利奈唑胺发现的整个过程

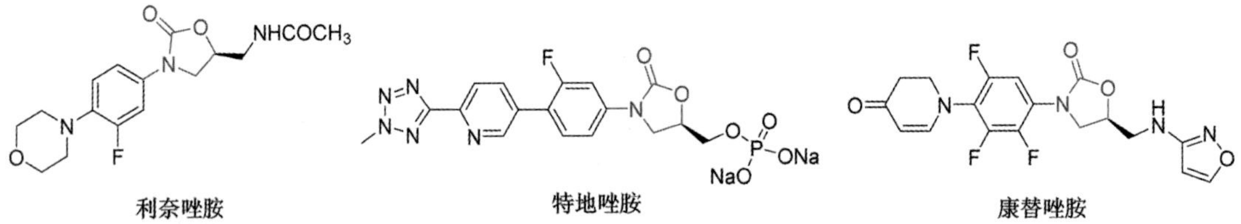

利奈唑胺   特地唑胺   康替唑胺

图 19-2-8　已获批准上市的噁唑烷酮类药物

　　康替唑胺是治疗耐药菌例如MRSA和耐万古霉素肠球菌（VRE）感染的噁唑烷酮类抗菌药。康泰唑胺的结构设计，有望减少这类抗菌药所造成的血液不良反应和单胺氧化酶抑制的风险。2021年6月2日，中国国家药监局官网宣布，通过优先审评审批程序，已经批准上海盟科药业股份有限公司申报的1类创新药康替唑胺片（商品名：优喜泰）上市，用于治疗对康替唑胺敏感的金黄色葡萄球菌（甲氧西林敏感和耐药的菌株）、化脓性链球菌或无乳链球菌引起的复杂性皮肤和软组织感染。

第三节　抗菌药物利奈唑胺的生物活性和药代动力学特性

一、利奈唑胺的体外抗菌活性

　　利奈唑胺的体外抗菌活性和抗菌谱如表19-3-1所示[14-15]，利奈唑胺对甲氧西林敏感和耐药的葡萄球菌的抗菌活性大致与万古霉素相同。其他的研究也证实利奈唑胺在体外对甲氧西林敏感和耐药的金黄色葡萄球菌和表皮葡萄球菌具有相似的活性。利奈唑胺对所有测试的葡萄球菌菌株都有活性，MIC_{90}为2～4 μg/mL，MIC_{50}范围很小，为0.5～4 μg/mL。因为大多数葡萄球菌抗生素的MIC范围都很宽，利奈唑胺对多种葡萄球菌的MIC范围较窄则很少见，这反映利奈唑胺对敏感菌株和耐药菌株之间的活性差异很小。由于利奈唑胺与其他抗菌药物对比，对葡萄球菌不存在交叉耐药性以及对所有的细菌具备均匀的抗菌活性，显然，利奈唑胺是以一种新的抗菌机制起作用。

表 19-3-1　利奈唑胺的体外抗菌活性

生 物 体 [a]	敏　感	药　物	MIC_{90}（μg/mL）[b]
金黄色葡萄球菌	甲氧西林敏感	利奈唑胺	4.0
		万古霉素	1.0
	耐甲氧西林	利奈唑胺	4.0
		万古霉素	2.0
表皮葡萄球菌	甲氧西林敏感	利奈唑胺	2.0
		万古霉素	2.0
	耐甲氧西林	利奈唑胺	2.0
		万古霉素	2.0
肺炎链球菌	青霉素敏感	利奈唑胺	1.0
		万古霉素	≤0.25
	耐青霉素	利奈唑胺	0.5
		万古霉素	≤0.25
化脓链球菌	—	利奈唑胺	1.0
		万古霉素	2.0
屎肠球菌	万古霉素敏感	利奈唑胺	4.0[d]
		万古霉素	0.5[d]
	耐万古霉素	利奈唑胺	4.0
		万古霉素	> 16
粪肠球菌	—	利奈唑胺	4.0
		万古霉素	2.0
流感嗜血杆菌	—	利奈唑胺	8.0
		万古霉素	0.5
卡他莫拉菌	—	利奈唑胺	4.0
		万古霉素	1.0
棒状杆菌属	—	利奈唑胺	0.5
		万古霉素	1.0
单核细胞增生李斯特菌	—	利奈唑胺	2.0
		万古霉素	1.0
脆弱拟杆菌[e]	—	利奈唑胺	8.0
		万古霉素[c]	4.0
消化链球菌属[e]	—	利奈唑胺	1.0
		万古霉素	1.0

[a]来自文献[14，15]；[b]90%受试菌株被杀死或不允许生长的药物浓度，单位为 μg/mL；[c]抗菌对照药；[d]MIC_{50}；[e]厌氧物种

对青霉素敏感和耐药的肺炎链球菌的活性测试显示，利奈唑胺对这种微生物的抗菌活性大约是金黄色葡萄球菌的4倍，利奈唑胺对耐青霉素和敏感的肺炎链球菌具有持续的活性，MIC_{90}分别为0.5 µg/mL、1.0 µg/mL；此外，利奈唑胺还对其他链球菌具有强效的抗菌活性，如对化脓性链球菌的抗菌活性MIC_{90}为1 µg/mL。利奈唑胺强效的抑制化脓性链球菌活性有利于扩大它在分娩后妇女感染中的潜在应用。

利奈唑胺对屎肠球菌和粪肠球菌的活性尤其重要，因为对这些微生物的治疗途径非常有限而在医学界引起极大关注。利奈唑胺能较强地抑制所有肠球菌，包括万古霉素耐药菌株。其他研究人员将这些发现扩展到包括地理多样性、多药耐药的肠球菌，并发现利奈唑胺能较强抑制所有测试的肠球菌。利奈唑胺曾被认为是一种可用于治疗肠球菌感染的抗生素。

利奈唑胺对革兰氏阴性病原体也具有一定的抑制活性，但是活性相对于阳性菌较弱。如对革兰氏阴性菌流感嗜血杆菌和嗜肺军团菌的活性MIC_{90}均为8 µg/mL，对卡他莫拉菌的活性MIC_{90}为4 µg/mL。此外，利奈唑胺对单核增生李斯特菌和棒状杆菌也具有较强的抑制活性。有趣的是，利奈唑胺对腹膜脓肿中常见的厌氧菌脆弱拟杆菌也有一定的活性，MIC_{90}为8 µg/mL。在一项非常有趣的研究中，利奈唑胺被证明对好氧细菌（通常是巴斯德菌属）和厌氧菌均具有体外活性，这些细菌能导致动物和人类咬伤后感染。

利奈唑胺的体外抗菌实验结果初步表明，利奈唑胺抗菌谱主要为革兰氏阳性菌，但是对一些革兰氏阴性菌也具有一定的活性，但活性相对于阳性菌较弱；利奈唑胺对革兰氏阳性厌氧菌有较好的活性，而对革兰氏阴性厌氧菌有中等活性。

二、利奈唑胺的体内抗菌活性

小鼠体内抗菌研究结果见表19-3-2[14,16]。在对一组耐药的金黄色葡萄球菌感染进行评估时，利奈唑胺能达到50%的治愈效果的浓度为2.9 ~ 7.0 mg/kg（ED_{50}）。在每个案例中，口服利奈唑胺与皮下注射万古霉素的有效性均达到95%的置信限。在抗链球菌试验中，利奈唑胺对化脓性链球菌和耐青霉素和头孢菌素肺炎链球菌的ED_{50}<5 mg/kg。在粪肠球菌引起的菌血症小鼠模型中，利奈唑胺的ED_{50}为10 mg/kg，万古霉素在该模型中表现出更强的活性。对小鼠菌血症感染的体内活性表明，利奈唑胺对重要的革兰氏阳性病原体具有良好的体内活性，且其体内活性不因有问题的吸收、消除或代谢而减弱。利奈唑胺与万古霉素活性比较表明，其在实际剂量水平上对治疗人类细菌感染可能有效。利奈唑胺对革兰氏阴性菌大肠埃希菌感染的结果证实了其在体内缺乏革兰氏阴性菌谱，并排除了利奈唑胺代谢物具有革兰氏阴性活性的可能性。表中剩余的几组感染模型均为软组织感染模型，感染局限于皮下，抗生素给药方案超过6 d。由于给药方案和感染部位的不同，无法定量比较菌血症和软组织感染的ED_{50}。利奈唑胺对金黄色葡萄球菌的软组织ED_{50}为39 mg/kg，这清楚地表明在该模型中可能有治疗效果。在对粪肠杆菌软组织感染的试验中，利奈唑胺和万古霉素的效果相当，两者都非常有效。虽然利奈唑胺对脆弱杆菌的MIC值是中度的，但它有效地治愈了脆弱杆菌的软组织感染，事实上比高活性抗生素克林霉素更有效。

表 19-3-2 利奈唑胺在小鼠菌血症和软组织感染中的 ED_{50}

生物体	药物	MIC（μg/ml）	ED_{50}（mg/kg）[a]
金黄色葡萄球菌 UC6685[c]	利奈唑胺	2.0	3.8（2.2～5.6）
	万古霉素[b]	2.0	2.6（1.4～5.0）
金黄色葡萄球菌 UC15083[c]	利奈唑胺	4.0	7.0（3.9～11.1）
	万古霉素	1.0	3.2（1.8～4.5）
金黄色葡萄球菌 UC15084[c]	利奈唑胺	4.0	2.9（1.8～4.4）
	万古霉素	1.0	4.4（2.5～6.3）
金黄色葡萄球菌 UC12084[d]	利奈唑胺	1.0	4.7（3.1～7.8）
	万古霉素	2.0	1.8（1.1～3.0）
金黄色葡萄球菌 UC152	利奈唑胺	2.0	5.0（3.6～17.4）
	克林霉素	0.6	8.6（6.3～12.0）
金黄色葡萄球菌 UC15087[e]	利奈唑胺	0.5	3.8（2.3～5.5）
	青霉素 G	8.0	＞20.0
粪肠球菌 UC12379	利奈唑胺	4.0	10.0（6.2～19.5）
	万古霉素	1.0	0.5（0.3～0.8）
大肠埃希菌 UC1451[ef]	利奈唑胺	32.0	80.0（ND）
	万古霉素	0.03	0.4（ND）
金黄色葡萄球菌 UC9271[ef]	利奈唑胺	4.0	39.0
	万古霉素	1.0	4.7
粪肠球菌 UC15060[ef]	利奈唑胺	4.0	11.0
	万古霉素	2.0	16.3
脆弱杆菌 UC12199[f]	利奈唑胺	4.0	46.3
	克林霉素	1.0	200.0

[a]治疗50%的菌血症或消灭50%的软组织感染所需的剂量（mg/kg）。利奈唑胺、环丙沙星口服，万古霉素和克林霉素皮下给药；表中括号内范围数是95%置信限；[b]抗生素对照组；[c]耐多药菌株；[d]甲氧西林耐药菌；[e]青霉素和头孢耐药株；[f]皮下软组织感染

其他研究人员也检测到利奈唑胺治疗动物模型感染的疗效。在肺炎链球菌大鼠模型中，利奈唑胺50 mg/kg每日给药2次与头孢曲松100 mg/kg每日1次的微生物治疗效果相当；在栗鼠模型的中耳炎疗效研究中，口服利奈唑胺以25 mg/kg（每日2次）可根除多耐药肺炎链球菌引起的中耳炎；利奈唑胺在大鼠肠球菌腹腔脓肿模型中效果较差，在25 mg/kg给药方案中只看到一定细菌数量的减少；在家兔葡萄球菌心内膜炎模型中直接比较利奈唑胺和万古霉素的抗菌活性，实验结果表明利奈唑胺对实验性心内膜炎的治疗效果与万古霉素非常相似。

三、利奈唑胺的药代动力学特性

一般来说，抗菌药物必须被充分地口服吸收，以提供足够的血液浓度来根除疾病。为了有效地发挥作用，药物不能在动物的胃肠道和体循环中广泛代谢，这些因素会减少动物体内有效药物的用量。药物还必须在血液和动物组织中有合理的停留时间，以达到治疗效果，因此，药物被消除的速度不能太快，否则会大大降低血液和组织中的有效药物水平。

此外，抗菌药物需要广泛分布在动物的组织中，因为在大多数人类细菌性疾病中，感染发生在各种组织中，而不仅仅是血流。

利奈唑胺的软组织感染数据提供了两个有用的信息。首先，这种抗生素的口服给药方式非常令人印象深刻，在菌血症模型中，口服给药利奈唑胺的抗菌效果相当于皮下给药万古霉素；其次，利奈唑胺口服时能明显穿透组织，并产生足够的药物暴露水平，以治疗难治性软组织感染。

利奈唑胺是一种非常有前景的治疗严重革兰氏阳性感染的临床候选药物，确定药物在动物体内的药代动力学参数预测体内治疗效果是很重要的。这一信息将对后期临床研究的设计产生重大影响。根据实验数据估测，24 h内利奈唑胺血药浓度高于微生物的MIC。数据还预测，600 mg剂量一天给药两次对于人体可能是一个有效的方案，后续的药动学测定进一步支持此论点。受试者口服利奈唑胺400 mg和600 mg，并在给药后的时间间隔抽取血液检测利奈唑胺血水平。600 mg剂量的利奈唑胺达到平均血药浓度19 μg/mL，即使在12 h后仍保持在6 μg/mL，在给药后12 h，再次给600 mg剂量利奈唑胺的人血浆浓度超过了所有病原体的MIC_{90}。这意味着，每日给药两次，人血中利奈唑胺的最低水平不会低于MIC，这为非常难以治疗的革兰氏阳性病原体在整个给药期间提供了最大限度的抗生素效果保证[17]。

进一步的药代动力研究发现，利奈唑胺的生物利用度为103%，即两种不同的给药方式均以375 mg给药时，口服用药曲线下面积略大于静脉用药曲线下面积。很少有抗生素具有这种特殊的口服生物利用度，可以在不调整剂量的情况下从静脉注射转向口服治疗。这也意味着医生可以考虑用口服疗法开始治疗，因为药物血液水平相当于静脉治疗[18]。

在人体中，利奈唑胺表现出线性药代动力学特性，血浆浓度和血浆浓度–时间曲线下面积随剂量增加成比例增加。利奈唑胺可以随餐或不随餐口服，因为食物的存在不影响曲线下面积、最大血浆浓度时间或生物利用度。即使是脂肪含量非常高的食物，也只是稍微推迟了血浆浓度达到峰值的时间，而曲线下面积则不受影响。利奈唑胺与血浆蛋白的结合水平为31%，这种结合不受药物浓度的影响。重要的是，利奈唑胺不被细胞色素P450代谢，也不抑制重要的细胞色素P450亚型。利奈唑胺代谢确实发生，但它是通过非酶氧化转化成两种失活的代谢物。利奈唑胺可通过肾脏和非肾脏清除，80%～85%的母体药物通过尿液排出，7%～12%通过胃肠道排出；利奈唑胺的药代动力学参数不受年龄和性别的影响。总之，利奈唑胺在药代动力学意义上是一种表现良好的抗生素，易于临床应用[19,20]。

四、利奈唑胺的临床药效

利奈唑胺的体内外强效的抗菌活性、广泛的抗菌谱及其优异的药代动力学和药效学特性，使其成为了一种极具潜力的广谱抗生素，并快速进入了临床研究阶段。在临床研究中，主要评估利奈唑胺对耐甲氧西林金黄色葡萄球菌和耐万古霉素肠球菌引起的肺炎或者皮肤感染的疗效。

在一项随机、双盲、多中心临床研究中，直接比较利奈唑胺与万古霉素治疗的疗效。将这两种药物都与氨曲纳姆联合使用，评估这两种药物对肺炎链球菌和金黄色葡萄球菌引起的院内肺炎患者的治疗效果。结果表明，利奈唑胺组临床评价治愈率为66.4%，而万古霉素组为68.1%；利奈唑胺组根除病菌微生物的治愈率为67.9%，万古霉素组为71.8%。这说明利奈唑胺在治疗革兰氏阳性菌引起的院内肺炎与万古霉素一样有效。

比较口服利奈唑胺与口服头孢呋辛酯在治疗社区获得性肺炎患者的临床疗效，利奈唑胺治愈率为89.6%，头孢呋辛酯治愈率为90.8%。利奈唑胺的根除病菌微生物治愈率为87.8%，头孢呋辛酯的治愈率为89.4%。此外，通过大型的开放研究比较利奈唑胺和头孢类抗生素的临床疗效，结果表明，利奈唑胺组的临床治愈率为90.8%，而头孢曲松/头孢泊肟组治愈率为87.1%，这说明利奈唑胺对社区获得性肺炎的疗效与头孢类抗生素相当。

皮肤和皮肤结构感染是链球菌和葡萄球菌的特征，通常很难治疗。比较静脉注射利奈唑胺后口服利奈唑胺与静脉注射苯唑西林后口服双氯西林对革兰氏阳性菌引起的皮肤和皮肤结构感染的疗效，临床治愈率分别为88.6%和85.8%，微生物治愈率分别为88.1%和86.1%。在一项研究中，口服利奈唑胺与口服克拉霉素对无并发症的皮肤和皮肤结构感染进行了比较，利奈唑胺临床治愈率为91.1%，而克拉霉素临床治愈率为92.7%，这些研究证实了利奈唑胺可作为用于治疗局部组织感染的抗生素。

在一项直接评估利奈唑胺对耐甲氧西林金黄色葡萄球菌感染疗效的试验中，对108例MRSA患者（其中有64例皮肤和皮肤结构感染）静脉注射利奈唑胺600 mg（每日给药两次）与静脉注射1 g万古霉素进行疗效比较，在这些非常严重的感染中，利奈唑胺的临床治愈率为79%，而万古霉素的临床治愈率为73%。此外，还有研究测试了利奈唑胺对万古霉素耐药肠球菌的疗效，利奈唑胺的微生物治愈率为85.7%，然而该研究中无有效对照药物。在另一个病例系列中，利奈唑胺对17例万古霉素耐药肠球菌、MRSE、MRSA的感染者进行了评估。在治疗结束时，17名患者中有10人存活，未存活的患者是死于并发症而非感染，这说明利奈唑胺是一种对MRSA和VRE感染的治疗非常有效的抗生素。

除了疗效，临床试验还对大量患者的利奈唑胺相关不良事件进行了评估。在Ⅲ期临床试验中，利奈唑胺的耐受性非常好，报道的不良事件是短暂的，性质为中到轻度。与利奈唑胺相关的最常见的不良事件是恶心（8.3%）、头痛（6.5%）和腹泻（6.2%），其他少量的不良反应还包括呕吐、失眠、便秘、皮疹、头晕和发热。所有这些副作用在抗生素治疗中都很常见，事实上，这些事件在利奈唑胺治疗组中发生的频率与相同试验的其他抗生素组中发生的频率非常接近。在接受利奈唑胺治疗长达28 d的患者中部分患者观察到血小板减少和计数下降，在停用利奈唑胺治疗后的几天内，与利奈唑胺相关的血小板计数下降反弹至正常值，这说明利奈唑胺作为一种用于治疗革兰氏阳性感染的抗生素具有较好的安全性。

总之，通过临床前和临床数据都表明药物利奈唑胺是一种安全有效的新型抗生素，可用于治疗革兰氏阳性球菌引起的感染。

第四节　利奈唑胺的抗菌机制

一般情况下，抗菌药物的主要作用机制是通过阻断细菌细胞的RNA、DNA、细胞壁或者是蛋白质的合成从而抑制细菌的生长（图19-4-1）[21]，如喹诺酮类（quinolones）抗菌药物是一类具有1,4-二氢-4-氧代喹啉-3-羧酸结构的新型合成抗微生物药物。喹诺酮类抗生素是通过与拓扑异构酶Ⅱ或拓扑异构酶Ⅳ结合，阻断DNA回旋酶，造成细菌DNA的不可逆损害，导致双链DNA断裂和细菌的死亡。肽聚糖是细菌细胞壁的主要成分，为一些具有网状结构的多糖，由N-乙酰葡萄糖胺（NAG）和N-乙酰胞壁酸（NAM）交替组成线状聚糖链短肽，这些高聚物需要在黏肽转肽酶的催化下进行转肽反应，完成高聚物转化成交联结构，进而合成细菌细胞壁。青霉素类抗生素通过与青霉素结合蛋白（PBP）结合在成熟的肽聚糖链上抑制黏肽转肽酶的活性从而导致细菌无法合成细胞壁，细胞不能定型和承受细胞内的高渗透压，引起溶菌，造成细胞死亡。氨基糖苷类药物则主要结合到核糖体的30S亚基上，导致氨基酸错误地合成多肽，这些翻译错误的蛋白质会导致错误折叠，使得蛋白合成不能顺利进行下去。

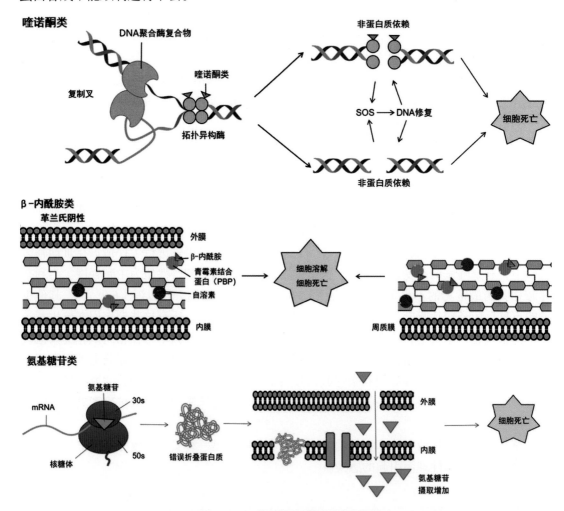

图 19-4-1　常见抗生素的抗菌机制

研究表明，利奈唑胺也是一类细菌蛋白合成抑制剂，与氯霉素类、大环内酯类和林可霉素类相似，均作用于细菌50S核糖体亚单位，终止蛋白合成。细菌的蛋白质合成分为3个阶段，分别为起始、延长、终止。起始阶段，核糖体小亚基30S与mRNA形成复合物，这是起始tRNA fMet-tRNA^fmet的遗传密码；fMet-tRNA^fmet起始复合物与核糖体50S亚基结合进一步形成70S核糖体，完成蛋白质合成起始阶段（图19-4-2）。下一个阶段fMet-tRNA进入70S起始复合物的A位，在肽酰转移酶的作用下发生转肽反应，即将处于P位的甲酰甲硫氨酰基或肽酰基转移到A位的氨基酰-tRNA的氨基上形成肽键，使肽链延伸一个氨基酸。肽键形成后，核糖体沿mRNA向前移动一个密码子的距离。每次肽链延伸的循环需要3个延伸因子和2分子GTP，在mRNA密码子的指导下，肽链延伸一个氨基酸残基的过程称为核糖体循环，周而复始，延伸肽链，直至终止密码子UAA进入核糖体的A位，在GTP的作用下，终止因子识别终止密码子，释放因子再结合导致肽基转移酶激活，使得P位上的tRNA与肽链之间的酯键水解，释放新生肽链。70S核糖体解离成30S、50S亚基，为下一轮肽链合成做准备。

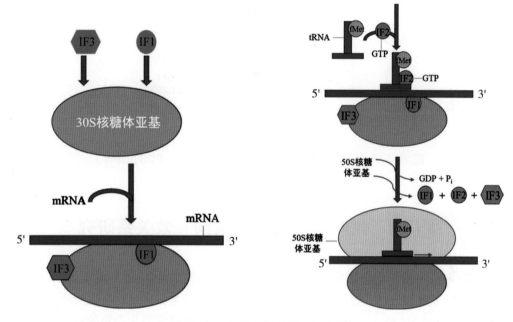

图 19-4-2　70S 核糖体形成过程 [22]

尽管详细的作用方式尚不完全清楚，但研究已表明噁唑烷酮类药物可与50S核糖体亚基结合，并且与30S亚基没有亲和力且不会抑制fMet-tRNA的形成或延伸或终止步骤。现在认为，噁唑烷酮类药物可抑制氨酰-tRNA起始复合物的形成，从而抑制70S形成。

2008年，Erin M. Duffy等报道了利奈唑胺与核糖体50S亚基的晶体复合物，揭示了它与靶蛋白的作用方式[23]。研究表明，利奈唑胺利用氢键和疏水口袋相互作用与位于核糖体肽基转移酶中心（peptidyltransferase center，PTC）内的活性口袋结合。噁唑烷酮环与U2539的碱基部分堆叠在一起（图19-4-3），产生有利的范德华相互作用。噁唑烷酮环和C-5乙酰胺侧链与位于出口通道附近的核糖体A位点表面显示出良好的形状互补性。此外，乙酰胺中的NH与G2540的磷酸基团形成了重要的氢键。构-效关系研究还表明，噁唑烷酮环中羰基氧原子具有氢键受体的重要作用。利奈唑胺的氟苯基部分位于由残基A2486和C2487形成的缝隙中，即所谓的A位点缝隙，这是一个楔形口袋。在细菌蛋白质合成中，这个活性口袋与fMet-tRNA的氨基酸侧链结合，药物通过占据这一口袋阻止了70S核糖体形成从而抑制细菌蛋白质的生成。利奈唑胺的氟苯基与C2487形成典型的芳香–芳香堆积相互作用（环平面到环平面的距离为3.5 Å；环中心到环中心的距离为4.3 Å），同时与A2486的底部形成T形的相互作用。利奈唑胺的吗啉环则与核糖体没有明显的相互作用，从药物设计的角度来看，该区域可以进行进一步的结构修饰从而调整分子的药理特性，但不会大幅影响药物的生物活性。

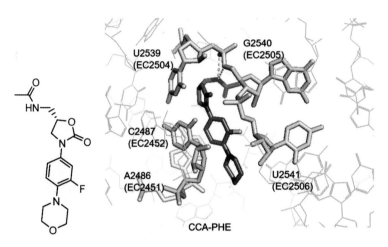

图 19-4-3　利奈唑胺和 50S 核糖体亚基结合模式（PDB:3CPW）

第五节　噁唑烷酮类抗生素构 – 效关系研究

随着对噁唑烷酮类化合物研究的不断深入，利奈唑胺的构–效关系也得到了深入阐明。为了方便了解和记忆，以利奈唑胺的结构作为基本骨架，定义噁唑烷酮环为A环，苯环为B环，吗啉环为C环，乙酰胺甲基为C-5侧链来对噁唑烷酮类化合物的构–效关系进行总结（图19-5-1）。

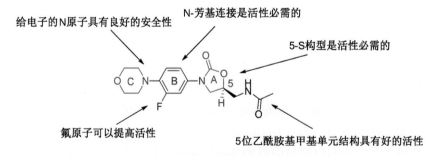

图 19-5-1　噁唑烷酮类化合物构 – 效关系研究 [24]

显然，A环是核心骨架结构，体现在该类药物被命名为噁唑烷酮类药物，因此对A环进行结构改造（如骨架跃迁）最具有意义，不仅有可能大大提高该类化合物的抗菌活性，而且最有可能开拓该类化合物的原创性研究成果。早期对A环的改造的代表性研究成果包括20世纪90年代中期报道的丁烯酸内酯环、20世纪90年代后期Pharmacia和Bayer公司发现的异噁唑烷环，以及2006年BMS公司报道的异噁唑烷酮环等。

1994年法国Roussel Uclaf公司率先报道了丁烯酸内酯环化合物具有较强的抗菌活性，他们以DuP 721为先导化合物，合成了其对应的丁烯酸内酯环化合物15，它的抗菌活性与DuP 721相当，对金黄色葡萄球菌和表皮葡萄球菌的MIC为2～4 μg/mL，对肺炎链球菌和肠球菌的活性比DuP721稍弱。需要指出的是，丁烯酸内酯A环中C_5-位的手性非常重要，只有R构型有活性，S构型无效[25]。

Pharmacia公司的Barbachyn报道了一系列异噁唑烷A环衍生物，如化合物16和化合物17对金黄色葡萄球菌的MIC分别为2 μg/mL、1 μg/mL；对金黄色表皮葡萄球菌和肺炎链球菌的MIC均为0.5 μg/mL，且它的体内活性与利奈唑胺接近。通过研究发现，C_5-位的手性同样对活性非常重要，只有R构型有活性，S构型无效；A环中的O原子是活性必须的，B-苯环上引入F原子可以提高活性。AstraZeneca公司也报道了一系列C_5-位为含氮杂环的异噁唑烷化合物，其中消旋化合物18对甲氧西林耐药的金黄色葡萄球菌MIC为4 μg/mL，对喹诺酮耐药的肠球菌的MIC为8 μg/mL[26]。

BMS公司研究人员报道了一系列异噁唑烷酮A环化合物，如化合物19对金黄色葡萄球菌和流感嗜血杆菌的MIC值分别为0.5 μg/mL、4 μg/mL。2005年他们又报道了一系列联芳环的异噁唑烷酮化合物，这些化合物均具有较好的体外活性，部分化合物有较强的体内活性，如化合物20对金黄色葡萄球菌和流感嗜血杆菌的MIC值分别为0.03 μg/mL、2 μg/mL，其体内活性$ED_{50}<5$ mg/（kg·d），强于利奈唑胺[27]（图19-5-2）。

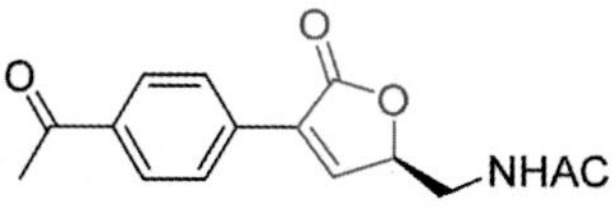

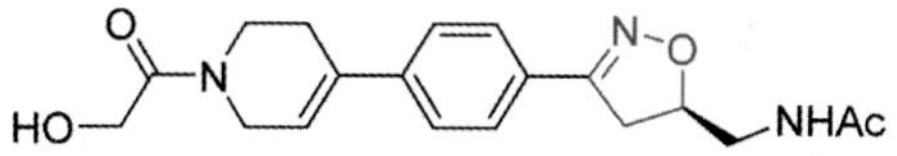

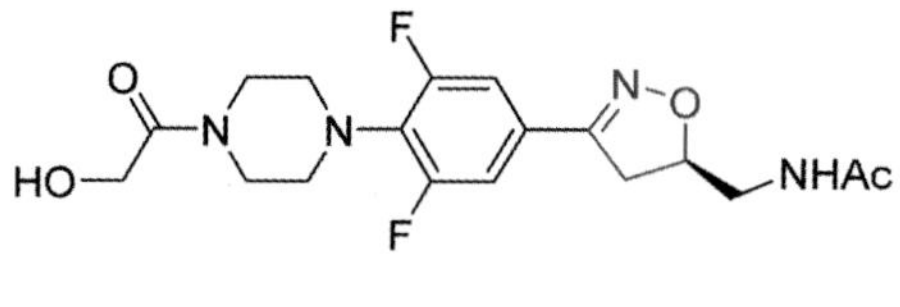

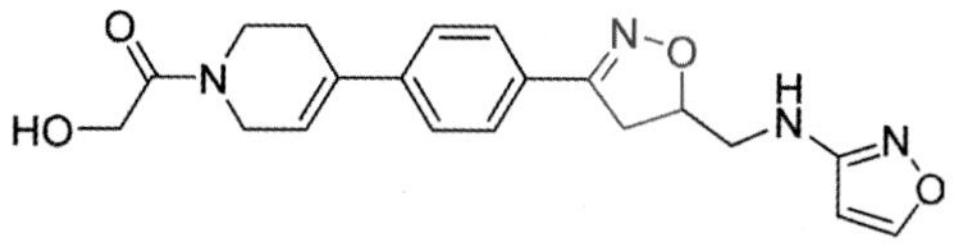

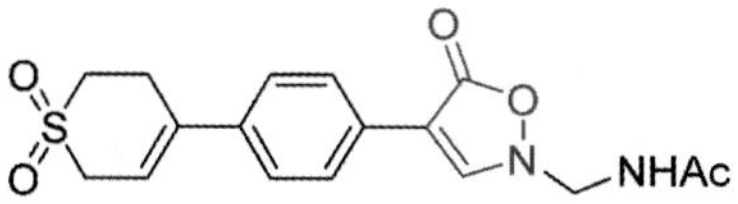

图 19-5-2　噁唑烷酮 SAR 分析 -A 环的改造

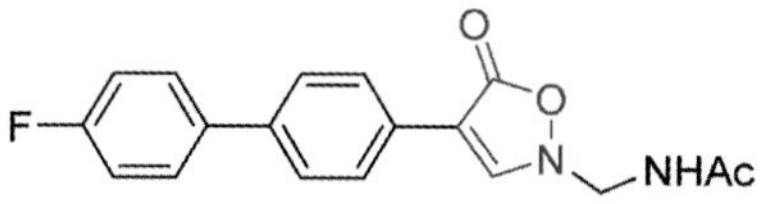

早期的噁唑烷酮B环主要是苯环，后来经过大量的研究，把F原子引入苯环中，提高了活性，并改善了药代动力学性质。利用电子等排体原理，噁唑烷酮中的苯环也常用其他的芳香杂环如吡咯、噻吩、吡啶环等进行替代，然而当B环为吡咯时，对应的化合物21丧失了抗菌活性。Bayer公司报道了一系列B环为噻吩环和吡啶环的化合物，如化合物22和

化合物23，对革兰氏阳性菌的MIC为0.25 ~ 1 μg/mL[28]。也有文献报道了一系列B环为吡啶环、C环为哌嗪环的化合物，这些化合物均具有较好的活性，如化合物24 ~ 化合物26具有相似的活性，对金黄色葡萄球菌的MIC为0.5 ~ 8 μg/mL，对肺炎链球菌的活性更强，MIC为0.25 ~ 1 μg/mL，对肠球菌的活性略弱，MIC为2 ~ 8 μg/mL。并环策略在药物改造策略中经常应用，早期也有文献报道了A环和B环通过C-C键连接形成五元或六元的三环稠合化合物[29]，其中化合物27具有较好的抗菌活性，对金黄色葡萄球菌和肺炎链球菌的活性较好，MIC分别为2 μg/mL、0.5 μg/mL（图19-5-3），对肠球菌的MIC为2 μg/mL，但是该化合物在高剂量下产生毒性，从而中止研究。

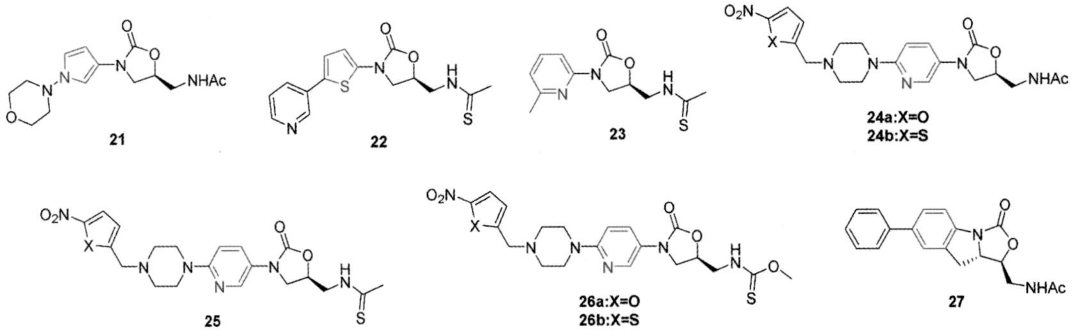

图 19-5-3　噁唑烷酮 SAR 分析 -B 环的改造

C环的改造是噁唑烷酮化合物研究的重点，主要包括非芳香杂环型C环、芳香杂环型C环、混杂型C环。

非芳香杂环C中最重要的是哌嗪环，哌嗪环的引入提高了该类化合物的活性，改善了其药代动力学性质，降低了不良反应。羟哌噁酮（eperezolid）是和利奈唑胺同时开发的噁唑烷酮药物，其活性与利奈唑胺相似。此外，Ranbaxy公司报道的化合物28（RBx 7644）进入临床研究，在体内外具有较好的抗菌活性，并且具有很好的药代动力学特性。用硫代吗啉环取代利奈唑胺中的吗啉环得到化合物29（PNU-10048），它对结核分枝杆菌的MIC为0.03 ~ 0.5 μg/mL。目前，PNU-10048作为抗结核药物正处于临床试验阶段。用取代的四氢吡咯环代替利奈唑胺中的吗啉环方面的研究很多，一般来说四氢吡咯环的引入可以提高该类化合物的活性，特别是对革兰氏阴性菌的活性。其中最引人注目的是化合物30（RWJ-416457）的发现[30]。该化合物也进行了临床试验，其对金黄色葡萄球菌、凝固酶阴性葡萄球菌、粪肠球菌和屎肠球菌的MIC分别为1 μg/mL、0.5 μg/mL、0.5 μg/mL、1 μg/mL（而利奈唑胺均为2 μg/mL），在大规模体外活性筛选试验中，RWJ-416457对所有菌株（包括流感嗜血杆菌等革兰氏阴性菌）的活性为利奈唑胺的2 ~ 4倍。在金黄色葡萄球菌感染的小鼠模型中，其体内活性ED$_{50}$为3.4 mg/（kg·d），而对照药利奈唑胺为6.4 mg/（kg·d）。Merck公司报道了化合物31[31]，它对MRSA的MIC为0.06 ~ 0.5 μg/mL，对万古霉素和喹诺酮耐药的肠球菌MIC为0.5 μg/mL（图19-5-4），均优于利奈唑胺，但是该化合物对卡他莫拉菌等阴性菌活性并不比利奈唑胺强。

Pharmacia公司的研究人员报道了一系列C环为取代（或未取代的）吡咯环、吡唑环、三唑环以及四唑环的化合物[32]。在这些化合物中杂环上未被取代的活性较好，有体积较小

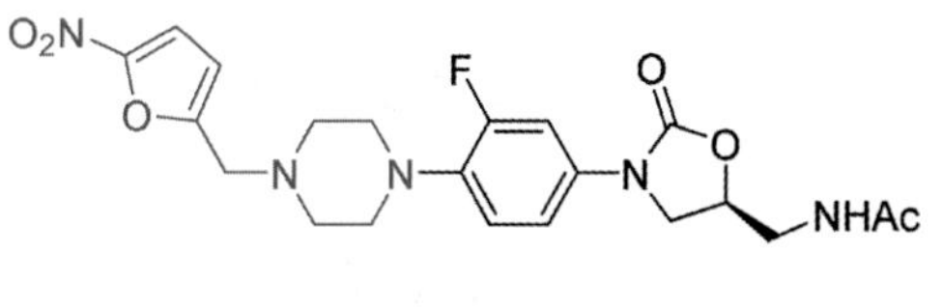

28 (RBx 7644) 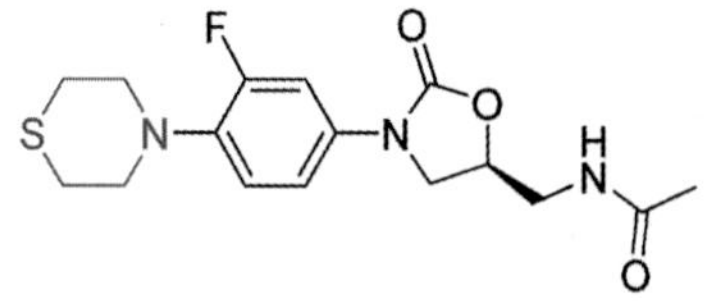　　　　　　　　　　　**29 (PUN-10048)**

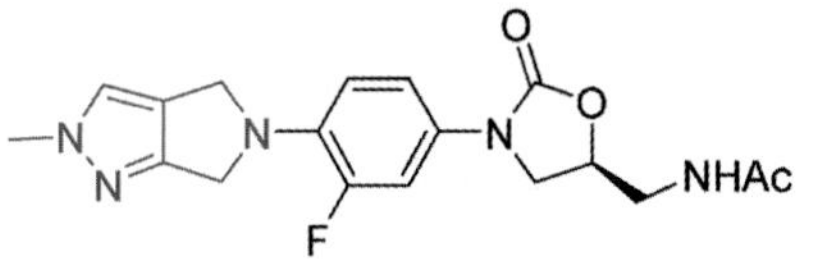

30 (RWJ-416457) 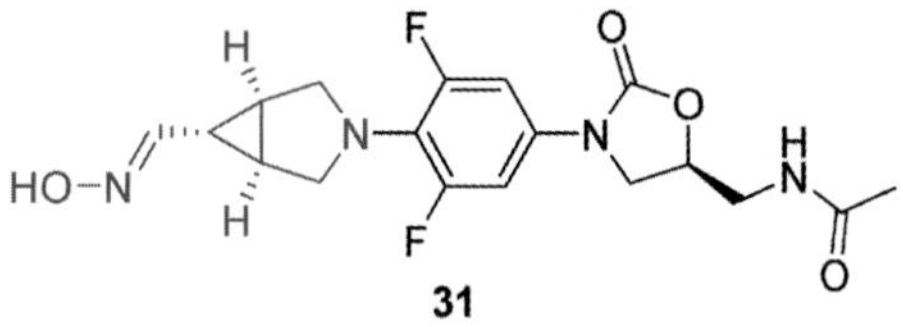　　　　　　　　　　　**31**

图 19-5-4　噁唑烷酮 SAR 分析 -C 环为非芳香杂环

的吸电子基团取代时，其活性得到很大提高，特别是被氰基取代时，能提高该类化合物的体内和体外抗菌活性（包括抗革兰氏阴性菌活性），如化合物32～化合物34对金黄色葡萄球菌的MIC<1 μg/mL，对流感嗜血杆菌和卡他莫拉菌的MIC为2～4 μg/mL，另外这些化合物在金黄色葡萄球菌和肺炎链球菌感染的小鼠模型中表现了很强的活性。韩国Dong-A公司报道的化合物36（torezolid）于2014年6月被美国FDA批准用于治疗由革兰氏阳性球菌（包括MRSA）引起的成人急性细菌性皮肤及皮肤结构感染。Torezolid有非常好的体外活性[33]，对临床常见的各种菌的活性是利奈唑胺的4～8倍，而对耐利奈唑胺的菌株，体外活性提高4～16倍。体内试验时，口服和注射torezolid进入动物体内，很快地释放出原药（化合物35）（DA-7157），原药有非常好的代谢性质（半衰期约3.5 h，生物利用度92.8%），同时也降低了骨髓抑制毒性。美国的Rib-X公司也开发了一系列取代的芳香杂环型C环的化合物，其中37（radezolid）在大鼠体内半衰期是5.9 h。Rib-X公司公布了两组Ⅱ期临床数据，对160例轻中度社区获得性肺炎患者治疗中，临床治愈率达到78%～92%，无血液学副作用。针对皮肤感染和皮肤结构感染患者的Ⅱ期临床试验，采用利奈唑胺作为对照，radezolid的临床治愈率都超过90%，而且都安全有效。日本Kyorin公司和美国Merck公司开发的化合物38（AM-7359），是噁唑烷酮类化合物中到目前为止所知的抗菌活性最强的化合物，对MRSA和耐青霉素的肺炎链球菌（PRSP）的MIC是0.0625 μg/mL，VRE的MIC是0.25 μg/mL，均是利奈唑胺的16倍；小鼠体内对耐利奈唑胺的金黄色葡萄球菌（LMRSA）的活性是利奈唑胺的8倍（ED99: 10.2 mg/kg，利奈唑胺85 mg/kg）（图19-5-5）。

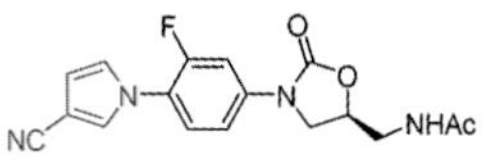

32 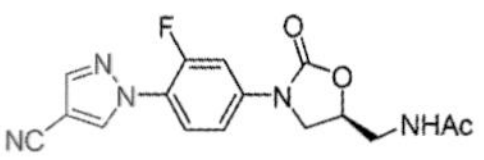　　　　**33** 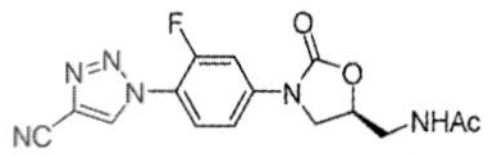　　　　**34** 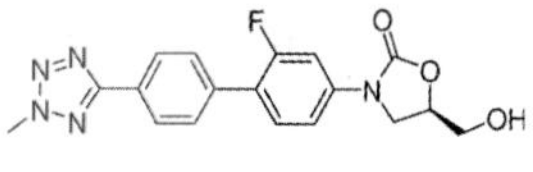　　　　**35 (DA-7157)**

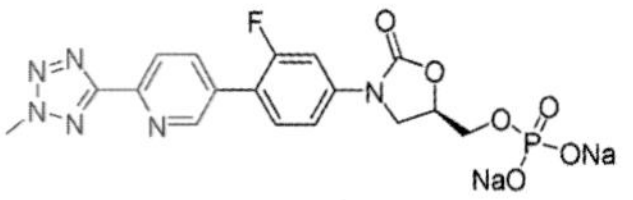

36 (DA-7218)　　　　　**37 (RX-1741)**　　　　　**38 (AM-7359)**
Torezolid　　　　　　　**Radezolid**

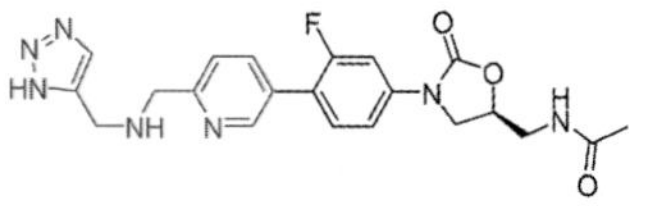

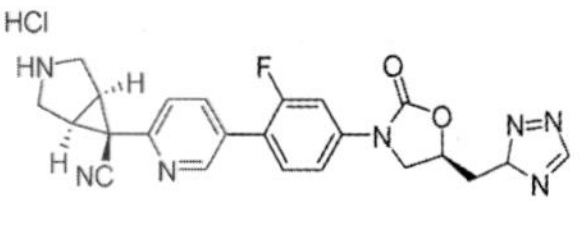

图 19-5-5　噁唑烷酮 SAR 分析 -C 环为芳香杂环

混杂型C环结构比较多样，因此研究起来比较复杂。典型的小分子有Pharmacia公司的早期专利中报道的化合物39（PNU-94756）[34]（图19-5-6），该化合物具有与利奈唑胺接近的体外活性，对常见革兰氏阳性菌（MRSA、

39 (PNU-94756)

图 19-5-6　噁唑烷酮 SAR 分析 -C环为混杂型

MRSE、肺炎链球菌和粪肠球菌）的MIC为1～8 μg/mL。另外一些文献报道的化合物的结构特征就是B环和C环通过一个杂原子（O和S）、碳碳双键、碳碳三键，或者一些其他较短的结构单元连接而成，但是这些化合物活性比利奈唑胺要弱。

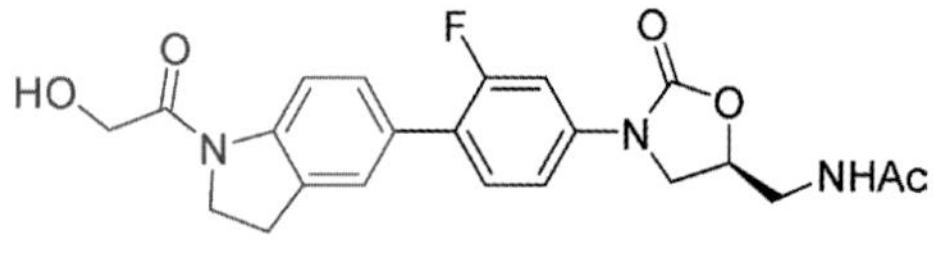

C_5-位侧链的研究对于改善该类化合物的活性、药代性质和降低毒性均具有重要意义。杜邦公司早期研究表明，噁唑烷酮A环C_5-位的乙酰胺甲基是活性必需基团，立体构型为S型有效，R异构体无效。但是随着研究的不断深入，发现了很多具有较好活性的C_5-位侧链，总体上可以将其分为非环状和环状两大类。非环状结构主要包括取代的乙酰胺基、硫乙酰胺基、取代硫乙酰胺基、脲和硫脲等，环状侧链则主要包括一些五元或六元含N原子（O原子）的杂环。

Pharmacia公司的Ulanowica和Brickner等最早报道了取代的乙酰胺基C_5-位侧链，羟哌噁酮（eperezolid）乙酰基中甲基上的两个H原子被Cl原子取代得到化合物40，对金黄色葡萄球菌和肠球菌的活性是羟哌噁酮的2～4倍，但是其体内活性比羟哌噁酮稍弱。C_5-位乙酰胺基侧链变换成硫乙酰胺基，往往可以改善该类化合物的体外抗菌活性，但是该类化合物体内活性不强，药代性质不好（半衰期短）或者毒性比较大。Bayer公司报道的化合物41，在抗金黄色葡萄球菌、流感嗜血杆菌和卡他莫拉菌方面，硫乙酰衍生物（化合物41b）的活性是乙酰基对应物（化合物41a）的2～4倍，但是毒理实验表明（化合物41b）的毒性也比（化合物41a）大。A环的C_5-位直接和氨基甲酰基连接也得到了比较理想的化合物，如Pharmacia & Upjohn Inc（Pfizer Inc）公司研究人员报道的化合物42（PF-00422602），对金黄色葡萄球菌的MIC为2 μg/mL，保持活性的同时，相比于利奈唑胺降低了10倍MAO-A的抑制活性和至少2倍骨髓毒性；同时，也具有良好的药代动力学性质[35]。

Gravestock等报道了一系列通过O原子连接的五元和六元杂环C_5-位侧链化合物，在六元环中，活性最强的是未取代的吡啶环和吡嗪环，但是它们比相应的C_5-位乙酰胺基化合物的活性弱；在五元环中，异噁唑环具有较强的活性，含S原子的五元杂环活性得到进一步提高，但是和异噁唑环相比，其体内活性不强，代谢性能不好。通过进一步构-效关系研究，发现了化合物43（AZD2563）。AZD-2563在英国进行了临床试验，其体外活性与利奈唑胺相当或者稍好，体内活性与利奈唑胺相比，具有更强的抗菌效果，且每天只需给药一次。AstraZeneca公司的Gravestock等报道了一系列C_5-位侧链为1,2,3-三氮唑基团的化合物（图19-5-7）。例如化合物44对金黄色葡萄球菌的MIC为0.125～0.25 μg/mL，对凝固酶阴性葡萄球菌的MIC为0.06～0.13 μg/mL，对肺炎链球菌和肠球菌的MIC为0.25 μg/mL，另外化合物44对革兰氏阴性菌也有较强的活性，对流感嗜血杆菌和卡他莫拉菌的MIC均为2 μg/mL。Vircuron公司报道了一些非经典的环状的C_5-位侧链化合物，如化合物45对肺炎链球菌的MIC为0.06～0.125 μg/mL，对耐万古霉素的肠球菌其MIC为0.06 μg/mL，但是对

革兰氏阴性菌如流感嗜血杆菌则无效。化合物46（Contezolid）是由中国企业盟科药业中美研发团队自主设计的噁唑烷酮类药物，和利奈唑胺一样，用于治疗对康替唑胺敏感的金黄色葡萄球菌（甲氧西林敏感和耐药的菌株）、化脓性链球菌或无乳链球菌引起的复杂性皮肤和软组织感染。该药物于2021年在中国上市，它的C_5-位也是环状侧链–异噁唑环，据报道该药物和利奈唑胺的疗效相当，但能够避免骨髓抑制相关的毒性。体外实验结果显示，该药物对广谱革兰氏阳性抗菌活性（如葡萄球菌、肠球菌、链球菌）均表现出强效的抗菌活性，MIC为0.06～2.85 μg/mL，构–效关系研究表明，引入二氢吡啶酮不仅增强了抗菌效果，而且MAO抑制活性也显著降低，表明该化合物可能具有更好的安全性。

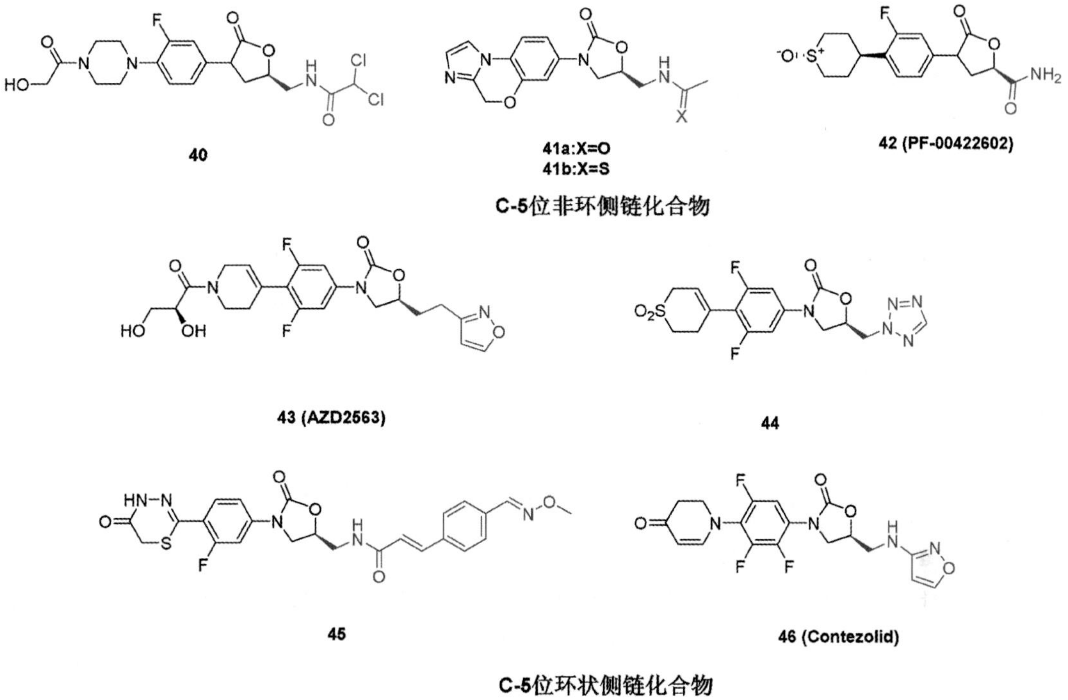

40

41a:X=O
41b:X=S

42 (PF-00422602)

C-5位非环侧链化合物

43 (AZD2563)

44

45

46 (Contezolid)

C-5位环状侧链化合物

图 19-5-7　噁唑烷酮 SAR 分析 -C_5侧链的改造

　　此外，除了上述对利奈唑胺进行结构改造的方式外，还存在一些研究也较多的改造方式：将噁唑烷酮的A环和苯环的B环以各种方式进行稠合，从而构建四环的新型抗生素。其中代表性的工作有Yang等报道的四环抗生素先导化合物47和Huang等报道的化合物48。这两个化合物具有不同的稠合方式，化合物47对MRSA的MIC为0.25～0.5 μg/mL，对利奈唑胺耐菌株的活性为利奈唑胺的8～16倍；在MRSA全身感染模型中，该化合物的ED_{50}＜5.0 mg/kg，效价几乎是利奈唑胺的3倍；此外，该化合物也具有良好的药代动力学特性。化合物48对多种耐药菌包括耐药结核菌株、MRSA、MRSE、VISA和VRE等以及一些利奈唑胺耐药菌株都表现出较好的抗菌活性（MIC为0.25～1 μg/mL，图19-5-8），此外，该化合物还具有较好的药代性质以及肝微粒体稳定性。

　　噁唑烷酮类构–效关系的讨论有利于揭示化合物结构与生物活性之间的内在联系，上述的构–效关系分析具有一定的代表性，迄今为止，噁唑烷酮类药物的构–效关系讨论仍然在不断的丰富和补充，随着后续科学家对构–效关系的不断探索和完善，相信有更多具有强效抗菌活性的噁唑烷酮类候选药物不断被发现。

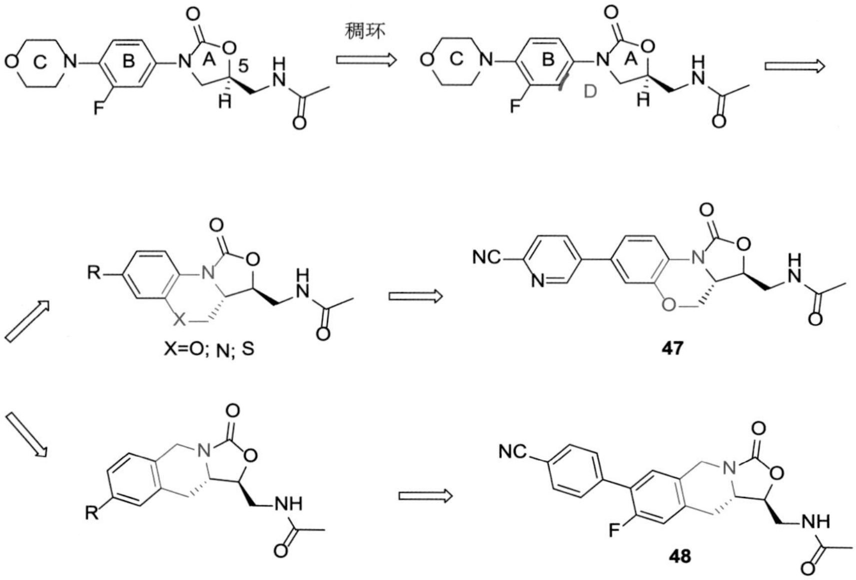

图 19-5-8　噁唑烷酮 SAR 分析 - 稠环的设计

第六节　利奈唑胺的合成工艺研究

　　在利奈唑胺的化学工艺合成中，五元噁唑烷酮环及其手性的构建是一项十分具有挑战性的任务，如何高效快速合成该片段是整个合成工艺步骤中最为关键的一步。药物工艺化学科学家采用了自带手性的（R）-2-羟甲基环氧乙烷衍生物为原料，一步巧妙高效地实现了五元噁唑烷酮环及其手性的构建，并避免了手性拆分等复杂的纯化分离步骤。

　　具体合成方法见图19-6-1[36,37]。首先，起始原料3,4-二氟硝基苯（化合物49）和吗啉（化合物50）在弱碱DIPEA的条件下进行芳香亲核取代反应，以非常高的收率生成硝基苯化合物（化合物51），随后在钯碳催化条件下将化合物51中的硝基定量还原为苯胺中间体（化合物52），化合物52再与苄氧甲酰氯（CbzCl）发生酰胺反应生成关键中间体（化合物53），这里苄氧甲酰氯发挥了两种作用，一是保护和活化氨基，二是提供噁唑烷的部分结构片段。中间体（化合物53）与（R）-2-羟甲基环氧乙烷衍生物（化合物54）在强碱正丁基锂以及低温（–78℃）条件下反应生成单一立体构型的噁唑烷酮中间体（化合物55），中间体（化合物55）的羟基与甲磺酰氯反应生成磺酸酯（化合物56），随后叠氮化钠亲核进攻磺酸酯基团生成叠氮化物（化合物57），化合物57再在钯碳催化氢化条件下反应生成化合物58，最后，在醋酐中，化合物58的氨基发生乙酰化反应最终得到目标产物利奈唑胺。该合成共计8步反应，总收率为47%，但在构建五元噁唑烷酮环及其手性的过程中使用了极为危险且苛刻的反应条件（比如超低温、易爆炸的叠氮化钠），不利于利奈唑胺在工业生产中的大量制备。

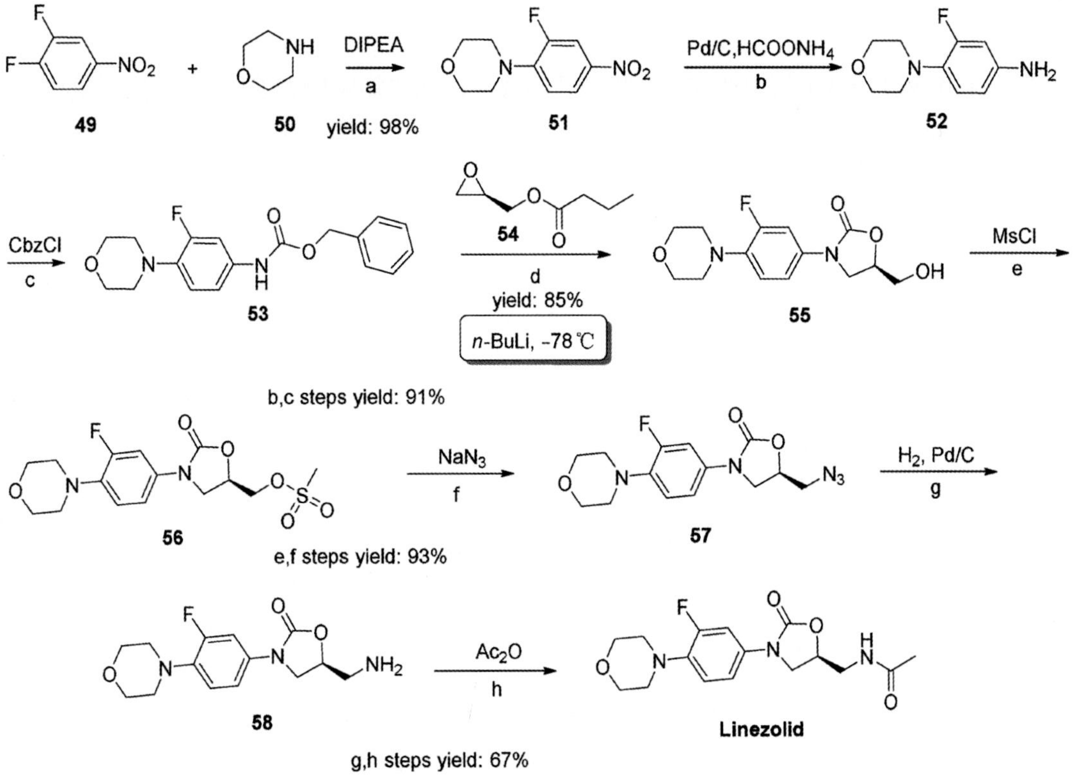

图 19-6-1　利奈唑胺原研合成路线

　　药物生产的工艺制备追求的是操作简便、污染小（绿色）、价格低廉等，在后续的众多优化的工艺路线中，也被分为了线性合成方法和汇聚合成方法两种策略，但都着重于噁唑烷酮的合成以及引入游离氨基的两个关键点（前者原研路线需使用超低温条件，后者则在原研路线中使用了易爆炸的叠氮化钠）。总结起来，合成噁唑烷酮的主要通过苄氧甲酰胺和环氧乙烷的强碱条件下环化、使用羰基化试剂或异氰酸酯3种方式完成。而手性中心则主要通过引入手性前体原料或不对称催化合成来完成。引入氨基则较多是通过叠氮化钠还原的方式，或通过邻苯二甲酰亚胺、汇聚合成等非叠氮化钠工艺。

　　Zhang等通过使用（R）-环氧氯丙烷和3-氟苯基异氰酸酯的合环方法引入了手性中心，反应条件相对温和，且立体选择性较好，同时避免了甲磺酸酯的引入，并减少了合成步骤（图19-6-2）。但美中不足的是该工艺引入氨基的环节仍旧使用了叠氮化钠[38]。

　　Perrault等发明了避免使用叠氮化钠的方法。该工艺以3,4-二氟硝基苯和吗啉作为起始原料，与原研路线一样，经取代还原等得到中间体（化合物53），另外，该法由手性（R）-环氧氯丙烷（化合物61）和苯甲醛在氨水的条件下开环生成亚胺中间体（化合物62），后在稀盐酸的条件下水解成盐得到化合物63，化合物63与乙酸酐反应生成2S-N-（乙酰氧基-3-氯丙基）乙酰胺（化合物64）。最后中间体（化合物53）和（化合物64）在氢氧化锂、甲醇、DMF体系中发生环合反应得到利奈唑胺（见图19-6-3）[39]。该路线中间体（化合物53）与手性单元一步反应直接得到终产物，合成路线较短，并且在成环过程中避免了使用有重大安全隐患的叠氮化钠和正丁基锂工艺，更适用于工业化生产。

作为第一个新型的噁唑烷酮类抗菌药，利奈唑胺的作用机制独特，且不易发生交叉耐药，这决定了该类药物在国内外具有良好的市场价值。目前，全球范围内的制药厂商仍然在致力于开发具有自主知识产权的合成工艺路线，以期望能够极大地促进合成生产的便利与放大，减少污染，有助于快速进入市场，而且良好的工艺制备路线还会为其他噁唑烷酮类抗菌药的合成及工艺优化提供帮助和新的思路。

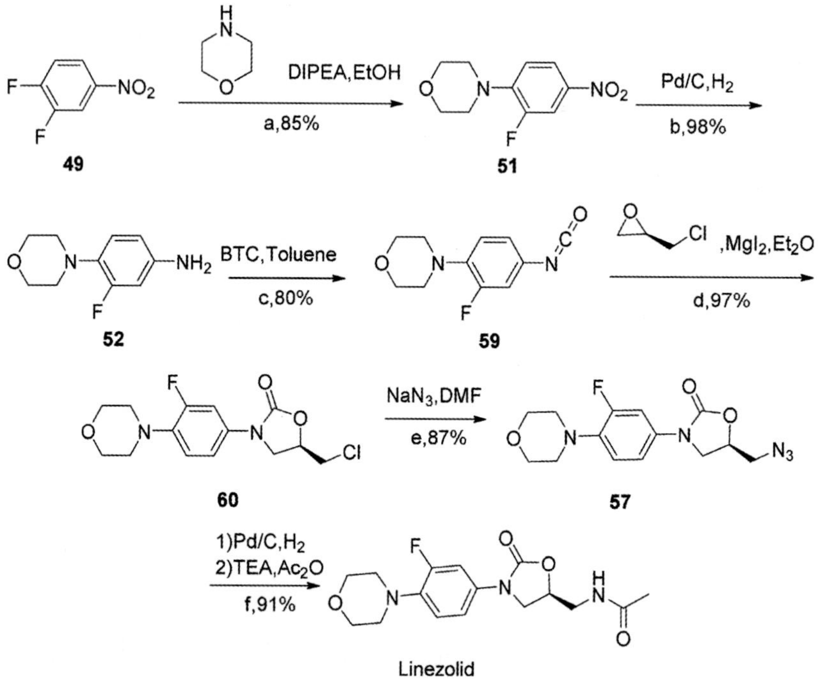

图 19-6-2　利奈唑胺的合成工艺优化 1

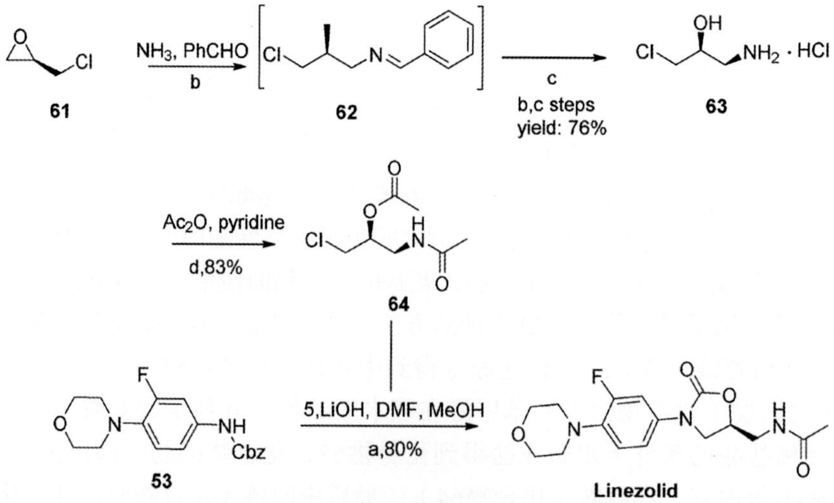

图 19-6-3　利奈唑胺的合成工艺优化 2

第七节　总结与展望

随着抗生素品种和数量不断增长，在各种人为因素和外界因素的影响下，抗生素的广泛滥用，使革兰氏阳性菌和革兰氏阴性菌都表现出严重的获得性耐药。因此，出现了一批多重耐药性细菌，也称之为"超级细菌"，这类细菌包含MRSA、耐多药肺炎链球菌（MDRSP）、VRE、MDR-TB、多重耐药鲍曼不动杆菌（MRAB）以及最新发现的携带有NDM-1基因的大肠埃希菌和肺炎克雷伯菌等。由于大部分抗生素对其不起作用，超级细菌对人类健康已造成极大的危害。

新型的噁唑烷酮类药物利奈唑胺对某些耐药菌有较好的疗效，特别是针对MRSA引起的疑似或确诊院内获得性肺炎、社区获得性肺炎、复杂性皮肤或皮肤软组织感染以及VRE感染。该药物具有独特的抗菌机制，可以避免与其他抗生素药物发生交叉耐药，且在体外也不易诱导细菌耐药性的产生。因此，利奈唑胺在感染类疾病的应用中有着重要的临床应用价值。

利奈唑胺是第一个噁唑烷酮类药物，其研究与开发属于未知靶点的原创新药，因此在新药研究的过程中充满了挫折。首先是杜邦公司在一些活性化合物的结构基础上通过不断改造，最终得到了具有较强抗菌活性的先导化合物Dup 721，然而该化合物存在很大的毒性，使得杜邦公司不得不放弃研究。幸运的是，普强制药公司继续围绕Dup 721的噁唑烷酮类结构进行深入的研究，利用经典的药物设计理论，对化合物的结构进行不断改造和优化，最终找到了抗菌活性和安全性都较好的药物利奈唑胺。利奈唑胺的发现使感染的患者不再使用静脉注射的方式给药，而采用便利的口服给药方式即可治疗，大大造福了患者。

在利奈唑胺的机制研究中，该药物显示出独特的作用机制，直到发现利奈唑胺与核糖体50S亚基的晶体复合物，才真正揭示了该类药物与靶蛋白的作用方式，也进一步验证了该药物是阻断细菌蛋白质的合成从而达到抗菌效果的作用机制。

对噁唑烷酮类结构深入的构-效关系研究进一步揭示了化合物结构与生物活性之间的内在联系，也不断研发出新型的噁唑烷酮类抗菌药物，包括已经上市的药物特地唑胺和康替唑胺。这些新型的噁唑烷酮类抗生素较利奈唑胺具有更好的安全性和抗菌活性，为细菌感染疾病提供了更佳的可供选择的治疗途径。

利奈唑胺的合成已发展了多种不同的方法，合成中较为巧妙的方法是采用了自带手性的（R）-2-羟甲基环氧乙烷衍生物为原料，一步高效实现了五元噁唑烷酮环及其手性的构建，并避免了手性拆分等复杂的纯化分离步骤。此外，针对原研合成路线中存在的苛刻合成条件以及剧毒品的使用，后续也研发出了更适用于工业化生产的合成工艺。

数字资源

第二十章

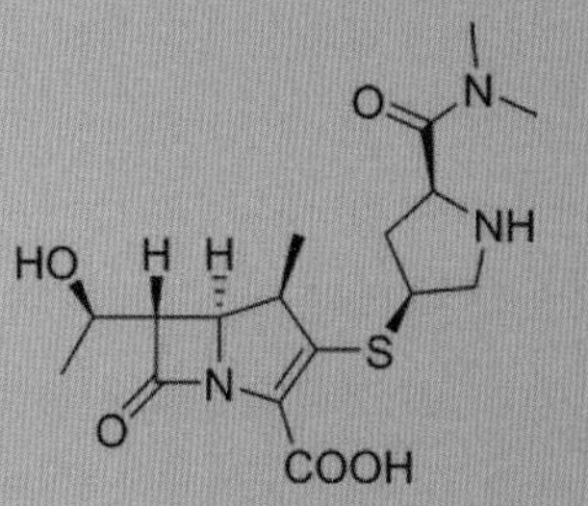

碳青霉烯类抗菌药物美罗培南

李卓荣　崔阿龙

第一节　细菌感染及常用抗菌药物类型简介

一、细菌感染

细菌感染是细菌侵入宿主机体（如动物、人类等）后，进行生长繁殖、释放毒性物质引起机体不同程度病理反应的过程，当人体免疫力低下时容易发生细菌感染。

细菌是原核微生物的一类，其个体微小，结构简单，多以二分裂方式进行繁殖。在自然界中，细菌分布广泛，数量众多，与人类生产、生活密切相关。绝大多数细菌是无害甚至有益的，即大部分细菌能与人类和谐共处，但也有相当多的细菌可以致病，造成人类的感染，如致病性大肠埃希菌、沙门菌、志贺菌、李斯特菌、副溶血性弧菌、溶血性链球菌、金黄色葡萄球菌等为常见食源性致病菌，误食被污染的食物可引起感染。条件致病菌是人体的正常菌群，当其集聚部位改变、机体抵抗力降低或菌群失调时则可致病，也被称为机会致病菌。目前人体内发现了大约100种可致病的细菌[1,2]。图20-1-1所示常见的致病菌有葡萄球菌，是人体皮肤上寄居最多的致病菌，也存在于鼻咽等处；链球菌，存在于口、鼻、咽喉和肠道内；大肠埃希菌，寄居于肠道内；铜绿假单胞菌，寄居于肠道和皮肤上。另外，还有变形杆菌，存在于肠道和前尿道等。人类能够健康生存，在很大程度上是由于人体内的有益菌同有害菌进行着斗争，有益菌占据上风并使人体免疫系统维持正常秩序的结果。

常用的细菌分类与鉴别方法是革兰氏染色法，其依据是经革兰氏染色后将细菌分为革兰氏阳性菌和革兰氏阴性菌两大类。该法于1884年由丹麦医师Gram创立，是细菌学中广泛使用的一种鉴别染色法。通过结晶紫初染和碘液媒染，用乙醇或丙酮脱色处理后，仍呈紫色的为革兰氏阳性菌；乙醇脱色后仍呈无色，再经沙黄等红色染料复染，革兰氏阴性菌则呈红色。未经染色的细菌，由于其与周围环境折光率差别较小，故在显微镜下极难辨识。染色后的细菌由于与环境形成了鲜明的对比，显微镜下可以清楚地观察到细菌的形态、排列及某些结构特征，因而用来进行分类鉴定。致病菌如金黄色葡萄球菌、表皮葡萄球菌、溶血性链球菌、草绿色链球菌、肠球菌、白喉杆菌、炭疽杆菌等均属革兰氏阳性菌。大肠埃希菌、假单胞菌属（铜绿假单胞菌等）、莫拉菌属（卡他莫拉菌等）、奈瑟菌属（淋球菌、脑膜炎双球菌等）、不动杆菌属（鲍曼不动杆菌等）、克雷伯菌属（主要是肺炎克雷伯菌）、沙门菌属、志贺菌属、黄杆菌属、变形杆菌属、军团菌属、耶尔森菌属、嗜血杆菌属（流感嗜血杆菌等）、产气杆菌属、霍乱弧菌、阴沟肠杆菌等则属于革兰氏阴性菌。在临床分离的菌株中，革兰氏阴性菌占比>70%，革兰氏阳性菌占比<30%，因而，临床上细菌感染多由革兰氏阴性菌造成[3]。

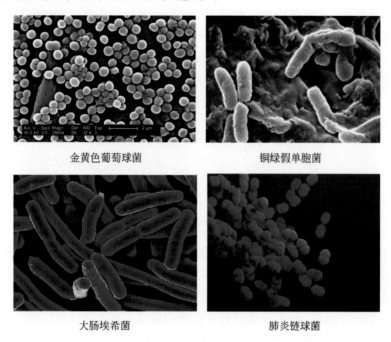

金黄色葡萄球菌　　　　　　　铜绿假单胞菌

大肠埃希菌　　　　　　　　　肺炎链球菌

图 20-1-1　常见致病菌

转载自美国CDC网站，网站显示金黄色葡萄球菌和铜绿假单胞菌的图片来源于Janice Haney Carr，大肠埃希菌的图片来源于National Institute of Allergy and Infectious Diseases，肺炎链球菌的图片来源于Meredith Newlove

细菌侵入人体后是否引起感染，与个体的防御、免疫功能、细菌的毒力及数量有关。完整的皮肤和黏膜是防止细菌侵入人体的天然屏障，它们受到破损后，细菌则易于从此处侵入体内，挤压皮肤炎症部位或脓肿时细菌侵入的可能性会更大。严重烧伤时，创面就会为细菌敞开门户，皮肤坏死、血浆渗出又为细菌繁殖提供了良好环境，故极易发生细菌感染。尿路、胆管、胃肠道、呼吸道黏膜受破坏后，若同时有内容物积滞、压力增高，细菌更易进入血中；保留导尿管、静脉等血管内留置导管、人工辅助呼吸时插管等，也使细菌易于侵入。人体免疫功能正常时，进入血中的细菌会迅速被血中的防御细胞，如单核细胞、中性粒细胞等清除，而肝硬化、糖尿病、血液病、结缔组织病等慢性病患者，可因代谢紊乱、体液免疫及细胞免疫功能降低等，易导致败血症发生；各种免疫抑制药物的使用、放射治疗也是导致败血症发病率高的原因。使用广谱抗菌药物后，对药物敏感的细菌虽被抑制或杀灭，而一些耐药菌则会乘机繁殖，也可导致败血症。

二、常用抗菌药物类型

抗菌药物是指具有杀菌或抑菌活性的药物，包括各种抗生素以及化学合成或半合成抗菌药物。在人类与细菌漫长的抗争史上，经过科学家们的持续努力和研制，各种药物不断涌现，不仅开启了人类与细菌斗争的新时代，有些药物甚至改变了人类的命运。

提起抗生素，大家都会想到Fleming以及青霉素。1928年微生物学家Fleming在金黄色葡萄球菌研究中，偶然发现落入培养皿的青霉菌落周围的葡萄球菌菌落被溶解，认定是因为青霉菌产生的某种物质所致，随后将引起此种现象的物质命名为青霉素（图20-1-2）。从此，人类开始书写抗生素的历史。青霉素的使用及开启抗生素化疗时代，还与另外两位科学家对青霉素的再次发现分不开。由于第二次世界大战的战场上迫切需要控制感染，1939年，Florey和Chain开始重新研究Fleming现象，于1940年分离提纯了青霉素，并经药理与临床试验确认了其惊人的疗效，1942年开始生产与应用，开启了抗生素化学治疗的新时代[1,2]。

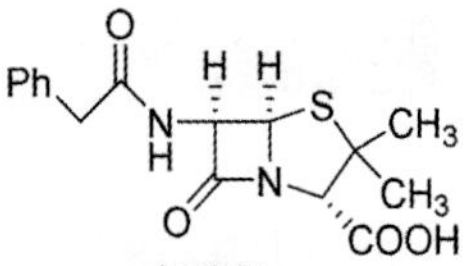

图 20-1-2   青霉素和百浪多息的化学结构

其实，自Fleming现象的发现到分离出青霉素纯品的10年间，抗生素的研究曾遭到冷落。原因是1932年第一个磺胺类药物百浪多息（prontosil，图20-1-2）被发现后，其良好的体内抗菌效果引发了偶氮染料抗菌作用研究的热潮。最初认为分子中偶氮基（-N=N-）是产生抑菌作用的药效团，后来发现只有含磺胺的偶氮染料才有抗菌作用。考虑到偶氮基团很容易裂开并产生磺胺类化合物，人们猜测磺胺才是其发挥抗菌作用的真正原因。确实，后来的研究发现合成的磺胺具有明显的体外抗菌活性，并且服用百浪多息的患者尿液中也可分离得到对乙酰氨基苯磺酰胺。再考虑到酰化反应在体内代谢过程中的普遍性，人们确定百浪多息只是一种前药，在体外并没有任何抑菌活性，只有在人体内被转化为具有生理活性的对氨基苯磺酰胺后，才会发挥其抗菌作用。在随后短短十多年的时间内，有多种磺胺类优良品种被成功应用，使致死率很高的细菌性感染疾病，如肺炎、脑膜炎等得到了有效控制。因此，磺胺类药物的应用开创了人类化学治疗剂的新纪元，在细菌感染治疗乃至化学药物的发展史上都占有重要历史地位。磺胺类药物抗菌谱广，廉价易得，所以有些品种，如磺胺噻唑、磺胺嘧啶等至今仍在临床上广泛使用。磺胺药的化学结构与对氨基苯甲酸（para-amino benzoic acid，PABA）类似，能与PABA竞争二氢叶酸合成酶，进而影响二氢叶酸的合成，致使细菌的生长繁殖受到抑制[1,2]。

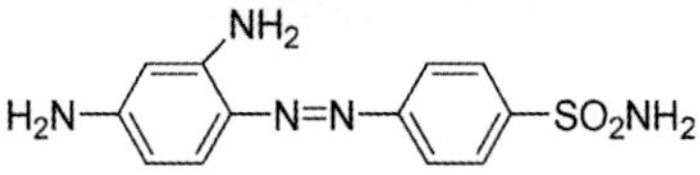

青霉素的价值被肯定之后，世界各地的科学家再一次掀起了筛选抗生素的热潮，大量新型抗生素在短时间内被发现并投入到临床使用，人类历史上以此建立了大规模的抗生素制药工业，从而彻底改变了传染病的治疗方式，推广了化学药品治疗的途径。直至20世纪50年代初，著名的β-内酰胺类、氨基糖苷类、大环内酯类和四环素类等四大抗生素相继被

发现，作为当时国际医药科学的新兴领域，抗生素的研究发展生机蓬勃，至今，人类在临床上使用的抗菌药物已多达上百种。

目前，临床上使用最多的抗菌药当数β-内酰胺类抗生素，其发展最早、临床应用最广、品种数量也最多。所有分子结构中包括β-内酰胺核的抗生素基本上均属于β-内酰胺类抗生素，如青霉素与头孢菌素、新发展的头霉素类、硫霉素类、单环β-内酰胺类等其他非典型β-内酰胺类抗生素等。各种β-内酰胺类抗生素的作用机制相似，均能抑制胞壁肽聚糖合成酶，即青霉素结合蛋白（penicillin-binding protein，PBP），从而阻碍细胞壁肽聚糖的合成，使细菌胞壁缺损，菌体可膨胀裂解致死。此类抗生素具有杀菌活性强、毒性低、适应证广及临床疗效好等优点。

大环内酯类抗生素是具有内酯环结构的抗生素，对革兰氏阳性菌和革兰氏阴性菌均有效，且对支原体、衣原体、军团菌、螺旋体和立克次体也有较强的抑制作用。目前临床上使用的大环内酯抗生素主要分为3类，红霉素类（14元大环内酯）、麦迪霉素类和螺旋霉素类（16元大环内酯）。由红霉素衍生得到的阿奇霉素是首个上市的15元氮杂大环内酯类（氮杂内酯类）抗生素。国外新上市的酮内酯类药物泰利霉素（图20-1-3）则属于14元大环内酯类。实际上，广义的大环内酯类抗生素药物还包括24元或31元大环内酯内酰胺类抗生素（如他克莫司和西罗莫司等）、多烯大环内酯类抗生素（两性霉素B、喷他霉素等）以及18元新型大环内酯类抗生素（非达霉素）等。

氨基糖苷类抗生素在临床上也曾被广泛应用，主要有链霉素、新霉素、庆大霉素、卡那霉素及其衍生物阿米卡星等。分子结构特征为由氨基糖与氨基环醇通过氧桥连接而成，水溶性较强，只能注射给药。氨基糖苷类抗生素主要用于敏感需氧革兰氏阴性杆菌所致的全身感染，也被用于治疗需氧革兰氏阴性杆菌所致的严重感染，如脑膜炎、呼吸道、泌尿道、皮肤软组织、胃肠道、烧伤、创伤及骨关节感染等。氨基糖苷类抗生素主要以药物原形的形式经肾脏排泄，并使药物大量蓄积在肾皮质内，可引起肾毒性；也会对第八对脑神经有损害作用，引起不可逆耳聋。这些不良反应限制了该类抗生素的临床使用。由于结核分枝杆菌的耐药问题，近期临床上链霉素被用于多药耐药结核分枝杆菌感染患者的治疗。氨基糖苷类抗生素主要是抑制细菌蛋白质的合成，作用于细胞30S核糖体亚单位的16S核糖体RNA（ribosomal RNA，rRNA）解码区的A部位。虽然大多数抑制微生物蛋白质合成的抗生素为抑菌药，但氨基糖苷类抗生素可起到杀菌作用。

四环素类抗生素是由放线菌分泌产生的一类广谱抗生素，包括金霉素、土霉素、四环素及半合成衍生物甲烯土霉素、多西环素、米诺环素等，其结构均含并四苯基骨架。四环素类抗生素为抑菌性广谱抗生素，除常见的革兰氏阳性菌、阴性菌外，对立克次体、衣原体、支原体、螺旋体也均有抑制作用，高浓度时具有杀菌作用。四环素类抗生素的抗菌活性相似，但米诺环素和多西环素对耐四环素菌株有较强的抗菌活性。替加环素（图20-1-3）是2005年上市的一种新型的广谱抗生素，是甘氨酰四环素类中的首个药品，其对MRSA等耐药菌也有活性，具有抗菌谱广、不易产生耐药、药物半衰期长、用量小等特点。四环素类抗生素能特异性地与细菌核糖体30S亚基的A位置结合，从而抑制肽链的增长并影响细菌蛋白质的合成。四环素类药物中含有许多羟基、烯醇羟基及羧基，在体内药物与钙离子形成的络合物呈黄色沉积在骨骼和牙齿上，小儿服用会引起牙齿变黄，孕妇服用后其产儿可能发生牙齿变色，骨骼生长抑制等不良反应。

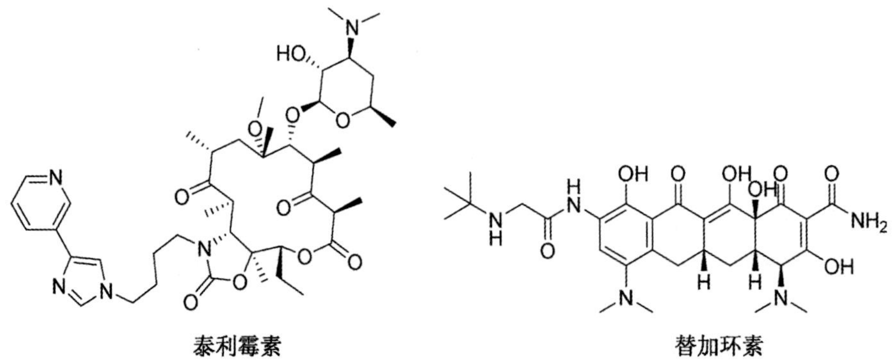

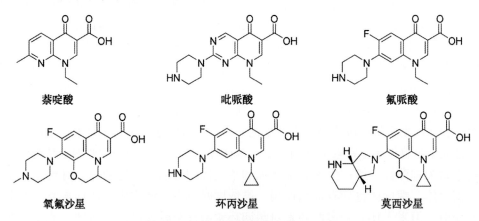

图 20-1-3　泰利霉素和替加环素的化学结构

上述临床常用的4大抗生素为微生物发酵次级代谢产物或其结构改造物，而磺胺类药物则为纯化学合成来源。除磺胺类之外，化学合成抗菌药还包括喹诺酮类、噁唑烷酮类和硝基咪唑类抗菌药物，以及咪唑类抗真菌药物和合成抗结核药物异烟肼、乙胺丁醇等。喹诺酮是最重要的一类完全人造的抗生素，起始于1960年前后对氯喹的改造，代表性的品种有萘啶酸、吡哌酸、氟哌酸（诺氟沙星）、氧氟沙星、环丙沙星、莫西沙星（图20-1-4）等。抗菌谱由最初只对大肠埃希菌、志贺菌、克雷伯菌、少部分变形杆菌等革兰氏阴性细菌有活性，逐步扩展为广谱抗革兰氏阴性菌，对葡萄球菌等革兰氏阳性菌、脆弱拟杆菌等厌氧菌活性增强，对典型病原体如肺炎支原体、肺炎衣原体、军团菌以及结核分枝杆菌的作用增强等。临床上，莫西沙星也被用作抗结核二线药物。喹诺酮类药物以细菌的脱氧核糖核酸（deoxyribonucleic acid，DNA）为靶，选择性地作用于细菌的DNA螺旋酶，造成细菌DNA的不可逆损害，使细菌细胞不再分裂。

萘啶酸　　　　　　　吡哌酸　　　　　　　氟哌酸

氧氟沙星　　　　　　环丙沙星　　　　　　莫西沙星

图 20-1-4　部分喹诺酮药物的化学结构

另外，由于自身耐药发生率低并对耐其他抗生素的耐药菌有效，肽类抗生素（图20-1-5）在临床应对耐药菌感染的治疗中越来越受到重视。其中，糖肽类抗生素万古霉素以抗革兰氏阳性耐药菌为主，脂肽类抗生素多黏菌素则对革兰氏阴性耐药菌感染有效。

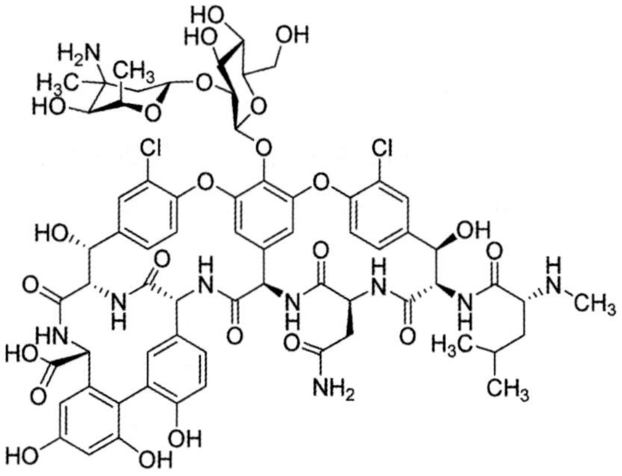

万古霉素

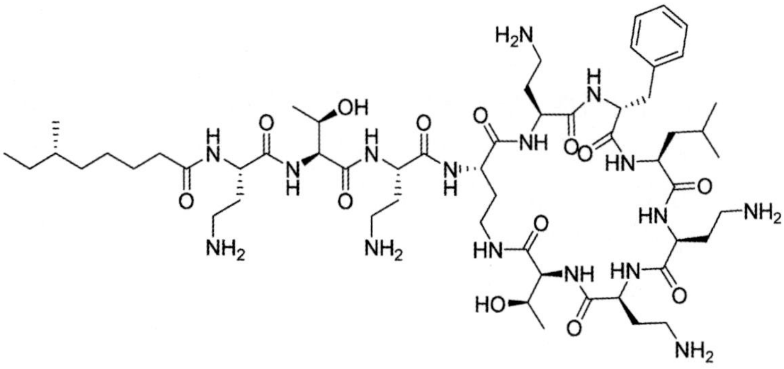

多黏菌素B1

图 20-1-5 肽类抗生素——万古霉素和多黏菌素 B1 的化学结构

第二节 细菌耐药形势及特殊使用级抗菌药物

一、细菌耐药形势

细菌耐药分为天然耐药和获得性耐药。天然耐药是由染色体基因决定的，不同的细菌细胞结构与化学组成的不同使其本身对某些抗菌药物天然不敏感，如铜绿假单胞菌对多数抗生素均不敏感；获得性耐药则是由于敏感菌在药物压力下发生基因突变或获得外源性耐药基因所产生的，如金黄色葡萄球菌获得mecA基因后，会产生对β-内酰胺类抗菌药物的耐药性[4]。

自然界中病原菌的某一株（或者某一个细菌）也可存在天然耐药性。当长期应用抗生素时，占多数的敏感菌株被不断杀灭，耐药菌株（菌）就会大量繁殖，以至于到可代替敏感菌株存在时，就会使细菌对该种药物的耐药率不断升高，因此，滥用抗生素会加速细菌耐药的形成。细菌发生耐药性的现象一直存在，而且有其客观必然性。2009年，科学家发现了新德里金属β-内酰胺酶1（New Delhi metallo-beta-lactamase-1，NDM-1）甚至对碳青霉烯类抗生素也具有耐药性，细菌耐药问题受到了更加广泛的重视。如今，细菌耐药已演变成为全球严重的公共卫生问题，而中国细菌耐药形势则更严峻。

细菌耐药主要有以下几种机制。①钝化酶的产生：耐药菌株通过合成某种钝化酶作用于抗菌药物，使其失去抗菌活性。如对青霉素类和头孢菌素类等β-内酰胺类抗生素耐药的菌株均产生了β-内酰胺酶，此酶可特异性地打开药物β-内酰胺环，使其完全失去抗菌活性。再如细菌通过磷酸转移酶、乙酰转移酶、腺苷转移酶的作用，使氨基糖苷类抗菌药物分子的结构发生改变，从而使药物失去抗菌活性。由于氨基糖苷类抗生素结构相似，故也会有明显的交叉耐药现象。②药物作用的靶点发生突变，致使药物不能与靶点结合或者结合减弱，进而产生耐药性。如青霉素的靶点是细菌细胞膜上的青霉素结合蛋白，该蛋白具有酶活性，参与细胞壁的合成，是β-内酰胺类抗生素的作用靶蛋白。细菌通过改变青霉素结合蛋白的结构，降低β-内酰胺类抗生素与青霉素结合蛋白的亲和力而导致耐药性。喹诺酮类药物的靶点是细菌DNA螺旋酶，当细菌基因突变就会引起酶结构的改变，致使喹诺酮类药物不能进入靶分子的结合位点，造成喹诺酮类所有药物的交叉耐药。红霉素靶点是50S亚基的L4或L12蛋白。当染色体上的*ery*基因发生突变，使L4或L12蛋白构型发生改变时，便会出现对红霉素的耐药性。链霉素的结合位点是30S亚基上的S12蛋白，若S12蛋白的构型改变，使链霉素不能与其结合也会产生耐药性。③细胞壁通透性的改变和主动外排机制。比如，革兰氏阴性菌细胞壁外膜具有屏障作用，细菌会通过改变细胞壁的通透性，使药物难以通过细菌细胞壁的发挥抑菌作用，进而产生非特异性低水平的耐药性。

病原菌中，如葡萄球菌、肠杆菌科细菌、铜绿假单胞菌和结核分枝杆菌的耐药性是抗细菌性感染治疗中的重要问题。2008年，人类发现了临床上的主要致病菌"ESKAPE"，即屎肠球菌（*Enterococcus faecium*）、金黄色葡萄球菌（*Staphylococcus aureus*）、肺炎克雷伯菌（*Klebsiella pneumonia*）、鲍曼不动杆菌（*Acinetobacter baumannii*）、铜绿假单胞菌（*Pseudomonas aeruginosa*）和肠杆菌属细菌（*Enterobacter species*）。这6类细菌耐药情况极度严峻，取其各自拉丁文名称首字母而简称"ESKAPE"[5]。2017年，WHO发布了首份急需研发新型抗生素的12类重点病原体清单。其中，第一优先级（极高迫切度）为碳青霉烯类耐药鲍曼不动杆菌、碳青霉烯类耐药铜绿假单胞菌，以及碳青霉烯类耐药或产超广谱β-内酰胺酶（extended-spectrum β-lactamase，ESBL）肠杆菌科细菌；第二优先级（高迫切度）为万古霉素耐药屎肠球菌，甲氧西林耐药、万古霉素耐药、万古霉素中介金黄色葡萄球菌，克拉霉素耐药幽门螺杆菌，氟喹诺酮类耐药弯曲杆菌属，氟喹诺酮类耐药沙门菌，头孢菌素耐药、氟喹诺酮类耐药淋病奈瑟菌；第三优先级（中等迫切度）为青霉素不敏感肺炎链球菌，氨苄西林耐药流感嗜血杆菌，氟喹诺酮类耐药志贺菌。WHO列出这些"优先病原体"的目的就是引导并鼓励科研人员研发用于这些耐药菌的新型抗生素。β-内酰胺类耐药是造成临床细菌感染治疗最棘手的问题，其中产ESBL的革兰氏阴性菌是导致感染的主要原因之一，对第三代头孢菌素具有耐药性。自20世纪80年代初被发现以来，它们已经在全世界范围内传播，并成为全球公共卫生关注的问题。

二、特殊使用级抗菌药物

抗菌药物的广泛使用大大增高了细菌耐药性的发生率。《2019年全国细菌耐药监测报告》公布了我国临床常见耐药细菌，包括耐甲氧西林金黄色葡萄球菌、甲氧西林耐药的凝固酶阴性葡萄球菌、青霉素耐药的肺炎链球菌、红霉素耐药的肺炎链球菌、万古霉素耐药的粪肠球菌及万古霉素耐药的屎肠球菌、头孢噻肟或头孢曲松耐药的大肠埃希菌、碳青霉烯类耐药的大肠埃希菌、喹诺酮类耐药的大肠埃希菌、头孢噻肟或头孢曲松耐药的肺炎克雷伯菌、碳青霉烯类耐药的肺炎克雷伯菌、碳青霉烯类耐药铜绿假单胞菌、碳青霉烯类耐药鲍曼不动杆菌。其中，2019年碳青霉烯耐药鲍曼不动杆菌的检出率甚至达到56%；碳青霉烯类耐药肺炎克雷伯菌的检出率为10.9%；对三代头孢菌素耐药肺炎克雷伯菌的检出率为31.9%；三代头孢菌素耐药大肠埃希菌的检出率呈弱下降趋势，从2014年的59.7%逐步下降至2019年的51.9%；喹诺酮类耐药大肠埃希菌的检出率呈逐步缓慢下降趋势，从2014年的54.3%逐步下降至2019年的50.6%；耐甲氧西林金黄色葡萄球菌检出率为30.2%；2019年青霉素耐药肺炎链球菌、万古霉素耐药屎肠球菌及碳青霉烯类耐药大肠埃希菌的检出率分别为1.6%、1.1%及1.7%，近年来一直维持在较低水平；2019碳青霉烯耐药铜绿假单胞菌的检出率为19.1%，近3年呈缓慢下降趋势。目前，临床常用抗生素几乎都出现了不同程度的耐药，虽然通过严格管理使用抗菌药物使部分耐药菌的检出率有所下降，但部分阴性菌甚至对高等级抗生素（如碳青霉烯类）的耐药率仍＞50%，可能会造成无药可用的局面。显然，滥用抗菌药物又会加剧细菌耐药性的发生。

目前，我国在临床上对抗菌药物实行分级管理制度，共3个级别，其中最高级是特殊使用级。《北京市抗菌药物临床应用分级管理目录（2021年版）》公布的特殊使用级抗菌药物主要包括：广谱抗菌药物四环素类替加环素，第三代头孢菌素头孢他啶/阿维巴坦，碳青霉烯类比阿培南、美罗培南、亚胺培南/西司他丁；抗阳性菌药物糖肽类万古霉素、去甲万古霉素、替考拉宁，环脂肽类达托霉素，唑烷酮类利奈唑胺；抗阴性菌药物多黏菌素类多黏菌素B、黏菌素、黏菌素甲磺酸盐；抗真菌药两性霉素B、伏立康唑、伊曲康唑、卡泊芬净、米卡芬净。特殊使用级抗菌药物往往作为对抗耐药菌的"最后一道防线"，在医院的重症治疗中起着重要的作用[6]。

第三节　美罗培南的研发

青霉素类和头孢菌素类药物是早期发现的β-内酰胺类抗生素，因其临床疗效突出、安全性高、品种多而成为临床使用最为广泛的抗菌药物。但是，随着它们在临床中的广泛使用甚至滥用，导致耐药的临床致病菌不断增多，且成为临床急需解决的问题。研究发现，青霉素和头孢菌素的耐药机制主要为外膜通透性降低、作用靶点PBP改变、主动外排机制、产生β-内酰胺酶。

碳青霉烯是20世纪70年代发展起来的一类新型β-内酰胺类抗生素，与青霉素和头孢菌素相比，其抗菌活性更强、抗菌谱更广、对大多数β-内酰胺酶稳定，往往被当作治疗多药耐药革兰氏阴性杆菌感染的最终用药方案。碳青霉烯的抗菌谱覆盖革兰氏阳性菌、阴性菌和厌氧菌，且对多药耐药菌或产β-内酰胺酶的细菌仍有较强抗菌活性，其最低抑菌浓度（minimum inhibitory concentration，MIC）和最低杀菌浓度（minimum bactericidal concentration，MBC）非常接近。但是MRSA、屎肠球菌、嗜麦芽窄食单胞菌等对碳青霉烯耐药。碳青霉烯作用在PBP，阻碍细菌细胞壁肽聚糖的合成，造成细胞壁缺损，菌体膨胀，细胞渗透压改变并导致细胞溶解，从而杀灭细菌。哺乳动物细胞无细胞壁结构，不受此类药物影响，因此该类药物对细菌具有选择性杀菌作用，对宿主毒性较小。

碳青霉烯类抗生素结合了青霉素五元环和头孢烯共轭双键结构，与青霉素相比（图20-3-1），碳青霉烯类抗生素C_2-位和C_3-位间的不饱和双键不仅提高了环的张力，还极大地提高了其抗菌活性；将青霉素噻唑环上的硫原子换为碳原子，键角由120°减小到108°，环张力和抗菌活性都得到提高；特别是C_6-位β-H与C_5-位α-H呈反式构型，为PBP提供了更好的结合位点，提高了药物对β-内酰胺酶的稳定性；同时C_6-位上反式α-羟乙基侧链延伸到β-内酰胺环的下面，使其空间位阻增大，进一步提高了耐酶稳定性。研究证明，正是这个构型特殊的基团，使该类化合物具有抗菌谱广、抗菌活性强、可耐大多数β-内酰胺酶的特点[7-9]。

一、碳青霉烯类抗菌药物的发现

20世纪70年代中期，默克制药公司的研究人员从土壤微生物中筛选作用于革兰氏阳性菌和革兰氏阴性菌肽聚糖合成抑制剂时，从卡特利链霉菌（*Streptomyces cattleya*）发酵液中分离得到第一个天然碳青霉烯化合物沙纳霉素（thienamycin，又称硫霉素，图20-3-1）。除了沙纳霉素外，发酵液中还分离出了青霉素N、头霉素C和*N*-乙酰基沙纳霉素。发酵液对金黄色葡萄球菌的抗菌作用主要由沙纳霉素产生，其中*N*-乙酰基沙纳霉素的抗菌活性为沙纳霉素的1/8。沙纳霉素抗菌谱广，对甲氧西林敏感或耐药的金黄色葡萄球菌等革兰氏阳性菌、铜绿假单胞菌等革兰氏阴性菌和脆弱拟杆菌等厌氧菌的抗菌活性强，且对大多数β-内酰胺酶稳定[10]。自从在第16届抗微生物制剂和化疗跨学科会议（Interscience Conference on Antimicrobial Agents and Chemotherapy，ICAAC）上首次报道沙纳霉素（1976年）后，碳青霉烯类药物便迅速进入了人们的视野。兼具强大抗菌作用且对β-内酰胺酶稳定的沙纳霉素是第一个严格意义上的碳青霉烯类抗菌药物，也是后来所有碳青霉烯抗菌药物改造的母体和模板化合物。沙纳霉素能与PBP结合，通过阻碍细菌细胞壁肽聚糖的合成，干扰细菌细胞壁合成而产生杀菌作用。沙纳霉素对青霉素结合蛋白PBP1、PBP2、PBP4、PBP5和PBP6的亲和力较高，但对PBP3的亲和力较低。随后，研究又发现沙纳霉素在高浓度水溶液中和固体状态下不稳定，在10 mg/mL的溶液中会加速失活，且对温和碱溶液（pH 8.0以上）敏感，能与羟胺、半胱氨酸甚至自身的C_2-位氨基乙硫代侧链等亲核试剂反应导致失活，致使其未能进入临床使用。

二、碳青霉烯类抗菌药物的结构优化

由于沙纳霉素存在化学性质不稳定和分离纯化困难等缺点，研究人员希望通过结构改造筛选得到具有同样显著抗菌活性且在水溶液中化学性质稳定的新衍生物。默克制药公司的研究人员便合成了碳青霉烯母核结构化合物，并发现碳青霉烯母核化合物对青霉素敏感的金黄色葡萄球菌和大肠埃希菌仍有效，但是对产青霉素酶的菌株基本无效，表明碳青霉烯母核结构对β-内酰胺酶不稳定。此外，将造成沙纳霉素不稳定的C_2-位氨基乙硫代侧链去除，合成了C_2-位H取代的沙纳霉素衍生物（图20-3-1）。新衍生物对青霉素敏感或耐药的金黄色葡萄球菌、大肠埃希菌、阴沟肠杆菌的体外抗菌活性与沙纳霉素相当，但是对沙纳霉素敏感的铜绿假单胞菌的体外抗菌活性仅为沙纳霉素的1/3，提示C_2-位的氨基乙硫代侧链对铜绿假单胞菌的抗菌活性非常重要，但其又会造成沙纳霉素溶液的不稳定。药物化学家们考虑对游离氨基进行衍生化改造，以便能够克服这一矛盾。此外，天然产生的N-乙酰基沙纳霉素对铜绿假单胞菌的抗菌活性降低，因此对C_2-位氨基乙硫代侧链进行结构改造时保留对铜绿假单胞菌的抗菌活性是设计新衍生物的关键。研究人员认为，使用更强的碱基替换C_2-位侧链的氨基，在生理pH条件下通过形成更多的阳离子形式，使化合物更容易通过革兰氏阴性菌细胞膜（细胞膜上一般是负电荷形式），来增强抗阴性菌的活性。此外，研究人员还希望得到一种可以重结晶的衍生物以方便化合物的纯化，利于工业制备生产。在1979年的第19届ICAAC会议上，默克制药公司研究人员报道了将C_2-位侧链氨基进行N-亚氨基甲基修饰得到的衍生物亚胺培南（imipenem，MK0787，图20-3-1），可以在乙醇–水溶液中重结晶，得到亚胺培南一水合物。亚胺培南在高浓度溶液中的稳定性比沙

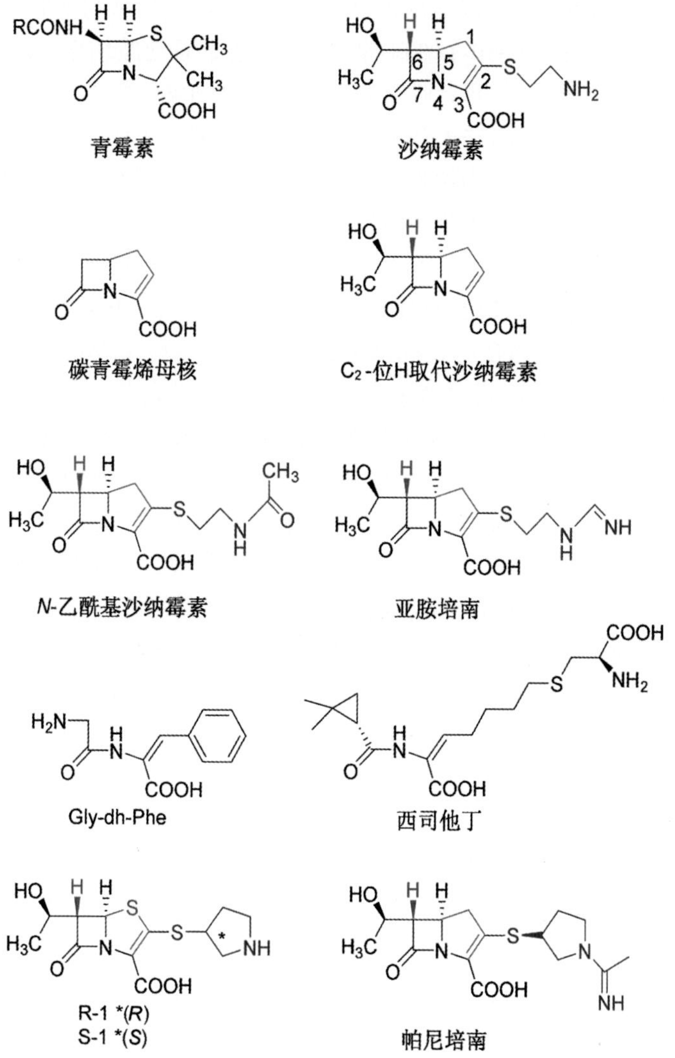

图 20-3-1　青霉素及碳青霉烯抗生素的化学结构

纳霉素提高了5~10倍，且亚胺培南在10 mg/mL的溶液中分解速度<1%/h。亚胺培南不仅保留了沙纳霉素的抗菌谱，且增强了对铜绿假单胞菌的抗菌活性。增强的稳定性和抗铜绿假单胞菌活性使亚胺培南进入了临床研究阶段[11]。

　　黑猩猩和人体内试验表明，单独使用亚胺培南时，其在血浆中稳定性较好，药物半衰期约为1 h。然而，黑猩猩尿液中仅能回收10%的原形药物，提示其代谢可能发生在肾脏部位，随后确实发现是肾脱氢肽酶Ⅰ（dihydropeptidase-Ⅰ，DHP-Ⅰ）造成了亚胺培南水解失活。亚胺培南与DHP-Ⅰ的底物脱氢二肽（如Gly-dh-Phe，图20-3-1）结构类似，因此DHP-Ⅰ可水解亚胺培南β-内酰胺环，造成亚胺培南原形药物在尿中回收率低，不宜用于治疗尿路感染。亚胺培南主要经肾小球滤过和肾小管分泌排泄，易被近端肾小管上皮细胞刷状缘膜的DHP-Ⅰ水解失活，其在尿液中仅能回收少量的原形药物（约80%水解），且降解物产生肾毒性。因此，研究人员又启动了一个项目，寻找DHP-Ⅰ的抑制剂。发现的第一个候选抑制剂是MK0789，但在接受高浓度MK0789的动物中产生了局部刺激作用，随后又研发了脱氢肽酶抑制剂MK0791替代MK0789，MK0791就是后来与亚胺培南联用的西司他丁（cilastatin）。西司他丁是DHP-Ⅰ抑制剂，特异性强，且亚胺培南/西司他丁的体内药物半衰期与亚胺培南单用时相似，两者联合用药的药代动力学特性非常匹配。西司他丁本身无抗菌作用，但可抑制亚胺培南进入肾小管上皮组织，减少了亚胺培南排泄并抑制亚胺培南被DHP-Ⅰ水解破坏，使亚胺培南原形药物在尿中回收率提高到70%~80%，使其可用以治疗尿路感染。1985年，默克制药公司研发的亚胺培南首先在日本获批上市，1987年获得FDA批准在美国上市。亚胺培南与大肠埃希菌的PBP1a、PBP1b、PBP2、PBP4、PBP5和PBP6的亲和力高，与铜绿假单胞菌的PBP1a、PBP1b、PBP2、PBP4和PBP5也具有高度亲和力，通过抑制细菌细胞壁的合成发挥杀菌作用，致死效应主要由于其与PBP2和PBP1b的结合有关。注射用亚胺培南/西司他丁为一种广谱的抗菌药物，体外实验证实，其抗菌谱甚广，包括革兰氏阴性菌、革兰氏阳性菌（包括产酶和不产酶的葡萄球菌）和大多数链球菌和厌氧菌，并对大多数细菌产生的β-内酰胺酶保持稳定。奴卡菌属、红球菌属和多种李斯特菌对该药也敏感，但MRSA、嗜麦芽窄食单胞菌对其耐药。在革兰氏阴性菌中，许多肠杆菌科，如枸橼酸杆菌和多种肠杆菌、大肠埃希菌、克雷伯菌属、变形杆菌属、沙门菌属、沙雷菌属、志贺菌属和耶尔森菌属也均对注射用亚胺培南/西司他丁敏感；注射用亚胺培南/西司他丁对抗铜绿假单胞菌的活性类似头孢他啶；对不动杆菌属、空肠弯曲杆菌、流感嗜血杆菌和包括产酶的多种奈瑟菌也具有活性；包括多种类杆菌在内的厌氧菌也对该药敏感，而难辨梭状芽胞杆菌仅有中度敏感。亚胺培南的抗生素后效应（post antibiotic effect，PAE）时间因细菌而异，对金黄色葡萄球菌为2.6~3.5 h，对铜绿假单胞菌约为1.6 h。

　　亚胺培南诱发癫痫的风险较大，不能用于治疗中枢神经系统的感染。亚胺培南引起神经毒性的机制可能是其阻止了γ-氨基丁酸（gamma aminobutyric acid，GABA）与受体结合，进而干扰GABA的神经抑制作用，改变神经突触传递兴奋性和抑制性的平衡，导致癫痫发生的危险性高。

　　日本研究人员在研究青霉烯衍生物时，发现青霉烯C$_2$-位为吡咯烷硫代侧链时（R-1，S-1，图20-3-1），其体外抗菌活性与沙纳霉素相当，促使研究人员将吡咯烷硫代侧链引入到碳青霉烯结构中。1983年，研究人员报道了C_2-位为取代的吡咯烷硫代碳青霉烯化合物帕尼培南（panipenem, RS-533）的合成及体外抗菌活性，结果表明，帕尼培南对大部分测定菌株的抗菌活性均优于沙纳霉素，对铜绿假单胞菌的抗菌活性则与沙纳霉素相当[12]。帕尼培南是C_2-位具有亚氨基乙基吡咯烷硫代的衍生物，对DHP-I的稳定性增加，但由于其单独使用时会在肾皮质蓄积，有明显的一过性肾毒性，需与有机离子转移抑制剂倍他米隆（betamipron）合用，以减弱其肾毒性。1994年，帕尼培南由日本三共株式会社研制成功并在日本率先上市，按重量1∶1将帕尼培南与倍他米隆制成复合制剂，倍他米隆虽无抗菌活性，却有助于减少帕尼培南的肾毒性反应。帕尼培南与大肠埃希菌的PBP1a、PBP1b、PBP2、PBP4、PBP5和PBP6，铜绿假单胞菌的PBP1a、PBP1b、PBP2、PBP3、PBP4和PBP5，以及金黄色葡萄球菌的PBP1、PBP2、PBP3、PBP4均具有高度亲和力，通过抑制细菌细胞壁的合成发挥杀菌作用。其抗菌谱与亚胺培南类似，对革兰氏阳性菌与阴性菌、需氧菌和厌氧菌都有强力抗菌效果，对葡萄球菌的作用优于亚胺培南，对肠球菌、消化链球菌、枸橼酸菌属、克雷伯菌属、大肠埃希菌、沙雷菌属、变形杆菌属、流感嗜血杆菌、脆弱拟杆菌等的作用与亚胺培南类似，对铜绿假单胞菌的作用低于亚胺培南，诱发癫痫的发生率也低于亚胺培南。帕尼培南对革兰氏阳性菌和革兰氏阴性菌均具PAE，金黄色葡萄球菌、大肠埃希菌和铜绿假单胞菌在4倍MIC浓度帕尼培南中孵育2 h后，其生长抑制时间分别为2.1 h、1.7 h、1.7 h。

三、美罗培南的发现及结构特点

由于碳青霉烯抗生素的市场前景广阔以及亚胺培南对肾小管上皮细胞刷状缘膜的DHP-I不稳定，促使研究人员加大了对DHP-I稳定的新碳青霉烯抗生素的研发力度。1984年，默克制药公司研究人员报道了1β甲基碳青霉烯化合物，首次在C_1-位成功引入了β甲基（图20-3-2）。研究结果表明，在C_1-位引入β甲基的碳青霉烯化合物可增强抗菌活性和对DHP-I的稳定性。1987年，第27届ICAAC会议上，日本住友公司研究人员又报道了一种新型1β碳青霉烯类抗菌药物美罗培南（meropenem，SM-7338，图20-3-2）。新一代碳青霉烯类抗菌药物美罗培南由日本住友公司与英国ICI公司联合开发，1994年在意大利获批上市。与亚胺培南相比，在C_1-位引入β甲基可增加对DHP-I的稳定性，C_2-位接有二甲基氨甲酰基吡咯烷硫代侧链，可增强对革兰氏阴性菌的活性。美罗培南抗菌谱广，对肺炎链球菌（不包括青霉素耐药性菌株）、草绿色链球菌等革兰氏阳性需氧菌，大肠埃希菌、流感嗜血杆菌（β-内酰胺酶阳性菌株及β-内酰胺酶阴性菌株）、肺炎克雷伯菌、铜绿假单胞菌、脑膜炎奈瑟菌等革兰氏阴性需氧菌，脆弱拟杆菌、多形拟杆菌、消化链球菌等厌氧菌有效。美罗培南对革兰氏阳性菌的活性稍弱于亚胺培南，但对革兰氏阴性菌的作用优于亚胺培南。美罗培南对某些肠杆菌科细菌的抗菌活性可能较亚胺培南强2～8倍，但黄杆菌属、嗜麦芽窄食单胞菌和部分洋葱伯克霍尔德菌对该药不敏感。美罗培南对大多数厌氧菌具有很强的抗菌活性，也与亚胺培南相仿或稍强。美罗培南在体内无蓄积作用，毒性低。美罗培南对革兰氏阳性菌和革兰氏阴性菌均有PAE，对金黄色葡萄球菌和表皮葡萄球菌约3 h，对大肠埃希菌为1.2 h，对铜绿假单胞菌为2.5 h。

Makoto等[13]对美罗培南的构-效关系研究发现（图20-3-2），在C_1-位无甲基取代的衍生物中，吡咯环的两个手性中心3'-和5'-位产生的4种异构体对除铜绿假单胞菌外的其他测定的阴性菌和阳性菌均显示出强的抗菌活性，顺式异构体对铜绿假单胞菌的抗菌活性优于反式异构体，其中吡咯环的3'-和5'-位的构型均为S构型且5'-位为二甲基氨甲酰基时对铜绿假单胞菌的活性最好，而5'-位为氨基甲酰基或二甲基氨甲酰基对DHP-I稳定性无显著影响；在1α-位引入甲基对DHP-I的稳定性没有提高，还降低了抗菌活性，而在1β-位引入甲基不仅提高对DHP-I的稳定性，还提高了对阴性菌的抗菌活性，特别是对铜绿假单胞菌的抗菌活性。美罗培南1β-位引入甲基大大提高对DHP-I的稳定性，降低了肾毒性，在临床使用中无需与DHP-I抑制剂联合用药。美罗培南容易透过血-脑脊液屏障，能有效治疗中枢神经系统感染，且癫痫的发生率低于亚胺培南。

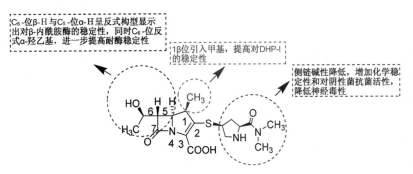

图 20-3-2　美罗培南的构-效关系

　　美罗培南构-效关系特点：①耐β-内酰胺酶。碳青霉烯类化合物母核中C_6-位β-H与C_5-位α-H呈反式构型显示出对β-内酰胺酶的稳定性，同时C_6-位上反式α-羟乙基侧链的存在，使其空间位阻增大，进一步提高了耐酶稳定性。②增加抗菌活性、提高药物稳定性。天然的沙纳霉素C_2-位的氨基导致其化学性质不稳定。因此后面开发临床应用的亚胺培南、帕尼培南和美罗培南均为氨基取代物，使它们侧链碱性降低，化学稳定性相应提高，中枢神经系统毒性降低。同时，美罗培南C_2-位二甲基氨甲酰基吡咯烷硫代侧链增加了对铜绿假单胞菌和其他革兰氏阴性菌的抗菌活性。③耐DHP-I。美罗培南是碳青霉烯类抗菌药物中第一个能单独使用的药物，与亚胺培南相比，美罗培南在C_1-位上引入β-甲基，因此对DHP-I具有稳定性，也提高了对阴性菌的抗菌活性，但C_1-位上α-甲基的取代则无此特点。

四、美罗培南的作用机制

　　美罗培南是细菌繁殖期杀菌剂，与其他β-内酰胺类抗生素一样，主要通过与细菌细胞壁内膜上的PBP结合，影响细胞壁合成从而发挥杀菌作用。在革兰氏阴性菌中，美罗培南优先结合到PBP2、PBP3和PBP4，对PBP1a和PBP1b也有很强的亲和力。美罗培南可以渗透入肠杆菌科细菌和铜绿假单胞菌，主要是与PBP2和PBP3紧密结合。有研究人员认为，美罗培南C_2-位二甲基氨甲酰基吡咯烷硫侧链与PBP3高亲和力有关。

五、美罗培南的药效学与药代动力学

　　美罗培南属于时间依赖性抗菌药物，其发挥杀菌作用时需要在一定的药物浓度下维持较长时间才会有效，通常用血药浓度高于MIC值的维持时间占给药间隔的比例（即% T>

MIC）来表示。当血药浓度＞4～5倍MIC时，提高其浓度通常未必能增加杀菌效应，但延长药物有效浓度的暴露时间（即提高% T＞MIC）就可以显著增加其抗菌效果。

美罗培南具有线性药代动力学特征曲线，连续给药与单次给药时其血浆药代动力学曲线几乎相同，显示无蓄积性。美罗培南的人血浆蛋白结合率较低，仅约2%。药物进入人体内后广泛分布于包括脑脊液在内的多种组织和体液内，并能达到有效浓度。药物半衰期为1.00～1.40 h，血浆清除率和肾清除率分别为16.70 L/h、11.70 L/h。美罗培南主要通过肾小球滤过经肾脏排泄，54%～79%以原形药物形式从尿液中排出，19%～27%则以无活性的代谢物从粪便中排出[14]。

六、合成美罗培南

现有合成路线（图20-3-3）包括了关键侧链的合成、双环母核的合成以及终产物美罗培南的合成[15-22]。路线1所示是文献报道的首条美罗培南侧链的合成工艺路线，此路线总收率高达71.6%，但反应条件苛刻、操作困难、试剂昂贵、成本过高，难以应用于工业化生产。Matsumura等首次合成出PNZ-保护的硫醇内酯，易氨解得到美罗培南关键侧链（路线2）。此路线所得美罗培南侧链可不经纯化直接用于下步反应，操作较简便，试剂易得，适宜工业化生产。双环母核的合成包括单环β-内酰胺的合成、引入1β-甲基侧链和双环母核的合成三部分。其中单环β-内酰胺采用6-氨基青霉烷酸（6-amino-penicillanic acid，6-APA）为原料，经过七步反应制备得到，该法所用原料6-APA廉价易得，操作较简便，立体选择性好。1β-甲基侧链的引入采用Reformatsky反应，该路线立体选择性好，收率高，适合工业化生产。双环母核采用Dieckman反应成环得到。最后，关键侧链和双环母核反应得到目标产物美罗培南，该路线在Pd/C下氢化脱保护基，环境友好，收率高。

关键侧链的合成[15]：

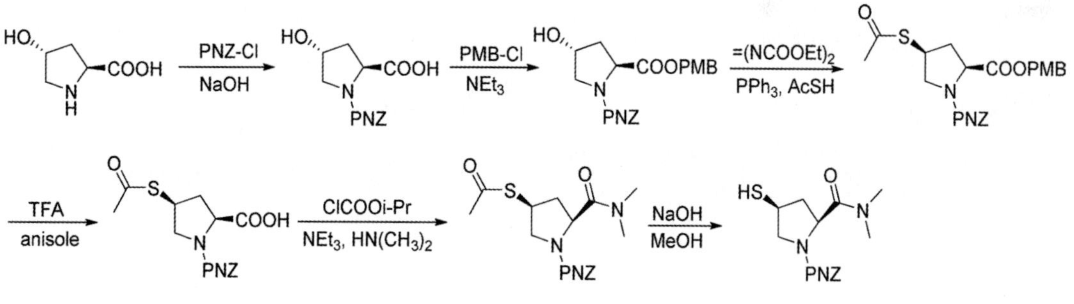

路线 1：首条美罗培南侧链的合成路线

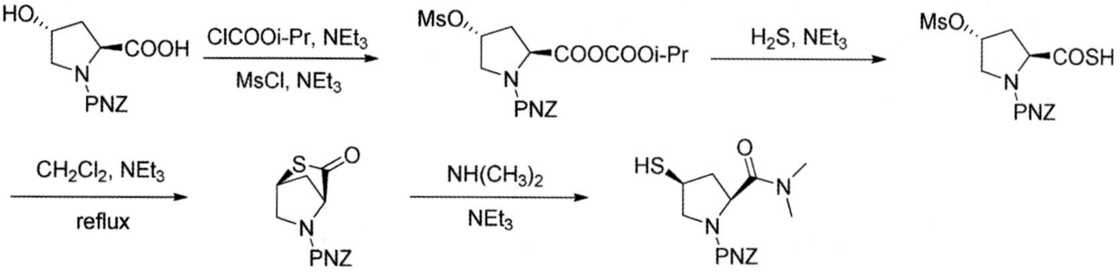

路线 2：硫醇内酯作为中间体的美罗培南侧链合成路线

双环母核的合成[15-21]：

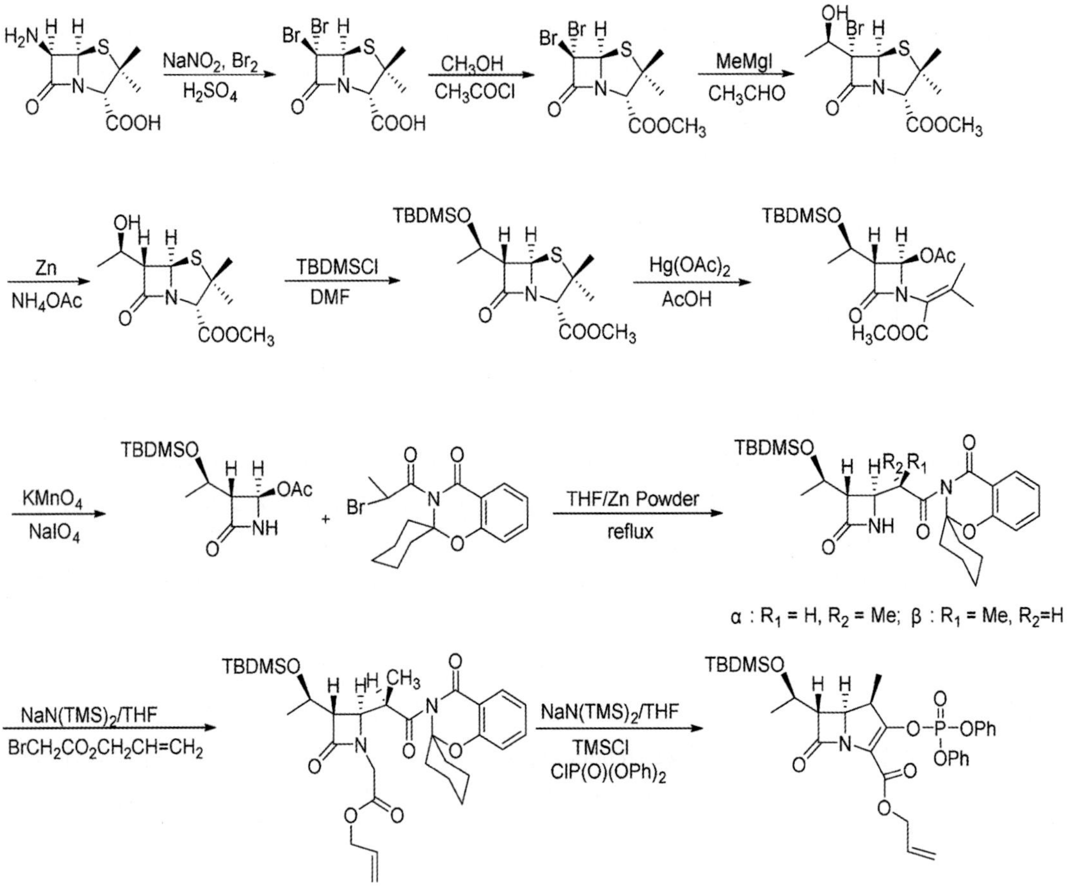

美罗培南的合成[15,22]：

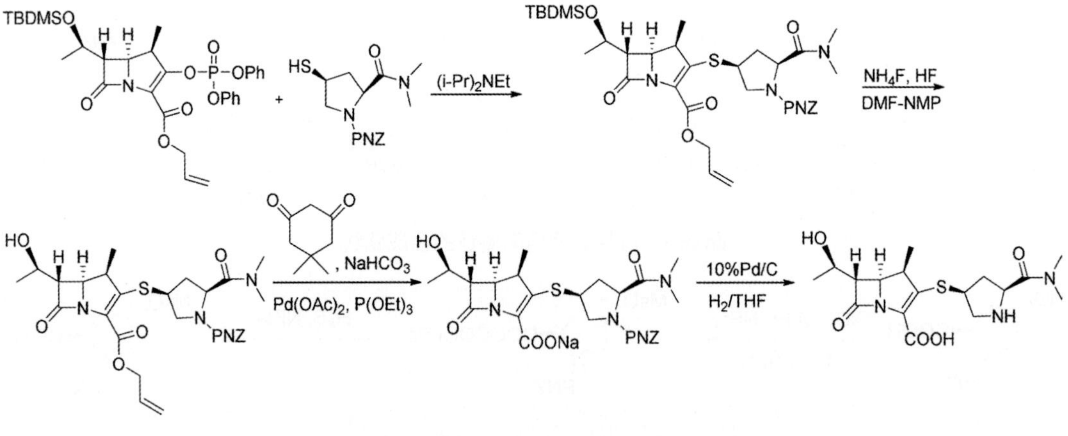

图 20-3-3　美罗培南的合成路线

美罗培南所致不良反应较轻，安全性好，临床应用广泛。其最常见不良反应包括腹泻（2.3%）、皮疹（1.4%）、恶心和头晕（1.4%）、注射部位发炎（1.1%），其他与药物相关的不良反应（发生率＜1%）。在美罗培南受试者中，1.5%～4.3%出现与药物相关的肝生化酶和血小板升高。

2019年，中国CHINET细菌监测数据显示，铜绿假单胞菌对美罗培南的耐药率为23.5%，不动杆菌属对美罗培南的耐药率为75.1%，肺炎克雷伯菌对美罗培南的耐药率为26.8%，美罗培南的耐药问题再次给临床抗感染药物治疗带来了极大的挑战[3]。

第四节　其他碳青霉烯类抗菌药物的研究进展

一、近年上市的碳青霉烯类抗菌药物

新一代碳青霉烯类抗菌药物的最大特点是在C_1-位引入了β-甲基，这种结构使新型碳青霉烯类药物对DHP-I的稳定性得以大大提高，因此可以单独使用。美罗培南上市后，厄他培南（ertapenem）、比阿培南（biapenem）、多尼培南（doripenem）、替比培南酯（tebipenem pivoxil）分别由默克、惠氏、盐野义和明治公司研发并先后在美国和日本获批上市，均获得了较好的临床评价效果（图20-4-1）。后续上市的碳青霉烯类药物均为美罗培南的含硫侧链的结构修饰物，通过C_2-位含硫侧链的修饰，或抗菌谱更广、或抗菌活性更强、或药代性质更优，成为临床重要的一线抗菌药物。

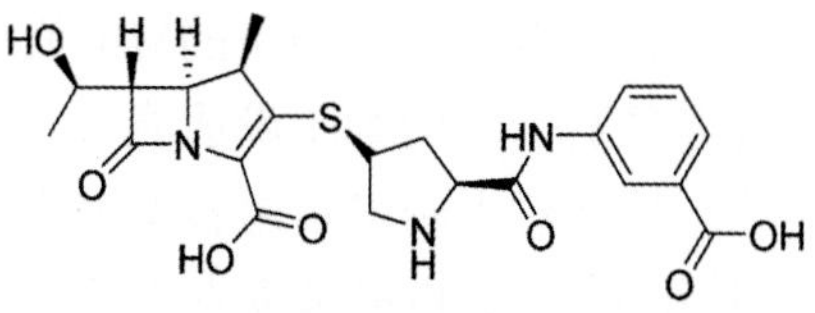

厄他培南

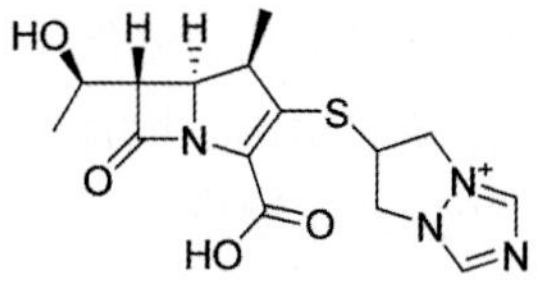

比阿培南

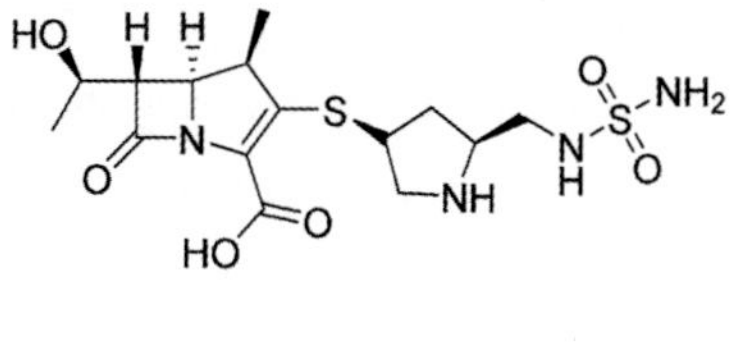

多尼培南

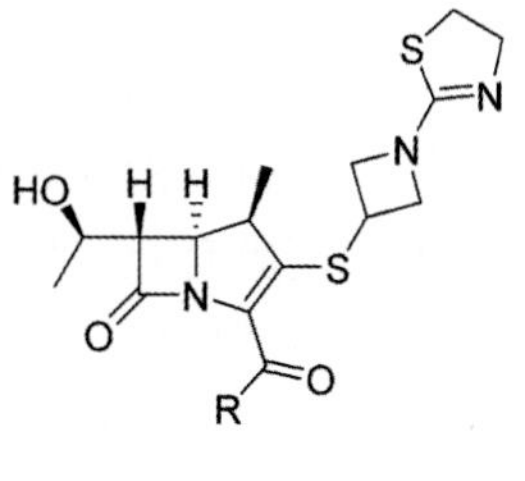

替比培南　　R = -OH
替比培南酯　R = -OCH₂OCOC(CH₃)₃

图 20-4-1　碳青霉烯抗生素的化学结构

（一）厄他培南

1996年，科学家于第36届ICAAC会议上报道了一种新型碳青霉烯类抗菌药物——厄他培南（MK-0826；L-749345）。动物实验表明，该化合物血浆蛋白结合率高，体内药效作用时间长，尿液中原形药物浓度高，使其具有足够浓度以治疗尿路中包括铜绿假单胞菌在内的细菌感染。厄他培南是默克公司研发的新型碳青霉烯类抗生素，2001年，首次由美国FDA批准上市。厄他培南为1β-甲基碳青霉烯类抗生素，对DHP-I稳定，可单独使用。厄他

培南的吡咯环5'-位为3-羧基苯氨基甲酰基取代，显示出对PBP2和PBP3的高亲和力，在C$_2$-位侧链中引入苯甲酸基团，亲脂性增加，同时在生理pH条件下苯甲酸电离成羧基负离子，使该化合物具有较高的蛋白结合率，药物半衰期延长。同时，引入苯甲酸使其对铜绿假单胞菌、不动杆菌属的抗菌活性下降[23]。厄他培南在灵长类动物体内药物半衰期约为4.5 h，30%~40%的原形药物经尿液排出，其药代动力学特征允许每日单次用药。厄他培南与大肠埃希菌的PBP1a、PBP1b、PBP2、PBP3、PBP4、PBP5具高度亲和力，其中尤以PBP2和PBP3最为显著。厄他培南通过抑制细菌细胞壁合成发挥对革兰氏阴性菌的杀菌作用，对金黄色葡萄球菌（仅指对甲氧西林敏感菌株）、无乳链球菌、肺炎链球菌（仅指对青霉素敏感菌株）、化脓性链球菌等需氧革兰氏阳性菌，大肠埃希菌、流感嗜血杆菌（仅指β-内酰胺酶阴性菌株）、肺炎克雷伯菌、卡他莫拉球菌、奇异变形杆菌等需氧革兰氏阴性菌，脆弱拟杆菌、吉氏拟杆菌、卵形拟杆菌、多形拟杆菌、单形拟杆菌、梭状芽胞杆菌属、迟缓真杆菌、消化链球菌属、不解糖卟啉单胞菌、双路普雷沃菌等厌氧菌等均敏感。但甲氧西林耐药葡萄球菌、肠球菌属、铜绿假单胞菌、不动杆菌属等细菌对其耐药。厄他培南对金黄色葡萄球菌的PAE约3 h，对大肠埃希菌的PAE为1.5 h，对肺炎链球菌PAE为2.4 h。

（二）比阿培南

1989年，第29届ICAAC会议报道的新型碳青霉烯类抗菌药物——比阿培南（LJC10627），其C$_2$-位上具有双环三唑阳离子侧链，该化合物对肠杆菌科细菌、铜绿假单胞菌和脆弱拟杆菌的活性均高于亚胺培南，但对革兰氏阳性需氧菌的活性低于亚胺培南。比阿培南对PBP1b的亲和力略低于亚胺培南，且对铜绿假单胞菌的MIC值受乙二胺四乙酸处理的影响小于亚胺培南，因此推测这种化合物有强大的细胞渗透能力。药代动力学实验中，74%原形药物经尿液排出。单独使用比阿培南对大肠埃希菌和铜绿假单胞菌感染小鼠的保护作用优于亚胺培南/西司他丁。比阿培南同样为1β-甲基碳青霉烯类抗生素，对DHP-Ⅰ稳定，可单独使用[24]。比阿培南是日本Lederle公司和美国惠氏公司联合研发的新型碳青霉烯类抗生素，于2002年在日本获批上市。比阿培南最显著的特点是在C$_2$-位上具有双环三唑侧链，其侧链季铵阳离子中心是影响外膜渗透性的关键，使得其抑制铜绿假单胞菌和厌氧菌的活性比亚胺培南强，抑制耐药铜绿假单胞菌活性比美罗培南强，对不动杆菌、厌氧菌等比头孢他定更有效。比阿培南的作用机制是抑制细菌细胞壁的合成，可以与金黄色葡萄球菌的PBP1、PBP4，大肠埃希菌和铜绿假单胞菌的PBP1a、PBP1b、PBP2、PBP4、PBP5、PBP6高度结合，有良好的细胞渗透能力，较少发生与其他β-内酰胺类抗菌药物交叉耐药问题。比阿培南对葡萄球菌属、链球菌属、肺炎球菌、肠球菌属（屎肠球菌除外）、莫拉氏菌属、大肠埃希菌、枸橼酸菌属、克雷伯菌属、肠杆菌属、沙雷菌属、变形杆菌属、流感嗜血杆菌、铜绿假单胞菌、放线菌属、消化链球菌属、拟杆菌属、普氏菌属、梭形杆菌属等敏感。比阿培南对铜绿假单胞菌具有PAE，在4倍MIC值浓度中孵育2 h后，其生长抑制时间为1.6 h，且比阿培南肾毒性低，且几乎无中枢神经系统毒性，是更安全、有效的碳青霉烯类抗生素。

（三）多尼培南

1996年，日本研究人员报道了一系列新1β-甲基碳青霉烯衍生物的合成和活性，发现吡咯烷的5'-位为氨甲基时活性较好，后续又对氨甲基进行了化学结构改造，进一步筛选发现吡咯烷上为氨基磺酰胺甲基取代时（多尼培南，S-4661）抗菌活性最好，对革兰氏阳性菌和包括铜绿假单胞菌在内的革兰氏阴性菌均有较好的抗菌活性。多尼培南也具有1β-甲基，也无需肾脱氢肽酶抑制剂联合用药[25]。多尼培南是日本盐野义制药公司开发的新型碳青霉烯化合物，于2005年在日本首次获批上市。多尼培南对许多细菌表现出不同的PBP亲和力，特别是对金黄色葡萄球菌的PBP1、铜绿假单胞菌中的PBP2和PBP3和大肠埃希菌中的PBP2具有高亲和力。多尼培南抗菌谱广，抗菌活性强，对各种需氧、厌氧菌均有很强的抗菌活性。对革兰氏阳性菌的抗菌活性强于美罗培南和比阿培南，与亚胺培南相当；对革兰氏阴性菌的抗菌活性强于亚胺培南和比阿培南，但略低于美罗培南。该药对大肠埃希菌、肺炎克雷伯菌、铜绿假单胞菌、粪拟杆菌、脆弱拟杆菌、多形拟杆菌、单形拟杆菌、普通拟杆菌、中间型链球菌、星座链球菌、微小消化链球菌、奇异变形杆菌、鲍曼不动杆菌等敏感。

（四）替比培南酯

前述各种碳青霉烯药物均为非胃肠道给药，因此研究人员希望开发出口服碳青霉烯药物。口服碳青霉烯药物应具有明显的特性，如广谱抗菌活性，对β-内酰胺酶和DHP-I具有高稳定性，以及抗生素后效应，并具有较高的口服生物利用度。1998年，第38届ICAAC会议上，日本科学家首次报道了口服碳青霉烯药物L-084（替比培南酯）。替比培南酯的C_2-位侧链为噻唑基取代的氮杂环丁烷基团，同时通过在C_3-位羧酸形成匹伏酯前药，提高了口服吸收性。替比培南酯在体外无抗菌活性，其活性代谢产物替比培南（LJC 11036）对甲氧西林敏感的金黄色葡萄球菌的抗菌活性与亚胺培南相当，对MRSA和表皮葡萄球菌的活性提高；对青霉素敏感或耐药的肺炎链球菌、化脓性链球菌抗菌活性高。对大肠埃希菌、肺炎克雷伯菌、卡他布兰汉菌、流感嗜血杆菌、肠杆菌属、奇异变形杆菌的体外抗菌活性优于亚胺培南，对黏质沙雷菌、铜绿假单胞菌的活性低于亚胺培南。替比培南与肺炎链球菌的PBP1a、PBP1b、PBP2a/2x、PBP2b和PBP3显示出强亲和力，与流感嗜血杆菌的PBP1b、PBP2、PBP3a和PBP3b具有高亲和力。替比培南酯也具有1β-甲基，也无需肾脱氢肽酶抑制剂联合用药。替比培南酯是日本明治制药公司研发的新型口服碳青霉烯药物，于2009年获得日本批准。该药是首个可口服的碳青霉烯类抗生素，其将替比培南C_3-位羧基制备成酯（前药），在体内口服后经水解为替比培南。替比培南抗菌谱广，对大多数临床分离的菌株（除屎肠球菌、铜绿假单胞菌等少部分菌种外）均表现出比青霉素系列及头孢系列更强的抗菌性，而与其他注射用的碳青霉烯类抗生素相比，替比培南也表现出相同程度或更强的抗菌效果。替比培南酯是第一个用于治疗肺炎链球菌耐药株感染的药物，包括持续性中耳炎和细菌性肺炎。替比培南酯对肺炎链球菌、大肠埃希菌、肺炎克雷伯菌、流感嗜血菌、肺炎军团菌的抑制活性使其可用于治疗儿科患者耳鼻喉和上呼吸道感染，优于对照药如亚胺培南、头孢地尼、阿莫西林和左氧氟沙星等。特别是针对近几年引起儿童感染主要原因的耐青霉素肺炎链球菌、耐红霉素肺炎链球菌及流感嗜血杆菌均表现出极强的抗菌效果[26,27]。

二、碳青霉烯类抗菌药物的化学结构特点与构–效关系

（一）对 β- 内酰胺酶的稳定性

青霉素类的C_5-、C_6-位和头孢菌素类的C_6-、C_7-位为顺式结构，易被β-内酰胺酶水解，而碳青霉烯类噻唑环中的硫原子被碳原子取代，C_2-位、C_3-位之间为不饱和双键，特别是C_6-位β-H与C_5-位α-H呈反式构型，为青霉素结合蛋白提供了更好的结合位点，提高了药物对β-内酰胺酶的稳定性；同时C_6-位上反式α-羟乙基侧链增大了空间位阻，更增加了其对β-内酰胺酶的稳定性，目前上市的碳青霉烯类药物均具有此反式构象。

（二）抗菌活性与稳定性

沙纳霉素C_2-位游离氨基造成其化学性质不稳定，将C_2-位进行结构修饰并引入吡咯烷等杂环取代基可提高碳青霉烯类抗菌药物稳定性。C_2-位取代基主要有硫取代（如亚胺培南、帕尼培南、美罗培南、厄他培南、比阿培南、多尼培南等）、碳取代（如ME1036，又称CP5609[28]）和三稠环碳青霉烯（如山费培南，sanfetrinem[7]）等方式。其中硫取代中，以引入取代的吡咯烷硫代侧链最为常见。在C_2-位侧链吡咯烷的5'-位中引入一个或多个氨基或胍基，会显著增强对MRSA和耐药铜绿假单胞菌的抗菌活性，如托莫培南（tomopenem，CS-023）就在C_2-位侧链吡咯烷上引入胍基，其对MRSA和亚胺培南耐药的铜绿假单胞菌的抗菌活性强，但在Ⅱ期临床试验后终止[7]。此外，改变吡咯烷环上的取代基也是增强碳青霉烯类药物与细菌PBP的亲和力和提高化学稳定性的常用策略。近年来，人们发现C_2-位引入噻唑环比吡咯烷具有更好的抗MRSA活性，如SM-17466、SM-197436、SM-232721等，这可能与噻唑环较弱的碱性以及环上硫原子提高了药物的脂溶性有关[29]（图20-4-2）。此外，C_2-位引入双环结构能增强对β-内酰胺酶的稳定性；引入二硫代氨基甲酸酯衍生物或以碳-碳键与脂溶性含氮稠环相连，并在稠环上引入含有季铵离子的化合物，也可明显提高抗MRSA的活性，如ME1036[28]。C_2-位取代基的碱性强弱也会影响碳青霉烯类抗菌药物的自身稳定性。碱性越强，化学稳定性越差，碱性越弱，

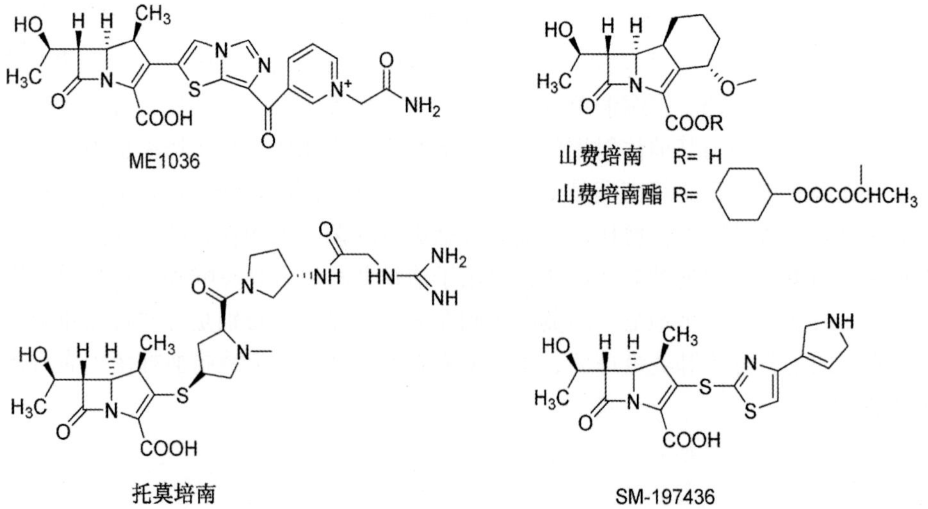

图 20-4-2   在研和临床试验终止的碳青霉烯抗生素化学结构

则化学稳定性越好，降低C_2-位取代基的碱性可以提高化合物分子化学的稳定性。与硫霉素C_2-位的氨基相比，亚胺培南（解离常数pK_a=9.9）、美罗培南（pK_a=7.4）、帕尼培南（pK_a=10.9）的C_2-位均为氨基取代衍生物，C_2-位侧链碱性降低，稳定性明显提高[7,8,30-32]。

（三）对 DHP-Ⅰ 的稳定性

与亚胺培南相比，新一代碳青霉烯类药物，如美罗培南、厄他培南、比阿培南、多尼培南等通过在C_1-位引入β甲基，对DHP-Ⅰ的稳定性显著增强，同时也部分提高了抗革兰氏阴性菌的活性。亚胺培南C_1-位无β甲基，易被DHP-Ⅰ水解进而破坏β-内酰胺环而失效，因此需要加入作为DHP-Ⅰ抑制剂的西司他丁阻止其在肾内代谢，提高药效并减少肾毒性。帕尼培南与亚胺培南不同，尽管其对DHP-Ⅰ的稳定性增加，但易在肾皮质中蓄积，单独使用时有明显肾毒性，因此需要与倍他米隆共同使用以促进其肾排泄。

（四）结构与毒性的关系

肾毒性与神经毒性（主要为诱导痉挛及癫痫）是碳青霉烯类药物最常见的不良反应，目前认为与C_2-和C_3-位侧链结构、C_2-侧链氨基的碱性强弱、羧基–碱基的距离及氨基团周围的空间等因素有关。C_2-位的氨基是否被取代决定化合物的碱性强弱，碱性越强，肾毒性及中枢神经毒性则越大。另外，碳青霉烯类药物的神经毒性也与其特异性结合抑制性神经递质GABA有关，亚胺培南对GABA的亲和力高，这也是其神经系统不良反应发生率较高的原因[7,8,30-32]。

三、碳青霉烯类抗菌药物耐药机制

碳青霉烯对多种β-内酰胺酶高度稳定，对多数头孢菌素耐药菌仍可发挥优良抗菌作用，且存在抗菌药物后效应，但随着临床应用的增加，耐碳青霉烯类抗菌药物的细菌逐渐增多。肠杆菌科细菌对碳青霉烯类抗菌药物耐药的机制主要有4种：碳青霉烯酶的产生；外膜蛋白（outer membrane protein）的缺失或数量的减少，亲和力降低；药物作用靶位的改变，主要是PBP的改变；以及诱导外排泵高表达。铜绿假单胞菌对碳青霉烯类药物的耐药机制主要为：碳青霉烯酶的产生；膜孔蛋白的缺失（OprD2突变或丢失）；外排泵高表达。鲍曼不动杆菌对碳青霉烯类药物耐药机制主要有：碳青霉烯酶的产生；外膜孔蛋白减少；外排泵高表达；PBP的改变。

四、碳青霉烯类抗菌药物的研发方向

目前上市的碳青霉烯抗菌药物已基本避免了被DHP-Ⅰ导致的分子分解现象，降低了肾毒性的发生，但仍存在一些问题：① 部分品种具有中枢神经毒性，亚胺培南容易引起癫痫（发生率可到5%），而美罗培南引起的癫痫也偶有报道；②对MRSA无效；③部分革兰氏阴性菌产生的碳青霉烯酶（如金属β-内酰胺酶等）导致碳青霉烯抗菌药物水解失活；④碳青霉烯类抗菌药物（除厄他培南外）的药物半衰期短，消除快，需要一天用药两次及以上。

碳青霉烯类抗生素的研究方向主要包括以下内容[7,8,30-32]：

（一）增强对 MRSA 的活性

MRSA产生了独特的PBP2a，PBP2a对β-内酰胺类抗生素亲和力很低，因而很少或不被β-内酰胺类药物结合。在研的碳青霉烯类抗菌药物中，托莫培南的体外抗MRSA效果显著，主要与其对MRSA的PBP2a的高亲和性有关，但遗憾的是后来临床试验结果不理想[7]。

（二）研发新型 β- 内酰胺酶抑制剂，与碳青霉烯药物联合使用

2017年经FDA批准上市的vabomere是vaborbactam与美罗培南的1∶1组方制剂。Vaborbactam是一种β-内酰胺酶抑制剂，其本身没有抗菌活性，通过阻止美罗培南不受某些丝氨酸β-内酰胺酶的降解（如*Klebsiella pneumoniae* carbapenemase，KPC）而发挥作用，显然，vaborbactam不会降低美罗培南的活性。2019年，FDA批准上市的recarbrio（亚胺培南/西司他丁/relebactam），其中relebactam是一种新型β-内酰胺酶抑制剂，属于二氮杂双环辛烷抑制剂，具有广谱抗β-内酰胺酶活性，包括A类和C类。Relebactam可保护亚胺培南免受某些丝氨酸β-内酰胺酶的降解，针对亚胺培南耐药的革兰氏阴性菌株，联合应用relebactam时，菌株会对亚胺培南变得更加敏感。

（三）开发口服药物

将碳青霉烯类药物酯化成前药，在体内被酯酶水解成活性原药后发挥抗菌作用。替比培南酯是第一个临床批准的口服碳青霉烯类抗菌药物，2009年在日本获批上市。山费培南酯则是山费培南的前药，能够口服给药，但2009年在临床Ⅱ期临床试验结束后终止了继续研究[7]。

（四）通过结构优化延长药物半衰期，减少给药次数

已上市的碳青霉烯类药物中，厄他培南的药物半衰期最长，可每日给药一次。

近年来，很多世界知名药企均在加快对碳青霉烯类抗菌药物的研发速度，如托莫培南（tomopenem）和阿祖培南（razupenem），其中托莫培南在临床Ⅱ期后终止了试验[7]，阿祖培南也在临床Ⅱ期后由于不良反应也终止了试验[8]。国内碳青霉烯类新药研发也在加速追赶，如百纳培南（benapenum）、艾帕培南（apapenem）等正在进行临床研究，目前尚无新品种上市。

数字资源

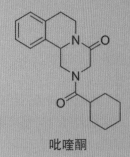

吡喹酮

第二十一章

抗寄生虫病药吡喹酮

张福利　杨哲洲

第一节　寄生虫病

一、寄生虫病

寄生虫病种类多，特别是在热带和亚热带地区的发展中国家分布尤其广泛，对人类健康危害严重，是全球普遍关注的公共健康卫生问题之一。在世界卫生组织热带病研究和培训特别规划署（WHO/TDR）要求重点防治的7类热带病中，除麻风病和结核病外，其余如疟疾、血吸虫病、丝虫病、利什曼病和锥虫病等都属于寄生虫病[1]。寄生虫病不仅危害范围广泛，而且传播形式多样，成为阻碍发展中国家经济发展的重要原因之一，也给社会公共卫生保障工作带来了巨大挑战。

全球范围内流行的寄生虫病多达200余种，比较常见的有疟疾、锥虫病、利什曼病、阿米巴病、滴虫病、弓形虫病、囊虫病、血吸虫病、华支睾吸虫病、肺吸虫病、姜片虫病、肠道线虫病和绦虫病等。根据传播途径和感染方式，寄生虫病主要分为以下4种类型[2]：

（1）水源性寄生虫病：经皮肤接触被寄生虫污染的水而感染，如血吸虫病；或者由于卫生条件差、不良卫生习惯等原因，生饮被寄生虫病原体污染的水源而受到感染，如隐孢子虫病。

（2）食源性寄生虫病：感染者生食或者半生食含有病原体的食物而感染寄生虫病，如因生食鱼类食品而感染华支睾吸虫病；因生食螺、蟹类食品感染肺吸虫病；因生食动物肉类食品而感染旋毛虫病和绦虫病；因生食水生植物而感染姜片虫病和肝片吸虫病等。

（3）接触性寄生虫病：直接接触被寄生虫污染的物品以及公共设施而感染，如蛲虫病容易在幼儿园、福利院和施工工棚发生；阴道毛滴虫病可通过浴具、马桶等传播等。

（4）虫媒性寄生虫病：携带病原体的虫媒，如蚊、蝇、蟑螂等，在觅食时通过接触、反吐或者随粪便排出病原体，污染食物或者食具，造成传播。

血吸虫病主要分为日本血吸虫病、曼氏血吸虫病和埃及血吸虫病3种。血吸虫毛蚴在合适的螺内经过多次繁殖，最终发育成成千上万条尾蚴，并释放到周围水体，人们因生产或者生活接触疫水，尾蚴即可钻入皮肤而感染[3]。血吸虫主要寄宿于宿主人的肝脏器官，因此会引起严重的器官病理变化，如肝脾大、肝组织纤维化、门静脉高压、血尿和腹水等。血吸虫病流行于亚非拉等76个国家和地区，其中在撒哈拉沙漠以南的地区最为严重，全球超过90%的感染者生活在该地区。在亚洲，菲律宾是感染率最高的国家。通过实施防治措施，该病在中国、巴西、委内瑞拉以及中东、北非等国家和地区均得到了有效控制。

华支睾吸虫病俗称肝吸虫病，是由华支睾吸虫寄生于人体肝胆管内引起的食源性寄生虫病，主要通过生食淡水鱼虾感染。鱼片中华支睾吸虫的囊蚴，在70℃水中需6 s才会被杀死，在60℃的水中则要15 s才能被杀死，而在3.36%醋酸水溶液中则可以存活2 h，在含19.3% NaCl的酱油中可存活15 h，因此，生食淡水鱼虾相当危险。华支睾吸虫病会导致胆汁性肝硬化，并发胆管炎、胆囊炎、阻塞性黄疸、胆管结石和胰腺炎等。该病在我国主要分布于广东、广西壮族自治区和"东三省"等地，全国感染人数达1200万[4]。

二、抗寄生虫病药物

由于寄生虫病的种类繁多，相应的治疗药物也是多种多样[5]。例如，抗疟药青蒿素；抗利什曼病药二性霉素B；治疗阿米巴和滴虫病的首选药物甲硝唑和替硝唑；治疗弓形虫病的首选药物乙胺嘧啶；治疗隐孢子虫病的唯一有效药物硝唑尼特；治疗血吸虫病的首选药物吡喹酮；治疗肠线虫病如蛔虫病、钩虫病、鞭虫病、蛲虫病等的药物主要有甲苯达唑、阿苯达唑、左旋咪唑、噻嘧啶和伊维菌素（图21-1-1）。WHO在预防性控制寄生虫病的化疗方案中[6]，推荐了7种广谱抗寄生虫药，即阿苯达唑、乙胺嗪、伊维菌素、左旋

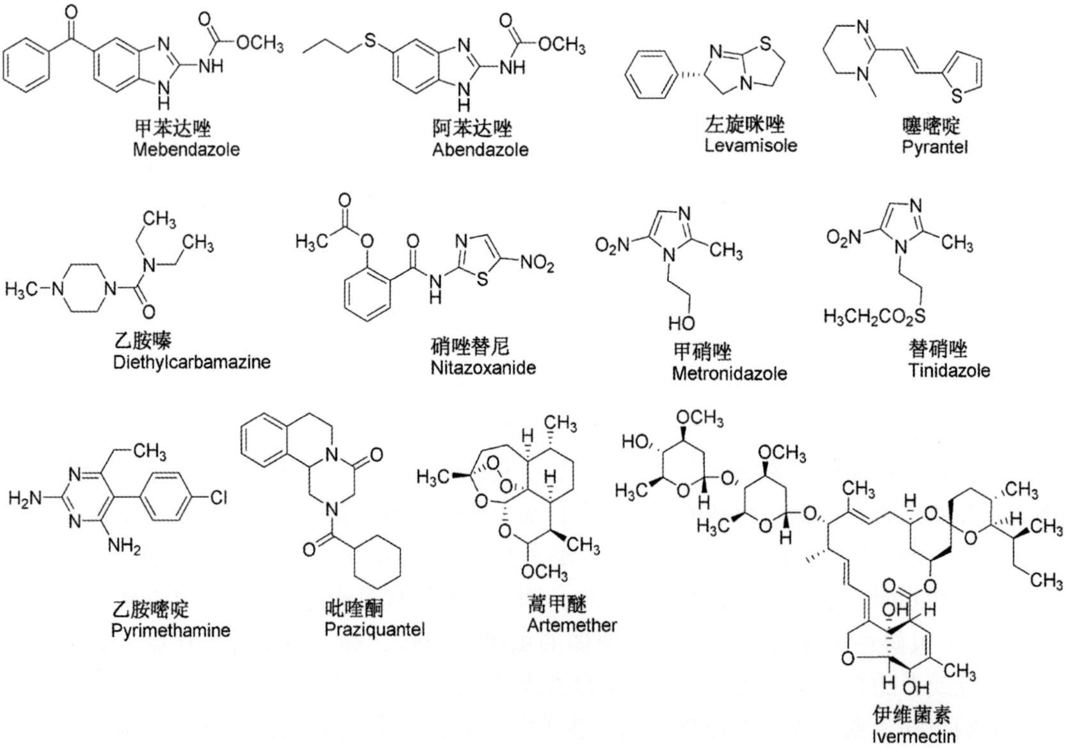

甲苯达唑　　　　　　阿苯达唑　　　　　　左旋咪唑　　　　　噻嘧啶
Mebendazole　　　　Abendazole　　　　　Levamisole　　　　Pyrantel

乙胺嗪　　　　　　　硝唑替尼　　　　　　甲硝唑　　　　　　替硝唑
Diethylcarbamazine　Nitazoxanide　　　　Metronidazole　　　Tinidazole

乙胺嘧啶　　　　　　吡喹酮　　　　　　　蒿甲醚　　　　　　伊维菌素
Pyrimethamine　　　Praziquantel　　　　Artemether　　　　Ivermectin

图 21-1-1　一些抗寄生虫药的化学结构

咪唑、甲苯达唑、吡喹酮、噻嘧啶（表21-1-1）。这些药物不仅服用方便、高效，而且安全、不良反应小，在高度流行的地区，这些药物的安全记录使人们无须进行个体诊断，适合大规模发放和治疗。

表 21-1-1 WHO 推荐的用于预防性化疗的抗寄生虫药 [a]

寄生虫病	阿苯达唑	甲苯达唑	乙胺嗪	伊维菌素	吡喹酮	左旋咪唑	噻嘧啶
蛔虫病	√	√		（√）		√	√
钩虫病	√	√				√	√
淋巴丝虫病	√		√	√			
盘尾丝虫病				√			
血吸虫病					√		
鞭虫病	√	√		（√）		（√）	（√）
华支睾吸虫病					√		
后睾吸虫病					√		
肺吸虫病					√		
类圆吸虫病	√	（√）		√			
带绦虫病					√		
钩虫病	√	（√）		（√）		（√）	（√）
蛲虫病	√	√		（√）		（√）	√
肠道吸虫病					√		
弓首蛔虫病			√	（√）			

[a] √表示WHO推荐使用的治疗相关疾病的药物；（√）表示非推荐的治疗药物，但具有一定的疗效

第二节 抗寄生虫病药吡喹酮

一、抗血吸虫病药物发展简史

1918年，Christopherson首先用酒石酸锑钾治疗埃及血吸虫病[7]，开创了血吸虫病的化学治疗方法。该药对血吸虫病有一定的疗效，患者经过治疗后一般情况均会好转，症状消失，食欲增加，但不良反应严重，几乎每一例接受治疗的患者都会有心电图变化，可引起严重的心脏毒性和心律失常。1961年，上海医药工业研究院雷兴翰研制了口服非锑抗血吸虫病药呋喃丙胺[8]。该药对血吸虫童虫和成虫均有一定的杀灭作用，治疗后6个月粪检转阴率为12.5%～52.0%，主要用于急性血吸虫病的治疗。20世纪60—70年代，人们使用呋喃丙胺治愈了一批血吸虫患者，尤其是对急性患者更有效，其不良反应主要是胃肠道反应、阵发性肌肉痉挛以及神经精神障碍等。1963年，我国学者发现六氯对二甲苯具有抗血吸虫的作用，治疗后6个月粪检转阴率可达50%～70%，但不良反应较多，且远期疗效欠佳。1975年，我国研制的硝硫氰胺对日本血吸虫病有较好的治疗效果[9]，治疗后3个月、6个月、12个月粪检转阴率分别为92.4%、87.6%、85.3%，但该药对神经和肝脏有明显的毒

副作用，黄疸发生率较高，后来被逐步淘汰了（图21-2-1）。

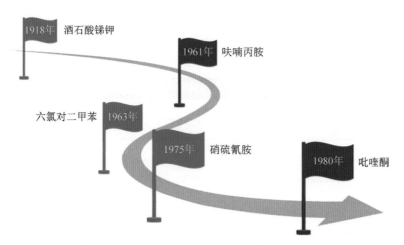

图 21-2-1　抗血吸虫病药物发展简史

德国Merck KGaA公司和Bayer公司于20世纪70年代联合研制了抗寄生虫药吡喹酮（praziquantel，图21-2-2）。最初，Merck KGaA公司试图将吡嗪并异喹啉环类化合物发展为镇静药，但是Bayer公司的研究人员却发现该类化合物具有抗寄生虫的作用，于是决定深入评价该类分子的抗寄生虫作用，共计合成和筛选了400多个化合物，其中吡喹酮首次显示出优良的抗寄生虫活性[10]。随后世界卫生组织和Bayer公司展开了合作，在赞比亚、日本、菲律宾和巴西等地开展了临床研究，获得了令人鼓舞的试验结果。吡喹酮对血吸虫、华支睾吸虫、卫氏并殖吸虫、姜片虫和多种绦虫等均有显著的杀灭作用，常规剂量下治愈率可达90%以上，明显优于其他已有的抗血吸虫病药物，且起效快、疗程短、患者耐受性好以及口服方便等。同时，安全性评价（毒理学研究）也表明，吡喹酮无严重的短期和长期不良反应。1980年，高效低毒的吡喹酮首先在德国上市，很快成为治疗血吸虫病、

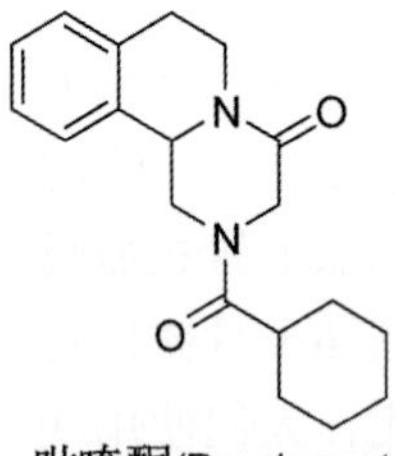

化学名	2- 环己甲酰基 -1,2,3,6,7,11b- 六氢 -4H- 吡嗪并 [2,1-a] 异喹啉 -4- 酮
英文名	2-（cyclohexylcarbonyl）-1,2,3,6,7,11b-hexahydro-4H-pyrazino[2,1-a]isoquinolin-4-one
CAS	55268-74-1
分子式	$C_{19}H_{24}N_2O_2$
分子量	312.41
商品名	Biltricide（Bayer），Cysticide®（Merck KGaA），Cesol（Merck KGaA）
上市日期	1980 年德国上市
原研公司	Merck KGaA 公司和 Bayer 公司
剂型	片剂
规格	600mg（Bayer），500mg（Merck KGaA），150mg（Merck KGaA），200 mg（中国）
适应证	一种广谱抗寄生虫药，适用于各种血吸虫病、华支睾吸虫病、肺吸虫病、姜片虫病、绦虫病和囊虫病的治疗。

吡喹酮(Praziquantel)

图 21-2-2　抗寄生虫药吡喹酮

华支睾吸虫病、肺吸虫病和姜片虫病等寄生虫病的首选药物。吡喹酮的问世彻底摆脱了以往很多抗寄生虫药物毒性大、疗效低、疗程长的缺点，十分有利于开展群体性化疗，开创了寄生虫病化疗的新时代。

二、吡喹酮的作用机制

吡喹酮的杀虫机制包括两方面[11]，即药物对虫的直接作用和对宿主的免疫效应。吡喹酮可破坏虫体内的Ca^{2+}平衡，迅速引起虫体活动兴奋、肌肉挛缩和皮层损害，从而导致其吸盘不能附着于血管壁，致使虫体随血流移行至肝脏，影响了虫的体表营养吸收、排泄和防御功能，继而发生虫体的糖、核酸、ATP等代谢紊乱，致使虫体死亡。同时，皮层的损害和剥落也破坏了虫体自身的免疫机制，暴露了体表抗原决定簇，引起宿主免疫系统的识别和应答，导致大量中性粒细胞、嗜酸性粒细胞、巨噬细胞等聚集在虫体周围，进而对虫体施加了额外的特异性攻击。由于虫体较病毒及细菌更难杀灭，因此，吡喹酮药物杀虫的两种机制及过程缺一不可。另外，研究发现，吡喹酮对血吸虫发育的不同阶段也会有不同的作用，且呈间隔变化的模式，如吡喹酮杀灭成虫效果显著，但对虫卵无效；能迅速杀灭毛蚴，但不能杀灭螺体内的胞蚴；能杀灭尾蚴，但对童虫杀灭效果不好，如图21-2-3所示。

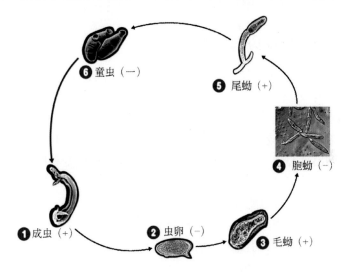

图 21-2-3　吡喹酮对血吸虫发育不同阶段的作用

三、吡喹酮的剂量与疗程

吡喹酮治疗大多数寄生虫病所需疗程都很短，但是使用剂量都比较大（表21-2-1），总结如下：

（1）血吸虫病：各种慢性血吸虫病采用总剂量60 mg/kg的1～2日疗法，每日量分2～3次餐间服。急性血吸虫病总剂量为120 mg/kg，每日量分2～3次服，连服4日。体重超过60 kg者按60 kg计算。

（2）华支睾吸虫病：总剂量为210 mg/kg，每日3次，连服3日。

（3）肺吸虫病：25 mg/kg，每日3次，连服3日。

（4）姜片虫病： 15 mg/kg，顿服。

（5）牛肉和猪肉绦虫病： 10 mg/kg，清晨顿服，1 h后服用硫酸镁。

（6）短小膜壳绦虫和阔节裂头绦虫病： 25 mg/kg，顿服。

（7）治疗囊虫病： 总剂量为120～180 mg/kg，分3～5日服，每日量分2～3次服。

表 21-2-1　吡喹酮的剂量与疗程

寄 生 虫 病	疗程总剂量[a]	每 日 次 数	服 用 天 数
中轻度血吸虫病	18 片，60 mg/kg	2～3	1～2
急性血吸虫病	36 片，120 mg/kg	2～3	4
华支睾吸虫病	63 片，210 mg/kg	3	3
肺吸虫病	8 片，25 mg/kg	3	3
姜片虫病	5 片，15 mg/kg	1	1
牛肉和猪肉绦虫病	3 片，10 mg/kg	1	1
短小膜壳绦虫和阔节裂头绦虫病	8 片，25 mg/kg	1	1
囊虫病	36～48 片，120～180 mg/kg	2～3	3～5

[a] 成人体重按60 kg计算，吡喹酮片剂规格为200 mg

四、吡喹酮的不良反应与注意事项

吡喹酮是一种低毒、适应证广和疗效高的抗寄生虫药，无致突变性、致畸性和致癌性，不良反应包括[12]：

（1）常见的不良反应有头昏、头痛、恶心、腹痛、腹泻、乏力、四肢酸痛、嗜酸性粒细胞增多症等，一般程度较轻，持续时间较短，不影响治疗，不需处理。

（2）少数病例出现心悸、胸闷等症状，心电图显示T波改变和期外收缩，偶见室上性心动过速、心房纤颤。

（3）少数病例可出现转氨酶升高。

（4）少数病例出现皮疹、瘙痒、过敏性紫癜。

（5）偶可诱发精神失常、引起过敏性休克或出现消化道出血。

用药注意事项包括：

（1）治疗寄生于组织内的寄生虫，如血吸虫、肺吸虫、囊虫等，由于虫体被杀死后释放出大量的抗原物质，可引起发热、嗜酸粒细胞增多、皮疹等，偶可引起过敏性休克，必须注意观察。

（2）脑囊虫病患者需住院治疗，并辅以防治脑水肿和降低高颅压（应用地塞米松和脱水剂）或防治癫痫持续状态的治疗措施，以防发生意外。

（3）眼囊虫病患者禁用，当合并眼囊虫病时，须先手术摘除虫体，而后进行药物治疗。

（4）严重心、肝、肾患者及有精神病史者慎用。

（5）有明显头昏、嗜睡等神经系统反应者，治疗期间与停药后24 h内不可进行驾驶、机械操作等工作。

（6）在囊虫病驱除带绦虫时，需应将隐性脑囊虫病除外，以免发生意外。

（7）本品会加剧由血吸虫病引起的中枢神经系统病变，故此药一般不应给予曾有癫痫病史的患者和（或）有潜在中枢神经系统其他症状的患者，如囊虫病皮下结节。

（8）禁止同时应用细胞色素P450（CYP3A4）强诱导剂，如利福平。接受利福平治疗而又急需寄生虫药物治疗的患者，应考虑使用其他制剂治疗。但是，如果必须用吡喹酮治疗，应在给药前停用利福平4周。在完成吡喹酮治疗后的1日，即可恢复利福平的治疗。

（9）禁用于对本药或药物辅料过敏的患者。

五、吡喹酮的耐药性

耐药性是指原来对药物敏感的种群出现了可遗传的药物不敏感性。产生耐药性是寄生虫种群在药物选择压力下出现的一种适应性反应，这种反应是生理性的和可遗传的，涉及遗传基因的改变。倘若一种抗寄生虫药用药过度、或者使用剂量不足，以及其他可能的因素，往往会导致产生耐药性，从而使药物不能有效地控制寄生虫感染。Fallon等[13]在实验室采用亚治疗剂量吡喹酮对感染小鼠体内的曼氏血吸虫经连续传代和治疗筛选，首次诱导出曼氏血吸虫的吡喹酮抗性株，从而认识到，药物压力可导致曼氏血吸虫对吡喹酮产生耐药性。流行病调查也发现，在非洲一些曼氏血吸虫病的流行区，如塞内加尔和埃及，部分血吸虫患者经吡喹酮反复治疗仍难以治愈，很可能是耐药所致。但是在中国的日本血吸虫病流行区，反复使用吡喹酮治疗血吸虫病，治疗效果并无明显变化，尚未发现日本血吸虫对吡喹酮产生了耐药性[14]。

第三节　吡喹酮的药物化学

一、吡喹酮的构-效关系

采用感染绦虫和曼氏血吸虫的小鼠和体外培养血吸虫的方法，经过评价所筛选化合物的抗血吸虫和抗绦虫作用，从400多个1,2,3,6,7,11b-六氢-4H-吡嗪并[2,1-a]异喹啉-4-酮衍生物中筛选得到了吡喹酮。这些合成的吡嗪并[2,1-a]异喹啉化合物覆盖了所有位置的取代，并广泛改变了环的系统。这些改变包括结构异构、环的大小改变或者用等价的开链取代1或者2个环等。试验结果表明，所有这些化合物都无抗寄生虫效果，因此，吡嗪并[2,1-a]异喹啉环是抗虫活性的关键所在，也称药效团。

随后，各国科学家继续对吡喹酮的化学结构进行了大量的修饰改造，但结果均不理想，未能再有所突破，说明吡喹酮药效团结构的专属性极高，其构-效关系总结如下[15]：

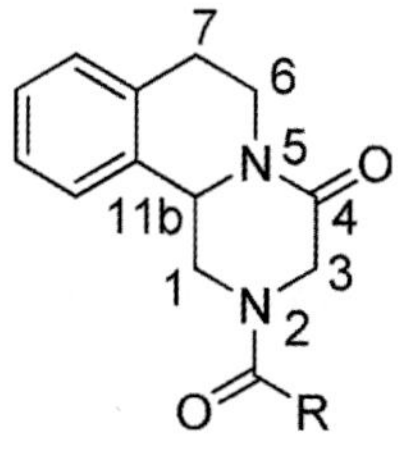

（1）吡嗪并[2,1-*a*]异喹啉环是杀虫活性的基本母核，改变环的大小或者开环将失去杀虫活性。

（2）4-位的含氧基团是杀虫活性所必需的，用其他基团取代的化合物均无杀虫活性，仅硫酮化合物保留杀虫效果。

（3）2-位的酰基或者硫酰基是杀虫活性所必需的结构。

（4）3-位或者6-位引入甲基，具有杀虫活性，而当3-位和6-位同时引入甲基，则活性显著降低。

（5）当R为芳香环时，以未取代的苯环最有效，噻吩和吡啶环次之，若苯环引入氯、硝基、羟基、甲氨基、二甲氨基等取代基，均可导致杀虫效果降低；当R为开链烷烃基时，杀虫活性很低；当R为环烷烃取代基时，从三元环扩大至六元环杀虫活性明显增强，但环进一步增大则杀虫活性降低，其中在六元环上引入取代基不能进一步加强杀虫活性，若以杂原子O或者S替代六元环上的次甲基，杀虫活性保持不变。

（6）11*b*-位上有一个不对称中心，研究表明左旋异构体是杀虫的有效成分。

二、左旋吡喹酮

（一）手性药物简述

如果一个化合物不能与其镜像重合，该化合物就称为手性化合物，该化合物与其镜像就被称为对映体。手性是自然界的基本属性之一，组成生物体的很多基本结构单元（如蛋白质、多糖、核酸等）都具有手性，这些生物大分子在体内往往具有重要的生理功能。

手性药物与其对映异构体在体内往往会以不同的途径或者速度被吸收、活化或代谢，在与受体发生手性相互作用时也往往会导致不同的效果。因此，一对对映异构体可能具有明显不同的生物活性，大致可分为以下几种情况[16,17]：

（1）药物的生物活性完全或主要由其中的一个对映体产生。如（*S*）-萘普生（Naproxen）在体外试验的镇痛作用比其（*R*）-异构体强35倍，（*S*）-普萘洛尔（Propranolol）比相应的（*R*）-异构体的体外活性高98倍。

（2）两个对映体具有完全相反的生物活性。如镇痛药哌西那朵（Picenadol）的右旋异构体为阿片受体的激动剂，而其左旋体为阿片受体的拮抗剂。

（3）一个对映体有严重的毒副作用。最著名的例子当数20世纪60年代德国Grnenthal制药公司开发的镇静止吐药外消旋沙利度胺（Thalidomide）。该药对于消除孕妇妊娠反应效果很好，不幸的是，服用过这种药的孕妇产下了畸形婴儿。后来，研究发现它的（*R*）-异构体确实具有缓解妊娠反应的作用，但是（*S*）-异构体会使胎儿畸形。

（4）两个对映体的生物活性不同，但合并用药有利。如降压药萘必洛尔（Nebivolol）的右旋体为β-受体阻滞剂，而左旋体能降低外周血管的阻力，并对心脏有保护作用；抗高血压药物茚达立酮（Indacrinone）的（*R*）-异构体具有利尿作用，但有增加血中尿酸的副作用，而（*S*）-异构体却有促进尿酸排泄的作用，可有效降低（*R*）-异构体的副作用，两者合用有利。

（5）两个对映体具有完全相同的生物活性。如普罗帕酮（Propafenone）的两个对映体都具有相同的抗心律失常作用。以消旋体给药，（*R*）-异构体竞争性抑制（*S*）-异构体的体内消除，使两对映体的生物利用度和血药浓度与以单纯对映体给药相比，有显著性改善。

在药学上，服用光学纯药物可以减少用药剂量和减轻代谢负担，降低由其对映异构体引起的副作用，同时设定剂量范围时幅度更宽。因此，1992年，美国FDA规定在将一个外消旋的新药推向市场之前，必须确保它的两个对映异构体的活性和毒性都分别经过评估。2006年，我国CFDA也出台了相应的政策法规。

手性药物临床用量日益上升，市场份额逐年扩大，目前临床上常用的1800多种药物中有1000多种是手性药物，占比高达62%。手性药物具有疗效高、毒副作用小、用药剂量少等优点，已成为国际新药研究的主要方向之一。

（二）左旋吡喹酮

抗寄生虫药吡喹酮的手性中心在母核异喹啉环的$C_{11}b$-位上，具有左旋和右旋两种异构体，目前临床主要用其消旋体。但是，已有大量研究表明，左旋吡喹酮是杀虫的有效成分，而右旋吡喹酮则几乎无效，且有一定的毒副作用（图21-3-1）。

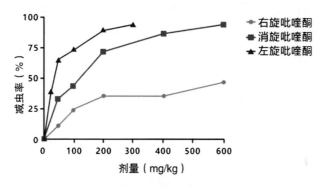

图 21-3-1　左旋吡喹酮、右旋吡喹酮和消旋体的减虫率

重庆医科大学化学教研室[18]将自制的左旋和右旋吡喹酮通过灌胃一次治疗人工感染血吸虫的小鼠，发现剂量为250 mg/kg和417 mg/kg的左旋吡喹酮减虫率分别为50.0%和71.9%，相同剂量的右旋吡喹酮减虫率则分别仅为5.9%和4.3%，从而直接证明了左旋吡喹酮是杀虫的主要有效成分，而右旋吡喹酮则作用甚微。在小鼠和家兔毒理试验中[19,20]，进一步证明右旋吡喹酮的毒性显著大于左旋吡喹酮。

肖树华等[21]应用扫描电镜观察了左旋吡喹酮和右旋吡喹酮对血吸虫体表皮层的损害。研究发现，左旋吡喹酮对血吸虫有明显和广泛的损害，包括皮层的严重肿胀、融合、糜烂和剥落，并伴有宿主细胞的黏附，盘状感觉器官也有明显的肿胀和变形。但右旋吡喹酮则对血吸虫皮层损害轻微，即使加大治疗剂量，损害程度也较轻。这些观察到的现象与重庆医科大学的动物实验结果基本一致。

1985年，重庆医科大学血吸虫病研究室刘约翰教授等[22]在血吸虫病重流行区四川省芦山县，探索应用左旋吡喹酮和消旋吡喹酮相同剂量的一剂疗法，对血吸虫病的疗效进行对比试验，共纳入367例患者。治疗3个月和6个月后，左旋吡喹酮组的粪检阴转率分别为85.2%和87.7%；消旋吡喹酮组分别为72.1%和73.6%，首次在临床试验中观察到左旋吡喹酮的疗效优于消旋吡喹酮。同时，患者对左旋吡喹酮的耐受良好，未见严重不良反应，具有高效、低毒、剂量小等优点。

吴鸣鹤等[23]采用随机双盲对照法，比较了剂量为20 mg/kg的左旋吡喹酮和剂量为40 mg/kg的消旋吡喹酮在278例日本血吸虫病患者中治疗的差异。治疗后4个月和6个月，左旋吡喹酮组粪检阴转率分别为94.85%和96.27%，吡喹酮组分别为97.06%和94.03%，两组疗效相当。该实验设计更合理，结果也表明采用半剂量的左旋吡喹酮用于治疗轻度和中度血吸虫感染可行。

在临床试验中对比观察左旋吡喹酮和右旋吡喹酮对华支睾吸虫病的疗效，发现了类似的结果。重庆医科大学王小根等[24]比较了剂量均为12.5 mg/kg的左旋吡喹酮和消旋吡喹酮在70例华支睾吸虫病患者中的治疗差异。患者治后3、6个月粪检结果显示，左旋吡喹酮组的阴转率分别为92.9%和92.6%，消旋吡喹酮组分别为58.6%和53.6%，两组疗效差异显著。

三、吡喹酮的药代动力学和氘代吡喹酮

同位素是具有非常相似的理化性质、仅因其原子核中的中子数不同而导致质量有差异的一类原子。氢有3种同位素：氕（^1H）、氘（^2H或D）和氚（^3H或T）。其中氘是被最广泛应用的稳定同位素之一，不同于氚，它是自然界中存在的氢（氕），一种稳定同位素，无放射性。氘在自然界中的含量大约为0.015%，目前大量的氘元素是从水中以氘代水的形式分离出来的。氘和氢表现出几乎完全相同的物理性质，因此，通常情况下，母体化合物与它的氘代衍生物具有几乎相同的理化特性，包括溶解度、熔点和药靶受体蛋白亲和力等。当化合物中的氢被氘取代后，由于打破碳–氘共价键比碳–氢键需要更高的能量，活化断裂碳-氘共价键的化学反应速率可以减慢85%左右。

氘代药物就是把药物分子上处于特定代谢部位的一个或多个碳–氢键（化合物C–化合物H）用碳–氘键（化合物C–化合物D）替代所获得的药物。由于碳上氘代化引起碳–氘键能降低，从而对药物的吸收、分布、代谢、排泄会产生一定的影响[25,26]，有时这些影响可能会带来临床益处。概括起来主要有以下3种效应：①氘代化可引起生物体内的药物消除速度减低，其结果是延长了药物在体内的半衰期，有利于通过减少使用的药物剂量，保持药物在体内的较长时间的有效浓度，也可能会减低药物的副作用。②氘代化也可能会导致药物在肝脏的代谢速度降低，使更多的原型药物进入血液循环系统。在许多情况下，这种代谢减慢的效应并不改变药物在体内的总清除率，也有利于减少使用药物的剂量并减低体内代谢的负担。另外，还有些药物引起的肠道刺激与药物的剂量有关，但却与血液中的药物浓度无关，因而，氘代这些药物的结果也可能会有利于增加患者对药物的耐受性。③氘代药物也可能会导致药物代谢物的改变。大多数药物的代谢方式比较复杂，肝脏的细胞色素酶在发生I相氧化代谢时，有时会产生高活性的代谢产物，进而发生次级的II相代谢反应，导致副作用。药物氘代引起的同位素效应有可能会减少有毒代谢物的产生，或增加有用活性代谢物的生成，从而有可能改善药物的治疗范围。在药物分子上某特定代谢部位用氘取代氢会影响其代谢的现象早已被科学家们所认识，但是直到近10多年才被用于新药创制。目前，氘代药物正在成为新药研发的热点领域，已有10个以上氘代药物进入了临床试验研究。

吡喹酮是一个脂溶性较好的药物分子，其特点是吸收快、代谢快和排泄快。口服后吸

动，因此与传统的"末端治理"相比具有更深远的意义。

二、吡喹酮的合成

吡喹酮作为最有效的抗血吸虫药，自上市以来，吸引了大量科技工作者开发各种不同的制备方法，以期达到更加绿色高效环保的目的。吡喹酮的母体结构是由四氢异喹啉环和哌嗪环组成的稠环体系，合成的关键点在于两个环的构建。因此，根据成环的先后顺序，合成策略主要分为以下3种：①先构建四氢异喹啉环，即合成关键中间体2-氨甲基四氢异喹啉衍生物；②先构建哌嗪环，然后再构建四氢异喹啉环；③先制备缩醛中间体，然后再经分子内的Pictet-Spengler反应一步构建四氢异喹啉环和哌嗪环（图21-4-1）。

20世纪70年代初，德国Merck KGaA和Bayer公司[31-42]首次公开了吡喹酮的合成方法，即以异喹啉为原料，经Reissert反应[43]制得中间体（化合物3），化合物3经高压催化氢化并分子内重排得到化合物4，化合物4再依次经氯乙酰氯缩合、环合、浓磷酸催化水解脱苯甲酰基得到化合物7，化合物7最后与环己甲酰氯缩合制得吡喹酮（图21-4-2）。

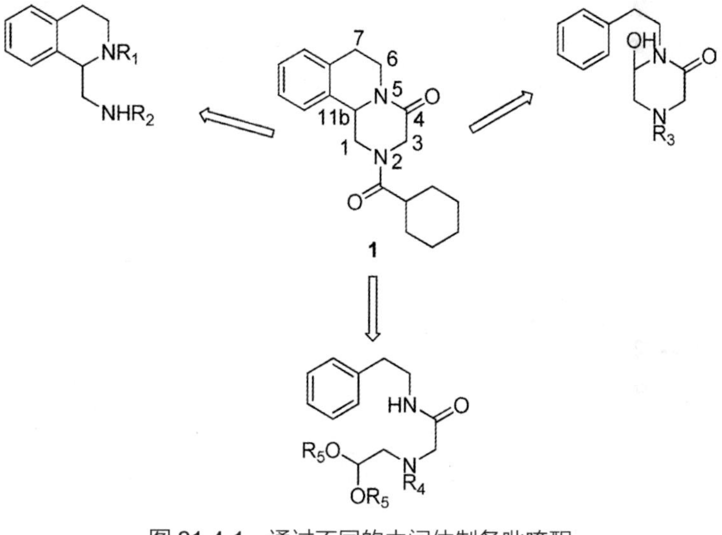

图 21-4-1　通过不同的中间体制备吡喹酮

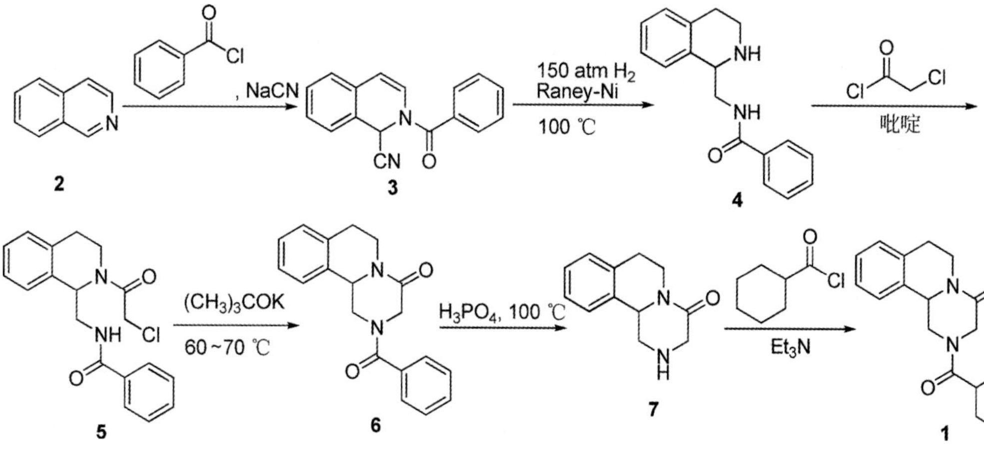

图 21-4-2　德国 Merck KGaA 公司的吡喹酮合成工艺

该工艺成熟，曾是国内外广泛采用的工业生产方法，但是需要使用高压氢化和剧毒氰化钠，给操作带来不便；同时，产生大量含氮磷废液，环境污染严重；原料异喹啉来源有限，主要从高温煤焦油中提取精馏获得[44]。随着近年来环境治理成本越来越高，许多生产企业面临着很大的环保压力和生产线关停的风险。因此，为了努力构建高效、清洁、低碳、循环的绿色制造体系，实现生态工业和社会的可持续发展，开发一种绿色高效的吡喹酮新工艺成为生产企业的迫切需要。

现有的吡喹酮合成方法有很多，总结起来有如下缺点，或合成反应步骤繁琐，或收率偏低，或反应条件苛刻，或所用原料和试剂价格较贵，或三废污染严重等。其中，Yuste等[45,46]报道以廉价的N-苄基亚氨基二乙酸（化合物8）和β-苯乙胺（化合物9）为原料，于200℃下熔融反应得到化合物10，化合物10经NaBH₄/CuCl₂还原、浓HCl催化环合、氢化脱苄得到化合物7，化合物7最后与环己甲酰氯缩合制得吡喹酮，总收率为16%。该合成路线原料价廉易得，反应步骤简短，但是收率偏低（图21-4-3）。

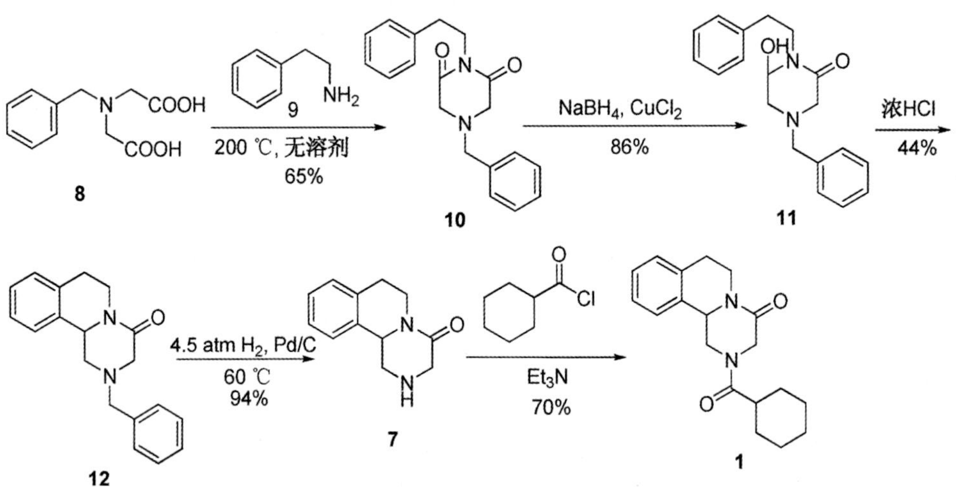

图 21-4-3　Yuste 的吡喹酮合成工艺

在此基础上，张福利等[47]对该工艺进行了全面优化，取得了重大进展，成功实现了工业化生产（图21-4-4）。

（1）Yuste的合成方法中，苄胺和氯乙酸钠在NaOH水溶液中缩合制备8[48]，后处理采用钡盐沉淀法分离纯化得到化合物8，操作烦琐；根据化合物8具有两性化合物的性质，改进的工艺中是在反应结束后采用HCl调节反应液的pH至其等电点，化合物8即可从水中析出，收率为81%，后处理简单。

（2）在合成10的过程中，Yuste等将N-苄基亚氨基二乙酸（化合物8）与β-苯乙胺（化合物9）混合，在200℃下熔融反应得到化合物10，收率为65%，杂质多。改进的工艺中将化合物8在乙酸酐的作用下脱水生成酸酐（化合物13），接着与β-苯乙胺酰化、分子内环合生成酰亚胺（化合物10），收率高达93%。此步明显改进了原工艺方法，不再使用高温反应条件。

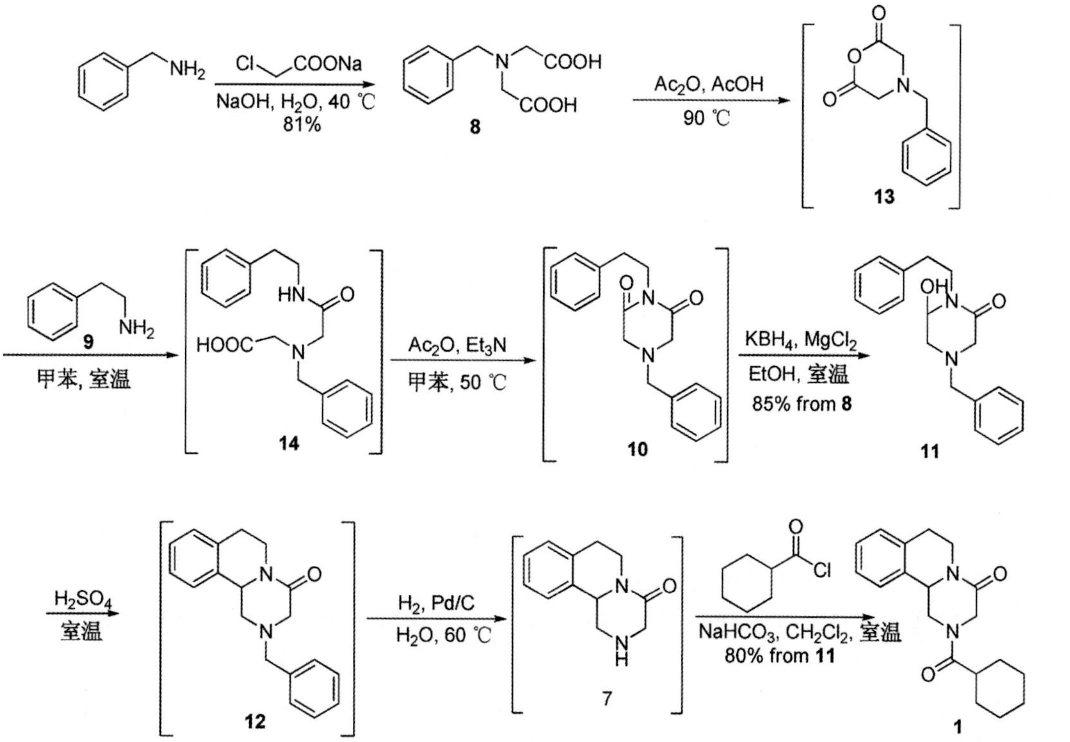

以苯乙胺计，总收率55%
以8计，总收率68%

图 21-4-4 张福利等的吡喹酮合成工艺

（3）在合成化合物11的过程中，以廉价的组合物$KBH_4/MgCl_2$代替$NaBH_4/CuCl_2$进行还原反应，且还原剂的用量大幅减少，收率由文献的86%提高至97%。为了进一步简化后处理，减少不必要的产品损失，张福利等采用叠缩工艺，即中间体革除分离纯化操作，由原料化合物8经四步反应直接制备化合物11，粗品11再用乙酸乙酯重结晶以控制中间体的质量，收率为85%（以化合物8计）。这样既提高了生产效率，又保证了产品质量，有利于反应放大生产。

（4）在合成化合物12的过程中，以强脱水性的浓硫酸代替盐酸催化环合，反应顺利进行，而且化合物12的硫酸盐可以从水中析出，通过简单的过滤即可除去大量高浓度H_2SO_4水溶液，避免了后续反应开环杂质的生成，收率由文献报道的44%提高至98%。

（5）在合成化合物7的过程中，文献以甲醇作溶剂，4.5 atm H_2加压催化氢化，我们采用水作溶剂，在Pd/C催化下常压加氢脱苄即可实现定量转化，使反应更加绿色环保和安全，而且Pd/C用量由5%降至1%，反应效果不变，试生产回收套用多次未见失活。

（6）在合成化合物1的过程中，以$NaHCO_3$水溶液代替Et_3N，减少含氮废液的排放。

（7）为了进一步简化后处理，我们第二次采用叠缩工艺，由化合物11经三步反应直接制备吡喹酮，经乙醇/水重结晶后收率为80%。

（8）经优化后的吡喹酮合成工艺总收率为55%（以苄胺计），若以化合物8计，总收率为68%（文献收率为16%），HPLC纯度为99.7%，单杂<0.1%，晶型与文献报道一致，产品质量符合美国和欧洲注册标准。与德国Merck KGaA生产工艺相比，该工艺制备1 kg

吡喹酮的原料成本降低了一半。

（9）与德国Merck KGaA生产工艺相比，该吡喹酮合成工艺相对绿色环保，从源头上避免了使用污染严重的H_3PO_4，大幅度减少了废物的产生；反应条件温和，革除了有毒试剂NaCN和高温高压操作，消除了安全隐患；操作简便，设备和能耗相应减少；原料价廉易得。

三、左旋吡喹酮的合成

抗寄生虫药吡喹酮的手性中心位于母核异喹啉环的$C_{11}b$-位上，具有左旋和右旋两种异构体，目前临床主要用其消旋体。研究表明，左旋吡喹酮是杀虫的主要有效成分，而右旋吡喹酮还有一定的毒副作用。目前消旋吡喹酮的临床用药剂量大，如治疗血吸虫病和华支睾吸虫病，每日需分别服用9片和21片。高剂量引起的副作用如头痛、恶心、腹痛、腹泻、皮疹、消化道出血、肝功能损害等也是不容忽视的。消旋吡喹酮具有令人作呕的味道，Meyer等[49]抽样调查了消旋吡喹酮和左旋吡喹酮的苦味值，研究结果表明两者苦味值差异明显，表明这些令人作呕的味道主要是由无杀虫活性的（S）-异构体引起。

2007年，WHO起草了*Drug Development and Evaluation for Helminths and Other Neglected Tropical Diseases: Business Plan 2008-2013*，其中一项计划旨在发展一种大规模合成左旋吡喹酮的方法。由于消旋吡喹酮的原料药价格低廉，受用人群基本集中在亚非拉贫困地区，左旋吡喹酮原料价格不能与之相差太高，因此，绿色、高效、低成本地合成左旋吡喹酮成为一种巨大的挑战[50]。近年来，虽然经过各国科学家积极探索，已报道的合成左旋吡喹酮方法的原料成本仍然远高于消旋体，如贵金属不对称催化法、手性辅基诱导法、手性源法和酶催化法，因此，将吡喹酮以单一构型上市迟迟没有进展。据报道，德国Merck KGaA公司已经开展了左旋吡喹酮的Ⅲ期临床试验[51]。

传统的手性拆分是将外消旋体中的两个对映异构体化学分开，以得到光学活性产物的方法，这也是制备光学纯对映异构体的重要途径。与不对称合成方法相比，化学拆分法操作简便、适用性广、实用性强，目前仍是工业生产手性药物最广泛和最实用的方法之一。

由于吡喹胺（化合物7）是工业生产消旋吡喹酮的通用中间体，价廉易得，已有多篇文献报道化合物7的拆分结果[52-58]，其中，Todd等[52]以L-二苯甲酰酒石酸为拆分剂，异丙醇/水为拆分溶剂，拆分得到（R）-7，收率为38%，99% ee.（图21-4-5）。

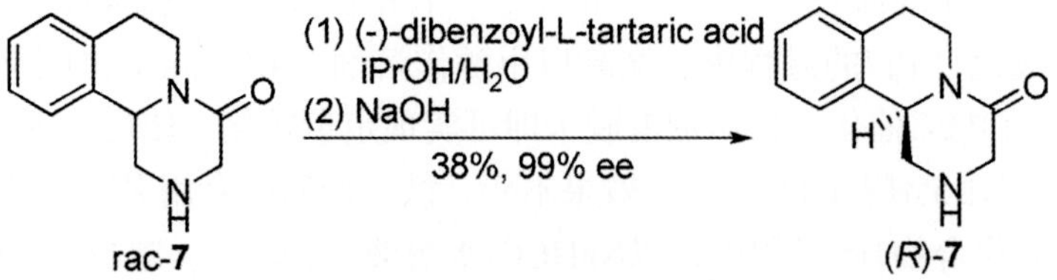

图 21-4-5　吡喹胺的拆分

尽管经典的手性拆分在工业上是制备光学纯对映异构体的重要方法，但是，其理论最大收率为50%，不需要的对映异构体（S）-7通常会作为废物丢弃。德国Merck KGaA公司[59]报道了一种（S）-7的消旋化回收方法。即以THF为溶剂，在t-BuOK的作用下使（S）-7发生消旋。但由于在此条件下仅有少部分（S）-7发生了消旋，还会随反应时间的延长，会明显增多不确定的杂质，致使（S）-7的化学纯度会显著的下降。

Seubert报道了吡喹酮中间体（S）-6的消旋化方法[60]，即（S）-6与硫粉混合，在氮气保护下180℃加热熔融脱氢，后处理经柱层析得化合物15，化合物15再经催化氢化得消旋体（化合物6），反应条件苛刻，收率很低（图21-4-6）。

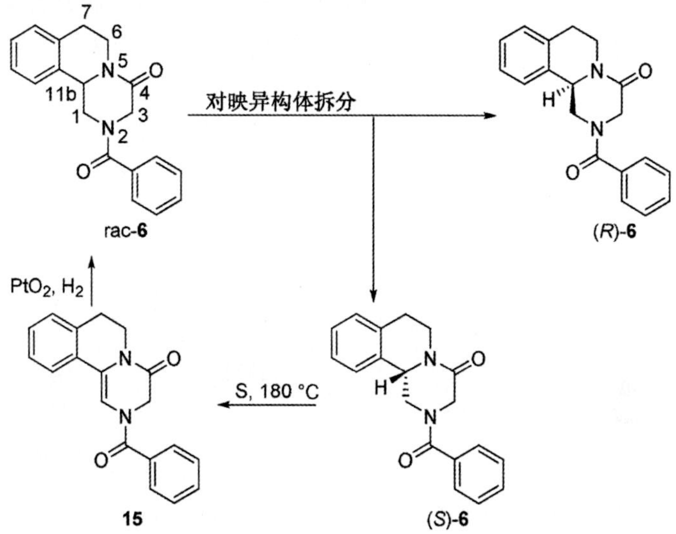

图 21-4-6 （S）-6 的消旋

上述消旋化方法尽管烦琐低效，但是说明$C_{11}b$-位H有一定的活泼性，于是，本章作者们设想在（S）-7的$C_{11}b$-位和C_1-位脱氢形成C=C键，然后再催化加氢还原双键，从而达到消旋化的目的。研究者首先采用常规脱氢试剂，如DDQ与（S）-7反应，并未检测到目标脱氢产物的生成。当用NaClO水溶液氧化（S）-7时，主要生成（S）-16，同时伴随着一个分子量为198的未知杂质生成，经分离鉴定为化合物17，随后发现只有将化合物17经过氢化还原才能得到消旋化的化合物7（图21-4-7）[61]。因此，为了将（S）-7高收率地转化为化合物17，研究者转而尝试其他可能的脱氢方法。

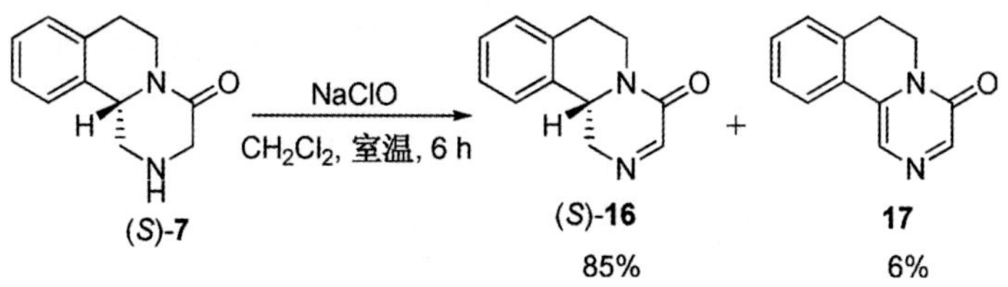

图 21-4-7 使用 NaClO 将（S）-7 脱氢

催化脱氢是催化加氢的逆过程，常用的催化氢化的催化剂，如Pt、Pd、Ru等也可用作催化脱氢的催化剂。不同于DDQ接受氢后生成相应的氢醌，这类催化脱氢方法绿色友好，清洁生产，理论上无废渣生成，催化剂也可以反复套用，但是通常需要在高温下进行，常用的高沸点溶剂有对甲基异丙基苯、硝基苯、十氢萘等[62-64]。

研究者首先将（S）-7与十氢萘混合，加入催化量Pd/C，在N$_2$保护下加热至180℃反应5 h，HPLC检测发现反应液中有70.66%的17生成，仍有18.25%的吡喹胺未转化，进一步延长反应时间至10 h，原料可反应完全，但是相关杂质则增大至23.82%（表21-4-1，条目1和条目2）。为了降低反应温度，将反应溶剂换成二甲苯和甲苯，也会观察到类似的实验结果，即使延长反应时间，始终有一部分吡喹胺未能完全转化（表21-4-1，条目3和条目4）。但令人惊奇的是，采用手性HPLC技术检测上述反应液时，研究者发现未转化的吡喹胺7已经完全消旋，说明（S）-7在Pd/C作用下催化脱氢生成化合物17的同时，同时伴随了（S）-7的消旋化。

反应机制可能是，（S）-7一方面被催化脱氢生成化合物17，另一方面又可以作为氢供体将一部分化合物17催化还原生成消旋的化合物7，氢在吡喹胺和化合物17之间发生了转移（图21-4-8）。

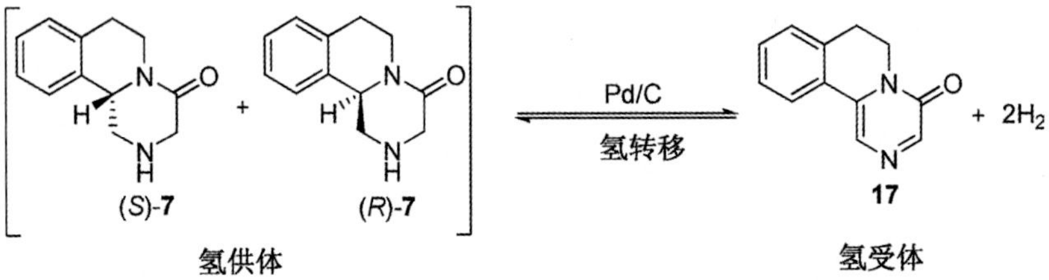

图 21-4-8　Pd 催化（S）-7 脱氢并伴随着消旋的反应机制

为了验证这一推测，研究者设计了一个实验，即在脱氢反应中额外加入苯乙烯，作为竞争性的氢受体（图21-4-9）。实验结果发现（S）-7的消旋完全受到抑制，同时还观察到还原产物乙苯的生成，说明竞争性的氢受体苯乙烯阻断了氢在吡喹胺和化合物17之间的转移（表21-4-1，条目5）。

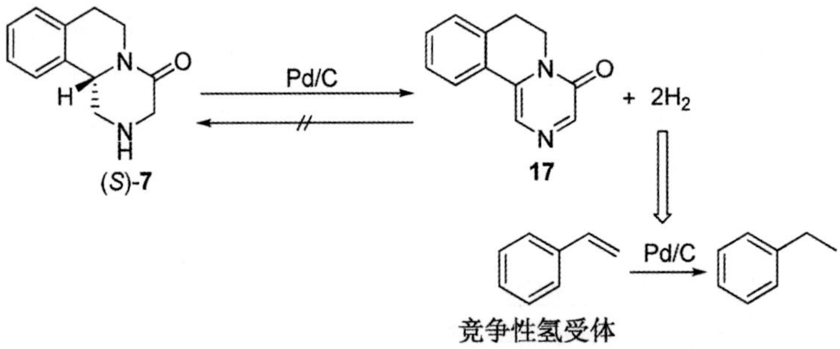

图 21-4-9　苯乙烯抑制（S）-7 的消旋化

当反应温度降至95℃时，（S）-7的脱氢产物主要是亚胺（S）-16，同时也未检测到（S）-7的消旋化（表21-4-1，条目6）。这表明（S）-7脱氢转变成化合物17是分两阶段进行的，首先脱去一分子H$_2$生成（S）-16，此步骤活化能较低，在相对较低的温度下即可发生反应，然后提高反应温度，（S）-16脱去另一分子H$_2$形成更加稳定的共轭化合物17（图21-4-10）。

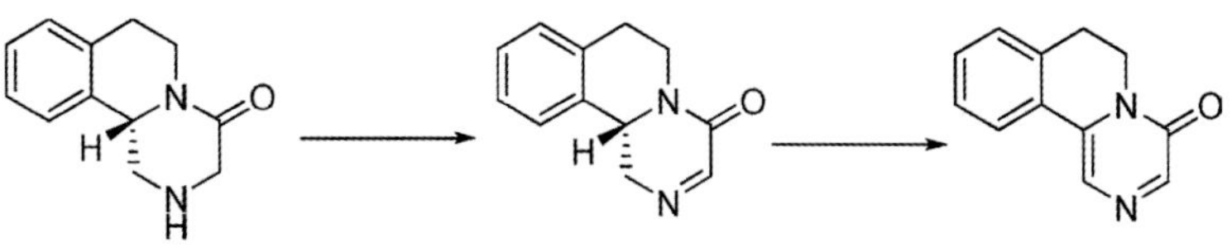

图 21-4-10 (S)-7 的脱氢分两步进行

不难理解，脱氢反应的终点取决于吡喹胺的消旋化程度，而不是将吡喹胺彻底转化成化合物17。因此，尽管以甲苯作为反应溶剂时消旋速率较慢，但是相对于二甲苯和十氢萘而言，化合物17和rac-7能够获得更高的转化率，杂质较少（表21-4-1，条目 4）。脱氢反应结束后，N_2置换成H_2，将化合物17还原成rac-7，最终定量地得到消旋体（R)-7/（S)-7（49.8%/50.2%），化学纯度92%。

研究者进一步设想，Pd/C既是脱氢催化剂，又是加氢催化剂，（S)-7脱氢的同时伴随消旋即加氢还原17，（S)-7的消旋能否一步完成？他们将（S)-7溶于甲苯，加入催化量Pd/C，24个大气压H_2压力下加热至130℃反应48 h，手性液相检测（S)-7确实实现了一步完全消旋，化学纯度高达95%（表21-4-1，条目7）。

表 21-4-1 Pd/C 催化（S)-7 脱氢[a]

条目	溶剂	温度（℃）	时间(h)	17（%）[b]	7 [（R)-7/（S)-7]（%）[c]	16（%）[b]	副产物（%）[b]
1	+氢萘	180	5	70.66	18.25（48.0/52.0）	ND[d]	11.09
2	+氢萘	180	10	75.53	0.65（51.50/48.50）	ND	23.82
3	二甲苯	139	12	64.8	28.7（49.74/50.26）	0.14	6.36
4	甲苯	110	24	55.49	40.89（49.80/50.20）	0.30	3.32
5[e]	甲苯	110	48	5.14	52.66（0.46/99.54）	11.23[f]	30.97
6	甲苯	95	48	4.59	80.06（0.47/99.53）	11.89[f]	3.46
7[g]	甲苯	130	48	ND	95.50（48.36/51.64）	ND	4.50

[a]反应条件：配制浓度为0.1 g/mL 的（S)-7溶液，加入10% Pd/C（10% wt），在氮气保护下反应；[b]通过Waters XBridge C_{18}高效液相色谱柱检测；[c]通过Chiralpak IC-3高效液相色谱柱检测；[d]ND = 未检出；[e]加入4当量苯乙烯；[f]化合物16的立体构型为S构型；[g]在24个大气压H_2压力下反应

综上所述，研究者发展了一种一锅法Pd/C催化（S)-7消旋的方法[65-67]，即（S)-7直接在一定H_2压力下经Pd/C催化消旋，（S)-7的回收率高达95%。该方法高效、简洁，能够将废弃（S)-7充分回收利用，使之重新进入成熟的拆分工艺中。拆分母液消旋化回收可套用3次，（R)-7的收率可由38%提高至81%，大幅降低了左旋吡喹酮的生产成本，使左旋吡喹酮的原料成本经折算后低于消旋体的生产成本成为现实。所得（R)-7与环己甲酰氯酰化缩合，定量地得到左旋吡喹酮（R)-1，经乙醇/水重结晶后，收率为90%，化学纯度为99.8%，光学纯度为99.9% ee，未检测到异构体（S)-1。该方法所得左旋吡喹酮的原料成本低于消旋体的生产成本（图21-4-11）。

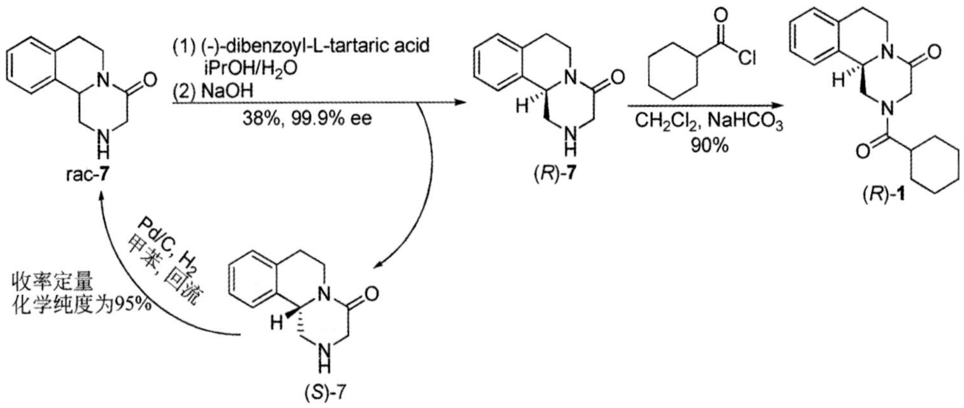

图 21-4-11 左旋吡喹酮的合成

第五节 总结与展望

虽然研究者从绿色化学角度出发，对吡喹酮合成工艺做了大量的工艺优化，但是工艺改进没有止境，如中间体化合物11在进行酸催化环合反应时需要使用过量的浓H_2SO_4，导致后处理产生大量的无机盐废渣，给生产企业的三废处理带来一定负担。能否找到一种酸，如固体酸，只需催化量即可使反应实现定量转化，且固体酸催化剂也容易回收，可以多次循环使用，这样有效地减少甚至避免了对环境的污染。

化学科学的发展为人类社会带来了源源不断的能源和各式各样的化学产品，是推动人类进步的强有力的工具。传统的化学工业往往是线性的发展模式，从化石能源到终端产品。人们只是关心产品是怎么来的，怎么用的，没人关心产品是怎么没的。而未来化学的发展必须跳出现有的模式，采用环形的思维模式，从产品的设计之初就充分考虑未来产品回收和降解问题。

2020年1月，耶鲁大学绿色化学与绿色工程中心副主任Julie B. Zimmerman教授、绿色化学之父Paul T. Anastas和原*Green Chemistry*期刊主编Walter Leitner在*Science*上发表了他们共同撰写的综述*Designing for a Green Chemistry Future*[68]。作者提出了未来化学领域必须做出的十二项改变，也可以说是新版绿色化学十二原则。从本质上讲，"废物"的概念必须从我们的设计框架中消失，以便我们从物质和能量流的角度进行思考。化工产品和生产工艺对生物圈和生态系统造成的危害应该被视为一个重要的设计缺陷，应该从功能和可持续性两方面来扩展性能定义。这无疑是所有化学工作者今后努力的目标。

新版绿色化学十二原则：

（1）化学过程从线性过程向循环过程转变。

（2）从化石能源向可再生资源转变。

（3）从高活性、难降解、有毒的化学试剂和产品向环境友好型化学试剂和产品转变。

（4）从使用稀有金属催化剂向使用储量丰富的金属催化剂、酶催化、光电催化体系转变。

（5）从合成稳定难降解的共价键分子体系向易于降解的非共价键分子体系转变。

（6）从使用传统溶剂向使用低毒、可回收、惰性、储量丰富、易于分离的绿色溶剂或者无溶剂体系转变。

（7）从物料损失与耗能严重的分离提纯体系向自分离体系转变。

（8）从产生大量废弃物的体系向原子经济性、步骤较少以及溶剂耗费较少的体系转变。

（9）从废物处理向废物综合利用转变。

（10）从环境依赖型的单一功能分子设计向统筹全生命周期的分子设计转变。

（11）从传统的评价模式即功能最大化向新型的评价模式即功能最优的同时毒性最小转变。

（12）从利润最大化为目的的化学品生产向利润增长的同时尽量减少原材料的使用转变。

数字资源

奥美拉唑

第二十二章

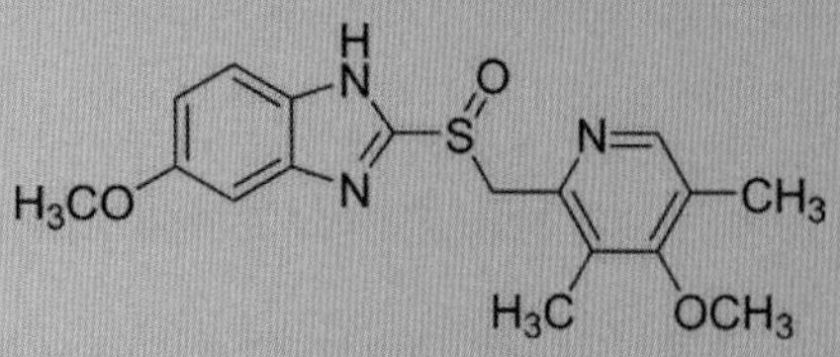

质子泵抑制剂奥美拉唑

程卯生　王　健　文　睿

第一节　消化性溃疡

一、消化性溃疡的发病机制

消化性溃疡（peptic ulcer，PU）是一种发生于胃肠道黏膜的炎症缺损，病变穿透至黏膜肌层，甚至更深层次；因与胃酸和胃蛋白酶的消化作用直接相关，故称PU。发病部位包括胃、十二指肠、食管–胃吻合口、胃–空肠吻合口或附近，以及含有胃黏膜的Meckel憩室等，以胃溃疡（gastric ulcer，GU）和十二指肠溃疡（duodenal ulcer，DU）最为常见[1]。临床症状主要表现为上腹部疼痛、消化不良、消化道出血以及穿孔等。

1910年，Schwartz提出经典的"无酸，无溃疡"理论，将PU的发生归因于胃酸过度分泌，认为过量释放的胃酸，以及因而活性增强的胃蛋白酶导致溃疡而发生。其后的数十年里，如何有效地减弱胃液对自身的损伤一直是治疗PU的主要研究方向。在此背景下，基于酸碱中和原理的抗酸药、抑制胃酸分泌的H₂受体拮抗剂、乙酰胆碱受体拮抗剂、胃泌素受体拮抗剂和质子泵抑制剂（proton pump inhibitors，PPIs）以及胃黏膜保护剂等纷纷得到发展。尽管这些药物都能在短期内缓解PU的症状，但也存在溃疡复发率高的问题。

1982年，病理学家Warren从胃炎合并胃溃疡患者的胃中首次分离得到幽门螺杆菌（*Helicobacter pylori*，Hp）[2]，并与内科医生Marshall合作，开创性地证明了Hp是胃炎和PU的病因。1994年，美国国立卫生研究院（National Institutes of Health，NIH）召开的共识会议首次将根除Hp列入PU的治疗方案。引入Hp的根除治疗后，PU的复发率显著下降。2005年，Warren和Marshall也因在发现Hp及其致PU机制研究过程中的卓越贡献荣获诺贝尔生理学或医学奖。

如今被广泛认可的观点是，PU的发生和发展是一个多因素的过程，是由胃肠道黏膜所遭受的侵袭因素和黏膜屏障防御的修复因素间的失衡所造成的。侵袭因素包括：胃酸、胃蛋白酶、Hp、药物及其他。

（一）胃酸和胃蛋白酶

胃酸和胃蛋白酶是胃液的主要组成部分，对食物消化和杀灭胃腔中病原微生物具有重要意义。胃酸的化学结构为HCl（盐酸），由胃体和胃底中胃底腺的壁细胞分泌。生理条件下每日分泌量为1～2 L，分泌过程受内分泌、旁分泌和神经分泌的调节，分泌期胃内pH为0.9～1.5。当机体接受到来自食物的嗅觉、味觉和视觉等刺激时会产生神经冲动，神经冲动先传至反射中枢，后由迷走神经传导至消化器官，刺激消化液的分泌。在这一过程中，胃泌素、乙酰胆碱和组胺能与壁细胞基底膜侧的受体特异性结合，直接参与胃酸调控（图22-1-1）。胃泌素由胃窦G细胞释放入血，经由血液循环主要与肠嗜铬样细胞上的受体结合，促进组胺释放；少量与壁细胞上的缩胆囊素2（cholecystokinin，CCK2）受体结合，促进细胞内钙库释放Ca^{2+}，在钙调蛋白依赖性的蛋白激酶作用下促进胃酸释放。组胺能够与壁细胞上的组胺H_2受体结合，活化腺苷酸环化酶，提高细胞内cAMP水平，在蛋白激酶A下游信号通路的作用下激活壁细胞的胃酸分泌过程。由胃窦和胃底腺神经分泌的乙酰胆碱，一方面能够与壁细胞的M_3受体特异性结合，升高细胞内Ca^{2+}浓度，通过Ca^{2+}/钙调蛋白依赖的蛋白激酶途径直接促进胃酸分泌；另一方面，促进胃窦G细胞对胃泌素的释放，下调胃底腺D细胞生成内源性抑酸物质——生长抑素，间接增强胃内酸度[3, 4]。

胃蛋白酶由胃底腺的主细胞以酶原形式释放，在胃腔的酸性环境被活化，从而发挥蛋白质的水解功能[5]。其活性依赖于胃液的pH，pH为2～3时，胃蛋白酶原易被激活；pH>4时，活性丧失。

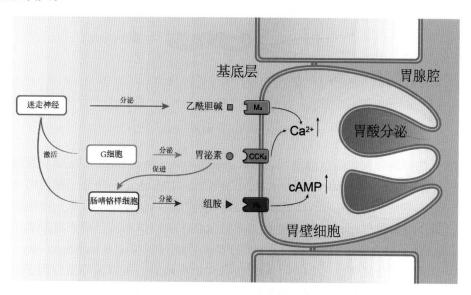

图 22-1-1　胃酸分泌的调控机制

正常生理条件下，胃黏膜上皮细胞表面覆有一层厚度约为0.5 mm的黏液–碳酸氢盐屏障。该屏障主要由糖蛋白和碳酸氢盐组成，能够保证胃酸和胃蛋白酶在发挥正常生理功能的同时，不至于造成胃黏膜的损伤。但当胃酸过度分泌时，过量的H^+会反向弥散突破黏液-碳酸氢盐屏障，直接刺激胃黏膜上皮细胞，并将上皮细胞暴露于胃酸、胃蛋白酶和致病微生物等侵袭因素下，导致溃疡发生。十二指肠溃疡正是以高胃酸分泌为特征，病因与患者的高胃泌素血症[6]以及壁细胞的异常增殖有关[7]。

（二）Hp

Hp是一类微需氧的革兰氏阴性菌，主要定植在胃黏膜，附着于黏膜上皮表面[8]。其全球感染率约为50%，大多数感染者都没有明显的症状，5%～10%的感染者会发展为溃疡。在胃溃疡和十二指肠溃疡患者中，Hp的检出率分别为90%和80%[9]。

Hp的致病机制包括Hp的定植及毒素相关损伤、胃酸分泌异常及宿主的免疫反应等。

1. Hp定植及毒素相关损伤　Hp在胃内的生存得益于其独特的生理结构（图22-1-2）：尿素酶、螺旋形结构、鞭毛和黏附素。①尿素酶：能够将尿素分解为碱性的氨和二氧化碳，释放到细菌周围的酸性环境中抵御胃酸侵蚀。②螺旋形结构：Hp呈螺旋弯曲的结构，能更省力地穿过黏液层。③鞭毛：是Hp的动力装置，鞭毛数量的增加能够显著提高Hp的运动能力。④黏附素：通过识别黏液层的受体和上皮细胞的表面受体，使Hp能够附着于胃黏膜上皮细胞表面，从而克服胃的蠕动排空作用。

上述结构发挥功能时，也会对机体造成损伤。尿素酶释放的氨会破坏黏液层的胶体结构，减少其黏性和弹性模量并使其转变为黏性溶液，从而削弱上皮细胞的防御屏障；高浓度铵盐也会直接损伤上皮细胞。对上皮细胞的黏附有利于细菌毒素向细胞内的转移，也使得细胞壁上的脂多糖能够被细胞内的Toll样受体识别，激活下游的转录因子NF-κB，促使致炎因子表达[10, 11]。

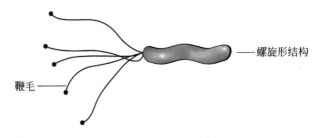

螺旋形结构

鞭毛

图22-1-2　Hp的形态结构

Hp特征的细胞毒素包括空泡细胞毒素（vacuolating cytotoxin A，VacA）和细胞毒素相关蛋白（cytotoxin associated protein A，CagA）。①VacA是一种分子量为87 kDa的分泌蛋白，由N-端的p33结构域和C-端的p55结构域构成。VacA可以诱导上皮细胞产生空泡变性，其作用机制与VacA以低聚物的形式嵌入细胞的脂质双分子层形成膜离子通道有关。②CagA分子量为120～140 kDa，编码于CagA致病岛（CagA pathogenicity island，CagPAI），由Ⅳ型分泌系统（T4SS）分泌进入胃上皮细胞后可以诱导炎症因子分泌和细胞去极化、促进细胞凋亡，甚至诱发癌变[12]。

2. 胃酸分泌异常　Hp感染对胃酸分泌的影响，随感染时间和部位不同表现出差异化的临床症状。在慢性Hp感染中，十二指肠溃疡以胃酸分泌增多为主，胃溃疡以胃酸分泌减少为主；在急性感染中，两者均表现为胃酸减少。

十二指肠溃疡中胃酸的过度分泌，与Hp阻断胃酸分泌的负反馈机制和下调神经通路有关。正常生理情况下，当胃腺pH较低时会刺激胃腺的D细胞分泌生长抑素，以旁分泌的形式抑制邻近的G细胞对胃泌素的合成。当胃黏膜上皮细胞表面附着有Hp时，Hp的尿素酶会分解尿素，释放大量碱性的氨，使细胞表面pH高于正常生理值，造成生长抑素不能有效释放，同时刺激胃泌素不恰当地释放[13-15]。而后者不仅会促进胃酸分泌，还能够诱导肠嗜铬样细胞和壁细胞的分化，进一步加重酸化。同时，Hp对胃窦基底侧下调胃酸分泌的神经反射的阻断作用，也是其促进胃酸分泌的重要原因[16]。

在胃溃疡中，Hp主要表现为抑制胃酸分泌。机制包括与壁细胞直接作用、分泌物间接抑制H^+，K^+-ATP酶α亚基的转录和移位、激活上调生长抑素表达的降钙素基因相关肽（calcitonin generelated peptide，CGRP）感觉神经元、诱导促炎症因子IL-1β产生并通过IL-1β激活的蛋白激酶C（protein kinases C，PKC）及其下游信号通路抑制胃酸分泌，尿素酶分解产生的NH_3直接中和胃酸[17]。

胃酸分泌的差异也与Hp感染前患者的胃酸分泌状态有关。当感染前的患者表现为高胃酸分泌时，Hp则定植于胃窦，刺激胃泌素分泌，进一步促进胃酸分泌，产生十二指肠溃疡；低胃酸分泌时，则定植于胃体和胃底的胃黏膜，抑制胃酸分泌，产生胃溃疡[18]。

3. 免疫反应 Hp上的病原体相关模式分子（pathogen association molecular pattern，PAMP）能够与宿主细胞的模式识别受体（pattern recognition receptor，PRR）结合，介导产生非特异性免疫应答。例如，Hp的细胞壁成分脂多糖和肽聚糖可分别被Toll样受体（Toll-like receptor，TLR）如TLR4和TLR2识别，进而激活下游的转录因子NF-κB，促进炎症因子表达。而VacA和Hp中性粒细胞激活蛋白则能够活化巨噬细胞，增强炎症反应。这种胃中感染部位对Hp的非特异性免疫应答，不仅促进了炎症发生，也使中性粒细胞和单核细胞向感染部位定向聚集。

除此之外，Hp也能够被人体的免疫T细胞和B细胞识别。其中B细胞应答会诱导产生抗体；而T细胞应答则会活化中性粒细胞和单核细胞分泌IL-1β、TNF-α、IL-8、IL-6等炎性细胞因子，进一步促进炎症反应。同时，活化的巨噬细胞也能够释放具有促炎作用的一氧化氮分子[19, 20]。

（三）非甾体抗炎药

长期摄入非甾体抗炎药（non-steroidal anti-inflammatory drugs，NSAIDs）可以诱发溃疡，原有溃疡者可使溃疡不愈或增加溃疡的复发率，直至发生出血、穿孔等并发症。长期使用非甾体抗炎药的患者中，约50%的内镜观察有胃及十二指肠黏膜糜烂或出血，5%~30%有PU。统计学研究结果表明，在长期服用非甾体抗炎药的人群中PU的发生风险是对照组的4.31倍[21]。

非甾体抗炎药致溃疡机制包括以下几种。

1. 抑制环氧合酶（cyclooxygenase，COX）对前列腺素的合成 前列腺素具有促进黏液和HCO_3^-分泌、扩张血管、增加黏膜血流量的功能，是胃黏膜防御功能的重要组成部分。抑制环氧合酶既直接削弱了胃黏膜的防御能力，也间接使花生四烯酸代谢过程中5-脂氧酶的参与增多，促进TNF-α、NF-κB、ICAM-1等炎症递质的释放，诱导炎症发生[22]。

2. 削弱上皮细胞的防御能力 非甾体抗炎药具有两亲性结构，即同时存在亲水性的顶端基团和疏水性的尾部区域，能够与黏液层和上皮细胞的磷脂双分子层发生相互作用，破坏黏液层和细胞膜的疏水结构，削弱上皮细胞的防御能力，加剧胃酸和致病微生物等侵袭因子的损伤作用[23]。

3. 阻断线粒体的氧化磷酸化过程　基于"离子障"理论，酸性的非甾体抗炎药在胃酸中呈游离型，具备良好的脂溶性，易经被动扩散进入胃及十二指肠中的上皮细胞，在细胞内的中性环境中解离，脂溶性减弱，因此在细胞内大量蓄积。细胞内蓄积的非甾体抗炎药能够参与线粒体的氧化磷酸化过程，与线粒体呼吸链复合体I结合干扰电子传递，阻碍ATP生成，造成细胞内的能量匮乏，诱导细胞凋亡[24]。

（四）特发性 PU

特发性PU（idiopathic peptic ulcer），系指既无非甾体抗炎药使用史，亦未见Hp感染的PU，占PU的4% ~ 30%[25-30]。其发病机制复杂，可能与胃癌、卓-艾综合征等其他疾病并发，也与吸烟、酗酒、焦虑及遗传易感性等因素有关[31]。

二、抗PU药物的分类和临床应用

根据功能，PU的治疗药物可分为：直接中和胃酸的抗酸药、抑制胃酸分泌的抑酸药、增强胃黏膜防御能力的胃黏膜保护剂和抗Hp药物。本章重点介绍抑酸药类别中的质子泵抑制剂（表22-1-1）。

H^+, K^+-ATP酶即质子泵，是壁细胞上实现细胞内外H^+, K^+交换的关键蛋白，也是实现胃酸分泌的最终环节。质子泵抑制剂能与H^+, K^+-ATP酶α亚基上的半胱氨酸残基以二硫键形式不可逆地结合，从而抑制H^+, K^+-ATP酶的活性，阻断胃酸的分泌过程，直到新的质子泵产生或二硫键被内源性物质还原，壁细胞的泌酸功能才逐步恢复。目前全球共有8种上市的质子泵抑制剂。根据研发历史、药代动力学性质以及作用特点，可分为第一代和第二代质子泵抑制剂。其中奥美拉唑、兰索拉唑、泮托拉唑为第一代质子泵抑制剂，雷贝拉唑、埃索美拉唑、左旋泮托拉唑、艾普拉唑和右旋兰索拉唑为第二代质子泵抑制剂，后者或为前者的光学异构体，或较前者在药代动力学性质和药物-药物相互作用等方面有明显改善。

表 22-1-1　上市的质子泵抑制剂

	药物名称	化 学 结 构	上市公司	上市国家	上市时间
第一代	奥美拉唑 Omeprazole		阿斯特拉（Astra AB）	瑞典	1988
	兰索拉唑 Lansoprazole		武田（Takeda）	日本	1991
	泮托拉唑 Pantoprazole		百克顿（Byk-Gulden）	南非	1994

续表

药物名称	化 学 结 构	上市公司	上市国家	上市时间
雷贝拉唑 Rabeprazole	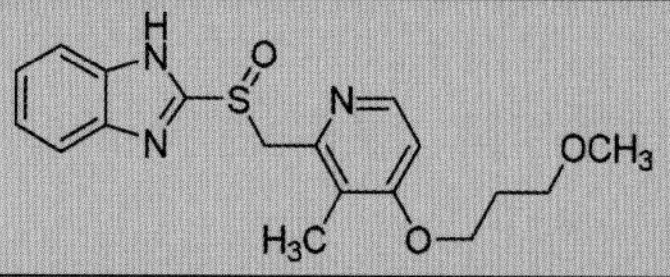	卫材（Eisai）	日本	1997
埃索美拉唑 Esomeprazole	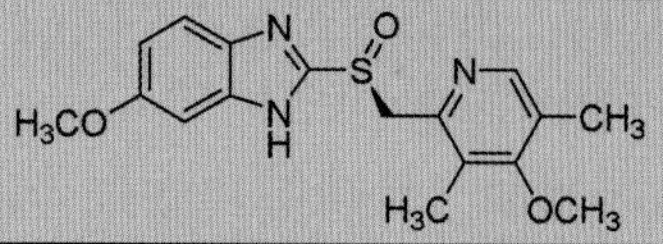	阿斯利康 （AstraZeneca）	瑞典	2000
左旋泮托拉唑 S-Pantoprazole	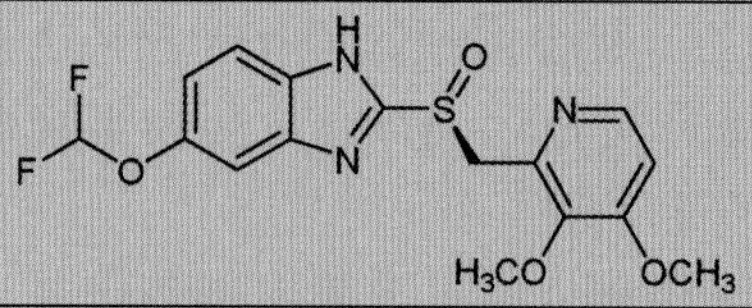	艾姆科 （Emcure）	印度	2006
艾普拉唑 Ilaprazole	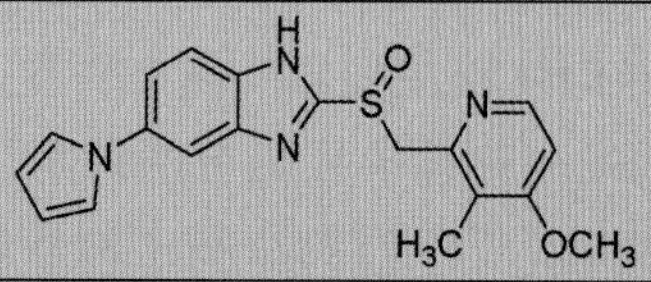	丽珠（Livzon）	中国	2008
右旋兰索拉唑 Dexlansoprazole	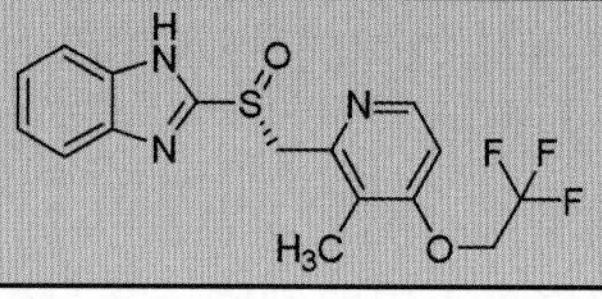	武田（Takeda）	美国	2009

（表格左侧纵向标注：第二代）

　　奥美拉唑是首个应用于临床的质子泵抑制剂，由瑞典阿斯特拉公司（阿斯利康的前身之一）研制，1988年在瑞典首次上市，次年于美国上市，并在1996年凭借246.25亿瑞士法郎的年销售额成为当年全球最畅销的药物。

　　兰索拉唑由日本武田制药公司研制，1991年在日本首次上市。值得一提的是，武田先于阿斯特拉筛选得到含吡啶结构的2-（2-吡啶基）硫代乙酰胺作为抑酸和溃疡治疗的苗头化合物，后引入苯并咪唑基团，得到替莫拉唑——奥美拉唑的先导化合物，经结构优化在吡啶环引入氟代烷氧基，得到兰索拉唑。相较于奥美拉唑，兰索拉唑的口服生物利用度提高了40%，抑酸、促进溃疡愈合和抗Hp作用均优于奥美拉唑，并具有与辣椒素敏感的感觉神经元激活和NO的释放相关的胃黏膜保护作用[32]。

　　泮托拉唑是德国百克顿公司（Byk-Gulden）公司（现为武田制药的子公司）在奥美拉唑结构基础上得到的"me-too"药物，由二烷氧基取代的吡啶环和氟代烷氧基取代的苯并咪唑环组成，1994年在南非首次上市。在酸性和生理环境比其他质子泵抑制剂更稳定，可与H^+, K^+-ATP酶胞质侧的Cys822不可逆结合，该结合无法被内源性的还原性物质解除，因而具有更持续的胃酸抑制作用[33]。

　　雷贝拉唑是日本卫材药业研制的第二代质子泵抑制剂，1997年在日本首次上市。在吡啶环上引入3-甲氧基丙氧基和甲基取代，使得电子云密度升高，解离常数高于第一代质子泵抑制剂。故雷贝拉唑能在较高pH环境就经质子化集聚于胃壁细胞，起效速度更快，持续时间更长。雷贝拉唑与H^+,K^+-ATP酶有多个结合位点，能分别与Cys321、Cys813、Cys822和Cys892形成二硫键，多于第一代质子泵抑制剂，因而作用强度更强。因在体内主要经非酶途径代谢为雷贝拉唑硫醚，仅少部分由CYP2C19和CYP3A4代谢为去甲基雷贝拉唑和雷贝拉唑砜，所以不受CYP2C19基因多态性影响，药物–药物相互作用少[34]。

埃索美拉唑是奥美拉唑的左旋异构体，是由英国阿斯利康公司开发的第二代质子泵抑制剂，2000年在瑞典首次上市。与奥美拉唑相比，埃索美拉唑的肝脏首过效应减小，口服生物利用度升高，药物–药物相互作用相对减少[35]。

左旋泮托拉唑是泮托拉唑的左旋异构体，由印度艾姆科公司研制，2006年在印度首次上市，其作用强度较消旋体效力更强、持续时间更长[36]。

艾普拉唑是由韩国一洋药品株式会社研制、丽珠医药有限公司开发上市的第二代质子泵抑制剂，2008年在中国首次上市[37]。艾普拉唑的苯并咪唑环上存在吡咯取代，抑酸活性为奥美拉唑的4倍以上，肠溶片每日仅需5～10mg，药物半衰期长，活性物质不经CYP2C19代谢，个体差异小，无明显不良反应[38, 39]。

右旋兰索拉唑是兰索拉唑的右旋异构体，由日本武田制药研制，2009年经由FDA批准上市[40]。在人体中，兰索拉唑的右旋异构体较左旋异构体有着更低的清除率。而右旋兰索拉唑更是采用2次释药的控释胶囊剂形式，胶囊中装载有两种溶于不同pH环境的肠溶颗粒，分别在pH约为5.5的十二指肠近端和pH约为6.75的小肠末端溶解吸收，血药浓度在服药后1～2 h和4～5 h两次达到峰值。右旋兰索拉唑的平均驻留时间约为其消旋体形式的2倍，单剂口服给药后具有更持久的胃酸抑制作用。

钾离子竞争性酸阻滞剂亦称可逆性质子泵抑制剂（表22-1-2）。该类药物均为弱碱性物质，在酸性环境中经质子化后高浓度地聚集于胃壁细胞，通过氢键及其他分子间相互作用可逆性地竞争H^+, K^+-ATP酶上的K^+结合位点，阻碍氢钾交换过程而减少胃酸分泌。相较于质子泵抑制剂，该类药物在酸性环境中化学结构稳定，药物半衰期长，首次给药就可达到最大效应，停药后泌酸功能迅速恢复。但因作用方式为可逆性抑制，使用较大剂量才能达到与质子泵抑制剂等效的作用强度。在三种已上市的钾离子竞争性阻滞剂中，以吡咯为母核的沃诺拉赞的抑酸作用最强，单次给药后24 h胃内pH＞4的时间占比为87%。在对照试验中，20 mg/d的沃诺拉赞表现出和30 mg/d兰索拉唑相当的胃溃疡和十二指肠溃疡治愈率。

表 22-1-2　已上市的钾离子竞争性酸阻滞剂

药品名称	化学结构	上市公司	上市国家	上市时间
特戈拉赞（Tegoprazan）		希杰（CJHealthCare）	韩国	2019
沃诺拉赞（Vonoprazan）		武田（Takeda）	日本	2015

续表

药品名称	化学结构	上市公司	上市国家	上市时间
瑞伐拉赞 （Revaprazan）		东亚 （Yuhan）	韩国	2007

第二节　为什么是奥美拉唑？

一、质子泵的生理功能和结构特点

质子泵（即H^+,K^+-ATP酶）是生物膜上能够逆膜两侧氢离子电化学势差并主动转运氢离子的蛋白质，在人体的胃、心脏、肾脏和胰腺等器官中广泛分布，因最早从胃壁细胞中分离得到，所以狭义上也特指胃H^+,K^+-ATP酶。

（一）质子泵的分子结构

胃H^+,K^+-ATP酶的蛋白质结构包括α亚基和β亚基两部分（图22-2-1）。α亚基由1033～1034个氨基酸残基组成，具有催化和泌酸的功能；β亚基由291个氨基酸残基组成，具有稳定蛋白和辅助泌酸的功能。

胃H^+,K^+-ATP酶由胞质区、膜内区和胞质外区3部分组成。α亚基主要位于胞质区和膜内区，胞质区部分根据功能分为执行结构域（A）、核苷酸结合结构域（N）和磷酸化结构域（P），膜内区部分经折叠往复穿行脂质双分子层10次，共形成10个跨膜螺旋（TM1～TM10）。TM2、TM4、TM5、TM6共同构筑了关键的阳离子结合位点，在泌酸过程中结合位点的形状随TM螺旋的构象重排而改变，既可以与细胞内的H^+结合，也可以与细胞外的K^+结合。TM1、TM2、TM3和TM4发挥"门闩"功能，能够通过肽链结构的移动暴露或者遮蔽阳离子结合位点，进而决定H^+和K^+的去留[41]。β亚基主要处于胞质外区，仅跨膜一次，胞质外区部分有6～10个糖基化位点和3个二硫键，对

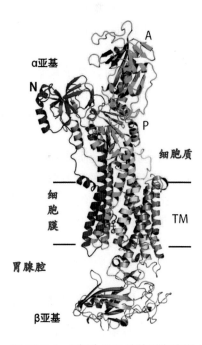

图 22-2-1　H^+,K^+-ATP 酶的蛋白结构

H^+,K^+-ATP酶的胞内分布、转运和活性表达具有重要作用。β亚基的N端处于胞质区，能够对α亚基的磷酸化结构域的构象进行限制，保证H^+,K^+-ATP酶泌酸过程中的构象稳定。

（二）质子泵的泌酸机制

胃H^+,K^+-ATP酶属于P2型ATP酶蛋白家族，离子交换过程由ATP供能，经由以磷酸化

和脱磷酸化为特征的E_1和E_2的构象变换过程实现（图22-2-2）。E_1构象时阳离子结合位点开口向细胞内侧，E_2构象时阳离子结合位点开口向细胞外侧。在ATP供应充足的细胞中，激活的H^+,K^+-ATP酶首先以E_1构象与细胞质基质的氢离子结合，ATP与磷酸化结构域的镁离子配位，得到（H^+）E_1ATP形式；磷酸化结构域中保守的DKTG序列中的天冬氨酸进攻ATP，ATP的γ-磷酸键断裂，天冬氨酸发生磷酸化，反应后

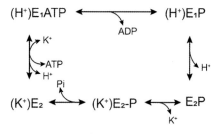

图22-2-2　H^+,K^+-ATP酶的构象循环

的ADP离去，得到（H^+）E_1P形式；蛋白质结构发生重排，阳离子结合位点暴露于分泌小管腔，氢离子逆浓度梯度向细胞外主动转运，得到E_2P形式；氢离子耗竭后，与细胞质外表面的钾离子结合，K^+的结合引动阳离子结合位点的关闭，并伴有执行结构域的旋转，使得磷酸化位点暴露，磷酸化的天冬氨酸水解，释放无机磷酸盐Pi，得到（K^+）E_2形式；最后，E_2构象变换为E_1构象，K^+泵入细胞质，整个过程为一次循环[42]。近年，在H^+,K^+-ATP酶的蛋白质晶体结构研究中，发现有与ADP结合的E_2P型质子泵，这说明在高能磷酸键断裂之后生成的ADP可能并未直接离去，具体机制如何仍待学术界研究确证[43, 44]。

在胃壁细胞中，胃H^+,K^+-ATP酶主要在两种特征的生物膜系统中表达。一种是由壁细胞顶端质膜向细胞内凹陷、折叠形成的管状结构，称为分泌小管，内衬有大量由肌动蛋白微丝和微丝结合蛋白支撑的微绒毛；另一种是胞质中呈管状或泡状的表面平滑的膜结构，称为管状囊泡系统。

静息状态时，质子泵储存于管状囊泡中，随管状囊泡分布于细胞质中，胞质中管状囊泡数量多；微绒毛由长短不一的纤维状肌动蛋白径向聚合成束而成，静息状态时，微丝向管腔侧凸出约为0.5 μm，向细胞质延伸部分约为1 μm，分泌小管上的微绒毛稀疏，形态上短且粗。

当受到神经递质或者内分泌物质刺激时，管状囊泡被募集向分泌小管移动与顶端质膜融合，细胞质中的管状囊泡数量减少，被激活的质子泵嵌于分泌小管。随着膜成分的补充，微绒毛中的微丝向管腔侧延伸，微绒毛伸长，分泌小管的膜表面积增加，能够容纳的质子泵数量增多，泌酸能力增强。当刺激终止时，胃酸分泌停止，质子泵经胞吞作用重新以管状囊泡形式存储在细胞质中；微丝解聚，微绒毛塌陷，60 min后经重构恢复（图22-2-3）[45-48]。

二、奥美拉唑的研发历程

（一）开端：局部麻醉药物的探索

1967年，瑞典的阿斯特拉制药公司（Astra Hässle，阿斯利康的前身之一）组建胃肠道研究部门，负责研发治疗PU的抗胃酸分泌药物。当时已知由胃窦G细胞分泌的胃泌素能够刺激胃酸分泌，动物实验研究结果表明对胃窦进行局部麻醉（简称局麻）能够阻断胃泌素释放。因此，该项目最初的设计方案是合成局麻药物，经口服后麻醉胃窦而抑制胃酸释放。已有的局麻药在胃内都因质子化而失效，于是以阿斯特拉已上市的局麻药利多卡因作为先导化合物，以幽门结扎的大鼠作为药理筛选模型，期望设计出与利多卡因具有相当

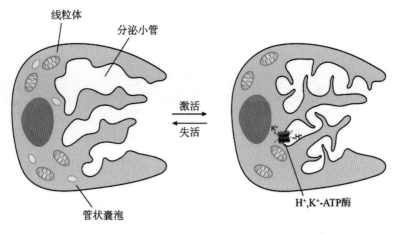

图 22-2-3　胃壁细胞的泌酸过程

的局麻作用的非碱性药物。然而，毒理实验表明具有局麻作用的化合物往往更易导致毒性的产生。因此，科学家们从安全性角度考虑，转而甄选出了无局麻作用但却具有抑酸作用的化合物开展进一步的研究。其中，以氨基甲酸酯类化合物H81/75最具潜力（图22-2-4）。H81/75无局部麻醉作用，在大鼠和狗中均表现出良好的抑酸活性，但在1971—1972年进行的人体试验中却被证明对人无效。至此，基于局麻机制的抑酸药物研发宣告失败。

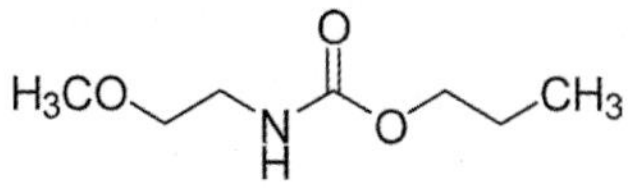

图 22-2-4　化合物 H81/75

（二）新的起点：2-（2- 吡啶基）硫代乙酰胺

在经历先前的挫败后，研究人员对项目分别从毒理–药理实验流程的优化和苗头化合物的筛选两方面进行了改进。优化后的药理–毒理实验流程为：合成的化合物首先在大鼠和狗中进行急性毒性试验，计算在口服给药途径下化合物在受试动物中的 LD_{50}，化合物的 LD_{50} 越大，表明该化合物的毒性越弱；化合物确认无毒后，在以十二指肠内给药途径给予胃部接有瘘管的实验用犬，检测体内活性。显然，研究者汲取了上一次的失败教训，将安全性因素放在了第一位。

1972年，研究人员在匈牙利药理会议上发现了能够抑制胃酸分泌的化合物CMN131。CMN131由法国施维雅制药公司研制，在大鼠和狗中均表现出良好的胃酸抑制作用，急性毒性试验中口服途径下在大鼠中的 LD_{50} 为570mg/kg，然而因在长期毒性试验中检出肝毒性，所以已终止研究[49, 50]。研究人员认为CMN131的毒性来源于结构中的硫代酰胺部分，于是通过合成含硫杂环或咪唑啉取代的硫醚类化合物消除分子的毒性来源（图22-2-5）。

研发团队在1972年首先合成了包括H116/18在内的系列含硫杂环，然而该系列化合物在狗的体内试验中均未检出活性，该改造方案宣告失败。而首个合成的咪唑啉取代的化合物H77/67（第一个先导化合物）不仅顺利通过了初步的急性毒性试验，并在犬类的体内研究中被证明有效，于是研究者继续对咪唑啉环进行结构优化。

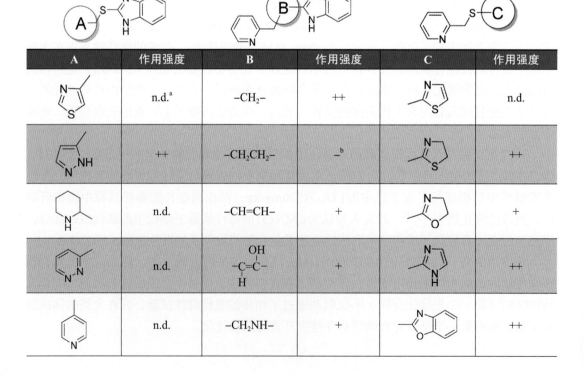

图 22-2-5　化合物 CMN 131 的改造策略

（三）专利风波：替莫拉唑的诞生

1973年6月，研究者在H77/67的基础上合成得到了苯并咪唑类化合物H124/26（图22-2-5）。在同年10月的动物实验结果中，H124/26展现出当时已合成的化合物中最强的胃酸抑制活性，因而被确定为新的先导化合物。

1974年，团队围绕H124/26开展了系统的构－效关系研究，应用药物化学中的电子等排和同系原理，对H124/26的吡啶环、含硫连接链和苯并咪唑环等三个部分进行了一系列的结构变换，希望能够对H124/26的分子骨架进行优化，进一步提高化合物活性。然而，新合成的化合物中未出现活性优于H124/26的分子（表22-2-1）。

表 22-2-1　基于 H124/26 的构－效关系研究

A	作用强度	B	作用强度	C	作用强度
4-甲基噻唑	n.d.[a]	–CH₂–	++	2-甲基噻唑	n.d.
3-甲基吡唑	++	–CH₂CH₂–	–[b]	2-甲基噻唑啉	++
2-甲基哌啶	n.d.	–CH=CH–	+	2-甲基噁唑啉	+
3-甲基哒嗪	n.d.	–C(OH)=CH–	+	2-甲基咪唑	++
4-甲基吡啶	n.d.	–CH₂NH–	+	2-甲基苯并噁唑	++

续表

A	作用强度	B	作用强度	C	作用强度
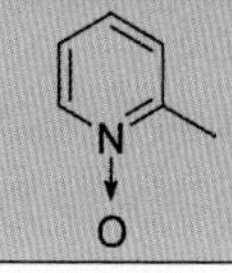 （2-甲基吡啶-N-氧化物）	+	$-C=N-$ $\quad$ H	n.d.	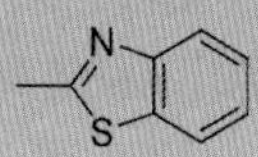 （2-甲基苯并噻唑）	w
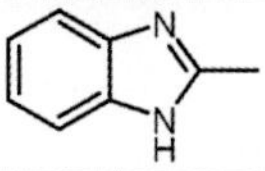 （2-甲基苯并咪唑）	n.d.	$-CH_2O-$	n.d.	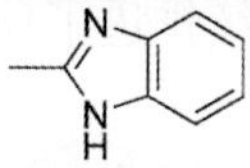 （2-甲基苯并咪唑）	+++
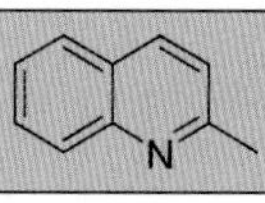 （2-甲基喹啉）	+	$-CH_2S-$	+++	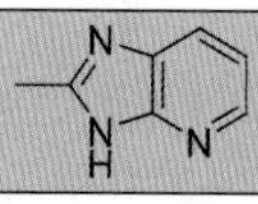 （2-甲基咪唑并吡啶）	++
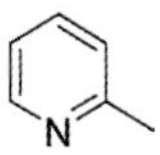 （2-甲基吡啶）	+++c	$-SCH_2-$	++	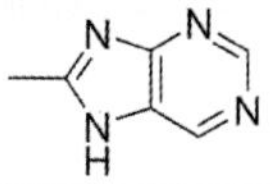 （2-甲基嘌呤咪唑）	+

原始文献中并未给出详细数据；[a]未检出活性；[b]刺激胃酸分泌；[c]最强抑酸活性

同年，阿斯特拉经文献调研发现，化合物H124/26已被一家匈牙利公司的专利涵盖，用于治疗肺结核，且阿斯特拉与专利权人就H124/26的专利归属未能达成一致，那么又该如何越过对方的专利壁垒呢？药理实验部门给出了解决方法，研发人员从受试犬的体内分离出H124/26的两种代谢产物，分别是硫醇和亚砜形式，其中亚砜形式的H83/69抑酸活性优于H124/26，且不在对方的专利范围内。

于是，H83/69，通用名为替莫拉唑（timoprazole），成为了新的先导化合物用于后续研究。

（四）一波三折：候选药物的安全性评价

在大鼠的长期毒性试验中，替莫拉唑共发现两种不良反应：普遍存在的甲状腺肿大与少见的胸腺萎缩。前者与替莫拉唑对碘摄取的抑制作用有关[51]，后者可能与替莫拉唑对免疫系统的干扰作用有关。如何消除替莫拉唑对碘摄取的抑制作用成为摆在研发团队面前的又一难题。

研发人员选择以能够抑制碘吸收的抗甲状腺药物作为切入点，积极检索文献以寻求思路。硫脲类抗甲状腺药物能够通过抑制碘的摄取而阻断甲状腺激素的合成，研究人员在硫脲类化合物的构-效关系研究中发现部分巯基苯并咪唑类化合物引入取代基后活性丧失，对碘的摄取不再产生影响。于是，研究者们尝试在替莫拉唑环系上引入相应的取代基，以消除对甲状腺和胸腺的影响。该部分工作的具体数据并未公开，已知对吡啶环和苯并咪唑环进行取代，当化合物的logP值为0 ~ 0.2时，能够消除苯并咪唑类化合物对碘摄取的抑制作用（受试化合物的logP值在0 ~ 3）。

H83/88（图22-2-6）是对替莫拉唑进行修饰后得到的首个安全有效的活性化合物，在大鼠中未引起甲状腺肿大以及胸腺萎缩的现象，抑酸活性与替莫拉唑相当，却从受试犬的小肠等器官中发现了坏死性血管炎，疑似是受试动物的变态反应。这一结果几乎将该项目再次推至中止的边缘。经研究者总

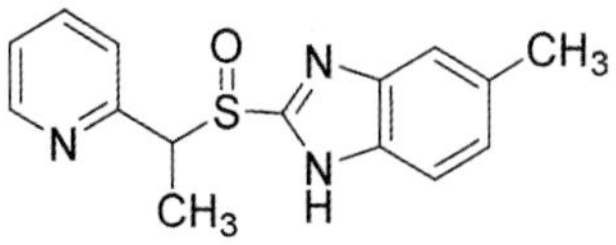

图22-2-6 化合物 H83/88

结后发现，在公司另一部门的β受体阻断剂开发过程中，受试犬也发现有坏死性血管炎，因此推测该变态反应可能并非由受试化合物所造成。分析后认为，在实验前该实验室的实验用犬都会进行统一驱虫，该变态反应可能是由驱虫药或肠道寄生虫的残骸所引起的。

基于上述猜测，研究人员一方面将H83/88送与美国的一家实验室使用无寄生虫感染的试验犬进行重复实验，另一方面选定抑酸活性更强的化合物H149/94（图22-2-7）作为新的候选药物，继续推进了项目进行。

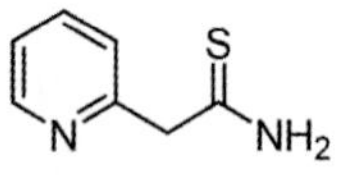

CMN 131

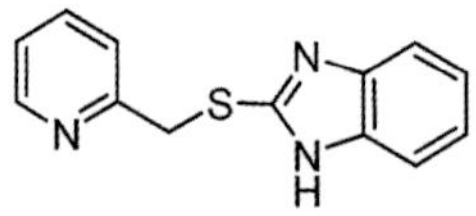

H124/26(1973年)

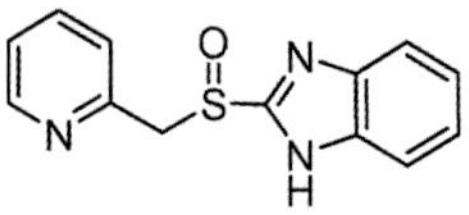

替莫拉唑
H83/69(1974年)

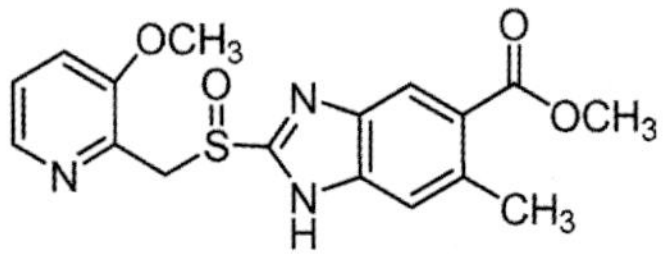

吡考拉唑
H149/94(1976年)

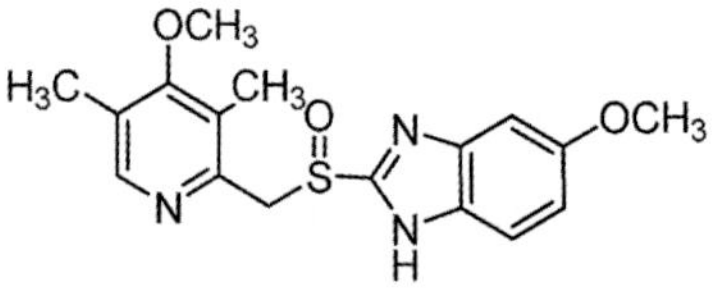

奥美拉唑
H168/68(1979年)

图 22-2-7   奥美拉唑研发过程中的关键化合物

H149/94，通用名为吡考拉唑（picoprazole），在当时已制得的取代苯并咪唑类化合物中活性最强，在实验动物中未见甲状腺和胸腺不良反应。然而在1978年进行的长期毒性实验研究中，给予吡考拉唑的受试犬的小肠中再次被观察到坏死性血管炎，这一实验结果使该项目暂时中止。幸运的是，一位科学委员会成员在研究了对照组实验动物后发现：1/3的未给药的实验用犬也都表现出不同程度的坏死性血管炎。毒理检验部门的免疫学家Vera Stejskal的研究结果也表明，该变态反应是由肠道寄生虫引发。最后经查证，一只公犬携带有寄生虫，并感染了其他个体。尽管经过了驱虫治疗，但部分携带易感基因的受试犬在肠道寄生虫残骸的作用下仍会发生超敏反应。同时，由美国实验室进行的H83/88的第二阶段毒理实验也未见坏死性血管炎。

于是，对吡考拉唑进行了第二次的毒理实验，实验用犬筛除了易产生超敏反应的个体，结果也表明，吡考拉唑无明显不良反应，吡考拉唑继而进入临床试验研究。

（五）全新药物发现：作用靶点确证

自替莫拉唑发现以来，对它以及同系列的其他活性化合物作用靶点的探究从未停止。实验结果证明，替莫拉唑并非作用于当时已知的H_2受体、乙酰胆碱受体或者胃泌素受体，但替莫拉唑却能够抑制组胺和二丁酰环磷酸腺苷所诱导的胃酸分泌，其中由二丁酰环磷酸腺苷导致的胃酸释放过程不受H_2受体拮抗剂以及CMN131的影响。这意味着替莫拉唑及同系列的其他活性化合物的作用靶点是全新且未知的。

1977年，在瑞典乌普萨拉召开的一场以胃内离子转运为主题的学术会议上，George Sachs分享了关于胃质子泵的相关研究成果。他不仅从胃内分离得到了含有质子泵的囊泡，还通过观察各器官对由壁细胞泌酸膜所制备的粗品的抗体表达水平，判断质子泵不仅是在胃中，在胸腺和胰腺中也存在。这不仅引发了与会人员对替莫拉唑的作用靶点是否为质子泵的猜想，而且该研究结果似乎也能合理解释替莫拉唑对甲状腺和胸腺的作用。然而，当在George Sachs的实验室中将苯并咪唑类化合物用含质子泵的囊泡进行测试时，却未能检出任何活性。最后，大量研究证明苯并咪唑类化合物是质子泵抑制剂，不过该过程需要在酸性环境中被活化。因此，只有将含质子泵的囊泡与苯并咪唑类化合物在酸性溶液中进行共培养时，待测化合物才能显示出活性。

（六）绝处逢生：奥美拉唑的上市

实验表明，以替莫拉唑为先导的活性化合物可以选择性富集在胃壁细胞的分泌小管腔内，化合物的解离常数在一定范围内越大，抑制胃酸分泌的能力越强。基于这一发现，以提高吡啶环和苯并咪唑环的解离常数为目的，研究者们对替莫拉唑系列化合物继续开展了构–效关系研究（表22-2-2）。

1979年，研究人员合成了吡啶环的3，5位-甲基取代，4位-甲氧基取代，苯并咪唑环的5位-甲氧基取代的化合物H168/68，即奥美拉唑。在同系列的化合物中，奥美拉唑的吡啶环上有着更多的给电子基团，因而吡啶环的pK_a值更大，$-lgED_{50}$的数值更大，抑制胃酸分泌的能力最强。

表 22-2-2　基于解离常数的构 – 效关系研究

R$_1$	R$_2$	ΔpK_a （吡啶环）	$-lgED_{50}$[a] （抑制胃酸分泌）
H	5- 甲氧基	0	n.d.
4- 甲基	5- 甲氧基	+0.76	5.2
3,5- 二甲基	5- 甲氧基	+0.94	5.6
4,5- 二甲基	5- 甲氧基	+1.23	5.3
5- 甲基，4- 甲氧基	5- 甲氧基	+1.82	5.9
3,5- 二甲基 -4- 甲氧基	5- 甲氧基	+2.29	6.6

[a]活性数据来自以犬类为模型的体内研究

奥美拉唑的吡啶环pK_a比替莫拉唑高出1个单位，在壁细胞的蓄积程度更高；在中性环境中，奥美拉唑较酯基取代的吡考拉唑更加稳定。奥美拉唑在大鼠和犬的体内体外研究，以及人体组织的体外实验中对胃酸分泌的抑制作用都是最有效的化合物，不影响碘的摄取，不会诱导胸腺萎缩和坏死性血管炎，同时在初步安全性评价中也未见其他不良反应。

1980年，阿斯特拉提交了奥美拉唑的研究性新药（investigational new drug，IND）申请。

1982年，奥美拉唑正式进入临床试验阶段，并在当年的世界消化学大会上公布了振奋人心的临床试验结果——26例十二指肠溃疡患者每日服用40 mg奥美拉唑，给药4周后25例溃疡愈合。

1984年，在大鼠的长期毒性研究过程中发现，长期使用高剂量的奥美拉唑会导致类癌产生，奥美拉唑的临床试验研究暂时中止[52]。类癌是一种良性肿瘤，其产生机制是奥美拉唑给药后引起胃内酸度降低，机体经正反馈机制促进胃泌素的释放，而胃泌素不仅能够促进胃酸分泌，同样对肠嗜铬样细胞具有营养作用，高浓度的胃泌素会导致肠嗜铬样细胞的异常增殖，最终形成类癌。幸运的是，随后的研究报道证明长期服用雷尼替丁以及胃次全切除术[53]（PU的手术治疗手段）同样也会导致类癌产生，加之类癌是一种良性肿瘤，癌变倾向较小，奥美拉唑的临床试验得以继续开展。

1988年，奥美拉唑在瑞典上市，商品名为洛赛克（Losec）[54]。

（七）后续发展：精准治疗与商业需求

奥美拉唑的诞生实现了抗PU药物的新突破，全新作用机制的药物发现推动了该类药物的大发展，根据研发历史、药代动力学性质以及作用特点，目前全球共有7种上市的模仿性创新的质子泵抑制剂。其中由原公司推出的新一代质子泵抑制剂埃索美拉唑是奥美拉唑的左旋异构体，与奥美拉唑相比，埃索美拉唑的肝脏首过效应减小，口服生物利用度提高，药物–药物相互作用相对减少。埃索美拉唑的上市既体现了药物精准治疗临床价值，又实现了原创药物专利的市场保护商业利益。2001年4月奥美拉唑的世界专利到期，2001年10月美国专利到期，受仿制药竞争影响，洛赛克2001年全球销售额由2000年的62.6亿美元降至55.78亿美元，2002年更是降至46.23亿美元，而新药埃索美拉唑则不负众望，2001年全球销售额为5.68亿美元，2002年增至19.78亿美元，基本夺回市场份额。这是创新药物专利策略中一个成功案例。

三、奥美拉唑的作用机制

在小鼠的全身放射自显影实验研究中，奥美拉唑仅标记壁细胞中含H^+,K^+-ATP酶的管状囊泡和分泌膜。对放射性标记的膜结构进行纯化和电泳分析，结果表明，奥美拉唑与H^+,K^+-ATP酶的催化亚基的92 kDa蛋白特异性结合，由此得出结论——奥美拉唑仅与胃黏膜中的H^+,K^+-ATP酶结合，不与其他部位的酶结合。

奥美拉唑是一种前药，其本身不具有抑制作用，在体外和体内经酸活化后才能抑制H^+,K^+-ATP酶（图22-2-8），最好的例证就是在奥美拉唑给药之前使用H_2受体拮抗剂，会降低奥美拉唑的活性。体外研究结果显示，奥美拉唑在酸中转化为活性中间体——次磺酰胺和次磺酸形式，中间体可与硫醇（如β-巯基乙醇）经二硫键连接形成加合物，表明奥美拉唑对H^+,K^+-ATP酶的抑制作用可能是通过与含巯基的半胱氨酸共价结合实现[49, 53]。

使用具有放射性的^{31}P标记的ATP和^3H标记的奥美拉唑与H^+,K^+-ATP酶共同培养，结果显示蛋白上1 mol的^{31}P结合位点伴有2 mol的^3H结合，表明奥美拉唑以2∶1的比例作用于H^+,K^+-ATP酶[4]。

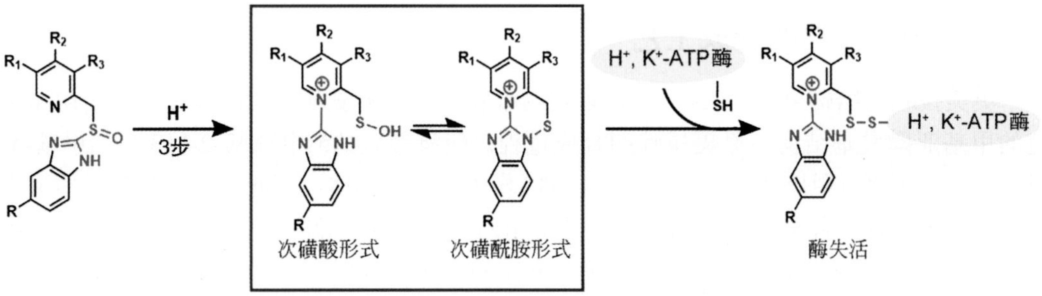

图 22-2-8　奥美拉唑的作用机制

　　奥美拉唑的具体作用机制：奥美拉唑吡啶环的解离常数pK_1约为4，在胃壁细胞的酸性的分泌小管中发生质子化而选择性聚集在胃壁细胞内。苯并咪唑环上的解离常数pK_2约为0.79，随酸度增加咪唑环上的氮原子发生质子化，进而降低了周围的电子云密度，使咪唑环上的2-位碳原子的亲电性进一步增加。然后，吡啶环上未质子化的氮原子对咪唑环上的2-位碳原子发生亲核进攻（即Smiles重排），经螺环中间体形成次磺酸和次磺酰胺两种活性分子形式[55]。活性转化物与E_2构象的H^+,K^+-ATP酶第4～6跨膜区的Cys813和第7～8跨膜区的Cys892通过二硫键的共价结合，阻碍了K^+进驻离子结合位点，进而阻断了H^+,K^+-ATP酶由E_2（K^+）到（H^+）E_1ATP构象变换（变构）过程，实现了抑制胃酸分泌的目的。酶-抑制剂复合物的结构可在酸性环境中稳定存在，泌酸作用可以通过质子泵的重新生成以及谷胱甘肽、半胱氨酸等巯基内源性物质的再一次交换得以恢复。而恢复质子泵的生成需要60～92 h，壁细胞的分泌小管中谷胱甘肽含量又极少，因而奥美拉唑的抑酸作用持久，受血药浓度影响较小。

第三节　奥美拉唑的药物化学

一、奥美拉唑的结构特点

　　奥美拉唑，化学名称为5-甲氧基-2-[（4-甲氧基-3,5-二甲基-2-吡啶基）-甲基]-亚磺酰基-1H-苯并咪唑，由吡啶环、苯并咪唑环和甲基亚磺酰基3部分组成。吡啶环可在酸性环境中质子化决定了奥美拉唑的选择性，苯并咪唑环参与Smiles重排为奥美拉唑的活性所必需，甲基亚磺酰基直接参与共价结合。

　　吡啶环的解离常数pK_1约为4，当周围环境的pH<4时吡啶环发生质子化主要以离子型存在，极性增大而难以透过生物膜。机体内能够实现pH<4环境只有壁细胞的分泌小管腔，因而奥美拉唑能够在壁细胞分泌小管腔中选择性聚集。

　　奥美拉唑的活化过程，即Smiles重排过程，由吡啶环未质子化的氮对苯并咪唑环上2-位的氮原子的亲核进攻所驱动，最后经螺环中间体形成活性形式的次磺酸和次磺酰胺。次磺酰胺和次磺酸在酸性环境中能够稳定存在，极性较大而难以透过生物膜，与含巯基的内源性物质反应性高，虽然不具备成药性但是理想的活性中间体。

二、奥美拉唑的合成工艺

奥美拉唑的结构可分为3部分：四取代的吡啶结构、甲氧基取代的苯并咪唑结构和含硫的甲基亚磺酰基结构。奥美拉唑的合成过程以硫醚形式的5-甲氧基-2-[（3,5-二甲基-4-甲氧基-2-吡啶基）甲硫基]-1H-苯并咪唑（Ⅲ）作为关键中间体，因此可以分为硫醚的生成和硫醚的氧化两个部分。下面以实际生产常用的路线举例，硫醚结构（Ⅲ）可以由苯并咪唑-2-硫醇与吡啶卤化物在碱性条件下发生Williamson反应制得，再经氧化得到奥美拉唑（图22-3-1）。

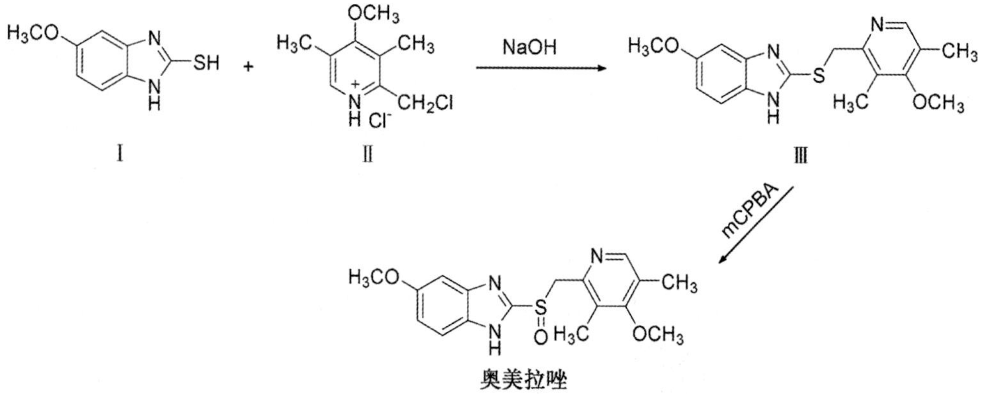

图 22-3-1　奥美拉唑合成过程

（一）硫醚的生成

硫醚中间体（Ⅲ）可由5-甲氧基-1H-苯并咪唑-2-硫醇（Ⅰ）与2-氯甲基-4-甲氧基-3,5-二甲基吡啶盐酸盐（Ⅱ）缩合得到。

1. 化合物Ⅰ的合成　以对氨基苯甲醚（Ⅰ-1）为起始原料，乙酸酐作酰化试剂，对氨基进行乙酰化保护，经硝化反应在苯环的2位引入硝基，生成4-甲氧基-2-硝基乙酰苯胺（Ⅰ-2）；碱性条件下，氨基脱乙酰化，生成4-甲氧基-2-硝基苯胺（Ⅰ-3）；氯化亚锡作还原剂，还原硝基，生成4-甲氧基-1,2-苯二胺（Ⅰ-4）；在二硫化碳和氢氧化钾的乙醇混合液中环合形成咪唑环，生成5-甲氧基-1H-苯并咪唑-2-硫醇（Ⅰ），该步骤也可直接使用乙氧基磺原酸钾（图22-3-2）。

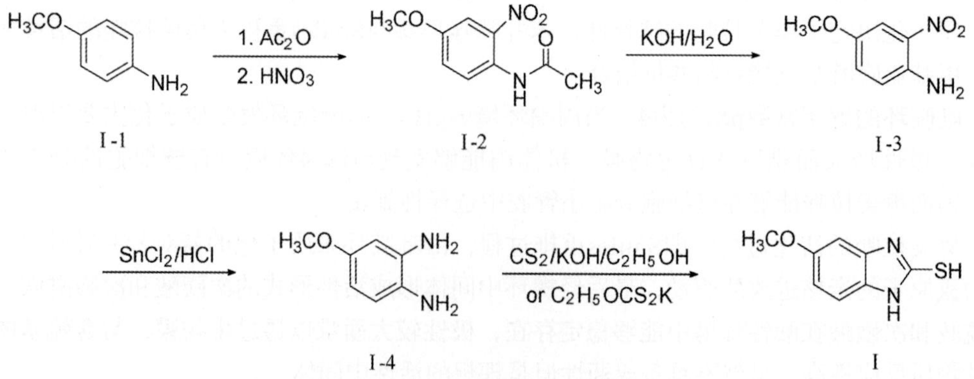

图 22-3-2　化合物Ⅰ的合成

2. 化合物Ⅱ的合成 2- 氯甲基 -4- 甲氧基 -3,5- 二甲基吡啶盐酸盐（Ⅱ）现有两条合成路线，分别以 2,3,5- 三甲基吡啶（Ⅱ-1）和 3,5- 二甲基吡啶（Ⅱ-6）为起始原料。

（1）化合物Ⅱ的合成路线1：以2,3,5-三甲基吡啶（Ⅱ-1）为起始原料，过氧化氢作氧化剂，氧化生成2,3,5-三甲基吡啶-*N*-氧化物（Ⅱ-2）；在硝酸和浓硫酸的混酸溶液中发生硝化反应，在吡啶环的4位引入硝基，生成4-硝基-2,3,5-三甲基吡啶-*N*-氧化物（Ⅱ-3）；与甲醇钠发生亲核取代反应，硝基被甲氧基取代，生成4-甲氧基-2,3,5-三甲基吡啶-*N*-氧化物（Ⅱ-4）；在乙酸酐作用下发生Boekelheide重排反应，生成3,5-二甲基-2-羟甲基-4-甲氧基吡啶（Ⅱ-5）；最后，以氯化亚砜为氯化剂，2-氯甲基-4-甲氧基-3,5-二甲基吡啶盐酸盐（Ⅱ）（图22-3-3）。该路线由于原料与试剂易得，反应条件温和，总收率高，目前广泛地应用于工业生产。

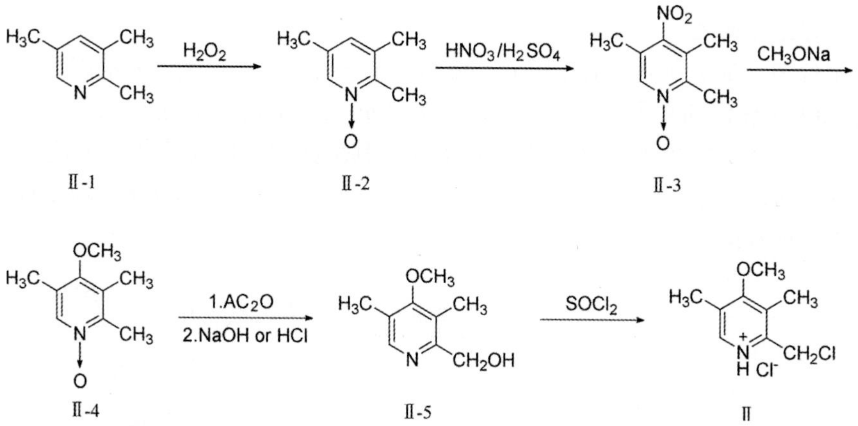

图 22-3-3 化合物Ⅱ的合成路线 1

（2）化合物Ⅱ的合成路线2：该路线以3,5-二甲基吡啶（Ⅱ-6）为起始原料，过程与路线1类似，3,5-二甲基吡啶（Ⅱ-6）经氧化、硝化和甲氧基取代，生成4-甲氧基-3,5-二甲基吡啶-*N*-氧化物（Ⅱ-9）；在硫酸二甲酯和过硫酸铵作用下发生Boekelheide重排反应，生成3,5-二甲基-2-羟甲基-4-甲氧基吡啶（Ⅱ-5），最后经氯化反应生成化合物Ⅱ（图22-3-4）。该路线在奥美拉唑的早期生产过程中曾被采用，但由于使用了剧毒的硫酸二甲酯，且收率较低，现已被路线1替代。

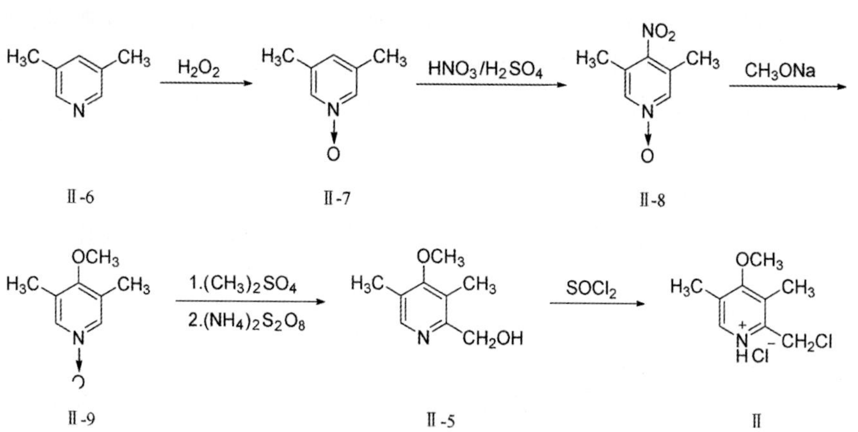

图 22-3-4 化合物Ⅱ的合成路线 2

3. 硫醚化合物Ⅲ的合成　5- 甲氧基 -1*H*- 苯并咪唑 -2- 硫醇（Ⅰ）与氢氧化钠反应生成硫醇钠,硫醇钠与 2- 氯甲基 -4- 甲氧基 -3,5- 二甲基吡啶盐酸盐（Ⅱ）发生 Williamson 反应,缩合得到硫醚结构的 5- 甲氧基 -2-[（3,5- 二甲基 -4- 甲氧基 -2- 吡啶基）甲巯基]-1*H*- 苯并咪唑（Ⅲ）（图 22-3-5）。

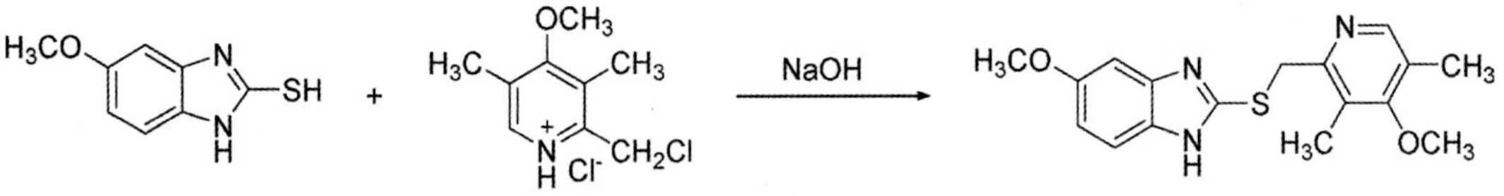

图 22-3-5　硫醚化合物Ⅲ的合成

（二）硫醚的氧化

硫醚化合物（Ⅲ）在氧化剂作用下,硫原子氧化为亚砜,得到的外消旋形式的产物,即为奥美拉唑,氧化剂常采用间氯过氧苯甲酸（*meta*-chloroperbenzoic acid, mCPBA）（图22-3-6）。奥美拉唑的亚砜结构具有手性,其*S*-异构体形式的埃索美拉唑同样也是"重磅炸弹"级的上市药物,合成过程主要通过手性催化剂催化硫醚化合物（Ⅲ）的不对称氧化实现,详细内容不在此展开。

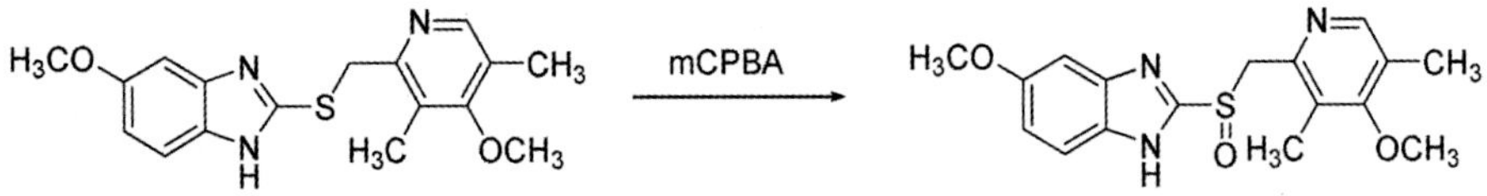

图 22-3-6　硫醚的氧化过程

三、拉唑类PPI药物的构-效关系

苯并咪唑类质子泵抑制剂的分子结构大体上可以分为 3 部分（图22-3-7）: 取代的吡啶环、取代的苯并咪唑环和甲基亚磺酰基连接链。

（一）取代的吡啶环

以2-位连接的吡啶环取代时活性最强,无论是用吡啶的氮氧化物、4-吡啶,还是使用噻唑、咪唑等单杂环、喹啉和苯并咪唑等稠杂环,活性均降低。吡啶环的解离常数影响了药物在胃壁细胞中的集聚程度和起效速度,引入供电子基团能够升高吡啶环的电子云密度,增大解离常数。解离常数越大意味着药物可以越快、越高浓度地在胃壁细胞中富集,缩短起效时间,增强抑酸作用强度。在吡啶环的3-位、4-位和5-位引入供电子基团如烷基、烷氧基取代,有利于提高活性;吡啶环的6-位引入取代基将因空间位阻效应而不利于螺环中间体的形成。

（二）取代的苯并咪唑环

1*H*-1,3-苯并咪唑活性最强,以二氢噻唑、咪唑或咪唑并吡啶等杂环进行替换时,仍能保留一定的活性。苯并咪唑环上的2-位碳原子受吡啶环上的未质子化的氮原子亲核进攻后,形成活性中间体。在苯并咪唑环上引入吸电子基团固然可以增强2-位碳原子的亲电性，使得Smiles重排反应更易进行，但会使药物在未进入胃壁细胞时的非酸性环境中就被消耗，整体活性反而下降。在6-位引入供电子基团提高咪唑环上氮原子的解离常数，使得其在酸性条件下更易质子化，进而加剧2-位碳原子的缺电性，提高酸催化的转化率，使药物活性升高。

（三）甲基亚磺酰基连接链

连接链可以用-CH$_2$S-、-CH$_2$-、-SCH$_2$-基团替换，仍保持一定活性。

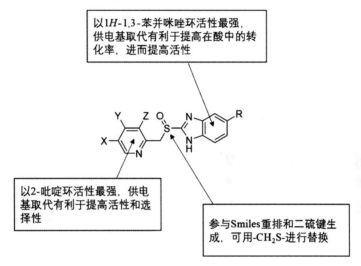

图 22-3-7　奥美拉唑的构 – 效关系

第四节　奥美拉唑的临床应用

一、奥美拉唑的临床适应证和安全性

奥美拉唑的临床适应证包括以下几点。

1. PU　奥美拉唑的标准剂量每日 20 mg，用以缓解溃疡疼痛，促进愈合。十二指肠溃疡的疗程为 4～6 周，胃溃疡的疗程为 6～8 周，也可长期维持治疗以防止溃疡复发。检出 Hp 感染的 PU 患者应优先予以 Hp 的根除治疗，根除治疗所需的疗程可以重叠在抑酸治疗 4～8 周的疗程中，也可以在抑酸治疗结束后进行。非甾体抗炎药相关的 PU 应停用非甾体抗炎药，或选用选择性的环氧合酶 2 抑制剂。胃泌素瘤并发的 PU 使用双倍标准剂量进行治疗，每日 2 次给药[56]。

2. Hp 感染　目前，标准剂量的奥美拉唑 + 铋剂 +2 种抗生素组成的"四联方案"是我国治疗 Hp 感染的一线方案，疗程为 10 d 或 14 d[57]。

3. 非甾体抗炎药相关的胃肠道损伤　标准剂量的奥美拉唑疗程为 4～8 周，用于非甾体抗炎药相关的消化不良、胃溃疡和出血的治疗；需要长期服用非甾体抗炎药的患者，奥美拉唑维持治疗用以预防胃肠道损伤。

4. 胃食管反流病（gastroesophageal reflux disease，GERD）　可分为糜烂性食管炎，

即反流性食管炎（reflux esophagitis，RE）和非糜烂性胃食管反流病（non-erosive reflux disease，NERD）。奥美拉唑可用于糜烂性食管炎、酸过量或对酸敏感的非糜烂性胃食管反流病、明确食管外症状的胃食管反流病以及并发的食管狭窄和 Barrett 食管的治疗，每日一次，每次 20 ~ 60 mg，疗程为 4 ~ 8 周。由于胃食管反流病复发率高，奥美拉唑每天 20 mg 也作为维持治疗策略[60-62]。

5. 嗜酸细胞性食管炎（eosinophilic esophagitis，EoE） 是一种以嗜酸性粒细胞浸润为特征的慢性食管炎症。30% ~ 50% 的嗜酸性食管炎患者使用 PPI 治疗后症状改善，称为 PPI 反应性的食管嗜酸性粒细胞增多症[63, 64]。

6. 卓 – 艾综合征（Zollinger-Ellison syndrome，ZES） 卓 – 艾综合征是一种功能性的胰腺神经内分泌肿瘤，患者血液中胃泌素水平升高，临床表现多为高胃酸水平导致的一系列症状，如难治性 PU、胃食管反流病以及腹泻等。奥美拉唑初始剂量为 60 mg/ 次，每日 1 次，并根据实际情况调整剂量控制胃酸分泌[65]。

7. 应激性溃疡的预防 对危重患者，特别是长期机械通气和凝血障碍患者，静脉注射高剂量的奥美拉唑预防应激性溃疡的发生[66]。

8. 功能性消化不良 对以上腹部疼痛、灼热感为特征的患者，使用标准剂量的奥美拉唑进行短期治疗[67]。

奥美拉唑的安全性总体良好，一般不良反应有头疼、腹泻、腹痛、恶心以及便秘，发生率为 1% ~ 3%，症状轻微，多为自限性；偶见过敏性休克、红斑狼疮、急性间质性肾炎、横纹肌溶解等严重不良反应。近年随着奥美拉唑的广泛应用，奥美拉唑的药物–药物相互作用和潜在的不良反应也受到关注。奥美拉唑与氯吡格雷联用，影响后者在体内代谢为活性形式而降低疗效，增加心血管事件的发生风险；胃内酸度降低，使酮康唑和伊曲康唑的吸收减少；对部分 P450 同工酶有抑制作用，可延缓华法林、硝苯吡啶以及双香豆素等药物的肝脏代谢。奥美拉唑的长期治疗会使胃内 pH 维持在较高水平，影响维生素 B_{12}、铁及镁的吸收，造成维生素 B_{12} 缺乏、缺铁性贫血以及低镁血症；经正反馈调节促进胃泌素分泌，产生高胃泌素血症，高水平的胃泌素会进一步导致胃息肉和类癌的发生；对细菌和病原微生物的杀灭作用减弱，导致肠道菌群失调，易发生肠道感染；胃内酸度减弱使胃内细菌增多，当发生胃食管反流或实施治疗性干预时，含菌胃内容物会侵入呼吸道，诱发呼吸道感染，增加社区获得性肺炎的发生率[68-71]。

二、奥美拉唑与埃索美拉唑

奥美拉唑口服后首过效应显著，口服生物利用度低，药代动力学性质和治疗效果存在明显的个体差异。于是，1989 年阿斯特拉开展了新的抑酸药物研发项目，目标为找到一种相较于奥美拉唑肝脏清除率更低、口服生物利用度更高的化合物。1989—1994 年，30 多位科学家合成了上百个化合物，最终甄选出 4 个化合物进行临床前研究。综合评估药代动力学性质、抑酸作用强度以及安全性后，只有 1 个化合物表现出优于奥美拉唑的性质，即奥美拉唑的 *S*-型异构体——埃索美拉唑（商品名：耐信 Nexium）[53]。埃索美拉唑较奥美拉唑的肝清除率减小，口服生物利用度升高，个体差异性得到明显改善。

奥美拉唑分子内存在一个手性的硫原子，因而具有 *R*-型和 *S*-型两种对映异构体。*R*-和

S-奥美拉唑在酸性环境中都经由质子化诱导重排而生成非手性的次磺酸和次磺酰胺，对质子泵的作用机制相同。但在人体内由于细胞色素酶CYP450同工酶对两者的立体选择性不同，造成了两者的药代动力学性质和药效不同。R-奥美拉唑98%由CYP2C19代谢为5′-羟基化产物和5-去甲基化物，2%由CYP3A4代谢为砜；而S-奥美拉唑73%由CYP2C19代谢，27%由CYP3A4代谢（图22-4-1），在肝微粒体中的总体清除率仅为R-奥美拉唑的三分之一（图22-4-2）。

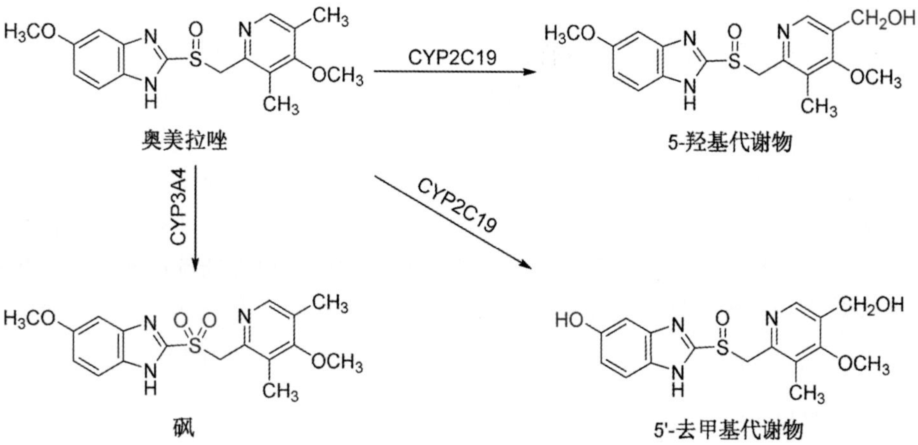

图 22-4-1　奥美拉唑的代谢产物

CYP2C19存在单核苷酸多态性，根据编码的等位基因的不同可以分为慢代谢型（PM）、中等代谢型（IM）、强代谢型（EM）以及超强代谢型（UM）。顾名思义，不同的基因型所表达的蛋白对药物的代谢速度存在显著差异，而这也正是造成奥美拉唑用药后存在个体差异性的关键。人体实验结果表明，在快代谢型中当血药浓度达至稳态时，S-奥美拉唑的AUC是奥美拉唑的2倍，是R-奥美拉唑的4.5倍；在慢代谢型受试者中S-奥美拉唑的AUC仅为R-奥美拉唑的二分之一。S-奥美拉唑和R-奥美拉唑的AUC在慢代谢型和快代谢型间的比值分别为3和7.5，即S-奥美拉唑较R-型奥美拉唑个体差异性更小[72]。S-奥美拉唑表现欠佳的慢代谢型在人群中占比较低，在欧洲白种人中占1.2%～3.8%，亚洲人中约为23%，美国黑人中为4%[73]。

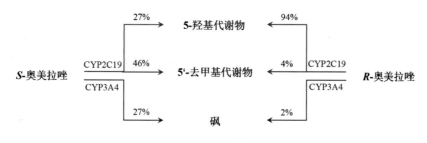

图 22-4-2　P450 同工酶对奥美拉唑和埃索美拉唑的代谢差异

埃索美拉唑目前临床用于胃食管反流症、卓–艾综合征、胃溃疡以及十二指肠溃疡等酸相关疾病的治疗；与抗生素联用，参与Hp感染的治疗；非甾体类抗炎药相关性胃溃疡的预防与治疗[74]。

第五节　总结与展望

一、本章总结

本章介绍了奥美拉唑的研发过程。奥美拉唑的发现受限于当时的技术水平，采用的是传统的药物设计手段，即药物发现过程依赖药物设计者的直觉、经验以及化学知识。在这一过程中，研究团队遭遇过靶标未知、先导化合物的不良反应、专利纠纷、临床中止等一系列的困难，几乎囊括了药物研发过程中所有可能出现的问题。对于这些困难，奥美拉唑的研发示例为读者提供了一些未必普遍适用但行之有效的方法：对于靶标未知的化合物，可直接进行体内活性测试；当先导化合物存在不良反应时，可在活性检测之前优先进行急性毒性试验；当化合物的结构受专利保护时，可以尝试着眼于其代谢产物。如今，站在理性药物设计时代的我们回望这样一段意外与机遇并存的故事，希望能为读者带来启发。

二、知识拓展：奥美拉唑的专利布局

药物作为一种特殊的商品，新药开发过程不仅需要着眼于药物的安全性与疗效等性质，对于成功研制的药物如何保障化合物的权益并拓展其商业价值更是重中之重。阿斯利康公司对奥美拉唑（商品名：洛赛克）进行了详尽的专利布局，最大程度地保障了奥美拉唑的专利权益与商业价值，此处以阿斯利康在美国的专利战略举例说明。

（一）专利网策略

表22-5-1列举了美国橙皮书中记录的洛赛克专利及其美国专利到期时间。阿斯利康围绕奥美拉唑的化合物专利为核心，布置了包括剂型、制备方法等一系列的外围专利，保证核心专利过期后仍能通过外围专利编制的专利网将竞争对手网络其中，为对手建立专利壁垒，延长自身在专利和市场领域的垄断地位；专利保护范围全面，包括化合物、中间体、剂型、制备方法、组合物、晶型等多个方面，避免了竞争对手从薄弱环节进行突破。尽管随着专利的逐步过期权利保护范围逐年缩小，但这一策略为特定的关键性知识成果带来了数年甚至长达18年的专利延长，为后续研究、成果转化创造了珍贵的战略机遇期，以下为具体介绍。

奥美拉唑的核心专利是1979年4月5日申请的专利1，该专利包含了奥美拉唑的化合物结构，原到期日为1999年4月5日，经美国的专利期限延长（patent term extension，PTE）制度批准，获得2年的延长，专利期限至2001年4月5日，后又因完成FDA指定的儿科临床试验获6个月的儿童独占权，美国专利延长至2001年10月5日。专利期限延长制度是对上市药物的某一项尚未过期的专利进行延长，目的是为弥补上市的药物在获批上市过程由于行政审批造成的专利期限损失，在我国和美国均有实施。阿斯利康正是得益于该制度，不仅获得了专利延长2年所带来的直接经济收益，从企业战略层面而言，阿斯利康开发的新药埃索美拉唑（商品名：耐信）2000年在瑞典上市、2001年在美国上市，若1999年奥美拉唑化合物专利到期，即便有着外围专利的保护，其市场份额仍势必会遭受仿制药企业的冲击，这必定会对埃索美拉唑上市产生强烈冲击。而儿科独占权制度为美国所特有，目的是保障儿童用药安全，表22-5-1中专利1～14均享有6个月的儿科独占权。

表 22-5-1　FDA 发布的橙皮书所列出的洛赛克专利

序号	专利号	类型	专利到期日
1	US4255431A	化合物	2001 年 10 月 5 日
2	US4544750A	中间体	2004 年 2 月 26 日
3	US4738974A	碱盐	2007 年 10 月 19 日
4	US4636499A	代谢物	2005 年 11 月 30 日
5	US4786505A	剂型	2007 年 10 月 20 日
6	US4853230A	剂型	2007 年 10 月 20 日
7	US5093342A	用途	2010 年 8 月 2 日
8	US5386032A	制备方法	2012 年 7 月 31 日
9	US5599794A	组合物	2014 年 8 月 4 日
10	US5629305A	组合物	2014 年 8 月 4 日
11	US6147103A	制备方法及组合物	2019 年 4 月 9 日
12	US6150380A	晶型	2019 年 5 月 10 日
13	US6166213A	制备方法及组合物	2019 年 4 月 9 日
14	US6191148B1	制备方法及组合物	2019 年 4 月 9 日
15	US5690960A	剂型	2014 年 11 月 25 日
16	US5900424A	镁盐	2016 年 5 月 4 日
17	US6428810B1	剂型	2019 年 11 月 3 日

（二）产品线延长策略

产品线延长策略是指在原有药物基础上进行微小的改动，使之作为品牌药的第二代产品，再围绕第二代产品申请下游专利，继续构建专利网。基于该策略，阿斯利康开发了奥美拉唑的S-型异构体埃索美拉唑，2000年在瑞典首次上市，2001年在美国上市。尽管临床试验数据显示，埃索美拉唑较奥美拉唑仅有3%的改善，但由于阿斯利康成功的市场营销策略，埃索美拉唑成功保住了奥美拉唑的市场份额[75]。

阿斯利康还针对剂型、成盐形式、剂量规格进行调整，积极谋求市场独占权并扩大专利保护范围。以美国上市情况为例，1989—1998年上市10 mg、20 mg、40 mg三种规格的奥美拉唑肠溶胶囊，2001年上市20 mg、40 mg规格的埃索美拉唑钠肠溶胶囊，2005年上市20 mg、40 mg规格埃索美拉唑钠注射液，2006年上市20 mg、40 mg规格的埃索美拉唑镁混悬液，2011年上市2.5 mg、5 mg的规格的埃索美拉唑镁混悬液。

数字资源

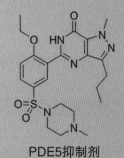

PDE5抑制剂

第二十三章

勃起功能障碍治疗药物
环腺苷磷酸二酯酶 5A 抑制剂的发现

郭　磊　罗海彬

第一节　阴茎勃起功能相关的 NO-cGMP 信号通路

　　勃起功能障碍（erectile dysfunction，ED）是指在过去3个月，阴茎不能达到和（或）维持足够的勃起，进而导致不能正常进行性交的病理现象。全球约1.5亿男性受ED的困扰，有研究预测，到2025年全球ED患者将超过3.2亿[1]。尽管ED不是一种危及生命的疾病，但与患者的生活质量、性伴侣关系、家庭稳定密切相关，也是许多躯体疾病的早期预警信号。

一、阴茎勃起的生理学机制

　　生理性阴茎勃起是一种神经调节下的血管反应。在阴茎勃起过程中交感神经系统和副交感神经系统同时参与调控，其中副交感神经系统主要通过调节阴茎血管和阴茎海绵体平滑肌的松弛实现阴茎勃起的调控。正常性刺激神经信号从下丘脑勃起中枢下传至海绵体神经，并通过非肾上腺非胆碱能神经传导至阴茎组织，促使神经末梢和内皮细胞释放生物活性因子，诱发海绵体平滑肌松弛，阴茎海绵体充血膨胀；同时增大的阴茎压迫白膜下静脉，阻止海绵体血液的回流，最终使阴茎达到并维持足够的硬度以利于性交。正常的性心理反应、生理结构、内分泌、神经和血管功能等均是阴茎勃起的基础，其中任何一个环节的异常都可能导致ED[2]。ED的病因主要可分为心理性和器质性两大类。心理性ED主要来自家庭社会关系和创伤性经历所导致。器质性ED病因复杂多样主要归类为神经系统源性（如脊髓损伤、海绵体神经损伤）、内分泌源性（如糖尿病、性腺功能减退、高胆固醇血症等）、血管源性（如动脉硬化、静脉漏等）、药物源性（如某些抗抑郁剂）、系统性疾病（衰老、心血管疾病等）和阴茎的局部病变（如阴茎硬结症等）。

二、阴茎勃起的分子生物学机制

性刺激兴奋骶髓副交感中枢并传递信号至阴茎海绵体，刺激海绵体神经元的非肾上腺素能、非胆碱能（nonadrenergic，noncholinergic，NANC）神经元型一氧化氮合酶（neuronal nitric oxide synthase，nNOS）产生并释放一氧化氮（NO）。同时性冲动引起神经递质乙酰胆碱（acetylcholine，Ach）的释放，刺激海绵体内皮细胞提升细胞质中肌酸三磷酸（inositol triphosphate，IP₃）的表达水平，导致Ca^{2+}浓度升高，当Ca^{2+}结合钙调蛋白后刺激内皮型一氧化氮合酶（endothelial NOS，eNOS）催化L-精氨酸（L-Arg）被氧化形成L-瓜氨酸（L-citrulline，L-Cit）并释放一氧化氮（NO）。NO是一种具有自由基性质的脂溶性气体分子，可透过细胞膜快速扩散，作用于邻近的靶细胞发挥作用[3]。当NO弥散进入海绵体及血管平滑肌细胞后，NO会与鸟苷酸环化酶（guanylate cyclase，GC）活性中心的Fe^{2+}结合，诱导该酶构象改变，增强该酶催化三磷酸鸟苷（guanosine triphosphate，GTP）生成环磷酸鸟苷（cyclic guanosine monophosphate，cGMP）的生物活性，导致cGMP水平升高。cGMP作为第二信使激活下游cGMP特异的蛋白激酶（cGMP-dependent protein kinase，PKG），促进胞内K^+外流，抑制胞外Ca^{2+}内流并通过促进细胞内内质网对Ca^{2+}的摄取，降低了细胞质中的Ca^{2+}浓度，最终结果是抑制了肌动-肌球蛋白复合物的信号通路，导致平滑肌细胞松弛，阴茎动脉和海绵窦间隙血流灌注多于静脉流出，进而发生勃起（图23-1-1）[3]。

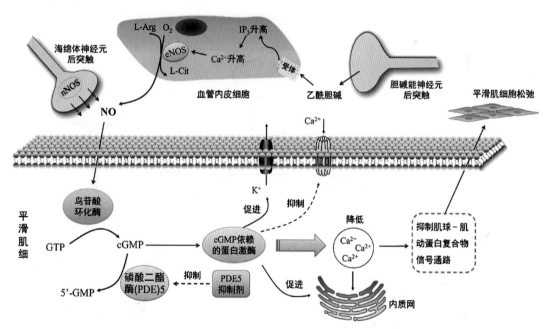

图 23-1-1　NO-cGMP 信号通路调控平滑肌细胞松弛

除了No-cGMP通路外，其他神经递质［如心房利钠肽（ANP），血管活性肠多肽（VIP）］或者药物（如前列地尔）与膜受体结合后，也可激活环磷酸腺苷（cyclic adenosine monophosphate，cAMP）信号通路，提升cAMP水平，导致离子通道磷酸化——

促进胞内K$^+$外流和抑制胞外Ca^{2+}内流，促进平滑肌舒张，海绵体充血[3]。勃起的消退依赖于第二信使cAMP和cGMP的表达水平，环腺苷磷酸二酯酶（phosphodiesterase，PDE）作为专属性水解cAMP和cGMP的蛋白酶，可将cAMP和cGMP水解成无活性的5'-AMP和5'-GMP，进而实现对第二信使表达水平的调控。可见，通过有效调节PDE的催化水解活性，可实现调控第二信使在细胞内的信号传导。

三、PDE蛋白结构及作用机制

目前人体内已发现PDE蛋白酶系由21个基因编码，超过60种mRNA可变剪切体，近100种PDE亚型。根据PDE氨基酸序列的不同，同时参考其对底物的特异性、组织分布、调节特性及催化结构域的同源性等，将PDE酶家族分为了11个亚家族，其中PDE4/7/8可专一性水解cAMP，PDE5A/6/9则专一性水解cGMP，而PDE1/2/3/10/11同时可以水解cAMP和cGMP。PDE家族通常以二聚体形式存在，其单体有着共同的结构组成，包括：①一个各亚家族间无序列同源性的氨基端（N-端）调控域，具有调控蛋白催化活性或与其他细胞因子发生作用的潜在功能；②一个由约270个氨基酸组成的高度保守的羧基端（C-端）结构域，各PDE亚家族间序列相似性可达25%～52%，且同一个PDE亚家族不同亚型间的相似度高达65%～80%，该结构域主要功能是水解cAMP和cGMP的催化域（Catalytic domain，CD）[4, 5]；③另一个羧基端的区域功能尚未确定，但其可被其他信号因子磷酸化，发挥信号通路调控的作用。以PDE5A蛋白为例（图23-1-2），通过自由能理论计算与实测实验值进行对比，推测出PDE5A催化域口袋捕获cGMP的水解机制。在金属离子（Mg^{2+}、Zn^{2+}）

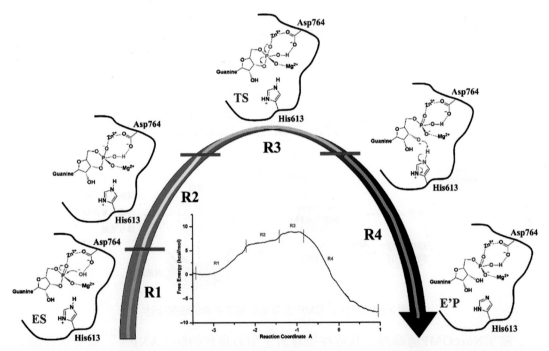

图 23-1-2   自由能计算推测 cGMP 在 PDE5A 催化域口袋中经双分子亲核取代 S$_N$2 反应的水解机制

ES：cGMP与PDE5A蛋白结合，TS：底物与PDE5A蛋白蛋形成过渡态，E'P：水解产物与PDE5A蛋白，Guanine：鸟嘌呤，His613：613位组氨酸，Asp764：764位天冬氨酸，Mg^{2+}：镁离子，Zn^{2+}：锌离子

的协同参与下，cGMP五碳糖分子上的磷酸酯基首先被催化口袋中与Asp764络合的Zn²⁺活化，在生理环境的弱碱性条件下，水分子电离出的极少数OH⁻进攻P=O生成TS活化过度态，五碳糖3'-位C原子上的磷酸酯键发生断裂并接受邻近His613中咪唑环N-H键上的H，最终实现cGMP向GMP的转化。因此，PDE催化水解cAMP和cGMP的催化域口袋，同时也是PDE抑制剂的竞争性结合靶点[6]。

　　PDE家族中除PDE6特异性分布于感光细胞和松果体外，其他PDE亚家族则在不同组织、细胞中均有不同程度的分布。其中PDE5A在人体内分布较为广泛，尤其在血管肌细胞、受损心肌细胞、肺组织、脑、血小板、肾、胃肠组织和阴茎中表达丰富（图23-1-3）。这种组织特异性表达和亚细胞定位对于特定组织或细胞的生理过程调控至关重要[7]。针对以上人体器官组织开发PDE5A抑制剂，进而干预生理病理过程，则有望实现对相关适应证的治疗。因此，如何以PDE5A蛋白为靶点开发高选择性抑制剂，以及该类抑制剂用于哪种疾病适应证的治疗成为医药界备受关注的研究内容。使用Drug Discovery Intelligence数据库进行检索，目前已上市的PDE5A抑制剂共有6个，另外有20个处于Ⅰ或Ⅱ期临床试验研究阶段，其中代表性的4个上市药物见表23-1-1。其中可称之为里程碑式药物当数辉瑞制药公司研发的第一个PDE5A选择性抑制剂——西地那非（Sildenafil），被成功应用于治疗ED。

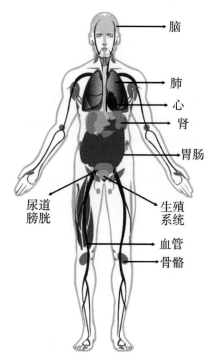

图 23-1-3　PDE5A 靶蛋白人体组织器官分布

表 23-1-1　代表性的 4 个 PDE5A 抑制剂上市药物

西地那非（Sildenafil）1998 年上市	化学名：5-[2- 乙氧基 -5-（4- 甲基哌嗪 -1- 磺酰基）苯基]-1- 甲基 -3- 正丙基 -1,6- 二氢 -7H- 吡唑并 [4,3-D] 嘧啶 -7- 酮； 5-[2-Ethoxy-5-[（4-methyl-1-piperazinyl）sulfonyl]phenyl]-1-methyl-3-propyl-1,4-dihydro-7H-pyrazolo[4,3-d]pyrimidin-7-one
	CAS：139755-83-2
	分子式：$C_{22}H_{30}N_6O_4S$
	分子量：474.6 g/mol
	商品名：万艾可（Viagra®）
	生产商：辉瑞（Pfizer Ltd.）
盐酸伐地那非（Vardenafil HCl）2003 年上市	化学名：2-[2- 乙氧基 -5-（4- 乙基哌嗪 -1- 磺酰基)苯基]-5- 甲基 -7- 丙基 -1H- 咪唑并 [5,1-f][1,2,4] 三嗪 -4- 酮盐酸盐； 2-[2-Ethoxy-5-[（4-ethyl-1-piperazinyl）sulfonyl]phenyl]-5-methyl-7-propylimidazo[5,1-f][1,2,4]triazin-4（1H）-one
	CAS：224785-91-5；
	分子式：$C_{23}H_{33}ClN_6O_4S$
	分子量：525.1 g/mol
	商品名：艾力达（Levitra®）
	生产商：拜耳（Bayer Pharma AG）
他达那非（Tadalafil）2003 年上市	化学名：(6R-12aR)-6-（1,3- 苯并二噁茂 -5- 基）-2- 甲基 -2,3,6,7,12,12a- 六氢化吡嗪并 [1',2'-1,6]- 吡啶并 [3,4-b] 吲哚 -1,4- 二酮；(6R,12aR)-6-（1,3-Benzodioxol-5-yl）-2-methyl-2,3,6,7,12,12a-hexahydropyrazino[1',2'-1,6]pyrido[3,4-b]indole-1,4-dione
	CAS：171596-29-5
	分子式：$C_{22}H_{19}N_3O_4$
	分子量：389.4 g/mol
	商品名：希爱力（Cialis®）
	生产商：礼来（Lilly del Caribe，Inc.）
阿伐那非（Avanafil）2012 年上市	化学名：4-[（3- 氯 -4- 甲氧基苄基）氨基]-2-[（2S）-2-（羟甲基）-1- 吡咯烷基]-N-（2- 嘧啶基甲基）-5- 嘧啶甲酰胺 4-[（3-Chloro-4-methoxybenzyl）amino]-2-[（2S）-2-（hydroxymethyl）-1-pyrrolidinyl]-N-（2-pyrimidinylmethyl）-5-pyrimidinecarboxamide
	CAS：330784-47-9
	分子式：$C_{23}H_{26}ClN_7O_3$
	分子量：483.9 g/mol
	商品名：Stendra®
	生产商：Vivus Inc.

第二节 抗勃起功能障碍治疗药物西地那非

1998年3月，辉瑞制药公司的枸橼酸西地那非获FDA批准上市，是一种口服给药用于治疗男性勃起功能障碍的磷酸二酯酶PDE5A选择性抑制剂，被誉为20世纪90年代男科领域两个革命性进展之一。西地那非英文名Viagra，由Vigor（活力）和Niagra（举世闻名的尼亚加拉大瀑布）组合而成，寓意为"活力四射的瀑布"。在中国大陆，最早被译成"伟哥"，兼具音译和神意。但因注册商标问题，无奈最终被选用当时大众并不太熟知的"万艾可"登陆国内市场。西地那非的上市不仅使辉瑞制药公司声名大振，且使药品的属性由疾病治疗转型为提高人群生活质量，公司获益钵满盆溢，上市后第2年销售便超过10亿美元，2012年销售超过20亿美元。至今，万艾可每年被全世界120个国家的男性同胞服用超过20亿粒，成为了名副其实的"重磅炸弹式"畅销药物，累计为辉瑞创收超过200亿美元，为辉瑞帝国版图的迅速扩张奠定了基础，部分成就了辉瑞制药帝国在全球制药领域的领先地位。

一、西地那非（UK-92480）的发现及其构-效关系研究

20世纪80年代，R. Furchgott 和L. Ignarro等因阐明NO气体分子的作用机制而获得1998年诺贝尔生理学或医学奖，解开了硝酸酯类化合物治疗心绞痛之谜。最为代表的外源性NO供体药物——硝酸甘油在细胞线粒体乙醛脱氢酶（ALDH）的催化下，水解成为1,2-二硝基甘油酸脂和NO_2，后者继而转化为$NO^{[8]}$。NO是一种自由基性质的脂溶性气体分子，可透过细胞膜快速扩散，作用并激活鸟苷酸环化酶（GC），提升血管平滑肌细胞内第二信使 cGMP 的含量，导致细胞内Ca^{2+}浓度降低，进而引起血管平滑肌松弛，降低心脏的前、后负荷，改善心肌的供血量$^{[9]}$。此外，硝酸酯类化合物产生的NO可抑制血小板聚集、黏附，也有利于治疗心绞痛。然而，该类硝酸酯类药物（以硝酸甘油为代表的NO供体药物）仅是短期治疗心绞痛发作的有效药物，患者长期使用后易出现药物耐受，无法满足长期治疗慢性心绞痛的临床需求。于此，辉瑞制药公司在欧洲研发中心的研究人员开始努力寻找用于治疗包括慢性心绞痛在内的多种心血管疾病的新方法。他们提出是否可以通过阻断细胞内第二信使的分解，而不是增加NO的供给，实现血管平滑肌松弛，进而缓解心脏负荷的治疗作用。当时，已报道了5个PDE家族成员，其中PDE5A对cGMP水解作用的选择性最好，尤其是发现PDE5A主要在血管平滑肌和血小板中表达，提示选择性抑制PDE5A有可能满足血管舒张和抗血小板聚集的双重作用，实现治疗慢性心绞痛的目的。

当时的PDE5A选择性抑制剂极少，仅有报道的抗过敏药扎普司特（化合物1）（Zaprinast），且抑制活性较弱。研究显示，其在动物体内表现出了较弱的舒张血管的作用，对PDE5A蛋白也具有弱的亲和力，但对PDE1也有一定的选择性。为了获得活性和选择性更佳的化合物，辉瑞制药公司的药物化学家们合成了多个扎普司特核心骨架类似的2-烷氧基苯基取代的杂环化合物，其中母核为吡唑并[4,3-d]嘧啶-7-酮类化合物2对PDE5A的抑制IC_{50}值是扎普司特的6倍，相对比PDE1的选择性也提高了10倍$^{[10]}$，随后，以该骨架分子作为

苗头化合物，研究人员开展了一系列的结构优化及构–效关系研究。受限于当时结构生物学的发展，体外PDE蛋白表达纯化难度很大，更没有PDE5A蛋白-小分子复合物的晶体结构信息作为合理药物分子设计的指导。但是当研究者们通过对比化合物1、化合物2和底物cGMP的母核骨架时发现，它们都具有鸟嘌呤类似的结构类型、片段大小和偶极矩，并推测化合物1或化合物2可通过模拟cGMP分子竞争性靶向结合PDE5A蛋白。因此，后期改造策略则主要参考了cGMP结构，将化合物1分子的骨架3-位引入较大的取代基以替代cGMP结构中核糖占据的空间。同时考虑到cGMP与PDE活性中心相结合时的构象，在分子1苯环5'-位引入极性取代基团以替代磷酸酯结构所发挥的作用（表23-2-1）。

表 23-2-1　扎普司特 1、吡唑并 [4,3-d] 嘧啶 -7- 酮类化合物 2 和 cGMP 的结构及其 PDE 抑制活性

	IC$_{50}$（nmol/L）			选择性倍数
	PDE1	PDE3	PDE5A	
扎普司特	9400	> 100 000	2000	4.7
2	3300	> 100 000	330	10

选择性倍数 = PDE1（IC$_{50}$）/PDE5A（IC$_{50}$），IC$_{50}$即体外PDE5A酶水解cGMP活力水平被抑制50%时的抑制剂浓度

经过多轮结构优化及活性测试，进一步明确了吡唑并[4,3-d]嘧啶-7-酮结构化合物的构–效关系（表23-2-2），包括：①与化合物2相比，将骨架3-位的甲基更换成正丙基的化合物3对PDE5A的抑制活性IC$_{50}$值提高约12倍，相对比PDE1的选择性提高近3倍。②$N1$-位甲基去掉得到的化合物4对PDE5A抑制活性IC$_{50}$值比化合物3降低3倍。③5-位苯环上R$_2$位烷氧基去掉获得化合物5，其IC$_{50}$值比化合物3活性下降166倍。④若5-位苯环上R$_2$替换为羟基、环丙基甲氧基、硝基或者甲磺酰胺基时，化合物6 ~ 化合物9对PDE5A抑制活性IC$_{50}$值均明显下降。构–效关系以及化合物10单晶X线衍射研究表明，R$_2$位烷氧乙基上的氧与嘧啶酮骨架中6-位N-H形成的分子内氢键从构象上限制了5-位苯环的自由旋转，其与吡唑并嘧啶酮骨架趋于平面结构，并表现出较好的PDE5A抑制剂活性。药物化学中通过构象限制提高生物活性是结构改造的经典策略之一，经常会在构象旋转较大的分子优化过程中使用，如多肽类化合物。通常情况下配体小分子与靶蛋白之间结合时需要满足结合自由能ΔG=（$\Delta H - T\Delta S$）<0，其中ΔS<0，即配体与蛋白结合后复合物的总熵通常小于结合前的总熵。配体小分子与靶蛋白之间稳定结合时需要克服彼此间构象自由度变化所消耗的能量，而该部分能量必须要通过配体和蛋白分子间的非键相互作用来弥补，该部分补偿能量主要来自ΔH，对小分子配体进行构象限制可降低其自由度变化所消耗的能量，即从热力学角度减小ΔS也就是降低ΔH给予的熵代偿，进而可导致ΔG值越小，提高配体与蛋白结合的亲和力[11, 12]。⑤考虑到化合物3的log$P$为4.0，水溶性较差，研究者选择在R$_3$位引进亲水性基

团，以降低分子的脂溶性。其中引入磺酰氨基为常见的药物化学结构改造策略，化合物10 ~ 化合物13对PDE5A抑制活性也得到明显提高，其中化合物10和化合物11最佳。进一步研究显示，化合物11的体内代谢稳定性不如化合物10，因此，辉瑞研发团队最终确定化合物10（UK-92480）作为后期临床试验推进的候选化合物，即后来的西地那非。

表 23-2-2　3- 丙基吡唑并 [4,3-d] 嘧啶 -7- 酮类化合物的构 – 效关系

化合物	R₁	R₂	R₃	IC$_{50}$（nmol/L）			选择性倍数	Log$P$
				PDE1	PDE3	PDE5A		
3	Me	OEt	H	790	–	27	29	4.0
4	H	OEt	H	860	> 10⁵	82	10	–
5	Me	H	H	–	6300	4500	–	–
6	Me	OH	H	–	—	1000	–	–
7	Me	（环氧结构）	H	–	47 000	960	–	–
8	Me	NO₂	H	–	—	4400	–	–
9	Me	NHSO₂Me	H	–	83 000	780	–	–
10（UK-92480）	Me	OEt	（含磺酰基N-甲基哌嗪结构）	260	65 000	3.6	72	2.7
11	Me	OEt	（含磺酰基哌嗪乙醇结构）	460	62 000	1.9	242	2.0
12	Me	OEt	（含磺酰基哌嗪酰胺结构）	110	34 000	2.1	52	2.3
13	Me	OEt	（含磺酰基哌嗪结构）	390	> 10⁵	5.7	68	1.5

选择性倍数 = PDE1（IC₅₀）/ PDE5A（IC₅₀），IC₅₀即体外PDE5A酶水解cGMP活力水平被抑制50%时的抑制剂浓度；–代表不确定

二、西地那非在临床试验中的意外发现——ED改善

早期临床研究发现，与硝酸甘油相比，西地那非的血管舒张作用较弱，降压效果也不明显[13]，但该药与硝酸甘油联用时却能够增强其降血压的效果，甚至会出现血压骤降，增加了开发该药的复杂性。该药半衰期相对较短，降血压效果持续时间也短，且无明显的剂量关系，与治疗心绞痛的一线药物硝酸甘油相比，西地那非无论在疗效还是药代动力学

性质方面均无明显优势。因此，开发西地那非治疗心血管疾病的临床试验研究宣告失败（1993年）。然而，临床观测随访中的一项不良反应却引起了研究人员的注意，即健康受试年轻男性志愿者连续10日每天口服3次不同剂量的西地那非或安慰剂，在一些服用剂量相对较高的志愿者中，出现了比服药之前阴茎勃起频率较高或持续时间较长的现象。研究者随后开始思考，既然西地那非对健康年轻男性具有协助阴茎勃起的功效，那么对于患有高血压、心脏病或者糖尿病的中老年ED患者，西地那非是否也同样有效呢？当时许多医生普遍认为ED主要源于心理问题，是医学界公认的一种比较难以治疗的疾病。毫无疑问，能够开发出一种可口服有效治疗ED的药物将是一个历史性的重大突破。研究者通过多次论证评估，且在确定好临床治疗评价方案之后，于1993年底首次招募了16名ED患者入组，开始了最初的临床试点试验，实验结果令人振奋，西地那非确实具有增强阴茎勃起功能的作用。随后开展了大规模的临床试验研究，截至1997年，辉瑞制药公司共开展了21项独立临床试验，入组的受试者超过4500名。结果表明，西地那非在不同的ED患者人群中均有效果，与剂量相关的主要不良反应包括短暂的头痛、潮红、消化不良和视觉障碍等。1998年的3月和9月，美国FDA和欧洲药品评价局（EMEA）分别批准枸橼酸西地那非上市，商品名为Viagra®。2009年报道显示，经过10多年的临床应用验证，西地那非疗效和安全性已被全球广大医生和ED患者一致认可，50 mg/次和100 mg/次的西地那非有效率可达77%和84%，国内研究表明其临床总有效率为80.8%，对各种病因、不同程度、不同年龄的ED患者均有效[14]。

尽管辉瑞试图将万艾可粉饰为"缘分和科学"的结晶，然而，万艾可的发现却不全是偶然意外，而是创造性思维和研究方向从心绞痛到勃起功能障碍的重新定位，也正是对勃起机制更好的理解才能催生新型口服药物枸橼酸西地那非的诞生。自从西地那非被应用于临床后，ED治疗也发生了根本性的改变。海绵体内或尿道内注射血管活性物质或阴茎假体植入的机械辅助疗法等几乎被停用。表23-2-3总结了万艾可研发过程中的里程碑事件。

表 23-2-3   PDE5A 抑制剂西地那非研发之大事件

年份（年）	事　件
1986 年前后	辉瑞公司成立研发团队，开发选择性 PDE 抑制剂用于治疗心血管相关疾病
1989	UK-92480（即后来的西地那非）首次合成，并确定以枸橼酸西地那非作为后期开发
1990	Ignarro 等[15]报道电场刺激下出现的 NO 和 cGMP 可导致阴茎海绵体平滑肌松弛
1991	开展抗慢性心绞痛的治疗研究
1991	早期临床Ⅰ期研究，健康受试者单剂量给药枸橼酸西地那非治疗心绞痛无明显效果
1991	临床研究报告 148-207 首次记录男性健康受试者有阴茎勃起副反应
1991	辉瑞研究中心人员 Peter Ellis 和 Nick Terrett 认为 PDE5A 抑制剂有潜在治疗 ED 的可能
1992	Ⅰ期临床、第二阶段，健康受试者连续多次服药西地那非，发现有引起阴茎勃起的不良反应
1992	首次针对心绞痛开展Ⅱ期临床研究，枸橼酸西地那非仅表现出微弱的血流动力学效应

年份（年）	事　件
1993 年中	西地那非作为治疗心绞痛的临床研究正式宣告失败
1993 年末	在英国 Bristol，借助勃起硬度计对 16 位 ED 患者进行了小规模临床试点研究证明西地那非有效
1994 年初	第二次试点临床试验研究证实单次服用西地那非也有治疗 ED 的效果
1994	辉瑞研发人员发现阴茎海绵体组织中存在 PDE5A 蛋白，并确证西地那非通过阻断 PDE5A 治疗 ED 的作用机制
1994—1997	开展了 21 项临床试验研究，入组 ED 患者近 4500 名
1997	辉瑞向 FDA 提交 Viagra 治疗 ED 的申请，并获批优先审查资格
1998 年 3 月	美国 FDA 批准 Viagra® 上市，即第一个口服用药治疗 ED 的药物
1991—2000	多份基础研究报告报道了 PDE5A 在肺血管中的潜在作用；在肺循环高压的实验模型中研究扎普司特和其他 PDE5A 抑制剂
1998—2000	开展了一次编号为 Pfizer study 1024 的小规模临床试验研究，评价不同剂量的西地那非肺循环高压的治疗效果
2000	报道了 1 名特发性肺动脉高压（IPAH）患者长期服用西地那非成功治疗的案例
2002	开展了针对 PAH 的随机临床Ⅲ期研究（SUPER-1）
2005 年 6 月	美国 FDA 批准西地那非用于肺动脉高压（PAH）的治疗，商品名为 Revatio®

第三节　第二和第三代高选择性 PDE5A 抑制剂上市

　　成功上市后西地那非立刻在ED治疗领域掀起了一场风暴，唤起了人们对性健康的认识和重视，迅速成为ED治疗的一线药物。西地那非发现之后，又有其他PDE家族成员（PDE7-11）被发现，从而对PDE5A抑制剂的选择性有了更高的要求。此外，ED治疗领域的收益回报巨大，使众多药企巨头纷纷跟进PDE5A抑制剂的研发。目前除西地那非外，目前已有多个PDE5A抑制剂在全球上市，其中美国FDA批准的 3 个代表性药物有伐地那非（vardenafil）、他达那非（tadalafil）和阿伐那非（avanafil）（图23-3-1）。尽管这些药物都具有相似的作用机制，与PDE5A的结合部位也相同，但却有不同的药代动力学性质、对不同PDE同工酶的选择性以及与PDE5A不同的结合模式。

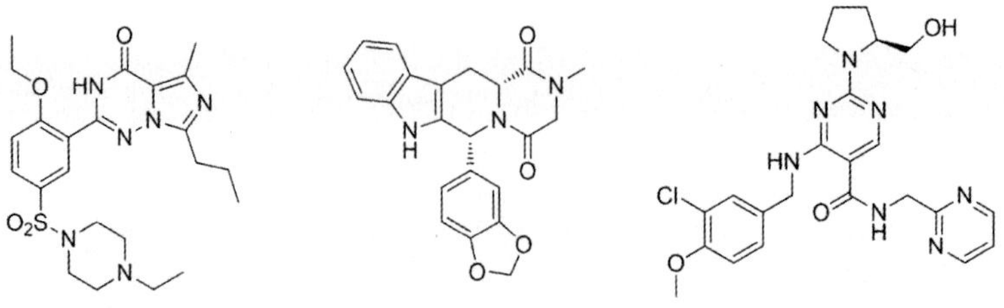

伐地那非
Vardenafil

他达那非
Tadalafil

阿伐那非
Avanafil

图 23-3-1 后续 PDE5A 选择性抑制剂上市药物

一、第二代选择性PDE5A抑制剂——伐地那非

作为PDE5A抑制剂，西地那非在开展ED临床试验期间，其优异及独特的治疗功效早已名声海外。因此，为了迅速抢占分食ED治疗领域的广大市场，一些制药公司也开始研究辉瑞公司的专利，并试图通过化学结构改造突破原有西地那非专利的封锁，实现me-too药物的快速跟进，其中代表性药物为伐地那非。依据西地那非的构-效关系，吡唑并[4,3-d]嘧啶-7-酮核心骨架结构十分重要，如何在不改变其形状大小及偶极矩的前提下，实现新结构PDE5A抑制剂的快速发现成为了当时研究者的重要目标方向之一。葛兰素史克制药公司的研发团队根据骨架跃迁策略对原吡唑并[4,3-d]嘧啶-7-酮骨结构中的N原子进行了替换，获得有别于西地那非的新结构PDE5A抑制剂，其选择策略有两个方向（图23-3-2），包括策略1的a-位的N原子移位至d-位和策略2的b-位N原子移位至c-位。从表23-3-1的筛选结果可以看到，无论是对PDE5A的抑制活性，还是对PDE1的选择性，策略1所得到的化合物（化合物14、化合物15）均优于策略2得到的化合物（化合物16、化合物17）。另外，策略2得到的次黄嘌呤骨架结构中C_8-位C-H键是在人体内易发生氧化代谢的位点，因此，研究者选择了策略1作为进一步优化的方向。策略1改造后得到的咪唑并[5,1-f][1,2,4]三嗪-4-酮骨架结构相对于原吡唑并[4,3-d]嘧啶-7-酮结构[16]，其骨架的形状、大小以及分子的偶极矩变化均不大，故仍保留了PDE5A抑制活性，但该结构分子显然已跳出了西地那非的专利保护范围，而该结构上其他位点的改造仍可继续参考西地那非的优势取代基，继而

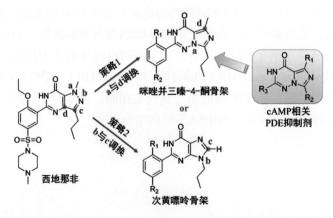

图 23-3-2 以咪唑并 [5,1-f] [1,2,4] 三嗪 -4- 酮作为优势骨架开发的伐地那非

表23-3-1　策略1和2设计合成PDE5A抑制剂的体外酶抑制剂活性

策略	结　构	R	化合物	IC$_{50}$（nmol/L）		选择性倍数
				PDE1	PDE5A	
1		H	14	300	5	60
			15（BAY 38–9456）	180	0.7	257
2		H	16	–	10	–
			17	–	10	–

选择性倍数= PDE1（IC$_{50}$）/PDE5A（IC$_{50}$），IC$_{50}$即体外PDE5A酶水解cGMP活力水平被抑制50%时的抑制剂浓度

完成了快速仿制，即快速发现了PDE5A的选择性抑制剂——伐地那非（后来被拜耳制药收购）。伐地那非的成功仿制证明了药物化学的另一个经典策略，即骨架跃迁策略的价值。将骨架结构中的杂原子（N、O、S等）与C原子进行替换获得新结构实体化合物，跳出原有专利的保护范围，即有可能实现上市药物的跟进式快速开发（fast follow）。伐地那非的快速上市也成为新药开发领域中me-too药创制的经典案例之一。

二、第三代选择性PDE5A抑制剂——他达那非

2003年，由葛兰素史克研发转让给Lilly-ICOS公司的"黄色小药片"他达拉非（Cialis®）的获批，使辉瑞制药公司的研究者们感受到了明显的压力。2013年，他达拉非年销售额以超过22.2亿美元销售额的成绩撼动了西地那非在ED治疗领域中的霸主地位，占据了ED市场的头把交椅。至2017年，他达拉非全球市场规模已超过"伟哥"近10亿美元。

2003年葛兰素史克研发团队在美国化学会出版的药物化学杂志*J. Med. Chem.*上连续发表了2篇研究性论文，报道了他达那非的发现及优化过程[17, 18]（图23-3-3）。研发起初与西地那非颇为相似，早在20世纪90年代初该团队就着手开发可用于口服的PDE5A选择性小分子抑制剂，初衷也是计划将其用于治疗心血管相关疾病（高血压、充血性心衰等）。他们调研发现β-咔波啉（化合物18）（β-Carboline）类化合物可以提升大鼠小脑中的cGMP基础水平，且可剂量依赖性地松弛由K$^+$引发的大鼠主动脉环收缩作用[19]。他们首先对β-咔波啉乙酯进行了体外活性测试，显示PDE5A抑制IC$_{50}$为800 nmol/L[20]。随后他们从内部化合物库中对该结构类型的化合物进行筛选，发现了化合物19（GR30040X），其对PDE5A抑制IC$_{50}$为300 nmol/L，与实验对照的扎普司特（IC$_{50}$ = 200 nmol/L）接近，对PDE1 ~ PDE4的选择性也与扎普司特相当。化合物19具有四环类乙内酰脲的结构中包含了两个手性中心，以此结构出发进行PDE5A选择性抑制剂的新药创制可以拥有完全的自主知识产权。从外消旋体的色氨酸甲酯（乙酯）或者N1-甲基色氨酸甲酯（乙酯）（化合物

20）出发，与不同的醛类化合物21通过改良的Pictet-Spengler反应获得了*cis-*和*trans-*构型消旋体1,3-二取代四氢β-咔波啉类衍生物（化合物22）和（化合物23），随后再与不同的异氰酸酯反应得到*cis-*和 *trans-*构型消旋体的四环类乙内酰脲结构目标衍生物（化合物24）和（化合物25）（图23-3-3）。基于四环类乙内酰脲结构进行的一系列有针对性的结构优化主要围绕3个结构位点R_1，R_2和R_3展开，显然，存在的两个手型中心给阐明细致的构–效关系增加了难度。

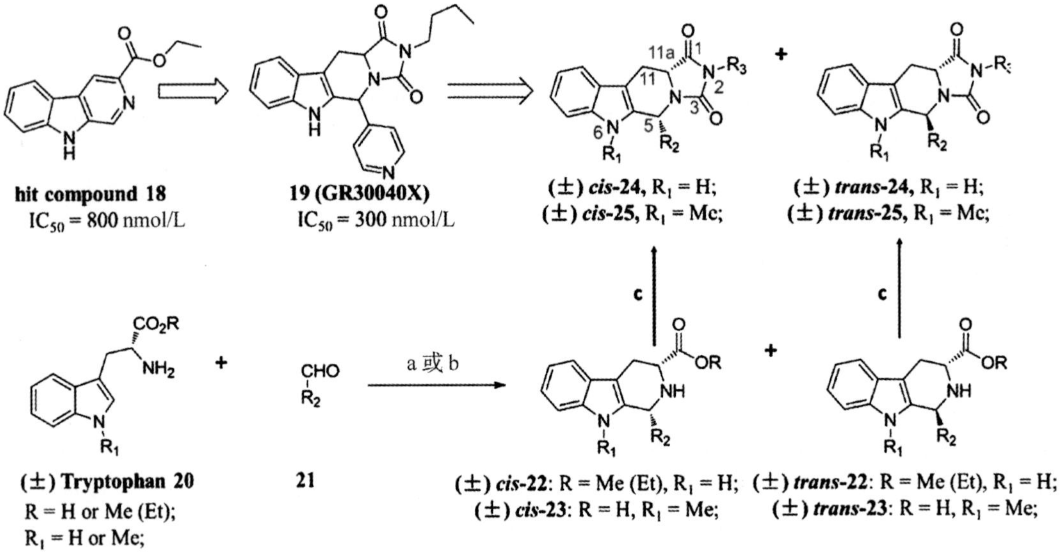

hit compound 18
$IC_{50} = 800$ nmol/L

19 (GR30040X)
$IC_{50} = 300$ nmol/L

(±) *cis-***24**, $R_1 = H$;
(±) *cis-***25**, $R_1 = Me$;

(±) *trans-***24**, $R_1 = H$;
(±) *trans-***25**, $R_1 = Me$;

(±) **Tryptophan 20**
R = H or Me (Et);
$R_1 = H$ or Me;

21

(±) *cis-***22**: R = Me (Et), $R_1 = H$;
(±) *cis-***23**: R = H, $R_1 = Me$;

(±) *trans-***22**: R = Me (Et), $R_1 = H$;
(±) *trans-***23**: R = H, $R_1 = Me$;

图 23-3-3　四环类乙内酰脲结构的 PDE5A 抑制剂

条件：（a）R= Me（Et），CF_3CO_2H，CH_2Cl_2；（b）R = H，H_2SO_4；（c）R_3-N=C=O，2-butanone，reflux

由于苗头化合物19中5-位及11a-位（见化合物24的位置标注）手性中心的绝对构型尚未确定，探明该结构中哪个绝对构型化合物具有最优PDE5A抑制活性成为开发该类结构PDE5A抑制剂的关键问题之一。对照参比化合物19的结构及活性IC_{50}值，首先在不改变化合物24或者化合物25的R_1和R_3取代时，在R_2位上利用生物电子等排体策略，通过替换吡啶环开展的第1轮构–效关系研究发现（表23-3-2）：该位点以苯环取代活性最优，IC_{50}为60 nmol/L（此时仍为消旋体化合物*cis-*24d）。从化学合成角度来分析，以苯环作为取代基最为易得，且苯环上取代基类型变化的多样可进一步丰富化合物的结构，故研究者围绕5-位C上的苯环取代开展了第2轮的结构优化（表23-3-3）。通过对比化合物的IC_{50}和对大鼠主动脉平滑肌细胞内cGMP浓度的提升效果EC_{50}，同时评价化合物对PDE5A酶的抑制活性，研究者发现：①5-位C上苯环取代基以推电子的甲氧基最佳（化合物24e），优于无取代化合物24d、以及吸电子基氯原子取代的化合物24f和化合物24g，以及氰基取代的化合物24h；②4'-位甲氧基取代*trans-*24e优于2'-位甲氧基取代*trans-*24i；③化合物24e中*cis-*与*trans-*构型对PDE5A酶活抑制活性无明显差异。此外，吲哚环R_1位甲基取代后该类结构化合物PDE5A抑制活性IC_{50}明显降低（化合物24和化合物25），说明6-位N-H可能直接参与了与PDE5A催化域口袋中氨基酸残基的相互作用，必须保留。

表 23-3-2　四环类乙内酰脲骨架化合物 5- 位取代的化合物及其活性

化合物	R₂	PDE5A IC₅₀（μmol/L）
19	4-pyridinyl	0.30
cis-24a	3-pyridinyl	0.09
cis-24b	3-thienyl	0.03
cis-24c	3-furanyl	0.10
cis-24d	phenyl	0.06

19, 24a~24d

IC₅₀误差范围 ±25%

表 23-3-3　四环类乙内酰脲骨架化合物 5- 位苯环取代的化合物及其活性

化合物	R'	PDE5A IC₅₀（μmol/L）[a]	RSMC EC₅₀（μmol/L）[a]
cis-24d	H	0.060	5
trans-24d	H	0.020	2
cis-24e	4'-OMe	0.008	0.7
trans-24e	4'-OMe	0.005	1
cis-24f	3'-Cl	0.050	4
trans-24f	3'-Cl	0.050	> 10
cis-24g	4'-Cl	0.050	> 10
trans-24g	4'-Cl	0.020	1.5
cis-24h	4'-CN	0.9	nd[b]
trans-24h	4'-CN	0.3	nd[b]
trans-24i	2'-OMe	1	nd[b]
cis-25	4'-OMe	> 10	nd[b]
trans-25	4'-OMe	2	nd[b]

24d~24i

[a] IC₅₀误差范围 ±25%；[b] 不确定；RSMC：大鼠主动脉平滑肌细胞。

　　以本轮结构优化获得的最优化合物24e为基础，固定5-位C上苯环中4'-甲氧基取代基，对R₃位进行了第3轮的构-效关系探究（表23-3-4）。R₃位取代基为空间大小不同的疏水性基团时，化合物活性IC₅₀和EC₅₀变化不大（化合物24e ~ 化合物24n），说明该位点取代基团可能偏向伸入PDE5A蛋白的疏水口袋，且空间体积耐受性良好。而该位点替换为碱性取代基团后，化合物24o ~ 化合物24r对PDE5A的抑制活性IC₅₀值则明显降低，提示R₃位不宜通过引入亲水溶性碱性基团来改善化合物的水溶性。

表 23-3-4   四环类乙内酰脲骨架化合物 2- 位 R₃ 取代的化合物及其活性

化合物	R₃	PDE5A IC₅₀（μmol/L）	RSMC EC₅₀（μmol/L）
cis-24e	butyl	0.008	0.7
trans-24e	butyl	0.005	1
trans-24j	hydrogen	0.020	3
cis-24k	methyl	0.010	1
cis-24l	ethyl	0.010	0.4
trans-24l	ethyl	0.007	1.5
cis-24m	benzyl	0.004	0.15
trans-24m	benzyl	0.018	> 10
cis-24n	cyclohexyl	0.007	0.3
trans-24n	cyclohexyl	0.003	0.1
trans-24o		0.020	5.5
trans-24p		0.030	3.5
trans-24q		0.006	1.5
trans-24r		0.100	10

RSMC：大鼠主动脉平滑肌细胞；IC₅₀误差范围 ±25%。

以24e（*cis*-和*trans*-）为代表的化合物虽然表现出很好的体外活性及PDE家族的选择性，但是*trans*-24e的动物药效实验结果却不尽如人意。相对比静脉注射给药组，其口服给药组的降血压效果不明显，说明以化合物24e为代表的四环类乙内酰脲结构化合物的口服生物利用度差。因此，如何提升该类结构化合物的口服生物利用度（口服生物利用度是指口服药物由肠道吸收，经肝脏到达血液循环中的量与直接经血液给药量的比值）成为下一步需要解决的成药性问题。研究者再次基于活性最优化合物（*cis*-/*trans*-)-24e中乙内酰脲五元环片段结构进行了第4轮结构改造，试图通过改变该结构发现活性IC₅₀和EC₅₀与其相当，而口服生物利用度显著提升的单一异构体化合物。图23-3-4所示的研究结果表明，该乙内酰脲五元环片段结构中的两个羰基对活性贡献很大，还原去掉任何一个羰基后，得到化合物活性IC₅₀和EC₅₀均降低明显，如*cis*-26-28，因此两个羰基均需要保留。随后研究者们设想用哌嗪二酮六元环替代乙内酰脲五元环片段来微调这两个羰基间的距离，探究活性是否会变化显著，如cis-29a的活性仍可以保持。

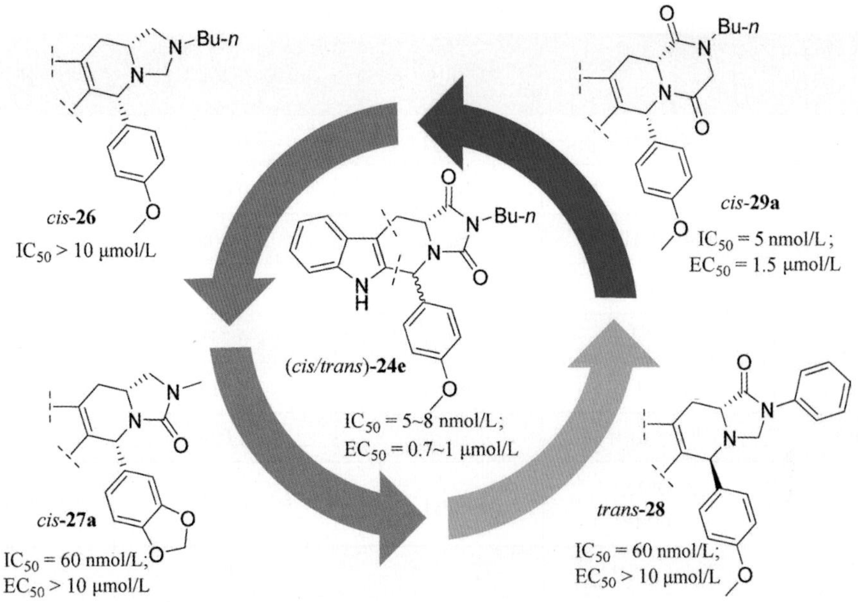

cis-**26**
IC$_{50}$ > 10 μmol/L

cis-**29a**
IC$_{50}$ = 5 nmol/L；
EC$_{50}$ = 1.5 μmol/L

(*cis/trans*)-**24e**
IC$_{50}$ = 5~8 nmol/L；
EC$_{50}$ = 0.7~1 μmol/L

cis-**27a**
IC$_{50}$ = 60 nmol/L；
EC$_{50}$ > 10 μmol/L

trans-**28**
IC$_{50}$ = 60 nmol/L；
EC$_{50}$ > 10 μmol/L

图 23-3-4 改造乙内酰脲五元环片段结构

研发者们转而围绕29a 的6-位C的手型中心的绝对构型与抑制活性之间的关系展开了第5轮构-效关系研究。结果发现，不同于五元乙内酰脲结构片段，该六元环的哌嗪二酮骨架结构中，其6-位C手性中心当以*cis*-式或*trans*-式的形式引入不同取代的苯环而得到的化合物29a ~ 化合物29g，对PDE5A抑制活性差异很大（表23-3-6），大体总结可以得出结论，取代基对活性贡献大小的趋势为：3',4'-OCH$_2$O >4'-OMe >4'-Me >4'-Cl >4'-CN > 3'-OMe,4'-OMe；*cis*-构型化合物的活性明显优于*trans*-构型的化合物，如*cis*-29a vs. *trans*-29a 和*cis*-29c vs. *trans*-29c，其中以单一构型的*cis*-29c活性最优。固定*cis*-构型，且R'取代基为4'-OMe或者（3',4'-OCH$_2$O）时，若R$_3$以不同体积大小的疏水基团进行取代时，所得化合物（*cis*-29i、*cis*-29m和*cis*-29p）仍都可以保持其抑制活性（表23-3-5）。

表 23-3-5 四环类哌嗪二酮骨架结构 6- 位 C 上苯环取代基的构 – 效关系

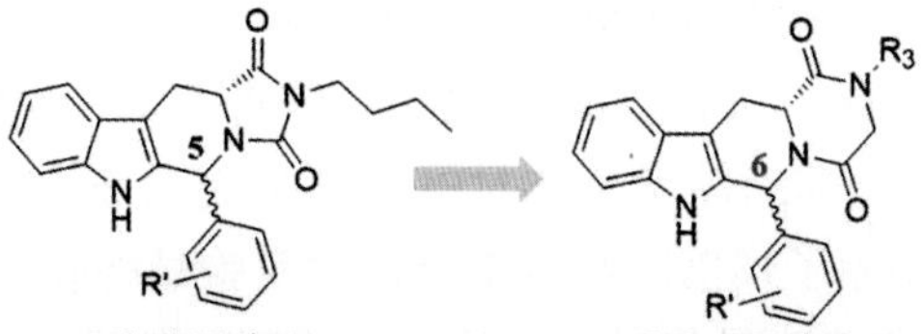

乙内酰脲系列 **24**   哌嗪二酮系列 **29**

化合物	R'	R$_3$	PDE5A IC$_{50}$（μmol/L）[a]	RSMC EC$_{50}$（μmol/L）
cis-24e	4'-OMe	–	0.008	0.7
trans-24e	4'-OMe	–	0.005	1
cis-29a	4'-OMe	*n*-butyl	0.005	1.5

化合物	R'	R_3	PDE5A IC_{50}（μmol/L）[a]	RSMC EC_{50}（μmol/L）
trans-29a	4'-OMe	*n*-butyl	0.070	> 10
cis-29b	H	*n*-butyl	0.091	> 10
cis-29c	3',4'-OCH$_2$O	*n*-butyl	0.005	0.6
trans-29c	3',4'-OCH$_2$O	*n*-butyl	0.138	3.5
cis-29d	4'-CN	*n*-butyl	0.758	nd[b]
cis-29e	4'-Cl	*n*-butyl	0.015	> 10
cis-29f	4'-Me	*n*-butyl	0.026	0.35
cis-29g	3'-OMe, 4'-OMe	*n*-butyl	62%[c]	nd[b]
cis-29h	3',4'-OCH$_2$O	H	0.005	1.5
cis-29i	3',4'-OCH$_2$O	methyl	0.005	0.6
cis-29j	4'-OMe	methyl	0.012	0.6
cis-29k	4'-OMe	ethyl	0.005	0.5
cis-29l	3',4'-OCH$_2$O	cyclohexyl	0.041	0.2
cis-29m	3',4'-OCH$_2$O	*i*-propyl	0.009	0.5
cis-29n	4'-OMe	⌇⟋⟍▽	0.005	0.3
cis-29o	4'-Me	⌇⟋⟍▽	0.006	0.5
cis-29p	3',4'-OCH$_2$O	benzyl	0.006	0.5

[a]IC_{50}误差范围±25%；[b]不确定；[c]抑制剂在10 μmol/L浓度下的酶活性抑制程度；RSMC：大鼠主动脉平滑肌细胞。

　　为了进一步确定*cis*-29系列化合物的绝对立体构型与活性的关系，研究者分别以光学纯D-（−）色氨酸甲酯和L-（＋）色氨酸甲酯为起始原料，经三步反应合成了4个非对应异构体，分别是（6R, 12aR）-30a，（6R, 12aS）-30b，（6S, 12aS）-30c和（6S, 12aS）-30d（表23-3-6），其中6S构型的2个非对映异构体对PDE5A抑制活性丧失，而6R构型的两个非对映异构体之间的活性IC_{50}相差了18倍。经X-单晶衍射实验最终确定活性最优化合物30a的绝对构型为6R, 12aR。以该构型为最优骨架结构，再次对R_3位进行活性验证，结果与预期设想一致。其中化合物30a相对比PDE1～PDE4的选择性超过2000倍，相对比PDE6的选择性也超过500倍。尤为重要的是化合物30a在大鼠体内的药代动力学性质非常稳定，血浆清除速率缓慢，口服生物利用度可达63%，对自发性高血压大鼠模型的降压效果明显，被选定为临床候选药物（GF196960），针对高血压及充血性心衰适应证进行临床试验研究。借鉴于PDE5A抑制剂西地那非治疗ED成功上市的经验，Lilly-ICOS公司果断将GF196960推向ED方向的临床治疗，并于2003年获得FDA批准上市，商品名为Cialis®。

表 23-3-6　四环类哌嗪二酮骨架 6 位 C 及 12a 位 C 绝对构型对活性的影响

(6R, 12aR) 30a, 31~34	(6R, 12aS) 30b	(6S, 12aS) 30c	(6S, 12aR) 30d

化合物	R'	R_3	PDE5A IC$_{50}$（μmol/L）	RSMC EC$_{50}$（μmol/L）
30a（GF196960）	3',4'-OCH$_2$O	Methyl	0.005	0.15
30b	3',4'-OCH$_2$O	Methyl	0.090	–
30c	3',4'-OCH$_2$O	Methyl	> 10	–
30d	3',4'-OCH$_2$O	Methyl	6	–
31	3',4'-OCH$_2$O	n-butyl	0.003	1
32	3',4'-OCH$_2$O	i-propyl	0.008	0.15
33	4-OCH$_3$	cyclopentyl	0.017	0.2
34	3',4'-OCH$_2$O	H	0.011	0.3

RSMC：大鼠主动脉平滑肌细胞；IC$_{50}$误差范围±25%

三、PDE5A抑制剂活性、PK性质与药效

依据现有文献报道的数据对比分析，代表性市售3种PDE5A抑制剂药物的体外酶活抑制IC$_{50}$值均在纳摩尔级（nmol/L），属于高活性抑制剂（表23-3-7）。而各抑制剂对PDE的亚型选择性却表现不同，其中西地那非和伐地那非对PDE6蛋白的选择性差，仅为16～21倍；他达那非虽然对PDE6的选择性较好，但对PDE11的选择性较差，仅为25倍。由于PDE各亚型广泛分布于人体的不同组织器官，对其他PDE亚型选择性差意味着对其他PDE蛋白会产生潜在的高活性抑制（通常认为IC$_{50}$<1 μmol/L，为高活性抑制剂），进而会提升临床上发生不良反应的概率。除自身PDE5A靶标相关的抑制导致的不良反应外（如头痛、头晕、颜面潮红、恶心、呕吐、消化不良、鼻塞、鼻出血等）外，西地那非（或伐地那非）还会因对视网膜组织中PDE6的抑制引发视觉功能障碍，而他达那非引起肌肉疼痛与关节疼痛的报告则较多见，可能与PDE11的抑制相关[21]。

表 23-3-7　代表性上市 PDE5A 抑制剂的选择性差异比较

PDEs 家族	西 地 那 非	伐 地 那 非	他 达 那 非
PDE1	375	1012	10 500
PDE2	39 375	273 810	> 25 000
PDE3	16 250	26 190	> 25 000
PDE4	3125	14 286	14 750

续表

PDEs 家族	西 地 那 非	伐 地 那 非	他 达 那 非
PDE5A	1（3.7）	1（0.7）	1（1.8）
PDE6	16	21	550
PDE7	13 750	17 857	> 25 000
PDE8	> 62 500	1 000 000	> 25 000
PDE9	2250	16 667	> 25 000
PDE10	17 857	17 857	8750
PDE11	5952	5952	25

抑制剂PDE亚型选择性倍数以各自PDE5A抑制活性IC_{50}为基准。括号内数值为体外PDE5A酶水解cGMP活力水平被抑制50%时的抑制剂浓度，即IC_{50}，单位为nmol/L

药代动力学研究发现（表23-3-8），西地那非口服吸收迅速，空腹状态给予25 ~ 100 mg/kg时，约1 h内即可达到最大血浆浓度，但因明显的首过效应（首次通过效应主要是指药物经口服后，在胃肠道吸收过程中有部分药物被消化液或肠菌酶破坏导致的肠首过效应，以及药物进入肝脏后部分被肝内药酶代谢所导致的肝脏首过效应，会致使该药物血药浓度降低的现象）使其在人体内的绝对口服生物利用度仅有40%，口服用药的平均半衰期约为4 h。AUC随25 ~ 200 mg/kg剂量的不同近似成比例增加，具有简单的线性药代动力学性质，推荐临床起始剂量为50 mg/次。与高脂食物同服时，达峰时间延迟60 min，C_{max}则平均会降低29%。该药消除以肝脏代谢为主，经肝脏细胞色素酶系P450同工酶CYP 3A4（主）和CYP2C9（次）代谢，其N-去甲基代谢产物的酶抑制活性相当于原形药物的50%。用^{14}C标记的西地那非做代谢物和物料平衡研究，表明西地那非的血浆蛋白结合率约为96%，主要以其代谢物的形式经尿（约13%）和粪便（约80%）的途径排出体外。

伐地那非体外PDE5A抑制剂活性优于西地那非，且体内起效更快（血浆浓度峰值暴露时间T_{max}较短），约40 min血浆浓度达到最大，但C_{max}和AUC不及同比例的西地那非（表23-3-8），推荐临床起始剂量为10 mg/次。与高脂饮食同时摄入时，其吸收率也降低，T_{max}延长60 min，C_{max}平均降低20%，其血浆蛋白结合率约为95%，主要通过肝脏酶系P450同工酶CYP 3A4代谢，少部分通过CYP3A5和CYP2C9同工酶代谢，血浆消除半衰期约为4 h。由于伐地那非在人体内吸收很差，且伴有明显的首过效应，使其在人体内口服平均绝对生物利用度仅有15%。口服用药后，伐地那非以代谢物的形式排泄，大部分（91% ~ 95%）通过粪便排泄，小部分（2% ~ 6%）通过尿液排泄。

他达那非的口服吸收较快，但对比前两种PDE5A抑制剂其吸收速度相对较慢。他达那非的吸收与时间和剂量似乎呈线性关系，其血浆浓度基本上与剂量成正比，因个体差异2 ~ 8 h可达到C_{max}，吸收率和程度不受食物和服药时间的影响，健康受试者口服他达那非平均半衰期长达17.5 h（当C_{max}为2 h时）。由于口服给药他达那非的个体药代动力学差异较大，人体内绝对生物利用度较难统计，但是动物实验已表明其口服生物利用度远好于西地那非或伐地那非。作为ED药物其推荐临床起始剂量为10 mg/次，口服后约30 min后开始起效，作用时间长达36 h，而用于肺动脉高压（pulmonary artery hypertension，PAH）治疗

（见第六章第六节）时每日只需口服一次，40 mg/次，并可在5 d内达到稳态血药浓度。他达那非的血浆蛋白结合率约为94%，其代谢主要由肝脏酶系P450同工酶CYP 3A4代谢，主要代谢产物是葡萄糖醛酸甲基儿茶酚，不具有临床活性，经尿（约36%）和粪便（约61%）途径排出体外。

表23-3-8　代表性上市PDE5A抑制剂的药代动力学性质

PDE5A 抑制剂	T_{max}（h）	$t_{1/2}$（h）	C_{max}（ng/mL）	AUC（ng·h/mL）	F（%）	P450 同工酶 CYP
西地那非（100 mg）	0.95	3.98	514	1670	40	3A4（主），2C9
伐地那非（20 mg）	0.66	3.9	20.9	74.5	15	3A4（主），3A5，2C9
他达那非（20 mg）	2	17.5	378	8066	–	3A4

T_{max}：血浆浓度峰值暴露时间；$t_{1/2}$：口服给药的平均半衰期；C_{max}：最大血浆浓度；AUC：药–时曲线下面积；F：绝对口服生物利用度；–表示未确定

从药物体内药代动力学的代谢特征来看，西地那非与伐地那非的T_{max}较短，ED改善过程中起效更快，作为按需服用的PDE5A抑制剂可以明显提高患者的勃起质量，且可显著提高ED患者的性关系满意度，提高患者的自尊心和自信心。但是作为治疗PAH疾病用药（见第六节），西地那非与伐地那非的体内代谢速率较快，药效持续时间短，每天必须口服3次才能维持体内较好的药效浓度。由于PAH呈渐进式发展且致死性高，确诊患者需终生服药，从患者依从性上讲，一天内多次服药患者依从性差。他达那非口服生物利用度较高，血浆清除率慢半衰期较长，代谢更稳定，改善治疗ED症状时起效时间相对延迟，需要提前给药。虽然他达那非的药效更持久，但ED临床跟踪调查报告显示其满意度不如即时型起效的西地那非或伐地那非。然而，针对慢性PAH治疗领域，他达那非的长效优势远胜于西地那非或伐地那非，每天仅口服给药一次40 mg即可在体内维持有效的药效浓度，并在5 d内持续达到稳态血药浓度，目前临床治疗PAH中被广泛推荐使用。因此，从疾病临床诊疗角度选择何种药物，需要立足于药物本身的药效学特征，而该类特征往往由药物分子本身的化学结构所决定，根据实际需求有的放矢地选择更合适的治疗药物，也正是当前临床治疗指南规范中所倡导的广泛共识。

第四节　选择性PDE5A抑制剂的合成方法研究

一、枸橼酸西地那非的合成

枸橼酸西地那非原料药的合成方法与原始专利合成路线类似（图23-4-1）[22]。以硝基吡唑化合物M-1和邻乙氧基苯甲酸M-3为起始原料，通过Pd/C氢化还原、氯磺化及磺酰胺化反应分别得到中间体M-2和M-4。等摩尔量的M-2和M-4经缩合剂活化后反应得到关键中间体M-5，以上3步合成反应优化后的总收率可达96%。在强碱的作用下M-5发生分子内的关环反应，以95%的分离产率得到目标产物西地那非10[23]。最后在枸橼酸存在下制备出枸橼酸西地那非粗品，经活性炭，乙醇回流精制，即可获得枸橼酸西地那非成品原料药。该合成工艺路线反应步骤少，操作容易，后续处理简单，各步的反应收率相对较高。通过控制关键中间体西地那非的质量，能够稳定高效地制备单一杂质含量低于0.05%的高纯度枸橼酸西地那非原料药。

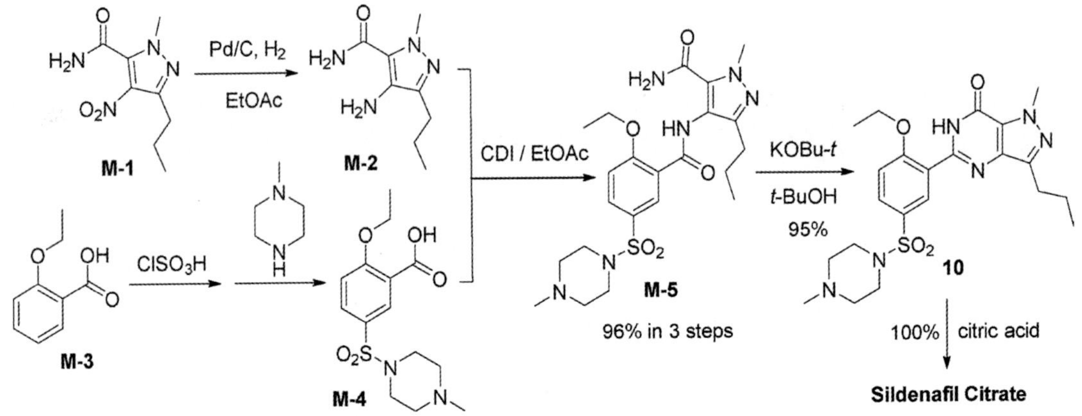

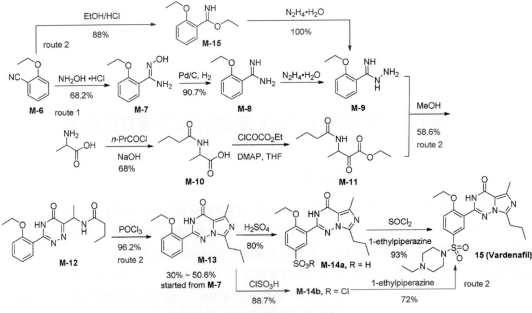

图23-4-1　枸橼酸西地那非的合成工艺路线

二、盐酸伐地那非的合成

目前已有多篇文献报道过伐地那非的合成方法，其中Nowakowski等专利所报道的工艺合成方法最为常见（图23-4-2）。该路线以2-乙氧基苯腈M-6为起始原料，与盐酸羟氨发生加成反应获得M-7，再经Pd/C还原、肼解得到中间体M-8，通过两步环合反应得到关键中间体M-9，再经过磺化、氯代、胺化三步反应合成得到终产物伐地那非（化合物15），该工艺路线8步反应总收率为25.8%。该合成路线中Pd/C催化的氢气还原反应需加压设备，成本较高，且Pd/C在后处理时易发生火灾，影响产品质量，易受到工业生产的

图23-4-2　伐地那非的合成工艺路线

限制，且在合成关键中间体M-12时采用一锅法，副产物较多，产品纯度的稳定性无法保证，因此该路线存在诸多弊端。研发人员对原路线进行优化改进，采用M-6为起始原料（蓝色路线），经Pinner反应合成2-乙氧基苯甲亚胺酸乙酯M-15，再通过肼解，两步环合，氯磺化，以及磺酰胺化等6步反应得到目标产物伐地那非（化合物15），总收率可达31.6%[24]。该工艺路线较短，原料廉价易得，反应条件温和，副反应少，后处理简单，总收率高于文献现有专利报道的25.8%，且产品纯度＞99.6%，单一杂质含量均＜0.1%，符合《中华人民共和国药典》对原料药的质量要求[25]。

三、他达那非的合成

Daugan等报道了他达那非第一条合成路线（图23-4-3）[26]，该路线以D-色氨酸甲酯为起始原料与胡椒醛在三氟乙酸的催化下4℃下发生Pictet-Spengler反应（P-S反应），反应5天后，得到cis-和trans-构型的2个四氢咔波啉非对应异构体，经柱层析分离，得到cis-四氢咔波啉结构（1R,3R）-M-17，再依次与氯代乙酰氯和甲胺反应，得到他达那非，总收率为25%。这条路线虽然成功合成了他达那非，但存在反应时间长、后处理较繁琐，试剂腐蚀性强等缺点。该工艺路线经过多次改良现可以实现以56%的总收率获得高纯度的他达那非[27]。

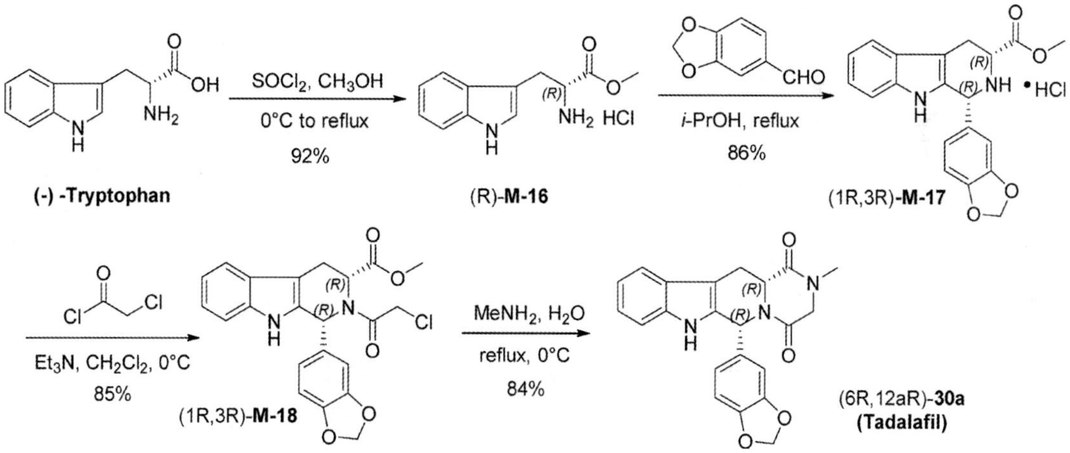

图 23-4-3　他达那非的合成工艺路线[27]

该制备工艺中，D-色氨酸甲酯盐酸盐和胡椒醛发生的Pictet-Spengler反应（P-S反应）是合成他达那非的关键步骤。实际在合成工艺的反应过程中，发生了结晶诱导非对称性转变（crystallization-induced asymmetric transformation，CIAT）的过程。该反应使用了异丙醇为P-S 反应溶剂。在反应中生成的M-17等量顺式产物和反式产物处于一种动态平衡状态。由于反式异构体（1S,3R）-M-17在异丙醇的溶解度极好，而顺式异构体（1R,3R）-M-17即使在回流条件下也几乎不溶于异丙醇，导致反应生成的（1R,3R）-M-17会在反应体系中直接析出；相反，生成的（1S,3R）-M-17则会全部于异丙醇中。此时，反式四氢咔啉（1S,3R）-M-17会在异丙醇中通过CIAT过程，逐渐向顺式四氢咔啉（1R,3R）-M-17转化，进而不断从反应液中析出（图23-4-4）[28]，最终本工艺路线可以选择性地高产率得到目标顺式（1R,3R）-M-17。

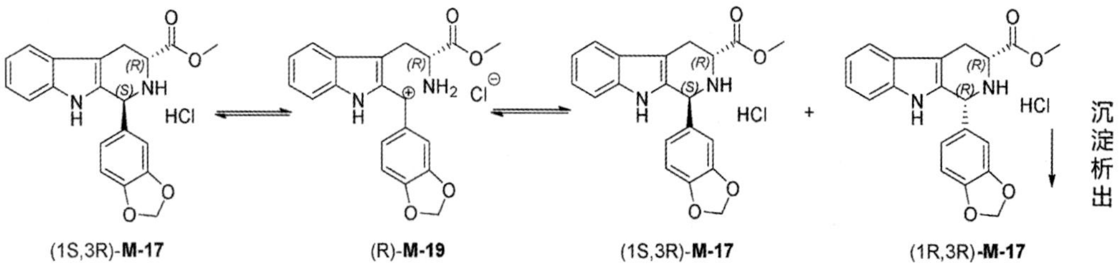

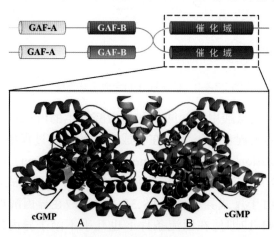

图 23-4-4　他达那非的关键中间体的结晶诱导非对称性转变机制

第五节　PDE5A 抑制剂的分子作用机制

一、磷酸二酯酶PDE5A的蛋白结构

环腺苷磷酸二酯酶家族中PDE5在人体内目前被报道确认的只有PDE5A一种亚型，包括三种同工酶：PDE5A1、PDE5A2和PDE5A3，由于其对cGMP（米氏常数K_m = 2.9 ~ 6.2 μmol/L）的亲和力远大于cAMP（K_m = 290 μmol/L）[29]，细胞内对cGMP具有极强的选择性，所以被认定为cGMP专属性（特异性）水解酶。该酶N-端调控域有两个GAF结构域（GAF domain），分别为GAF-A和GAF-B。对比不同PDE亚家族间的氨基酸序列，由于mRNA剪切点的不同导致该区域存在较大差异，但在PDE5A中的GAF结构域对比氨基酸序列一致性可达33%（图23-5-1）[30]。cGMP可与PDE5A的GAF-A结构域结合，激活该酶的催化活性[31]。GAF-B可抑制cGMP与GAF-A的结合以及隔离PDE5A蛋白的磷酸化位点，其靠近N-端的一段46个氨基酸的R区域参与PDE5A蛋白的二聚化作用[32]。结构相对保守的C-端结构域则包含负责催化水解cGMP的催化域结构，在金属离子（Mg^{2+}、Zn^{2+}）的协同参与下完成对cGMP的水解（图23-5-1），同时也是现有PDE5A抑制剂与底物竞争性结合的区域[6]。

图 23-5-1　PDE5A（或 PDE6C）二聚体示意（A），全长 PDE5A（或 PDE6C）
二聚体的冷冻电镜晶体结构（PDB: 3JAB）（B）

在无PDE5A蛋白与小分子共晶结构报道之前，Turko等[4]通过蛋白定点突变技术，将PDE5A催化域23个相对保守氨基酸进行了突变，并通过评估扎普司特的抑制活性，预测出与底物结合的催化域口袋发挥重要作用的氨基酸残基，其中： ①His653和Asp764对PDE5A的催化活性至关重要；②His613、His617、His653、Asp654、His657、Glu682、Asp724和Asp764等组成的区域可能是金属结合口袋中对催化作用产生贡献的部分；③Tyr612和Glu785是底物cGMP结合的关键氨基酸残基；④抑制剂扎普司特虽然与底物的结合位点重合，但各自结合的氨基酸残基有所不同。随后Turko等[33]进一步对西地那非及其类似物进行了定点突变探究，发现其IC$_{50}$变化模式与cGMP亲和力变化模式最相似，推测西地那非和催化域的相互作用与底物cGMP相似，其中Tyr612、His617、His653和Asp764是西地那非和PDE5A结合中起到重要作用的氨基酸残基。然而这4个氨基酸在PDE家族中高度保守，那么西地那非等抑制剂是如何实现高PDE5A抑制活性以及对PDE家族亚型的高选择性呢？

二、西地那非和伐地那非与PDE5A蛋白之间的分子作用机制

早期虽然发现了PDE5A选择性较好的化合物UK-92480（西地那非），但是它与PDE5A蛋白间的分子作用模式仍不清楚。为此，结构生物学家开展了一系列的研究工作，以阐明该化合物与PDE5A蛋白之间的分子作用模式。由于西地那非是模拟cGMP竞争性结合PDE5A抑制剂，因此，PDE5A蛋白的催化活性位点成为了科学家们关注的焦点。该结构域位于蛋白的C-端螺旋结构域的中心，口袋深约10 Å，开口较窄，内部空间较宽，总体积大约330 Å^3。催化域口袋可分为4个小区域（图23-5-2）： 金属结合位点（M site），核心口袋（Q pocket），疏水口袋（H pocket）和带"盖"口袋（L region）[34]。

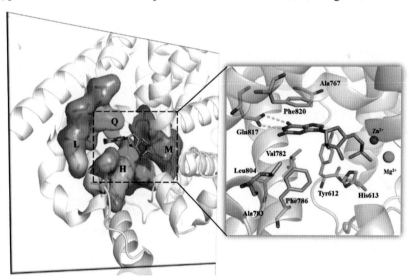

图 23-5-2 PDE5A-GMP 复合物晶体结构（PDB ID:1T9S）[35]

催化口袋划分为： M site（粉红色），Q pocket（绿色），L region（蓝紫色）和H pocket（樱花粉）

2003年Sung等首次阐明了西地那非与PDE5A蛋白的共晶结构信息[34]。位于催化域中的核心口袋Q pocket容纳了西地那非的吡唑并嘧啶酮结构，该结构包含了Gln817、Phe820、Val782和Tyr 612这4个高度保守的氨基酸（图23-5-3）。其中： ①吡唑并嘧啶酮结构中的酰胺基团（6-位N-H，7-位C=O）与Gln817形成作用力很强的双齿型氢键，发挥类似于

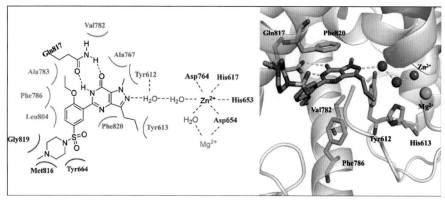

图 23-5-3   PDE5A-西地那非晶体复合物分子作用模式（PDB ID: 1DUT）

cGMP的嘌呤碱基（1-位的N-H和6-位的C=O）的氢键结合作用，但却相悖于cAMP的嘧啶碱基（1-位的N=C和6-位的N-2H）的氢键结合模式，该结构特点是其具备PDE5A高抑制活性及高选择性的原因之一。 ②吡唑上2-位N原子与水分子形成氢键，该水分子被Tyr612和另一与Zn²⁺配位的水分子所固定。同时吡唑与氨基酸残基Val782、Leu785、Tyr612和Phe820形成的侧链产生疏水作用，特别是与Phe820面对面的π-π作用尤为重要。 ③乙氧基苯基插入由氨基酸残基Phe786、Ala783、Leu804和Val782组成的疏水口袋H，该区域是有别于其他PDE的。此外，亲水性的磺酰氨基指向催化活性口袋的开口。由残基Tyr664、Met816、Ala823和Gly819组成的L region是4-甲基哌嗪的结合位点，该区是PDE5A特有的位于靠近催化活性位点的外延环端上，该环具有柔性可以阻挡小分子进入催化口袋，相当于一扇柔性门控制小分子进出核心口袋Q。由此可见，西地那非除了与催化域口袋中保守氨基酸残基有较强的相互作用显示出高抑制活性外，还与非保守性氨基酸残基的特殊作用决定了其对PDE5A家族的高选择性。由于伐地那非与西地那非的化学结构十分相似，经共结晶解析证实，除4-乙基哌嗪环未与PDE5A蛋白发生作用外，其他基团片段与催化域口袋氨基酸残基的结合方式与西地那非几乎相同（图23-5-4）[34]，具有相同的分子作用机制。

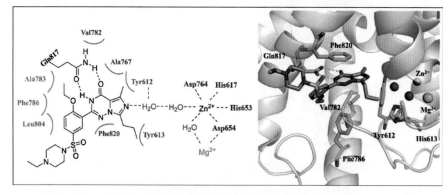

图 23-5-4   PDE5A-伐地那非晶体复合物分子作用模式（PDB ID: 1UHO）

三、他达那非与PDE5A蛋白之间的分子作用机制

由于他达那非的骨架结构与西地那非或伐地那非差别很大，其与PDE5A蛋白的结合

模式不会是模拟cGMP底物与蛋白的相互作用。Sung等[34]首次获得了他达那非与PDE5A蛋白的共晶结构，并阐明了蛋白催化域结构中关键氨基酸残基的作用（图23-5-5）。他们发现他达那非并不作用于催化域口袋的L region，他达那非也没有像西地那非那样与保守的核心口袋Q区形成双齿型氢键，其吲哚环上的N-H仅与Gln817形成一个氢键。具有PDE亚型特异性的疏水口袋H（由西地那非乙氧基苯基占据）被他达那非6-位C上取代的亚甲二氧基苯基牢牢占据是其对PDE5A具有高亲和力、对其他PDE亚型具有高选择性的主要原因。此外，他达那非分子中的四环拼接结构不但限制了分子构象的自由旋转度（即构象限制），同时其刚性类平面的结构特征与蛋白催化口袋中Phe820形成了较强的π-π相互作用，也是他达那非具有PDE5A高抑制活性的另一原因。

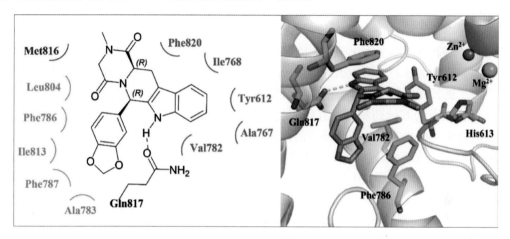

图 23-5-5　PDE5A-他达那非晶体复合物分子作用（PDB ID:1UDU）

第六节　总结与展望

　　西地那非的研发起始于20世纪80年代，起初开发的目标是针对心绞痛、冠心病等一类心血管疾病适应症，然而临床Ⅰ期试验研究结果未能达到预期效果而不得不终止该项临床研究。但临床试验观察"不良反应勃起"的意外发现却使西地那非得以起死回生，并最终成为第一个临床治疗ED的口服药物。目前PDE5A抑制剂包括西地那非、伐地那非、他达那非等已经在全球范围内用于各种病因所导致的ED，其疗效和安全性得到了广泛的认可。1998年西地那非作为治疗ED药物获得上市批准之后，研究者们并未放弃其在心血管循环系统领域的应用研究。由于磷酸二酯酶PDE5A是肺动脉血管中调控血管伸缩功能的主要蛋白酶之一，且已有许多动物实验研究表明，利用西地那非抑制PDE5A的活性可以抑制或者延缓低氧导致的急性肺动脉压升高，并能降低肺血管重构。1998年，Sanchez等发现PAH患者肺内存在PDE5A基因表达上调的现象，辉瑞制药公司为进一步拓展其适应证，率先开展了静脉给药治疗PAH的小规模临床试验，期间有80余例PAH患者获益，其肺动脉压力和肺循环阻力均显著下降。1998—2002年，多项研究报道显示口服西地那非治疗PAH同样有效。2002—2005年，多个随机化临床试验RCT报道了对于不同原因引起的PAH，如特发性PAH、先天性心脏病所致PAH、继发性呼吸系统PAH、慢性血栓或栓塞性PAH、新生儿持续性PAH等，西地那非均有较明显的降低PAH的疗效。一项为期12周的大型、随机、对照、多中心Ⅲ期临床试验（SUPER-1）研究表明，西地那非可以提高PAH患者运动耐量和改善肺循环血流动力学参数，长期用药可以维持并提高患者的6 min步行距离、改善患者的心功能分级[36]。2005年FDA和欧洲药品评价局先后批准西地那非用于治疗PAH，商品名为Revatio®。推荐初始剂量20 mg，每日3次规范治疗。从此之后，人们再次对这个经典的ED治疗药物有了更新的认识，将其临床治疗适应证拓展至肺血管领域，为众多PAH患者带来了新的希望。

随着西地那非进一步大范围地临床应用，多个临床试验研究报道显示，原本给予50 mg每日3次治疗的PAH患者，在剂量减至20 mg每日2次维持治疗时，病情会出现恶化，而增加剂量时病情又会好转。更大规模的临床试验研究结果显示，西地那非治疗PAH的最佳剂量应该为50 mg每日3次，与推荐初始剂量20 mg并不一致。因此，西地那非治疗PAH的用药剂量应遵循个体化原则，同时也应根据患者的治疗效果和不良反应进行个体化剂量调整。西地那非对各种原因导致的PAH患者临床表现均有显著改善，但长期获益仍需要多中心、更长时间和更大规模的临床试验研究证实。西地那非治疗过程中需要注意的药物不良反应以及与其他药物的相互作用仍需要进一步加以认识，尤其是与其他肺动脉高压药物联合应用时仍需要验证其确切的疗效。随着西地那非抗PAH新适应证的开发，其他PDE5A抑制剂也在该领域得以快速跟进。2009年6月美国FDA批准每日一次口服他达那非40 mg用于治疗WHO肺高血压分类第一类肺动脉高压患者，商品名Adcirca®。次年6月美国FDA批准了葛兰素史克和默克公司共同推出的伐地那非口腔崩解片，规格为10 mg，商品名为Staxyn®。2020年2月国家药品监督管理局批准西地那非（商品名：瑞万托®）用于治疗成人肺动脉高压，以改善患者的运动能力和延缓临床恶化。2021年最新的《中国肺动脉高压诊断与治疗指南（2021版）》明确推荐以上3种PDE5A抑制剂可以显著改善中国PAH患者的运动耐量及血流动力学[37]。

回顾20余年来对西地那非的研究历程，研究者对西地那非带给人类出乎意料的疗效而感到惊喜，作为第一个治疗ED和对慢性致命性疾病PAH有显著疗效的口服药物，西地那非无疑为广大患者带来了巨大的福音和益处。然而，人类对于西地那非、他达那非等PDE5A抑制剂的认知仍然远远不足，尤其是针对PAH治疗领域，由于应用时间相对较短，仍需进一步研究与探索。

在漫长的新药研发过程中，药学家不仅需要坚韧不拔的意志品质，还需具备智慧的分析能力和敏锐的洞察能力。在研发抗心绞痛药的过程中，如果研究者们忽视或者延迟发现了西地那非的"不良反应勃起"现象，也许就不会在20多年前成功推出了口服ED药物；而如果研究者放弃或者延迟对西地那非功效的不断认知、或者认知停止于治疗ED，也就不会进一步发现西地那非对肺动脉高压的显著治疗效果。西地那非这一经典案例值得同学们去深入学习和思索，了解和掌握新药发现究竟是怎样一个不断探索求知的过程。显然，药学还是一个半经验式的科学学科，需要在实验中不断地总结和发现新现象，并努力探求新现象的根源，逐步认识到事物的本质。

数字资源

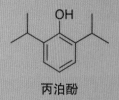

丙泊酚

第二十四章

全身麻醉药丙泊酚及其类似物的发现

柯博文　郑　伟

　　本章介绍了临床麻醉及麻醉药物的分类，讲解了全身麻醉药物可能的靶点和作用机制，以及麻醉靶点$GABA_A$受体结构、生物学功能、GABA能系统和麻醉作用机制的密切关系。在$GABA_A$受体激动剂的不断发展过程中，以苯酚类分子骨架为起点，经过不断的结构优化，诞生了丙泊酚、环泊酚、磷丙泊酚钠等一系列全身静脉麻醉药物。本章也对丙泊酚及其类似麻醉药物的生产工艺及其优化过程进行了介绍。

第一节　麻醉简介

　　历经百余年的发展，现代外科已经深入人体的各个脏器，可以完成切除、重建等复杂的手术操作。安全、顺利地完成现代外科手术离不开3个重要因素的支撑，即感染的控制、出血的管理和疼痛的消除。麻醉是消除外科手术中疼痛的关键，与其他技术一起铸就了现代外科学的基石。时至今日，每年麻醉为上亿患者消除了痛苦。然而，如何描述麻醉却并非一件易事。本章重点介绍了全身麻醉药物的定义及研发过程。虽然不同麻醉药的药理性质差异极大，但无论哪一种全身麻醉都有共同的特征：需要在低药物浓度时可以导致可逆的意识丧失，但在高药物浓度时可导致反应能力的丧失。因此，麻醉常常被形容为"失去行动能力、镇痛、遗忘和肌肉松弛"的状态。相比麻醉的定义而言，麻醉的作用机制则更富有争议。尽管麻醉药物已被广泛应用于临床，但人们对药物麻醉作用的分子机制和神经网络机制尚不完全了解，麻醉药物，尤其是全身麻醉药的关键作用机制尚未被完全阐明。作为医学中最重要的药物种类之一，麻醉机制的模糊不但不利于现有药物的合理使用，而且也妨碍了新一代麻醉药物的研究与开发。2005年，*Science*在创刊125周年之际，将阐释全身麻醉药物的机制列入了全世界125个最具挑战性的科学问题之一[1]。

　　进入21世纪以来，麻醉的定义和麻醉药物的应用得到了极大地扩展。随着加速康复外科（enhanced recovery after surgery，ERAS）概念的提出，麻醉药物的应用场景从单纯的外科手术也扩展到了围术期（围绕外科手术期间）医学的全过程。在这一转变下，不仅麻醉药物的定义从传统的全身麻醉药、局部麻醉药逐步扩展至镇静药、镇痛药、肌肉松弛药、肌松拮抗药等更多麻醉手术相关药物的范畴，而且对于药物的有效性、安全性和可控性以及不同药物之间的相互协同作用也提出了新的要求。

第二节　临床麻醉的常用药物

目前，用于临床的麻醉药物主要分为3类：吸入麻醉药、静脉麻醉药和局部麻醉药。吸入麻醉药与静脉麻醉药主要用于全身麻醉，而局部麻醉药主要用于局部浸润和区域神经阻滞麻醉。这些麻醉药物被广泛用于手术室内麻醉（外科手术操作）、手术室外麻醉（介入、腔镜、口腔、医学整容等操作）、疼痛治疗（无痛分娩、术后镇痛、慢性疼痛等）、镇静催眠（ICU镇静、睡眠障碍治疗等）等各个方面。本章将以全身麻醉药的发现发展为主要内容，重点介绍目前临床应用最为广泛的静脉麻醉药丙泊酚及其类似物的研发历程。

一、吸入麻醉药

1846年10月16日，美国牙医威廉·莫顿在哈佛医学院附属麻省总医院的穹顶大厅里为一名患者成功实施了全世界首例乙醚全身麻醉（图24-2-1），随后全身麻醉迅速被医学界接受并被广泛应用。这一事件标志着手术从野蛮、残忍的"酷刑"现实朝向安全、科学、舒缓治疗过程的转变，从而开启了现代外科学的序幕。美国作家麦克·哈特在其《影响人类历史进程的100名人排行榜》中，把乙醚麻醉的发现者列为第37位，并对此评价道："在历史上，很少有发明能像麻醉受到如此高的评价，使人类的状况发生如此大的变化。"

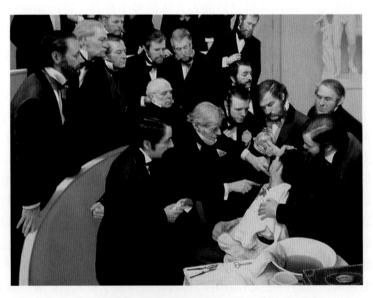

图 24-2-1　威廉·莫顿使用乙醚成功实施首例人体麻醉

（"Ether Day 1846" by Warren and Lucia Prosperi，2001）

在乙醚被广泛应用于全身麻醉后，人们又陆续发现了一系列化学结构和药理作用各异的气体分子（图24-2-2），包括：强效卤代醚类（七氟烷）与烷类（氟烷）等挥发性麻醉药以及气体麻醉药（氧化亚氮）。以氧化亚氮为代表的气体麻醉剂诱导期短、镇痛效果好、停药恢复快，但麻醉效能弱，可用于拔牙等小手术。20世纪50年代，氟烷被发现并被证实具有不易燃、诱导耐受性好和起效迅速等优点[2]。随后，Terrel发现了同样含氟的气体异氟烷，于1981年正式上市用于临床麻醉。3年后，人们报道了七氟烷的麻醉作用，并对其理化性质、药理毒理等进行了全面评价[3]。时至今日，七氟烷依然是临床使用最多的吸入麻醉药物。除此之外，地氟烷等挥发性吸入麻醉也在临床全身麻醉的操作中占据一席之地。

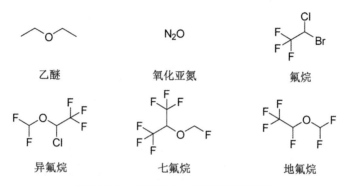

图 24-2-2　部分吸入麻醉药的化学结构

二、静脉麻醉药

吸入麻醉药虽然具有操作方便、麻醉深度可控的优点，但吸入麻醉药所导致的手术室污染、患者苏醒期躁动、恶性高热发生风险、麻醉设备价格昂贵等不足仍有待进一步完善。为了进一步克服吸入麻醉的缺陷，人们根据临床的实际需求开发了可通过静脉注射给药的全身麻醉药（简称静脉麻醉药）。目前，静脉麻醉药已广泛应用于麻醉诱导、麻醉维持和各种情况下的镇静。

巴比妥类药物发现于20世纪早期。1934年，水溶性巴比妥酸盐硫喷妥钠上市，标志着静脉麻醉药正式应用于临床（图24-2-3）。苯二氮䓬类药物主要用于抗焦虑、遗忘或清醒镇静。第一个水溶性苯二氮䓬类药物咪达唑仑因其具有半衰期短、顺行遗忘作用强、无刺激作用等优势，目前依然是麻醉领域应用最广泛的麻醉镇静药物[4]。苯环利定类衍生物氯胺酮具有较强的镇痛和遗忘作用，并呈现出独特的麻醉与镇痛状态。由于氯胺酮对呼吸影响轻微，这个特点成为其临床应用的优势[5]。咪唑类衍生物依托咪酯因其血流动力学稳定、呼吸抑制小、药代动力学性质理想的优点也被广泛应用，但使用中产生的肌阵挛和对肾上腺皮质功能的长时间抑制，极大地限制了它在临床的应用，不过因其对循环系统影响较小的优点仍受到麻醉医师的青睐。烷基酚类衍生物丙泊酚是目前临床最常用的静脉麻醉药。该化合物具有高度脂溶性，主要用于全身麻醉诱导和维持，也被广泛用于手术室内和手术室外的各种镇静。

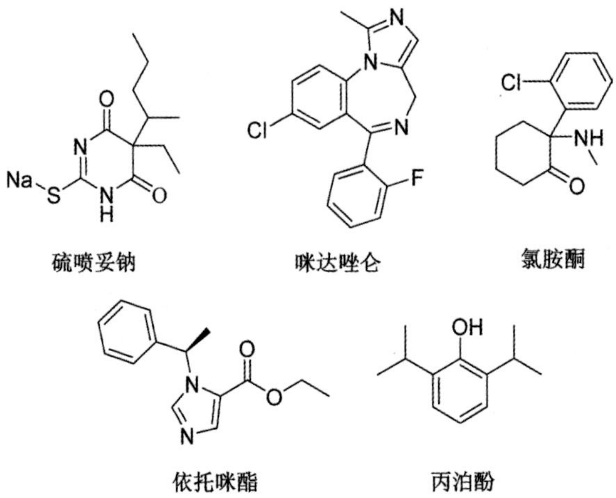

图 24-2-3　部分静脉麻醉药的化学结构

三、局部麻醉药

　　局部麻醉药能够阻滞电压门控钠通道，从而阻断轴突上神经冲动的产生和传导。基于这一机制，局部麻醉药不作用于中枢神经系统，能够在保持人体意识清醒的情况下可逆地阻断局部感觉神经冲动的发生和传导，从而导致局部痛觉可逆地消失。1855年，奥地利化学家纽曼将从古柯叶中提取的物质中进行分离纯化，首次得到了具有局部麻醉特性的单体化合物——可卡因。但由于可卡因具有致幻、成瘾的特性，最终被多国列入了管制药物清单。

　　现有的局麻药物可以分为两大类：氨基酯类与氨基酰胺类。1905年，氨基酯类局麻药普鲁卡因进入临床用于表面麻醉、浸润麻醉及蛛网膜下腔麻醉。普鲁卡因起效较快，局麻持续时间为30～45 min，属于短效局麻药。氨基酰胺类局麻药利多卡因（图24-2-4）相较于普鲁卡因而言，效能更高、局麻持续时间更长，通常产生60～90 min的麻醉作用，常用于浸润麻醉与外周神经阻滞。1963年，长效局麻药布比卡因进入临床，其麻醉时间可达利多卡因的2～3倍。但布比卡因对β-受体有明显阻滞作用，注射剂量大的时候可致血压下降、心率减慢[6]。另一个长效局麻药物罗哌卡因在低浓度时可有效阻滞感觉神经，但对运动神经几乎无影响，即表现出一定的运动与感觉分离的特性[7]。酯类局麻药主要通过血浆酯酶代谢，而酰胺类局麻药主要经肝脏细胞色素P450酶代谢，毒性更高。目前，对于局麻药物的开发主要集中在延长作用时间，提高安全性，实现特异性感觉神经阻滞等方面。

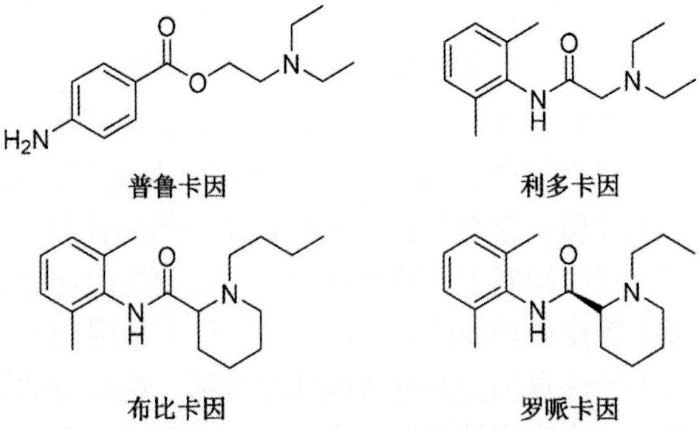

图 24-2-4　部分局部麻醉药的化学结构

第三节　全身静脉麻醉药丙泊酚及其类似物的药物化学

回顾过去几个世纪人类社会的进步，现代新药的研发注定是其中最值得浓墨重彩的内容之一。无论是抗生素的发现，还是抗癌药物的问世，都毫无疑问对人类社会的发展进程产生了重大而积极的影响。虽然新药发现中包含了诸多复杂而艰巨的工作，但和大多数复杂的事情一样，新药研究也可以被简单地分解为若干小部分。以麻醉新药的开发为例，首先需要了解人体意识可逆消失的机制，明确麻醉的相关靶点（如离子通道等），并努力建立这些靶点与麻醉状态之间的紧密联系；随后，需要在数以百万计的化合物中找到能够作用于靶点并发挥麻醉作用的先导化合物；在获得具有预期效果的先导化合物后继续进行结构优化，筛选不会产生明显的不良反应和影响循环、呼吸等生命功能的药物候选化合物。此外，还要评估药物候选化合物的理化性质和代谢性质是否能够满足作为麻醉药的给药方式（吸入、静注）和临床应用的场景（起效快、半衰期短）。一旦确定了候选化合物，就会进入新药开发的阶段。在这一阶段，候选化合物将完成严格的药学和临床试验研究，获得完整的生产及储存信息、动物药效、毒理以及临床Ⅰ/Ⅱ/Ⅲ期研究等的数据。最终，根据完整的临床前和临床试验研究的结果，甚至上市后进一步跟踪研究的结果（称为临床试验研究Ⅳ期），才能真正确定哪些麻醉新药最终能够获得患者和医生的认可，并得到企业的生产及销售青睐。

虽然上述的阶段和步骤与绝大多数新药发现的过程类似，但并不是每个阶段和步骤都可以按照上述的步骤得以顺利进行的。例如，历史上很多药物的问世来自于科学研究或者其他活动的偶然发现。又如，有一些药物虽然也经过了严格的研究研发流程，但研发步骤并非一成不变，有的药物甚至在上市后才能真正被探明其治疗作用的生物学机制或某些重大的不良反应。因此，新药研发也不会完全拘泥于上述现代新药研发的时空次序。本章将以丙泊酚及其类似物的发现与研发过程中的重要内容为背景，对GABA$_A$受体在全身麻醉中的作用、GABA$_A$受体激动剂的发现发展、丙泊酚先导化合物的发现、丙泊酚及其类似物的优化，以及生产工艺研究等关键性工作进行介绍和讨论，以客观的视角对全身麻醉药进行科学解读。

一、GABA$_A$受体与GABA能系统：解读全身麻醉的第一步

新药研发常起始于对疾病的深入了解。在这一过程中，需要了解和明确哪些临床需求亟待解决，哪些靶点可能与临床需求密切相关。但如何选择适当的靶点，或者应该针对疾病的什么阶段（适应证）进行新药开发，在很多时候并非一开始就清晰，这也是新药开发的风险如此之大的原因之一。例如，正是因为人们对阿尔茨海默病的发病机制的了解甚少，缺乏明确的靶点，才导致了目前人类开发治疗阿尔茨海默病的新药研发接连失败。而全身麻醉药则是另外一个例子。虽然全世界每年数以亿计的患者都在全身麻醉药的帮助下安全、可逆地实现意识丧失并完成外科手术，但到目前为止全身麻醉药物的机制尚未完全明确。全身麻醉作为目前最悠久也是最令人困惑的药理学问题之一，有众多谜团还未能解

开，例如，从简单的惰性气体分子到复杂的小分子化合物，具有如此高度结构多样性的分子是如何获得同样的麻醉药理效果？是否有一种共同机制，能够解释分子在极小的浓度变化范围内就能够完成人体从有意识状态到无意识状态的转换？这些问题与麻醉药物开发息息相关，但却充满争论，这也从另一方面反映出当前开发麻醉药物所面临的巨大挑战与困难。

在成功使用乙醚实施第一例人体麻醉后的几十年里，麻醉让那些努力去了解和试图解释它的人们迷惑、鼓舞而又敬畏。人们对麻醉这一现象的认识最初是错误和荒谬的。彼时，人们认为麻醉药可能是从大脑中提取了部分脂质，进而引起了麻醉的发生。但巧合的是，第一个对麻醉作用机制产生重大影响的理论也同样与脂质密切相关。Meyer and Overton首先发现麻醉药的效价与其脂/水分配系数成正比（图24-3-1）[8]。而一旦了解脂质在细胞膜结构中所发挥的作用，这种相关便意味着全身麻醉药的作用位点集中在神经细胞的膜脂质双层结构。在随后的几十年中，这种以脂质为基础的非特异性麻醉学说占据了麻醉作用理论的统治地位，认为麻醉药物主要通过增加神经元细胞膜脂质双分子层的流动触发了脂质的相变，导致脂质的双层尺寸或渗透性发生改变从而产生了麻醉作用。然而，这样的理论存在重大缺陷以至于无法自圆其说：例如，很难解释在麻醉药物的有效浓度下，为什么细胞脂质双分子层的变化微乎其微？使用温度等物理方法改变脂质双分子层为什么无法实现全身麻醉等？

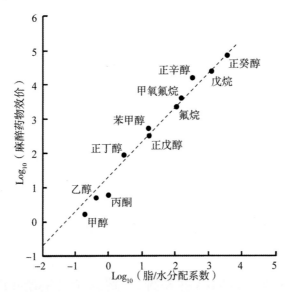

图 24-3-1　麻醉药物效价与脂 / 水分配系数的相关性 [8]

随着神经科学和分子生物学的迅速发展及进步，人们对麻醉状态本质的理解也有了新的进展。20世纪80年代，Franks和Lieb的重大发现推动了麻醉机制从脂质中心机制向蛋白中心机制的转变。例如，同源系列长链醇类化合物的麻醉作用逐渐减弱的事实，导致人们开始摒弃"非特异性"机制破坏脂质双层产生麻醉的传统理论；进一步的研究发现，麻醉化合物的光学异构选择性更加巩固了麻醉与蛋白质靶点相关的结论。新观点认为，全身麻醉可能来自于药物与神经元中特定蛋白质靶标疏水区域的特异性作用。药理学家对麻醉相关的各种离子通道、受体、酶和其他蛋白靶标进行了系统研究，其中包括双孔钾离子通道

（如TASK1）、N-甲基-D-天冬氨酸受体（NMDA）、谷氨酸受体、或是环核苷酸门控通道（HCN）等。而在众多靶点中，GABA受体无疑被认为是最重要的一个[9]。

GABA受体按结构与功能的差异分为$GABA_A$受体和$GABA_B$受体。前者是GABA配体的门控氯离子通道受体，通过与GABA结合通道开放后氯离子内流抑制神经元兴奋性（图24-3-2）；而后者则是一种C族G蛋白偶联受体，与GABA结合后通过招募G蛋白介导下游信号通路而发挥生理作用[11]。两种类型的GABA受体均参与了GABA能系统的重要调控，并与焦虑症、癫痫、失眠等多种神经系统疾病的发生、发展密切相关。其中，$GABA_A$受体被认为是全身麻醉最重要的靶点。

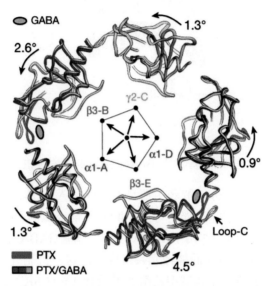

图 24-3-2　内源性 GABA 与 $GABA_A$ 结合的晶体结构[10]

随着结构生物学的发展，科学家们可以更加深入地了解全身麻醉药与$GABA_A$受体的结合模式（图24-3-3），并逐渐认识到，麻醉药物作用于$GABA_A$受体不同的结合位点与其多样的药理学特征密切相关。$GABA_A$受体与内源性神经递质GABA的结合位点位于$GABA_A$受体的两个或多个细胞外界面，主要结合于β2-α1亚基之间的区域[10]。$GABA_A$与β2Y205上形成阳离子-π相互作用，通过氨基与β2Y97和β2E155形成静电相互作用；GABA的羧酸基与α1R67形成盐桥并与β2T202形成氢键，这些相互作用有助于增强GABA的结合亲和力[10]。而麻醉药物与$GABA_A$受体的结合可以稳定GABA与受体的胞外区结合。麻醉药物与受体结合的位置具有一定共同性，丙泊酚、依托咪酯和苯并二氮杂䓬类药物均作用于$GABA_A$受体跨膜区β-α亚基界面处的两个等效位点[12]。此外，苯并二氮杂䓬类药物还能够结合在位于受体胞外区α-γ界面和跨膜区γ-β界面的另外两个位点。其中，胞外区α-γ界面被认为与苯并二氮杂䓬类药物可特异性拮抗氟马西尼发挥拮抗作用密切相关。而苯巴比妥与苯并二氮杂䓬类药物一样，同样结合在$GABA_A$受体跨膜区γ-β亚基界面以及跨膜区α-β界面上。$GABA_A$受体与麻醉药物结合的复杂性和$GABA_A$受体的不同亚型共同决定了麻醉的多种药理学特征，例如，苯并二氮杂䓬类药物产生的镇静作用与含$α_1$亚基的$GABA_A$受体有关，而其抗焦虑作用则是来自于边缘系统中含α2亚基的$GABA_A$受体的参与[13]。

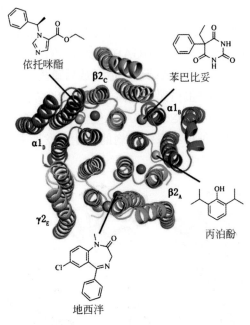

依托咪酯

苯巴比妥

丙泊酚

地西泮

图 24-3-3   全身麻醉药物与 GABA_A 受体的不同位点进行结合 [12]

绝大多数全身麻醉药或部分麻醉药主要是通过GABA_A受体产生麻醉作用。例如，丙泊酚、依托咪酯、硫喷妥钠和咪达唑仑等静脉麻醉药物或镇静药物主要充当GABA_A受体的正变构调节剂[14]，直接或间接作用于GABA_A受体，增强GABA对受体的作用或直接引发受体离子通道开放Cl⁻内流从而降低神经元兴奋性。但这一机制并不能解释所有的现象。事实上，吸入麻醉药对于神经元烟碱型乙酰胆碱受体（nAChR）、NMDA受体等兴奋性受体和电压门控Na^+、Ca^{2+}通道均具有一定的抑制作用[15,16]。静脉麻醉药中也存在氯胺酮等特殊的分子，能够通过抑制谷氨酸神经元的NMDA受体发挥麻醉作用。显然，单纯地对GABA_A受体进行研究难以在复杂的神经网络中对全身麻醉有系统、准确的认识。为了深入而全面地理解全身麻醉作用机制，人们尝试从微观到宏观的不同水平对GABA_A受体为核心的GABA能系统进行探讨（图24-3-4）。GABA能神经元是一类在各脑区广泛分布的抑制性神经元，可以在激动后通过释放GABA作用于突触后膜的GABA受体，降低二级神经元的兴奋性。在全身麻醉的过程中，明确存在着重要神经核团抑制性神经元和兴奋性神经元作用的平衡被打破的现象，如被认为与全身麻醉密切相关的内源性睡眠-觉醒通路上重要的下丘脑腹侧前视神经（VLPO）和下丘脑结节乳头核（TMN），则是引起了内源性睡眠通路的激活和觉醒通路的抑制[17]。有研究利用额叶–丘脑皮质网络模型分析发现，全麻药物通过作用于GABA能中间神经元，切断了丘脑与皮质间信息传递，产生了全身麻醉药物介导意识丧失。通过内源性睡眠–觉醒通路和额叶–丘脑皮质网络模型解释全身麻醉的机制，仍处于初步研究阶段。对于全身麻醉这一复杂神经网络共同作用现象的解释，仍需要进一步探索研究。

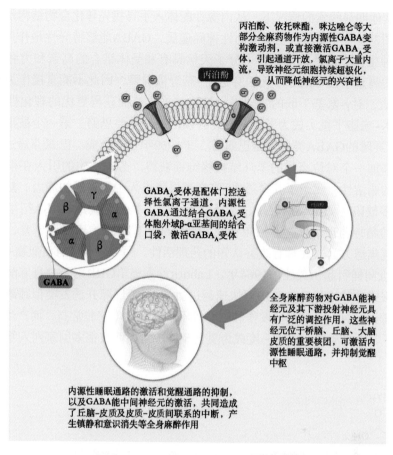

丙泊酚、依托咪酯，咪达唑仑等大部分全麻药物作为内源性GABA变构激动剂，或直接激活GABA$_A$受体，引起通道开放，氯离子大量内流，导致神经元细胞持续超极化，从而降低神经元的兴奋性

GABA$_A$受体是配体门控选择性氯离子通道。内源性GABA通过结合GABA$_A$受体胞外域β-α亚基间的结合口袋，激活GABA$_A$受体

全身麻醉药物对GABA能神经元及其下游投射神经元具有广泛的调控作用。这些神经元位于桥脑、丘脑、大脑皮质的重要核团，可激活内源性睡眠通路，并抑制觉醒中枢

内源性睡眠通路的激活和觉醒通路的抑制，以及GABA能中间神经元的激活，共同造成了丘脑-皮质及皮质-皮质间联系的中断，产生镇静和意识消失等全身麻醉作用

图 24-3-4 GABA$_A$受体与全身麻醉机制

二、GABA$_A$受体激动剂：寻找全身麻醉之路

寻找全身麻醉药的历史可以追溯至17世纪。1656年，Percival Christopher Wren和Daniel Johann Major在鹅毛杆和球囊的帮助下将红酒和麦芽酒通过静脉注射入犬的体内，首次完成了动物的静脉麻醉。在很长的一段时期里，乙醇是人类所知为数不多可产生麻醉的物质之一。现代高通量筛选和计算机模拟技术为寻找新药先导化合物提供了强有力的方法，但是它们都有各自的局限性。虽然越来越多的证据指向GABA$_A$受体可能是全身麻醉的关键靶点，但直到进入21世纪，GABA$_A$受体的晶体结构才得到解析。作为一种跨膜蛋白，在生理条件下GABA$_A$受体必定与神经元细胞膜相结合，其蛋白质的维度结构并不能够孤立地存在。也就是说，科学家们所获得的GABA$_A$受体晶体结构是在实验室条件下的结果，并不一定与生理条件下发挥麻醉作用的受体真实构象完全一致。作为一种跨膜蛋白，GABA$_A$受体的膜层结构高度疏水，也很难实现高通量药物筛选。因此，无论是信息的空白还是技术的局限，都使科学家们在早期阶段不得不采用其他方法来寻找麻醉先导化合物。

在没有其他明显线索的情况下，从内源性配体入手寻找先导化合物结构是一个切实可行的策略（图24-3-5）。作为主要抑制性神经递质，GABA能够特异性地作用于GABA受体并发挥多种生物学活性。虽然这个分子天然具有和受体结合的高亲和力和高特异性，但由于本身的高亲水性导致分子无法穿透血-脑脊液屏障，因此不能直接作为麻醉药物使用。很自然地，对γ-氨基丁酸的骨架进行结构修饰，从而获得更优的理化性质（尤其是更适合的亲水-亲脂平衡）成为了麻醉药物开发的一个重要思路。第一个被报道的能够穿透血-脑脊液屏障的GABA类似物是巴氯芬，于1962年化学合成。巴氯芬通过在GABA羰基的β-位上添加一个对位卤代的苯环结构修饰而获得。芳香结构的引入在很大程度上改善了化合物的脂溶性，赋予了其穿透血-脑脊液屏障进入中枢神经的能力。然而，巴氯芬也暴露出诸多缺陷，如半衰期较短、选择性不强等。类似结构的GABA衍生物菲尼布特也具有相似的精神药理活性。菲尼布特在20世纪60年代进入临床试验研究，但最终更多应用于镇静抗焦虑方面，并具有改善认知的药理活性。另一种GABA类似物——γ-羟基丁酸（GHB）也同样引起了关注。1964年，Laborit首先提出GHB用于全身麻醉和精神病学治疗。经口服或静脉给药后，GHB可快速越过血-脑脊液屏障并诱发类似睡眠的状态。但GHB用于麻醉诱导时，肌阵挛性发作和呕吐等不良反应发生率非常高，而产生的欣快感和放松感导致了其大量滥用，使其一度成为臭名昭著的毒品而被很多国家列入管制品目录。

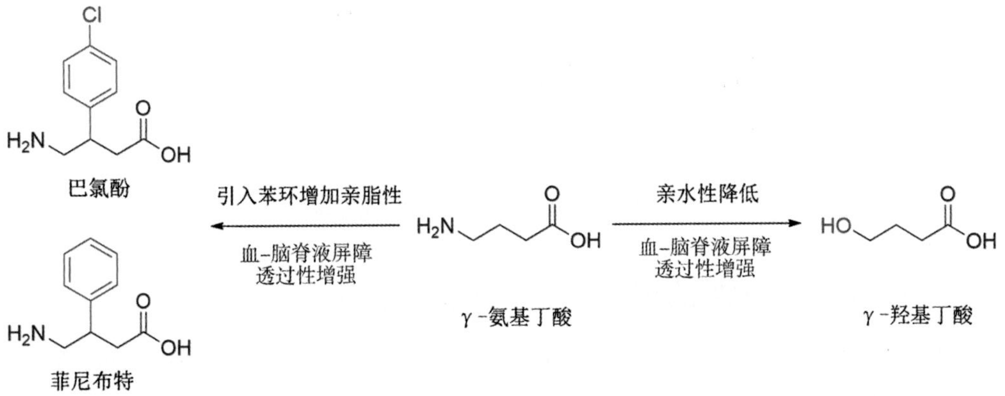

图 24-3-5　GABA 类似物的发现

显然，从内源性分子入手寻找先导结构并非易事。人们在研究GABA类似物的同时，也在不断地寻找其他实现麻醉的活性分子，巴比妥类化合物的发现正是这一努力的结果（图24-3-6）。不同于对GABA受体的直接作用，巴比妥类化合物主要通过增强突触GABA能的传递，延长内源性配体对GABA$_A$受体的作用从而获得活性。20世纪初，Adolf von Baeyer首次合成得到巴比妥酸（丙二酰脲）。尽管这一化合物由于亲脂性不足难以穿透血-脑脊液屏障，但其新颖的化学结构却成为了随后所有具有中枢神经活性巴比妥类药物的基本骨架结构。拜耳公司的药物化学家们在这一骨架上进行了大量修饰及衍生，发现亲脂性巴比妥酸衍生物巴比妥（5,5-二乙基巴比妥酸）在诱导动物睡眠方面具有较高的活性。巴比妥类药物的作用时间与5-位双取代基在体内的代谢速率密切相关，通过将巴比妥中的一个乙基替换为苯基，得到了苯巴比妥（5-乙基-5-苯基巴比妥酸），饱和烷基和苯基在体内不易代谢、作用时间长，因此巴比妥和苯巴比妥很快被开发为长时效（4～12 h）镇静催眠药物。进一步结构改造时，则发现了中时效、短时效的镇静催眠药物——环己烯巴比妥（2～8 h）、戊巴比妥（1～4 h），两者的取代基为不饱和烷烃和含有支链的烷烃，代谢加快。巴比妥类化合物的巨大成功，促进人们合成了多达2500多种衍生物。其中，亲脂性巴比妥酸的水溶性钠盐-硫喷妥钠被用于全身麻醉被誉为全麻药物发展中的一个重要的里程碑，硫喷妥钠的上市标志着现代静脉麻醉时代的开启。由于起效迅速、作用时间短且没有较强烈的兴奋作用，硫喷妥钠成为当时临床首选的静脉麻醉用药。

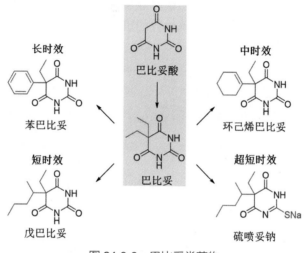

图 24-3-6　巴比妥类药物

巴比妥类药物的缺点也非常明显，化合物对心血管和呼吸中枢具有较强的抑制，常常导致麻醉抑制前的兴奋、高发生率的震颤和苏醒延迟等不良反应。因此，科学家继续寻找其他以GABA$_A$受体为靶点的非巴比妥类麻醉药物。罗氏制药公司首次合成了1,4-苯并二氮杂䓬类药物——氯氮䓬，并发现其具有镇静催眠活性（图24-3-7）。与巴比妥类药物相比，氯氮䓬不良反应少、安全范围大，但其镇静深度不足，无法实现麻醉。苯并二氮杂䓬类化合物的麻醉活性与GABA神经能递质有关。GABA$_A$的α-亚基上有苯并二氮䓬类药物的特异性结合位点，又被称为苯并二氮杂䓬受体。当苯并二氮杂䓬类药物在这一位点与受体结合后，可以增加氯离子通道的开放频率，增加受体与GABA的亲和力，增强内源性GABA的作用。

研究者通过研究构-效关系发现，氯氮䓬的二氮杂䓬环上的氮氧化结构及脒基结构并不是维持活性所必需的。因此，药物化学家对氯氮䓬的结构进行了"减法"，获得了地西泮（药品名：安定）。地西泮的活性更强，是氯氮䓬的3～10倍，不良反应更少，同时合成更加简单方便，其七元亚胺内酰胺环被认为是维持活性的关键结构。地西泮的发现奠定了苯并二氮杂䓬类药物在镇静催眠中的重要地位。地西泮主要在肝脏进行代谢，包括N$_1$-去甲基化、C$_3$-氧化、1-，2-位开环等。人们发现地西泮的代谢产物仍然具有镇静催眠活性，从而发现了奥沙西泮、替马西泮等新药。为了提高药物的代谢稳定性，研究人员对地西泮开展了进一步的结构优化。通过在苯并二氮杂䓬环的1-、2-位骈合含N原子的五元杂环（三氮唑、甲基三氮唑等），得到了一系列名字后缀为唑仑（-azolam）的苯并二氮杂䓫类药物，咪达唑仑是其中的代表之一。这些分子不但麻醉药理活性更强，而且1-,2-位形成的环状结构显著改善了药物的代谢稳定性。为了更好地满足临床外科复杂的应用场景，根据软药策略，GSK制药公司在七元杂环母核上引入了易水解的侧链，设计了新一代的苯并二氮杂䓫类短效GABA$_A$受体激动剂——瑞马唑仑。瑞马唑仑由Paion AG公司开发，结合了咪达唑仑的安全性与丙泊酚的有效性双重特点，起效快、失效迅速，通过组织酯酶代谢，代谢产物无活性，且可被氟马西尼拮抗，因此具有较高的安全性。2012年，我国的人福药业与Paion公司达成合作，获得瑞马唑仑在中国的开发权利，并于2020年正式获批上市，用于无痛诊疗镇静、全身麻醉、ICU镇静等领域。江苏恒瑞开发的另一盐型甲苯磺酸瑞马唑仑也于2019年获批，用于常规胃镜检查的镇静。

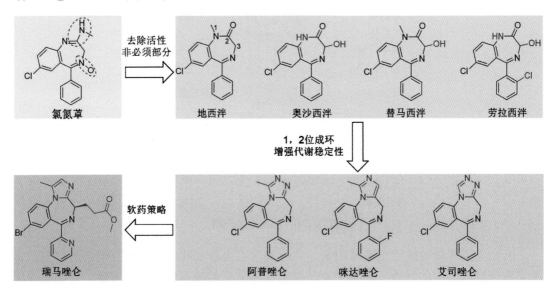

图 24-3-7   苯二氮杂䓫类药物

三、丙泊酚的故事：王者的意外诞生

丙泊酚（结构见图24-2-3）的发明人 John Baird Glen 出生在苏格兰阿兰岛的一个农场。出于对科学的热爱，格伦选择进入格拉斯哥大学学习兽医学，并以第一名的成绩获得了英国皇家兽医学院的兽医麻醉学毕业文凭。毕业后格伦主要从事各种动物的手术麻醉。在当时，对动物实施麻醉通常先给予乙酰丙嗪，然后使用硫喷妥钠进行麻醉诱导，在完成气管插管后接着使用吸入麻醉气体完成维持，这样的方案无疑是非常繁琐且具有风险的。随着对麻醉安全的重视，杨森制药公司首先提出了安定镇痛法的概念，通过使用氟哌利多和fentan（杨森）、氟苯砜和芬太尼（英国皇冠化学）以及甲三嗪和依托咪（利洁时）等多种麻醉药物对动物进行麻醉。但多种药物混合使用导致了神经兴奋的频繁发生，以至于在大型手术中依然无法替代传统的全麻方案。1972年，Glen带着对药物研发的浓厚兴趣和担当兽医的经历加入了英国帝国化学工业公司（ICI，后与阿斯特拉公司合并成立阿斯利康制药公司），主要负责筛选药物化学家提供化合物的麻醉/镇痛活性。帝国化学工业公司曾推动了麻醉气体药物氟烷的发现，这也为后续丙泊酚的发现及发展奠定了坚实的基础。

　　ICI公司在决定进入研发全身麻醉药这一赛道后，先后经历了多个麻醉新药研究项目的失败经历，其中包括：依托咪酯和氯胺酮的水溶性衍生物、丙啶（Epontol，Bayer）、类固醇组合物（Althesin，Glaxo）等。其中大多数失败都与化合物理化性质有关。例如，Althesin中类固醇阿法沙龙和阿法多龙由于水溶性较差，不得不使用聚氧乙烯基蓖麻油（Cremophor EL）进行增溶，导致了动物实验中不良反应的频繁出现。在对上述系列化合物进行认真评估后，ICI公司意识到这些不佳的理化性质将会给项目的后续研发带来难以克服的巨大麻烦。于是，研究者们决定另辟蹊径，从化合物库中寻找具有全新骨架的先导化合物结构。

　　研究者首先从已有的化合物库中选择多个系列骨架结构差异明显的亲脂性化合物进行筛选（一般在随机筛选阶段都会尽量选择多样性结构的化合物，以尽可能地发现新骨架活性分子）。在一些原本设计为抗菌药物活性分子而合成的化合物中，他们发现了具有苯酚结构的分子展示出有趣的麻醉作用。1973年5月23日，科学家们首次观察到2,6-二异丙基苯酚（丙泊酚）的麻醉活性。在此后一年多的时间里，经过小鼠、大鼠、猫、兔子和猪等多种动物模型的药效学验证，很幸运地证明此化合物具有安全且良好的全身的麻醉活性。其中丙泊酚表现出的诱导时间短暂、苏醒时间快、肌肉松弛效果好等特点，使其具有极高的临床开发价值。但由于丙泊酚的水溶性极差，在早期的制剂开发中人们仍然使用聚氧乙烯基蓖麻油作助溶剂，并由此导致了注射部位疼痛和类变态反应等不良反应，一度到了终止开发的边缘。但Glen坚持认为，这些不良反应可能来源于聚氧乙烯基蓖麻油，而非化合物本身。在其不懈的努力和坚持下，ICI公司终于开发了使用10%大豆油+1.2%纯化蛋磷脂的改良制剂，大幅度降低了临床使用的不适感并成功推动了丙泊酚临床试验研究的顺利进行。

　　丙泊酚脂肪乳剂（商品名：得普利麻®）于1986年在英国率先上市，1989年获得美国FDA许可。2016年，丙泊酚被世界卫生组织加入"基本药物"名单。丙泊酚的出世，改变了整个麻醉学科的治疗理念，全身静脉麻醉从此成为麻醉医生手中的"王牌武器"。作为一种强效镇静剂，丙泊酚不仅可诱导和维持全身麻醉，而且也可用作手术时间短小操作的镇静剂。在其上市后的30多年时间里，还没有任何一种全身麻醉药物能挑战其在麻醉学科及临床应用中的地位。2018年，Glen因发明丙泊酚所做出的巨大贡献被授予拉斯克医学研究奖。颁奖词中高度评价了Glen的工作："从众多化合物中筛选出了丙泊酚，一生致力于开发丙泊酚的脂肪乳剂，并推动他所在的阿斯利康公司开展丙泊酚靶控输注的相关研究，使其成为最广泛使用的麻醉药物，并成为了患者和广大麻醉科医师的福音。"为了真实再现丙泊酚的研发历程，本节部分内容引自格伦博士的两篇回忆录文章[18,19]。在接下来的内容中，将全面介绍丙泊酚及其类似物的研发历程。

四、苯酚化合物：一个新的起点

　　药物化学是一个非常有挑战性的半经验式学科，因为无论是否靶点明确，新药研发总是以寻找一个具有所需活性的先导化合物作为新的起点，而这并非易事。实际上，从数以千万计已经存在的化合物，或者从尚未知晓的新化合物（需要新的设计及合成方法）中找到先导化合物是一件极具挑战的工作。但有时幸运的是，具有类药性的先导化合物也具有相似之处。例如，Lipinski类药5原则就是从分析分子量（<500）、脂水分布系数

（log$P$<5）、氢键的供体（<5个）和受体数目（<10个），可旋转的键数（<10个）等方面给予了人们一定的指导作用，从而在发现口服小分子药物的过程中，在浩瀚的化合物库中可以帮助药物化学家缩小筛选范围。发现先导化合物的另一个棘手问题是，作用于同一个靶点的化合物结构可能会有较大的差异，事实上寻找新的药物先导化合物是永无止境的，因此，也永远不能确定哪一个最好，或者哪一个是最后一个。例如，依托咪酯和咪达唑仑同样是GABA$_A$受体的激动剂，但从结构上很难看出两者的共同特征；硫喷妥钠与七氟烷无论从理化性质还是分子结构上都几乎找不到任何相同的部分。从以上讲述的内容来看，GABA$_A$激动剂的化学结构具有高度的多样性，虽然给寻找新的先导化合物结构带来了极大的难度，但显然也给人们不断发现更佳的先导化合物或者药物提供了机遇。

由此可见，无论是γ-氨基丁酸衍生物的失败，还是巴比妥、苯并二氮杂䓬类药物的成功，都为开发麻醉药物积累了宝贵经验，也坚定了药物化学家们寻找新先导结构的信心。20世纪60年代，硫喷妥钠依然是临床实施麻醉诱导的金标准，因此，ICI的科学家们希望找到一种能够重现硫喷妥钠的良好全身麻醉质量，但代谢更快的化合物。要实现这一目标需要解决：①新化合物能够满足静脉注射的给药方式，并快速起效、诱导麻醉平稳且无明显神经兴奋作用；②新化合物还必须比硫喷妥钠代谢更快，在短时间内可失去麻醉活性，这样才能够通过反复注射或持续输注的方式来实现全身麻醉的维持。实际上，满足完美全身麻醉药的特征在某种程度上是矛盾的：一方面，药物需要具备一定的水溶性，满足静脉注射的要求；另一方面，为了快速穿透血–脑脊液屏障进入大脑，化合物又必须具有较高的亲脂性和低分子量，也正是这些矛盾特性导致ICI的科学家在初期研发阶段接连受挫。

但是长久的坚持又使ICI的科学家最终成为幸运儿。在其他的研究方向屡屡碰壁后，他们决定从现有化合物库中选择一系列原本用于抗菌目标的分子进行麻醉活性的测试，出人意料地得了令人惊喜的进展。在被选择的系列亲脂性化合物中，首先被观察到具有麻醉活性的是苯酚和单取代苯酚衍生物，这也是人类第一次发现苯酚类化合物具有麻醉活性（表24-3-1）。虽然此类先导化合物的麻醉活性并不高，但新结构的发现足以让研究者们受到鼓舞。在小鼠体内苯酚1表现出微弱的麻醉活性（ED$_{50}$ = 70 mg/kg），其对位烷基单取代的化合物2体内效价提高了近1倍（ED$_{50}$ = 30 ~ 40 mg/kg），但显然比不上其他现有麻醉药物，比如依托咪酯的ED$_{50}$为1 ~ 1.5 mg/kg。另一个坏消息是，对位取代的苯酚（化合物2）衍生物的安全性并未随着效价的提高而有所改善，治疗指数与苯酚相当，均<2。令人稍感欣慰的是邻位单取代化合物4虽然效价没有进一步显著提升，但安全性却获得了一定的改善。同时，研究发现这些化合物还存在各种各样的缺陷，例如，2-（1-甲基丁基）苯酚（化合物3）在有效剂量下可导致明显的呼吸抑制，同时产生的肌肉松弛作用也较弱。但无论如何，科学家们首次确定了苯酚化合物具有全身麻醉活性，为下一步麻醉新药研发提供了新的分子骨架。

表 24-3-1　苯酚及邻位、对位单取代烷基酚衍生物的构-效关系

$R_2 = R_4 = R_5 = H$

化合物	R_1	R_3	ED_{50} （mg/kg）	LD_{50} （mg/kg）	安全指数
1	H	H	70	100	1.4
2	$CH(CH_3)_2$	H	30 ~ 40	100 ~ 120	2.5 ~ 4
3	$CH(CH_3)C_2H_5$	H	30 ~ 40	60 ~ 80	1.5 ~ 2.7
4	$CH(CH_3)$-n-C_3H_7	H	20 ~ 30	100	3.3 ~ 5
5	H	$CH(CH_3)_2$	30 ~ 40	40 ~ 60	1 ~ 2
6	H	$CH(CH_3)C_2H_5$	-	40 ~ 60	-

　　由于苯酚类化合物具有活性较低、选择性不高、毒性较大等缺点，其无法直接作为候选化合物进行新药开发。在科学设计的先导化合物迭代优化的过程中，药物化学家们的首要任务是尽可能地提高先导化合物的活性和特异性，改善作用持续时间等。一般来说，先导化合物的优化有一些经验可以借鉴，如引入或者减少疏水或亲水基团改变化合物的亲脂性和电性、引入空间位阻基团以保持特定构象、采用基团的电子等排体替换、设计在生物环境中容易分解或发生修饰的基团从而实现快速释放（前药）或快速代谢（软药）等。因此，在接下来的工作中，如何降低苯酚化合物的不良反应成为重点解决的第一个问题。提高先导化合物的活性和选择性，并提高化合物的治疗指数是一个合理的方向。

　　表24-3-2展示了ICI的药物化学家们设计的一系列多取代烷基酚化合物，包括二取代和三取代衍生物。在这一轮的优化过程中，研究者主要考察了不同取代位点对化合物麻醉活性和安全性的影响，然而工作开展得并不顺利。研究者很快就发现当苯酚的对位被取代后，无论是双取代还是三取代化合物的活性和安全性并没有如预期得以改善或者提高。尤其是当结构中存在一个或多个以上空间位阻较大的取代基时，化合物的活性受到明显影响。如化合物8在对位引入一个叔丁基时，ED_{50}从30 ~ 40 mg/kg急剧下降至80 mg/kg。化合物17在两个邻位同时引入叔丁基，麻醉活性则进一步降低（ED_{50} = 80 ~ 100 mg/kg）。令人高兴的是，并非取代基的空间位阻增大就一定会导致活性降低。在引入合适大小的取代基（如异丙基）后，衍生物却获得令人较为满意的结果：具有中等空间位阻基团的衍生物（如化合物12、化合物14、化合物16）能够在保持较高麻醉活性（ED_{50} = 20 ~ 30 mg/kg）下，获得较高的安全性（治疗指数 > 4）。然而，在动物实验中观察到的另一个结果却引起了研究者的高度警觉：虽然给药的剂量大大低于急性毒性测得的半数致死量，但大多数对位甲基取代的化合物在给药后的第5 ~ 7天就会观察到动物的延迟死亡。研究人员推测，由于对位被取代基占据，化合物很难经过类似其他苯酚系列化合物的途径（即经过Ⅰ相代谢转变为对苯二酚中间体，再与葡萄糖醛酸结合进行Ⅱ相代谢）进行代谢，此类化合物可能经历了不同的代谢模式，它们的代谢途径涉及对醌甲基化物等毒性中间体的产生[20]。虽然研究人员并未对这一异常代谢进行深入的研究，但实验结果提示的安全隐患给对位取

代衍生物的开发蒙上了一层阴影。

表 24-3-2　苯酚对位烷基多取代衍生物的构 – 效关系

$R_2 = R_4 = H$

化合物	R_1	R_3	R_5	ED_{50}（mg/kg）	LD_{50}（mg/kg）	安全指数
7	CH_3	CH_3	H	30 ~ 40	100 ~ 120	1.4
8	CH_3	$C(CH_3)_3$	H	80	180 ~ 200	2.25 ~ 2.5
9	$C(CH_3)_3$	CH_3	H	30	100 ~ 120a	3.3 ~ 4
10	$CH(CH_3)_2$	C_2H_5	H	40	120	3
11	$CH(CH_3)_2$	$CH(CH_3)_2$	H	40 ~ 60	120	2-3
12	$CH(CH_3)C_2H_5$	$CH(CH_3)C_2H_5$	H	20 ~ 30	120	4 ~ 6
13	$C(CH_3)_3$	$C(CH_3)_3$	H	40 ~ 60	100 ~ 120	1.7 ~ 3
14	$CH(CH_3)_2$	CH_3	$CH(CH_3)_2$	20	80 ~ 100b,c	4 ~ 5
15	$CH(CH_3)_2$	C_2H_5	$CH(CH_3)_2$	20	80 ~ 100	4 ~ 5
16	$CH(CH_3)C_2H_5$	CH_3	$CH(CH_3)C_2H_5$	30	140	4.7
17	$C(CH_3)_3$	CH_3	$C(CH_3)_3$	80 ~ 100	180 ~ 200d	

*a,b,d*发生延迟死亡；*c*兔20 mg/kg注射3 d天后发生严重的肺损伤

　　同样，分析间位结构修饰化合物的结果也不尽如人意，无论是双取代、三取代、甚至四取代化合物的麻醉活性和安全性并没有获得显著的提升（表24-3-3）。其中，化合物20（3,6-二异丙基-2-甲基苯酚）虽然在ED_{50}的数据上较为突出（20 mg/kg），但在较低的给药剂量（20 mg/kg）时，就观察到了实验动物出现明显的神经兴奋反应，提示该化合物具有相当高的中枢神经系统毒性，具有安全性隐患。

表 24-3-3　苯酚间位烷基多取代衍生物的构 – 效关系

$R_3 = H$

化合物	R_1	R_2	R_4	R_5	ED_{50}（mg/kg）	LD_{50}（mg/kg）
18	CH_3	H	$CH(CH_3)_2$	H	30 ~ 40	80 ~ 100
19	$CH(CH_3)_2$	H	CH_3	H	30	100
20	CH_3	$CH(CH_3)_2$	H	$CH(CH_3)_2$	20	100

续表

化合物	R_1	R_2	R_4	R_5	ED_{50}（mg/kg）	LD_{50}（mg/kg）
21	$CH(CH_3)_2$	CH_3	H	$CH(CH_3)_2$	40	100 ~ 120
22	$n\text{-}C_4H_9$	CH_3	H	$CH(CH_3)_2$	50	150
23	$CH(CH_3)_2$	$CH(CH_3)C_2H_5$	CH_3	$CH(CH_3)_2$	120	160 ~ 180
24	C_2H_5	CH_3	CH_3	C_2H_5	60 ~ 80	160

　　然而，邻位取代的化合物没有让研究者失望。与其他系列化合物相比，虽然表24-3-4中的2,6-双烷基酚衍生物麻醉活性并不突出（ED_{50} = 15 ~ 40 mg/kg），但其治疗指数却优于其他系列。虽然与2,4-双烷基酚衍生物（如化合物12）或2,4,6-多烷基酚衍生物（如化合物15、化合物16）相比，2,6-双烷基酚系列衍生物无论在ED_{50}还是LD_{50}等关键数据上都未显示出明显的优势，但该系列衍生物在动物实验中并未被观察到类似对位衍生物出现的动物延迟死亡的现象，暗示该系列化合物的代谢物具有更高的安全性。对于需要长时间持续给药的麻醉药物而言，这一特点非常关键。而对位取代衍生物代谢物的潜在毒性则是不得不慎重考虑的风险。经过认真分析，研究人员最终决定放弃对位取代衍生物，从2,6-双烷基酚衍生物中寻找候选化合物。当然这一系列化合物也有明显的不足：尽管麻醉时间随着取代基烷基链长度的增加有所延长，但多数化合物麻醉时间过短（<5 min）。此外，麻醉诱导速度较慢也是一个不可忽视的问题，也暗示化合物无法快速有效地透过血-脑脊液屏障。幸运的是，这一系列中的化合物26（2,6-二乙基苯酚）意外地脱颖而出。虽然化合物26的麻醉诱导并不快（10 ~ 15 s起效），但却在保证安全性（安全指数：5 ~ 6.7）的前提下，展现出了最高的疗效（ED_{50} = 15 ~ 20 mg/kg），因此，得到了研究人员的高度重视。

表 24-3-4　2,6-二正烷基苯酚衍生物的构-效关系

$R_2 = R_3 = R_4 = H$

化合物	R_1	R_5	诱导时间	持续时间	ED_{50}	安全指数
25	CH_3	CH_3	I	B	20 ~ 30	2.7 ~ 4
26	C_2H_5	C_2H_5	S	B	15 ~ 20	5 ~ 6.7
27	C_2H_5	$n\text{-}C_3H_7$	VS	B	20	2.5 ~ 5
28	$n\text{-}C_3H_7$	$n\text{-}C_3H_7$	I	B	20 ~ 30	3.3 ~ 5
29	$n\text{-}C_3H_7$	$n\text{-}C_3H_7$	VS	B	20 ~ 40	2.5 ~ 6

　　I = immdiate，< 10 s；S = slow，10 ~ 15 s；VS = very slow，> 15 s；B = brief，<5 min；M = moderate，5 ~ 10 min；L = long，>10 min

五、候选化合物的优化：不断权衡的过程

新药研发过程中，药物化学家就像行走在钢丝上，必须小心翼翼地在保持化合物各个方面平衡的同时，不断地调整和评估化合物的各种性质和结果，有时还不得不绕开专利保护的障碍。在获得了化合物26以后，科学家们将构–效关系研究聚焦在2,6-双取代衍生物的结构上，并希望以此为突破口获得具有成药性的药物候选化合物。理论上，只要能够总结一系列分子结构变化对生物活性、理化性质和体内代谢的影响，就可以建立相应的构–效关系，推断出活性最好的化合物；但实际上，全面的构–效关系认识过程远比想象困难得多。比如，配体需要在受体的合适位点通过适当方式的结合（如氢键、疏水作用甚至共价结合）才能够调控靶点的优势构象并发挥其生物学功能，因此，考虑和发现配体结构的细微差异对复杂生物大分子柔性结构变化的影响不是一件轻松的事情，更何况具有成药性的分子结构还需要药物化学家关注分子的溶解度、脂溶性、总极性表面积等理化性质，并对分子的吸收、分布、代谢和排泄等药代动力学性质产生的影响不断地进行研究和总结。很多情况下，人们会发现研究构–效关系时就像一个拼图游戏，并不需要研究者对每一个细节都必须充分了解，事实上也没有办法完全了解，因此，药物化学家往往会通过一些碎片化的信息对分子的全貌进行勾画，显然，他们的经验起到了决定性的作用。

表24-3-5展示了ICI公司的药物化学家们在化合物26的基础上，进一步对2-正烷基-6-仲烷基的衍生策略。当取代基碳单元总数为7时，化合物34～化合物36效价达到最大值；而取代基碳单元总数达到或者＞8时，则出现麻醉诱导慢、高剂量下麻醉时间延长现象（如化合物37～化合物39），推测化合物在体内出现了一定程度的蓄积。虽然由于这些化合物具有麻醉诱导缓慢、中枢兴奋和肌肉松弛弱等缺点而被淘汰，但在药效和安全性的数据方面也进一步坚定了研究者继续在双取代结构中寻找候选化合物的信心。值得一提的是，当时的研究者出于对结构多样性的考虑，也设计和合成了数个环己基取代的苯酚衍生物。与仲烷基取代的衍生物相比，当时的环烷基取代看起来在一定程度影响了化合物的麻醉活性，但这一结果给研究者传递了不完整的信息，以至于他们并未继续设计更多的环取代化合物进行测试。本章作者猜测，当时的研究者并没有意识到，不同的环状结构会对麻醉活性产生很大的影响，甚至可能会产生完全不同的作用，这也为新一代的环泊酚的问世埋下了伏笔。

从丙泊酚分子成药过程中的优化历程来看，并2,6-二仲烷基苯酚衍生物是化合物优化中最有趣的一个系列（表24-3-6）。这个系列的化合物活性普遍较高，且安全性较好（$LD_{50}/ED_{50} \geqslant 5$）。随着取代基的链长增加，麻醉活性发生改变。当取代基碳单元数在6～8之间时活性达到最大值；碳单元数$\geqslant 9$时，化合物的麻醉活性则趋于稳定；碳单元数$\leqslant 7$时麻醉诱导速度较快，碳单元数继续增加后诱导速度变慢。在取代基碳单元数$\geqslant 8$时，由于碳原子的增加使分子的亲脂性增加，麻醉持续时间也相应延长，并在高剂量时观察到明显的体内累积。2,6-二叔丁基苯酚虽然取代基碳原子总数＞8，但基本没有麻醉活性，推测可能是由于羟基邻位基团的大空间位阻影响到了化合物与GABA$_A$受体的亲和力。该类化合物除了表现出较好的麻醉活性和安全性外，在动物水平还观察到一定的镇痛作用。与其他苯酚衍生物一样，这些化合物与在家兔身上的治疗指数通常低于小鼠，诱导时常发生

神经兴奋且肌肉松弛作用较弱。其中为数不多的例外是化合物41（2,6-二异丙基苯酚），不但能够产生平稳快速的麻醉诱导和苏醒恢复，并具有良好的肌肉松弛和较短的麻醉持续时间。在众多候选物中由于（化合物41）表现出来的高活性、低毒性和其他良好的成药性特征，最终被ICI选定为药物候选化合物，也就是大名鼎鼎的新一代静脉麻醉药丙泊酚[20]。图24-3-8直观地概括了丙泊酚的发现历程。

表 24-3-5　2- 正烷基 -6- 仲烷基烷基酚衍生物的构 – 效关系

$R_2 = R_3 = R_4 = H$

化合物	R_1	R_5	$\sum C$	诱导时间	持续时间	ED_{50}	安全指数
30	CH_3	$CH(CH_3)_2$	4	I	B	20 ~ 30	2.7 ~ 4
31	C_2H_5	$CH(CH_3)_2$	5	I	B	15 ~ 20	3 ~ 5.3
32	C_2H_5	$CH(CH_3)C_2H_5$	6	I	B	10 ~ 15	5.3 ~ 8
33	$n\text{-}C_3H_7$	$CH(CH_3)_2$	6	I	B	20 ~ 30	2.7 ~ 4
34	C_2H_5	$CH(CH_3)\text{-}n\text{-}C_3H_7$	7	I	B	10 ~ 20	5 ~ 12
35	$n\text{-}C_3H_7$	$CH(CH_3)C_2H_5$	7	S	B	10 ~ 20	6 ~ 12
36	$n\text{-}C_4H_9$	$CH(CH_3)_2$	7	I	B	20	5
37	CH_3	$CH(CH_3)\text{-}n\text{-}C_5H_{11}$	8	VS	L	15 ~ 20	5 ~ 6.7
38	$n\text{-}C_4H_9$	$CH(CH_3)C_2H_5$	8	VS	M	20 ~ 30	4 ~ 6
39	$n\text{-}C_3H_7$	$CH(CH_3)\text{-}n\text{-}C_4H_9$	9	VS	M	50	2.8

　I = immediate，< 10 s；S = slow，10 ~ 15 s；VS = very slow，> 15 s；B = brief，< 5 min；M = moderate，5 ~ 10 min；L = long，> 10 min

表 24-3-6　2,6- 二仲烷基酚衍生物的构 – 效关系

$R_2 = R_3 = R_4 = H$

化合物	R_1	R_5	$\sum C$	诱导时间	持续时间	ED_{50}	安全指数
40	$CH(CH_3)_2$	$\text{-}n\text{-}C_3H_5$	6	I	B	20 ~ 30	4 ~ 7
41	$CH(CH_3)_2$	$CH(CH_3)_2$	6	I	B	5 ~ 10	5 ~ 10
42	$CH(CH_3)_2$	$CH(CH_3)C_2H_5$	7	I	B	5 ~ 10	5 ~ 10
43	$CH(CH_3)C_2H_5$	$\text{-}n\text{-}C_3H_5$	7	S	B	20 ~ 40	3 ~ 7
44	$CH(CH_3)_2$	$CH(CH_3)\text{-}n\text{-}C_3H_7$	8	S	L	10 ~ 15	5.3 ~ 8
45	$CH(CH_3)C_2H_5$	$CH(CH_3)C_2H_5$	8	S	M	5 ~ 10	6 ~ 12
46	$CH(CH_3)_2$	$CH(CH_3)\text{-}n\text{-}C_4H_9$	9	S	L	10 ~ 15	6.7 ~ 12
47	$CH(CH_3)\text{-}n\text{-}C_3H_7$	$CH(CH_3)\text{-}n\text{-}C_3H_7$	10	VS	L	15 ~ 20	8 ~ 12

　I = immdiate，< 10 s；S = slow，10 ~ 15 s；VS = very slow，> 15 s；B = brief，< 5 min；M = moderate，5 ~ 10 min；L = long，> 10 min

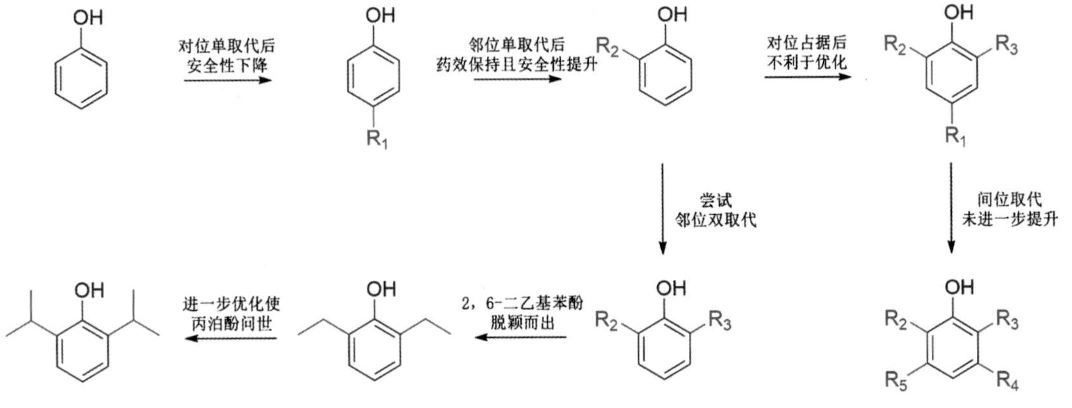

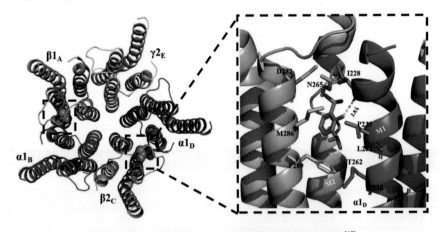

图 24-3-8   丙泊酚的发现历程

丙泊酚对于GABA$_A$受体的作用主要集中在间接作用和直接作用两个方面（图24-3-9）。当GABA存在时，丙泊酚与GABA$_A$受体结合后能变构地增强GABA对GABA$_A$受体的作用，同时延长GABA$_A$受体介导的抑制性突触后电流，改变受体的失活和脱敏性质；而在GABA不存在的情况下，高浓度的丙泊酚也可以直接激活GABA$_A$受体。从复合物的晶体结构中可以发现，丙泊酚与GABA$_A$受体结合位点位于β-α亚基连接处，这一位点与苯二氮䓬类药物的结合位点基本相同，也被认为与药物对于GABA$_A$受体的间接与直接作用均密切相关。在结合模式上，丙泊酚的两个异丙基，一个指向通道轴，一个指向脂质层，后者的疏水基团与产生M1 π-螺旋的α P233相对，而通道近端的异丙基指向β15位，形成范德华接触。丙泊酚结构中的苯环平行于细胞膜法线，其酚羟基延伸与α亚基228位的异亮氨酸骨架羰基氧形成氢键是异丙酚麻醉效价的决定因素。

图 24-3-9   丙泊酚与 GABA$_A$ 受体复合体晶体结构[12]

此外，结合分子对接、分子动力学模拟、伞形采样等模拟方法，研究者还通过对MM/GBSA结合自由能及平均力势（potential of mean force，PMF）进行计算，进一步理解丙泊酚对GABA$_A$受体的调控。通过使用平均力势计算有效模拟了GABA$_A$受体开放状态（结合GABA或丙泊酚时）和关闭状态（冷冻电镜结构PDB ID: 6HUJ）的离子通过的自由能垒差。图24-3-11A显示了GABA$_A$受体离子通道中央的M2螺旋结构，并对Cl⁻从上至下通过通道的平均力势进行了计算，在平均力势曲线中科学家发现，丙泊酚在预测位点与GABA$_A$受体结合后，能够显著降低氯离子通过离子通道的能垒（图24-3-10B），这也进一步解释了丙泊酚是如何导致受体离子通道开放Cl$^-$内流，从而降低神经元兴奋性的。

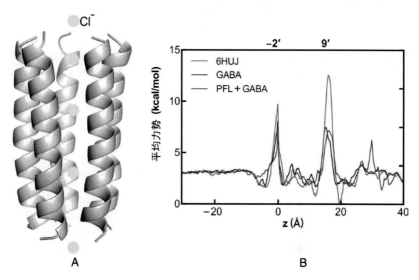

图 24-3-10　伞形采样计算结合丙泊酚的 GABA$_A$ 受体对氯离子通过的能量障碍

六、丙泊酚类似物：环泊酚与磷丙泊酚钠的问世

作为目前临床最主要的静脉麻醉药物之一，丙泊酚也有不可忽视的不良反应。在注射时丙泊酚对血管局部刺激导致的疼痛被特异性命名为"注射痛"。据统计，28%～90%的患者在接受丙泊酚时会出现注射痛。注射痛可增加患者的紧张和焦虑情绪，影响麻醉诱导的平稳，降低患者的舒适感和对整个麻醉过程的满意度。此外，丙泊酚可导致收缩压、舒张压和平均动脉血压迅速降低，造成血流动力学剧烈波动。由于丙泊酚导致的呼吸抑制，常需要进行辅助通气等措施维持患者的血氧饱和度，使操作更复杂。丙泊酚的脂肪乳剂配方在持续输注时，也易引起高脂血症。因此，目前对丙泊酚进行药物化学研究的主要目标集中在保持临床优点的同时，减少其不良反应：①降低脂肪乳制剂中的药物浓度，从而减轻注射痛；②提高药物效价，解决持续输注导致脂质过量的问题；③提高治疗指数，减少对循环系统和呼吸系统的影响；④改善化合物的水溶性。

在保持现有特点的前提下寻找优于丙泊酚的候选化合物显然是一个巨大的挑战。海思科医药的研究者选择在丙泊酚的现有骨架上，基于经典药物化学思路设计了多系列候选化合物（表24-3-7）[21,22]。采用经典的小鼠翻正反射消失（LORR）模型，从翻正反射消失时间（起效时间）、翻正反射恢复时间（麻醉维持时间）及行走时间（恢复清醒时间）以及给药后的不良反应等多个指标评估这些分子的药效及安全性，期望能够从中发现高效低毒、具有显著临床优势的候选化合物。

表 24-3-7　苯并环丁烯系列化合物

丙泊酚
ED_{50} = 11.7 mg/kg

间甲基丙泊酚
ED_{50} = 40 mg/kg

化合物	R_1	R_2	R_3	R_4	ED_{50}（mg/kg）	安全指数
48	i-Pr	Me	H	H	16.3	5.2
49	i-Pr	Et	H	H	14.3	2.4
50	i-Pr	▷	H	H	18.5	3.6
51	i-Pr	OH	H	H	24.5	ND
52	i-Pr	=O	H	H	36.9	ND
53	BR	Me	H	H	39.0	ND
54	i-Pr	Me	OH	H	27.5	ND
55	i-Pr	Me	OMe	H	5.8	3.8
56	i-Pr	Me	OEt	H	6.0	3.7
57	i-Pr	Me	Oi-Pr	H	ND	ND
58	i-Pr	Me	—O⌒O⌒	H	ND	ND
59	i-Pr	Et	OMe	H	10.0	5.8
60	i-Bu	Me	OMe	H	5.0	ND
61	Et	Me	OMe	H	16.2	> 5
62	i-Pr	Me	OMe	Br	42.5	ND
63	i-Pr	Me	CN	H	7.7	7.4
64	i-Pr	Me	N_3	H	9.4	5.9

　　研究人员首先注意到，苯酚环结构的间位可能是一个较为合适的修饰位点，例如间甲基丙泊酚具有较好的安全性（治疗指数2.5～3.0）且保持了一定的麻醉活性。如果将间甲基丙泊酚结构中的间位甲基与邻位的异丙基融合，很自然地可以得到一系列含有环丁烯的并环结构。我们可以在很多已上市药物或正在进行临床试验的候选新药中发现类似的结构，这也表明环丁烷结构具有足够的体内稳定性。同时，与直接在苯环上进行取代修饰相比，这种方法不仅降低了化合物的分子量，还提高了骨架的刚性，引入了手性中心。基于上述的设计思路，部分苯并环丁烯化合物随即被合成出来用于研究新的构-效关系。

　　综合评估化合物的ED_{50}和安全指数，研究人员选择了活性好、安全性高的化合物48和化合物63进行了手性拆分，并对单一光学绝对构型分子继续进行测试。结果显示，化合物48a（ED_{50} = 16.0 mg/kg）和化合物63b（ED_{50} = 8.2 mg/kg）两个光学异构体在动物水平的麻醉活性不劣于丙泊酚，而安全指数相比丙泊酚具有一定的优势（表24-3-8）。化合物48a和化合物63b随即分别在大型动物模型比格犬上进行了麻醉量效关系评价，遗憾的是均观察到严重的虹膜充血、心率和呼吸频率大幅增加等不良反应。GABA$_A$受体结合试验结果显示，化合物48a和化合物63b的$GABA_A$结合作用较弱（10 μmol/L测试浓度下，两个化合物的抑制率仅为33%和19%），推测这两个化合物呈现的麻醉活性可能并非完全来源于化合物对$GABA_A$受体的激活。由于更多的结构修饰和官能团优化也未明显提高苯并环丁烯系列化合物的麻醉活性和安全性，研究人员不得不放弃了对这一系列化合物的继续探索，转而重新开始寻找新的候选化合物。

表 24-3-8　苯并环丁烯系列化合物的优化

化合物		起效时间（S）	持续时间（S）	ED_{50}	安全指数
OH（丙泊酚结构）	丙泊酚	< 10	303.2 ± 97.8	11.7	2.7
OH（48结构）	消旋体	< 10	319.7 ± 158.4	16.3 ± 1.4	5.2 ± 1.7
	48a（R）	< 10	373.5 ± 98.2	16.0 ± 5.9	5.4 ± 0.3
	48b（S）	< 10	332.1 ± 198.5	18.3 ± 2.2	4.1 ± 0.6
OH CN（63结构）	消旋体	< 10	340.8 ± 180.0	7.7 ± 0.1	7.4 ± 0.5
	63a（S）	< 10	521.4 ± 180.6	14.3 ± 0.1	3.7 ± 0.2
	63b（R）	13.8 ± 4.2	364.8 ± 110.4	8.2 ± 1.7	9.1 ± 1.9

2008年，Pharmacofore公司基于丙泊酚双异丙基的对称结构特点，发现了一种丙泊酚衍生物PF-0713（2R,6R-双异丁基取代苯酚化合物），其麻醉活性（ED_{50} = 2.69 mg/kg）较丙泊酚（ED_{50} = 11.7 mg/kg）有较大程度提高（图24-3-11）[23]。受这一结果的启发，海思科的研究人员再次尝试在化合物的结构中引入刚性结构［利于克服血-脑脊液屏障（BBB）］。由于这一策略在之前的苯并环丁烯设计中并不理想，因此研究者并没有过多地对苯环进行修饰，而是选择了侧链优化。同时，由于担心过大的空间位阻可能会对化合物的活性造成影响（如叔丁基取代导致麻醉活性下降），在新的设计中研究人员谨慎地选择了空间位阻较小的环丙烷基团。环丙烷的引入打破了丙泊酚分子原有的对称性，引入了新的手性中心。同时，这样的设计还进一步降低了化合物的亲脂性。在这一系列的筛选中，研究者幸运地发现了多个具有高活性的候选化合物，其中化合物66（ED_{50} = 4.5 mg/kg）、化合物67（ED_{50} = 3.6 mg/kg）和化合物71（ED_{50} = 3.7 mg/kg）相比于丙泊酚，均具有一定的优势（表24-3-9）。

丙泊酚
ED_{50} = 11.7 mg/kg
LD_{50} = 31.3 mg/kg

65 (PF-0713)
ED_{50} = 2.69 mg/kg
LD_{50} = 23.8 mg/kg

图 24-3-11　丙泊酚与 2,6- 双异丁基取代化合物 65

表 24-3-9　2,6- 双取代苯酚系列化合物

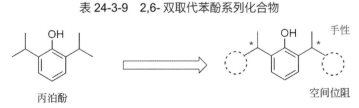

丙泊酚
ED_{50} = 11.7 mg/kg
LD_{50} = 31.3 mg/kg

手性

空间位阻

续表

化合物	结构	ED50（mg/kg）	LD50（mg/kg）	clogP
丙泊酚	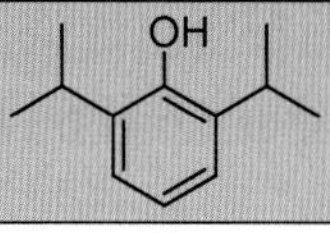	11.7	31.3	3.929
66	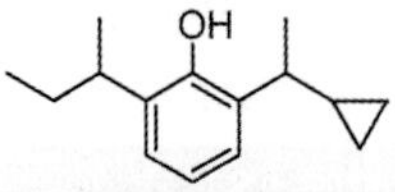	4.5	38.1	4.902
67	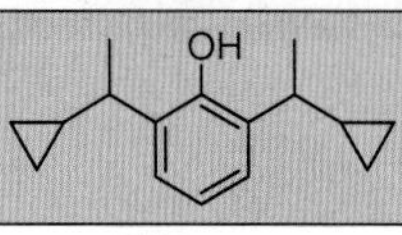	3.6	> 15.0	4.817
68	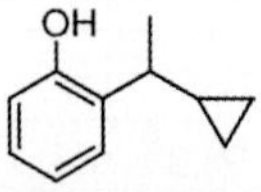	14.0	64.8	3.146
69	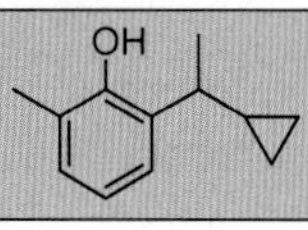	7.4	54.9	3.595
70	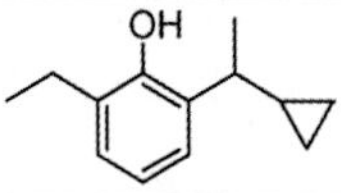	7.7	57.1	3.974
71	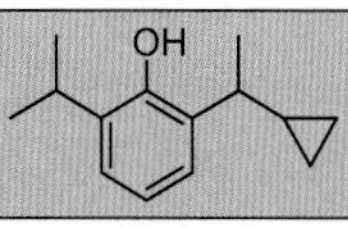	3.7	22.7	4.373
72	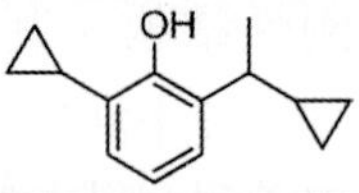	14.6	80.0	3.889
73	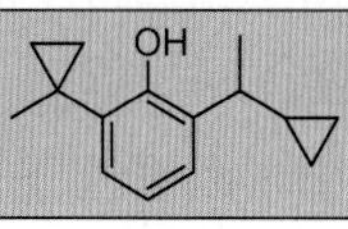	10.5	40.0	NA
74	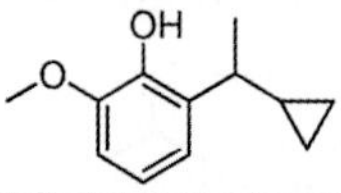	7.4	67.0	NA
75	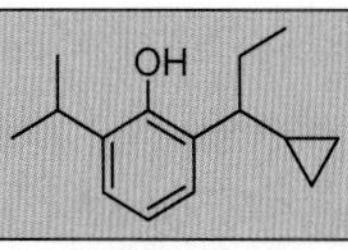	6.2	53.2	NA
76	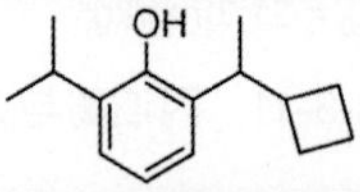	7.1	40.0	4.932
77	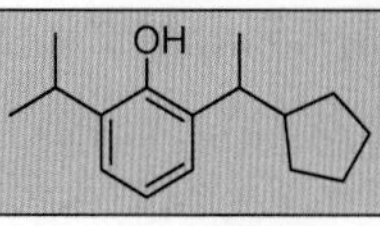	19.9	115.0	5.491
78	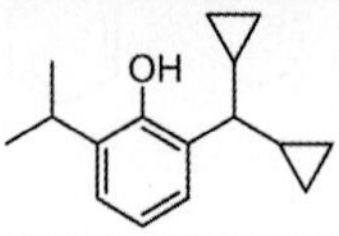	30.1	> 100.0	NA

续表

化合物	结构	ED50（mg/kg）	LD50（mg/kg）	*clogP*
79	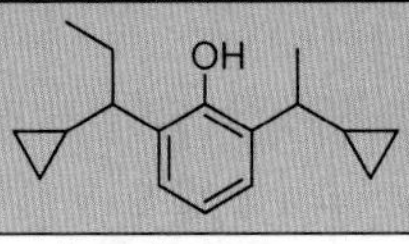	9.0	74.7	5.346
80	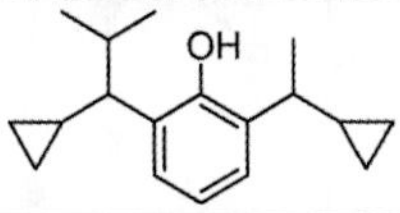	NA	NA	5.745
81	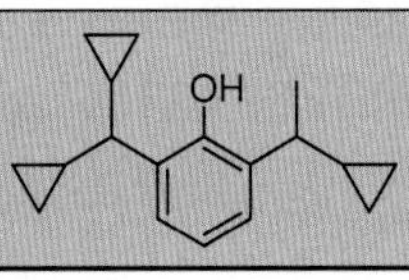	9.8	98.2	5.261

　　对于2,6-双取代苯酚系列化合物的研究发现，由于分子量较小，侧链微小的结构改变就会对药效和脂/水分配系数产生较大的影响，因此，引入环丙基不仅显著提高了药物的活性，同时脂/水分配系数伴随侧链官能团位阻效应的增加而增加。空间结构的调整对药物与目标靶点的结合度通常也会起着极其关键的作用，分子的脂/水分配系数又是可能关系到分子是否可以达到降低注射痛发生率的关键指标，因此三元环的引入从多个方面提高了药物开发的可行性。研究者进一步对手性化合物66、化合物67和化合物71的对映异构体、非对映异构体进行光学拆分，并在体内外评价了化合物（图24-3-12），结果显示手性中心为*R*构型单体的靶点结合活性和体内药效均优于对应*S*构型单体和消旋化合物，且均优于丙泊酚（表24-3-10）。

表 24-3-10　2,6-双取代苯酚系列化合物的拆分

化合物	结构	构型	ED$_{50}$（mg/kg）	LD$_{50}$（mg/kg）
丙泊酚	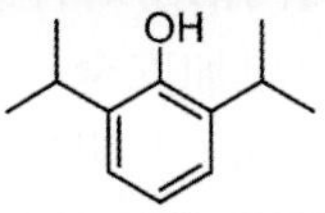	-	11.7	31.3
66	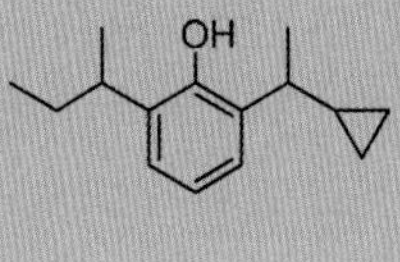	Mix	4.5	38.1
		R,R	2.0	14.3
		R,S	10.1	65.4
		S,R	1.3	8.3
		S,S	5.3	36.8
67	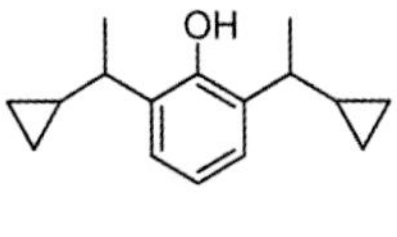	mix	3.6	> 15.0
		R,R	1.5	~ 6.3
		R,S	5.9	43.6
		S,S	19.5	149.0
71	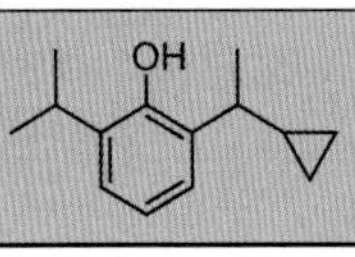	mix	3.7	22.7
		R	1.5	9.9
		S	7.9	50.0

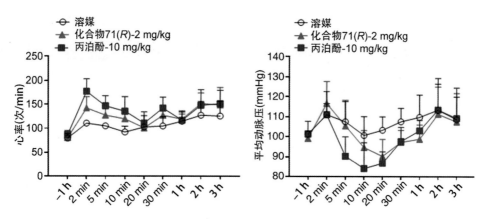

图 24-3-12　化合物 71（R）对遥测比格犬心血管功能影响

　　研究者选择了化合物66（R,R）、化合物67（R,R）和化合物71（R）进行大鼠药代动力学研究，结果显示化合物71（R）具有更好的药物达峰浓度、半衰期和清除率。临床研究表明丙泊酚对血流动力学有较大影响，研究者采用经典的动物模型进一步验证化合物71（R）是否具有更好的维持血压作用。①采用遥测大鼠模型测试化合物71（R）和丙泊酚对循环系统的影响：在维持相似麻醉时间时，低剂量时化合物71（R）（2 mg/kg）与丙泊酚（8 mg/kg）对平均动脉压（MAP）影响类似，高剂量时化合物71（R）（4 mg/kg）对血压的降幅优于丙泊酚（16 mg/kg），分别为20%和30%左右；②利用遥测比格犬模型检测化合物71（R）和丙泊酚对心血管功能影响，结果显示维持相同麻醉药效时，化合物71（R）MAP降幅略优于丙泊酚（10%和20%）。

　　研究人员还分别测试了化合物71（R）和丙泊酚对$GABA_A$受体介导电流的作用以及对小鼠原代神经元细胞的影响。结果显示，化合物71（R）（EC_{50} = 1.1 μmol/L）对$GABA_A$受体具有比丙泊酚（EC_{50} = 5.3 μmol/L）更强的激活作用。而丙泊酚对神经元活力IC_{50}与激动$GABA_A$的EC_{50}比值小于化合物71（R），提示化合物71（R）更加安全。由于化合物71（R）亲脂性更强，在脂肪乳剂水相中的游离药物浓度（0.30 mg/mL）明显低于丙泊酚（12.58 mg/mL），提示临床注射痛的发生率可能低于丙泊酚。综合早期成药性数据评估，由于具有更强的靶点结合能力、更高的麻醉效价和一定的安全性优势，最终，化合物71（R）从众多化合物中脱颖而出，被选择为候选化合物并最终成功开发出新一代全身麻醉药环泊酚（思舒宁®）（图24-3-13）。

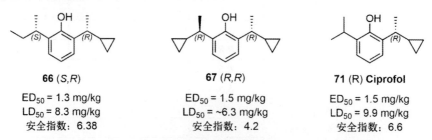

66 (S,R)	67 (R,R)	71 (R) Ciprofol
ED_{50} = 1.3 mg/kg	ED_{50} = 1.5 mg/kg	ED_{50} = 1.5 mg/kg
LD_{50} = 8.3 mg/kg	LD_{50} = ~6.3 mg/kg	LD_{50} = 9.9 mg/kg
安全指数：6.38	安全指数：4.2	安全指数：6.6

图 24-3-13　2,6-双取代苯酚系列候选化合物 66、67 和思舒宁®

为了进一步探讨化合物71（R）可能的结合模式以及手性化合物活性区别，研究者使用

GABA$_A$受体结构对环泊酚及其衍生物在Glide XP精度下进行了分子模拟。对接结果提示，环泊酚及其手性异构体结合位点和模式与丙泊酚冷冻电镜结构一致，酚羟基与GABA$_A$受体的氨基酸残基Ile228形成了氢键，两侧的烷基侧链则分别占据了结合口袋左上与右下角的疏水位点（图24-3-9）。丙泊酚、环泊酚及其手性异构体的打分结果分别为-6.674，-7.027和-6.915（分数越低，理论结合能力越强），分子对接的结果排序也与这些化合物的ED$_{50}$结果一致：丙泊酚最高（11.7 mg/kg），环泊酚最低（1.5 mg/kg），其手性异构体居中（7.9 mg/kg）。以丙泊酚的结合构象为参考，对环泊酚及其手性异构体的优势构象进行分析，发现环泊酚与丙泊酚的分子构象相似性较高，且环丙基更好地填充了结合口袋的空间，这也很好地解释了环泊酚效能相比丙泊酚更高的原因。

随后，研究人员进一步对3种化合物进行了分子动力学模拟验证对接。结果显示，3种分子的结合模式在100 ns的模拟中均具有良好的构象稳定性，其结构RMSD值变化为（2.35±0.54）Å、（1.23±0.36）Å、（2.61±0.48）Å；氢键长度为（2.83±0.16）Å、（3.11±0.28）Å、（2.90±0.23）Å（图24-3-14）。其中，环泊酚构象最为稳定，但其氢键长度较长，氢键作用不如丙泊酚强。一般来说，氢键越短其结合能越强，构象更稳定，为何环泊酚恰恰相反呢？人们推测这可能与GABA$_A$受体所处的磷脂双分子层密切相关。该类分子结合位点在蛋白的跨膜区，位于磷脂双分子层的中间，因此往往需要疏水的小分子才有机会结合。同时，这也导致了羟基的氢键在该类分子结合模式中的重要性相对削弱，而分子间的疏水作用成为主导结合的关键作用力。相较丙泊酚而言，环泊酚侧链更大的环丙基结构通过更好地占据受体与磷脂双分子层间的空隙而具有更好的构象稳定性和结合能力。但同样是多了一个环丙基，为什么环泊酚的手性异构体的活性不如环泊酚呢？可能的原因是手性异构体的环丙基必须向内，但由于内部有限的空间，整个分子的结合构象相对倾斜略微更大，导致其构象稳定性相对较差，因此结合能力略微差于环泊酚。MM/GBSA结合自由能计算结构显示，不包含磷脂双分子层时，三个化合物的结合自由能为（-26.5±4.9）kcal/mol、（-25.0±6.4）kcal/mol、（-22.2±4.9）kcal/mol；而包含磷脂双分子层，相应结合自由能结果则变为（-32.6±2.1）kcal/mol、（-37.4±2.3）kcal/mol、（-34.8±1.0）kcal/mol（表24-3-11）。只有在包含磷脂双分子层后，自由能计算结论才与结构有机地统一起来，充分解释了环泊酚与丙泊酚在结合能与结合结构方面的差异及其背后的物理化学原因。

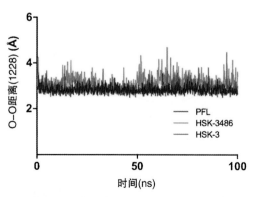

图24-3-14　丙泊酚、环泊酚及其手性异构体在100 ns分子动力学模拟中的氢键长度

表 24-3-11　分子动力学 MM/GBSA 计算结果

化合物	ED_{50}（mg/kg）	配体 RMSD（Å）	MM/GBSA 结合自由能（kcal/mol）	
			含磷脂双分子层	不含磷脂双分子层
丙泊酚	11.7	2.35 ± 0.54	−32.6 ± 2.1	−26.5 ± 4.9
环泊酚	1.5	1.23 ± 0.36	−37.4 ± 2.3	−25.0 ± 6.4
环泊酚手性异构体	7.9	2.61 ± 0.48	−34.8 ± 1.0	−22.2 ± 4.9

虽然经过了多轮优化，但无论是丙泊酚还是环泊酚，本身的水溶性问题并没有很好地解决。为了满足静脉输注的需要，临床使用的所有制剂都是水包油型脂肪乳剂。脂肪乳制剂在临床使用过程中常导致多种不良反应，如注射部位疼痛、细菌感染和丙泊酚输液综合征（长时间持续输注导致的高脂血症）。丙泊酚及其类似物需要同时满足水溶性和渗透性的平衡，这对于药物化学家而言是一个极大的挑战。虽然人们通常选择在药物研发的早期阶段平衡这两方面的性质，但很多时候并不能达到最佳的平衡。尤其是对药物分子的结构修饰，很难在生物活性和药代学性质方面同时获益。因此，为了在保证麻醉活性的情况下解决丙泊酚的水溶性问题，药物化学家们再次尝试使用前药策略对结构进行改造。

针对丙泊酚的前药设计大都基于酚羟基进行化学修饰。通过将高电荷的化学基团（如磷酸酯或水溶性氨基酸）引入获得水溶性酯类前药，以增加分子的水溶性是常用的方法。有研究者尝试，通过引入氨基酸片段对丙泊酚进行前药改造，但新分子却出现了意料之外的心脏毒性，并未能取得满意的改善效果。Lusedra™是2008年被美国FDA批准进入临床使用的第一个丙泊酚前药，有效成分为磷丙泊酚钠（图24-3-15）[24]。中国的宜昌人福制药所开发的磷丙泊酚钠于2018年也向原CFDA申请了NDA。磷丙泊酚钠是一种水溶性磷酸酯类前体药物，通过将磷酸酯引入丙泊酚的化学结构极大地改善了化合物的水溶性，并在含水的制剂中表现出优异的药物稳定性。通过静脉注射进入体内后，磷丙泊酚钠能在碱性磷酸酶的作用下迅速释放出丙泊酚。与丙泊酚相比，磷丙泊酚钠具有更长的消除半衰期、较大

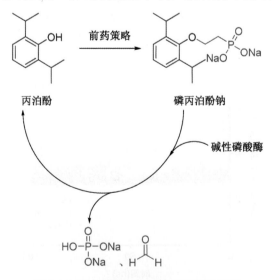

图 24-3-15　磷丙泊酚钠的前药设计策略

的分布容积和较高的血浆清除率。Ⅱ期和Ⅲ期临床试验研究结果显示，磷丙泊酚钠用于镇静后恢复更快，患者满意度更高。

作为丙泊酚的前药，体内代谢产物的安全性也不容忽视。磷丙泊酚钠在体内的酶解过程释放了一分子的甲醛，可能导致甲酸的累积；此外，有报道称，该药代谢后产生的无机磷酸盐可能会在注射数分钟后导致轻中度会阴感觉异常和瘙痒。尽管如此，磷丙泊酚钠的成功仍是前药设计改良药物不佳理化性质的一个成功案例，通过前药策略解决了母体药物丙泊酚水溶性差的缺陷，在一定程度上减少了不良反应，提高了用药安全性，体现了药物化学家用简单的结构修饰实现药物分子优化的目的。

七、药物生产工艺：实现工业化生产的关键环节

一个新药的研发过程，通常都会经历多条不同的合成路线。在新药研发的不同阶段，对合成路线和工艺的要求也不尽相同。在早期的化合物筛选阶段，主要围绕药物化学工作开展，目标是能快速合成出数量尽可能多的化合物以进行生物测试，通过评价筛选出具有活性的化合物，并尽快构建明确的构-效关系。这个阶段，对化合物的需求一般是毫克级至百毫克级，对合成条件、纯化方法和收率都没有过高要求，能获得具有一定纯度的化合物即可。然而，在后期的化合物开发阶段，需要围绕生产工艺、质量控制、稳定性进行系统的研究，对合成路线、合成方法、纯化方法和制备环境都有了明确的要求和标准。新药的开发过程需要更多地关注和评估质量、收率、安全和成本等方面的可控性，以及生产操作的便捷性。在这一阶段的化合物的供应首先需结合临床研究的要求进行生产，一般在公斤级规模及以上，而生产条件和环境需符合GMP要求或者达到GMP条件。随着临床研究的逐步推进，药物开发逐渐由临床样品的制备过渡到商业化生产的准备，其制备规模往往需要达到数十公斤级或吨级，对合成路线和工艺条件都有极高要求，如纯化过程一般采用便捷的重结晶或者减压蒸馏的方式，避免使用高污染、操作复杂及废物数量多的柱层析。丙泊酚和环泊酚的主要用药方式是乳液静脉注射。作为注射制剂产品，需要符合严格的有关物质限制（如美国药典和欧洲药典），这也对产品原料药的合成生产工艺提出了较高的要求。

使用丙烯气体和苯酚通过傅-克（Friedel-Craft）烷基化反应合成得到丙泊酚的传统生产工艺已被广泛使用，并获得一系列专利（图24-3-16）。在该生产工艺中，使用了路易斯酸（LA）作为催化剂，帮助完成合成反应。在反应结束后，通常需要通过高真空蒸馏法对粗产品进行分离和纯化，以满足对原料药的各项要求。然而，这条传统合成工艺具有明显的缺点：①傅-克烷基化反应需要高温和高压条件，存在一定的安全隐患；②更重要的是，在烷基化反应的过程中还会产生2,4-二异丙基和2,4,6-三异丙基苯酚两种主要的副产物。而在最终的原料药中，所有这些杂质的含量均需要控制在很低的限度内（通常情况下，所有这些杂质要求在最终原料药中控制在0.05%或更小）。因此，使用该工艺对生产的操作、分离、纯化提出了极高的要求。在后续的工艺改进中，合成工艺研究人员开发了异丙醇和强酸（硫酸铝硅酸盐催化剂）

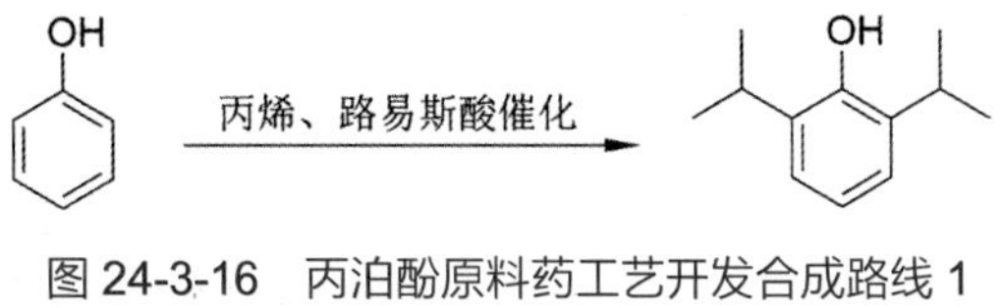

图 24-3-16　丙泊酚原料药工艺开发合成路线 1

原位合成丙烯方法，从而避免直接使用丙烯气体。

　　另一种合成丙泊酚的方法是首先将对位取代苯酚进行烷基化，随后在碱性条件下移除对位取代基（图24-3-17）。该方法主要以4-氯苯酚或4-羟基苯甲酸作为起始原料，在硫酸的存在下，用异丙醇代替丙烯气进行烷基化反应。虽然最终仍需通过高真空蒸馏提纯得到高纯度的丙泊酚，但这条合成工艺有两个明显的优点：①由于对位位点被取代基（4-Cl、4-OH）占据，因此可以避免包括2,4-异丙基和2,4,6-三异丙基苯酚在内的烷基化副产物产生；②烷基化反应后的中间体能够进行纯化工序，因此可以在下一步的反应中使用纯度更高的原料。通过以上的改进可有效避免API中主要杂质的产生并提高生产工艺的稳定性，通过最终真空蒸馏操作的丙泊酚产品质量获得显著提高。但该路线也有不足之处：由于两步反应中均涉及酸碱中和过程（浓硫酸在烷基化反应后需用氢氧化钠中和，氢氧化钠在脱除对位取代基后需用盐酸中和），工业规模的酸碱中和过程伴随着高放热性，具有一定的操作安全风险。研究人员随后对这条工艺路线进行了优化，在傅-克烷基化及脱对位取代基反应后，直接将反应液投入水中，通过甲苯萃取分离得到中间体及丙泊酚粗品，避免了中和过程中的放热问题。在保证产率的同时，简化了工艺合成路线，提高了操作安全性[25]。

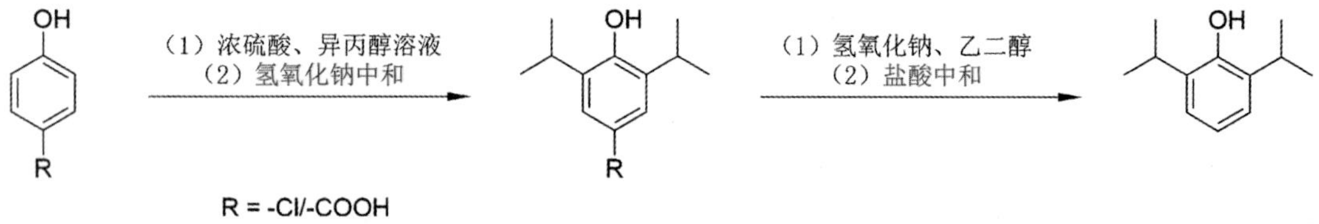

图24-3-17　丙泊酚原料药工艺开发合成路线2

　　环泊酚包含有丙泊酚不具有的不对称的骨架结构和一个手性中心，因此原料药的研究具有更高的挑战性。海思科制药的科学家首先设计了2条路线用于满足早期的药物化学研究需要。图24-3-18展示了第一条合成路线：在成功获得环泊酚消旋体后，通过手性制备得到环泊酚。虽然这条路线可以实现在实验室的小量合成，但合成条件中，中间体和化合物需要经过多次柱层析纯化，总收率较低，对于快速获得具有一定数量的候选化合物并非有利。

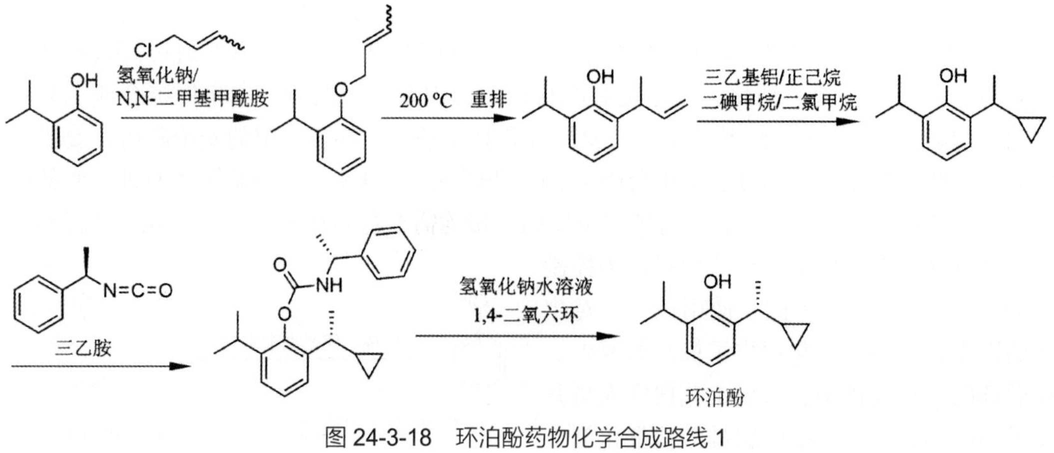

图24-3-18　环泊酚药物化学合成路线1

为了解决目标化合物的快速纯化难题，研究者设计第二条环泊酚的合成路线（图24-3-19）。该路线以2-异丙基苯酚化合物为最初始原料，经过NBS取代后，在丁基锂作用下与韦伯酰胺化合物反应得到羰基化合物。随后，中间体经过格式试剂加成、羟基原位消除后得到环泊酚消旋体。所得到的消旋体与手性的R-（+）-苯乙基异氰酸酯经缩合、重结晶拆分后游离，得到99%对映体过量（ee）的环泊酚。该路线解决了手性拆分，但合成步骤较多、操作繁琐且总收率依然较低（仅约2%）。同时，工艺中需要使用正丁基锂或制备格式试剂等控制要求较高的反应，并不能用于原料药大规模生产。

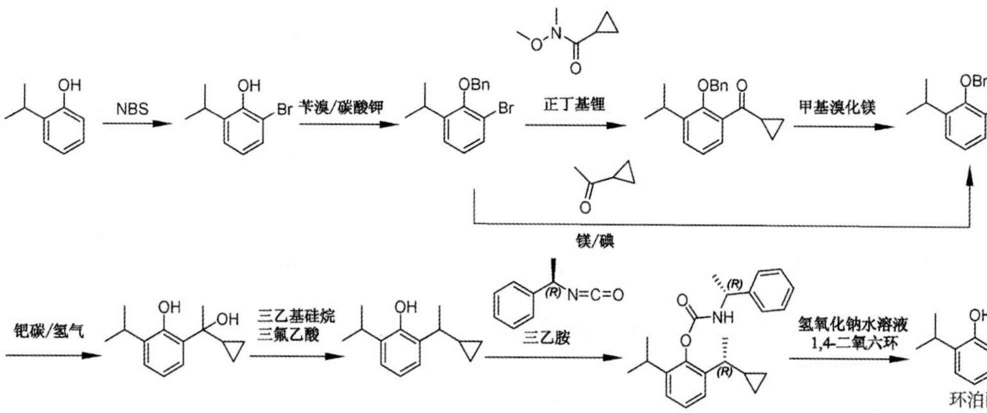

图 24-3-19　环泊酚药物化学合成路线 2

基于药物化学合成路线的结果，合成工艺研究人员对环泊酚的工业合成路线进行了持续的开发，并设计开发了3条用于原料药制备的合成路线。图24-3-20展示了其中第一条工艺路线，以溴代苯酚为原料，经耦联后得到环丙基烯烃中间体，加氢还原得到环泊酚消旋体，最后与R-（+）-苯乙基异氰酸酯经缩合、重结晶拆分后游离，得到99%对映体过量（ee）的环泊酚。该合成路线较短，且操作比较简便，但环丙基烯烃原材料不易得，且稳定性均较差，难以较长时间保存，仍不利于工业化应用。

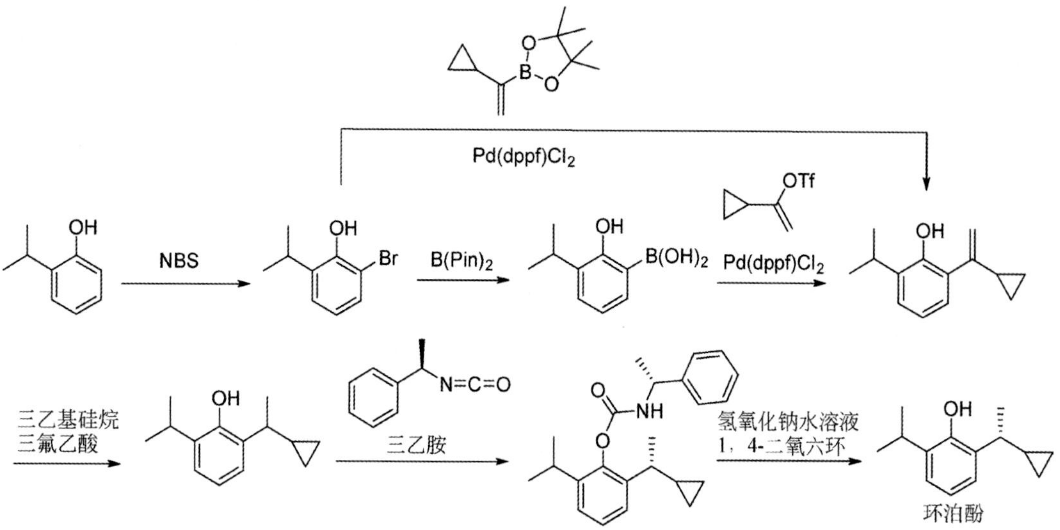

图 24-3-20　环泊酚原料药工艺开发合成路线 1

　　第二条环泊酚工艺开发合成路线（图24-3-21）不同于前期思路。该路线首先制备得到侧链为羧基的中间体，与辛可尼丁成盐经手性拆分得到99%对映体过量（ee）羧基化合物，羧基再经还原、氧化后与Wittig试剂反应得到烯烃中间体；烯烃双键最后与二乙基锌、三氟乙酸和二碘甲烷存在下发生Simmons-Smith环反应和羟基脱保护后得到99%对映体过量（ee）环泊酚。该路线手性拆分收率较高，总收率可提高至约10%，但该合成路线较长、反应操作及后处理条件较繁琐，同时工艺中需要使用多种特殊试剂，如四氯化钛、硼氢化钠、三氟化硼–乙醚及Wittig试剂等，这些试剂的使用均需要严格控制，也限制了该合成路线的工业化应用。

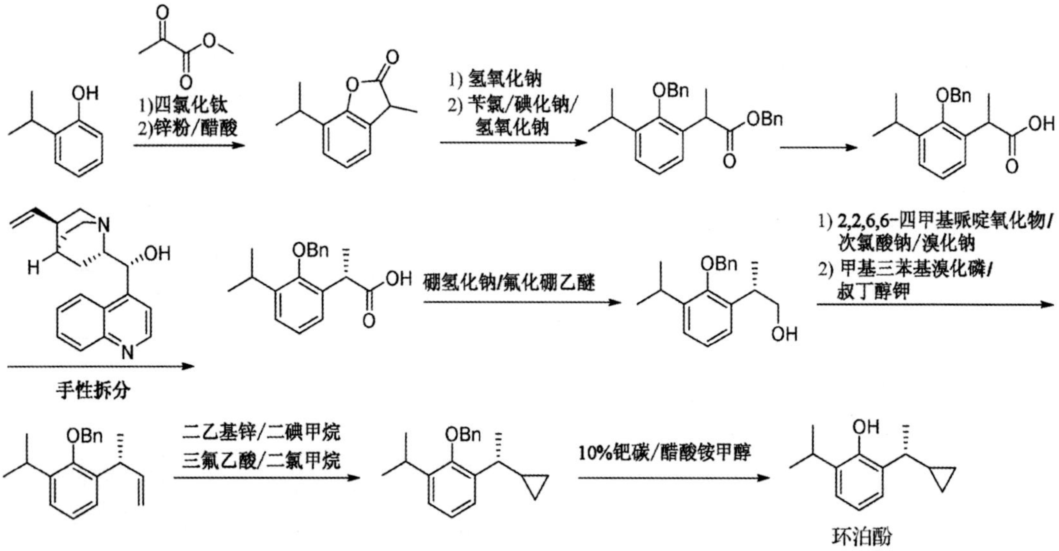

图 24-3-21　环泊酚原料药工艺开发合成路线 2

　　在开发的第三条环泊酚工艺合成路线中（图24-3-22）中，首先以2-异丙基苯酚作为最起始原料，依次经过1-氯-2-丁烯取代、Claisen重排、Simmons-Smith环反应得到环泊酚消旋体，最后与手性的R-（+）-苯乙基异氰酸酯经缩合、重结晶拆分后游离，最后经Wiped-

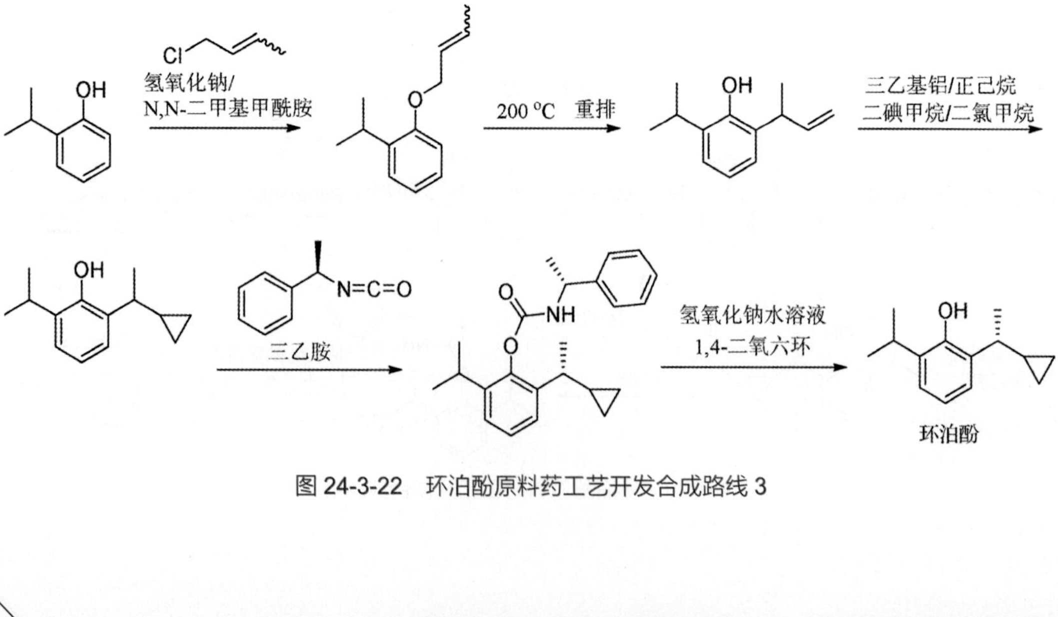

图 24-3-22　环泊酚原料药工艺开发合成路线 3

Film分子蒸馏得到99%对映体过量（ee）的环泊酚。该合成路线各步反应均为经典反应，原材料易得、工艺操作比较简便、步骤长短适中、工艺条件比较温和，适合工业化应用。该路线经过持续的工艺条件优化，保证了临床Ⅰ期、Ⅱ期和Ⅲ期试验样品的制备、上市前商业化批次的生产验证，总收率可提高至约25%，具有积极的经济效应。

从以上内容可以看到，创新药合成路线和工艺优化是一个持续过程，贯穿于产品的整个生命周期，需不断地引入新方法、新技术来不断提高工艺和产品质量的稳定性，降低质量风险，保障患者的用药安全，并通过优化实现工艺总收率的提高，减少环境污染以及制造成本。

八、丙泊酚的临床应用及体内代谢

丙泊酚（$C_{12}H_{18}O$）属于烷基酚类化合物，相对分子质量为178.27，室温下为无色或淡黄色油状液体；熔点：19℃，沸点：256℃，相对密度：0.962 g/mL。丙泊酚不溶于水，但可溶于大多数有机溶剂，易溶于正己烷和甲醇；因具有酚羟基，丙泊酚表现出一定的酸性和还原性，并可与多种金属离子发生螯合作用。目前已有多种不同配方的丙泊酚商品上市，使用最广泛的配方为1%丙泊酚、10%大豆油、1.2%纯化卵磷脂、2.25%甘油，以及氢氧化钠以调节pH；为防止微生物滋生，还需加入依地酸钠以抑制细菌生长。

自20世纪70年代进入临床，丙泊酚已成为目前最常用的静脉麻醉药。丙泊酚可用于麻醉诱导和维持，常用诱导剂量为1.0 ~ 2.5 mg/kg，其用法用量见表24-3-12。影响丙泊酚诱导剂量的因素较多，主要包括年龄、去脂体重和血容量等[26]。对于高龄、合并心血管疾病、肥胖患者，应根据患者的年龄、合并症及患者标准体重（ideal body weight，IBW），计算丙泊酚的用量，并根据个体需求和不同手术刺激，调整输注速度，同时严密监测患者心率、血压等生命体征。丙泊酚与苯并二氮杂䓬类药物、阿片类药物联用时，可起到协同作用，所需的输注速度和药物浓度均降低[27,28]。随着医疗技术的发展和健康服务的增加，在手术室外，无痛技术的需求也在不断增加，包括胃肠镜、气管镜、宫腔镜等手术在内，使用麻醉药物让患者在无意识、无痛苦的过程中完成相应的检查，并安全快速苏醒，越来越受到临床医生和患者的重视。丙泊酚具有起效快，效果确切，呼吸道刺激小，复苏快，术后不适少等特点，是理想的手术室外麻醉用药[29]。

表 24-3-12　丙泊酚静脉用法及用量

全身麻醉诱导	1 ~ 2.5 mg/kg，静注，根据年龄、体重、循环状态调整剂量
全身麻醉维持	50 ~ 150 μg/（kg·min），静脉输注，需复合阿片药物及肌肉松弛药物
镇静	50 ~ 75 μg/（kg·min），静脉输注

但是，丙泊酚也存在着一些临床应用问题，其对循环系统、呼吸系统的抑制尤为明显，诱导剂量导致呼吸暂停的发生率为25% ~ 30%，时间可长达30 s，若与阿片类药物合用，可明显增高呼吸暂停的发生率。丙泊酚还可降低心肌收缩力，降低心排血量，同时显著扩张周围血管，降低外周阻力，诱导和维持期可使收缩压下降25% ~ 40%。所以，丙泊酚应该在监护齐备、抢救措施完善的场所，由有经验的医生进行现场使用，同时密切关注患者的循环、呼吸情况，及时对症处理[30]。丙泊酚的不良反应还包括局部刺激症状，如注

射痛、静脉炎；因使用脂肪乳作为溶剂，长期输注，尤其是在重症监护病房中作为镇静药物使用时，可引起脂代谢异常；同时丙泊酚输注综合征的发生也有相关报道[31]。此外，丙泊酚或可通过增加伏隔核中多巴胺的浓度，使患者使用后产生欣快感，故可能具有一定的成瘾性。近年来也有诸多新闻报道丙泊酚滥用带来的不良社会影响甚至刑事案件，提示需重视丙泊酚的管理。

丙泊酚通过静脉注射进入人体后，在肝内被细胞色素P450酶氧化成1,4-二异丙基对苯二酚；丙泊酚和1,4-二异丙基对苯二酚均可与葡萄糖醛酸在葡萄糖醛酸转移酶（UGT）的作用下生成丙泊酚-1-葡萄糖醛酸、对苯二酚-1-葡萄糖醛酸和对苯二酚-4-葡萄糖醛酸，经肾脏排出。1,4-二异丙基对苯二酚可以进一步被磺基转移酶（SULT）代谢为硫酸根丙泊酚（图24-3-23）。以原形从尿中排出者不足1%，随粪便排出者仅2%，丙泊酚的代谢产物均无活性。实际上，丙泊酚的清除率极高（1.5～2.2 L/min），超过了肝血流量，表明可能存在肝外代谢途径。接受肝移植而处于无肝期的患者能够对丙泊酚进行代谢直接证实存在肝外代谢的现象，进一步的研究结果表明，肾和肺也是丙泊酚重要的代谢场所[32,33]。

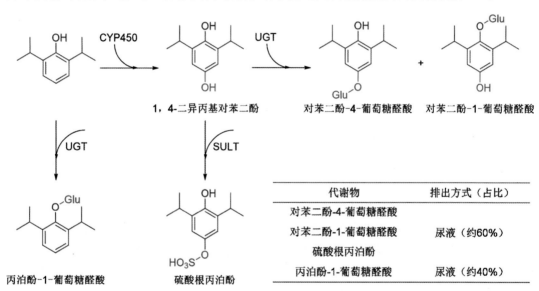

图 24-3-23　丙泊酚的体内代谢途径

在实际临床使用中，常采取丙泊酚与苯并二氮杂䓬类药物、阿片类药物联合用药以优化麻醉方案（即导致意识消失并阻断对伤害性刺激的反应）。但是，丙泊酚对CYP450酶系有明显的抑制作用，因此会影响依赖此酶的药物的代谢，降低药物的清除率[34]；此外，丙泊酚有抑制血流动力学的作用，能影响另一药物的药代动力学表现，所以在联合用药时，需调整药物的用量。这里主要介绍几种常见的丙泊酚-苯二氮杂䓬类药物、阿片类药物相互作用[35,36]：

（1）咪达唑仑：咪达唑仑对丙泊酚的药代动力学有影响，会提高丙泊酚的血药浓度、降低清除率，主要原因在于两者合用后对血流动力学的影响；相应地，丙泊酚也对咪达唑仑的药代动力学有影响，当丙泊酚的血药浓度达到镇静程度时，咪达唑仑的血药浓度也将增加27%。

（2）阿芬太尼：阿芬太尼已被证实能通过减少丙泊酚的清除而增加丙泊酚的血药浓度；丙泊酚则通过减少阿芬太尼的消除以及快速、慢速分布清除，使阿芬太尼的血药浓度增高。

（3）瑞芬太尼：丙泊酚可以降低瑞芬太尼分布清除率的41%以及消除清除率的15%，增加其血药浓度。

数字资源

利培酮

第二十五章

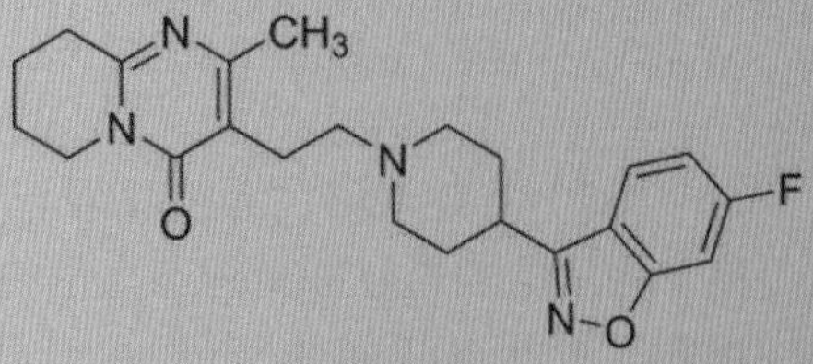

多靶点药物利培酮的发现

李志裕　郭小可

第一节　抗精神病药

人类的精神活动是最高级的活动，各种原因均可能造成精神或神经疾病，主要表现为各种精神分裂症、焦虑、抑郁、躁狂等。根据世界卫生组织预测和统计，全世界约1/4的人都会在一生中某个时候受到精神或神经疾病的困扰。在中国，精神疾病的发病率约为17%，在全球经济社会大变迁的时代，精神疾病已成为仅次于心血管疾病、癌症的全球人类第三大疾病。

一、经典的抗精神病药

引起精神疾病的病因非常复杂，关于药物的作用机制也有多种假说。早期的理论认为精神分裂症可能与患者脑内神经递质多巴胺（dopamine，DA）功能失调有关。DA是重要的神经递质之一，当脑内DA过量或DA受体超敏抑或是DA能神经功能过强，就容易产生精神病症状，故早期的抗精神病药物主要与阻断DA受体有关。

DA在脑内分布不均匀，大部分分布在纹状体、黑质和苍白球。脑内DA的通路有多条（图25-1-1A），其中中脑-边缘通路和中脑-皮质通路与精神、情绪和情感等行为活动有关（图25-1-1B）。精神分裂症患者往往是这两条通路功能同时失常，并伴有脑内DA受体表达增多现象，因此，抗精神分裂症药物通过同时阻断这两条通路的多巴胺2（D_2）受体机制发挥疗效。第三条通路是结节-漏斗通路，主管垂体前叶的内分泌功能。另外一条通路是黑质-纹状体通路，属于锥体外系，能使运动保持协调，当此通路的功能减弱时就会引起帕金森病，相反功能亢进时则出现多动症。经典的抗精神病药物是DA受体阻断剂，能阻断中脑-边缘系统及中脑-皮质通路的DA受体，减低DA功能，发挥抗精神病作用，但同时也可对黑质-纹状体DA能神经系统产生抑制作用，会导致锥体外系的不良反应，如肌张力障碍、震颤麻痹综合征、静坐不能以及迟发运动障碍等。

早期人类发现的大部分药物都是D_2受体拮抗剂，称为经典抗精神病药。根据其结构特点可以分为5类（表25-1-1）：①吩噻嗪类，代表药物是氯丙嗪；②硫杂蒽类，代表药物是氯普噻吨；③丁酰苯类，代表药物是氟哌啶醇；④苯甲酰胺类，代表药物是舒必利；⑤二苯二氮䓬类药物，代表药物是氯氮平。经典抗精神病药最常见的不良反应是锥体外系不良反应，发生率为25%～60%。原因是当药物对边缘系统及皮质的DA能神经系统抑制时，可产生抗精神病作用，而对黑质-纹状体DA神经系统抑制时，则会导致锥体外系不良反应和内分泌改变。

虽然这些药物都作用于DA受体，但多巴胺理论似乎也有不完善的地方。例如，有些药物对D_2受体作用并不强，但却有良好的抗精神病作用。这一现象说明有些抗精神病药物可能是多靶点药物。

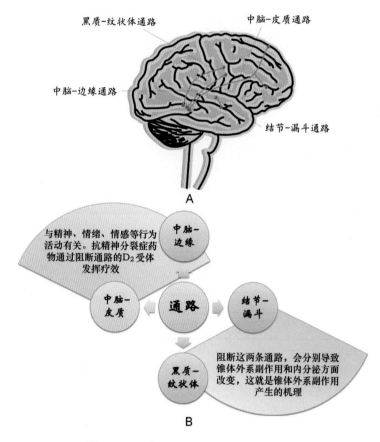

图 25-1-1　多巴受在脑内的通路及其功能

A：脑内多巴胺的主要通路；B：不同多巴胺通路的生理功能

随着精神药理学的发展，科学家们对药物不良反应的发生机制，特别是针对锥体外系的不良反应和迟发性运动障碍进行了深入的研究。人们逐渐发现，精神分裂症与中枢多巴胺能神经系统的功能过强有关。抗精神病作用与锥体外系不良反应的区别：抗精神病作用的产生是由于抑制了边缘系统及脑皮质的多巴胺能神经系统；而锥体外系不良反应的产生是由于抑制了黑质-纹状体多巴胺能神经系统。其中苯甲酰胺类抗精神病药的代表药物舒必利，其锥体外系不良反应极少，原因是它能特异性地拮抗多巴胺D_2受体，仅抑制边缘系

表 25-1-1　经典抗精神病药的分类及其代表药物

结 构 类 型	药 物 名 称	结 构 式
吩噻嗪类	氯丙嗪	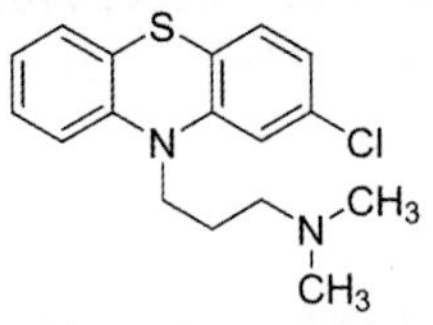
硫杂蒽类	氯普噻吨	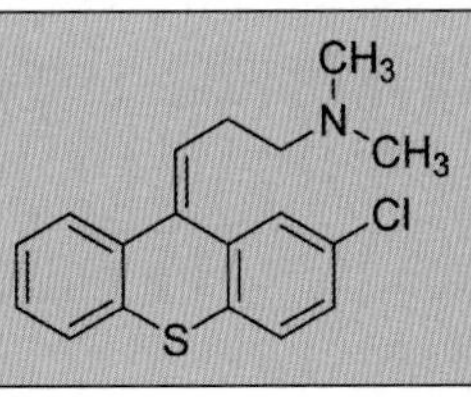
丁酰苯类	氟哌啶醇	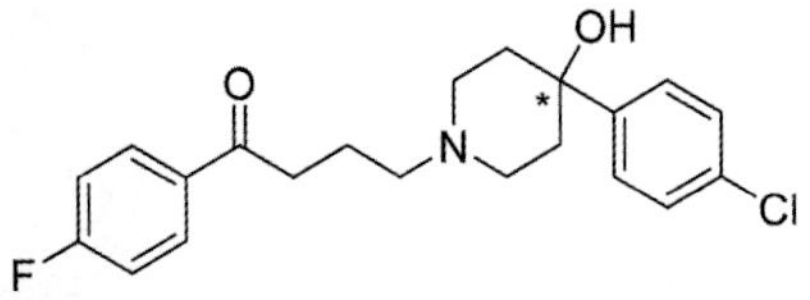
苯甲酰胺类	舒必利	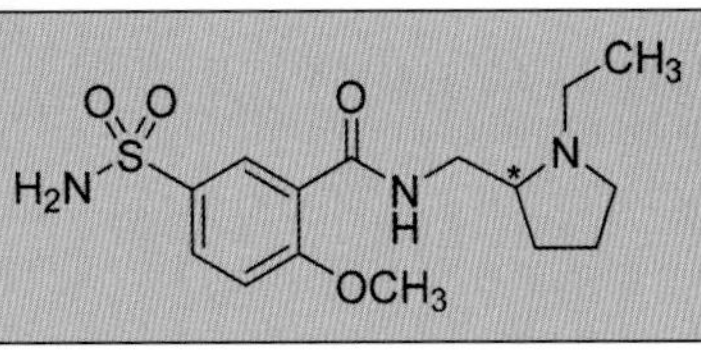
二苯二氮䓬类	氯氮平	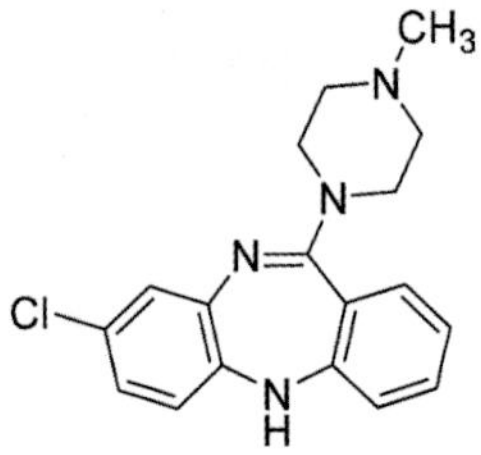

统神经细胞，而对纹状体和黑质中的神经影响则较小。另外研究还发现，氯氮平可以选择性抑制多巴胺能神经，特异性地作用于中脑皮质的多巴胺能神经元，也较少会产生锥体外系不良反应，基本不发生迟发性运动障碍。这一发现说明，药物的抗精神病作用与锥体外系不良反应是可以分开的，为发展非经典的抗精神病药物奠定了理论基础。科学家们开始寻找非多巴胺靶点的相关药物。目前，研究较多的是5-羟色胺（5-HT）受体，其中5-HT$_2$受体备受关注。5-羟色胺是神经系统中含量最多的神经递质，控制了大脑的许多功能，与情绪的调节有着密切的关系。目前发现的5-羟色胺受体有5-HT$_1$～5-HT$_7$ 7种亚型。5-HT$_2$受体拮抗剂可以使黑质–纹状体通路的多巴胺释放，使多巴胺神经调节运动的功能得以恢复。从这一启示出发，设计一种药物使其能够同时拮抗D$_2$受体和5-HT$_2$受体，将会通过两个神经系统的相互作用而降低锥体外系不良反应，科学家们因此开发了后续的非经典的抗精神病药。

二、非经典的抗精神病药

非经典的抗精神病药主要是指对精神病症状具有良好的治疗作用，能够改善认知功能，不产生或很少产生锥体外系不良反应的一类药物。第一个苯并二氮䓬类非经典的抗精神病药物——氯氮平（clozapine）的发现，开启了非经典抗精神病药物研发的新时代。目前发现的非经典抗精神病药物的作用机制主要包括以下4种类型：①5-羟色胺（5-HT$_{2A}$）受体和多巴胺（D$_2$）受体双靶点拮抗；②多巴胺D$_2$和D$_3$受体双靶点拮抗；③多巴胺D$_1$受体激动和D$_2$受体拮抗双重作用；④多受体作用假说。

三、多靶点药物设计

与单靶点药物相比，多靶点药物的优势主要体现在3个方面。①治疗效果更优：临床上多种重大疾病，如恶性肿瘤、神经退行性疾病等，其病理机制和疾病过程非常复杂，是多因素共同作用的结果，单靶点药物只能调控疾病发生过程中的某一个环节，而多靶点药物可以同时作用于一个疾病的多个病理环节，产生协同作用效果，从而提高药物的疗效。②不良反应更少：药物靶标通常处于多个信号通路中，具有多重生物学功能，过分抑制或激活某一生物靶标将影响非目的通路的生物学功能，导致不良反应的发生。多靶点药物可以平衡同一疾病的不同病理因素，在相对较弱亲和力时对多个靶点协同抑制产生药物作用，因而不会强烈抑制或激活某一个生物靶标，不良反应可能会较少。③不易产生抗药性：生物机体是一个复杂的生物网络系统，长期使用单靶点药物治疗后，机体会激活旁路代偿补充或激活对抗保护机制，导致对药物不再敏感从而造成耐药性。多靶点药物可通过同时干预代偿信号通路，从而减少耐药性的产生。

多靶点药物分子的合理设计方法主要是通过药效团（pharmacophore）的组合实现上述目的，一般采用耦联药效团策略和合并药效团策略。耦联药效团法的优点是适用范围广，缺点是设计的多靶点药物分子通常相对分子量较大，溶解度和口服吸收很可能较差。该法在药物开发中应用较早，如经典抗菌药物舒他西林（图25-1-2A）就是采用亚甲基为连接子将半合成抗生素氨苄西林与β-内酰胺酶抑制剂舒巴坦连接形成的多靶点抗菌药物。合并药效团法是基于同一疾病相关的不同靶点的配体或配体结合位点的结构相似性实现的，其优点是可以获得相对分子量较小、理化性质较适宜和药代动力学特性较好的多靶点药物，成药率相对较高，缺点是只适用于不同靶点的配体或配体结合位点结构相似的情况，而这些不同靶点的功能也通常具有相似性，因而难以做到调节复杂疾病的不同病理环节并获得最佳治疗效果。

近年来，多靶点药物设计在抗肿瘤药物中应用非常广泛，如2005年经FDA批准上市的口服抗肿瘤药物索拉非尼（sorafenib，图25-1-2B）不仅能抑制VEGFR、PDGFR、FLT3和KIT受体酪氨酸激酶的活性，而且还是Raf激酶的强效抑制剂。一方面，索拉非尼抑制c-Raf激酶及下游信号传导、阻碍MEK和ERK的磷酸化过程、降低ERK的磷酸化水平，发挥了抗细胞增殖的作用；另一方面，索拉非尼还通过结合VEGFR-2、VEGFR-3和PDGFR-β，抑制了酪氨酸激酶受体的自身磷酸化过程，从而发挥抗血管生成的作用。索拉非尼是非常成功的一种多靶点抗肿瘤药物。

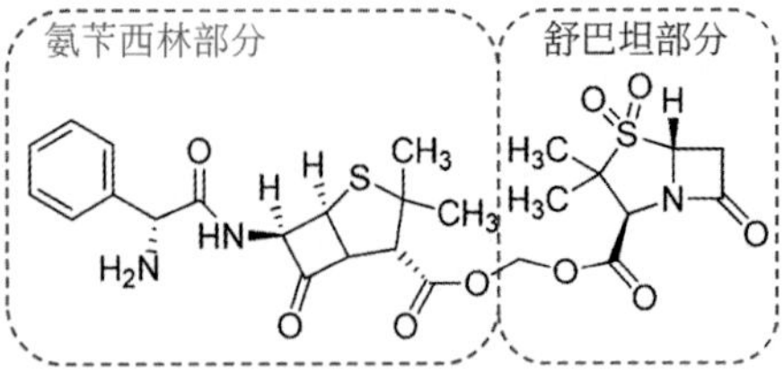

图 25-1-2　舒他西林（A）和索拉非尼（B）的化学结构

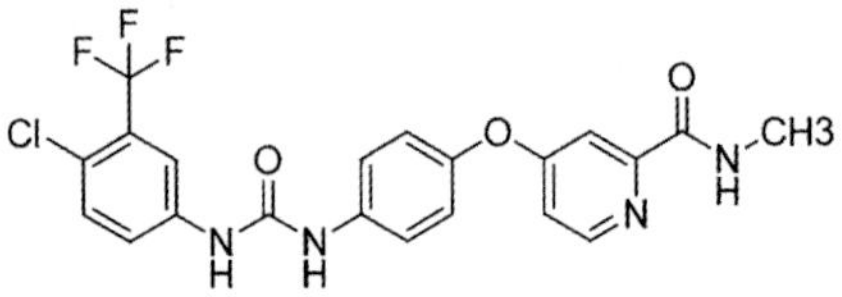

第二节　利培酮的药物化学

利培酮（risperidone，图25-2-1）属于非经典的新一代抗精神病药物，于1997年在我国上市，目前列入国家基本药物。

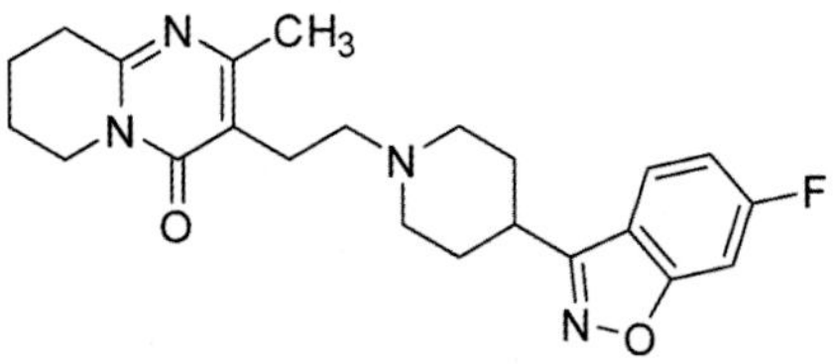

一、利培酮的药理基础

1967年，比利时杨森（Janssen）制药公司的Paul A. Janssen博士带领团队研发的经典抗精神病药物氟哌啶醇（haloperidol，图25-2-2）被FDA批准上市，成为当时疗效最好的抗精神病药。

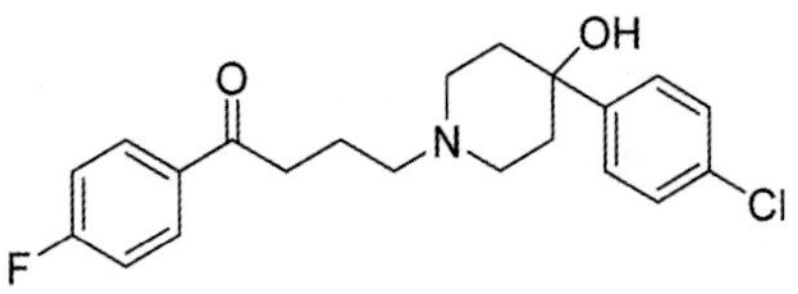

氟哌啶醇的发现源于哌替啶衍生物的研究（图25-2-3），当时，Janssen拟开发一类新型麻醉剂，但发现哌替啶N原子上的甲基被丙酰基取代后，其镇痛活性下降，但却意外具有类似氯丙嗪（表25-1-1）的抗精神失常作用。后经构-效关系研究发现，当丙基延长为丁基时，得到的丁酰苯类药物的吗啡样作用消失而抗精神失常作用增加，于是开发了一类具有丁酰苯结构的抗精神病药，其结构中丁酰苯片段结构的苯环上对位取代基为氟原子时效果最佳，得到了氟哌啶醇（原编号R1625）。其特点是抗精神病作用较吩噻嗪类（如氯丙嗪）强，同时也可用作抗焦虑药。

临床应用氟哌啶醇后发现其锥体外系不良反应较大，且有致畸作用，所以科学家不得不寻找新的抗精神病药物以期减少锥体外系不良反应。此时，精神病理学的发展也取得了很大进步，其中有两个药物评价模型为发现多靶点药物奠定了基础：

图 25-2-1　利培酮的化学结构

图 25-2-2　氟哌啶醇的化学结构

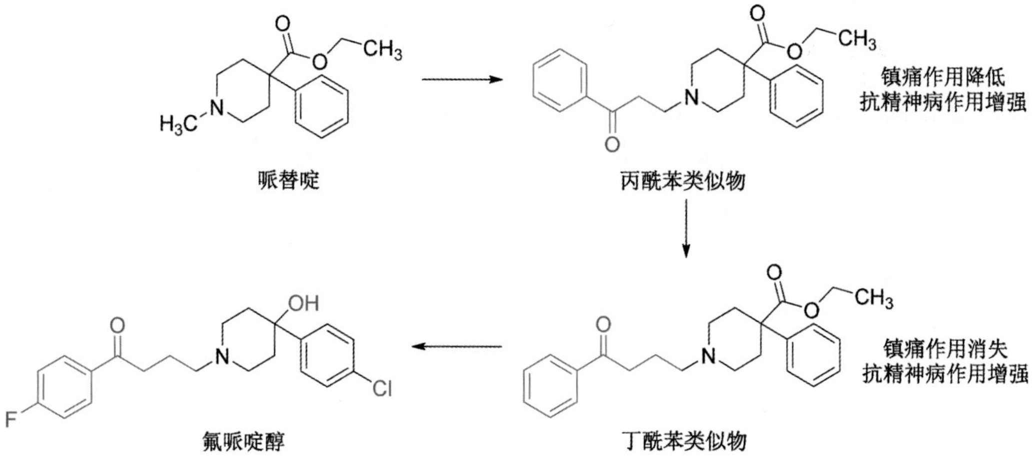

图 25-2-3 氟哌啶醇的发现

（一）药物辨别（drug discrimination，DD）模型

行为药理学家开发出了DD动物模型，可以科学地用于研究对不同药物的"主观"效应结果。简单来说，即关在一个盒子内的大鼠，有两个按钮可以获取食物，在给予生理盐水时，按下按钮1才会得到食物；而在给予训练药物的时候，按下按钮2才能得到食物；经过多次训练后，正常情况下大鼠会主观感知训练药物与生理盐水的区别，并会正确选择合适的按钮以获取食物。评价药物时，经过再给予受试药物后，根据大鼠选择开关1或者2获取食物的正确率来判断受试药物与训练药物相比，其作用是更强还是更弱。这种使受测试动物能够辨别一种药物治疗引起的主观体验与另一种药物治疗引起的主观体验产生区别的方法被称为药物辨别。

（二）麦角酸二乙胺（lysergic acid diethylamide，LSD）模型

20世纪70年代以前，精神分裂症的常规实验动物模型是利用安非他命（amphetamine）或其他促儿茶酚胺类释放药诱导啮齿类动物产生精神分裂症的阳性症状，LSD也能诱发类似精神疾病症状，但因其不能诱导动物产生一些与人主观意识有联系的行为，而一直未被作为药理模型使用。但后来通过对LSD进行DD分析发现，可用的抗精神病药物，如DA受体拮抗剂氟哌啶醇，能够抑制大鼠行为但不能抵消LSD的DD。科学家们分析，LSD可能通过脑内DA和5-HT系统发挥了作用，进而尝试并发现5-HT受体拮抗剂确实可以拮抗LSD，但只能起部分的拮抗作用，说明LSD诱发的精神病症状需要通过两种机制，即DA受体拮抗剂和5-HT受体拮抗剂协同发挥药理作用才能够抵消，也意味着精神病的病理基础可能有5-HT受体参与。

以上两个精神病药理动物模型的发展和从中得到的数据分析结果，促使杨森制药的科学家们选择了寻找能够同时拮抗DA和5-HT化合物的方向，为利培酮的发现打下了基础。

二、利培酮的发现

当杨森的科学家们意识到他们发现的氟哌啶醇等化合物并不能完全拮抗LSD的活性时，合成部门的药物化学家开始提供更多的5-HT受体拮抗剂以及DA受体拮抗剂，用于筛

选以发现新的分子骨架。

其中，利坦色林（ritanserin，R55667，图25-2-4）是1985年发现的具有较强选择性的5-HT$_{2A}$拮抗剂。利坦色林能缓解精神分裂症的阴性症状和某些锥体外系反应，但仍然不能完全拮抗LSD的效果。因此，药物化学家在利坦色林的基础上开展了优化工作。他们首先考虑将利坦色林中的噻唑并嘧啶酮环用其生物电子等排体吡啶并嘧啶酮替代，同时将侧链换为氟哌啶醇中的对氟苯甲酰基片段，得到第一个纯的LSD拮抗剂——匹仑哌隆（pirenperone），其可以同时拮抗DA受体和5-HT受体，但是在人体内的药代动力学特征不佳。随后在1985年，研究团队在匹仑哌隆的基础上进行结构优化，得到长效的双重拮抗剂——苯并异噁唑衍生物利培酮（risperidone，R64766），不仅能够完全拮抗LSD，且未显示任何类似LSD的激动剂活性（图25-2-4）。

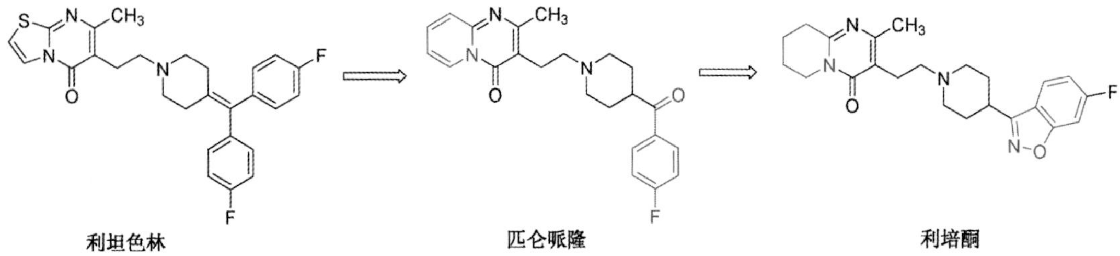

图 25-2-4　利培酮的发现

幸运的是，研究匹仑哌隆和利培酮结构可知，它们相当于将利坦色林的药效基团（图25-2-5，黄色部分）与氟哌啶醇的药效基团（蓝色部分）拼合在一个分子内而得到的具有双重活性的小分子抑制剂，故人们也通常认为，利培酮是通过拼合原理设计得到的药物分子，所以具有多靶点药物的特征。当然，利培酮的成功设计也包括了进一步的药物化学优化工作，如对蓝色部分结构的优化，以满足或改善新分子的成药性要求。

在对利培酮、氟哌啶醇和利坦色林的体外受体结合实验研究中发现（表25-2-1），利培酮和利坦色林均与5-HT$_2$受体具有较高的结合亲和力（K_i分别为0.16 nmol/L和0.30 nmol/L）；而利培酮又和氟哌啶醇类似，与多巴胺D$_2$受体结合亲和力较高（K_i分别为3.13 nmol/L、1.55 nmol/L）。利培酮对肾上腺素α$_1$受体（K_i = 0.8 nmol/L）、组胺H$_1$受体（K_i = 2.23 nmol/L）和肾上腺素α$_2$受体（K_i = 7.54 nmol/L）的亲和力高于利坦色林和氟哌啶醇。利培酮与受体的结合还呈现快结合慢解离的特性，这也使其可以稳定地拮抗受体的活性。

如此设计的独特之处在于利培酮成为高选择性的5HT$_2$/DA$_2$双受体平衡拮抗剂，疗效高且锥体外系不良反应很少。其拮抗LSD的作用与匹仑哌隆相当，但药代动力学性质却优于匹仑哌隆，最终被开发为第一个上市的多靶点抗精神病药物，分别于1992年在英国获批上市，1993年在美国获批上市，1997年在中国获批上市。

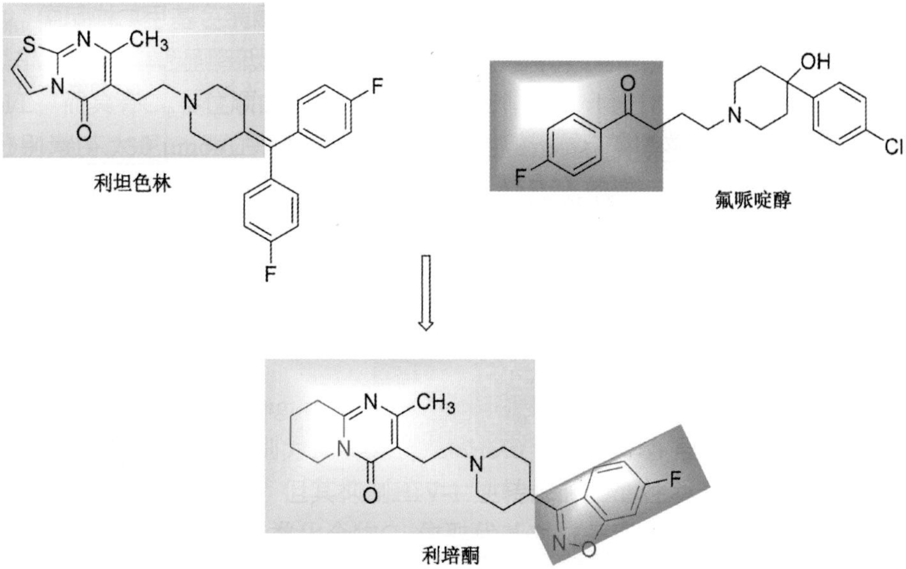

图 25-2-5　利培酮的设计思路

表 25-2-1　利培酮、氟哌啶醇和利坦色林与 5-HT 和 DA 受体各亚型的亲和力 [K_i（nmol/L）]

受体 / 药物	利 培 酮	氟 哌 啶 醇	利 坦 色 林
5-HT$_2$	0.16	25	0.30
5-HT$_{1A}$	253	3080	1370
D$_2$	3.1	1.5	30
D$_1$	534	255	718
α$_1$	0.81	10.9	35.7
α$_2$	7.54	-	56.4
H$_1$	2.33	593	11.8

　　拼合原理（combination principles）是药物设计中的常用策略之一，主要是指通过将两种药物的药效团结构拼合在一个分子内，或将两者的药效基团兼容在一个分子中，后者称之为杂交分子（hybrid molecule），新形成的分子或兼具两者的性质，强化药理作用，减小各自相应的不良反应；或使两者取长补短，发挥各自的药理活性，协同完成治疗过程。药物化学家在设计药物分子时，主要采用两种拼合方法，即重叠式和链接式（图25-2-6）。前者主要考虑使用两个分子各自药效基团的共用部分，后者则是使用简单的连接方式将两个分子的药效团部分链接在一起，如非甾体抗炎药贝诺酯（图25-2-7）也是利用此拼合原理设计得到的药物，为了降低阿司匹林的酸性以减少其胃肠道不良反应，将非甾体抗炎药阿司匹林与解热镇痛药对乙酰氨基酚通过酯键简单链接而成，口服对胃几乎无刺激作用，在体内经分解重新生成原来的两个母体药物，兼顾了阿司匹林的解热镇痛抗炎药效性质和乙酰氨基酚的解热镇痛药效性质，共同发挥解热镇痛作用。贝诺酯的不良反应较小，适合老人和儿童使用。

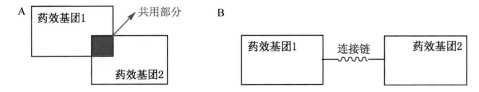

图 25-2-6　拼合原理的拼合方法

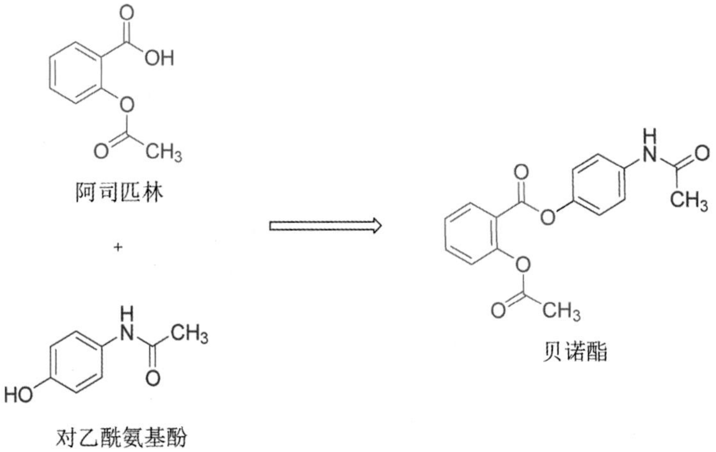

阿司匹林

+

对乙酰氨基酚

贝诺酯

图 25-2-7　利用拼合原理设计的贝诺酯

三、利培酮的合成

化学名：　3-[2-[4-（6-氟-1,2-苯并异噁唑-3-基）-1-哌啶]乙基]-6,7,8,9-四氢-2-甲基-4-*H*-吡啶并[1,2-a]嘧啶-4-酮（图25-2-8）。

理化性质：　白色结晶粉末，熔点170.0℃，水溶解性（25℃）44.74 mg/L。

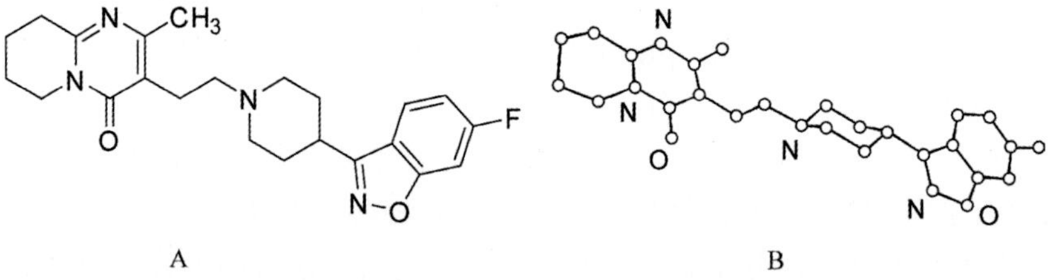

A　　　　　　　　　　　　　　　B

图 25-2-8　利培酮的化学结构（A）和 X 线透视图（B）

利培酮的工业合成路线（图25-2-9）：

图 25-2-9 利培酮的工业合成路线

利培酮的工业合成路线有多条，本章选取两条路线进行简要介绍。

路线A：　以2-氨基吡啶为原料，与乙酰乙酸甲酯环合后，经还原、交叉耦联、硼氢化氧化得到2-（2-甲基-4-氧-6,7,8,9-四氢-4H-吡啶并[1,2-a]嘧啶-3-基）乙醛，再与（2,4-二氟苯基）（吡啶-4-基）甲酮还原胺化、肟化、环合得到利培酮。

路线B：　以4-哌啶甲酸为原料，经氨基保护、氯代得到1-乙氧甲酰基-4-哌啶甲酰氯，与1,3-二氟苯经傅-克酰基化、脱氨基保护、肟化、环合、成盐得到6-氟-3-（4-哌啶基）-1,2-苯并异噁唑盐酸盐，再与3-（2-氯乙基）-6,7,8,9-四氢-2-甲基-4H-吡啶并[1,2-a]嘧啶-4-酮在碱催化下缩合得到利培酮。

第三节　利培酮的作用特点

一、利培酮的药理特点

（一）利培酮的作用机制

利培酮是多靶点的抗精神病药（表25-1-1），主要与5-HT$_{2A}$和D$_2$受体有很高的亲和力，也可与肾上腺素α$_1$受体结合，并以较低的亲和力与组胺H$_1$受体、肾上腺素α$_2$受体结合，但不与胆碱受体结合。

利培酮锥体外系不良反应发生率较低。具有最佳的D$_2$/5-HT$_{2A}$拮抗配比（5-HT$_{2A}$受体拮抗是D$_2$受体拮抗的20倍），有明确的量-效关系，相对于传统抗精神病药物抗胆碱能不良反应小，体重增加轻，引发糖尿病的可能性小。

（1）中脑边缘通路：　阻断突触后膜D$_2$受体，改善阳性症状。

（2）中脑皮质通路：　阻断5-HT$_{2A}$受体，增加DA功能，改善阴性症状；增加5-HT$_{1A}$兴奋性，改善情感和阴性症状。

（3）黑质纹状体通路：　阻断5-HT$_{2A}$受体，增加DA功能，减少锥体外系不良反应。

作为强力的D$_2$受体拮抗剂，利培酮可以改善精神分裂症患者的症状，而对中枢神经系统的5-HT$_{2A}$和D$_2$受体拮抗作用的平衡减少其锥体外系不良反应的发生，使利培酮不仅对精神分裂症的阳性症状（幻觉、妄想、思维混乱、敌意、怀疑等）有效，也对其阴性症状（反应迟钝、淡漠、少语等）和情感症状（抑郁、负罪感、焦虑等）有效。

在慢性精神分裂症患者中，应用利培酮每日5～10 mg即可恢复患者的睡眠模式并提高睡眠效率，其比氟哌啶醇具有更显著的改善效果。在多剂量（4周）给药后，利培酮使精神分裂症患者的血清催乳素水平显著和持续升高。

（二）利培酮的适应证

1. 精神分裂症　用于治疗首次发作的精神病患者、治疗慢性精神分裂症患者、治疗难治性精神分裂症，对精神分裂症的阳性、阴性症状都有明显疗效。

2. 情感障碍　用于重度抑郁，严重冲动和快速循环性情感障碍等。

3. 强迫障碍　用于治疗难治性的强迫障碍，特别是分裂性强迫症状的患者。

4. 迟发性运动障碍

5. 其他　用于 Tourette 综合征以及精神发育迟滞的行为紊乱等。

（三）利培酮的不良反应

利培酮的毒性相对较低，相比经典抗精神病药物的锥体外系不良反应发生率低。

（1）剂量小于每日6 mg时锥体外系不良反应轻微，但随剂量增加，锥体外系不良反应危险性增大，但降低剂量后即可消失。未见迟发性运动障碍报告。

（2）不良反应：月经紊乱、嗜睡、疲乏、失眠、流涎、头痛，少数出现注意力集中困难和轻度记忆障碍，大剂量会产生步态不稳。

（3）利培酮因拮抗肾上腺素α_1受体可产生剂量依赖的体位性低血压和代偿性反射性心率加快，心血管患者慎用。

二、利培酮的药代动力学

利培酮口服吸收完全，口服生物利用度为66%～82%，血药浓度在服药后1～2 h达到高峰，食物不影响药物吸收，故可在进食时服用，服药方式简便，患者依从性较好。利培酮代谢途径较为广泛（图25-3-1），包括羟基化、氧化和N-脱烷基化，利培酮主要在肝脏被P450酶催化氧化，生成9-羟基化合物——帕利哌酮（paliperidone），也具有抗精神病活性（利培酮活性的70%）。

利培酮及其代谢产物广泛分布于全身。利培酮的血浆蛋白结合率约为90%，表观分布容积（apparent volume of distribution，Vd）为1.2 L/kg（Vd指当药物在体内达动态平衡后，体内药量与血药浓度之比值）。利培酮主要通过尿液排泄，在给药后1周内，约70%在尿液中，15%在粪便中。利培酮和其活性代谢产物帕利哌酮的血浆消除半衰期（$t_{1/2}\beta$）分别为2.8 h、20.5 h，活性部分的半衰期β约为24 h。低代谢者的$t_{1/2}\beta$延长至约16 h，而活性部分不变。肾功能受损患者的利培酮肾清除率降低。

帕利哌酮是利培酮的活性代谢物，虽然生成新的手性中心，但与利培酮相比，作用时间更长，故后开发为新药上市，药用为外消旋体。

三、利培酮的药物-药物相互作用

利培酮主要通过肝药酶CYP2D6代谢为帕利哌酮，CYP3A4参与部分代谢，故诱导或抑制CYP2D6和CYP3A4的药物会影响利培酮的血药浓度。例如，抗抑郁药物帕罗西汀、氟西汀等具有抑制CYP2D6的作用，可阻断利培酮代谢成为帕利哌酮，提高利培酮的血药浓度。抗癫痫药物卡马西平等具有CYP2D6的诱导作用，可以加速利培酮的代谢。其他部分药物举例如下。

（1）与三环类抗抑郁药合用，可导致体位性低血压，应慎用。

（2）利培酮与苯海索合用，可减少和缓解锥体外系不良反应。

（3）利培酮与降压药合用，可加强降压效应。

（4）利培酮与抗组胺药物合用，可出现过度镇静。

（5）利培酮与抗生素（如氯霉素、环丙沙星、红霉素等）合用具有酶抑制作用，合并用药会抑制药物代谢酶，使利培酮效果增强，作用时相延长，甚至产生蓄积作用，合用时应适当减少药物剂量。

（6）利福平、泼尼松等具有酶诱导作用，与利培酮合用会加强药物代谢，降低血药浓度，使治疗作用下降或失败，病情恶化，停用又可能会提高利培酮血药浓度而出现中毒症状。

（7）一些β-阻滞剂会增加利培酮的血药浓度，可能增加不良反应。

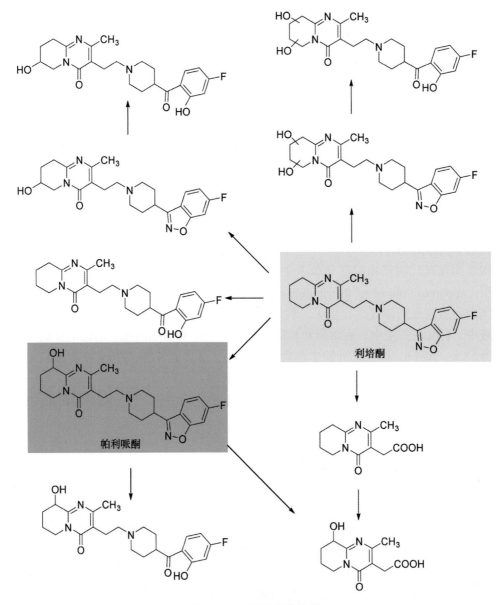

图 25-3-1　利培酮的代谢

四、利培酮的发展

利培酮是抗精神病的一线用药，作为抗精神病药物领域的经典老药，其上市已近30年，强生公司在利培酮这个药品的产品升级中，成为了"教科书式"典范。药品的专利期有限，药企设法利用各种策略延长产品的生命周期。1992年利培酮片剂在英国率先上市用于治疗精神分裂症；1996年开发了其速效制剂；2002年开发了其长效制剂——利培酮微球（两周给药一次，目前唯——个可同时用于精神分裂和双相情感障碍的长效注射剂）；2006年，在美国扩大了其适应证，可用于治疗5～16岁儿童和青少年自闭症相关的易怒症状，包括对他人的攻击、故意自伤、脾气暴躁和情绪迅速改变等；同年，利培酮代谢产物帕利哌酮的口服缓释制剂（全球唯——个获批用于分裂情感性精神病的口服制剂）上市；2009年帕利哌酮长效制剂棕榈酸帕利哌酮（混悬型注射剂，释放周期4周）上市；2015年推出帕利哌酮超长效制剂（目前唯——个只需1年用药4次的抗精神分裂药物）；2018年，推出了每月一次用药的利培酮皮下注射剂，用于治疗成人精神分裂症。截至目前，利培酮的开发仍在继续，我们期待更多的有利于精神疾病治疗的利培酮的新剂型或复方药物出现。

第四节　总结与展望

利培酮的发现是多种机遇和错综复杂的巧合下发生的，其依赖于杨森制药在中枢神经系统药物领域多年的开发经验，同时也依赖于新技术和新方法（如药物辨别DD、行为药理学以及LSD模型等）的发展进程。利培酮的发现是由药物化学研究小组的大量基础研究和发散的多靶点思维共同促成的，这一特点也许给本书读者予以启示——药物研发中多样性的思维至关重要。

数字资源

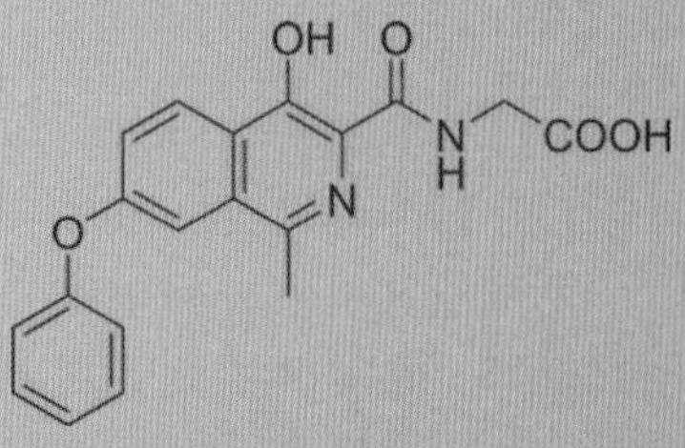

第二十六章

罗沙司他

首个抗肾性贫血药物罗沙司他

张晓进　尤启冬

第一节　肾性贫血及其发病机制

一、肾性贫血

慢性肾病（chronic kidney disease，CKD）是威胁人类健康的一类慢性、进行性的重大肾脏疾病，其在中国的发病率约为11%，在欧美国家的发病率为10%~15%[1]。在慢性肾病患者病程的进展过程中会继发一系列并发症，其中肾性贫血较常见且严重影响着患者的生存与生活质量，也是导致心血管疾病发生率及死亡率增高的重要因素。肾脏不仅是人体重要的代谢器官，更是成年人体内产生并分泌促红细胞生成素（erythropoietin，EPO）的主要场所，因此，当患者的肾脏功能衰退或损伤时，就会导致负责生成EPO的部分肾成纤维细胞功能丧失，造成内源性EPO生成能力的严重不足[2]。

EPO是一种含有165个氨基酸的糖蛋白，其在人红细胞生成中扮演着重要的角色。最原始的骨髓干细胞经过一系列的分化成为爆裂型红细胞集落生成单位（erythrocytic burst-forming unit），之后进一步分化成为红细胞集落生成单位与原成红细胞，随后经过早、中、晚三种幼红细胞阶段分化为网织红细胞，经脱核后成为成熟的红细胞进入血液循环。在爆裂型红细胞集落生成单位到原成红细胞过程当中需要EPO的刺激以保证红系祖细胞的正常分化以及避免凋亡（图26-1-1）[2]。因此，慢性肾病患者由于EPO分泌不足会出现较严重的贫血症状，此类贫血也被称为肾性贫血。

二、蛋白质降解与降解子

作为生物体生物功能最为重要的执行者，蛋白质对维持生命体正常的生命活动有重要意义。然而，在部分生理以及病理情况下，蛋白质会出现结构异常，如错误的折叠导致蛋白功能的异常，从而对生命体正常的活动产生影响。比较著名的一个例子是朊病毒，错误折叠的朊病毒蛋白不断侵染机体正常的功能蛋白，最终使后者的功能完全丧失，导致宿主死亡。此外，正常蛋白的过度激活也会产生一定的负面生理学作用。为此，生命体进化出了相应的蛋白质降解系统，以保障及时降解除去错误折叠、功能缺失的非正常蛋白和过度激活的正常蛋白，从而维持生物体内环境的稳态。以人为代表的真核生物体内主要存在着两套蛋白降解系统，其一是泛素–蛋白酶体降解系统，其二是自噬–溶酶体降解系统。两者中较重要的是泛素–蛋白酶体降解系统，因为其负责了真核生物80%～90%的蛋白质降解[3]。

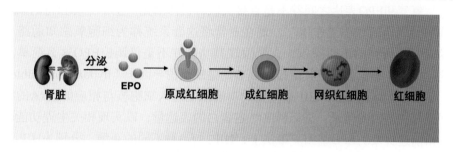

图 26-1-1　肾脏分泌 EPO 在红细胞生成中的关键作用

泛素–蛋白酶体系统由一系列相关酶以及蛋白酶体组成。依功能，相关酶可以分为两类：一类是E_3-E_2泛素连接酶，另一类是去泛素化酶。在蛋白降解的过程中，泛素连接酶通过识别待降解蛋白上的"降解信号"，将靶标蛋白进行泛素化标记，被标记的靶标蛋白随后被蛋白酶体所识别并被水解为小于10个氨基酸残基的短肽。因此，如何精准识别并选择性地降解正确的靶标非常重要，也与"降解信号"息息相关。在一些接受降解调控蛋白的N-端或C-端存在着一些特定的氨基酸残基，这些氨基酸残基可在体内相关酶催化下发生翻译后修饰，修饰后的特定氨基酸位点可作为"降解信号"被蛋白质降解系统中的"识别子"精准识别，靶标蛋白上的这些氨基酸被称为降解子（degron）。依据不同的降解子也定义出不同的降解通路，真核生物主要存在着脯氨酸（proline，Pro）降解子通路、精氨酸（arginine，Arg）降解子通路、甲酰甲硫氨酸（formylmethionine，fMet）降解子通路等[4]，相应的"降解子"氨基酸残基需要经过特定的翻译后修饰，如羟基化、乙酰化等，才能被特定的E_3-E_2连接酶即所谓的"识别子"精准识别，进而被贴上泛素化的"降解标签"，送至细胞"蛋白质清理厂"——蛋白酶体中通过水解将蛋白质降解为氨基酸片段（图26-1-2）。

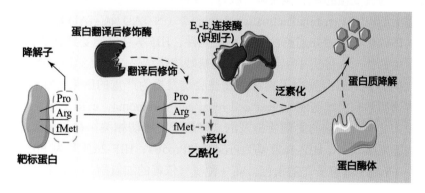

图 26-1-2　蛋白质降解子及蛋白降解过程

三、缺氧诱导因子与脯氨酰羟化酶

由于肾细胞损伤的原因，慢性肾病患者会导致EPO分泌不足，而EPO对人体造血系统至关重要。那么EPO在机体内的表达水平是如何被精准调控的呢？事实上，人的机体是通过监控一种我们赖以生存的分子来调控EPO的表达，这一分子就是我们随时随地都在呼吸的氧气。氧气和EPO表达之间并不是直接关联，机体演化产生了一套独特的系统，起关联氧气和EPO表达的"桥梁作用"，现在通常将这套系统称为细胞氧感知通路。随着科学家对这套系统研究的不断深入，人们发现其功能并不是仅调控EPO这么简单。组成这套系统的"零件"有很多，但其中最为核心的是缺氧诱导因子（hypoxia-inducible factor，HIF）。作为转录调节因子，HIF最重要的功能就是进入细胞核与相应的DNA的特定序列结合，促进相关基因的转录，进而提高特定蛋白的表达量，以实现相关生理功能的调控，其中就包括前述提及的EPO基因。事实上，HIF共有3种不同的亚型，分别为HIF-1、HIF-2与HIF-3。在功能上，HIF-1主要负责调控机体在应对缺氧时的能量代谢，HIF-2主要负责调控红细胞生成与血管生成，HIF-3目前发现的主要功能为负反馈调节另外两个亚型[5]。从蛋白结构上看，HIF为异二聚体蛋白，由两种不同的亚基（HIF-α与HIF-β）组成，两者二聚化后所形成具有转录功能的HIF-α/β二聚体才可以与DNA结合发挥转录活性。HIF-β亚基又名芳香烃受体核转位蛋白（aryl hydrocarbon receptor nuclear translocator，ARNT），是常态表达亚基，其细胞内的浓度不受氧气调控；而HIF-α亚基在细胞内水平受细胞氧气浓度所调控，可灵敏地感受机体细胞氧浓度的变化，调整自身在细胞中的浓度，进而调整HIF整体的转录活性，从而影响一系列HIF下游信号通路相关功能蛋白的表达，以使机体适应缺氧等环境变化。因此，HIF-α是负责调节HIF活性的关键亚基[5]。

从蛋白的三维结构上看，HIF-α亚基属于碱性螺旋–环–螺旋（basic-helix-loop-helix，bHLH）-PAS（Per/ARNT/Sim，PAS）超家族。如图26-1-3所示，HIF-1α蛋白含826个氨基酸残基，HIF-2α蛋白则含有870个氨基酸残基。HIF-1α及HIF-2α在N-端均含有bHLH、PAS-A和PAS-B结构域，具有很高的同源性，该结构域可介导HIF-α与HIF-β亚基二聚并与靶基因（DNA）上的缺氧反应元件（hypoxia response element，HRE）结合；两者在C-端同样具有保守的氧依赖的降解结构域（oxygen-dependent degradation domain，ODD）以及两个转录激活结构域（terminal activation domain）（N-TAD及C-TAD）[6]。

作为人体或机体氧感知通路的核心调控元件，HIF本身也会受到其他因素的调控，这充分体现了生命体（人体）中生物大分子的精妙演化结果。究其原因，HIF在调控其他下游蛋白的同时，倘若自身发生了异常，往往会诱发更为严重的后果，如HIF-2α异常表达会导致产生透明细胞肾细胞癌（clear cell renal cell carcinoma，ccRCC）。因此HIF本身的调节更是重中之重，而这与之前所提及的"降解子"密切相关。在常氧条件下，HIF-α序列上特定的脯氨酸残基（HIF-1α亚基为Pro402和Pro564；HIF-2α亚基为 Pro405和Pro531）（图26-1-3）充当"降解子"的角色，在一种氧气依赖的加氧酶——脯氨酰羟化酶（prolyl hydroxylase domain，PHD）的作用下发生羟基化。羟基化后的HIF-α亚基可精准地被希佩尔–林道（Von Hippel-Lindau，VHL）肿瘤抑制蛋白识别结合，VHL蛋白可招募形成E₃泛素连接酶复合物，将HIF-α亚基泛素化标记，HIF-1α最终经蛋白酶体系统降解，失去调节下游靶基因的功能（图26-1-4）。

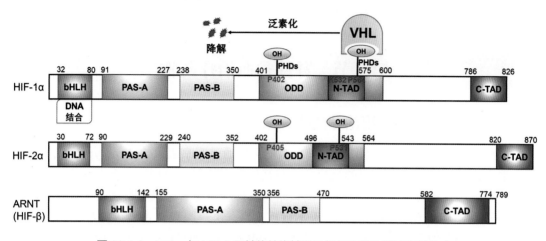

图 26-1-3 HIF-α 与 HIF-β 亚基的结构域以及氧气依赖的降解调控位点

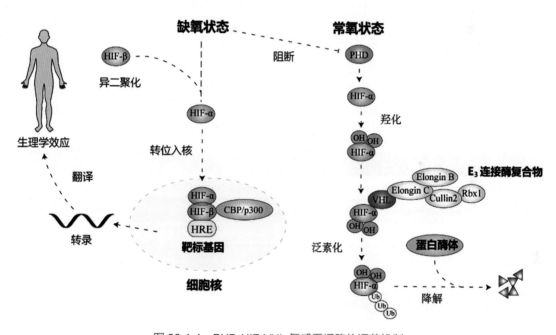

图 26-1-4 PHD-HIF-VHL 氧感受通路的调节机制

　　在缺氧条件下，PHD酶的羟基化活性则受到了抑制，因此HIF-α逃脱了被VHL识别及蛋白酶体降解的命运，从而可以与HIF-β发生异二聚化，之后具有转录活性的HIF二聚体转位进入细胞核，与靶基因上特定的HRE序列结合，促进靶基因的转录，如 *EPO* 基因等，从而使机体适应缺氧状态[6]。在HIF的调节过程中，PHD酶将氧气的含量与HIF的表达水平及转录活性联系到一起，扮演了非常重要的角色。PHD酶属于一类Fe^{2+}、氧气、α-酮戊二酸（2-OG）依赖的加氧酶家族[7]，在人体中，PHD酶主要含有3种亚型，分别为PHD1、PHD2与PHD3。三者在蛋白序列上高度同源，羟化能力也相近，但不同亚型在机体的表达具有一定的差异。相较于其他两种亚型，PHD2亚型在机体普遍表达，特别是在肾脏、肝脏中发挥着关键的HIF羟基化调控作用。因此，PHD2亚型是机体实现对HIF的功能调节的最主要亚型，这一特点也使得PHD2成为细胞氧感知通路相关新药研发的重要靶标[8]。

第二节　肾性贫血治疗药物

一、肾性贫血的常用治疗药物

在肾性贫血产生机制尚未被阐明前，人们只能通过观察表象（phenotype）或者症状来采取一定的治疗策略，当时的治疗方法与其他类型的贫血治疗方案无太大差异，即输血治疗。显然，这种"治标不治本"的策略对肾性贫血患者带来的疾病改善非常有限，且时常会伴随感染和变态反应等严重不良反应[9]。这一困局在重组人促红细胞生成素（rhEPO）问世之后得到了一定程度的缓解。rhEPO与内源性EPO类似，两者具有相同的生理功能，都能够激活EPO受体及其下游信号转导通路，促进红细胞生成。1987年，第一个商品化的重组人促红细胞生成素epoetin-α上市，随后重组人EPO共经历了三代发展历史[10]，着重对rhEPO进行糖基化、聚乙二醇（polyethylene glycol，PEG）化、二聚化等结构修饰，以实现延长人体内半衰期、提高生物利用度的目的，目前已有多个EPO类似物生物品种上市（表26-2-1）。rhEPO及其生物类似物的出现具有划时代的意义，首次提供了临床可以替代红细胞输血的治疗策略，并成为30年来临床上治疗肾性贫血患者的主要策略。

表 26-2-1　目前已经上市的 rhEPO 及其生物类似物

药 物 名 称	研 发 机 构	上 市 年 份
Epoetinalfa（Epogen；Procrit）	Amgen/Ortho-McNeil	1989 年
Epoetin beta（NeoRecormon）	Chugai/Roche	1990 年
EPIAO	3SBio	1998 年
rhEPO alfa（Eporon）	Dong-A/Lion	1999 年
Darbepoetin alfa（Aranesp）	Amgen	2001 年
Methoxy polyethylene glycol-epoetin-beta（Mircera）	Roche	2007 年

阿法依伯汀（epoetin alfa，Epogen®）是第一个rhEPO，与内源性EPO有相同的结构，由Amgen公司于1989年开发上市。Epoetin beta（Neorecormon®）是dpoetin alfa的糖基化修饰产物，两者为第一代促红细胞生成剂（erythropoiesis stimulating agents，ESAs），它们典型的特征是：人体内的半衰期为 6~9 h，每周给药1~3次，这样的给药频率仍较频繁，患者的依从性也仍不高[11]。

阿法达贝泊汀（darbepoetin alfa，Aranesp®，Amgen）为第二代ESAs，于2001年上市，与内源性EPO相比多了2个N-连接的糖基侧链，人体内的半衰期延长至25 h[12]。虽然darbopoetin alfa与受体结合的亲和力有所下降，但其人体内的生物利用度得以提高，只需每周或每两周给药1次。其他rhEPO糖基化修饰物有AMG 205、AMG 114，其中AMG 114

目前处于临床Ⅱ/Ⅲ期研究阶段[13]。

第三代ESAs主要特征为EPO的PEG长链修饰物，其半衰期更加延长，成为持续性EPO受体激动剂，如2007年上市的methoxy PEG-epoetin beta（美信罗，Mircera®，Roche）[14]。Mircera在人体内的半衰期达到130～140 h，每两周或每月给药1次。其他PEG修饰物有PEG-darbepoetin、Hematide等。

尽管rhEPO及其生物类似物已经成为治疗肾性贫血的常用药物，但其在临床使用过程中仍面临着一些"老生常谈"的问题。rhEPO本质为生物大分子，必须静脉或皮下注射给药，无法实现口服用药，大大降低了患者治疗的依从性，致使更多尚未进入透析治疗的肾性贫血患者无法得到有效的治疗；另外，患者往往存在个体差异性，部分血红蛋白含量水平较高或者对EPO较为敏感的患者，容易对外源性rhEPO的治疗产生严重的心血管不良事件[15]。由于外源性补充EPO也会抑制铁离子的吸收，因此，EPO注射剂还往往需要与铁剂联合用药。研究表明，长时间使用此类rhEPO药物会导致患者的造血功能严重退化，且伴有多重不良反应的发生，如铁缺乏、耐受性、不可控高血压等。随着rhEPO类生物药物给药剂量的增加，慢性肾病患者的死亡率、心血管疾病发生率也随之升高。2012年，改善全球肾病预后组织发布的肾性贫血临床用药指南指出，应用rhEPO类药物治疗肾性贫血时需适量补充铁剂，需根据患者的血红蛋白水平、临床情况等选择适当的给药初始剂量，且应监测患者的血压变化情况[15]。

在对肾性贫血发病的病理学和生理学相关机制的研究基础上，研究人员开发出了许多针对不同靶点的小分子肾性贫血治疗药物，这些药物有转录因子GATA抑制剂[16]、造血干细胞磷酸酶抑制剂[17]以及PHD抑制剂等[18]。其中，口服PHD小分子抑制剂成为全新机制的肾性贫血治疗药物的研发热点，进展最为迅速。

二、脯氨酰羟化酶抑制剂

如前所述，HIF-α是调控肾脏及肝脏内EPO基因表达的关键转录因子，其体内降解过程受PHD酶（主要为PHD2亚型）所调控。因此，通过抑制体内PHD的活性可以稳定HIF-α，从而促进体内EPO基因的表达，提高内源性EPO水平。与此同时，提升内源性HIF-α水平，还可促进膜铁转运蛋白（ferroportin，FPN）、转铁蛋白（transferrin）、转铁蛋白受体（transferrin receptor）的表达水平，抑制铁调素（hepcindin）表达等[19,20]，在促进红细胞生成的同时提高机体对铁的吸收和利用，协同促进红细胞成熟，改善贫血症状。因此小分子PHD抑制剂可综合调控内源性EPO的升高与铁代谢，促进红细胞生成，模拟机体生理调控机制，有效纠正肾性贫血（图26-2-1）。相比于注射外源性生物药rhEPO及其类似物，PHD抑制剂具有可口服、无需额外补充铁剂、内源性调控、更安全等优势。

如前所述，PHD酶是一类O_2、2-OG及Fe^{2+}依赖的双加氧酶，当其中任何一个因子受到影响时，其催化活性都会发生改变。除氧气外，如果Fe^{2+}离子被其他二价离子竞争性替换，或者被铁螯合剂螯合而使其含量降低时也会导致PHDs的催化活性被抑制[20]。此外，倘若PHD酶的内源性辅因子2-OG被竞争性抑制而导致无法与蛋白相结合时，也将使PHD酶的羟基化催化活性几乎完全丧失。基于调控PHD酶的催化活性，PHD2抑制剂大致可以分为两种类型，其中一类是以钴盐、铜盐、镍盐等金属离子以及去铁敏、3,4-二羟基苯甲酸等化合物为代表的铁离子螯合剂；另一类则是PHD内源性辅因子2-OG的类似物。研究发现，尽管铁螯合剂类型的PHD抑制剂可以实现稳定HIF的作用，但由于亚铁离子在人体内分布广泛，如人体内的过氧化物酶、过氧化氢酶以及单胺氧化酶等重要的蛋白均含有亚铁离子，可以想象，使用铁螯合剂也会带来严重的脱靶效应，并由此引发一系列的安全性问题，因此，该类分子并未在临床上得到后续的推进[21]。由于靶向PHD内源性辅基2-OG类似物类PHD抑制剂的有效性与安全性都有了很大程度的提高，具备了成药性，因此得到了学术界和制药企业更多的关注。

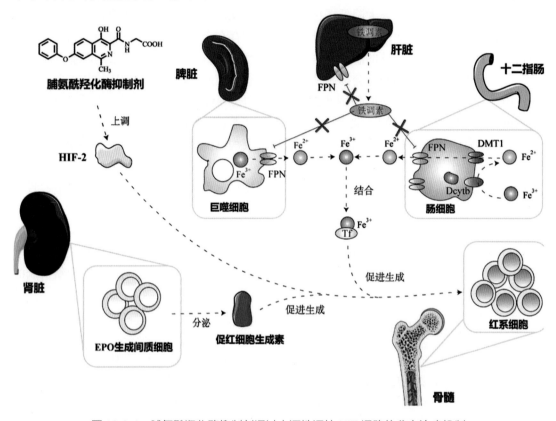

图26-2-1　脯氨酰羟化酶抑制剂通过内源性调控 HIF 通路的贫血治疗机制

目前，已报道了很多不同结构类型的PHD抑制剂，其中部分PHD抑制剂已经上市或被推进到临床试验研究的不同阶段（表26-2-2）。美国FibroGen公司研制的FG-2216是首个进入临床试验研究的PHD抑制剂，于1995年开始临床Ⅰ期试验研究，但后期由于2007年发生了暴发性肝死亡案例而搁浅。虽然于2011年被FDA重新批准进入临床试验研究，但一直停滞在Ⅱ期阶段，未见有更进一步的信息披露。FG-4592（通用名：roxadustat，罗沙司他）为FG-2212的衍生物，同样由FibroGen公司研制，于2018年12月率先在中国上市，成为全球首个小分子PHD抑制剂药物（first-in-class），用于治疗正在接受透析治疗的患者因慢性肾脏病（CKD）引起的贫血，为肾性贫血的治疗揭开了新篇章[22]。

紧随其后，2020年6月29日，美国Akebia公司研制的AKB-6548（通用名：伐度司他，vadadustat）以及英国葛兰素史克公司研发的GSK-1278863（通用名：达普司他，

daprodustat）于同一天在日本获批上市，用于治疗CKD相关的肾性[23,24]。随后，2020年9月，日本烟草（Japan Tobacco）公司研发的JTZ-951（通用名：恩那司他，enarodustat）于日本获批上市。2021年1月，德国拜尔公司研发的BAY-85-3934（通用名：莫立司他，molidustat）也于日本获批上市。印度Zydus Cadila公司研发的ZYAN-1（通用名：德度司他，desidustat）目前已完成Ⅲ期临床试验。

此外，国内原研机构开发的数个PHD抑制剂也处于临床试验研究阶段，如中国药科大学与恒瑞医药联合开发的DDO-3055。DDO-3055为中国药科大学尤启冬教授课题组基于靶标结构自主创新设计研发获得的具有5-炔基吡啶甲酰甘氨酸骨架全新结构的口服PHD抑制剂[25,26]。DDO-3055片于2019年4月15日获批临床研究，适应证为慢性肾病所致贫血（包括透析和非透析），研究表明相比于罗沙司他，DDO-3055对贫血症的红细胞上调作用更加趋近正常水平，可能具有更好的安全性。

表 26-2-2　已上市或处于临床研究阶段的 PHD 抑制剂

研发代号 / 通用名	研 发 机 构ª	研发状态	分子结构
FG-2216/IOX3	FibroGen	终止Ⅱ	
FG-4592 Roxadustat	FibroGen Astra Zeneca Astellas Pharma	2018 年 12 月 获批上市	
AKB-6548 Vadadustat	Akebia Vifor Mitsubishi Tanabe	2020 年 6 月 获批上市	
GSK-1278863 Daprodustat	GlaxoSmithKline	2020 年 6 月 获批上市	
JTZ-951 Enarodustat	Japan Tobacco 信立泰	2020 年 9 月 获批上市	

研发代号 / 通用名	研 发 机 构[a]	研发状态	分子结构
Bay-85-3934 Molidustat	Bayer	2021 年 1 月 获批上市	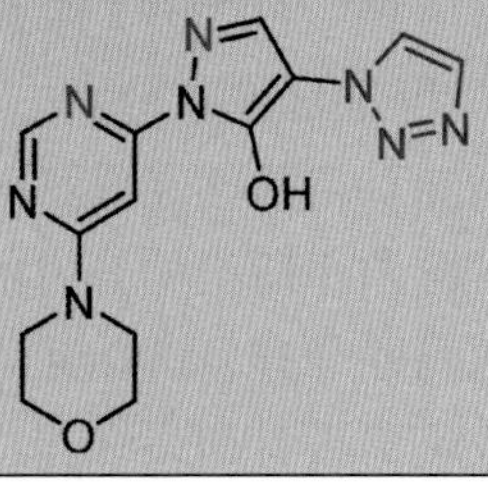
ZYAN-1 Desidustat	Zydus Cadila 康哲药业	2022 年 3 月 于印度上市； 中国临床Ⅲ期	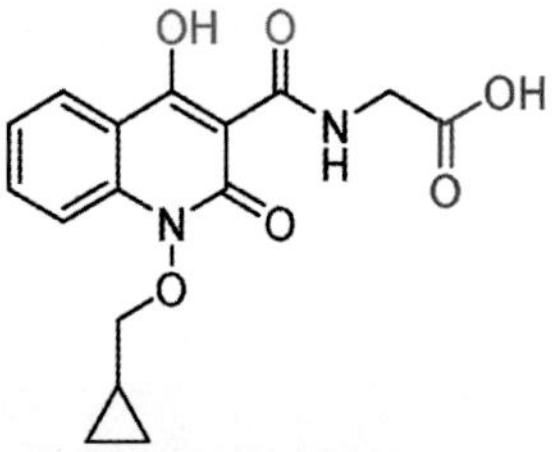
DDO-3055	中国药科大学 恒瑞医药	临床 I 期	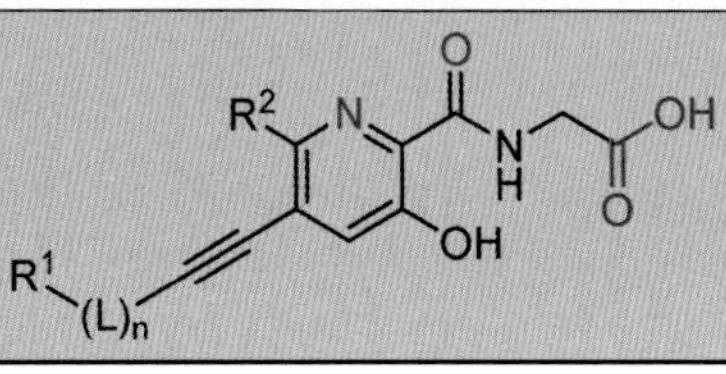

[a]首个机构为该药物的原研机构（Originator）

第三节　罗沙司他的研发历程

一、脯氨酰羟化酶的结构及其作用机制

　　随着药物化学的不断发展，药物的研发已经由最初的"轮盘赌""碰运气"一步步走到了今天的合理药物设计。在以特定靶标为研究对象的药物研发过程中，靶标蛋白结构是展开创新药物分子设计的基础。X射线单晶衍射、冷冻电镜、分子模拟等新技术的出现与不断革新使人们观测到生物大分子与药物分子的相互作用，更使合理药物设计逐渐地由粗略变精细，由静态变动态。很显然，靶向PHD的药物研发便属于合理药物设计的范畴。

　　从蛋白结构上看，PHD各亚型在结构上高度同源，其中以与贫血疾病治疗最密切的PHD2亚型研究最深入。PHD2共拥有426个氨基酸残基，分子量为46 kDa。PHD2的结构中主要包含两个较重要的结构域，分别为N-端催化功能结构域与C-端结构域。N-端催化功能结构域本质上是一个锌指结构域，而C-端结构域实质上为2-OG依赖的加氧酶[7]。结构生物学研究表明，PHD2的C端结构域存在一个活性催化口袋，结合口袋中含有与羟基化功能密切相关的金属离子（Fe^{2+}）以及α-酮戊二酸（2-OG）（图26-3-1）[27]。

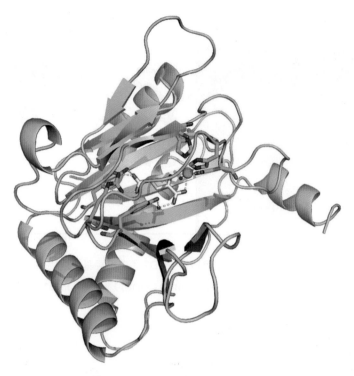

图 26-3-1　PHD2 与内源性配体 2-OG、Fe^{2+} 所形成的共晶复合物（PDB ID：3OUJ）[27]

　　当PHD2与其羟基化底物HIF-α结合时，HIF-α的关键脯氨酸残基（如HIF-1α的Pro564残基）与2-OG底物在空间上靠近，介导羟基化反应的发生（图26-3-2A）。PHD2催化口袋由His313、Asp315、His374和Arg383等氨基酸残基，以及2-OG和Fe^{2+}组成。其中，2-OG中相邻的羰基和羧基中的两个氧原子，可以与Fe^{2+}离子产生螯合作用，另外与一个水分子以及His313、His374与Asp315三个关键氨基酸残基形成以Fe^{2+}离子位置为中心的稳定的八面体配位结构，其中水分子所在的位置可被氧气分子所占据，催化羟基化反应发生。此外，2-OG的两端羧酸分别与Arg383形成静电相互作用以及与Tyr303通过一个水分子形成氢键桥作用（图26-3-2B）[28]。尽管从蛋白结构上，PHD内源性的底物2-OG与蛋白的结合模式已经得到了诠释，但更关键的是需要探明PHD催化HIF羟化的动态过程，以便更精准地指导药物化学家进行药物设计。

　　幸运的是，科学家们揭示了PHD2酶对HIF-α具体的羟基化机制。如图26-3-3所示，催化循环从状态（A）开始。首先，一分子的氧气占据了原有水分子所在的位置，替代其并与Fe^{2+}离子发生配位。随后，氧气分子中的π-π键发生断裂形成状态（B），此时循环则进入下一个阶段。下一个阶段可能会形成两种过渡态，一种是（B）的两个氧原子中未与Fe^{2+}离子直接结合的氧原子进攻辅基2-OG的羰基，同时Fe^{2+}离子由原先的二价被氧化为四价，新生成的四价铁离子与2-OG形成氧桥，即状态（C）-1，随后由于新生成的氧桥不稳定，氧气分子断裂π-π键后所保留的氧单键会发生进一步的断裂，与此同时，2-OG发生脱羧。另一种则是（B）直接脱羧，生成五元环状过渡态（C）-2。上述两种过渡态均会进入状态（D），即氧气分子中的一个氧原子被转移至2-OG的骨架上，另一个氧原子则与四

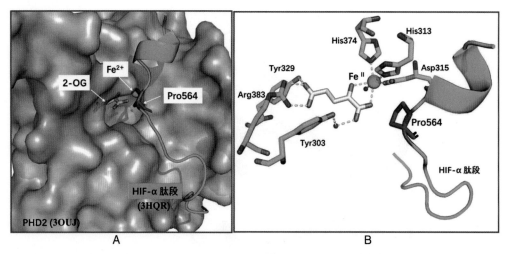

图 26-3-2 PHD2 的催化口袋与 HIF 肽结合以及 PHD2 蛋白与羟基化底物 HIF-α 肽段的叠合示意

A：PHD2的催化口袋与HIF肽结合，PHD2结构（PDB ID：3OUJ）[27]；B：PHD2蛋白与羟基化底物HIF-α肽段（PDB ID：3HQR）[28]的叠合

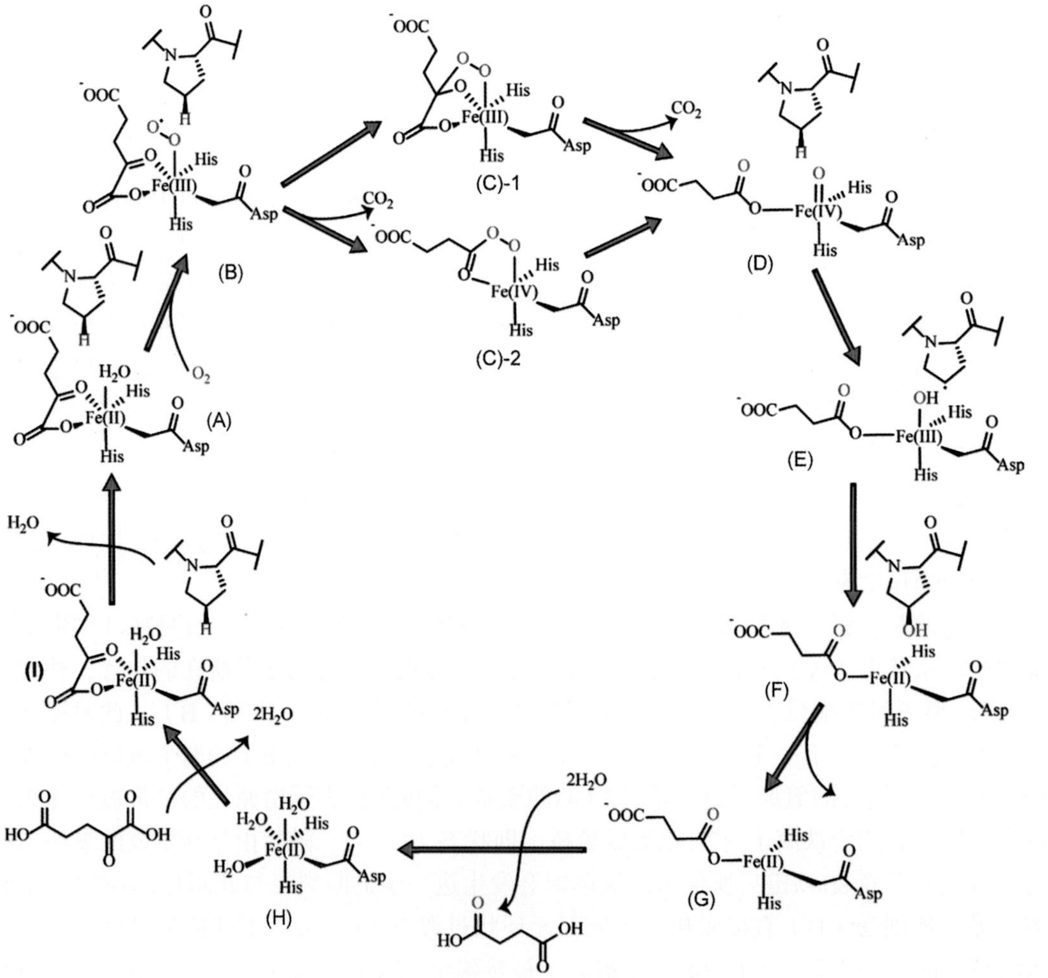

图 26-3-3 PHD2 催化羟化 HIF-α 脯氨酸残基循环机制

价铁离子直接相连，此时所形成的中间体具有极强的氧化性。当底物HIF-α肽段与PHD2结合时，HIF-α肽段的关键脯氨酸残基与新形成的活化氧原子的距离靠近，此时活化氧原子会选择性夺取HIF-α肽段脯氨酸残基的四氢吡咯环3α位的氢原子，将其转变为一个羟基，同时四价铁离子被还原成为三价铁离子，即状态（E）。随后羟基被转移到脯氨酸残基环上，完成羟化，铁离子则进一步被还原为二价，即状态（F）。随后经过状态（G），即羟化后的脯氨酸残基从复合物上解离，其原有位置重新被一分子水占据，2-OG在此过程中被转化为一分子琥珀酸，从体系中释放，两个水分子替代2-OG与Fe^{2+}离子暂时配位，整个催化循环进入状态（H）。之后，新的2-OG占据原有的两个水分子结合位点，继续和剩余一个水分子、口袋中的氨基酸残基一起形成之前的八面体亚铁离子笼，即状态（I），等待着下一个HIF-α肽段的脯氨酸残基重新占据水分子的结合位点，这标志着一个完整的催化循环的完成[29]。

正是对PHD的结构生物研究和其催化机制的研究，为后续开发具有特异性的高活性PHD抑制剂打下了坚实的基础。

二、苗头化合物的发现与优化

PHD抑制剂均为模拟内源性底物2-OG（化合物1）的结构展开设计的。目前几乎所有PHD抑制剂可追溯的结构来源均是*N*-草酰（乙二酰）甘氨酸（化合物2，NOG）[30]以及其前体二甲基乙二酰氨基乙酸酯（化合物3，DMOG）（图26-3-4）。相较于PHD本身的内源性配体2-OG（化合物1），NOG在结构上将原先的3位碳原子替换为氮原子，其余结构与2-OG均相同，仍然保留了能够与亚铁离子螯合以及与Arg383形成盐桥的必需片段，这使其可以在体内与2-OG一起竞争性结合PHD蛋白，但无法像2-OG那样实现对HIF-α肽段的羟化循环，从而抑制了PHD的活性。DMOG作为NOG的前体，其相较于NOG拥有更优秀的透膜性，在细胞水平的活性相较于NOG更优越。NOG与DMOG也是用于开发与衡量PHD抑制剂重要的工具分子。后续所有的选择性PHD抑制剂均是在NOG结构的基础上进行改造与优化得来。最初的结构改造仍然围绕着NOG本身，通过对NOG进行不同的修饰，如在其主链上引入甲基，研究人员发现可以提高其活性[31]。然而，这些NOG衍生物分子较小，与PHD结合力较弱，且显然还可与其他2-OG酶结合，具有很大的杂泛性。

随着对PHD的结构生物学和催化机制的不断研究，开发选择性的PHD抑制剂的策略有了越来越明确的方向，在众多制药企业和科研团队中，FibroGen公司走在了开发选择性PHD抑制剂的道路的前列。尽管迄今为止，FibroGen公司并未公开其旗下的重磅药物罗沙司他的早期研发细节，但是从相关专利及公开的化合物结构上能够推论出相关先导化合物的优化及罗沙司他的发现历程。

在NOG的基础上进行结构改造和优化的思路是寻找新的金属螯合片段基团。FibroGen公司基于当时已有报道的PHD抑制剂，如1,10-邻二氮杂菲、8-羟基喹啉类、异喹啉类、吡啶类小分子化合物，设计或筛选了一系列的化合物。考虑到苗头化合物NOG类分子的特点（分子量低、与蛋白的作用位点较少、螯合能力较弱），FibroGen在设计选择性PHD抑制剂时所采取的策略也是在苗头化合物的基础上引入一系列不同的金属螯合片段，以期提高化合物的活性。在此策略的指导下，FibroGen设计合成出具有吡啶甲酰甘氨酸骨

架结构的苗头化合物4（FG-2179，图26-3-4），其吡啶中的氮原子及酰胺中的氮原子可与
PHD2催化口袋中的Fe^{2+}形成较强的螯合作用；化合物4在蛋白水平抑制活性相较于NOG和
DMOG有所提高[32]。

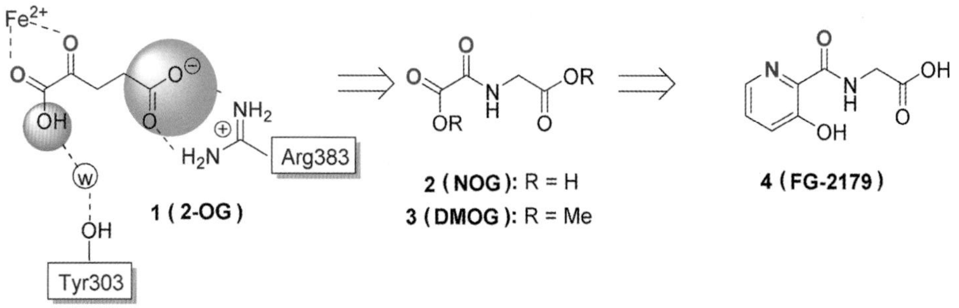

图 26-3-4　吡啶甲酰甘氨酸骨架的苗头化合物 FG-2179 的发现

三、先导化合物的发现与优化

在苗头化合物4的基础上，研究人员希望通过骨架结构改造以及基团的衍生化，以获
得选择性更高、活性更好、可供进一步开发的先导化合物。尽管化合物4的结构相较于最
初始的工具分子化合物2已经有了较大的变化，但是其较低的分子量、必需的螯合片段和
较简单的母核使该化合物仍然拥有进一步开发化学空间的潜力。研究人员主要围绕吡啶环
母核进行改造，通过在吡啶环不同的位点引入芳环，得到了一系列新的化合物，其中包括
异喹啉母核的化合物5（图26-3-5A）。化合物5的活性在化合物4的基础上得到了进一步的
提升。基于此，研究人员将化合物5正式作为先导化合物，进行后续的相关优化。在之后
的研究中，异喹啉类化合物活性提高的机制得到了阐明。牛津大学Schofield课题组在2006
年解析报道了化合物5的碘代类似物（化合物6）与PHD2蛋白结合的晶体结构，这是首个
非NOG类抑制剂与PHD2蛋白的晶体复合物结构，为认识PHD2抑制剂的构-效关系及其进
一步设计与结构优化奠定了结构生物学基础[33]。晶体结构显示，化合物6的酰胺上的氧原子
及异喹啉中的氮原子可与PHD2蛋白催化中心铁离子形成稳定的二齿螯合作用，末端羧基
与Arg383及Tyr329形成离子键与氢键作用网络，酚羟基可占据原先的一个结合水的位置与
Tyr303形成氢键作用。值得注意的是，化合物5结构中与吡啶环并合的苯环向催化口袋外
侧延伸，可以进一步阻断底物含关键Pro564的HIF-α肽段与PHD2的结合，这可能是其"抑
制PHD2并阻断HIF-α羟基化"活性提升的重要原因（图26-3-5B、图26-3-5C）[33]。

研究人员针对先导化合物进行了一系列优化，以改善先导化合物5的药效学以及药物
代谢动力学性质，期望获得进入临床的候选药物分子。最终，通过在异喹啉母核吡啶氮原
子邻位引入氯原子，得到了第一个进入临床研究的化合物7，即FG-2216。在临床Ⅰ期试验
研究中，FG-2216显示出能够稳定提高慢性肾病患者体内的EPO表达，并上调患者血红蛋
白水平的能力。然而，临床Ⅱ期研究中出现了一例暴发性肝坏死并致死亡的病例，研究者
因此终止了FG-2216的临床试验研究。尽管后续的相关调查表明，该不良反应事件与FG-
2216没有直接的关联[34]，但在今天来看，FG-2216的结构相对较小，有可能也结合于其他
2-OG依赖加氧酶的催化口袋，并对其产生抑制作用，如表观遗传相关组蛋白去甲基化酶

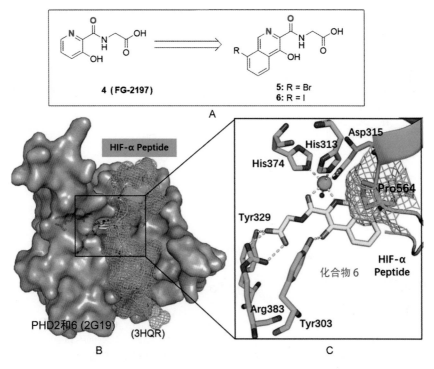

图 26-3-5　基于吡啶甲酰甘氨酸苗头化合物 FG-2179 的结构优化与先导物

A：异喹啉甲酰甘氨酸先导物的发现；B、C：化合物6与PHD2的晶体复合物结构（2G19）并于HIF-α肽段（3HQR）的叠合分析

（KDMs）等，因此选择性较差，也或许是其诱发不良反应的原因之一。FG-2216的折戟迫使其原研公司FibroGen对该系列化合物进行改进。万幸的是，FibroGen并没有把所有的鸡蛋都放进一个篮子里，研究人员对FG-2216的同批以及后续跟进的相关化合物采取了不同的药物化学策略进行结构改造，以预防FG-2216临床失败的情况，届时可以快速拿出替代品迅速推进临床试验研究。其中，最主要的药物化学策略是引入位阻更大的取代基团，对与吡啶环并合的苯环进行生物电子等排替换，以及对吡啶环进行生物电子等排替换或杂原子取代。研究人员得到了与FG-2216结构类似的化合物8（FG-4592）[35]、噻吩并吡啶类化合物9、吡咯并吡啶类化合物10[36]、噻唑并吡啶类化合物11[37]、吡咯并哒嗪类化合物12[38]以及香豆素类化合物13[39]（图26-3-6）。体外活性研究显示，FG-4592与FG-2216的活性相当，但引入异喹啉环苯氧基取代基则进一步增强了其对HIF-α肽段结合的阻遏以及对PHD2酶的选择性。FibroGen将FG-4592作为FG-2216的替代候选药物，再次推动进入了临床试验研究阶段。

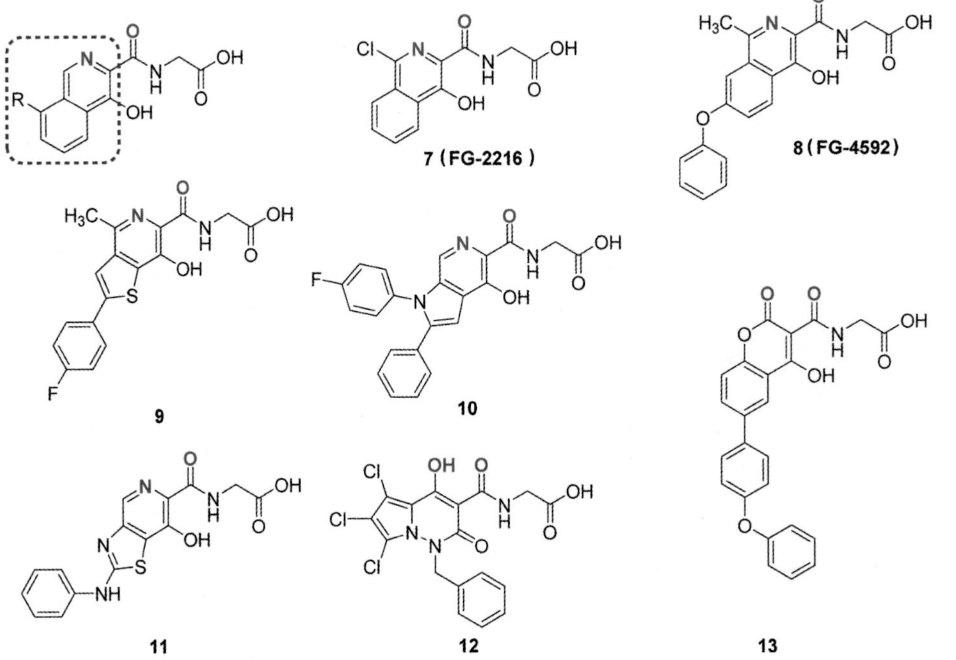

图 26-3-6   罗沙司他的发现及结构多样性的类似物

四、罗沙司他的临床研究

（一）罗沙司他的药效学与药动学研究

药效学方面，罗沙司他能够可逆地与PHD蛋白活性口袋中的α-酮戊二酸辅因子竞争性结合，从而抑制PHD活性，进而稳定慢性肾病患者体内的HIF-α，从而使HIF-α下游的EPO基因转录水平提高，实现生理性地调节患者的EPO生成过程，使患者机体内的EPO水平暂时提高，造血生成功能也得到暂时加强，贫血状态得到改善。另一方面，HIF-α的稳定还可以抑制患者体内肝素的分泌，阻止了慢性肾病患者体内与铁吸收转运相关的蛋白被降解，从而改善患者机体的铁代谢，有利于患者自身的血红蛋白的合成。这与罗沙司他能够刺激机体EPO生成形成了协同作用，进一步逆转了患者的贫血症状[40]。在早期的临床前研究中，罗沙司他能够剂量依赖性地提高大鼠的血红蛋白浓度。在临床研究中，罗沙司他的同结构类型化合物FG-2216可以在口服给药20 mg/kg后12 h内使患者的EPO水平提高5倍，说明罗沙司他可以在较长时间内保持良好的药效。

药物代谢动力学方面，在一项以高加索人（欧裔）和日本人（亚裔）为研究对象的药动学研究中，受试者在接受不同剂量单剂量的罗沙司他后，其血药浓度与AUC均未见异常。在另一项以中国人为受试对象的单剂量与多剂量药动学研究中，罗沙司他亦未显示出在药动学性质上的异常。这两项研究也均未发现罗沙司他有任何蓄积作用，说明其药物代谢动力学性质并不存在种属差异性[40]。此外，在一系列与不同药物的药物相互作用研究中，如华法林、奥美拉唑等，罗沙司他均未表现出明显的药物相互作用[41, 42]。同时，罗沙司他在肝功能中度受损的患者的药动学特点相较于健康受试者也未显示出明显的区别[43]。

药效学的有效性与药动学的稳定性使罗沙司他跨过了一个口服药物所必须具备的"门

槛"，但罗沙司他能否真正成为一个安全、有效的抗贫血药物，还需要在临床上进一步通过有效性与安全性的"双重严格检验"。

（二）罗沙司他的临床Ⅱ期及临床Ⅲ期研究

罗沙司他的原研母公司FibroGen与安斯泰来和阿斯利康展开了一系列的合作，在全球的不同地区对罗沙司他开展了不同规模、针对不同人群的临床试验研究，其中主要国家为日本、美国以及中国。

在日本开展的一项为期24周、针对未接受透析治疗的慢性肾病患者的随机、双盲、多中心临床Ⅱ期研究（NCT01964196）表明，罗沙司他相较于安慰剂可以明显提高受试患者的血红蛋白水平。罗沙司他临床试验受试者招募的标准包含以下3方面：①年龄在18～80岁之间；②经专业机构评估后肾小球的有效滤过率≤89 mL/（min·1.73 m^2）的3期或4期慢性肾病患者；③血浆铁蛋白水平应＞30 ng/mL，且血浆叶酸和维生素B$_{12}$水平不应＜4 ng/mL和180 pg/mL。符合标准的受试者在经过分组后，受试组在最开始的6周内每周3次给予罗沙司他，在之后的18周内调整罗沙司他的剂量以维持所需的血红蛋白水平。最终有83位受试者顺利完成了该临床试验，结果显示，低、中、高三个剂量组的受试者血红蛋白含量平均上升率为0.200（0.160）、0.453（0.256）、0.570（0.240），而安慰剂对照组的血红蛋白平均上升率则为-0.052（0.142），两者存在显著性差异。另一方面，相较于最初原有的血红蛋白水平基线，低、中、高三个剂量组的血红蛋白浓度分别上升了1.10、1.33、1.55，而不接受给药的对照组血红蛋白含量则下降了0.17[44]。另一项在中国进行的、随机的、双盲的剂量安全性研究中（NCT01599507），高剂量组相较于低剂量组并未显示出罗沙司他在高剂量会带来显著的不良反应。同时在该临床试验中，相较于安慰剂组，给药组的受试者的肝素水平显著下降，预示着罗沙司他能够改善患者的铁吸收受阻情况[45]。在后续的不同地区临床Ⅲ期研究中，如在中国进行的随机、双盲、安慰剂对照的临床Ⅲ期研究（NCT02652819）以及在全球范围内进行的更大规模的随机、双盲、安慰剂对照的临床Ⅲ期（NCT01750190）试验研究均表明，罗沙司他相较于安慰剂可以显著提高患者的血红蛋白含量[46]。

除设置安慰剂对照外，罗沙司他还进行了一系列的Ⅱ期及Ⅲ期临床研究用以判断其相较于传统的rhEPO，在治疗肾性贫血上是否存在着优势或劣势。一项在中国进行的随机、双盲，以第一代rhEPO epoetin alfa为阳性参照的Ⅱ期临床研究中（NCT01596855），罗沙司他在治疗接受血液透析治疗的终末期肾病患者中，相较于epoetin alfa未体现明显劣势，同时罗沙司他可以显著降低患者的肝素水平[45]。同样，另一项在全球范围内进行的随机、开放标签的Ⅱ期临床研究中（NCT01147666），罗沙司他相较于epoetin alfa也体现出了良好的有效性以及耐受性。在该项研究中，受试者在一开始的4周使用rhEPO进行相关治疗，之后部分受试者改用罗沙司他治疗，他们在后续的测试中血红蛋白水平相较于原先未出现明显下降[47]。在后期更大范围的临床Ⅲ期研究中，罗沙司他仍然进行了许多以rhEPO为参照的非劣性研究。一项在日本进行的随机、双盲的为期24周的临床研究中（NCT02952092），以接受血液透析的慢性肾病患者为受试对象，罗沙司他相较于第二代rhEPO earbepoetin alfa在提高与维持血红蛋白的能力上未见明显的区别。在另一项全球范围内的临床Ⅲ期研究中（NCT02273726），罗沙司他能够在接受治疗后的28～52周内将患者的血红蛋白水平在原有基础上提高0.39 g/L，相较于epoetin alfa未见明显降低[48]。

罗沙司他在临床研究中展现出良好的药效学性质、ADME（吸收、分布、代谢、排泄）药动学性质以及安全性。罗沙司他在2018年被NMPA批准用于中国接受透析的慢性肾病患者的肾性贫血的治疗[22]。在2019年，罗沙司他被日本厚生劳动省批准用于日本接受透析的慢性肾病患者贫血的治疗[49]。同年，FibroGen向美国FDA提交了罗沙司他的NDA申请，适应证与中国和日本相同[50]。后续进程中，罗沙司他又分别被NMPA和厚生劳动省批准用于非透析慢性肾病患者贫血的治疗[51,52]。目前，罗沙司他仍在进行着化疗所致贫血与骨髓增生异常综合征所致贫血的相关临床研究[53]。

五、罗沙司他的合成工艺研究

迄今为止，罗沙司他的原研公司FibroGen一共在两篇专利中披露了罗沙司他的合成方法。在第一篇专利中（WO2004108681），研究人员以3-苯氧基苯二酸为起始原料，经环合、异构化、溴代、水解、保护与甲基化、脱保护、缩合、脱保护等八步反应合成目标终产物罗沙司他（图26-3-7）[54]。该篇专利中所展示的路线为初始的实验室制备方法，因此该路线还存在许多缺陷。首先，整条路线涉及多步繁杂的保护与脱保护步骤，使合成上较繁琐。其次，活泼碱金属钠以及有机金属锂试剂的使用使该条路线难以实现工业化大量生产。

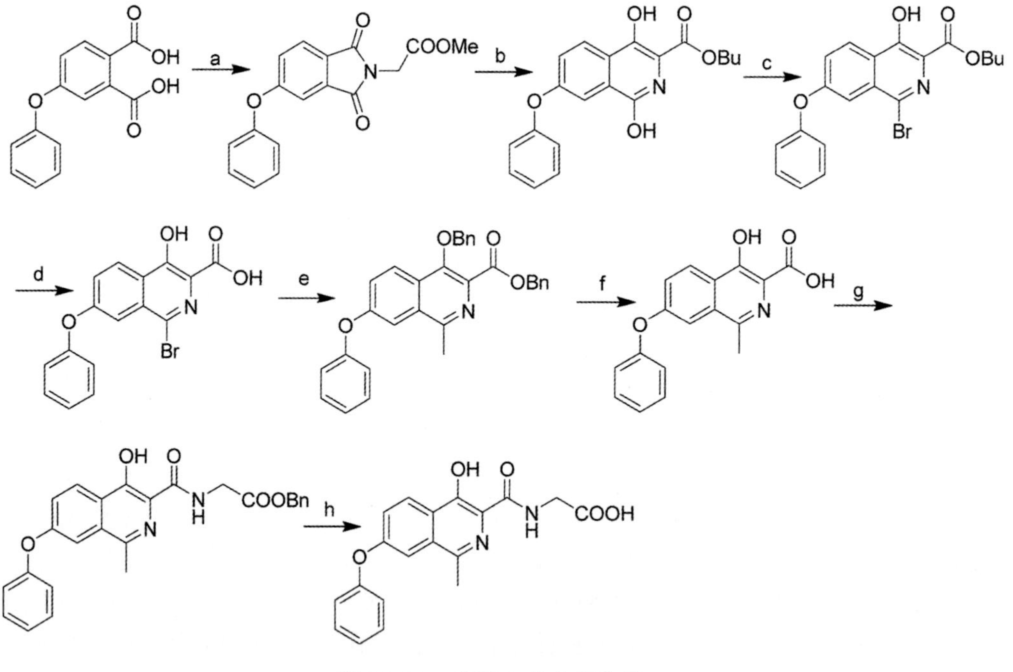

图 26-3-7　罗沙司他合成路线 1

a：glycine，DCM；then MeOH，H_2SO_4；b：Na，BuOH；c：$POBr_3$，$NaHCO_3$；d：NaOH；e：1）$PhCH_2Br$，K_2CO_3，2）CH_3I，BuLi；f：KOH；g：Benzyl glycinate hydrochloride，Et_3N，i-BuOCOCl；h：H_2，Pd/C

为满足临床试验上对候选药物的大量需求，FibroGen研究人员针对罗沙司他的合成路线进行了较大的调整与优化，以实现工业化的生产。在另一篇专利公开的路线中[55]，研究人员以5-溴苯酐为起始原料，经取代、开环、水解、环合等步骤构建出关键中间体4-羟基-7-苯氧基异喹啉-3-羧酸酯，该中间体与四甲基甲烷二胺反应后再经取代、还原反应引入母核上的甲基，该中间体再经过一步缩合反应得到目标产物罗沙司他（图26-3-8）。整条路线相较于最初的原研路线避免了繁杂的保护与脱保护，在合成试剂的选用时也去除了一些危险试剂，整条路线更加适用于工业化生产。

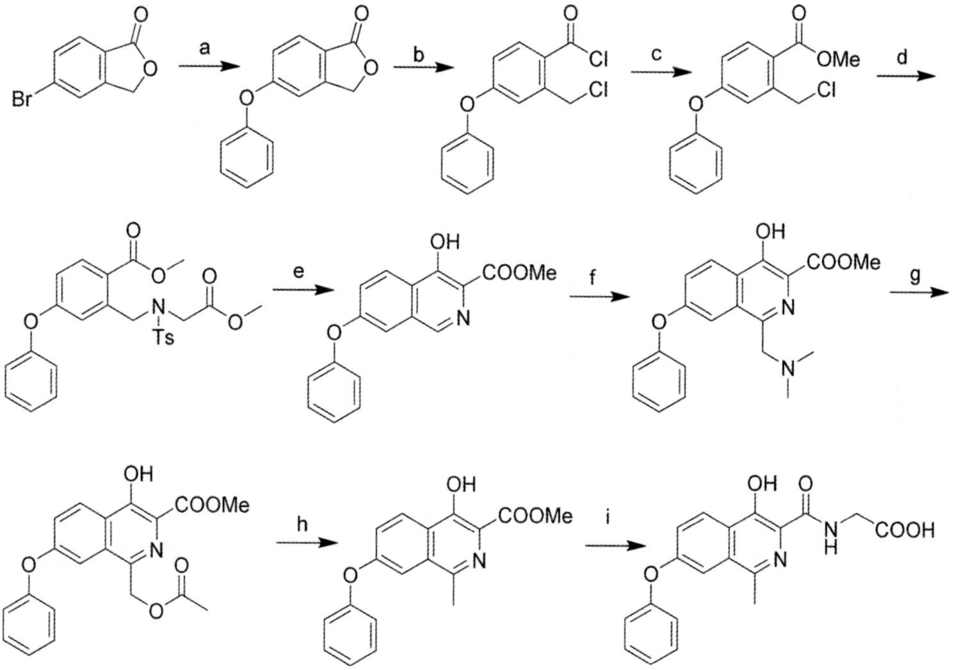

图 26-3-8　罗沙司他合成路线 2

a: phenol, K$_2$CO$_3$, acetylacetone, CuBr, DCM; b: B（OMe）$_3$,（Ph）$_3$PCl$_2$, SOCl$_2$, toluene, reflux; c: CH$_3$OH; d: K$_2$CO$_3$, KI, Ts-Gly-OMe; e: 1）CH$_3$ONa; 2）AcOH, H$_2$O; f: tetramethyldiaminomethane, AcOH; g: Ac$_2$O; then morpholine; h: H$_2$, Pd-C, Na$_2$CO$_3$; i: glycine, CH$_3$ONa; then AcOH

第四节　总结与展望

　　慢性肾病所导致的肾性贫血作为慢性肾病最为首要的并发症之一，给慢性肾病患者带来了持续的经济负担、生活负担。传统的重组人促红细胞生成素的出现虽然使患者在大多数情况下避免了输血治疗，但其本身的治疗效果及患者顺应性仍欠佳。随着科学的不断进步，PHD-HIF-EPO这一机体内在的缺氧调控通路被发现并得到了深入的研究。在此基础上所开发得到的脯氨酰羟化酶抑制剂代表药物罗沙司他能够作用于人体，诱发内源性的生理性调控，逆转肾性贫血，成为靶向内源性通路开发具有良好生理兼容性药物的典范。

数字资源

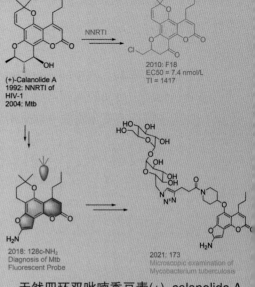

天然四环双吡喃香豆素(+)-calanolide A
及其类似物

第二十七章

天然四环双吡喃香豆素 (+)-calanolide A 及其类似物的功能、药用研究及开发

刘　刚　马　涛　郑朴荣

第一节　新型四环双吡喃香豆素的发现及结构多样性

　　香豆素是一类广为人知的天然产物，具有多种生物学活性[1-3]。1992年，美国国家癌症研究所的研究人员从马来西亚热带雨林植物藤黄科胡桐属植物长茎胡桐（*Calophyllum lanigerum*）中分离得到新型四环双吡喃香豆素衍生物（+)-calanolide A[4]（1，表27-1-1），随后于1993年研究者又从胡桐红厚壳（*Calophyllum inophyllum*）中分离得到了（+)-inophyllum B（3）[5]。这两个化合物代表了一类新型天然抗HIV-1的非核苷类逆转录酶抑制剂（non-nucleoside reverse transcriptase inhibitors，NNRTIs）。进而，科学家们对从红厚壳属（*Calophyllum*）植物以及其他物种分离得到的天然双吡喃香豆素化合物产生了浓厚的兴趣。根据结构中的杂环（B环、C环和D环）类型，可将其归为3类基本骨架分子（表27-1-1），包括：①四环双吡喃香豆素类，其中D环上具有一个偕二甲基，如化合物1、（+)-calanolide B（化合物2）、化合物3和（+)-cordatolide A（化合物5）；②含反向D环及吡喃C环的四环双吡喃香豆素结构，偕二甲基位于C环上，如（+)-pseudocalanolide C（化合物21）及（+)-pseudocalanolide D（化合物25）；③三环吡喃香豆素，如（+)-calanolide E（化合物26）及（+)-cordatolide E（化合物27），它们的C环均被打开。其中第一类分子在香豆素内酯环（B环）的C4-位含有不同取代基团，如正丙基取代（calanolides）、苯基取代（inophyllums）以及甲基取代（cordatolides），它们在抗HIV-1活性方面最具有代表性。〔从20世纪50年代开始，在政府以及捐赠者的支持下，美国国家癌症研究实施了大规模天然产物活性成分（或者组分）的筛选及分离计划，

后扩展到筛选小分子非天然化合物及生物大分子领域，主要针对肿瘤及HIV-1，并建立了相关的高通量细胞筛选模式。其中针对人类9种癌的60株人癌细胞的全球筛选计划持续至今，并发现了如paclitaxel（紫杉醇）、romidepsin（罗米地辛）、eribulin（艾力布林）、sipuleucel-T（疫苗）和ddinutuximab（Ch14.18，丁妥昔单抗）等著名的抗肿瘤药物。NCI Development Therapeutics Program（DTP）〕。

表 27-1-1　从红厚壳属植物中分离得到的天然双吡喃香豆素分子

骨架分子	代表性化合物
	1: R=n-C$_3$H$_7$，R$_1$=OH，R$_2$=H，（+）-calanolide A[4] 2: R=n-C$_3$H$_7$，R$_2$=OH，R$_1$=H，（+）-calanolide B[4,6] 3: R=C$_6$H$_5$，R$_1$=OH，R$_2$=H，（+）-inophyllum B[5-7] 4: R=C$_6$H$_5$，R$_2$=OH，R$_1$=H，（+）-inophyllum P[5,6] 5: R=CH$_3$，R$_1$=OH，R$_2$=H，（+）-cordatolide A[8,9] 6: R=CH$_3$，R$_2$=OH，R$_1$=H，（−）-cordatolide B[8,9] 7: R=n-C$_3$H$_7$，R$_1$=OCH$_3$，R$_2$=H，（+）-12-methoxy calanolide A[4] 8: R=n-C$_3$H$_7$，R$_1$=OAc，R$_2$=H，（+）-12-acetoxy calanolide A[4] 9: R=n-C$_3$H$_7$，R$_2$=OCH$_3$，R$_1$=H，（+）-12-methoxy calanolide B[4] 10: R=CH$_3$，R$_2$=OCH$_3$，R$_1$=H，（+）-12-methoxy cordatolide B[9]
	11: R=C$_6$H$_5$，R$_1$=R$_3$=CH$_3$，R$_2$=R$_4$=H，（+）-inophyllum C[5-7,10] 12: R=C$_6$H$_5$，R$_2$=R$_3$=CH$_3$，R$_1$=R$_4$=H，（+）-inophyllum E[5-7,10] 13: R=C$_6$H$_5$，R$_2$=R$_4$=CH$_3$，R$_1$=R$_3$=H，（−）-soulattrolone[11]
	14: R=n-C$_3$H$_7$，R$_2$=R$_4$=CH$_3$，R$_1$=R$_3$=R$_6$=H，R$_5$=OH，（−）-calanolide F[12] 15: R=n-C$_3$H$_7$，R$_2$=R$_3$=CH$_3$，R$_1$=R$_4$=R$_6$=H，R$_5$=OH，（−）-calanolide B（costatolide）[13,14] 16: R=C$_6$H$_5$，R$_2$=R$_3$=CH$_3$，R$_1$=R$_4$=R$_6$=H，R$_5$=OH，（−）-inophyllum P（soulattrolide）[15] 17: R=C$_6$H$_5$，R$_1$=R$_3$=CH$_3$，R$_2$=R$_4$=R$_6$=H，R$_5$=OH，（+）-inophyllum A[5,16] 18: R=C$_6$H$_5$，R$_1$=R$_3$=CH$_3$，R$_2$=R$_4$=R$_5$=H，R$_6$=OH，（+）-inophyllum D[5,7]
	19: 6α，7α:（+）-inophyllum G-1[5] 20: 6β，7β:（−）-inophyllum G-2[5]
	21: R=n-C$_3$H$_7$，（+）-pseudocalanolide C[4,12,17,18] 22: R=CH$_3$，（+）-pseudocordatolide C[12] 23: R=C$_6$H$_5$，6,7-gem dimethyl，trans-tomentolide A[19]

骨架分子	代表性化合物
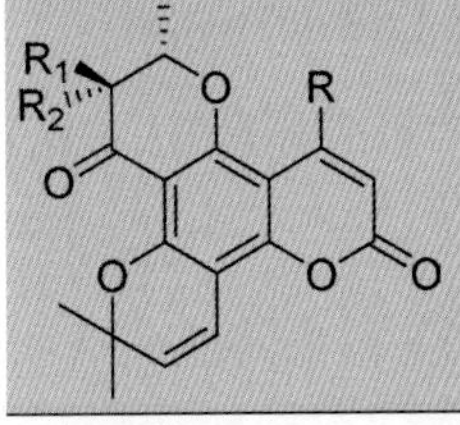	24: R=n-C$_3$H$_7$，R$_1$=CH$_3$，R$_2$=H，tomentolide B[19] 25: R=n-C$_3$H$_7$，R$_2$=CH$_3$，R$_1$=H，（+）-pseudocalanolide D[4,12,17]
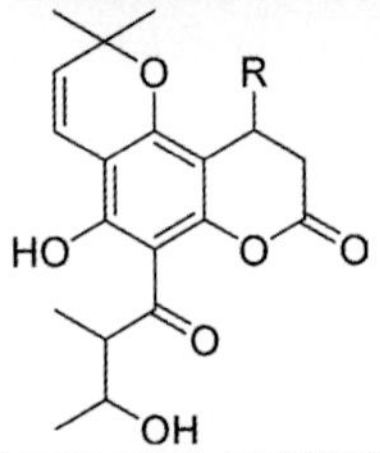	26: R=n-C$_3$H$_7$，（+）-calanolide E[20] 27: R=CH$_3$，（+）-cordatolide E[12]
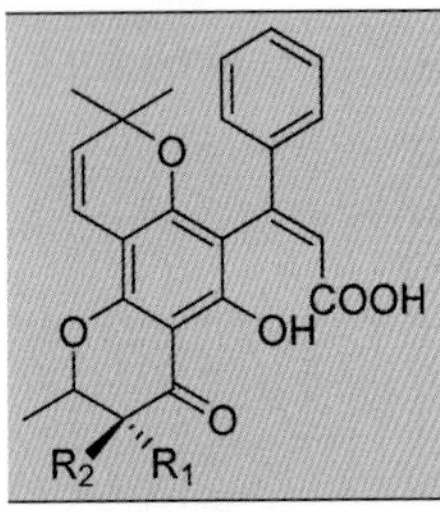	28: R$_1$=CH$_3$，R$_2$=H，calophyllic acid[5] 29: R$_1$=H，R$_2$=CH$_3$，isocalophyllic acid[5]
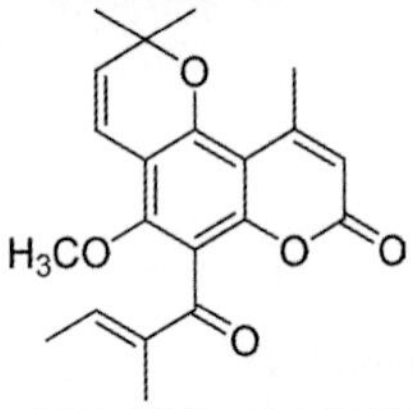	30: Oblongulide[8,9]
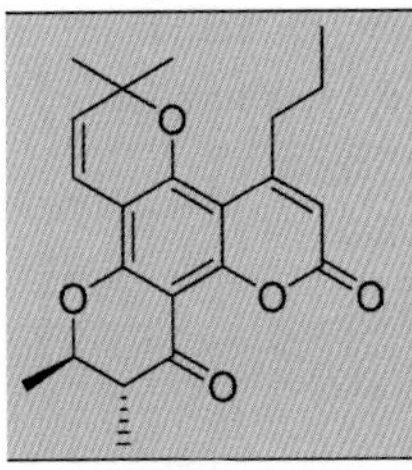	31: 12-Oxocalanolide A[21]
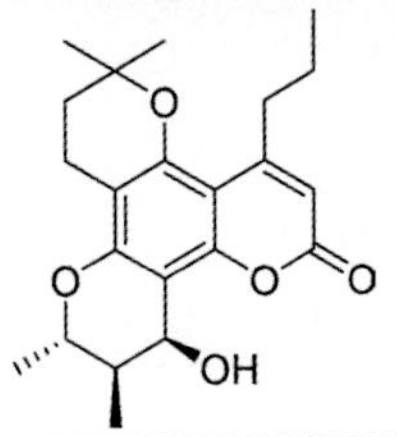	32:（−）-Dihydrocalanolide B[22]

第二节　天然非核苷类逆转录酶抑制剂

一、Calanolide的抗HIV-1活性

（一）细胞水平的抗 HIV-1 活性

天然化合物1可以有效地抑制感染宿主细胞内HIV-1的复制[4]，其EC$_{50}$为0.1 μmol/L，细胞毒IC$_{50}$为20 μmol/L，治疗指数（IC$_{50}$/EC$_{50}$）为200，但化合物1对HIV-2及猿免疫缺陷病毒（simian immunodeficiency virus，SIV）均无效。进一步研究证明，化合物1是HIV-1的非核苷类逆转录酶抑制剂[23-26]。Flavin等首次报道了合成外消旋化合物（±）-1以及拆分后光学活性化合物的抗HIV-1活性结果（表27-2-1）[21]。在不同的细胞模型上，（±）-1、（+）-1、及（−）-1均展示了类似的宿主细胞毒性，但天然化合物1[（+）-1]的抗HIV-1活性最强[4]。有趣的是，无论是AZT（第一个抗HIV-1药物核苷类逆转录酶抑制剂，azidothymidine）耐药株G910-6，还是pyridinone耐药株A17均可以被化合物（±）-1和化合物1抑制[4,21,22]，且化合物1抑制G910-6的活性（EC$_{50}$为0.027 μmol/L）强于（±）-1（EC$_{50}$为0.108 μmol/L）。

表 27-2-1　（±）-1、（+）-1、和（−）-1 的抗 HIV-1 活性

株系 / 细胞系		（±）-1	（+）-1	（−）-1	AZTe	ddCe
RF$_{11}$/CEM	EC$_{50}$（μmol/L）	0.486	0.267		0.023	0.189
	IC$_{50}$（μmol/L）	22.81	22.96	18.70	301.60	47.34
	TId	47	86		13113	250
Ⅲ$_B$/MT2	EC$_{50}$（μmol/L）	0.108	0.053		0.029	0.900
	IC$_{50}$（μmol/L）	6.86	14.80	7.31	51.64	83.80
	TId	64	279		1780	93
H112-2a/MT2	EC$_{50}$（μmol/L）	0.135	0.107		0.037	1.562
	IC$_{50}$（μmol/L）	6.53	7.15	6.21	119.84	258.97
	TId	48	67		3236	166
G910-6b/MT2	EC$_{50}$（μmol/L）	0.108	0.027			0.994
	IC$_{50}$（μmol/L）	7.42	7.17	6.16	131.71	212.10
	TId	69	266			213
A17c/MT2	EC$_{50}$（μmol/L）	0.297	0.427		0.014	0.331
	IC$_{50}$（μmol/L）	6.94	6.99	5.89	83.44	134.93
	TId	23	16		5960	4.0

　　aPre-AZT治疗分离株；bPost-AZT治疗分离株；cPyridinone耐药分离株；dTI=IC$_{50}$/EC$_{50}$（治疗指数）；eAZT和ddC为阳性对照药物。[治疗指数（therapeutic index，TI）多指半数致死量（median lethal dose，LD$_{50}$）与半数有效量（50% effective dose，ED$_{50}$）的比

值；有时也指宿主细胞半数致死浓度IC_{50}（50% maximal inhibitory concentration）与病毒半数抑制EC_{50}的比值（抗病毒药物筛选常采用以宿主细胞为基础的病毒复制模型）。其中，ED_{50}指能引起50%最大反应强度的用药剂量或者引起50%实验对象出现阳性反应时的用药剂量。LD_{50}则指引起一组受试实验动物半数死亡的剂量（毒理学指标）。IC_{50}是指最大半数抑制浓度（the half maximal inhibitory concentration），是用来测量或者表示化合物抑制细胞生物或者生化功能的效应结果，主要指体外（in vitro）的抑制效应结果。体内（In vivo）实验是指有宿主的实验，如病毒的宿主是细胞，疾病的模型是动物等。细胞宿主的实验测得的EC_{50}（concentration for 50% of maximal effect）是指能引起50%最大效应的浓度值，因此，细胞宿主实验的TI值也可用IC_{50}/EC_{50}表示。药物的ED_{50}（EC_{50}）越小，LD_{50}（IC_{50}）越大说明药物可能越安全，但治疗指数并不一定能反映药物的实际安全性。

化合物1的立体异构体，如化合物15及其双键饱和的类似物（化合物32）也被确定为HIV-1的NNRTI。使用新分离的人细胞作为宿主细胞，化合物15及化合物32对低传代的临床病毒株（low-passage clinical virus strains），包括各种进化的HIV-1代表株上均展示出高抑制活性[26a]。尤其值得一提的是，化合物1、化合物15及化合物32对临床常见的耐药株Y181C（HIV-1逆转录酶上的氨基酸突变株，Y代表酪氨酸残基，C代表半胱氨酸残基，由Y突变为C）也展示出高抑制活性（表27-2-2）。Y181C突变是实验室及临床上常见的HIV-1病毒突变分离株，与大多数NNRTIs的高水平耐药相关，如nevirapine、pyridinone、E-BPTU、UC38、及diphenylsulfone等药物[26a,26b]。因此，四环双吡喃香豆素类化合物这一独特的生物学性质一经发现，便激发了人们开发第一个天然抗HIV-1药物的极大兴趣。

表 27-2-2　化合物 1、化合物 15 及化合物 32 的抗 HIV-1 突变耐药株活性

药物诱导的耐药突变位点	EC_{50}（μmol/L）[a]				
	化合物 1	化合物 15	化合物 32	Nevirapine[a]	AZT[a]
ⅢB（control）	0.1	0.2	0.2	0.01	0.05
Oxathiin carboxanilide（L100I）	> 27	> 270	> 20	0.1	0.04
UC10-costatolide（K103N）	> 27	> 270	> 20	ND[b]	0.003
Thiazolobenzimidazole（V108I）	24.0	4.4	3.5	0.3	0.04
TIBO-R82150（A98G-V108I）	22.0	1.6	5.1	0.6	0.05
Calanolide A（T139I）	> 27	4.5	> 20	0.01	0.01
Diphenylsulfone（Y181C）	0.08	0.08	< 0.01	5.9	0.01
Nevirapine（Y181C）	< 0.01	< 0.01	0.09	> 38	0.03
Pyridinone（Y181C-L103N）	0.12	0.8	0.8	> 38	0.01
E-BPTU（Y181C）	0.1	< 0.08	< 0.06	1.9	0.03
UC38（Y181C）	0.2	< 0.03	0.1	1.9	0.01
3TC（M184V）	0.3	1.3	1.0	0.01	0.02
Costatolide（Y188H）	> 27	> 27	> 27	ND[b]	0.004
HEPT（P236L）	0.6	1.1	0.2	0.02	0.01

[a] Nevirapine 和 AZT 为阳性对照化合物；[b] ND：未测出活性

此时人们注意到，在合成化合物1的时候，其关键的中间体[（±）-12-oxo-1（表27-1-1，化合物31）]也展示出抗HIV-1活性，且结构中减少了一个手型中心[27]。显然，由于合成更加简便，化合物31比化合物1更具开发潜力。因此，研究者又制备了化合物（±）-31、化合物（+）-31、及化合物（-）-31。表27-2-3展示了它们抗HIV-1、SIV、及HIV-2的活性，病毒复制的宿主细胞为CEM-SS cells[28]。结果显示，这些12-oxo-calanolides对HIV-1及SIV均有效，但对HIV-2没有抑制活性。

表27-2-3　化合物（±）-、（+）- 及（-）-12-oxo-1（31）抑制感染宿主细胞 CEM-SS cells 的病毒活性

病毒	EC_{50}（μmol/L）				
	（±）-31	（+）-31	（-）-31	ddC^a	1
HIV-1（R_F）	0.4	0.9	3.41	0.05	0.27
HIV-1（III_B）	0.51	1.0	1.88	0.02	0.17
HIV-1（SK1）	0.17	0.17	0.27	0.05	0.14
SIV（Delta）	1.24	1.66	6.12	0.19	inactive
HIV-2（ROD）	5.57	15.90	ND^b	0.03	inactive

[a] ddC为阳性对照药；[b] ND：未测出活性

到目前为止，化合物1是唯一一个应用于抗艾滋病（acquired immune deficiency syndrome，AIDS）临床试验研究的天然产物。遗憾的是，限于当时合成工艺的难度、以及随后其他更有优势的新型抗HIV-1药物的不断获批上市，化合物1仅完成了临床I期试验。在I期临床试验中，化合物1表现出良好的耐受性及口服生物利用度。最初，科学家们也研究了化合物1、化合物15及化合物32与各种抗艾滋病药物合并用药的加和及协同作用，包括：AZT、zidovudine（ZDV）、lamivudine（3TC）、dideoxycytidine（ddC）、di-deoxyinosine（ddI）等核苷类逆转录酶抑制剂（nucleoside reverse transcriptase inhibitors，NRTIs），以及nevirapine（NVP，NNRTI）、indinavir（IDV）、saquinavir（SQV）、ritonavir（RTV）和 nelfinavir（NFV）等其他靶点的抗HIV-1抑制剂（表27-2-4）[29]。当合用的协同指数（synergy volumes）>100 μmol/L²%时，被认为具有高协同作用。化合物1对NRTIs药物ZDV及3TC，蛋白酶抑制剂Ritonavir，以及NNRTIs的thiocarboxanilide等均展示出高协同作用，对ddC、indinavir及Saquinavir则显示出加和作用。而化合物15则展示出与ZDV、3TC、ddC、ddI、thiocarboxanilide、 saquinavir、ritonavir、以及nelfinavir等的协同作用，其中与ddC合用的协同指数达到525 μmol/L²%，展示出最强的协同治疗效果。化合物32则ZDV和thiocarboxanilide产生了协同作用。

研究者也在不同的宿主细胞（CEM-SS、H9、MT2、AA5、V937等）上面评价了化合物1、化合物15和化合物32的抗不同实验室来源及临床分离的HIV-1、HIV-2和SIV的活性[26a]。化合物1和化合物15抗HIV-1的EC_{50}值分别在0.08 ~ 0.5 μmol/L、0.06 ~ 1.4 μmol/L；化合物32则在0.1 ~ 8.8 μmol/L，但所有的化合物对HIV-2或者SIV均没有抑制活性。

表 27-2-4 化合物 1、化合物 15 及化合物 32 与各类 HIV-1 抑制剂的协同作用 *

药　　物	作 用 机 制	协同指数（ μmol/L^2% ）		
		化合物 1	化合物 15	化合物 32
Resobene	B/F	12±2†	10±1†	4±2†
ZDV	NRTI	136±15	223±29	111±8
3TC	NRTI	129±18	156±29	25±3†
ddC	NRTI	74±7	525±49	67±8
ddI	NRTI	95±10	152±12	37±6†
Nevirapine	NNRTI	42±21†	39±10†	67±21
UC10	NNRTI	12±3†	30±2†	50±9†
Thiocarboxanilide	NNRTI	123±10	152±12	143±12
Indinavir	PI	12±1†	20±1†	ND†
Saquinavir	PI	95±15	120±12	ND†
Ritonavir	PI	112±8	182±15	ND†
Nelfinavir	PI	49±15†	120±12	ND†

B/F（binding/fusion），病毒结合及细胞细胞融合过程抑制剂；PI，蛋白酶抑制剂；ND，未测出活性。*使用 MacSynergyⅡ在95%置信区间分析数据，给出的平均协同/拮抗作用值。†在使用的抗HIV-1药物浓度范围内，未见这些组合的任何协同作用

（二）新型四环双吡喃香豆素化合物在小鼠中空纤维模型（mouse hollow fiber model）上的抗 HIV-1 活性

化合物1代表了一类新的天然抗HIV-1的NNRTI，具有以下几个特点：①无论采用实验室使用的细胞还是使用新鲜制备的人宿主细胞，包括新鲜的外周血单核细胞及巨噬细胞，化合物1均表现出对野生HIV-1病毒株的抑制活性，包括所有实验室及临床分离的传代及非传代的HIV-1病毒；②化合物1对临床耐药株展示出独特的敏感性，尤其对临床常见的Y181C突变病毒株敏感；③化合物1诱导的耐药突变位点（T139I）不同于其他药物诱导的耐药位点，使其与其他药物合用时不会引起交叉耐药的风险；④化合物1具有独特的作用机制，可与其他临床药物产生加合或者协同治疗效果；⑤理想的脂溶性特征使化合物1在大鼠口服或者静脉注射后逐步分布到脑及淋巴内。因此，人们进一步采用SCID小鼠的中空纤维化模型研究了化合物1的抗HIV-1活性[30]。采用每天一次口服给药200 mg/kg、或者每日两次给药150 mg/kg进行研究，化合物1均能够降低两个数量级的动物体内病毒载量，同时也观察到了化合物1与AZT的协同作用。这些结果促使研究者开展了1的临床Ⅰ期试验研究，见下文。

二、Inophyllums的抗HIV-1活性

科学家们从天然植物中也分离到了一系列inophyllum化合物，包括表27-1-1中的化合物3、化合物4、化合物11、化合物12、化合物17～化合物20、化合物28和化合物29[5]。其中天然产物（化合物3）和（化合物4）也展示出对HIV-1逆转录酶的抑制活性，IC$_{50}$分别为38 nmol/L、130 nmol/L，细胞水平的EC$_{50}$分别为1.4 μmol/L、1.6 μmol/L。化合物3和化合物4均

具有$C_{10,11}$-位反向二甲基色满酮环，与C_{12}-位的羟基形成了绝对的立体构型。当C_{12}-位为羰基时，抗HIV-1的活性明显降低，比如化合物11及化合物12对HIV-1逆转录酶的抑制活性仅为10 μmol/L，而具有$C_{10,11}$-位顺向二甲基色满酮环结构的化合物18及化合物17活性也大大降低（IC_{50}分别为11、30 μmol/L）。与化合物15结构接近的化合物16对HIV-1逆转录酶的IC_{50}为0.34 μmol/L[31]，对HIV-2和禽骨髓母细胞病病毒（AMV）的逆转录酶则没有抑制活性。文献第32条对化合物16的绝对构型结构（10S，11R，12S）以及其他结构相关的潜在HIV-1抑制剂分别作了评价汇总。

三、Cordatolides的抗HIV-1活性

从红厚壳属$cordato$-$oblongum$[8,9]植物中分离得到化合物5和化合物6（表27-1-1），它们对HIV-1逆转录酶的IC_{50}分别为12.3 μmol/L和19.0 μmol/L[32]。虽然化合物5具有与化合物1和化合物3同样的立体化学，但其抑制HIV-1 逆转录酶的活性明显低于化合物1和化合物3。因此，可以得出结论，该类化合物C_4-位取代基对抗病毒活性至关重要，以化合物1的正丙基为最优。

四、化合物1的临床研究

最初在47名健康受试者上对化合物1展开了临床Ⅰ期试验研究，评价了其安全性及药代动力学的特征，爬坡单剂量分别为口服200 mg/d、400 mg/d、600 mg/d、及800 mg/d[33]。观察到的主要不良反应包括头晕、味觉厌恶、头疼、呃逆以及恶心等。计算得到800 mg组的半衰期为20 h。化合物1可以被快速吸收，依据用药剂量的不同，人血浆达到最高浓度的时间在给药后的2.4 ~ 5.2 h。化合物1在不同受试者以及不同用药剂量下血浆药物浓度变化较大，但达峰浓度以及曲线下的峰面积与剂量相关。从原始数据来看，女性的血浆药物浓度高于男性，但通过对体重标准化后的数据显示，女性与男性没有差别。有意思的是，实测化合物1的人血浆浓度高于依据动物实验数据计算预测的人血浆浓度。

后续临床多剂量安全性及药代动力学研究仍然选择了这47例健康且HIV-1血清阴性的受试者[34]。所有观察到的不良反应均在温和及中等强度之间，而且短暂。最常见的不良反应还是头疼、头晕、恶心以及味觉厌恶（食后油腻感），未见剂量相关的不良反应。在所有的试验中，口服化合物1均展示出高吸收特征的差异性以及高血浆药物浓度的差异性，但在每天1次单剂量、连续5 d的用药疗程后，在体内没有观察到蓄积性的化合物1。第5天用药后测得的AUC值是第1天用药后测得AUC值的一半。每日两次600 mg及800 mg剂量持续用药5 d后，稳态药物血浆半衰期分别为15.5 h、35.2 h。这些优良的药代动力学特征、以及安全数据和体外独特的耐药机制，可以保证进一步开展天然化合物1的后续临床试验研究。但遗憾的是，当时的合成工艺方法未能及时提供足够的大量化合物，以及其他优良的抗艾滋病新药不断地被批准上市，终使该化合物失去了进一步开展临床研究的优势及必要性。

第三节　改进 calanolides 的抗 HIV-1 活性

一、（±）-1的全合成

从1992年分离鉴定化合物1后，1993年Chenera等迅速报道了全合成化合物（±）-1的方法（图27-3-1）[35]。以间苯三酚为起始原料，利用Pechmann缩合反应制备香豆素中间体（化合物33）。进一步利用经典的Friedel-Crafts反应，通过与巴豆酰氯发生酰化反应，再在K_2CO_3条件下发生环化反应，得到D环产物（含有等比例的顺反异构体，化合物35）。苯并吡喃环化合物35进一步与3-氯-3-甲基-1-丁炔反应构建C环，进一步通过柱层析与cis-异构体（化合物37）分开得到10,11-反式色满酮（化合物36）。最后，在催化剂$CeCl_3$条件下（可保证C_{10}-甲基和C_{12}-羟基的顺式还原），采用Luche还原化合物36得到外消旋体化合物（±）-1，总收率为15%。

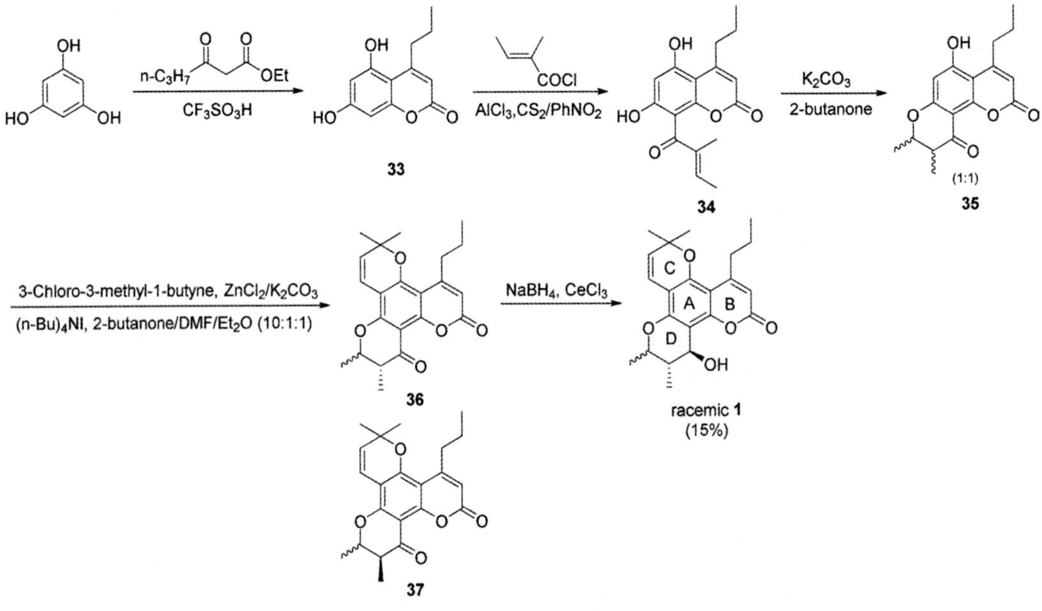

图 27-3-1　Chenera 等报道的外消旋体（±）-1 的合成路线

以香豆素（化合物33）为起始原料，Kucherenko等报道了另一条合成路线（图27-3-2）[36]。使用丙酸酐与化合物33缩合，可以等量的得到C_6-丙酰化产物（化合物39）、C_8-丙酰化产物（化合物38）及$C_{6,8}$-双丙酰化产物（化合物40）。采用硅胶色谱分离得到期望的化合物38，再与4,4-二甲氧基-2-甲基-丁醇-2反应得到C环产物（化合物41）。在三氟乙酸条件下，中间体（化合物41）与原乙酸二乙酯反应得到外消旋体苯并二氢吡喃-4-酮（化合物36）。进一步通过Luche还原反应得到外消旋（±）-1，但总收率仅为5%。

二、对映选择性全合成光学活性分子1

使用不对称催化剂，1995年Deshpande等完成了全合成光学活性化合物1和化合物（+）-2

（图27-3-3）[37]。以香豆素（化合物33）为起始原料，采用 Vilsmeier反应，位置选择性地得到C_8-甲酰化产物（化合物42）。同图27-3-1一样，采用3-氯-3-甲基-1-丁炔缩合反应构建C环。随后，由（Z）-crotyldiisopinocampheyl-borane提供色满酮环的前体手型中间体（化合物44），经过化合物45，再在Hg（OAc）$_2$辅助环化下得到光活化合物46。除去TBDMS保护基后，化合物2进一步通过改良的Mitsunobu反应（三甲基磷，偶氮二羧酸二甲酯，氯代乙酸）得到的酯经氢氧化铵/甲醇溶液处理后，实现12-位羟基的构型翻转得到光活1，总收率为18%。

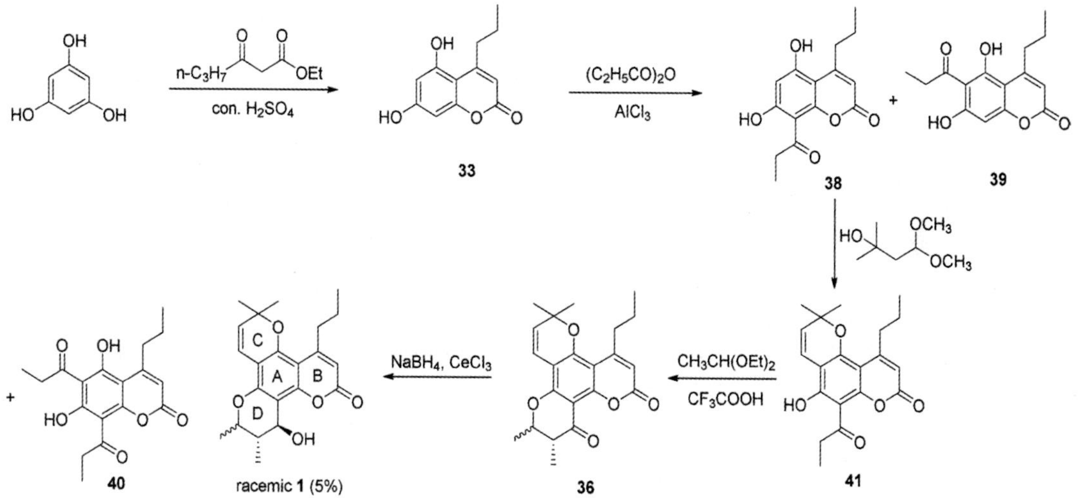

图 27-3-2　Kucherenko 等报道的外消旋体（±）-1 的合成路线

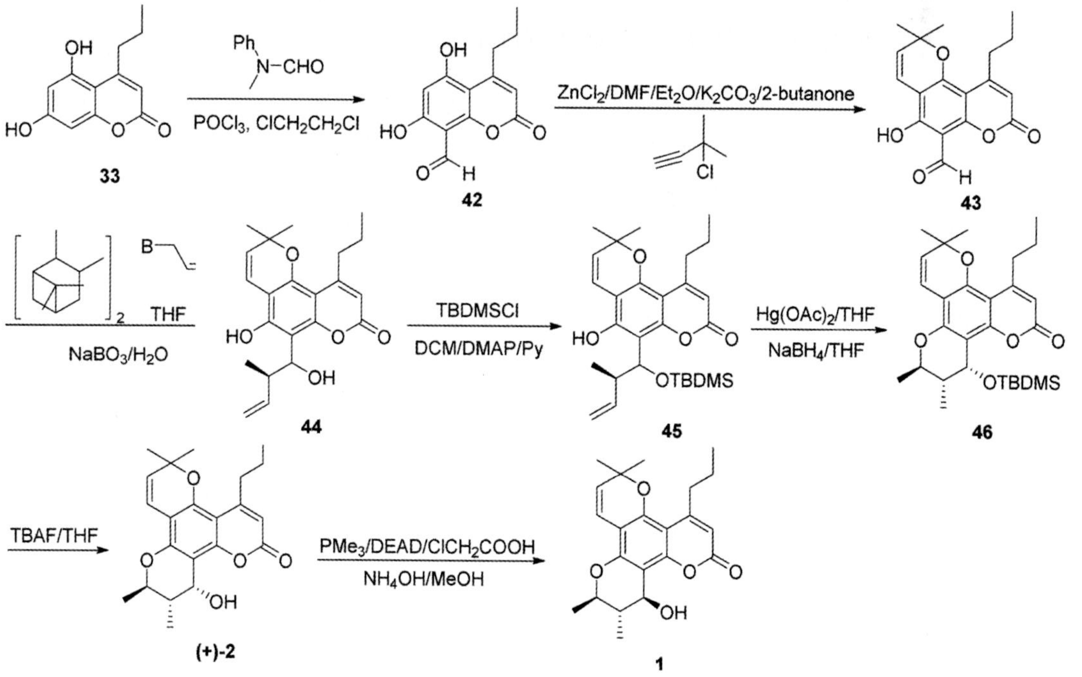

图 27-3-3　手性合成光活分子化合物 1 和化合物（+）-2

1998年，Trost等报道了另外一条类似的合成化合物1和化合物15路线（图27-3-4）[38]。在这条路线中，非对称制备苯酚的烷基化产物（化合物48）是关键步骤。该路线选择了钯催化的烯烃烷基化反应得以实现。利用9-BBN化学选择性地硼氢化苯并吡喃（色烯）（化合物49）得到手性羟基化合物50（非对映比值为93∶7）。化合物50的羟基被Dess-Martin试剂氧化得到手性醛，再在Lewis酸（ZnCl$_2$）催化下稳定环化得到热不稳定的ent-15（非对映比值为10∶1），后者可在Mitsunobu转化条件下转化为光活（化合物1），总收率为9%。

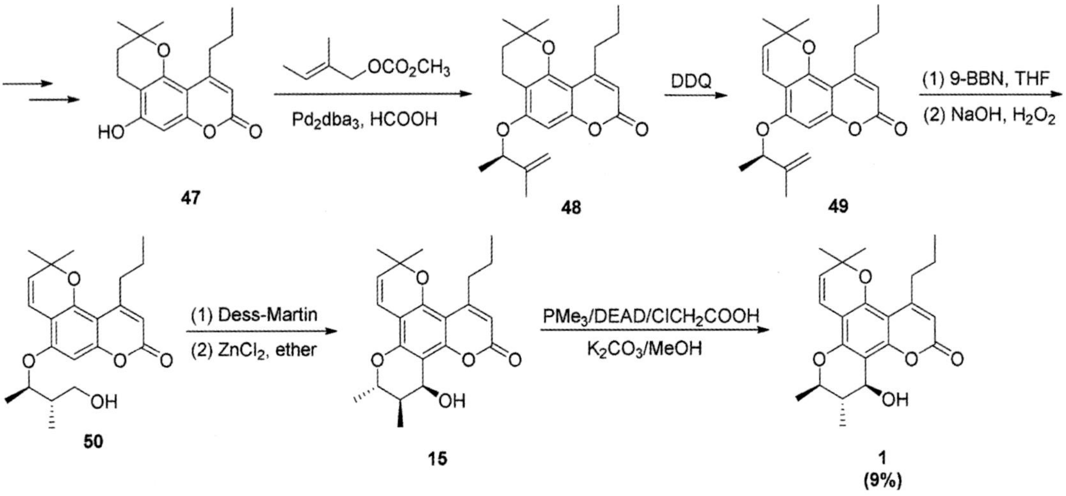

图 27-3-4 手性合成化合物 15 和化合物 1

三、代表性双吡喃四环香豆素类似物

对天然产物结构进行修饰改造以提高化合物抗病毒活性的努力也一直未停止。Galinis等报到了化合物1和化合物15的$\Delta^{[7,8]}$-双键还原产物（化合物32和化合物58）、C$_{12}$-位各类羟基替代产物（化合物51～化合物57、化合物61）以及部分C$_{12}$-位羰基化合物（化合物31、化合物60、化合物62）（图27-3-5）[39]。遗憾的是，这些化合物的活性均没有超过化合物1和化合物15。

Zembower等报道了系列C$_{12}$-位羰基化合物类似物，集中于改造D环的C$_{10}$-及C$_{11}$-位（图27-3-6），并在细胞水平上评价了它们的抗HIV-1活性[27]。研究结果发现，C$_{10}$-甲基由乙基取代后（化合物64）的抗HIV-1活性仅比（±）-1降低了约4倍，但进一步用异丙基取代得到的化合物65则完全丧失了抗HIV-1活性。这是第一次报道顺式C$_{12}$-位羰基化合物类似物仍具有抗HIV-1活性，并在CEM-SS cytoprotection细胞评价实验中验证了其抑制HIV-1逆转录酶的活性，为后面的研究打下了基础。

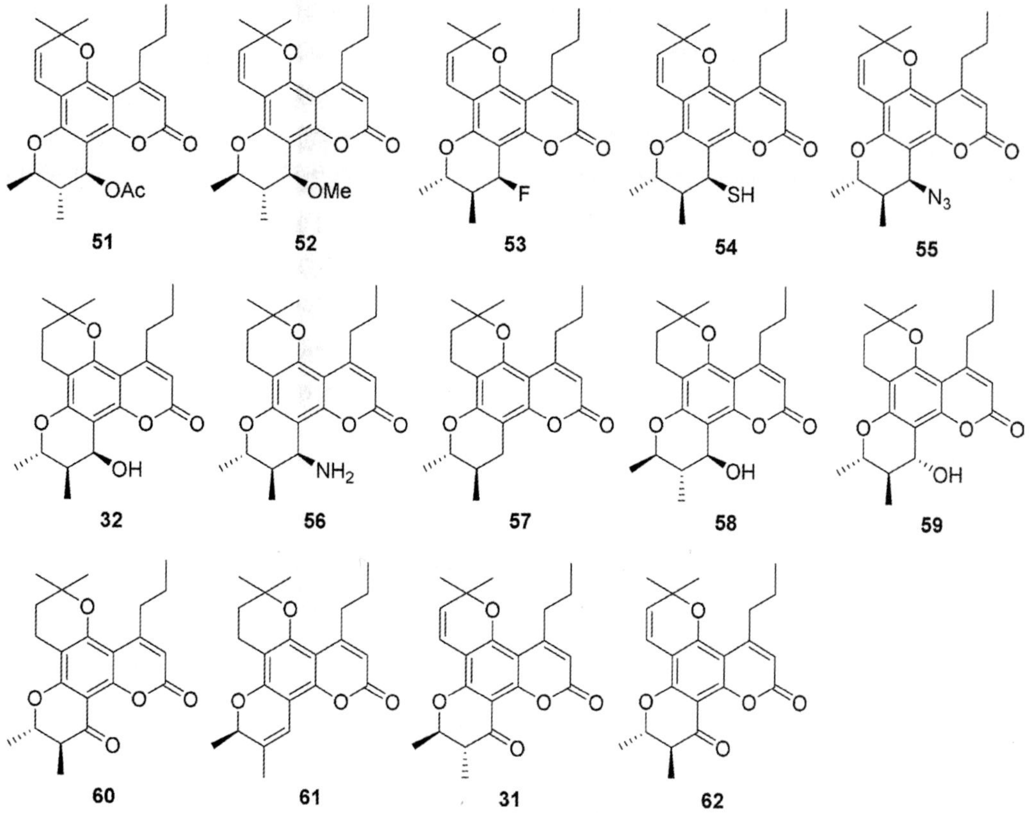

图 27-3-5　Galinis 等改造的化合物

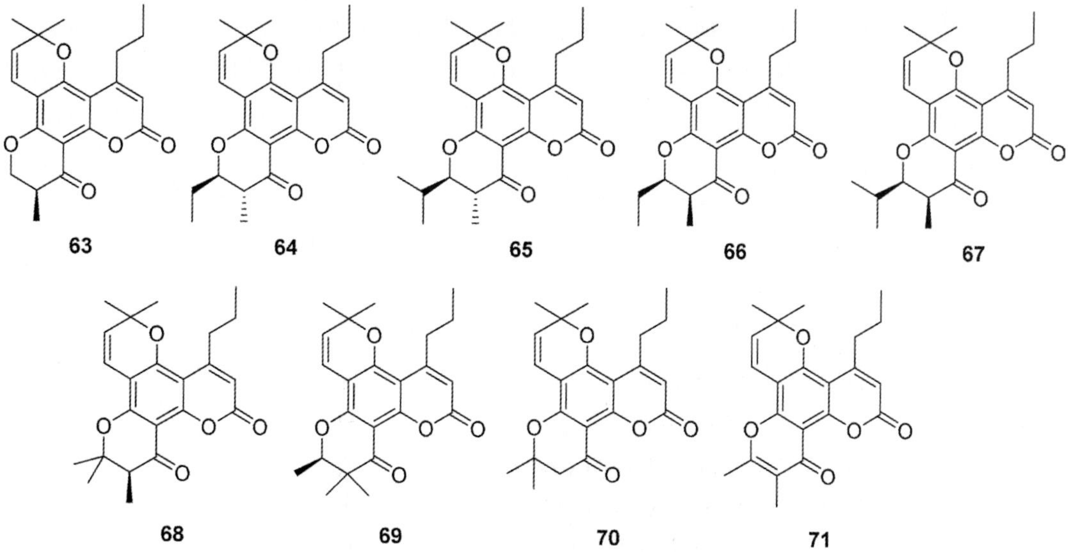

图 27-3-6　Zembower 等报道的代表性的 C_{10}- 位衍生物及 C_{12}- 羰基类似物的结构

　　Sharma等研究了由N原子替换香豆素环C_1-O原子的分子（化合物77，aza-1），其合成路线见图27-3-7。化合物77的EC_{50}为0.12 μmol/L，低于（±）-1的EC_{50}（0.27 μmol/L）。化

合物77和（±）-1的IC$_{50}$分别为15 μmol/L、23 μmol/L，两者的治疗指数接近；因此，化合物77是一个有价值的先导化合物[40,41]。

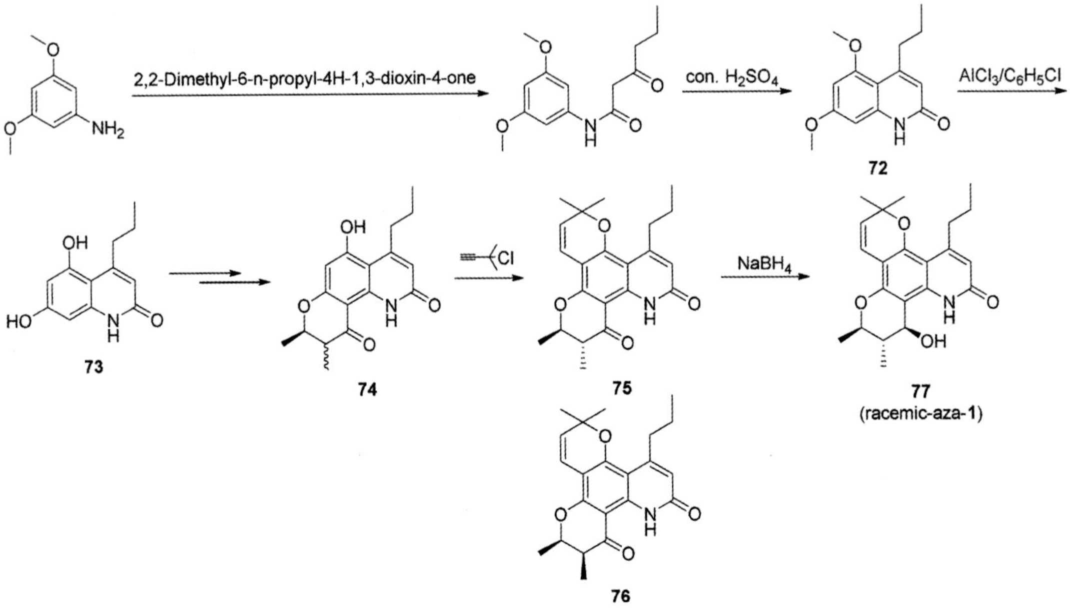

图 27-3-7 Sharma 等合成化合物 77（aza-1）的路线

四、其他改造的类似物以及临床研究候选物

在过去的20多年时间里，本章作者研究团队合成并评价了许多基于四环双吡喃骨架的化合物[42]。最早的研究结果发现，当（±）-1去掉C$_{11}$-甲基（化合物78，EC$_{50}$ = 0.31 μmol/L）且保持整体分子的立体化学时，分子保留了与（±）-1相当的抗HIV-1活性；但6,6,11-三去甲基-1（化合物79）的活性却消失了，提示C$_{6,6}$-偕二甲基是保持活性的必要基团，因此化合物78被确定为第一个先导化合物[43,44]。随后，研究者将外消旋的（±）-1、（±）-3，以及它们的11-去甲基化合物（化合物78、化合物80和化合物81）通过引入（−）-薄荷醇氧乙酰氯进行了化学拆分（图27-3-8、图27-3-9）。活性测试结果表明，天然产物1仍是活性最强的分子，其细胞毒性也最低[45]。

在进一步的研究中发现，在C$_{11}$-位和C$_{12}$-位同时去掉两个手性中心得到（±）-11-去甲基-12-oxo 1即化合物82（图27-3-10），在体外也展示了类似的抗HIV-1活性（EC$_{50}$ = 0.11 μmol/L）以及更佳的治疗指数（TI = 818）。随后，研究者构建了基于化合物82骨架的化学库，并成功引入了9个多样性位点（图27-3-10），第一次系统总结了这类化合物详细的构-效关系。其中新化合物83（10-溴甲基-11-去甲基-12-oxo 1）表现出更好的体外抗HIV-1活性以及更高的治疗指数（EC$_{50}$ = 2.85 nmol/L，TI>10 626，图27-3-9），是该类天然产物目前所发现的最强活性衍生物。这一发现提供了一个强烈的信号，在C环的C$_{10}$-位改造能够找到活性更好的抗HIV-1候选化合物[46]（图27-3-11）。

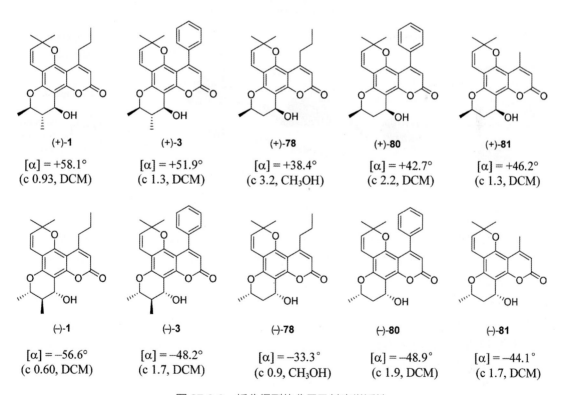

图 27-3-8　以化合物 78 为例化学拆分外消旋 calanolide 类似物

(+)-1
[α] = +58.1°
(c 0.93, DCM)

(+)-3
[α] = +51.9°
(c 1.3, DCM)

(+)-78
[α] = +38.4°
(c 3.2, CH₃OH)

(+)-80
[α] = +42.7°
(c 2.2, DCM)

(+)-81
[α] = +46.2°
(c 1.3, DCM)

(−)-1
[α] = −56.6°
(c 0.60, DCM)

(−)-3
[α] = −48.2°
(c 1.7, DCM)

(−)-78
[α] = −33.3°
(c 0.9, CH₃OH)

(−)-80
[α] = −48.9°
(c 1.9, DCM)

(−)-81
[α] = −44.1°
(c 1.7, DCM)

图 27-3-9　拆分得到的分子及其光学活性

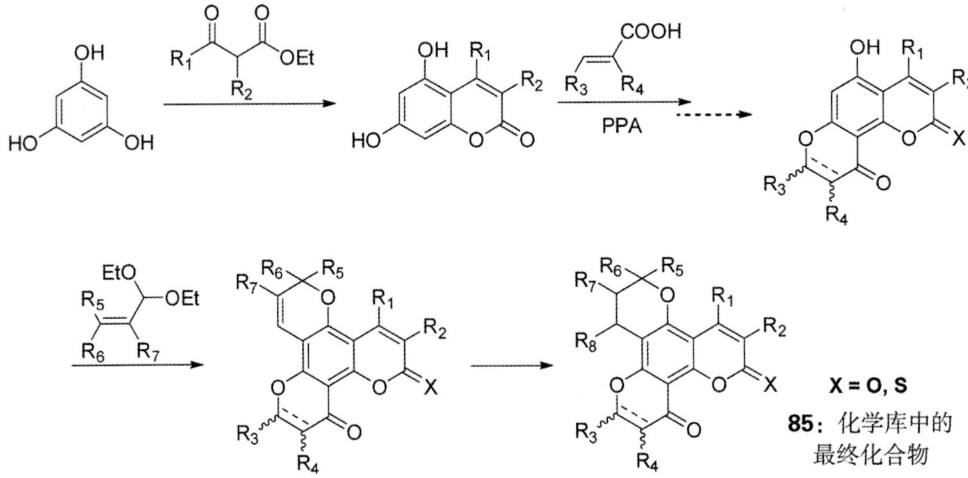

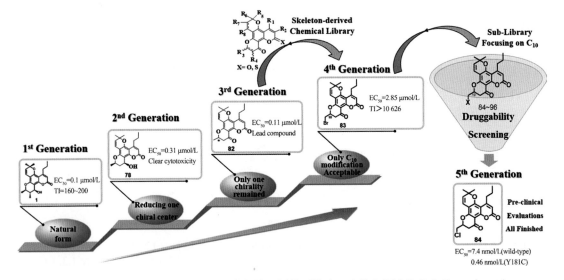

图 27-3-10　构建化合物 82 骨架化合物的策略

图 27-3-11　评价活性 Calanolide 类似物及其鉴别临床研究药物候选物化合物 84（F18）

受此结果鼓励，研究者继续在 C 环的 C_{10} 位进行了溴甲基替代物及生物电子等排物的研究[47]。此时的评价更加注重成药性，涵盖了化学合成工艺、晶型研究、质量控制、制剂、全面的安全性评价、药代动力学研究等各个方面的内容。最后确定 10-氯甲基-11-去甲基-12-oxo 1（化合物 84，品名为 F18）为临床前研究候选物。其在大鼠的口服生物利用为60%，最大达峰浓度 $C_{max} = 0.336\ \mu g/mL$（$T_{max} = 8\ h$）。小鼠单剂量的耐受剂量 $> 2.4\ g/kg$，大鼠长期给药未发现可观察到的毒副作用。F18 对野生型 HIV-1 及临床常见的 Y181C 突变株的 EC_{50} 值分别是 7.4、0.46 nmol/L。

以外周血单核细胞（PBMC）为宿主细胞，F18 对活性野生型 HIV-1 NL4-3 virus（subtype B，X4）的抑制 $EC_{50} = 63\ nmol/L$，活性与 NNRTI 的临床用药 nevirapine（NVP，$EC_{50} = 25\ nmol/L$）相当。另外，F18 展示出对各类临床分离病毒株的抑制活性，但与天然

化合物1一样，对SIV没有抑制活性[48]。

　　体外筛选化合物84诱导的病毒耐药株主要产生了L100I突变，而非天然化合物1诱导产生的T139I突变，也不同于临床用药其他NNRTIs的耐药突变位点，因此，F18与其他NNRTIs相比具有不同的耐药特征。Y181C是NVP诱导的临床主要耐药突变位点，但F18对其耐药病毒株超高敏感，EC$_{50}$在1.0 nmol/L左右，提示F18与NNRT酶的结合位点不同于NVP。计算机分子对接（docking）实验结果揭示，Y181突变为C后，导致F18在结合口袋发生了旋转，F18的氯原子与逆转录酶的181C之间产生了一个新的作用键，提高了F18的抗Y181C突变病毒株的活性。而Y181C突变则由于消除了一个π-π相互作用，大大降低了NVP的抗病毒活性。此外，化合物F18也展示出对其他临床突变病毒株的活性，如V106A、G190A或其他多重突变株K103N/Y181C/G190A等[48]。

　　采用至少3种用药的联合治疗方案已经成为临床治疗艾滋病的金标准，因此需要对药物之间的相互拮抗作用进行评估。研究发现，在抑制野生型及耐药性病毒时，F18对其他8种临床常用的药物均未拮抗作用，包括AZT、ddI、d4T、3TC、NVP、EFV、NFV、以及RAL等，但与NVP、AZT和3TC三者的耐药病毒株均显示出强协同作用，因此，F18是一个理想的HIV-1感染患者联合药物治疗候选物[49]。

　　研究者进一步采用手性HPLC技术拆分外消旋(±)-84的对映异构体(R)-84和(S)-84，并采用电子圆二色谱（electronic circular dichroism spectra）以及现代量子化学计算技术（modern quantum-chemical calculations）确认了它们的绝对构型（图27-3-12）[50]。实验结果表明，(R)-84的抗病毒活性强于(S)-84，对HIV-1野生型病毒株（pNL4-3 WT）约为7.4倍（参考表27-3-1第一行数据），(R)-84对其他单耐药位点及双耐药位点病毒株的活性也均强于(S)-84，但对三耐药位点V106A/G190A/F227L病毒株均无效。

表 27-3-1　(±)-84、(S)-84、(R)-84 体外对非核苷类逆转录酶抑制剂耐药株抗病毒活性
（GHOST（3）-CCR5 细胞系）

病毒	EC$_{50}$（95%CI）[μmol/L]		
	(±)-84	(S)-84	(R)-84
pNL4-3 WT	0.027（0.0193～0.0372）	0.126（0.0845～0.1876）	0.017（0.0112～0.0249）
L100I	0.932（0.6683～1.2990）	1.178（0.3938～3.5240）	0.702（0.4249～1.1600）
K101E	0.259（0.1220～0.5478）	2.816（0.5352～14.810）	0.293（0.1977～0.4333）
K103N	0.576（0.3786～0.8753）	1.228（0.6127～2.4630）	0.565（0.4052～0.7888）
V106A	0.045（0.0311～0.0646）	0.120（0.0727～0.1978）	0.082（0.0599～0.1110）
T139I	0.131（0.1042～0.3325）	0.415（0.1134～20.170）	0.079（0.0688～0.1534）
T139R	1.188（0.7470～1.3574）	3.413（3.0786～3.7529）	0.616（0.4659～0.8148）
V179D	0.019（0.0143～0.0260）	0.068（0.0606～0.0922）	0.016（0.0124～0.0200）
Y181C	0.001（0.0009～0.0013）	0.006（0.0042～0.0076）	0.001（0.0004～0.0007）
Y188H	＞6	＞6	＞6
Y188L	＞6	＞6	＞6

病毒	EC₅₀（95%CI）[μmol/L]		
	（±）-84	（S）-84	（R）-84
G190A	0.534（0.3902～0.7299）	1.127（0.6862～1.8490）	0.352（0.2373～0.5212）
P225H	0.474（0.3820～0.5871）	2.387（1.4430～3.9480）	0.256（0.1594～0.4127）
K103N/P225H	0.008（0.0045～0.0138）	0.014（0.0093～0.0206）	0.007（0.0051～0.0093）
K103N/Y181C	＞6	＞6	＞6
V106A/F227L	0.658（0.2779～1.5560）	1.430（0.4908～4.1670）	0.565（0.4777～0.6671）
V106A/G190A/F227L	＞6	＞6	＞6
K103N/Y181C/G190A	0.092（0.0645～0.1304）	0.075（0.0480～0.1185）	0.138（0.0764～0.2493）

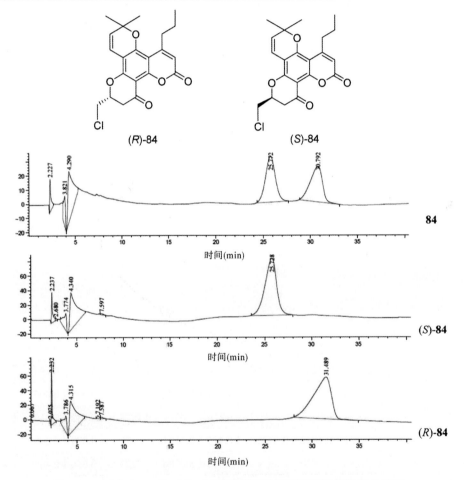

图 27-3-12 （R）-84 和（S）-84 的化学结构及其对映异构体的色谱图

　　前文提到，未进一步开展天然化合物1的Ⅱ/Ⅲ期临床试验的原因之一是，分子中存在3个手性中心导致其大规模工业合成困难，难以满足临床需求。在计划的临床试验方案中，研究者决定仍然首先使用（±）-84进行研究。因此，对（±）-84的大规模工业合成路线进行了优化，并确立了图27-3-13所示的路线用于制备公斤级的（±）-84。此路线采用与构建化学库同样的方法来构建环B和环C，然后再利用经典的Friedel-Crafts酰化反应，在Lewis酸$AlCl_3$催化、以及碱性条件下构建D环。

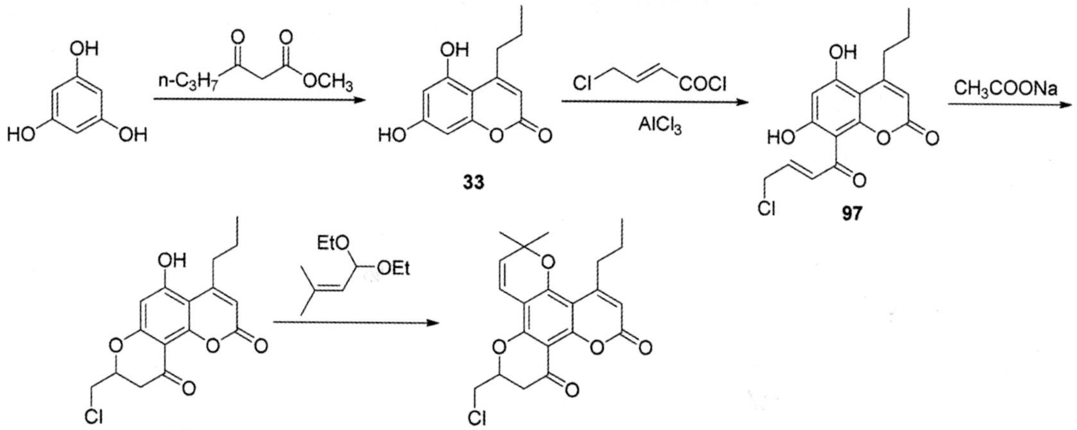

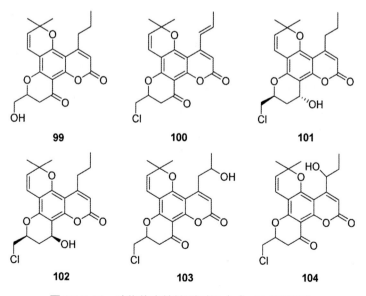

图 27-3-13　大规模合成（±）-84 的路线

本章作者的合作者们后续报道了体内外研究（±）-84的代谢产物[51]。采用液相-质谱技术以及NMR技术确定了23个人肝微粒体氧化代谢产物，包括4-丙基链氧化产物、10-氯甲基氧化脱氯产物、以及12-羰基还原产物等。大鼠口服（±）-84后，在其血浆中检测到了其中三个主要的代谢产物化合物99、化合物101，及化合物102（图27-3-14）。（±）-84的人细胞色素氧化代谢酶主要由CYP450 3A4亚型完成，因此，临床上与CYP450 3A4抑制剂药物联合使用时需要关注这一点。

图 27-3-14　动物体内外检测到的（±）-84 代谢产物

第四节   (+)-Calanolide A 及其衍生物可抑制复制型
及非复制型结核分枝杆菌

一、天然产物（化合物1）也是抗结核分枝杆菌分子

2004年，采用BACTEC 460放射性同位素技术，人们首次发现天然产物1也能够抑制结核分枝杆菌（Mycobacterium tuberculosis，Mtb）H37RV菌株的复制增殖（图27-4-1）[52]，所有测试的四环双吡喃香豆素天然产物抑制99%细菌生长的MIC范围在3.1 ~ 6.3 μg/mL，同时对肾细胞VERO cell的细胞毒IC_{50}在6.6 ~ 10 μg/mL。天然产物（化合物1）具有相对较好的选择性指数（selective index，IC_{50}/MIC），为2.46。人们最初也曾采用药物化学的方法合成化合物1的类似物，以期改善它们的抗菌活性并降低细胞毒性，但效果并不理想[53]。

对比其他的四环双吡喃香豆素类化合物，虽然最初化合物1的衍生物吡喃酮类化合物未显示出抑制H37RV株的活性（如化合物36、化合物37、化合物106，图27-4-1），但已确认色满环（D环）是保持抗菌活性必需部分。在发现新先导化合物的初始阶段，研究者从不同的角度研究了多种D环的替代方式，期望找到抗Mtb的新型骨架分子。其中采用硝基呋喃环替换1的色满环所得到的化合物则意外地展示出高抑制Mtb的活性（如化合物123，图27-4-4），并对复制型结核分枝杆菌（replicating Mtb，R-Mtb）及非复制型结核分枝杆菌（non replicating Mtb，NR-Mtb）均有效［事实上，非复制型结核分枝杆菌是指潜伏性结核分枝杆菌（Latent mycobacterium tuberculosis），该类结核分枝杆菌具有代谢极慢且耐药的特征］，为本章重点介绍的一类新型抗Mtb活性分子，细节将在本节第三部分中加以说明。

文献也报到了化合物1可以抑制几株临床一线药物，如异烟肼（isoniazid）、利福平（rifampin）、链霉素（streptomycin）以及乙胺丁醇（ethambutol）的Mtb耐药株，MIC在8.0 ~ 16.0 μg/mL。最重要的发现是，在测试的3个巨噬细胞筛选模型里，包括J774、MM6以及骨髓来源的小鼠巨噬细胞（bone marrow-derived murine macrophages，BMDM），化合物1均显示出较好的抑制已感染巨噬细胞内Mtb的活性，表明该类化合物能够有效地跨过宿主巨噬细胞膜，抑制感染宿主细胞的Mtb［一般采用体内的细胞或者组织、器官等开展的体外实验，称为ex vivo实验。拉丁语in vivo，within the living，是活体中的意思；in vitro，within the glass，指玻璃中的意思，而ex vivo，out of the living，则是活体外的意思］，并展示了较强的抑菌活性，有效抑制浓度在1.0 ~ 2.0 μg/mL。这是一个极具意义的初期实验结果，因为人体感染的Mtb大都藏在巨噬细胞内，以肺部巨噬细胞为主，并以潜伏性的状态生存，该类化合物很有可能通过抑制潜伏性的Mtb来缩短结核病（tuberculosis，TB）患者的临床治疗周期。此时，人们发现，该类化合物可以影响Mtb的RNA及DNA合成，并初步认为化合物1的作用机制与抗结核一线药物利福平类似，是DNA依赖的RNA聚合酶抑制剂[52]。

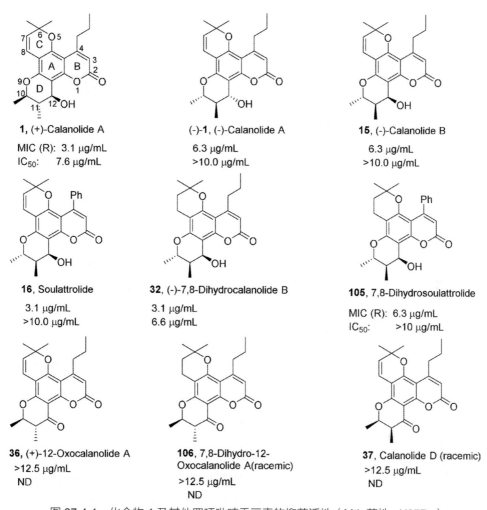

图 27-4-1　化合物 1 及其他四环吡喃香豆素的抑菌活性（Mtb 菌株：H37Rv）

二、初步的结构改造[53]

研究者们进一步开展了抗Mtb的初步构–效关系研究，首先设计考察了图27-4-2中的4类结构分子，以简化分子的结构为主要思考的方向，图27-4-3展示的分子基本上对Mtb均失去了抑制活性。值得一提的是，化合物111是以-NH₂替换了化合物1的12-OH，也失去了活性，说明12-位并不需要一个碱性基团。

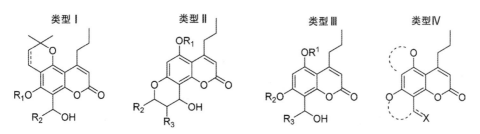

图 27-4-2　研究者设计的初步四类分子，用于简化研究吡喃香豆素类化合物的构效关系

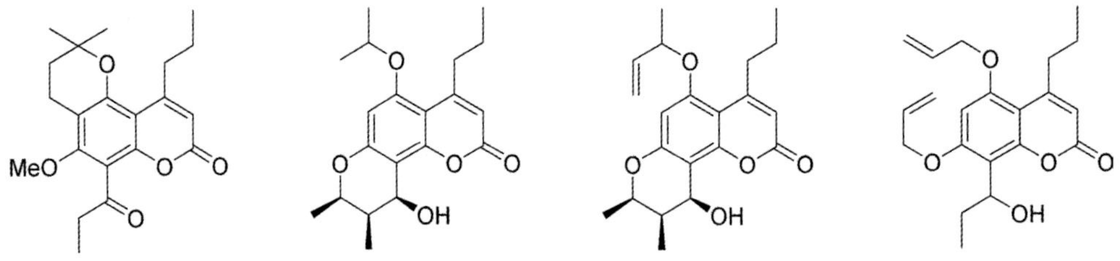

107
MIC (R): >16 μg/mL

108
MIC (R): >16 μg/mL

109
MIC (R): >16 μg/mL

110
MIC (R): >16 μg/mL

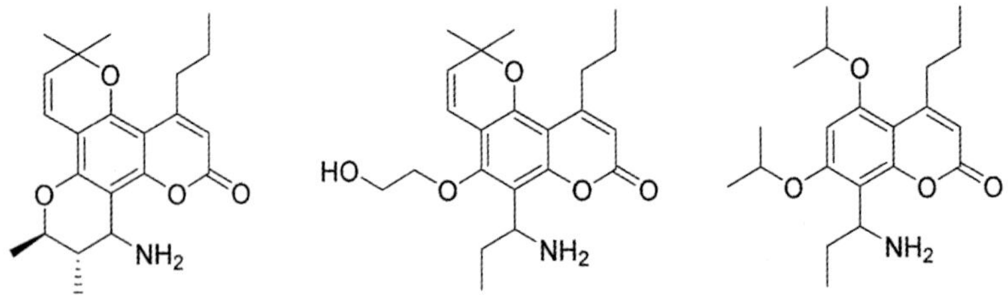

111
MIC (R): > 16 μg/mL

112
MIC (R): >16 μg/mL

113
MIC (R): >16 μg/mL

图 27-4-3　初步构－效关系研究中评价的分子结构

三、发现及优化硝基呋喃片段衍生的四环吡喃香豆素及其抗R-Mtb及NR-Mtb的活性[54]

越来越多耐药结核（drug-resistant TB）的出现，以及无论是活跃性还是潜伏性的TB患者（latent TB）体内均存在NR-Mtb，已成为影响现代人类公共卫生健康的重要问题之一，需要开发能够同时有效抑制R-Mtb及NR-Mtb的药物。因此，美国康奈尔大学医学院Carl F. Nathan教授的研究组开发了可同时体外高通量评价抗R-Mtb及NR-Mtb的药物筛选模型。在此机遇下，本章作者合成的四环双吡喃香豆素类化合物化学库得到了及时的筛选。Carl F. Nathan教授及其实验室的研究者们构建了一个灭活（肺感染）菌株mc²6220 ΔpanCDΔlysA。该菌株不具有感染性，可以直接在B2级别实验室大量使用。经筛选，图27-4-4中的化合物对R-Mtb或者NR-Mtb有一定的抑制活性[54]。这些分子的结构中包含了无D环的化合物，以及在C_9-位进行取代衍生的化合物，但它们只显示出中等强度的抑制活性（MIC_{90} = 2.0～23 μg/mL，化合物114～化合物121）；另一类化合物则是在D环上构建了一个"3-O-呋喃"（"3-oxo-furan"）结构单位，也仍只有中等强度的抑制R-Mtb活性（MIC_{90} = 6.3 μg/mL，122）；还有一类化合物，是将D环替换成2-硝基-呋喃（2-nitro furan）生物活性基团结构（123），则意外地展示出同时对R-Mtb（MIC_{90} = 0.31 μg/mL）及NR-Mtb（MIC_{90} = 0.625 μg/mL）的强抑制活性。进一步采用肝细胞HepG2评估其细胞毒活性的IC_{50}=2.5 mg/mL，计算其选择性指数为4～8，仍不高。其合成方法可参考文献55。

采用经典的药物化学策略，通过系统构建各位置上的多样性取代基（124x），研究者全面研究了化合物123的构-效关系（图27-4-5），也包括：①饱和B环和C环里的C=C双键（化合物125、化合物126）。②分离测试合成化合物123的中间体（化合物127）。③打开C环（128x）。④去掉硝基（化合物130）。⑤硝基呋喃结构与香豆素骨架各种可能的组合方式（化合物129、化合物131、化合物132）等，发现128a的抗R-Mtb活性进步一步提高了16倍，至MIC$_{90}$ = 0.08 μg/mL；对NR-Mtb的活性则提高至MIC$_{90}$ = 0.2 μg/mL，化合物肝细胞HepG2的IC$_{50}$为10 μg/mL，选择性指数提高至50~125（图27-4-6）。

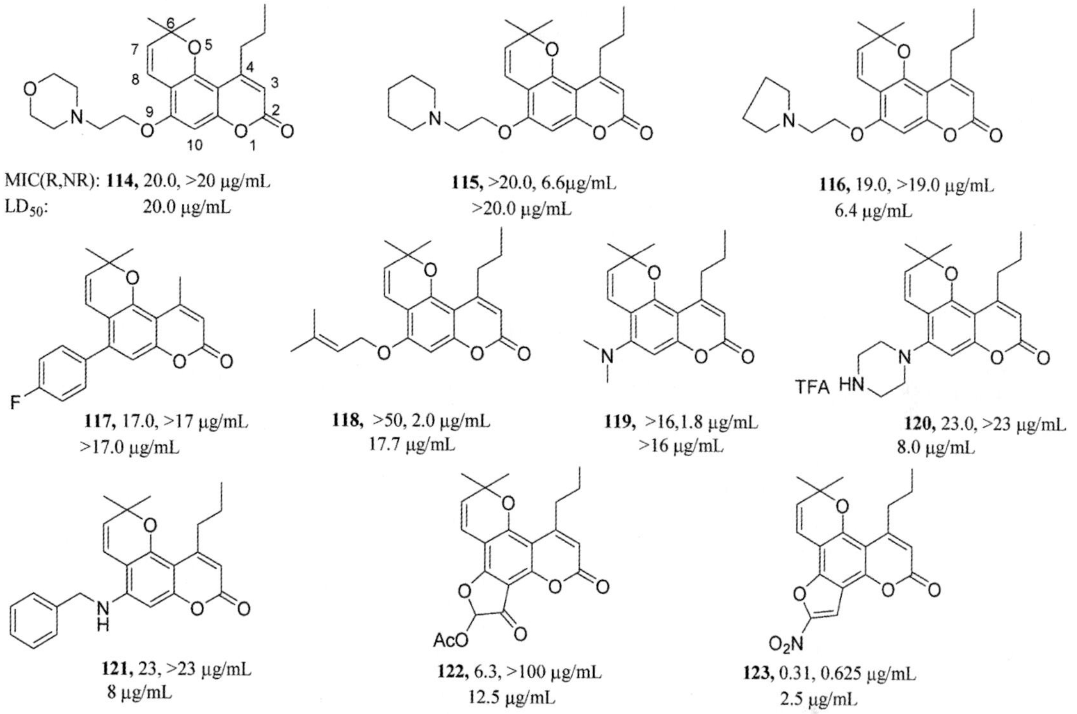

图 27-4-4　首次发现 2-硝基呋喃类化合物 123 的抑菌活性

进一步的构–效关系分析表明（图27-4-6），其合成的前体化合物（化合物133a和化合物133b）展示了类似的抗Mtb活性，但也具有较高的细胞毒性；部分C$_5$-位取代的化合物（化合物134和化合物135）及B环并环化合物（化合物136及化合物137）也都保持了一定的抗菌活性，但也未能提高选择性指数；而进一步修饰硝基呋喃结构得到的化合物则均显著降低了抗菌活性（化合物138~化合物144）[54,55]，提示硝基呋喃片段是抑菌的关键活性基团。

同样有意义的结果是，化合物123和化合物125均可以抑制感染人巨噬细胞的野生株Mtb，并可在1.0 μg/mL浓度下降低细菌的2~4个生长对数值（2~4 log$_{10}$），同时在25 μg/mL的测试浓度下，其对大肠埃希菌、金黄色葡萄球菌、铜绿假单胞菌及白色念珠菌均没有抑制作用，显示了较好的抑菌选择性。令人非常遗憾的是，实验结果表明，化合物123及化合物128a均具有一定的基因毒性。产生该基因毒性的原因被认为是硝基呋喃的α,β-不饱和结构是一种迈克尔加成反应受体，会非特异地与机体内某些不确定的供体（如蛋白质的氨基、巯基、谷胱甘肽等）发生非特异的加成反应，从而引发不可预测的不良反应，研究者不得不终止了该类化合物的研发进程。

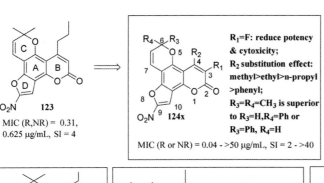
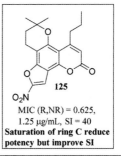
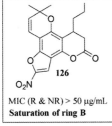
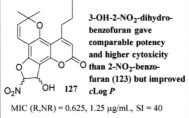
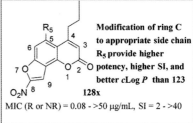
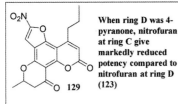
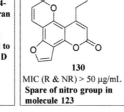
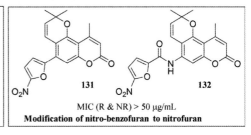

图 27-4-5   基于 123 的结构优化及其构 – 效关系

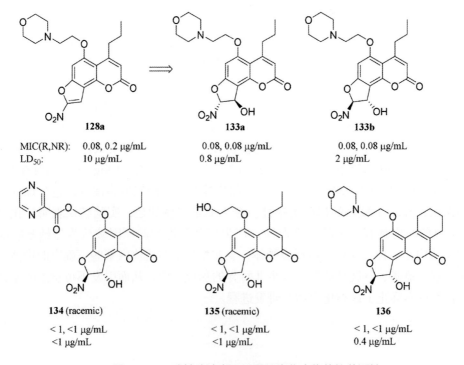

图 27-4-6   硝基呋喃类四环香豆素化合物的抑菌活性

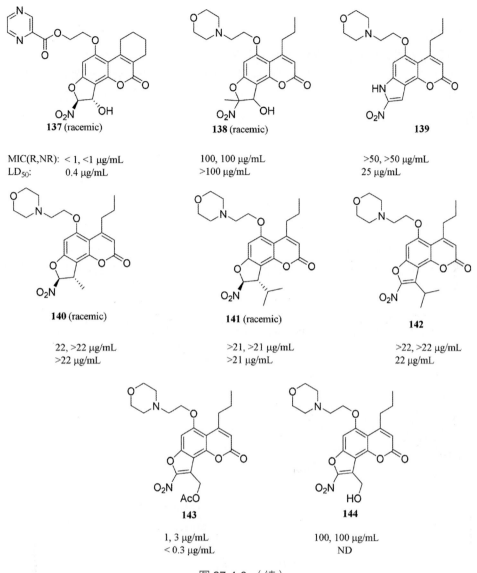

137 (racemic)

MIC(R,NR): < 1, <1 μg/mL
LD$_{50}$: 0.4 μg/mL

138 (racemic)

100, 100 μg/mL
>100 μg/mL

139

>50, >50 μg/mL
25 μg/mL

140 (racemic)

22, >22 μg/mL
>22 μg/mL

141 (racemic)

>21, >21 μg/mL
>21 μg/mL

142

>22, >22 μg/mL
22 μg/mL

143

1, 3 μg/mL
< 0.3 μg/mL

144

100, 100 μg/mL
ND

图 27-4-6 （续）

四、四环双吡喃香豆素硝基呋喃衍生物的抑菌机制

前文提到，天然产物（化合物1）被认为可能是通过抑制DNA依赖的RNA聚合酶，干扰了细菌的RNA合成，从而发挥抑菌作用的。新发现的四环双吡喃香豆素的硝基呋喃衍生物（nitrofurancalanolides，NFCs）类化合物具有同时抑制R-Mtb及NR-Mtb的高活性，以及对革兰氏阳性细菌及革兰氏阴性细菌的抑制选择性，这些特点激发了研究者进一步探究NFCs类化合物抗菌机制的兴趣。

以化合物125作为工具分子，利用Mtb或者牛分枝杆菌为模式菌，研究者筛选得到了多个耐化合物细菌克隆[56]。全基因测序这些耐药克隆的分析结果表明，其中生长起来的18个克隆中的*rv2466c*基因是唯一突变的基因，而这些耐药克隆仍然对其他抗TB药物敏感［由于细菌菌群中的每个菌细胞具有异质性，在实验条件下，药物压力（如浓度）诱导的耐药克隆往往会有多个生长起来，其中包含了相同耐药位点及不同耐药位点突变导致的耐药克隆］。进一步敲除*rv2466c*基因后的BCG对化合物125也产生了耐药作用；再将野生型的*rv2466c*基因转入（回补）化合物125耐药克隆中（W181C突变）后，细菌则再一次对化合物125敏感；过表达野生型的*rv2466c*基因也会使新菌株对化合物125的敏感性提高2~4倍。这些实验结果均反复证明*rv2466c*基因表达的Rv2466c蛋白很可能是NFCs类化合物的作用靶点。

　　*rv2466c*是一个新型硝基还原酶基因[57]，因此，研究者进一步假设化合物125的抑菌活性是通过其硝基被还原（释放氧自由基）实现的。随后，将野生型*M. smegmatis*（*M. smeg*）及*rv2466c*基因突变的*M. smeg*分别与化合物125共同孵育，采用高效液相–质谱联机技术（LC-MS）检测细菌裂解液中的化合物125分子变化情况发现，在野生型*M. smeg*裂解液中检测到了一个新紫外吸收峰，分子量符合其完全还原产物化合物125-NH$_2$（化合物125b）的化学结构（图27-4-7A），并伴随化合物125紫外吸收峰随时间延长而减小以及还

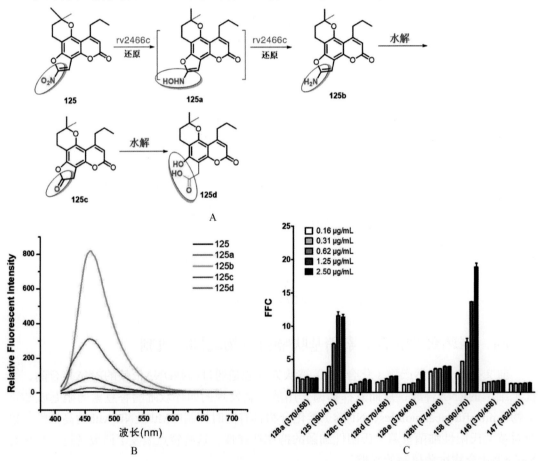

图 27-4-7

　　A：利用LC-MS技术检测*M. smeg*裂解液还原化合物125的产物及其在菌液中进一步可能的水解产物；B：这些还原及水解产物的荧光发射光谱以及它们的荧光强度；C：在野生菌BCG存在条件下，可以在菌外检测到化合物125及化合物158荧光变化、以及它们的最大激发光及发射光波长

原产物的紫外吸收峰逐渐增多的现象，但在突变菌株的裂解液中却没有观察到这一现象。通过再合成化合物125-NH$_2$，研究者最终验证了化合物125确实在野生菌裂解液中被还原为对应的氨基化合物125b。

　　此时，研究者还注意到了一个新现象，还原化合物125仅会发生在分枝杆菌的裂解液中，而非直接纯粹的Rv2466c酶环境中，因此，推断这一还原过程还需要有一个或者几个辅助因子（cofactor）的参与。文献报道指出，大多数已知的硝基还原酶均依赖于脱氮黄素（deazaflavin）或者flavin-based相关的辅助因子，如黄素腺嘌呤二核苷酸（flavin adenine dinucletide，FAD）或者黄素单核苷酸（flavin mononucleotide，FMN）[58]，但实验发现Rv2466c并不依赖这些常见的辅助因子发挥其还原化合物125的能力。进一步将野生*M. smegs*裂解液通过离子排阻色谱（size exclusion spin column）分离得到的不同部分分别与化合物125进行共孵育，研究者发现需要一个低分子量的辅助因子参与Rv2466c还原化合物125，并最终鉴定出这个辅助因子为放线菌分泌的低分子量巯基化合物mycothiol（MSH，化合物160），其化学结构见图27-5-3[56]。

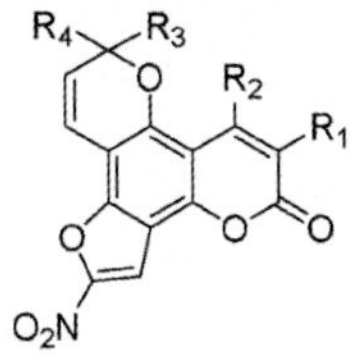

124x

化合物	R$_1$	R$_2$	R$_3$	R$_4$
124a	H	methyl	H	H
124b	H	*n*-propyl	Ph	H
124c	H	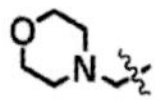 (morpholinomethyl)	H	H

化合物	R$_5$	R$_2$	R$_1$
133b	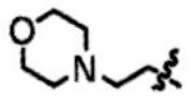 (morpholine)	*n*-propyl	H
134	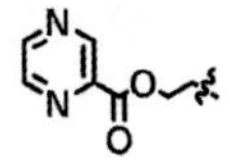 (pyrazine-carbonyloxy)	*n*-propyl	H
146	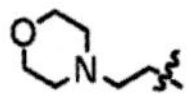 (morpholine)	cyclopentyl	
147	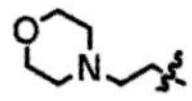 (morpholine)	cyclohexyl	

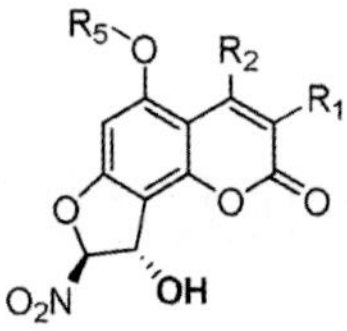

化合物	R$_5$	R$_2$	R$_1$
145	H	*n*-propyl	H
128a	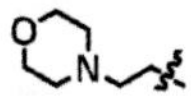 (morpholine)	*n*-propyl	H
128b	methyl	*n*-propyl	H
128c	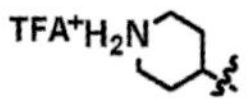 TFA$^+$H$_2$N (piperidine)	*n*-propyl	H
128d	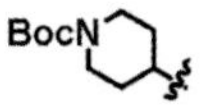 BocN (piperidine)	*n*-propyl	H
128e	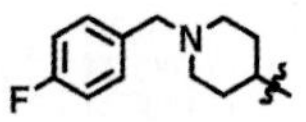 (4-F-benzyl-piperidine)	*n*-propyl	H
128f	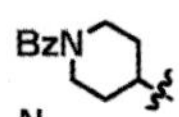 BzN (piperidine)	*n*-propyl	H
128g	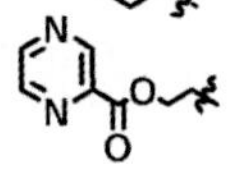 (pyrazine-carbonyloxy)	*n*-propyl	H
128h	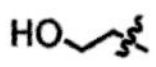 HO	*n*-propyl	H
128i	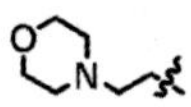 (morpholine)	cyclopentyl	
128j	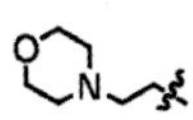 (morpholine)	cyclohexyl	
128k	-Ac	methyl	H
128l	methyl	methyl	H

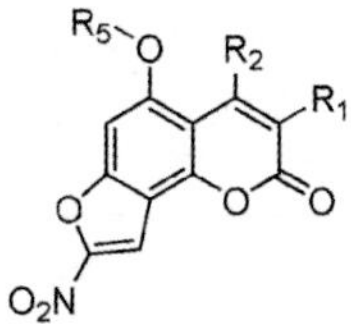

图 27-5-1　用于评价荧光活性的具有抗 R-Mtb 及 NR-Mtb 的活性分子的化学结构 [59]

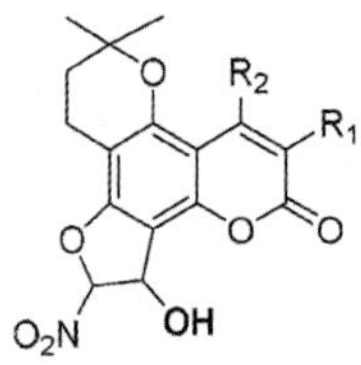

化合物	R_1	R_2
148	H	*n*-propyl
149	cyclohexyl	
150	cyclopentyl	
151	F	methyl

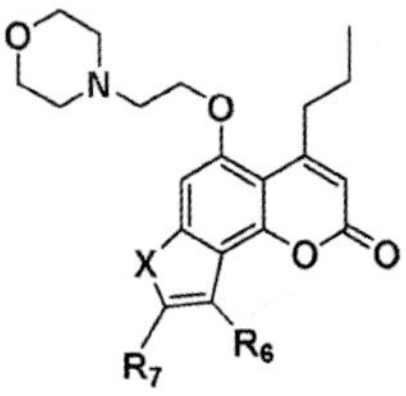

化合物	X	R_6	R_7
139	NH	H	NO_2
142	O		NO_2
143	O		NO_2
153	O	H	CN

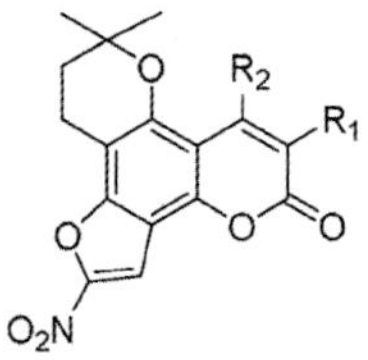

化合物	R_1	R_2
125	H	*n*-propyl
152	F	methyl

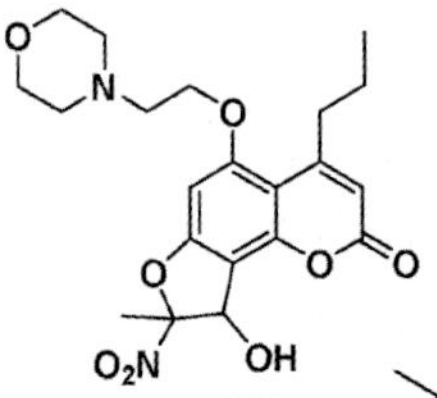

138

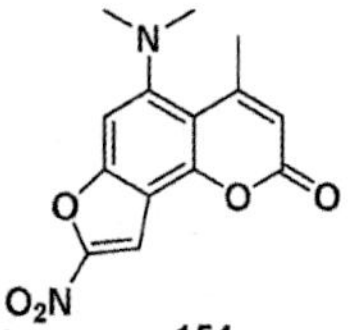

154

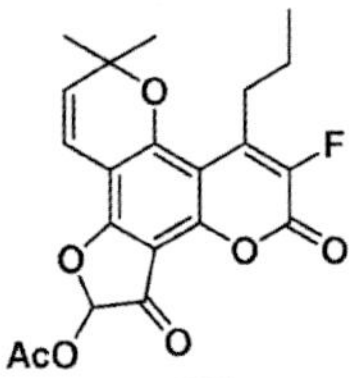

155

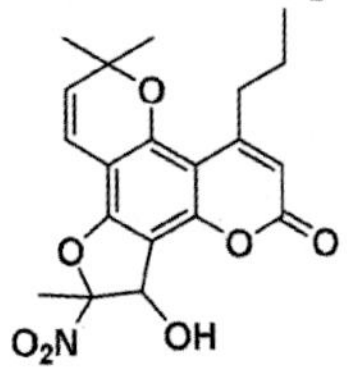

156

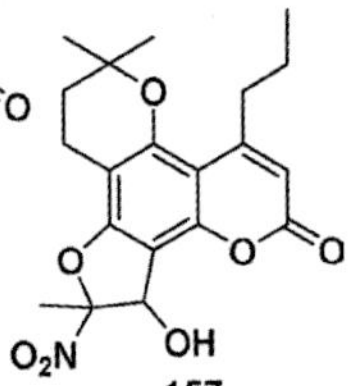

157

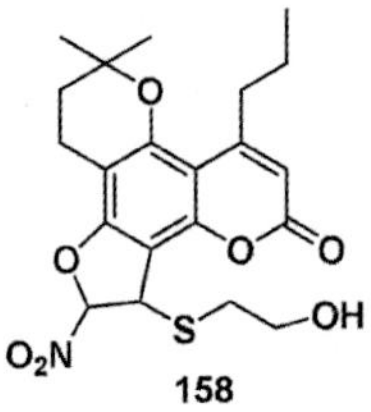

158

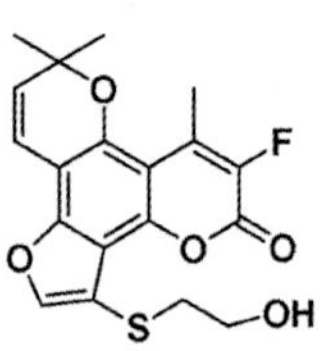

159

图 27-5-1 （续）

第五节 NFC 衍生物的荧光活性：一个脑洞大开的结果[59]

一、结构与分子荧光的关系

香豆素分子的7-位含有一个推电子的杂原子取代时，通常称为荧光效团（fluorophore）[60]，而NFCs类分子具有香豆素的核心结构（A\B环），并在7-位有一个氧杂原子（呋喃结构），此时，研究者开始意识到，NFCs类分子也可能具有荧光特性，但其强吸电子基团硝基可能会淬灭NFCs分子的荧光活性；而还原后的分子，如化合物125b的氨基则为推电子基团，很可能使分子的荧光由淬灭关闭的状态再被打开（off to on）［当荧光分子受到激发时，位于最高占用轨道（HOMO）的电子跃迁到最低空轨道（LUMO）上，之后荧光分子LUMO轨道上的电子又跃迁回到它的HOMO轨道上，在去激发过程中会伴随着荧光产

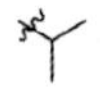

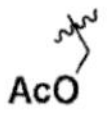

生。分子内电荷转移效应（Intramolecular charge transfer）是指分子内的电荷由于分布不均而发生的电荷转移。当香豆素分子在7-位有给电子基，如-OH或者-NH2可产生分子内由7-位到3-位的电荷转移，并使之产生荧光。而NFCs的硝基吸电子性恰恰阻止了这种电荷转移过程，导致荧光淬灭］。如果这是事实的话，NFCs类分子就有可能用于新型Mtb的荧光诊断技术。研究者对图27-5-1中在4-和5-位各种取代，且具有抗R-Mtb及NR-Mtb活性分子，以及非活性分子（化合物138、化合物139、化合物142、化合物154 ~ 化合物157及化合物159）等进行了研究。他们首先将这些分子与Rv2466c及MSH在体外进行共孵育，观察孵育前后的荧光变化情况以及各自的最大激发光及发射光的波长，并用荧光变化前后的倍数体现分子的荧光强度；有明显变化的分子再与BCG共孵育，计算在野生菌存在的条件下前后荧光变化的比值（fluorescent fold change，FFC，图27-4-7C）。研究者欣喜地发现，化合物125和化合物158展示出较强的荧光变化活性[59]。进一步合成得到化合物125可能的还原产物及在菌培养液体系中可能的次级水解产物化合物125a ~ 化合物125d（图27-4-7B），证明化合物125b（即化合物125-NH_2）是主要的荧光发光产物，其在酶水平上还原前后的荧光强度提高了220倍。由于化合物159本身也无荧光活性，因而，化合物158分子被认为是其硫醚经水解后释放出来的化合物125发挥了荧光活性。

二、NFC化合物如何与Rv2466c及mycothiol（160）相互作用

前文证实，Rv2466c还原NFCs类化合物需要一个辅助因子 mycothiol（MSH），但这三者之间是如何相互作用的成为研究者感兴趣的新问题。采用计算机辅助的docking方法，利用重组的野生Rv2466c（WT rRv2466c；PDB ID：4NXI）晶体结构，使用修改过的非共价方法（Schrodinger，Inc：Maestro v10.7，2016），研究者docking了28个NFCs化合物与Rv2466c相互作用的模式（图27-5-2A）[59]。预测出Rv2466c有11个氨基酸残基可能与NFC化合物产生了相互作用，包括：P20、W21、N51、R54、Y61、H104、T153、R200、Q205、D150及V151。进一步制备预测得到的11个Rv2466c突变蛋白，并选择使用溶解性较好的化合物128c作为工具分子（Rv2466c可将其还原为化合物128c-NH_2），采用荧光功能性实验方法（图27-5-2B）以及差示荧光扫描荧光法（differential scanning fluorimetry，DSF，图27-5-2C）研究，揭示出W21、N51及Y61等对形成稳定的三元复合物Rv2466c-MSH-NFC（RvMN）起到了关键作用，并参与了与化合物128c的相互作用（图27-5-2B ~ 图27-5-2D）[59]。

［其他突变蛋白的DSF研究结果未展示，有兴趣的读者可以进一步阅读文献[59]。差示扫描荧光（differential scanning fluorimetry，DSF）是通过荧光定量PCR仪检测在温度缓慢升高过程中蛋白质去折叠时与荧光染料结合的信号强度来评价蛋白质热稳定性的方法。蛋白结构发生塌缩时，折叠与去折叠的蛋白质状态处于动态平衡时的温度（ΔG为0），即为该蛋白质变性的T_m值。一般蛋白质越稳定，其Tm值越高。该方法具有数据准确，高通量，蛋白质样品损耗较小和温度变化范围广的优点化合物。图27-5-2C结果显示，MSH可使未突变的野生型Rv2466c的ΔTm移动-13℃，化合物128（非化合物128c）可再使野生型Rv2466c的Tm值变化-12℃，但W21A突变体未能（图27-5-2D）。这一结果也提示，还原后的化合物128c脱离了Rv2466c-MSH-NFC（RvMN）三元复合物］

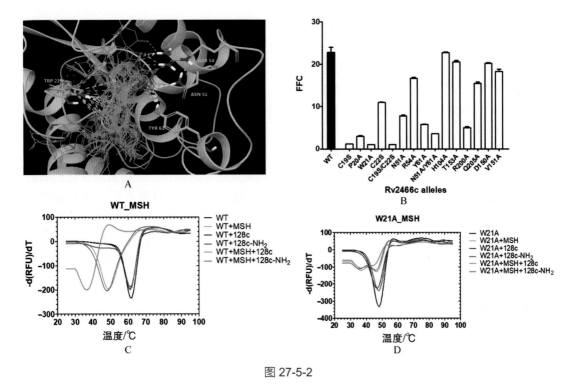

图 27-5-2

　　采用修改过的非共价方法（Schrodinger, Inc: Maestro v10.7, 2016）及功能试验分析预测NFCs化合物与Rv2466c（PDB code 4NXI）可能的相互作用模式。A：Docking28个化合物结合的叠加结果；B：化合物128c在Rv2466c各突变体蛋白作用下的荧光变化情况；C：差示扫描荧光法研究野生型（wt）Rv2466c在分别128c及其还原产物128c-NH₂作用下的温度变化；D：Rv2466c的W21A突变体分别与化合物128c及其还原产物128c-NH₂作用下的温度变化

三、Mycothiol（MSH，化合物160）的作用

（一）合成化合物 160 及其衍生物

　　前文提及，Rv2466c还原NFCs类化合物，需要低分子量巯基化合物mycothiol（MSH，化合物160）辅助方可。放线菌，包括Mtb能分泌低分子量巯基化合物160（图27-5-3），用于自身的防御抵抗氧化作用或者抵抗抗菌素的作用[61]。其化学分子结构由3部分组成，包括：D-构型肌醇部分（D-*myo*-inositol）、氨基葡萄糖部分以及半胱氨酸部分。化合物160化学合成的挑战在于：①需要一个合适的D-*myo*-inositol受体保护策略；②需要较好的α-选择性化学用于立体选择性的制备α-糖苷键；③当GlcN-Ins部分连接到侧链半胱酸部分上后，需要一个合适的纯化方法。为此，本章研究者发展了一个能够稳定合成化合物160的方法（图27-5-3）[62]，并采用此法研究了化合物160分子中各个部分对Rv2466c还原活性的贡献。

　　如图27-5-4所示，在合成化合物160b的过程中，也从化合物161a得到了β-构型的衍生物(化合物161c)，并制备了161。同样，经化合物161a与不同的醇缩合得到了化合物162及化合物165，实现了分子中的肌醇（inositol）片段分别由环己烷及乙氧基替换的目的。

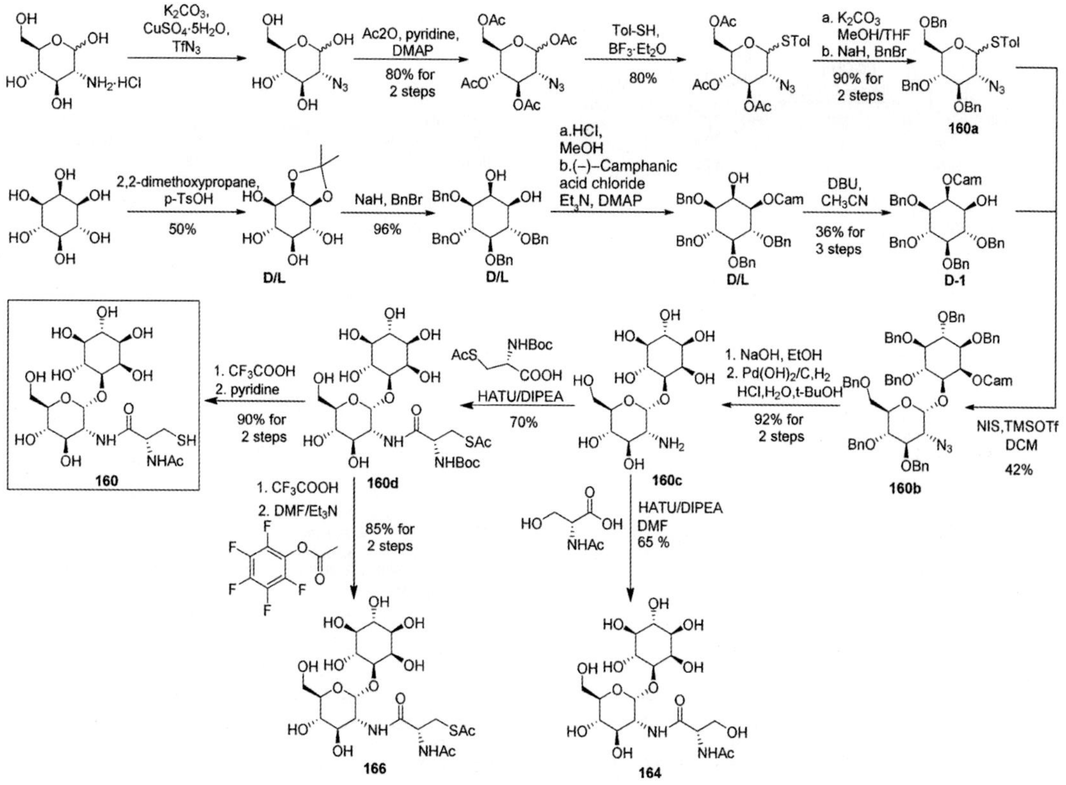

图 27-5-3　合成 MSH 的路线以及合成衍生物（化合物 164 和化合物 166）

　　没有D-*myo*-inositol部分的化合物163是通过中间体化合物163d与*N*-Boc-*S*-acetyl-L-cysteine缩合、随后经三氟乙酸脱保护及吡啶诱导乙酰基迁移等步骤得到的（图27-5-4）。经碘氧化可得到化合物163的二聚体（化合物167）。经MSH-3d与*N*-Ac-L-serine缩合得到衍生物（化合物168）。

　　设计化合物160衍生物的目的：化合物161可用于认识肌醇与糖之间的绝对构型对活性的影响；化合物162及化合物163可用于认识肌醇上羟基以及肌醇本身对活性的贡献；设计化合物164、化合物166及化合物167的目的是认识半胱氨酸的巯基是否参与了与Rv2466c二硫键的形成；化合物165是考虑少量的羟基能否可模拟肌醇的多羟基的作用；化合物168是因为发现了化合物163的活性作用而设计的巯基分子的竞争性分子（图27-5-5）。

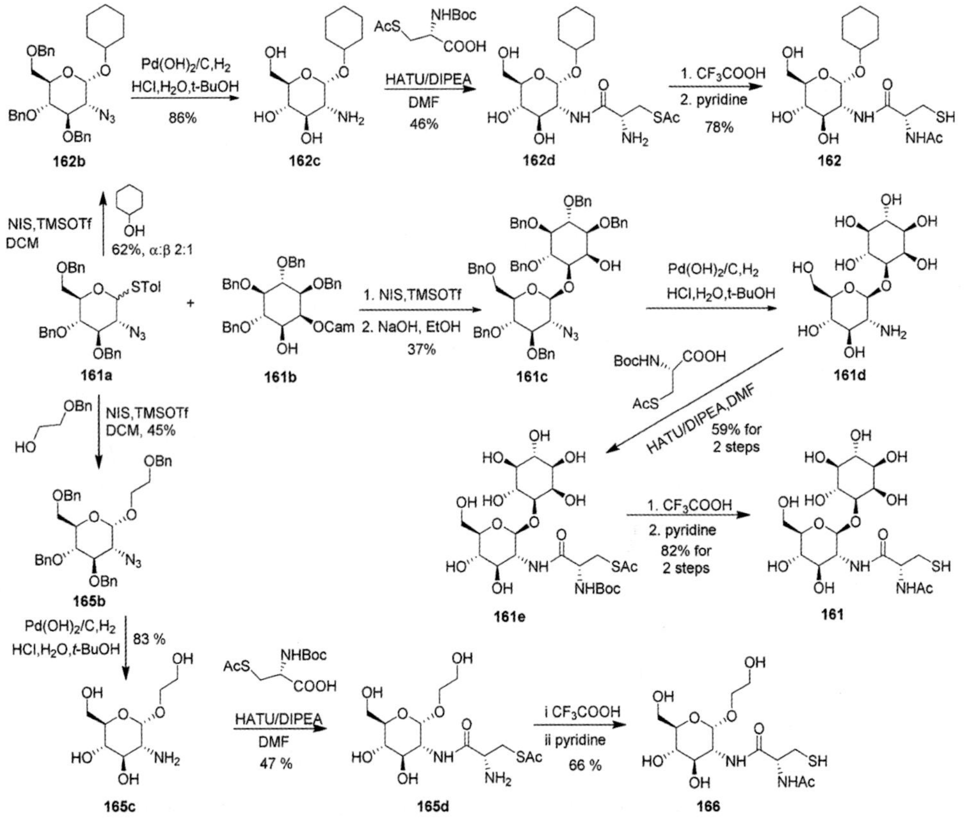

图 27-5-4　合成 MSH 衍生物（化合物 161、化合物 162 及化合物 165）

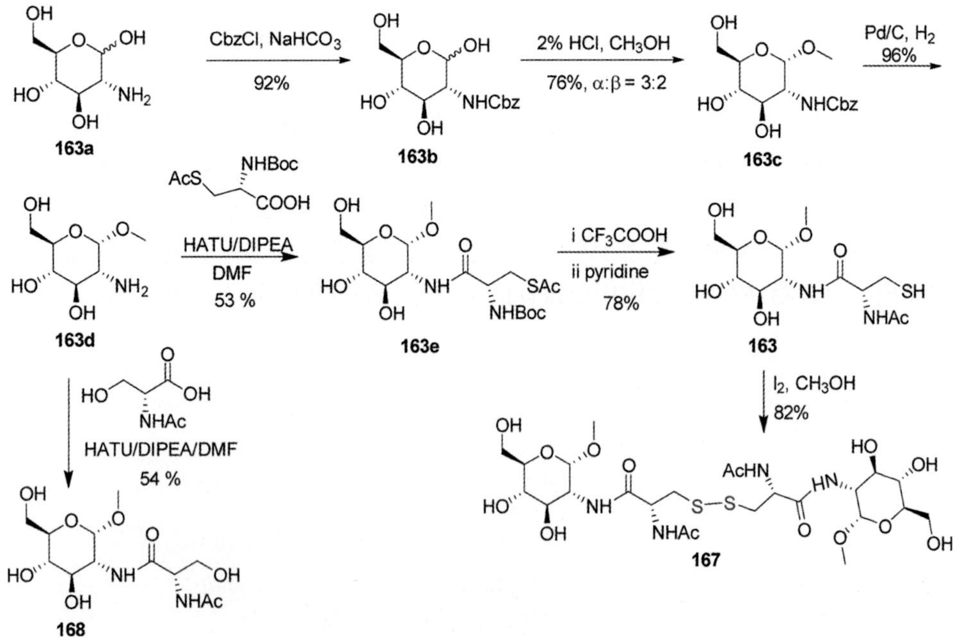

图 27-5-5　合成 MSH 衍生物（化合物 163、化合物 167 及化合物 168）

（二）化合物 160 及其衍生物的构 – 效关系

DSF实验证实，其中缺少肌醇部分的化合物163也展示出与化合物160相同的ΔT_m值（−12℃，图27-5-6），说明163部分即可足以辅助Rv2466c对NFCs的还原。这一结果为后来研究Rv2446c的机制提供了一个简化MSH的工具分子。

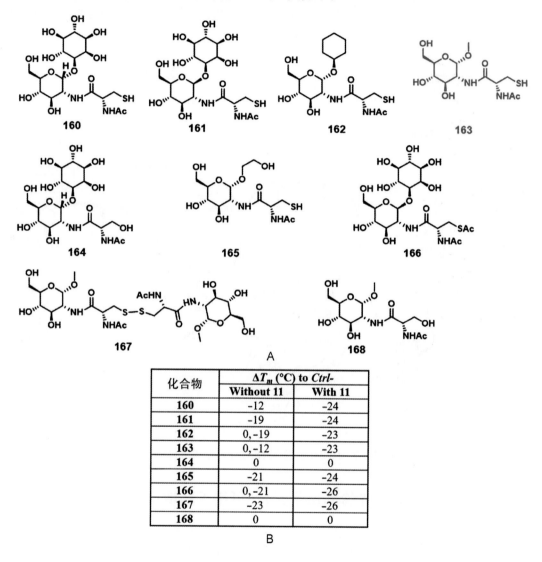

化合物	ΔT_m (°C) to *Ctrl-*	
	Without 11	With 11
160	−12	−24
161	−19	−24
162	0, −19	−23
163	0, −12	−23
164	0	0
165	−21	−24
166	0, −21	−26
167	−23	−26
168	0	0

B

图 27-5-6　化合物 160 协助 Rv2466c 还原 NFC 分子化合物 128c

A：研究者设计的8个MSH类似物；B：对8个MSH类似物的DSF研究结果

据此，研究者提出的Rv2466c还原NFCs化合物的机制包括以下的步骤（图27-5-7）：第一步，MSH的化合物163部分（非肌醇部分）首先结合于Rv2466c；第二步，化合物163的巯基与Rv2466c还原态的C_{19}-SH进行巯基交换，形成新的二硫键化合物（Rv2466c-S_{19}-SM），并释放两个氢原子以及产生适当的蛋白活性构象或者松散构象；第三步，蛋白招募化合物128c分子进入活性构象或者通过化合物128c分子诱导其松散构象，经过与

Rv2466c的W21、N51及Y61 3个氨基酸残基的相互作用形成了稳定的三元复合物RvMN，其中化合物128c的硝基与Rv2466c的N51及Y61形成了氢键，而Rv2466c的W21则与香豆素环（A/B环）形成了π-π相互作用；第四步，RvMN的硝基被163与Rv2466c形成二硫键时产生的两个氢原子还原为有荧光的氨基化合物128c-NH₂；第五步，128c-NH₂在失去了与N51A和Y61A的相互作用后，解离于RvMN三元复合物，并被370 nm的激发光激发发出了香豆素的荧光。

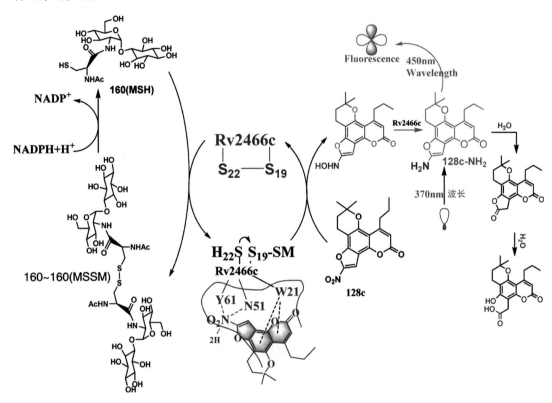

图 27-5-7   Rv2466c 还原 NFC 化合物 128c 的机制

四、作为新型的荧光诊断试剂，125可用于药敏试验诊断TB[59]

考虑到临床用药治疗后，有可能残余的药物也会产生荧光，研究者们也对临床一线用药、以及正在进行临床试验研究并含硝基的药物候选物做了进一步的对比实验（图27-5-8）。这些含硝基的化合物包括PA-824、甲硝唑、BTZ-04329以及IMMLG-6944（图27-5-8A），它们均没有在Rv2466c或者BCG存在的条件下产生荧光现象。与期望的一样，没有硝基的临床一线药物，包括利福平（rifampicin）、异烟肼（isoniazid）和吡嗪酰胺（pyrazinamide）也均未显示出作用前后的明显荧光变化（图27-5-8B、图27-5-8C）。当然，对金黄色葡萄球菌、革兰氏阴性菌，如铜绿假单胞菌和大肠埃希菌等，在测试的浓度下化合物125也未显示出明显的荧光变化（图27-5-8D）。

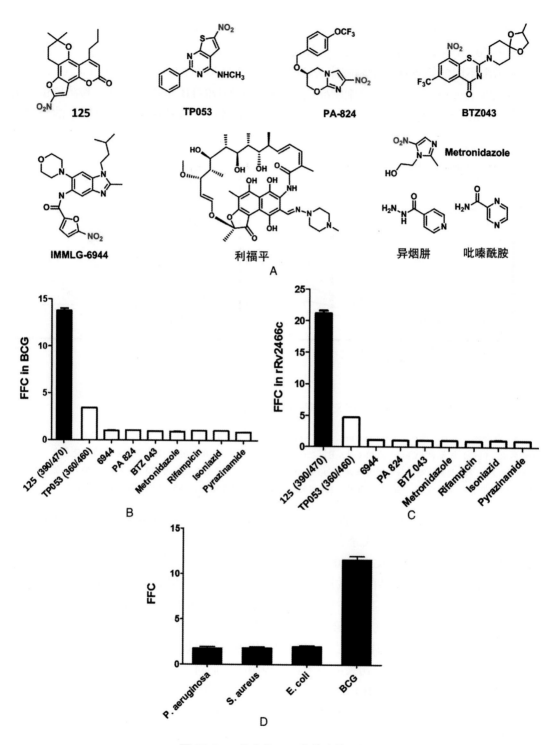

图 27-5-8　化合物 125 的荧光特异性

为了进一步确认化合物125对菌的检测阈值，研究者使用更为准确的菌落形成单位（colony-forming unit，CFU）实验来计量菌数，研究了BCG菌数量变化导致荧光强度变化的相关性。如图27-5-9A显示，模式菌BCG具有很好的菌量与荧光强度变化的相关性，但有趣的是临床分离株，包括2株药物敏感株（drug-sensitive strains）、3株多药耐药株（MDR-TB strains）以及3株全药耐药株（XDR-TB strains）（图27-5-9B），却对化合物125显示出不同的敏感性。检测临床分离株Mtb的敏感度在1.5×10^4个细胞/mL（17252，a XDR-TB strain）~ 1.2×10^6个细胞/mL（15042，a MDR-TB strain）之间，检测阈值定为1.559（荧光前后变化的倍数）。这一结果鼓励研究者进一步开展了临床痰样本的药敏实验研究。

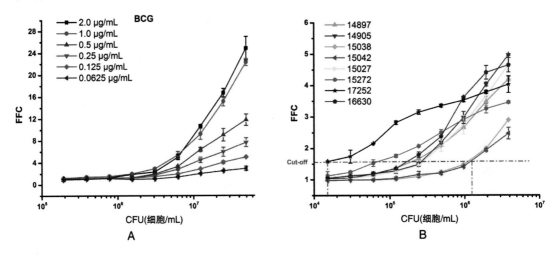

图 27-5-9　化合物 125 对模式菌 BCG 及临床菌分离株的荧光变化相关性

A：化合物在不同浓度下（0.0625 μg/mL、0.125 μg/mL、0.25 μg/mL、0.5 μg/mL、1.0 μg/mL、2.0 μg/mL）荧光变化的倍数（FFC）与菌量（CFU）的相关性；B：在化合物125的浓度为1.0 μg/mL，8株临床分离株的荧光变化倍数与菌量的相关性。该荧光检测方法的激发光波长为390 nm（Ex=390），发射光波长为470 nm（Em=470）。临床分离株14897及14905为药物敏感株；15027、15038、15042为多药耐药株；15272、16630、17252为全药耐药株

体外抗菌药物敏感性试验简称药敏试验（antimicrobial susceptibility testing，AST），是指在体外测定药物抑菌或杀菌能力的试验。结核病临床痰样本培养检测技术BD BACTEC MGIT 960法（MGIT 960）是一种自动化的Mtb液体快速培养及敏感性实验的全自动、无辐射以及无侵害性的测试技术。该技术采用氧气敏感器来检测细菌培养管中的残余氧含量实现报阳结果。换言之，该敏感器对氧气敏感，可被氧气淬灭，当细菌培养到一定数量并将培养管内的氧气消耗到敏感器的检测阈值时，系统会自动报出阳性结果，报阳时培养管内菌的浓度约为10^6/mL。MGIT 960代表设备可以同时跟踪监测960个培养管。研究者对MGIT 960系统培养出来的细菌直接检测了它们对一线药物利福平（RIF）、异烟肼（INH）和乙胺丁醇（EMB）的耐药情况。每个组选取22个样本，其中利福平组的MIC在0.125~2.0 μg/mL，鉴定出6个利福平耐药患者（MIC≥4 μg/mL），耐药率为27.3%，与以往3年（2014—2016年）首都医科大学胸科医院临床测试统计的耐药率（28.11%，$n = 6724$）基本一致；对于异烟肼组，测得22个样本的MIC范围在0.8 ~ >6.4 μg/mL；乙胺丁醇10 ~ >320 mg/mL，测得的耐药比例均为22.7%，既往3年医院临床测试统计的异烟肼耐药率为35.5%（$n = 6724$）、乙胺丁醇的耐药率为16.8%（$n = 6724$），有一定的差异，被认为是新型荧光法更为灵敏和准确所致。

由于该荧光法具有更加快速的特点，配合MGIT 960快速培养技术，可以在1周内测得新诊断患者的耐药种类及耐药值，因此，可以方便地转移到结核病临床诊断的药敏实验中。

五、实现NFC化合物单细胞诊断技术

前文提到，研发人员再一次注意到，采用ELISA技术检测Mtb菌培养液的荧光时，在菌体外（指培养液中）可被检测到荧光变化的分子仅有化合物125和化合物158。分析认为，只有这两个化合物的还原产物可以被排出菌体外，其他分子的对应还原-NH$_2$产物则可能被"锚定"在了菌内，无法测得培养液中的荧光，如果直接观察细菌则应该会看到菌内的荧光。随后，研究者利用可溶性的化合物128c验证这一推测。令人兴奋的是，在宽场荧光显微镜下可以清晰地观察到单荧光菌（图27-5-10）。而新产生的问题则是这个分子对其他种属菌的荧光选择性较差。研究人员继续利用放线菌细胞壁的特殊组成成份海藻糖为导向分子，将化合物128c以各种方式连接到海藻糖上（化合物169～化合物173，图27-5-11），最终发现化合物173能够特异性地给出Mtb的单细胞荧光（图27-5-12）。更令人兴奋的是，将细菌感染宿主巨噬细胞后，化合物仍能够将宿主细胞内的菌特异性地染上荧光，为研究宿主细胞与Mtb的相互作用提供了工具分子。

进一步对BCG感染动物的肺积液以及临床患者的痰样本进行研究，该化合物也可以很好地使各种临床分离菌产生单细胞荧光（图27-5-13），天然四环双吡喃香豆素（+）-calanolide A终于找到了属于它的临床巨大的潜在应用价值[63]，原因是，理论上该法可以检测到每个临床样本中的甚至一个活菌，将有可能大大提高检测的灵敏度及诊断效率。

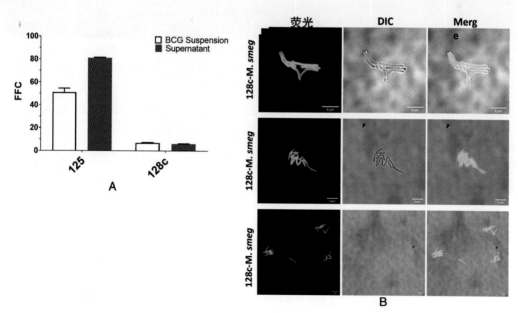

图 27-5-10 ELISA 检测和化合物 128c 对 *M. smeg* 标记后单细胞成像

A：ELISA 检测化合物与BCG孵育后的上清液和混悬液荧光；B：化合物128c对*M. smeg*标记后单细胞成像

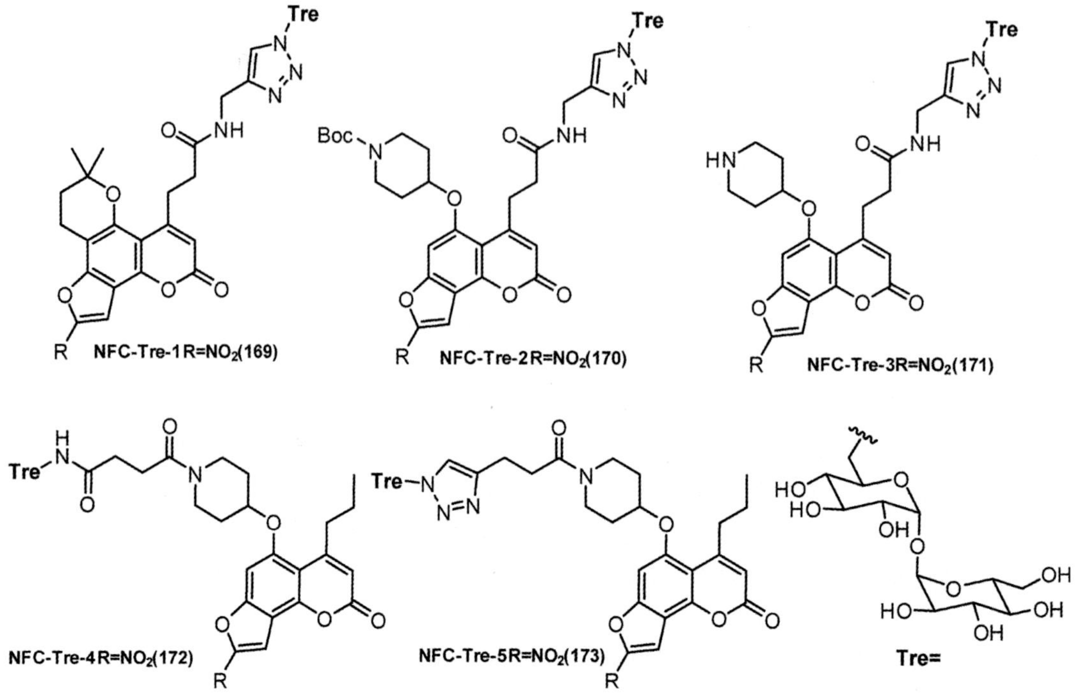

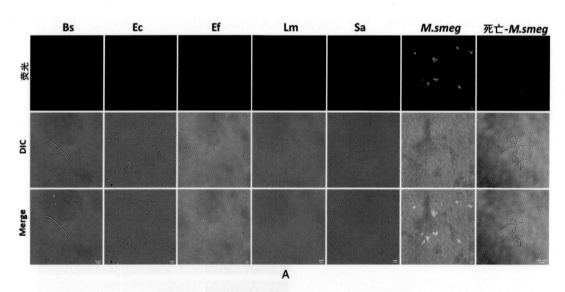

图 27-5-11　新型结核荧光探针分子 133c 与海藻糖（Tre）的共缀物 [63]

图 27-5-12　化合物 173 荧光特异性标记分枝杆菌

A：化合物173与菌孵育后荧光成像枯草杆菌（*Bacillus subtilis*，Bs）、大肠埃希菌（*Escherichia coli*，Ec）、粪肠球菌（*Enterococcus faecalis*，Ff）、李斯特菌（*Listeria monocytogenes*，Lm）、葡萄球菌（*Staphylococcus aureus*，Sa）、耻垢分枝杆菌（*Mycobacterium smegmatis*，M. smeg）；以及热杀死的耻垢分枝杆菌（killed-*M. smeg*）；青色为化合物173标记的菌，DIC为微分干涉相差显微镜拍摄的明场图像，Merge为荧光和DIC重叠图；B：流式分析*M.smeg*及死亡-*M.smeg*平均荧光强度；C：化合物173标记前后荧光强度值的比值变化

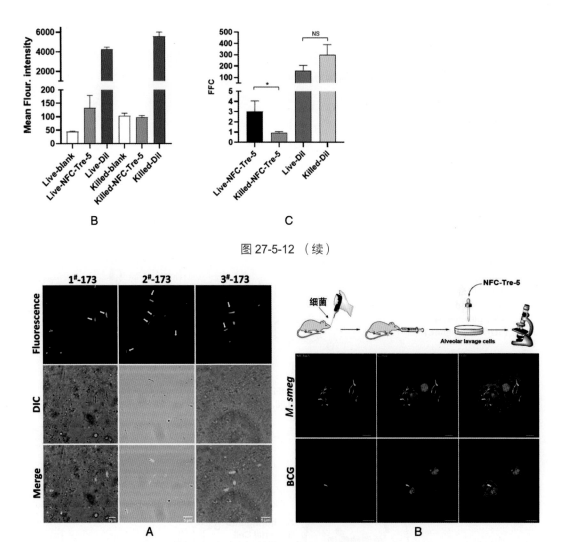

图 27-5-12 （续）

图 27-5-13　化合物 173 荧光成像检验 Mtb 和小鼠肺泡细胞成像

　　A：采用化合物173荧光成像检验结核病患者痰样本里的结核分枝杆菌Mtb。黄色箭头指向的青色为化合物173标记的Mtb。其中1#、2#及3#代表TB患者编号；B：用化合物173对感染了分枝杆菌的小鼠的肺泡细胞进行成像。通过鼻滴$1×10^6$ CFU分枝杆菌感染小鼠，并在24 h后处死小鼠并收集肺泡灌洗液，后加入化合物173孵育15 min，固定后加入巨噬细胞的特异性抗体标记物F4/80（图B中红色荧光）。比例尺10 μm[63]

第六节　总结与展望

　　本章介绍了天然产物分子（+)-calanolide A（1）及其艰难而又华丽的变身经历（图27-6-1），研究者的不懈努力以及善于发现新问题的好奇心是该天然分子转换经历最重要的因素。（+)-Calanolide A于1992年首次被发现为HIV-1的NNRTIs，并具有独特的生物学及药学的分子特征，也是目前唯一一个经过临床试验研究的天然抗艾滋病药物候选药物。然而，作为抗艾滋病药物的候选物，无论是天然化合物（+）-calanolide A本身，还是经过优化得到的更具成药性的分子（化合物F18），终因合成工艺制备问题，抑或是同类分子的竞争问题而止步于进一步的临床试验研究及开发。

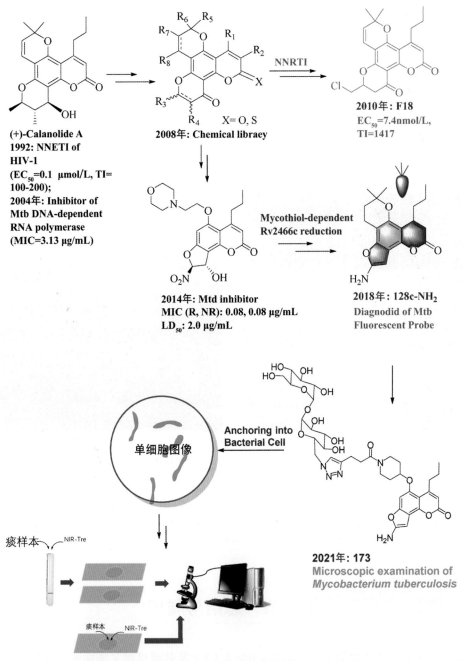

图 27-6-1　（+）-Calanolide A 分子功能变身的关键事件

研究该类分子的第二次转折发生于2004年，（+）-calanolide A再被发现具有抗Mtb的活性，且作用机制不同于各类临床在用的药物，启发研究者探索研发一种对HIV-1及Mtb具有双重抑制活性分子的可能性。此时已经发现，大约有50%的艾滋病患者死于TB的复发

（潜伏性的Mtb易在免疫缺陷的人群中，如艾滋病患者中复发）。但经过仔细的评估后认为，开发这种双重活性抑制剂的风险非常大，原因是病毒和细菌对药物的敏感性往往差异很大，容易在人体内诱发新的耐药。尤其是野生型Mtb具有特殊的脂溶性细胞壁、对酸碱均不敏感、以及易在宿主细胞内潜伏的特点，使其更容易产生耐药。因此，本章作者及合作伙伴最终还是决定朝向单一开发抗Mtb分子的方向努力。

　　直至目前，临床治疗TB仍以化学药物治疗为主，但周期长、耐药快。原因之一是受到宿主细胞的压力，Mtb易转变成为一种代谢非常缓慢（或称非复制）的状态，当药物治疗不彻底或者不够及时时就会再次复制。例如，①由于患者个体差异而导致的药物药代动力学性质因个体差异而异，致使有效药物分布到患者病灶部位的个体差异明显，易使部分患者产生耐药；②尚没有可行的技术可以直接检测患者体内在治疗后Mtb是否处于复制状态或者无症状时的潜伏状态；③潜伏状态的Mtb是否会、或者什么时候会发展成为复制状态等关键问题，均无法保证实施临床上的精准治疗，因此，不得不延长治疗周期。国际重要公益基金组织往往会关注和支持最重要的全球医疗与健康问题，如比尔·盖茨基金就对本项目的研究起到了至关重要的作用。本章作者的研究团队及其合作者（美国康奈尔大学医学院Carl F. Nathan教授）瞄准了同时抗R-Mtb及NR-Mtb的艰难药物发现方向和目标。然而，基于（+)-calanolide A分子抗结核药物的研发再一次失败于分子的成药性，即NFCs分子具有基因毒性。但研究者仍对该类分子不同于其他抗结核药物的高活性及抑菌选择性的作用机制产生了浓厚的兴趣，经过长达约7年的研究，最终发现此类分子可在放线菌分泌的低分子量硫醇化合物mycothiol（MSH）的辅助下，被新型硝基还原酶Rv2466c还原，释放的活性氧产生了杀菌作用，并随后基本证明了三元复合分子RvMN（NFC-Rv2466c-MSH）间的相互作用方式。研究者此时意识到，NFC类分子具有荧光探针香豆素的基本分子骨架特征，具有荧光被细菌"关–开"的可能性，并开发出了可用于结核病药敏试验的新型荧光诊断试剂。

　　此时，研究者继续对观察到的新现象进行了思考，为什么有些能够在体外被Rv2466c还原的NFC抑菌分子，却没有在细菌外的培养液中观测到荧光变化，而有些分子却可以测得到荧光变化？他们继而推测还原的荧光分子可能被"锚定"滞留在菌内，并激发研究者去尝试看看细菌本身是否能够呈现出荧光。清华大学具备各种完善的技术平台，为验证这一猜测提供了优良的实验条件。正是这一次尝试，研究者发现了单细胞的荧光菌，并发展了Mtb单细胞诊断方法。值得强调的是，单细胞诊断技术具有很广泛的潜在应用前景，不仅可以大大提高临床细菌学镜检技术的灵敏性，简化临床细菌学镜检诊断的操作步骤，也会减少检验员的暴露机会；也有可能为研究宿主细胞与Mtb的相互作用、建立新的基于宿主细胞的诊断技术、发现新的药物靶标、开发新的抗结核药物奠定基础。目前，基于硝基还原酶的单细胞菌的荧光技术仍在发展中。

　　最后，本章展示了以天然先导化合物为起点的药物化学研发案例。研究始于了解减少天然产物分子中手性中心对活性的影响，并构建了多样性化学库、建立了基于细胞新功能的高通量活性筛选模型、进行了细致的构–效关系和分子的作用机制等研究，以及基于新机制推动的应用研究等。从药物化学的角度来讲，建立化合物多样性，包括分子骨架多样性、分子的取代基多样性以及立体构型多样性等内容至关重要。本案例也涉及在先导化合物优化阶段注重成药性的构–代关系及构–毒关系的评价，及工艺优化等内容。本章也向读者展示了药物化学最关键的因素，即兴趣驱使、应用导向、长期坚持的意义。通过一代又一代研究者的不懈努力，赋予了天然产物（+)-calanolide A最佳的应用前景，实实在在地践行了一个天然分子经过药物化学研究后的华丽变身过程。

数字资源

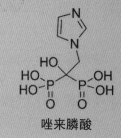
唑来膦酸

第二十八章

骨骼系统特异性靶向药物双膦酸

韩 帅 张永辉

第一节 发现双膦酸的故事

一、焦磷酸和低磷酸酯酶症

唑来膦酸（zoledronate）是一种临床上常用的抗骨质疏松药物（图28-1-1），也是双膦酸药物中的典型代表，该类药物最显著的特点之一便是能特异性靶向骨骼系统。回溯其研发起点，可以了解到，唑来膦酸的发现并不是直接源于对骨质疏松疾病的药物研究，而是源于钙化机制的生物学研究，也可以说是起源于科学研究的一个意外发现。

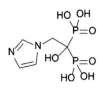
唑来膦酸

化学式	$C_5H_{10}N_2O_7P_2$
分子量	272.1
商品名	择泰、密固达、艾朗
功能主治	骨质疏松、恶性肿瘤诱导的高血钙症及骨质溶解、佩吉特骨病

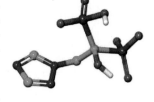
唑来膦酸的三维球棍模型

图 28-1-1 唑来膦酸的结构式及三维球棍模型

钙化（calcification）是各种钙盐在人体组织中累积的一种过程。在正常骨骼形成的生理过程中会发生钙化现象，但一些软组织，如动脉、心脏瓣膜、肺部和软骨等的钙化就会导致各类疾病[1,2]。羟基磷灰石（hydroxyapatite）是人体骨骼的主要无机成分，其沉积是一种常见的钙化形式。当羟基磷灰石异常沉积于关节周围软组织时（如肌腱）就会导致钙化性肌腱炎（又称羟磷灰石沉着病）[3]。因此，研究及了解钙化机制将有利于治疗及预防此类疾病。1962年，在一项体外实验中，Herbert Fleisch等发现尿液中含有的无机焦磷酸（inorganic pyrophosphate，PPi）是一种钙化抑制剂（图28-1-2A），即焦磷酸能抑制羟基磷灰石的沉积[4]。此时，人们也发现了一种罕见的遗传性骨病：低磷酸酯酶症（hypophosphatasia）。这种遗传性骨病是由于体内缺乏碱性磷酸酶（alkaline phosphatase），从而引起骨骼和牙齿等钙化不全所致[6]。Russell[5]的研究发现，在患低磷酸酯酶症的儿童体内，血浆和尿液中的焦磷酸含量均异常升高。结合刚刚发现的焦磷酸可抑制钙化作用的现象，Russell及其合作者推测，患者体内的碱性磷酸酶是一种天然的焦磷酸调控酶，可以促进焦磷酸的代谢分解，进而调控其含量，并间接影响了钙化过程。随后采用体外酶学实验也进一步证实了这一推测。例如，在体外生理条件下（pH=7.4），碱性磷酸酶对焦磷酸有较高的亲和力，并能催化其分解。显然，此罕见病低磷酸酯酶症的临床表现以及结合体内体外的各种实验结果均指向了一个结论：焦磷酸在人体内充当了钙化作用的天然抑制剂，换言之，人体内具有适当水平的焦磷酸可防止软组织的钙化，但过高的焦磷酸水平反而会导致低磷酸酯酶症类似的骨骼相关系统钙化不全情况的出现。整个生理过程的机制如图28-1-2A所示。

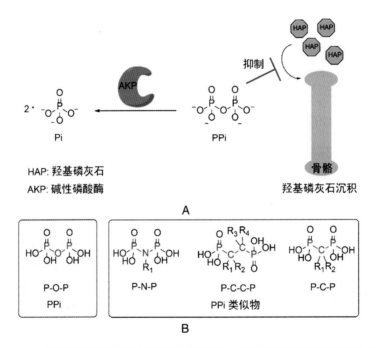

图 28-1-2　焦磷酸抑制羟基磷灰石沉积和焦磷酸（不同骨架焦磷酸类似物）结构

A：焦磷酸抑制羟基磷灰石沉积；B：焦磷酸结构及不同骨架焦磷酸类似物结构示意图

　　焦磷酸在体内调控钙化机制的发现，引发科学家们尝试采用焦磷酸作为工具分子研究其作为非正常钙化抑制剂的可能性。然而实验结果显示，只有被直接通过静脉注射进入体内时，焦磷酸才能在动物的血管、皮肤和肾脏异位钙化的模型中显示一定的疗效[7]；其他无论是使用焦磷酸还是多磷酸盐，动物口服给药时，它们均会在动物的胃肠道内产生分解，进而失去了人们期待的治疗效果。因此，开发一种能够同时具有钙化抑制活性（防止钙盐沉积），又不易被口服分解的焦磷酸类似物则成为后续研究的重要目标。

　　根据焦磷酸结构中磷元素和氧元素的连接特点（图28-1-2B），研究者们最先将其结构连接类型归纳为P-O-P类型，此后更有P-N-P、P-C-C-P和P-C-P等骨架类型的类似物被开发出来。但后来的动物体内外实验研究证明，只有P-C-P类型的化合物可同时显示出人们期望的钙化抑制活性及较好的口服稳定性的双重特征[8,9]。这类新型P-C-P骨架化合物就是本章介绍的主角——双膦酸（bisphosphonates）类化合物，其结构特点是含有两个酸性的磷酸"头部"，两个磷酸基团之间由一个碳原子连接，剩余两个价键连接其他各种取代基团组成"尾部"，形成结构各异的双膦酸类化合物。

二、双膦酸类化合物及其生物学功能的发现

双膦酸系列化合物优异的钙化抑制活性及其口服稳定性的发现，促进了后续更多关于其生物学功能的研究。此时，已经发现焦磷酸具有抑制羟基磷灰石结晶溶解的能力[10]，作为其类似物，在随后的研究中发现双膦酸也显示出相同的生物学功能[11]。当时科学界流行的观点认为，骨骼矿物质的溶解特性可能会影响其清除的速率（即骨吸收的速率），羟基磷灰石作为骨骼的主要无机成分，其溶解性能被双膦酸调控，因此关于双膦酸对骨吸收（bone resorption）的影响自然也受到了研究人员的高度关注。1969年，Fleisch H等在同一期Science杂志上发表了两篇"背靠背"的研究论文，同时阐明了双膦酸化合物在体外抑制磷酸钙晶体的形成和在体内抑制病理性钙化的生物功能[12]，以及在体外抑制羟基磷灰石溶解和体内抑制骨吸收的生物功能。骨吸收异常活跃与骨质疏松疾病有着莫大的联系（下一节会有详细论述），这些基础的科学发现也就逐渐转化成了临床上的一些研究和应用[13]。同年，第一个用于骨化性肌炎患者治疗的双膦酸类化合物的人体实验数据也发表在Lancet上[14]，即后来1977年上市的第一代双膦酸类药物——依替膦酸（etidronate，图28-2-2）。

自1969年开始，双膦酸逐渐进入医药界的视野后，关于其临床应用研究、药理学机制研究和新的应用领域研究得到了持续开展并延续至今，已经在医药界活跃了半个世纪。总的来说，各种实验体系（体外骨器官培养实验、正常动物体内骨吸收过程实验，以及实验条件诱导的骨吸收过程等[6]）都验证了双膦酸抑制破骨细胞介导的骨吸收过程。骨化三醇、维生素D和类维生素A都可以诱导骨吸收，进而导致骨骼中的钙转移进入血液组织中，提高血钙浓度[15]，其中维生素A诱导的高钙血症大鼠模型就是一种高效的筛选骨吸收抑制剂的体系，伊班膦酸（ibandronate，化合物11）就是由此法筛选得到的化合物；唑来膦酸（zoledronate）是由骨化三醇诱导的高血钙大鼠模型筛选而来，继而进入临床试验研究直至上市。在许多骨质疏松的动物模型中，双膦酸也都显示出了预防骨质破坏的良好效果。

随着对双膦酸药物研究的深入，近年来研究人员发现，双膦酸不仅能作为传统的抗骨质疏松药物，还具有抗癌的潜力，如唑来膦酸在多发性骨髓瘤和乳腺癌中均显示出较好的抗癌效果或临床协同治疗效果[16,17]；在KRAS突变的小鼠肺腺癌模型中，联用亲脂性双膦酸和雷帕霉素还可以产生强效的协同抗癌作用[18]；此外，亲脂性双膦酸还可以作为强效的疫苗佐剂（vaccine adjuvant），增强机体对疫苗的免疫应答[19]。关于这一部分的详细内容将在本章第四节中进行阐述。

三、双膦酸相关药物的研发历程

双膦酸类药物的研发最早可追溯到1966年，但直到1969年科学家们在Science发表了

此类化合物生物学功能的研究论文后，双膦酸才真正走进了医药研发科学家的视野，同年即启动了第一个双膦酸类药物依替膦酸的临床试验研究，并于1977年获得美国FDA批准上市，用于治疗症状性佩吉特骨病。依替膦酸属于第一代双膦酸药物，也为后续成功开发更佳的第二、第三代双膦酸药物奠定了基础。1987年，帕米膦酸（pamidronate）在美国FDA获得批准上市，用于预防骨流失和骨质疏松。20世纪90年代末，利塞膦酸（risedronate）在美国FDA获批用于治疗骨质疏松和佩吉特骨病，而唑来膦酸作为目前世界卫生组织基本药物清单中的一员，则于2000年代初被FDA批准用于治疗骨质疏松、癌症导致的骨破坏和高钙血症以及佩吉特骨病。相比于第一代双膦酸药物，第二、三代双膦酸药物除了结构上的差异性，它们的生物活性也提高了10~100倍。各种双膦酸药物的临床试验研究的过程累计起来已经持续了30~40年，在漫长的探索过程中，双膦酸药物最终的临床应用适应证也被确定下来，即主要用于治疗骨质疏松、佩吉特骨病和癌症相关的高血钙症及骨质溶解相关疾病等。图28-1-3展示了双膦酸类药物的主要研发历史及其重要节点。

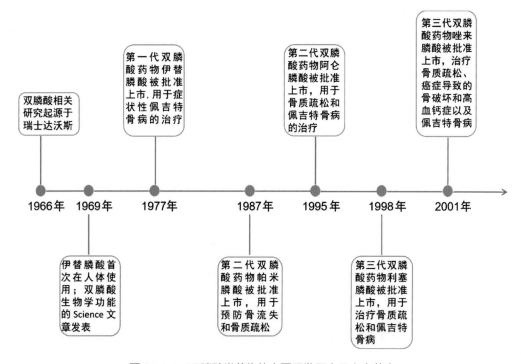

图 28-1-3　双膦酸类药物的主要研发历史及上市节点

第二节　双膦酸药理学作用机制的发现

一、骨质疏松和双膦酸

人体骨骼系统中存在着骨吸收和骨形成（bone formation）的平衡过程。前者将骨组织分解，释放矿物质进入血液，破骨细胞是参与该过程的主要细胞类型；后者则是前者的逆过程，通过成骨细胞生成骨组织所必需的骨材料。当骨骼转换出现不平衡，即骨吸收超过了骨形成时，如破骨细胞活性增强，就会产生骨质疏松疾病[27]。几乎所有类型的双膦酸化合物都有一个重要的药物分布特性：相比于其他组织，双膦酸类化合物对骨骼组织具有极高的亲和力，其特异性靶向骨骼系统的能力来源于双膦酸基团对羟基磷灰石的高亲和力，因此进入体内后大部分双膦酸都富集于骨骼组织中，其他未结合于骨骼上的双膦酸则会迅速通过肾脏器官排泄[28,29]。正是由于双膦酸这种独特的体内分布特性，使这类药物与破骨细胞有着充分的接触。研究发现，双膦酸药物虽然本身分子极性大（存在两个带负电的磷酸基团），不易穿透细胞膜，但却能被破骨细胞内吞[30]。将放射性同位素氚标记的阿仑膦酸注射进新生大鼠体内后，大部分药物都吸附于破骨细胞表面[29]。在兔破骨细胞实验中，荧光素标记的阿仑膦酸类似物能被其快速内吞到细胞内囊泡中[30]。

双膦酸药物进入破骨细胞后，能以多种形式影响破骨细胞介导的骨吸收过程：包括破骨细胞招募、分化和再吸收，同时还会诱导其凋亡，并对破骨细胞的细胞骨架产生破坏作用[6,31-37]。双膦酸独特的破骨细胞选择性以及对骨吸收过程的强效抑制作用，使其具有良好的骨质疏松疾病治疗效果。后续在分子水平上对其作用机制的研究发现，含氮类双膦酸对骨吸收过程的强效抑制作用来源于其对蛋白靶标法尼基焦磷酸合酶（farnesyl pyrophosphate synthase，FPPS）的显著抑制作用。法尼基焦磷酸合酶是一种位于类异戊二烯生物合成通路中的关键代谢酶，控制着人体内很多重要代谢产物，如胆固醇和法尼基焦磷酸的合成。

二、类异戊二烯生物合成通路及法尼基焦磷酸合酶

萜类化合物（或者类异戊二烯类化合物）是自然界中占比最大的（约60%）天然产物[20]。类异戊二烯的生物合成通路是负责合成这类天然产物的主要途径，不仅广泛存在于动植物以及真菌等真核生物中，也存在于很多真细菌、古生菌等原核生物中。广义的类异戊二烯生物合成通路包括上游的甲羟戊酸通路（mevalonate pathway，MVA）或非甲羟戊酸通路（2-C-methyl-D-erythritol 4-phosphate pathway，MEP）和下游的萜类生物合成通路[21,22]。萜类化合物在生物体内发挥着重要的生物学功能，如叶绿素的侧链类胡萝卜素是植物的光合作用色素；脱落酸和赤霉素是植物激素；甾醇在真核生物和真细菌中是细胞膜的重要组成部分；醌类化合物则在细胞中是电子传递链的重要成分；作为翻译后修饰的一大类型，蛋白的异戊烯化则在蛋白质的亚细胞定位和调控方面发挥着重要的作用[21,22]。如图28-2-1所示，萜类结构的生物合成均起源于两个各含5个碳原子的前体分子：异戊烯焦磷酸（isopentenyl pyrophosphate，IPP）和二甲丙烯焦磷酸（dimethylallyl pyrophosphate，DMAPP）。根据物种的不同，这两种五碳前体可由上游的MVA途径（多存在于高等真核生物和古生菌中）或者MEP途径（多存在于真细菌，植物和顶复门原虫中）合成[22]。随后在各种不同合酶的催化下，基于DMAPP和IPP这两个五碳前体，可以合成不同碳链长度的焦磷酸衍生物，如十碳产物牻牛儿基焦磷酸（geranyl pyrophosphate，GPP）、十五碳产物法尼基焦磷酸（farnesyl pyrophosphate，FPP）和二十碳产物牻牛儿基牻牛儿基焦磷酸（geranylgeranyl pyrophosphate，GGPP），这些焦磷酸衍生物能够被进一步转化成其他的下游产物，如胆固醇、泛醌和多萜醇等[22]。

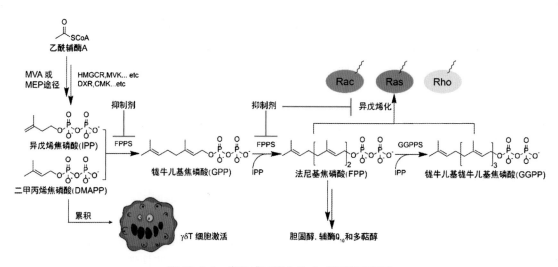

图 28-2-1   类异戊二烯生物合成通路示意图

FPPS：法尼基焦磷酸合酶

如图28-2-1所示，FPPS作为该通路的关键酶，首先催化DMAPP和IPP缩合，释放一分子的焦磷酸（PPi）后形成十碳产物GPP，之后继续催化IPP和GPP反应，生成十五碳产物FPP[22]。继续以IPP为合成砌块，合成二十碳产物GGPP则需要牦牛儿基焦磷酸合酶（geranylgeranyl pyrophosphate synthase，GGPPS）的催化[22]。在该过程中生成的FPP和GGPP一方面可以作为小G蛋白，如Rac、Ras及Rho的翻译后修饰底物，帮助其正确地膜定位，进而发挥相应的信号转导功能[22, 23]；另一方面，FPP经过下游的其他19种合酶的催化，如角鲨烯合酶（squalene synthase，SQS）、角鲨烯环氧合酶（squalene epoxidase，SQE）和羊毛甾醇去甲基化酶（lanosterol demethylase）等，最终可形成人体内重要的功能物质胆固醇[22]。此外，还可以通过其他酶的催化最终形成泛醌、多萜醇和血红素A等重要代谢产物[22,24]。值得一提的是，五碳前体IPP还可以通过结合嗜乳脂蛋白3A1（butyrophilin subfamily 3 member A1，BTN3A1）受体进而激活Vγ9Vδ2 T细胞[22,25,26]。

正是由于FPPS在蛋白质翻译后修饰方面的重要作用，含氮双膦酸，如阿仑膦酸、利塞膦酸和唑来膦酸作为其特异性抑制剂往往能影响多种小G蛋白，如Rap、Rac、Rho、Rab和Cdc42的后续正确定位，进而导致细胞骨架的破坏、细胞内组分的运输改变以及破骨细胞整合素介导的信号转导受损[38-40]。含氮双膦酸对骨骼组织中破骨细胞的特异性亲和力[29]、破骨细胞对其选择性的内吞作用和其强效靶向FPPS的能力，最终导致该类药物对骨质疏松疾病呈现出良好的临床治疗效果。近年来，进一步的研究发现，FPPS在MVA途径里的中心作用使其成为免疫治疗和抗肿瘤方面的潜在新型靶标，关于这方面的内容将在后续第四节进一步阐述。

三、双膦酸药物作用于破骨细胞的分子机制

关于双膦酸类药物的作用模式，目前发现主要有两种不同的分子机制。按照这两种分子机制及药物分子结构的不同，可以把双膦酸再分为两种主要的类型，即不含氮双膦酸和含氮双膦酸（图28-2-2）。按照上市发展的历程，第一代双膦酸均是不含氮双膦酸，第

二、三代双膦酸则都是含氮双膦酸，这两种双膦酸的分子作用机制完全不同。

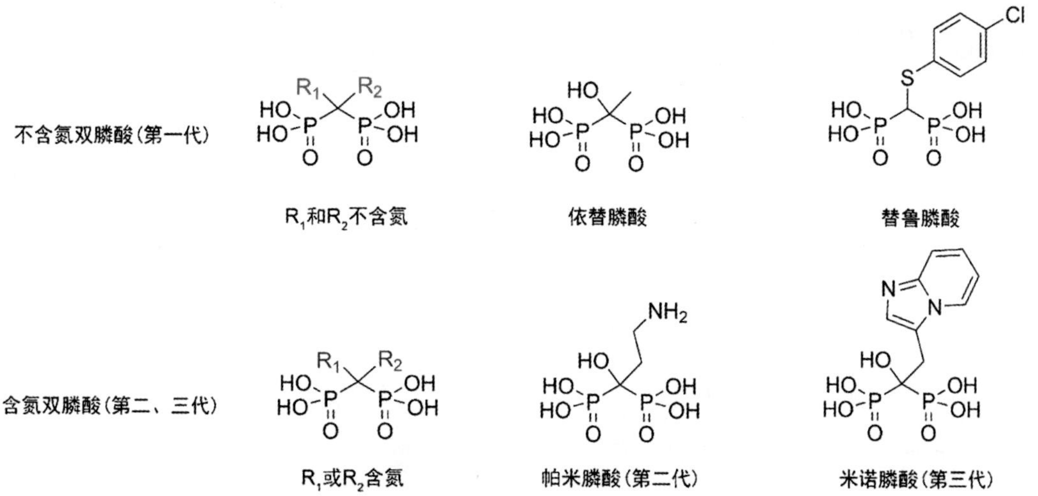

图 28-2-2 两种类型的双膦酸结构通式和代表性分子结构

第一代不含氮双膦酸，如氯膦酸、依替膦酸和替鲁膦酸，主要是模拟焦磷酸的作用来扰乱破骨细胞的正常功能，最终导致其凋亡。在真核生物蛋白翻译过程中，需要转运RNA（tRNA）的参与，不同的tRNA会携带相应的氨基酸，参与到蛋白翻译的延伸过程中，最终形成成千上万的蛋白序列。将氨基酸"装载"到其对应的tRNA上，需要两步高度特异性的生化反应：一是氨基酸的活化，即氨基酸与ATP反应，生成活性的氨基酸-AMP中间体，释放一分子的无机焦磷酸PPi，以便后续的装载步骤；二是氨基酸的装载，即氨基酸-AMP中间体与相应的tRNA反应，生成对应的氨酰基tRNA[41]。整个过程都在Ⅱ类氨酰基tRNA合成酶的催化下完成，其中第一步是可逆的反应，在Ⅱ类氨酰基tRNA合成酶的催化下，焦磷酸与氨基酸-AMP中间体反应形成氨基酸，释放ATP分子。而第一代不含氮双膦酸，由于与焦磷酸结构相似，且大部分分子具有较小的侧链R取代基，因此能模拟焦磷酸与酶活性位点的结合，生成一类无法水解的ATP类似物AppCp（图28-2-3），这类核苷酸对于细胞是毒性产物，干扰多种正常代谢过程，进而诱导靶细胞的凋亡。研究发现，氯膦酸、依替膦酸和替鲁膦酸在细胞内都能被代谢为AppCp类的毒性代谢产物，而其他含氮双膦酸，如阿仑膦酸、伊班膦酸和帕米膦酸则在细胞实验中都无法检测到AppCp类毒性代谢产物的存在[42]。由于双膦酸特异性地在骨骼相关细胞特别是破骨细胞中富集，因此第一代双膦酸的AppCp类毒性代谢产物容易积累到极高的浓度（>1 mmol/L）[43]，并影响多种细胞内代谢过程，如线粒体膜电位破坏以及caspase-3激活，最终导致破骨细胞凋亡[44]。正是由于双膦酸特异性地靶向骨骼，并被破骨细胞特异性地内吞，并最终导致破骨细胞的凋亡，进而实现了治疗骨质疏松的目的。

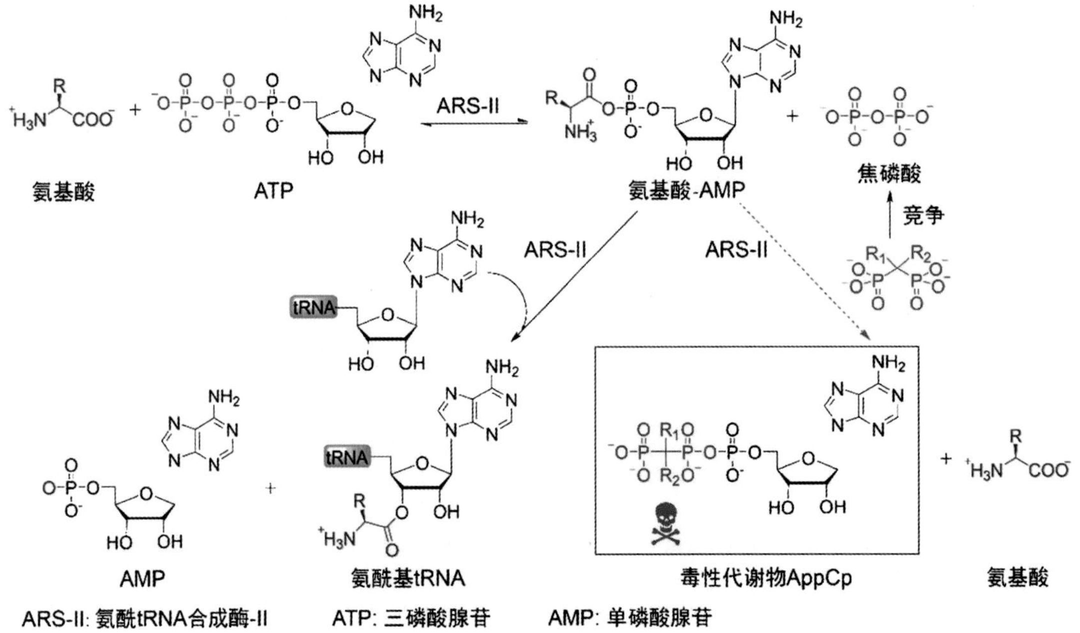
ARS-II
氨基酸
ATP
氨基酸-AMP
焦磷酸
竞争
tRNA
ARS-II
ARS-II
AMP
氨酰基tRNA
毒性代谢物AppCp
氨基酸
ARS-II: 氨酰tRNA合成酶-II
ATP: 三磷酸腺苷
AMP: 单磷酸腺苷

图 28-2-3　第一代不含氮双膦酸产生细胞毒性的分子机制

如前所述，第二、三代等含氮双膦酸则主要通过抑制MVA途径中的FPPS，阻止部分重要小G蛋白的异戊烯化，进而干扰破骨细胞的细胞骨架的形成、细胞内囊泡运输以及整合素介导的信号转导等过程，造成破骨细胞的凋亡。FPPS是一种Mg^{2+}依赖的代谢酶，负责催化DMAPP和IPP以“头对尾”（head-to-tail）的形式缩合生成全反式的类异戊二烯焦磷酸产物GPP和FPP，其催化机制如图28-2-4所示：底物DMAPP在Mg^{2+}作用下脱去焦磷酸基团，形成一个碳正离子过渡态，然后IPP的碳碳双键对其进行亲核进攻，脱去一个氢离子，形成反式的十碳产物GPP；同样的机制下，FPPS可催化另一分子的IPP与GPP缩合，生成对应的十五碳产物FPP[22]。含氮类双膦酸，其碱性的氮原子易于质子化，并模拟这种碳正离子中间态的状态，在酶催化过程中占据DMAPP的中间体位点[45]，进而抑制酶的功能。

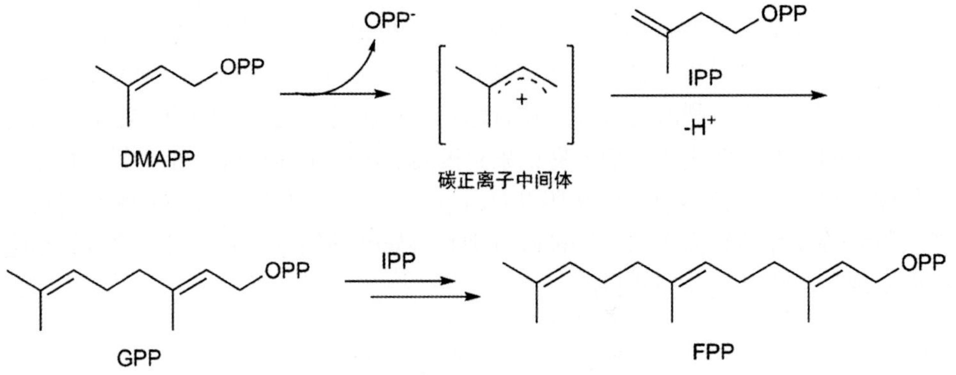
OPP⁻
OPP
OPP
DMAPP
碳正离子中间体
IPP
-H⁺
OPP
IPP
OPP
GPP
FPP

图 28-2-4　FPPS 的催化机制

以米诺膦酸为例，其与FPPS的结合模式图28-2-5所示，双膦酸头部模拟底物DMAPP的焦磷酸部分，与3个Mg^{2+}螯合，形成六配位八面体的螯合模式（为简洁图示，未显示出配位体系中的水分子及未直接与双膦酸相互作用的分子）。此外，还与附近的碱性氨基酸残基Lys257、Arg112和Lys200形成盐桥（离子键）相互作用；其咪唑并吡啶环上的氮原子质子化后与Thr201形成氢键相互作用，这些相互作用最终赋予了米诺膦酸酶学水平上对FPPS的强效抑制作用（$K_i = 3$ nmol/L）。

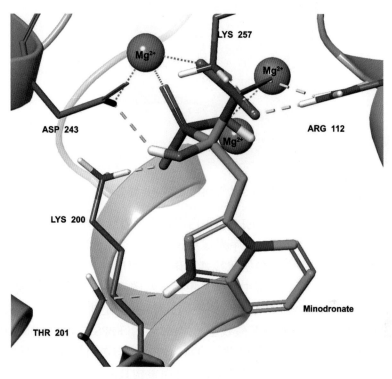

图 28-2-5　米诺膦酸与 FPPS 的结合模式（PDB ID: 3B7L）

第三节　含氮双膦酸的药物化学

一、含氮双膦酸的靶标法尼基焦磷酸合酶（FPPS）

FPPS是一种富含α-螺旋的酶，依赖于Mg^{2+}行使其正常的催化功能。图28-3-1为FPPS的圆柱模型示意图，α-螺旋以圆柱体表示，此蛋白由10个成环区连接11个不同的α-螺旋组成。蓝绿色模型为金黄色葡萄球菌中的FPPS空结构，紫色模型为大肠埃希菌中的FPPS结合底物IPP（黄色CPK模型）和底物类似物硫代DMAPP（蓝色Mg^{2+}球形下方的模型）的复合物晶体结构。两种状态叠合可以发现，FPPS至少存在两种构象，即空蛋白时的开放状态（蓝绿色）以及结合两个底物后的封闭状态（紫色）。与底物结合后α8～α11具有较大的构象变化，整体朝内收拢，将活性反应中心与外界隔绝，保证酶促反应的顺利进行。

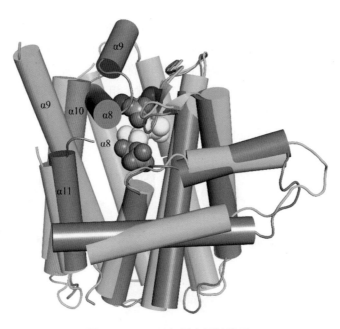

图 28-3-1   FPPS 蛋白圆柱模型

　　跨物种的序列分析发现，不同的FPPS蛋白序列中通常含有两个保守的DDXXD序列，如图28-3-2中红色CPK模型所示。该序列被用于螯合三个Mg^{2+}，图中蓝色球形即为Mg^{2+}的结合位点，Mg^{2+}与周围多个天冬氨酸残基及磷酸基团形成八面体六元配位结构，帮助DMAPP的磷酸基团离去，形成关键中间体二甲丙烯基碳正离子，与另一底物IPP实现"头对尾"的缩合反应。与DMAPP的结合方式不同，IPP并不是通过其焦磷酸头部与Mg^{2+}螯合，而是通过Arg57和Lys60碱性氨基酸残基与蛋白结合。FPPS催化底物DMAPP和IPP缩合反应的具体机制已经被广泛地研究和阐明：DMAPP首先与蛋白结合，诱导FPPS发生构象变化，由原来的开放构象变成部分关闭构象，进而重构其活性中心的形状，IPP结合位点完全形成；然后IPP通过与DMAPP-3Mg^{2+}-FPPS复合物的结合进一步使碳端的四个氨基酸

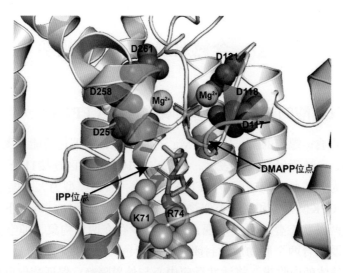

图 28-3-2   FPPS 的晶体结构及底物结合位点（PDB ID: 1ZW5 & 1RQI）

残基（KRRK）由柔性无序状态变成有序状态，进而密封整个反应活性中心，诱导蛋白的构象变化为全封闭构象。在全封闭构象状态下，催化反应才得以进行，并伴随着PPi的释放，FPPS又回复到原来的开放构象，十碳产物GPP易位至DMAPP位点，另一分子的IPP重新装载，实现下一步的催化缩合形成十五碳产物FPP，FPP释放后，FPPS再次回复到开放构象，结合下一个DMAPP分子，开始下一轮的催化循环[22]。

二、含氮双膦酸的构-效关系

如前所述，含氮双膦酸的分子靶标为FPPS，是目前临床上主要应用的双膦酸类型。新一代的亲脂性双膦酸也是基于第二、三代的含氮双膦酸设计优化而来，因此本小节主要聚焦于含氮双膦酸这一类抑制剂的分子设计和优化。

常见的含氮双膦酸药物占据FPPS的DMAPP底物位点，其结合模式基本都类似，本节以唑来膦酸（ZOL）与FPPS的复合物晶体结构2F8C为例，阐述含氮双膦酸与其靶标蛋白FPPS的结合模式，并以此为基础探讨含氮双膦酸的分子设计及优化的原理。如图28-3-3所示，ZOL与3个Mg^{2+}螯合，其双膦酸基团与附近的碱性氨基酸残基Arg112及Lys200形成离子键相互作用（盐桥），还与附近的水分子形成氢键网络（考虑到示意图的简洁性未显示）；此外，唑来膦酸咪唑环上的氮原子易于质子化，能模拟FPPS催化过程中的碳正离子过渡态，其合适的朝向使得ZOL与Lys200及Thr201形成两个氢键，咪唑环本身又与电正性的Lys200形成cation-π相互作用，进一步加强了ZOL的亲和力。从结合模式及其相关衍生物的构-效关系中发现，双膦酸基团及含氮基团的位置和朝向对于其活性有着重要影响，双膦酸基团的改动通常会严重降低其活性，而含氮基团中氮原子的位置改变也会干扰其与Lys200及Thr201形成的氢键网络，进而影响了活性。

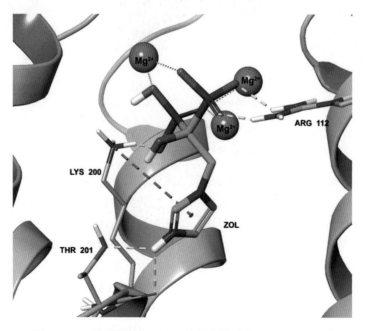

图 28-3-3　唑来膦酸与 FPPS 的结合模式（PDB ID: 2F8C）

含氮双膦酸的结构可以按照图28-3-4所示的通式表示，含有3个主要的子结构：①双膦酸基团。作为主要的功能基团，双膦酸基团能与FPPS的Mg^{2+}形成八面体配位结构，是与靶标FPPS产生亲和力的关键药效团，在保持整个分子的活性以及骨骼组织里的特异性分布上具有不可替代的作用。将双膦酸基团其中的一个磷酸基替换成磺酸基或羧酸基等都会显著下调其FPPS抑制活性；以单磷酸代替双膦酸基团，同样会使其丧失活性。②R_1基团。作为两个磷酸基团中间的连接碳原子上的取代基之一，R_1基团能够影响双膦酸与FPPS的亲和力，同时也能够影响其与骨骼组织的亲和力。相比于R_1为氢，当R_1为羟基时，双膦酸对骨骼的亲和力及抑制FPPS的活性更高。研究发现，羟基的存在还使得双膦酸和FPPS的结合能力增强[46]。③R_2基团。R_2是含有氮原子的取代基，对于保证其高FPPS亲和力也是必不可少的基团。R_2中的氮原子通常具有碱性，因此，生理状态下易于质子化，也是其能模拟FPPS催化反应中间体碳正离子的原因。蛋白-分子复合物的晶体结构研究表明，R_2中的氮原子与FPPS中的Thr201及Lys200的主链羰基形成重要的氢键网络，对维持其高活性起重要作用，如将利塞膦酸的吡啶替换为苯环后，其活性便下降100倍。

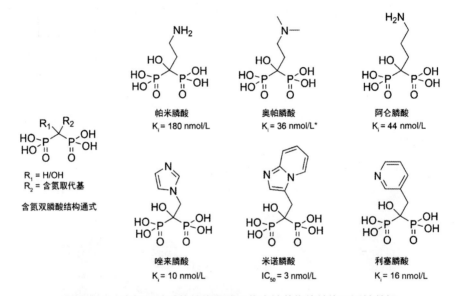

图28-3-4 含氮双膦酸的结构通式及代表性药物的结构和活性数据

*无体外活性数据，由相对于帕米膦酸的体内活性数据估算而来

帕米膦酸、奥帕膦酸和阿仑膦酸都是第二代双膦酸，这类双膦酸化合物大部分都是烷氨基取代产物，相比于第一代不含氮双膦酸，它们的活性均有较大提高。唑来膦酸、米诺膦酸和利塞膦酸则属于第三代双膦酸药物，都有含氮芳杂环取代基，相比于第二代双膦酸药物，它们的体内体外活性均得到显著提高。其中，唑来膦酸是目前为止体内活性（抑制骨吸收）最强的双膦酸药物。已上市的双膦酸药物中，结构中大多是R_1为羟基取代，羟基的存在与其增强骨骼组织特异性分布的能力有关。表28-3-1所示为第二代主要含氮双膦酸药物及其衍生物的构-效关系：第二代双膦酸的优化起点是帕米膦酸（1），基于氮原子对维持第二代双膦酸活性的重要性，后续的优化都集中于寻找至少含有一个氮原子取代基的衍生物。帕米膦酸的亚甲基二磷酸基团与其末端氨基之间的距离为2个碳原子，额外增

表 28-3-1 第二代主要含氮双膦酸药物及其衍生物的构 – 效关系

化合物	R_1	R_2	K_i/IC_{50}^{a}（nmol/L）	ED_{50}^{b}（μg/kg）
1（帕米膦酸）	OH	—CH₂CH₂—NH₂	180	61
2（阿仑膦酸）	OH	—(CH₂)₃—NH₂	44	8
3	OH	—(CH₂)₄—NH₂	194	20
4（奈立膦酸）	OH	—(CH₂)₅—NH₂	416	60
5	OH	—CH₂CH₂—NH—CH₃	–	约 15
6（奥帕膦酸）	OH	—CH₂CH₂—N(CH₃)₂	36c	12
7	H	—CH₂CH₂—N(CH₃)₂	–	100
8	NH₂	—CH₂CH₂—N(CH₃)₂	–	> 200
9	OH	—CH₂CH₂—N(CH₂CH₃)₂	–	3
10	OH	—CH₂CH₂—NH—C(=O)CH₃	–	> 1 000
11（伊班膦酸）	OH	—CH₂CH₂—N(CH₃)(C₅H₁₁)	46	1.1
12	OH	—CH₂CH₂—吡咯烷基	–	10
13	OH	—CH₂CH₂—（3-苯基吡咯烷基）	–	70
14	OH	—CH₂CH₂—哌啶基	–	5.6
15	OH	—CH₂CH₂—（七元氮杂环）	–	25
16	OH	—CH₂CH₂—（八元氮杂环）	–	> 300
17	OH	—（2-哌啶基）	–	50
18	OH	—（3-哌啶基）	–	250
19	OH	—（4-哌啶基）	–	约 2 500

ᵃ此处无特殊注明均为针对FPPS的K_i值；ᵇED₅₀为化合物皮下注射的给药剂量，该剂量可使由1,25-二羟基维生素D₃在TPTX大鼠中诱导的高钙血症缓解50%（血钙浓度降低50%）；ᶜ此处的K_i值由体内ED₅₀相对于帕米膦酸的ED₅₀值预估得到

加一个亚甲基得到阿仑膦酸，其体内外活性分别提高了8、4倍；继续增加链长度至碳原子数为4（化合物3）和5（化合物4，奈立膦酸）则减弱了其体内外活性。末端氨基的烷基化亦能增强其体内外活性，如化合物5和化合物6（奥帕膦酸），体内活性增强了5倍左右；末端氨基二乙基化后，化合物9活性增强约20倍；进一步加长末端烷基的长度至5个碳原子，形成化合物11（伊班膦酸），其活性又进一步提高。保持R_2基团不变，将R_1基团替换为氢原子和氨基，得到的化合物7和化合物8，其体内活性相比于6（奥帕膦酸）明显下降，说明R_1基团为羟基时对活性的贡献最大。将帕米膦酸（化合物1）末端氨基乙酰化掩盖其电荷后，活性则严重下降（化合物10），证明可质子化的氮原子取代基对于保持活性至关重要。进一步以环状烷基取代末端氨基后，设计得到了化合物12～化合物16，从五元环到七元环取代的化合物（化合物12～化合物15），它们的活性都保持在较高的水平，但进一步增加取代基至八元环后，化合物16的活性则显著下降。根据这一构-效关系研究的结果，再结合前述双膦酸与FPPS的结合模式，说明氮原子所在结合口袋有较大的扩展空间，存在疏水性环境，可以充分利用这一点为后续化合物理化性质进行优化。调整碱性氮原子的位置和朝向可得化合物17～化合物19，其活性差异表明氮原子的取向也能显著影响双膦酸分子的最终活性。

表28-3-2所示为唑来膦酸及其相关衍生物的构-效关系，本节仅以唑来膦酸作为典型代表探讨了第三代含氮双膦酸的构-效关系。在第二代双膦酸研发成功后，研究人员发现，R_2基团也可以用含氮芳香杂环替代，且替换后其活性通常更高，如化合物20，当末端为咪唑环时，其体内活性达到了5 μg/kg。在此基础上，将咪唑环上的NH的氢原子用甲基衍生化后，得到化合物21，体内活性进一步提升了约8倍，与体外活性提升幅度基本一致。改变咪唑环取代的位点，化合物22的体外活性虽然稍微变弱，但是体内活性相比于化合物20又有了约10倍的提升。增加咪唑环和亚甲基二磷酸之间的碳原子个数，化合物的活性明显下降（化合物23）。在化合物22的基础上进行咪唑环上的亚甲基和苯基取代，得到化合物24、化合物25、化合物26，可见体内外活性均降低，特别是化合物25的活性显著下降。因此，化合物22系列化合物可修饰的空间不大。最后改变咪唑环的取代方式，得到唑来膦酸（ZOL，化合物27），其体外酶活性虽然不是最好的，但是体内活性则是目前双膦酸药物中最好的，达到0.07 μg/kg。在咪唑环上进一步进行甲基取代得到化合物28和化合物29，其体内活性相比于ZOL都下降了10倍以上，结合ZOL与FPPS的结合模式推测，可能是甲基的取代阻碍了其形成最优结合状态的空间构象，减弱了对应衍生物与FPPS的结合力。增加咪唑环与亚甲基二磷酸的碳原子间距，得到化合物30，其体内活性也明显降低。改变ZOL关键氮原子的位置，得到化合物31，其活性显著下降；在咪唑环上增加一个氮原子转换为1,2,4-三氮唑后，活性也显著下降。结合ZOL的结合模式可以推测，由于化合物32取代基的碱性变弱，生理条件下无法质子化，减弱了其与FPPS的结合力，最终导致体内活性显著下降。

表 28-3-2　第三代含氮双膦酸唑来膦酸及其衍生物的构 – 效关系

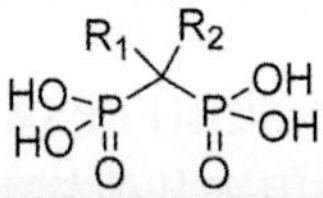

$$\text{HO} \underset{\underset{\text{OH}}{\overset{\text{O}}{\|}}}{\overset{R_1 \quad R_2}{\text{P}}}\text{C}\underset{\underset{\text{OH}}{\overset{\text{O}}{\|}}}{\text{P}}\text{OH}$$

化合物	R_1	R_2	K_i/IC_{50} [a] （nmol/L）	ED_{50} [b] （μg/kg）
20	OH	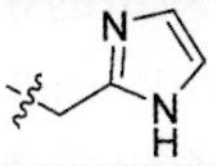 （咪唑基结构）	18[c]	5
21	OH	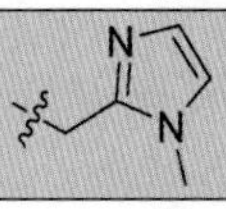 （咪唑基结构）	2[c]	0.6
22	OH	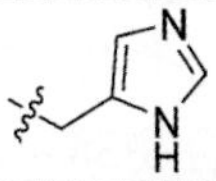 （咪唑基结构）	30	0.3
23	OH	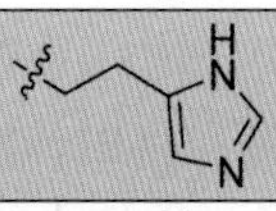 （咪唑基结构）	67[c]	20
24	OH	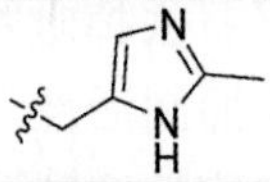 （甲基咪唑基结构）	51[c]	15
25	OH	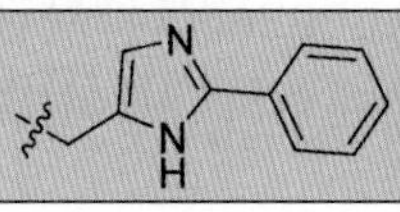 （苯基咪唑基结构）	–	> 3000
26	OH	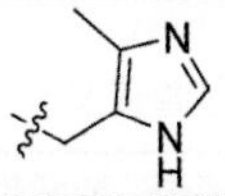 （甲基咪唑基结构）	5.1[c]	1.5
27（唑来膦酸）	OH	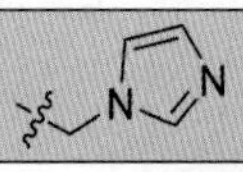 （咪唑基结构）	10	0.07
28	OH	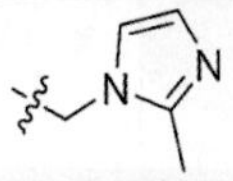 （甲基咪唑基结构）	10[c]	3
29	OH	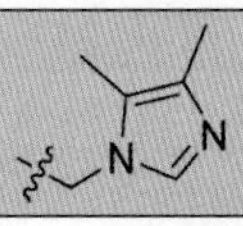 （二甲基咪唑基结构）		1.5
30	OH	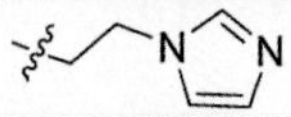 （咪唑基结构）	–	45
31	OH	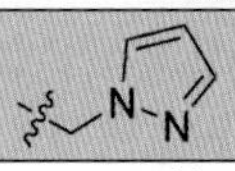 （吡唑基结构）	–	> 300
32	OH	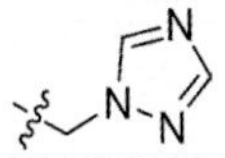 （三唑基结构）		600

[a]此处无特殊注明都为针对FPPS的K_i值；[b]ED_{50}为化合物皮下注射的给药剂量，该剂量可使血由1,25-二羟基维生素D_3在TPTX大鼠中诱导的高钙血症缓解50%（血钙浓度降低50%）；[c]此处为IC_{50}

三、新一代亲脂性双膦酸抑制剂的设计和研发

由于双膦酸药物自身的结构特点，导致其极易吸附于骨骼组织上，加上含氮双膦酸化合物对FPPS具有较高的活性，第二、三代双膦酸药物在治疗骨质疏松疾病领域中普遍具

有较好的体内活性。但也正是由于双膦酸自身的结构特点，即含有极性很高的双膦酸基团，致使其脂溶性极差，难以渗透分布进入软组织细胞中，因此其临床上的应用被局限在骨骼相关疾病中。虽然已有很多研究报道FPPS靶标以及部分双膦酸化合物具有治疗癌症等疾病的潜力[16,17,48]，但该类药物应用于其他软组织相关癌症中的治疗效果一直不尽人意[48]。为了解决这个问题，药物化学家们开发出新型的亲脂性双膦酸（结构通式如表28-3-3所示）：主要由3部分组成，即双膦酸头部（BPs head）、含氮芳基连接子和亲脂性尾部（多为疏水性长碳链）。相比传统的含氮双膦酸，这类亲脂性双膦酸的脂/水分配系数（logP）更高，细胞膜渗透性得到改善，所以在细胞实验以及动物实验模型中的活性更好[18,49]。增强疏水性还有助于减弱双膦酸对于骨骼的亲和力，提升其软组织分布比例。

如表28-3-3所示，基于中间含氮芳环R$_2$的结构类型，目前研究最多的主要有两大类，即基于吡啶（化合物33～化合物36）和咪唑（化合物38～化合物42）的衍生物。前者结构中，当亲脂性长碳链长度的碳原子数为7时，化合物33具有较高的酶学活性，继续增加碳链长度达到碳原子数为11和13后其活性逐渐下降；将R$_2$替换为邻氨基吡啶（化合物36），碳链长度保持为6个碳原子，其活性与ZOL持平；去掉吡啶环上的氮原子后，由于无法形成正离子中心，化合物则完全丧失了对FPPS的抑制活性。后者咪唑系列衍生物中，当碳链的碳原子数为4～8时，普遍具有较好的FPPS酶学抑制活性；大于10时，相应的抑制活性就会显著降低，这可能是由于太长的碳链会与FPPS中高度保守的Phe98和Phe99产生了碰撞作用[50]。

表 28-3-3 亲脂性双膦酸结构通式及构－效关系

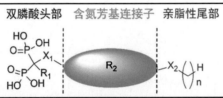

化合物	R$_1$	X$_1$	R$_2$	X$_2$	n	IC$_{50}$/K_i^a（nmol/L）
27（唑来膦酸）	-	-	-	-	-	100/1.3^b
33	H	CH$_2$	吡啶	O	6	1.3^c
34	H	CH$_2$	吡啶	O	10	50^c
35	H	CH$_2$	吡啶	O	12	1584^c
36	H	NH	吡啶	O	6	90
37	H	NH	苯环	O	8	> 30 000
38	OH	CH$_2$	咪唑	CH$_2$	0	80

续表

化 合 物	R_1	X_1	R_2	X_2	n	IC_{50}/K_i^a(nmol/L)
39	OH	CH_2		CH_2	3	30
40	OH	CH_2		CH_2	5	44
41	OH	CH_2		CH_2	7	$36/1.0^b$
42	OH	CH_2		CH_2	9	230

[a]此处无特殊注明都为针对FPPS的IC_{50}；[b]前者为IC_{50}，后者为K_i值，由于此处数据来源于不同研究小组，故与表28-3-2中列出的数据不同；[c]此处为K_i值

在酶学抑制活性上，化合物33～化合物35与ZOL（化合物27）相当或更差，但是在抑制癌细胞SF-268、MCF-7和NCI-H460的生长实验中，ZOL的抑制活性则弱于化合物33～化合物35。如表28-3-4所示：随着碳链的延长，虽然其FPPS酶学抑制活性下降，但是抑制癌细胞生长的能力反而越来越强，这与化合物33～化合物35不断增强的脂溶性有关。随着分子logP值的增大，化合物的膜渗透性也不断增强，在一定程度上弥补了其酶学抑制活性上的损失。而化合物38～化合物42对Vγ9Vδ2 T-细胞激活的实验数据（表28-3-4 TNF-α EC_{50}表征Vγ9Vδ2 T-细胞激活能力）进一步说明了亲脂性双膦酸在细胞渗透性的优势。同样随着亲脂性碳链的增长，其logP值不断增大，细胞膜渗透性也不断增强，加上其较高的FPPS酶学抑制活性，致使其激活Vγ9Vδ2 T-细胞的能力不断增强。值得一提的是，虽然这些亲脂性双膦酸细胞活性的提高离不开其脂溶性的提高，但是有些化合物细胞内效果的提升也与其靶向另一个甲羟戊酸通路的靶标GGPPS相关，如化合物41，其酶学水平活性K_i值与ZOL相似，但是抑制癌细胞生长的活性却相差5～6倍[18]，除了化合物41具有较高的logP值外，也因为其对GGPPS的抑制活性高于ZOL约9倍所致。

表 28-3-4 唑来膦酸和亲脂性双膦酸细胞活性对比

名 称	$AlogP^a$	癌细胞生长抑制 EC_{50}			TNF-α EC_{50}^b
		SF-268(μmol/L)	MCF-7(μmol/L)	NCI-H460(μmol/L)	(μmol/L)
27（唑来膦酸）	−0.93	15.8	20	15.8	170
33	−0.17	1.0	2.5	0.5	–
34	1.07	0.1	0.2	0.06	–
35	1.67	0.013	0.4	0.005	–
38	−0.17	–	–	–	210
39	0.39	–	–	–	250
40	0.78	–	–	–	81
41	1.21	–	–	–	23
42	1.71	–	–	–	7.6

[a]AlogP值由在线logP预测网站计算而来；[b]此处的EC_{50}为激活Vγ9Vδ2 T-细胞能力的衡量指标，能部分反映FPPS抑制剂在细胞水平的活性

四、双膦酸的体内分布和代谢

小分子药物进入人体后，会经过吸收（absorption）、分布（distribution）、代谢（metabolism）和排泄（excretion）的过程，统称为药物的ADME性质。这些过程是人体对外来药物分子的处置过程，对药物最终的疗效具有极大的影响。小分子的化学结构决定了一些理化性质，不仅影响了其与靶标分子的亲和力，同样影响了小分子人体内的ADME过程。然而，由于特殊的结构类型（极性极大的双膦酸基团），在成药的分子中，双膦酸药物的ADME性质可以说独树一帜。总体而言，双膦酸不易通过口服吸收，进入体内后可特异性地分布于骨骼组织中，由于极性较大，难以进入肝脏被各种肝药酶代谢，几乎都是以分子原型的形式通过肾脏器官（尿液）排出。

双膦酸经肠胃吸收进入人体的吸收率较低，因此，口服生物利用度也很低。进入血液的双膦酸药物仅有一半可以高度亲和骨骼组织，并被迅速吸附于骨骼上，剩余的一半则会被迅速排泄，从血浆中消失。骨骼系统的双膦酸滞留时间则取决于双膦酸分子本身对骨骼系统亲和力的强弱、肾脏排泄功能的强弱，以及骨更新的速率和可用的结合位点等[51]。双膦酸药物在体内的消除半衰期从几天到几个月不等，某些双膦酸分子在一些人体内消除半衰期甚至可以长达10年之久。所以，虽然双膦酸药物分子都具有相似的分布和代谢特点，但是根据具体使用的双膦酸药物的不同、使用患者的病理生理条件的不同，也会呈现出不同的代谢特点。例如，无骨质疏松疾病的患者和患有骨质疏松疾病的患者其骨更新的速率是不同的，那么服用双膦酸后其清除半衰期差异将会很大。此外，根据$^{99}Tc^m$显影研究结果显示，患有不同骨骼疾病的患者服用双膦酸后在骨骼组织中的分布也不同，佩吉特病患者的双膦酸分子集中分布于腰椎；而骨质疏松患者则显示均匀分布于骨骼组织中[51]。表28-3-5列出了3个代表性的双膦酸的人体内代谢数据。

表 28-3-5   三代双膦酸代表性药物的人体内代谢数据

代谢特点	依 替 膦 酸	帕 米 膦 酸	唑 来 膦 酸
半衰期（h）	6.0 ± 0.7	2.2	0.23
口服生物利用度（%）	2.3 ± 1.1	0.1-1.2	1.0
总清除率（mL/min）	182 ± 21	181 ± 78	85 ± 33
肾清除率（mL/min）	105 ± 14	79 ± 29	–
分布容积（L）	98 ± 41	29.5	9.0 ± 2.2

第四节　双膦酸抑制剂的新应用

一、双膦酸类药物和抑制剂在抗癌中的应用

双膦酸药物虽然已经上市多年，但受限于本身的药物特性，其应用一直都局限于骨骼相关的疾病例如骨质疏松、佩吉特病、肿瘤相关的高血钙症和骨质溶解等疾病，然而近些年随着该领域研究的不断加深，无论是临床研究[16,17,48]，还是临床前研究[47]，双膦酸这一

老药也逐渐在新的疾病领域彰显出了治疗潜力。

在一项研究ZOL抗癌效果的临床试验中[48]，研究者发现在辅助内分泌治疗中加入唑来膦酸可改善绝经前雌激素反应性早期乳腺癌患者的无病生存率，在进行内分泌治疗的同时加入ZOL与单独进行内分泌治疗相比，可以降低36%的疾病进展风险。在一项针对15个应用ZOL的临床试验的系统回顾荟萃分析中[16]，研究者发现在早期乳腺癌（Ⅰ～Ⅲ期）患者中，与安慰剂组或无治疗组相比，使用ZOL作为辅助疗法，可以显著提高其总体生存率，同时还能降低骨折风险。一项针对ZOL是否能应用于多发性骨髓瘤的临床试验中[17]，研究者共招募了1960名患者进行试验，发现ZOL显著性地提高了12%的无进展生存期（相比于氯膦酸），且将无进展生存期提高了2个月。因此对于新近诊断多发性骨髓瘤的患者，研究者建议立即使用ZOL治疗，不仅可以预防骨骼相关事件，而且还具有潜在的抗骨髓瘤优势。

此外，在多种癌症相关的临床前研究中，双膦酸药物也显出了潜在的直接或间接的抗癌效果。已发现含氮双膦酸在乳腺癌、前列腺癌、卵巢癌、膀胱癌、肝癌、骨肉瘤、白血病、黑色素瘤以及骨髓瘤细胞中具有抑制癌细胞增殖和诱导其凋亡的能力[47]。如第二节所述，其主要的生物学机制是通过抑制FPPS，进而干扰一些重要的小G蛋白，如Ras和Rho的翻译后修饰实现的。此外，也有研究发现，含氮双膦酸药物通过抑制FPPS会导致IPP的累积，在氨酰tRNA合成酶作用下与AMP形成ApppI这一毒性的细胞代谢物，进而通过阻断线粒体腺嘌呤核苷酸易位酶，直接诱导细胞凋亡[52]。ZOL还能通过抑制G蛋白的异戊烯化，特别是牻牛儿基化，进而降低前列腺癌细胞对矿化骨基质的黏附性，也是双膦酸具有抑制癌细胞转移能力的可能原因[53]。如前所述，含氮双膦酸还能通过抑制FPPS促进IPP的累积，进而激活Vγ9Vδ2 T-细胞，不依赖MHC分子识别肿瘤细胞的γδ T-细胞是一种强效的"肿瘤杀手"，有望作为一种替代的αβ T-细胞疗法，用于耐γδ T-细胞疗法的癌症[47]。

在KRAS突变的小鼠肺腺癌模型中，研究人员发现[18]，单独使用亲脂性双膦酸化合物BPH-1222（化合物41）虽然能阻断KRAS的异戊烯化，但也会导致p62的累积和NF-κB的激活，进而导致体内疗效的减弱。进一步与自噬促进剂雷帕霉素联用则会防止p62累积诱导的NF-κB激活，进而阻断癌细胞的体内增殖。与单独使用BPH-1222或雷帕霉素相比，两者联用能产生强效的协同抗癌作用。

二、亲脂性双膦酸类抑制剂作为疫苗佐剂的开发

佐剂是一种非特异性的免疫反应增强剂，一般与疫苗一起使用后能诱导出强有力的免疫反应用于预防流感等传染病，或者能提高非传病疫苗如癌症疫苗的疗效[19]。研究人员从一种罕见的自身免疫缺陷疾病甲羟戊酸激酶缺乏症中得到启发，最终发现甲羟戊酸途径，特别是其中的HMG-CoA还原酶、FPPS和GGPPS可以作为免疫增强的新靶标。

已有报道证明，小分子佐剂需要保证局部组织的停留时间和浓度以达到较好的免疫增强效果[54]，而已有的含氮双膦酸化合物，如ZOL等由于其较弱的组织渗透能力和极强的骨骼亲和力，导致其注射进肌肉组织后会被迅速清除，无法实现较强的佐剂效果。因此，采用亲脂性双膦酸可以达到延长其肌肉组织滞留时间的目的，进而实现免疫增强的佐剂效果。研究证明，在小鼠模型中TH-Z93（化合物36）和TH-Z145（化合物37，选择性

GGPPS抑制剂）可以与抗原卵清蛋白一起产生强效的佐剂效果，其抗体滴度和亲和力都得到了显著增强。而使用GGPP和TH-Z93及TH-Z145分别联用后，其佐剂效应完全消失，说明这两个亲脂性双膦酸通过抑制FPPS和GGPPS，最终都致使下游的GGPP合成减少导致最终的佐剂效应。后续研究也进一步证实，亲脂性双膦酸TH-Z93及TH-Z145通过阻断GGPP的合成，导致抗原递呈细胞中小G蛋白Rab5的牻牛儿基化受阻，内体成熟被抑制，最终使抗原保留时间延长，抗原递呈增强和T细胞的活化。

此外，在高致病性的禽流感小鼠模型中，TH-Z93和TH-Z145都显示出极强的预防保护作用。在与抗PD1抗体联用的小鼠模型中，与单独使用PD1抗体相比，TH-Z93和TH-Z145加PD1抗体的组合都显著提高了TC-1-E7肿瘤模型小鼠的生存率。

数字资源

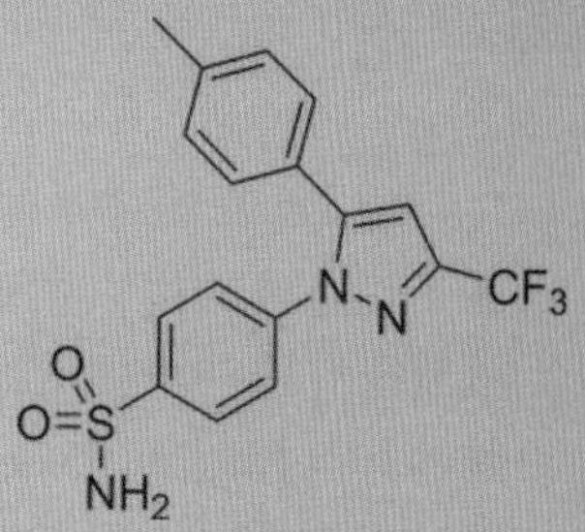

第二十九章

塞来昔布

选择性靶向环氧合酶 2 的
非甾体抗炎药塞来昔布

王　勇　龙亚秋

　　解热、镇痛、消炎是家庭日常生活中最常见的医疗需求之一，阿司匹林、昔布类等非甾体抗炎药极大地丰富了人们对解热镇痛及抗炎的选择需求。但早期由于作用机制尚不清楚，人们不得不承受着传统非甾体抗炎药物选择性差所导致的胃肠道不良反应等。随着生物学基础研究的进步，基于药理作用机制而诞生的塞来昔布等昔布类抗炎药物大大降低了胃肠道损伤等不良反应的发生率，可长期用于治疗类风湿性关节炎、骨关节炎等。

　　本章从非甾体抗炎药以及环氧合酶（cyclooxygenase，COX）的基本知识出发，简述非甾体抗炎药的作用机制，并以塞来昔布为代表，重点讲述昔布类药物的作用靶点、构–效关系、构–毒关系、化学合成等内容。希望以成功开发的塞来昔布为案例，梳理开发安全、有效的药物所需要的药物化学基本知识、策略和方法，提示研究者在药物化学研究过程中应加强对生物基础知识的理解和重视，并对相关研究进展进行实时掌握。

第一节　　非甾体抗炎药与环氧合酶

一、非甾体抗炎药简介

　　炎症是机体应对外界感染的一种防御反应，有时也会对人体造成伤害，主要表现为局部红、肿、疼痛等。临床上应对炎症的药物主要有两大类：一类是具有甾体结构的糖皮质激素类抗炎药，另一类则称为非甾体激素抗炎药（nonsteroidal antiinflammatory drugs，NSAIDs）。糖皮质激素类抗炎药对治疗关节炎有很好的疗效，但是长期使用会产生依赖性，导致肾上腺皮质功能衰退。目前，NSAIDs是临床针对抗炎、解热、镇痛等适应证使用最广泛的治疗药物，是关节炎、风湿病等各种炎症性疾病的首选药物，也可用于缓解日常生活中的疼痛。历史上第一个具有治疗意义的NSAIDs是阿司匹林（又名乙酰水杨酸，图29-1-1A），已在临床使用了100余年，堪称全世界最著名、最传奇的药物之一。即使在今天，每年阿司匹林的全球总产量仍约为5万吨，反映了该药品的价值和意义[1]。

构-效关系研究表明，阿司匹林的酸性基团（羧基）为活性必要结构，降低酸性会导致其抗炎活性减弱。作用机制研究进一步揭示，阿司匹林分子为花生四烯酸环氧合酶的共价抑制剂。Vane[2]于1971年首次成功证明非甾体激素抗炎物质可以阻断前列腺素（prostaglandins，PGs）的生物合成，而PGs的存在则有助于调节多种生理和病理生理功能，因此环氧合酶被确定为非甾体抗炎药物的治疗干预靶点。

H2O
CH3COOH
A
B
环氧合酶
活性型形式
环氧合酶
非活性型形式

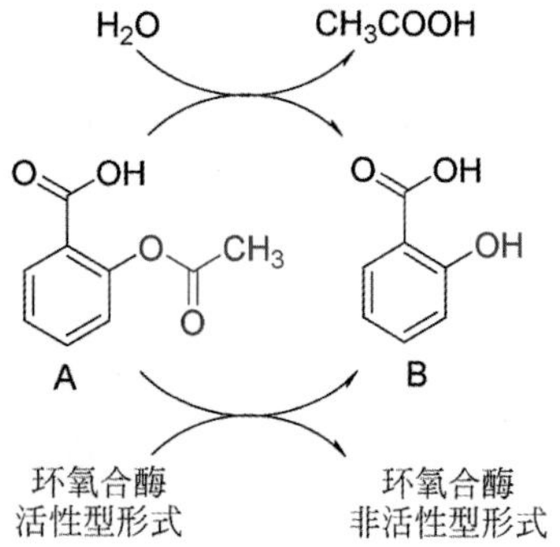

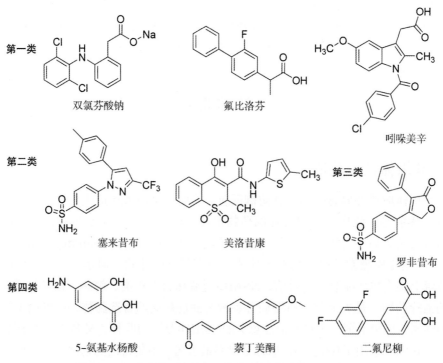

图 29-1-1 阿司匹林的作用模式

起初，人们普遍认为COX是存在于细胞中的单一酶，因此进一步认为抑制COX将不可避免地带来双向作用[3,4]。为了消除或减轻阿司匹林类抗炎药物导致的胃肠道副作用及肾毒性，药学家尝试采取了一系列措施，如将NSAIDs和胃肠道保护剂联用来抵消NSAIDs带来的不良反应，或在NSAIDs结构中引入可以释放一氧化氮的基团，通过扩张血管来降低机体的溃疡发生率等。直到1991年，生物学家发现COX有COX-1和COX-2两种同工酶，它们具有不同的组织分布和生理功能[5]。COX-1仅在生理条件下产生，可合成前列腺素、血栓素等递质；而COX-2则只是在炎症等特定条件下才被诱导产生。因此，Vane首次提出假设，若NSAIDs能选择性抑制COX-2，则有可能在有效治疗炎症的同时，减少因抑制COX-1引起的不良反应。

根据作用机制，目前临床使用的NSAIDs可分为4大类（图29-1-2）[6]：①能完全抑制COX活性，无COX-1和COX-2选择性，如阿司匹林。此类药物开发早且具有较强的消炎、抗风湿作用，目前仍是风湿性关节炎的首选药物，但是长期服用会引起胃肠道出血。

第一类
双氯芬酸钠
氟比洛芬
吲哚美辛
第二类
塞来昔布
美洛昔康
第三类
罗非昔布
第四类
5-氨基水杨酸
萘丁美酮
二氟尼柳

图 29-1-2 典型的 NSAIDs，均为不同类型的 COX 抑制剂

②能同时抑制COX-1和COX-2，但更倾向于COX-2的抑制剂，如塞来昔布被主要用于治疗风湿性关节炎和类风湿性关节炎，并且溃疡发生率及肾脏毒性低。③能选择性抑制COX-2，如罗非昔布，降低因抑制COX-1带来的不良反应，但增加了发生心肌梗死和脑卒中的风险。④对COX-1和COX-2均表现出较弱的抑制活性，如5-氨基水杨酸，主要用于治疗溃疡性结肠炎。

二、NSAIDs的作用机制

（一）前列腺素的生物学功能

前列腺素是介导近距离自分泌和旁分泌信号的激素类生物活性物质，如图29-1-3所示，其生物合成包括3个步骤：①由磷脂酶A_2催化从细胞膜的磷脂中释放花生四烯酸（arachidonic acid，AA）；②通过COX的双功能作用将AA进行生物转化，生成不稳定的前列腺素G_2（PGG_2），并在过氧化物酶催化下立即将其转化为前列腺素H_2（PGH_2）；③通过合成酶和特定异构酶的作用，PGH_2被进一步转化为PGs、血栓素（thromboxane，TX）、前列腺素E（包括PGE_1和PGE_2）等[7]。

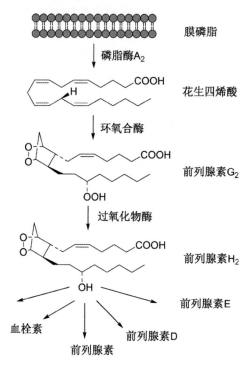

膜磷脂

磷脂酶A_2

花生四烯酸

环氧合酶

前列腺素G_2

过氧化物酶

前列腺素H_2

血栓素　前列腺素　前列腺素D　前列腺素E

图 29-1-3 前列腺素的合成

PGs参与了许多生理和病理过程，"功过"参半，其既具有生理保护功能，也可以引起发热和炎症。PGs主要通过与四种高亲和力G蛋白偶联受体（G-Protein Coupled Receptor，GPCR）结合而发挥作用，包括PGE_2的受体是前列腺素E受体（E-series of Prostaglandin Receptors，EP），称为EP_1-EP_4；PGI_2的受体前列腺素I受体（I-series of Prostaglandin Receptors，IP）；PGD_2的受体为前列腺素D受体（D-series of Prostaglandin

Receptors，DP）；PGF$_{2\alpha}$的受体为前列腺素F受体（F-series of Prostaglandin Receptors，FP）[8]，这些受体均与不同的信号传导通路相连。在心血管系统中，PGD$_2$、PGE$_2$、PGI$_2$是有效的血管扩张剂，而TXA$_2$则显示出促血管收缩特性，其在诱导血小板聚集的过程中也发挥着重要作用。在气道中，PGF$_{2\alpha}$、TXA$_2$是支气管收缩剂，而PGI$_2$、PGE$_2$为支气管扩张剂。在胃肠道中，PGE$_2$、PGF$_{2\alpha}$、PGI$_2$通过降低酸性分泌、增强黏膜血流、刺激黏液形成和碳酸氢盐分泌对胃黏膜形成保护[3]。PGs还介导机体对组织损伤引起的炎症反应，PGE$_2$是引起炎症症状最典型的因素，如由小血管扩张引起的发红和发热、血管通透性的增加导致组织的肿胀等[9]。

（二）环氧合酶

20世纪90年代初期，在早期研究劳斯肉瘤病毒的基因表达时，Simmons等发现了一种新的mRNA转录体，该转录体编码了一种与COX具有高序列相似性的蛋白质，表明存在COX同工酶[10]。之后在小鼠成纤维细胞、大鼠系膜细胞、RAW264.7细胞、大鼠肺泡巨噬细胞等多种细胞中也有类似的发现，但这种同工酶与生理学功能的相关性尚不明确。Needleman小组最终确定了诱导炎症的COX与Simmons克隆出来的COX是同一种酶，之后将它们重新命名，从精囊中分离出来的原始酶被命名为COX-1。随后发现COX-1几乎无处不在，而该酶的"诱导"形式（即之后发现的第二个亚型）被命名为COX-2，和COX-1是同工酶[9]。由于同工酶是基因上独立的蛋白质，所以这两种酶的基因位于人类不同的染色体上，并表现出了不同的特性[5, 11]。COX-1在许多组织中均可表达，其产生的PGs扮演着"管家"功能，如胃黏膜的细胞保护、调节肾血流和血小板聚集等。相比之下，在大多数正常组织中则未检测到COX-2，但其表达可由促炎细胞因子、脂多糖、有丝分裂原和致癌基因、生长因子、激素和水电解质止血障碍等刺激快速诱导产生，导致炎症和肿瘤组织中PGs的合成增加（图29-1-4）。因此，可诱导的同工酶COX-2与炎症以及各种癌症的生理过程有更密切的关联[12, 13]。

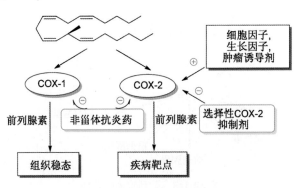

图 29-1-4　COX 的作用示意

COX亚型的序列具有高同源性（65%），整体结构高度保守。COX单体蛋白由3个结构域组成：①N-端表皮生长因子（EGF）样结构域；②一个长度约为48个氨基酸的膜结合域（MBD），将蛋白质固定在脂质双分子层上；③C-端球状催化结构域，具有COX活性位点，可容纳底物或抑制剂，以及包含一个血红素辅助因子的过氧化物酶。COX活性位点是由一个长疏水通道构成，是NSAIDs结合的位点，从膜结合结构域延伸到催化结构域。花生四烯酸结合位点位于通道的上半部分，从Arg120到接近Tyr385的位置[15]。Ser530位于通道的中间，是阿司匹林乙酰基的结合位点。在COX-2中，3种不同于COX-1的氨基酸（Val523、Val424、Arg513）差异形成了一个更大、更容易与小分子药物产生结合作用的空腔。COX-2中523位的缬氨酸可与COX-1中相同位置的酶活性位点异亮氨酸残基发生交换，引起蛋白结构变化，导致COX-1的侧口袋受到限制，从而使药物分子无法进入，因此，COX-2酶中的额外口袋（红线区域）为COX-2药物选择性的决定因素。此外，在COX-2的侧口袋中，有一个精氨酸取代了COX-1中的组氨酸，该精氨酸可以与小分子药物的极性部分产生相互作用，提高了结合活性[16, 17]，见图29-1-5。

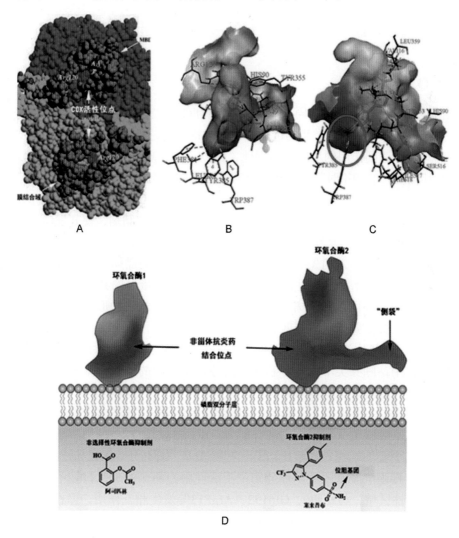

图 29-1-5　COX 亚型特征

A：COX-1的空间模型；B：COX-2抑制剂与COX-1的共结晶（PDB:1CX2）；C：COX-2抑制剂与COX-2的共结晶（PDB:3KK6）；D：COX-1和COX-2的结合位点比较

2002年，Simmons小组在犬的大脑中鉴定并克隆了一种新COX，与COX-1和COX-2均不同，该酶对对乙酰氨基酚的抑制很敏感。该COX酶是COX-1的一个变体，来自同一基因，被命名为COX-3，由COX-1基因的选择性剪接而产生，约占总COX-1含量的5%，其环氧酶活性比COX-1低80%左右。与COX-1和COX-2相比，COX-3的独有特点是其对于对乙酰氨基酚的敏感性更强[18]。目前，对乙酰氨基酚和安替比林已被证明可作为选择性COX-3抑制剂，在小鼠模型能够发挥中枢解热和镇痛作用[18, 19]。

COX药理学的研究已经进行了一个多世纪，随着新的生物技术手段的不断出现，开发COX-2选择性抑制剂将不再局限于传统的NSAIDs，且已经用于治疗结肠癌和阿尔茨海默病等[20]。

第二节　选择性COX-2抑制剂塞来昔布

一、COX抑制剂

COX活性来源于两种不同的同工酶：COX-1和COX-2，它们的蛋白结构差异和组织分布差异为开发选择性抑制剂类型的抗炎镇痛药提供了理论基础，尤其是COX-2选择性抑制剂可降低对胃肠道副作用的风险[20]。因此，COX-2的发现极大地促进了NSAIDs的研发进程，仅在其发现后的10年时间里，两个重磅炸弹式的抗炎药物塞来昔布和罗非昔布就先后获批上市。有意思的是，基于COX-1为正常生理功能酶、COX-2负责炎症反应的认知，在发现COX-2伊始，研究者更加追求高选择性的COX-2强效抑制剂，使开发COX抑制剂新药陷入了"非黑即白"的二元开发模式。

20世纪90年代中期，人们先后解析了COX-1和COX-2的晶体结构，并清晰地展示了NSAIDs与COX酶的结合方式。通过解析氟比洛芬与COX蛋白的共晶[21]，药学家发现氟比洛芬未被取代的苯环可以和距离血红素较近的Tyr385及Ser530形成范德华力。Ser530对COX-1的活性至关重要，是阿司匹林乙酰基的结合位点，其与阿司匹林结合后会阻止PGHS发挥作用，而氟比洛芬的羧基则可以与Arg120形成氢键和盐桥。在与COX-2蛋白结合的复合物晶体中，吲哚美辛的苯环和氟比洛芬占据类似的位置，其苯环上的氯原子与Leu384相互作用，进而改变了吲哚美辛侧链的分子构象，使吲哚环可以与Val349和Ser353形成范德华力。值得一提的是，吲哚美辛酰胺键的氧原子还可以与Ser530的侧链羟基形成氢键，进而增强了吲哚美辛和蛋白的结合能力。SC-558对COX-2的抑制活性较COX-1高1900倍左右，其中心的吡唑环和氟比洛芬、吲哚美辛一样位于COX的活性中心。连接溴原子的苯环和连接磺酰胺基团的苯环分别位于活性中心两侧的疏水口袋中，磺酰胺接近COX-2表面的极性区域，与His90、Gln192、Arg513等发生相互作用，但在COX-1中没有这个区域，这就很好地解释了SC-558对COX-2有较高选择性的原因[22]（图29-2-1）。

在对已报道的COX抑制剂进行动力学研究时发现，COX-1选择性抑制剂可以通过不同的作用方式来抑制酶活性，但多数都是竞争可逆的；而COX-2选择性抑制剂则表现出时间依赖性且不可逆的抑制作用，可能是磺酰胺基与COX-2侧袋作用所致[23]。最初研究的COX-2选择性抑制剂主要分为两大类（图29-2-2）：①二芳基醚或芳基杂环芳基醚类（磺酰胺类）化合物，代表有尼美舒利（nimesulide）、氟舒胺（flosulide）[16]、NS-398[24]、L-745337[25]；②二芳基杂环类化合物，代表有DuP-697[26]、SC-57666[27]、SC-58125[28]、塞来昔布（celecoxib）等[29]。

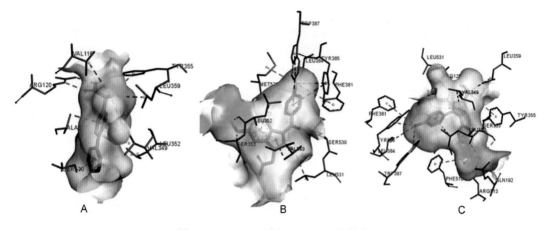

图 29-2-1　COX 酶与 NSAIDs 的结合

A：氟比洛芬与COX-1的共结晶（PDB：1EQH）；B：吲哚美辛与COX-2的共结晶（PDB：4COX）；C：SC-558 与COX-2的共结晶（PDB：6COX）

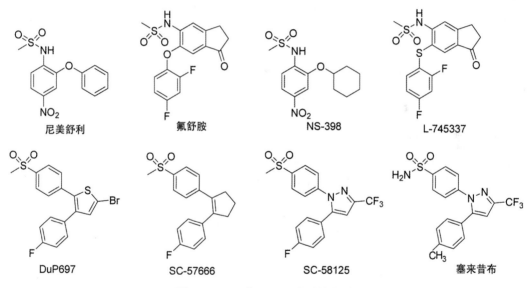

图 29-2-2　早期 COX-2 抑制剂结构

二、COX-2选择性抑制剂塞来昔布

（一）昔布类先导化合物的发现

在早期的昔布类药物研发过程中，其苗头化合物和先导化合物均是经表型/功能筛选发现并确定的。基于表型筛选的药物发现（phenotypic drug discovery，PDD）是以与疾病高度相关的生物药效模型进行筛选，发现先导化合物后，再研究活性分子的作用机制，因此，具有与疾病直接相关、易于发现药物作用新靶点或者新机制的优势。1990年，杜邦制药公司的研究人员在利用实验动物模型筛选抗炎药物时发现了昔布类先导化合物DuP-

697（图29-2-1）[26]，具有强效抗炎作用且消化道溃疡副作用很弱。进一步的体外酶法实验研究表明，DuP-697对大鼠脑中PGs的合成有显著抑制活性（主要为COX-2），而对大鼠肾组织的环氧合酶（主要为COX-1）活性较弱，对人的 COX-2 和 COX-1的IC$_{50}$ 分别为 10 nmol/L和800 nmol/L，抑制活性K_i值则分别为0.3 μmol/L和5.3 μmol/L。动物体内实验结果同样证实其具有较好的抗炎活性，且肠胃道耐受性很好。但临床试验研究显示其半衰期太长（242 h），可能会在人体内产生蓄积毒性，因此未进行进一步开发。但DuP-697和另外一个临床试验药物候选物NS-398为早期昔布类药物先导化合物的典型代表，也为后续研发昔布类药物奠定了分子结构基础。与此同时，孟山都制药公司从DuP-697出发开展了磺酰胺类-1,5-二芳基吡唑类COX-2抑制剂的研发；而默克制药公司则是集中于甲磺酰苯基类COX-2抑制剂的开发。

SC-57666和SC-58125（图29-2-1）即是Seale公司（当时隶属孟山都）在DuP-697基础上发展而来的二芳香基杂环类化合物，分别以环戊烯和吡唑环作为连接A、B两个芳香环的linker基团。以环戊烯基为linker，Seale公司在A、B环结构修饰上开展了大量构–效关系研究，发现A位苯环4-甲磺酰基对活性和选择性均有较大的影响，2-位苯环不同芳环取代时则对活性无明显的影响，因此确定了基本的药效团模型，如图29-2-3所示。研究发现，C环为吡唑环、五元内酯环时，化合物的活性和成药性更佳，同时发现这些三环抑制剂的两个芳香环的空间取向对COX抑制活性和选择性至关重要，它们必须位于中心芳香环的相邻位置。Seale公司选择了以SC-58125为模板进一步进行结构修饰，以发现安全、有效的选择性COX-2抑制剂[29]。

图 29-2-3　COX-2 抑制剂的药效团模型

（二）昔布类药物的结构优化

1. A 环 4- 磺酰胺基的优化　考虑到 SC-58125 的吡唑 1- 位的 4- 甲磺酰基苯基化合物（SC-58125）或 4- 磺酰氨基苯基化合物 1 是抑制 COX-2 活性的关键取代基，研究者首先对化合物 1 的 4- 磺酰胺基团进行了考察，并发现对其氮原子进行甲基化或双甲基化修饰后得到化合物 2 和化合物 3（表 29-2-1），失去了 COX 抑制活性。将磺酰胺基用甲基磺酰胺基替换后得到的化合物 4 同样未表现出 COX 抑制活性。之后采用生物电子等排原理，用类似磺酰基空间排列的硝基（化合物 5）和三氟乙酰基（化合物 6）取代磺酰胺基也都没有显示出理想的抑制活性。因此，吡唑环 1- 位上的 4- 甲基磺酰苯基或 4- 磺胺酰苯基的取代对维持良好的 COX-2 抑制活性非常重要。此外，从图 29-1-5 中也可以看出磺酰胺基占据了 COX-2 的侧面口袋。

表 29-2-1　1,5- 二芳基吡唑体外 COX-1 和 COX-2 活性数据

续表

化合物	R	IC$_{50}$（μmol/L）	
		COX-1	COX-2
SC-58125	SO$_2$CH$_3$	＞1 000	0.1
1	SO$_2$NH$_2$	25.5	0.041
2	SO$_2$NHCH$_3$	＞100	＞100
3	SO$_2$N（CH$_3$）$_2$	＞100	＞100
4	NHSO$_2$CH$_3$	＞100	＞100
5	NO$_2$	1.75	＞100
6	COCF$_3$	＞100	＞100

2. 优化吡咯环 3-，4- 位取代基　前期的结构考察表明（表 29-2-2），在吡唑 3- 位上引入三氟甲基和二氟甲基可使化合物具有优越的体外活性和选择性，化合物 7 和化合物 8 均表现出较好的选择性抑制 COX-2 活性。用氟甲基取代氟原子后，化合物 9 未对 COX-1 表现出抑制活性，其对 COX-2 的抑制活性相较于化合物 1 有所下降。去除三氟甲基后（化合物 10）未能表现出抑制活性。用空间结构类似的甲基取代三氟甲基得到的化合物 11，其活性也明显下降。用单取代甲基衍生的化合物 12 和化合物 13 均对 COX-2 表现出较好的活性，而对 COX-1 无活性。有趣的是，在 4- 位芳香环引入体积较大的芳香取代基时（化合物 14、化合物 15）也表现出较好的抑制活性，但是选择性有所降低。将 4- 位苯环的对位用氟原子替换后，在吡唑环的 3- 位引入氰基、羧基及羧基衍生物（化合物 17～化合物 21），除化合物 21 表现出较好的活性外（选择性差），其他化合物并未显示出活性。用供电子基团甲氧基替换三氟甲基后得到的化合物 22，其活性丧失，说明吡咯环 3- 位的吸电子基团是活性必需基团。

表 29-2-2　1,5- 二芳基吡唑体外 COX-1 和 COX-2 活性数据

化合物	R	X	IC$_{50}$（μmol/L）	
			COX-1	COX-2
7	CF$_3$	H	55.1	0.032
8	CHF$_2$	H	33.7	0.13
9	CH$_2$F	H	＞100	0.20
10	H	F	＞100	＞100
11	CH$_3$	H	＞100	62.8
12	CH$_2$OH	Cl	＞100	0.83
13	CH$_2$CN	Cl	＞100	0.12

续表

化合物	R	X	IC$_{50}$（μmol/L）	
			COX-1	COX-2
14	CH$_2$OCH$_2$Ph	Cl	8.98	0.029
15	4-methoxyphenyl	Cl	8.49	0.10
16	5-chloro-2-thienyl	Cl	> 100	0.052
17	CN	F	> 100	0.34
18	CO$_2$H	F	> 100	> 100
19	CO$_2$Me	F	> 100	> 100
20	CONH$_2$	F	> 100	> 100
21	CONH（3-chlorophenyl）	F	1.92	0.056
22	OMe	H	> 100	> 100

　　吡唑4-位的不同取代基对COX抑制活性的影响较大（数据未列出），其中用卤素或甲基取代时对COX表现出较好的活性，但是缺乏选择性。就活性和选择性而言，乙基取代似乎最佳。4-位未取代时，化合物对COX-2表现出理想的活性，考虑到在4-位引入取代基时会增加合成难度，之后未对其进行进一步的考察。

　　3. B环取代基的优化　5-位芳基取代基在维持COX-2抑制活性方面展现出很大的灵活性，同时考虑到苯环的对位易被氧化代谢，之后对该位点进行了系统的结构修饰，以求具有更优理化性质（如水溶性、log$P$、pKa）、并能够降低易被氧化代谢的化合物（表29-2-3）。保持吡咯环3-位三氟甲基基团，在苯环上不同位置引入卤素得到化合物23～化合物26，它们均表现出较好的COX-2选择性抑制活性，以化合物26最佳。将化合物26的三氟甲基替换为二氟甲基得到化合物27，其COX的选择性有所降低。引入三氟甲基、硝基、氰基这些吸电子基团（化合物28～化合物30）时会导致化合物活性大幅度降低。在5-位苯环的对位引入甲氧基，吡咯环的3-位为三氟甲基/双氟甲基时，化合物32和化合物33活性相较于1得到了进一步的提升，遗憾的是这两个化合物对COX的选择性也随之下降。为了进一步提高化合物的选择性，在5-位苯环的间位再引入卤素原子，得到了化合物36和化合物37。它们对COX的抑制活性得以保持，而且选择性得到了恢复。除了在5-位苯环引入甲氧基表现出较好的活性、选择性外，甲基的引入（化合物33～化合物35）同样达到了类似的效果，相较于前期的化合物活性、选择性都有了很大提升（表29-2-4）。

表29-2-3　1,5-二芳基吡唑体外COX-1和COX-2活性数据

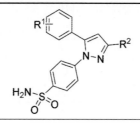

续表

化合物	R^1	R^2	IC$_{50}$（μmol/L）	
			COX-1	COX-2
1	4-F	CF$_3$	25.5	0.041
23	2-F	CF$_3$	29.5	0.058
24	3-F	CF$_3$	＞100	7.73
25	2-Cl	CF$_3$	31.3	0.056
26	4-Cl	CF$_3$	17.8	0.01
27	4-Cl	CHF$_2$	5.7	0.01
28	4-CF$_3$	CF$_3$	＞100	8.23
29	4-NO$_2$	CF$_3$	＞100	2.63
30	4-CN	CHF$_2$	＞100	29.7
31	4-OCH$_3$	CF$_3$	2.58	0.008
32	4-OCH$_3$	CHF$_2$	0.083	0.015
33	2-CH$_3$	CF$_3$	33.9	0.069
34	4-CH$_3$	CF$_3$	15.0	0.04
35	4-CH$_3$	CHF$_2$	12.5	0.013

表 29-2-4　1,5-二芳基吡唑体外 COX-1 和 COX-2 活性数据

化合物	R^1	R^2	R^3	IC$_{50}$（μmol/L）	
				COX-1	COX-2
36	OCH$_3$	3-F	CHF$_2$	36.0	0.05
37	OCH$_3$	3-Cl	CHF$_2$	27.9	0.027

　　为了进一步研究5-位苯环上甲基（化合物34）、甲氧基（化合物31）对活性的影响（表29-2-5），研究者对其同系物乙基、乙氧基开展了进一步的探究。发现基团延长使化合物COX的抑制活性均有所下降，4-乙基化合物38与4-甲基化合物34相比，COX-2的抑制作用降低了约20倍，4-乙氧基化合物39比4-甲氧基化合物31的COX-2抑制活性则降低了80倍左右。综上所述，在5-位苯环的对位引入供电子基团甲基/甲氧基不仅可以使化合物对COX的抑制活性得到进一步提升，而且在两种同工酶亚型之间的抑制选择性也发挥着至关重要的作用。

表 29-2-5　1,5- 二芳基吡唑体外 COX-1 和 COX-2 活性数据

化合物	R¹	R²	IC₅₀（μmol/L）	
			COX-1	COX-2
34	4-CH₃	CF₃	15.0	0.04
38	4-CH₂CH₃	CF₃	29.0	0.86
31	4-OCH₃	CF₃	2.58	0.008
39	4-OCH₂CH₃	CF₃	28.2	0.64

研究者进一步研究了4-位芳香环对活性的影响。当使用吡啶环替代苯环时，化合物40 ~ 化合物42对COX的抑制均大幅度降低；而选用噻吩环时，化合物43、化合物44对COX-1和COX-2均表现出很好的抑制活性，与化合物34和化合物31处在同一活性水平，但是后续研究者并未对这两个化合物进行深入研究，很可能是噻吩环成药较差的原因。之后再用呋喃环、体积较大的苯并呋喃、苯并噻吩、环己烯替代时，化合物45 ~ 化合物48对COX-2也都表现出了较好的抑制活性，也显示出对COX-1的选择性。前文介绍发现，4-位苯环的对位为甲基、甲氧基时有利于活性保持，于是研究者将苯环的4-位和5-位进行环化得到化合物49 ~ 化合物52，除化合物52外，其他化合物均保持了较好的COX-1/2抑制活性（表29-2-6）。综合化合物23 ~ 化合物52的结构与活性的关系，进一步说明吡唑环5-位为芳香环时有利于活性保持，而芳环的对位为甲基、甲氧基时更加有利于提高选择性。

表 29-2-6　5- 芳基吡唑体外 COX-1 和 COX-2 活性数据

化合物	R¹	R²	IC₅₀（μmol/L）	
			COX-1	COX-2
40	2-pyridyl	CF₃	93.3	45.6
41	3-pyridyl	CF₃	> 100	45.0
42	4-pyridyl	CF₃	209	64.7
43	5-bromo-2-thienyl	CF₃	2.91	0.012
44	5-chloro-2-thienyl	CF₃	4.69	0.026
45	5-methyl-2-furyl	CHF₂	> 100	3.29
46	3-benzothienyl	CF₃	70.7	0.35
47	2-benzofuryl	CF₃	> 100	0.89

续表

化合物	R^1	R^2	IC_{50}（μmol/L）	
			COX-1	COX-2
48	1-cyclohexenyl	CF_3	> 100	0.084
49		CF_3	15.5	0.031
41		CF_3	12.9	0.23
50		CF_3	1.21	0.021
51		CHF_2	1.92	0.024
52		CF_3	674	0.052

（三）塞来昔布的选定

综上所述，在COX-2抑制剂中，对-磺胺酰苯基取代的化合物显示出良好的COX-2抑制活性。吡唑环的3-位取代基团对化合物的活性有较大影响，以三氟甲基和二氟甲基取代化合物的活性及选择性最佳。此外，吡唑环5-位苯基部分上的取代基对分子的体外活性和选择性也有重要的影响。研究者选择了化合物26、化合物27、化合物31、化合物34、化合物35及化合物36进行了体外ADME（药物吸收、分布、代谢与排泄）研究，发现化合物26虽然具有较好的COX-2抑制活性和选择性，但其在大鼠体内血浆半衰期仍可达到117 h，有可能会给人体带来额外的代谢负担。而化合物26的5-位苯环对位氯原子由甲基/甲氧基取代（化合物31和化合物34）时，则可以将血浆半衰期缩短至3~6 h。将化合物34中的三氟甲基替换为二氟甲基（化合物35）后，其对血浆半衰期仍为3.3 h，与化合物34无差别（3.5 h）。3-氟-4-甲氧基衍生物（化合物36）的半衰期为3.5 h，与化合物34和化合物35也几乎相同（表29-2-7）。

多种体内药效学及初步安全评价，包括大鼠角叉菜胶诱导足跖肿胀模型、大鼠佐剂诱导关节炎模型和大鼠角叉菜胶诱导痛觉过敏模型、大鼠给药5 h后的胃肠道毒性试验等研究表明（表29-2-8），大多数试验的吡唑化合物与传统非甾体抗炎药同样具有良好的体内抗炎活性，但不同的是，大部分化合物在200 mg/kg剂量时未表现出传统抗炎药的不良反应，即胃肠道损伤。

综合评估结果来看，化合物34（塞来昔布）表现出最优异的体内外抗炎活性、药代动力学特征和低毒性（成药性）。如表29-2-8所示，塞来昔布和传统非甾体抗炎药药效作用相当，但在剂量高达200 mg/kg时，大鼠未显示出可观察到的急性胃肠道毒性。此外，在10 d内剂量高达每日600 mg/kg给药时，也未观察到大鼠慢性胃肠道毒性，而传统非甾体抗炎药在这些剂量下均表现出严重的毒性。

表 29-2-7　部分吡唑化合物在大鼠体内药代数据

化合物	剂量（mg/kg）	给药方式	血浆半衰期（h）
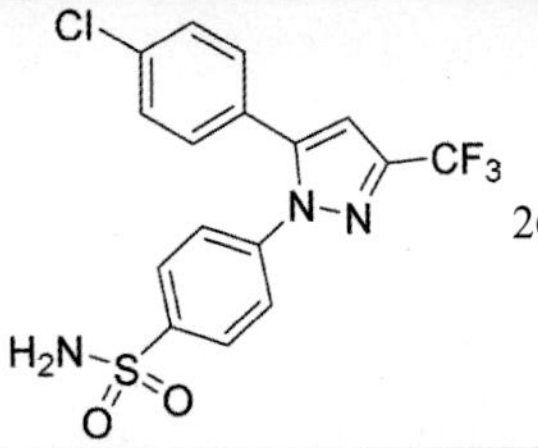 26	20	口服	117
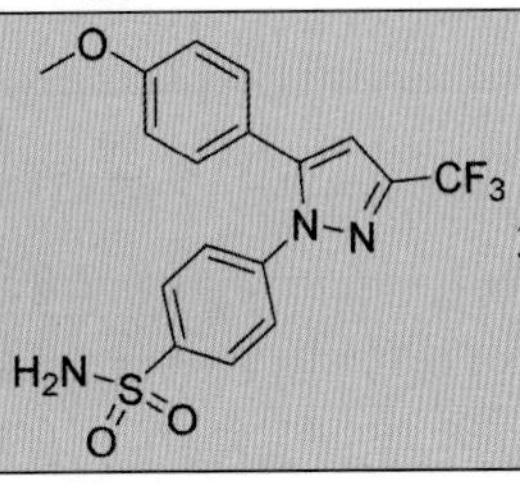 31	10	口服	5.6
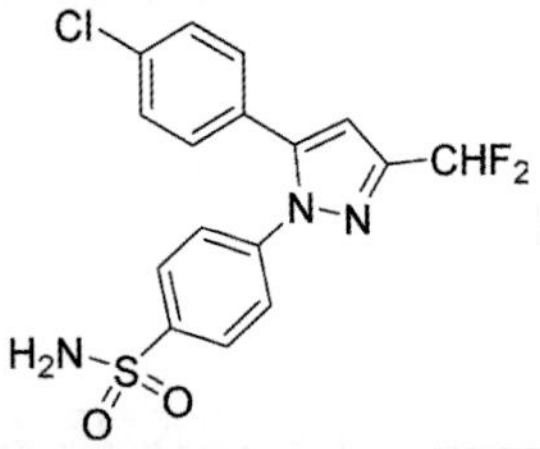 27	10	静脉	4.5
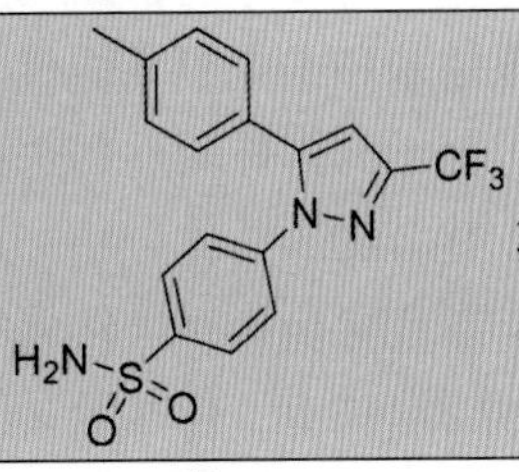 34	10	静脉	3.5
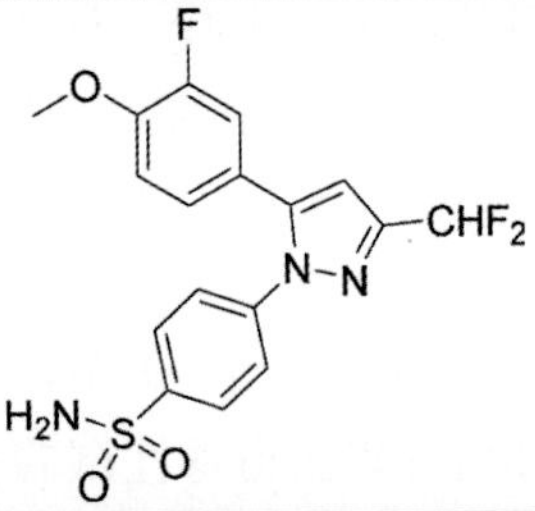 36	10	静脉	3.5
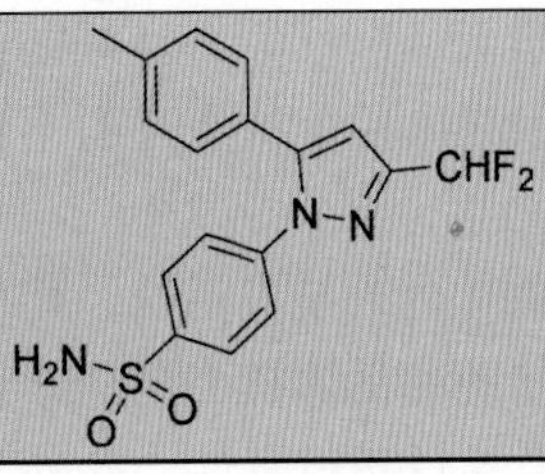 35	10	口服	3.3

表 29-2-8 部分吡唑化合物体内药效学评价

化合物	ED₅₀（mg/kg）			大鼠胃损害模型溃疡率 @200 mg/kg（%）
	大鼠佐剂诱导关节炎模型	大鼠角叉莱胶诱导足跖肿胀模型	大鼠角叉莱胶诱导痛觉过敏模型	
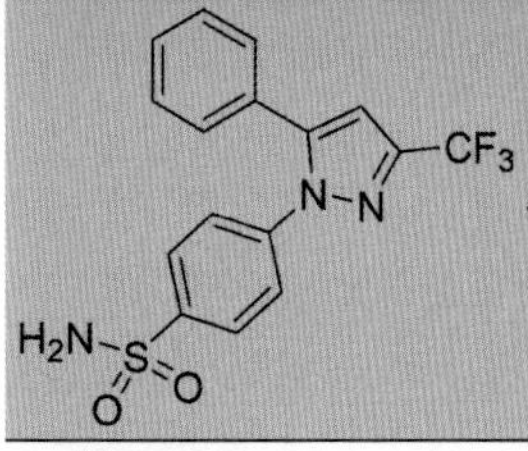 7	0.29	50%@30		0
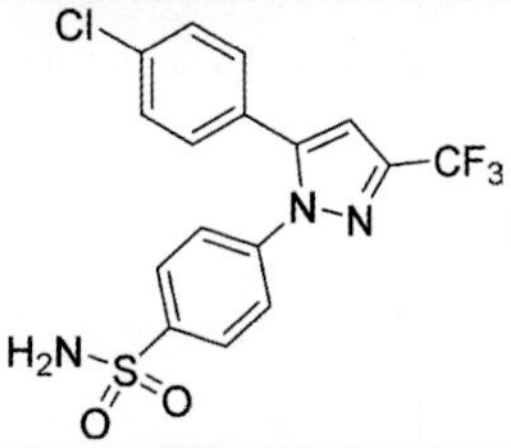 26	0.07	5.4	6.6	0
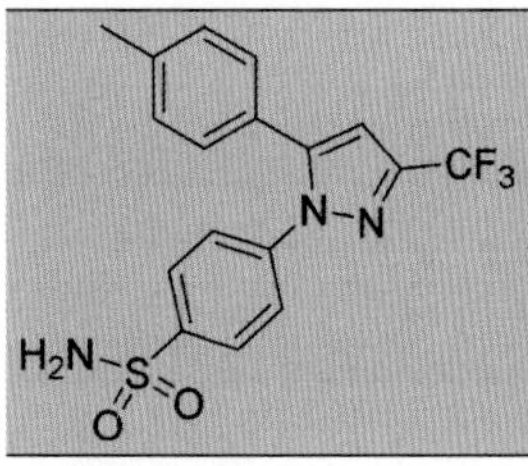 34	0.37	7.1	34.5	0
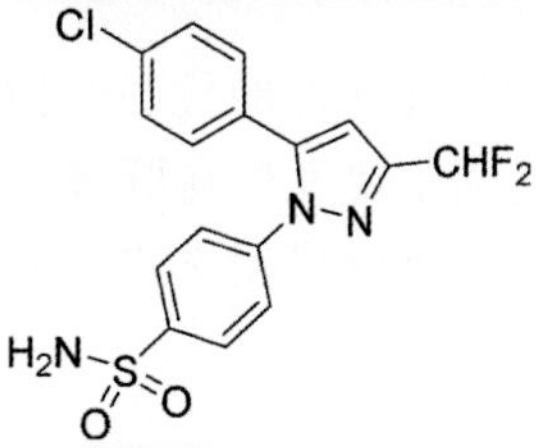 27	0.63	13.0	7.7	0
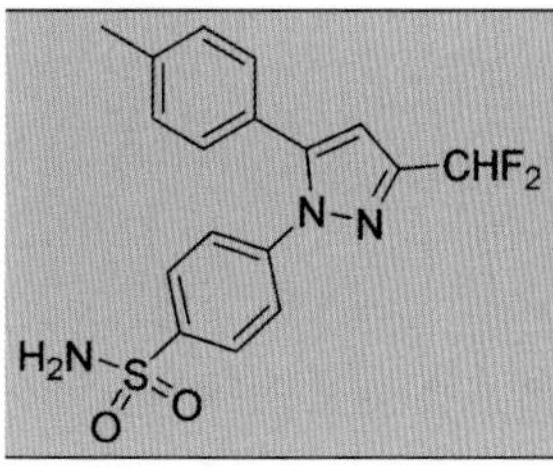 35	0.35	2.4	37.3	0
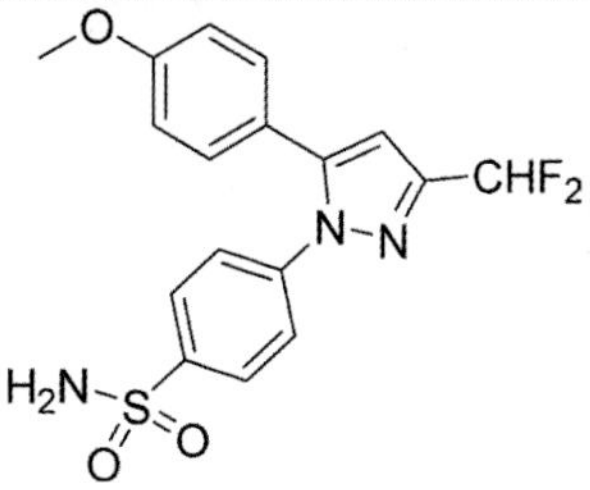 32	0.01	13.7	6.0	100

化合物	ED$_{50}$（mg/kg）			大鼠胃损害模型溃疡率 @200 mg/kg（%）
	大鼠佐剂诱导关节炎模型	大鼠角叉莱胶诱导足跖肿胀模型	大鼠角叉莱胶诱导痛觉过敏模型	
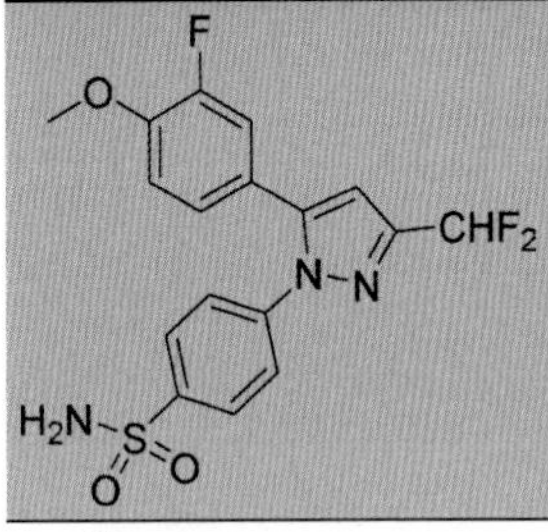 36	0.05	18.6	33.0	0
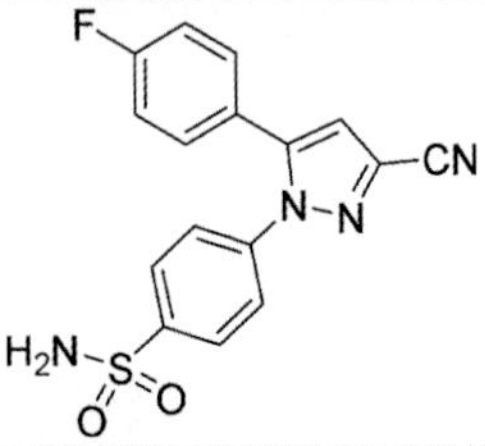 17	0.51	7.5	67.1	0
吲哚美辛	0.11	1.15	4.1	UC$_{50}$=7 mg/kg
吡罗昔康	0.15	2.4	52%@10	UC$_{50}$=2.9 mg/kg
萘普生	0.94	1.6	66%@10	UC$_{50}$=255 mg/kg

（四）塞来昔布的代谢

塞来昔布空腹用药吸收良好，2～3 h即可达到血浆峰浓度。主要以无活性的代谢产物形式从尿液及粪便中排出，仅有3%的药物未经代谢而直接排出。代谢主要发生在肝脏，由细胞色素CYP2C9负责氧化代谢。如图29-2-4所示，塞来昔布分子的体内代谢方式主要

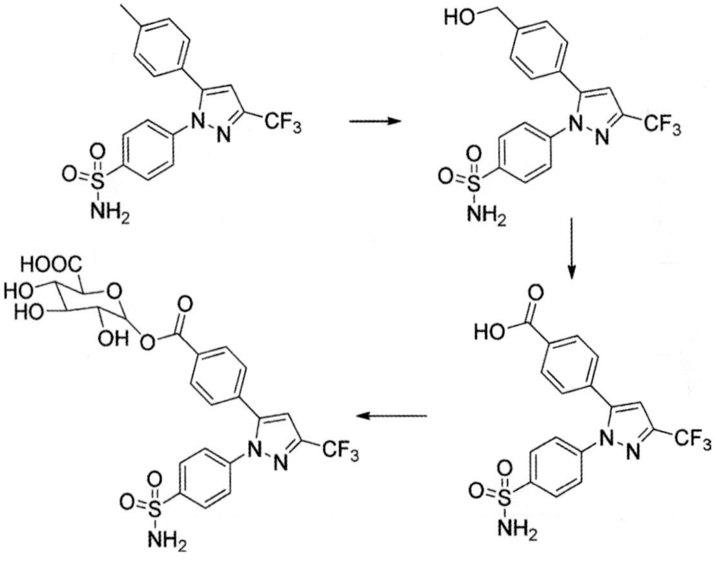

图 29-2-4　塞来昔布体内代谢途径

包括： 4-位甲基先被氧化成羟甲基，后者再进一步氧化为羧基形式，然后与葡萄糖醛酸成酯后排出体外。所有代谢产物对COX-1、COX-2均没有显著的抑制活性。塞来昔布也可以抑制CYP2D6，因此可能会影响其他与该酶作用药物的药代动力学性质，产生药物–药物相互作用现象。

综上，因其优异的体内外抗炎活性、安全性好、生物利用度高，塞来昔布最终被选为临床候选药物进行进一步的临床试验研究。

（五）塞来昔布的临床应用与跟踪评价

在I期临床试验中，塞来昔布在人体内表现的平均半衰期约为12 h，血药浓度在2 h左右达到C_{max}值。在一项拔牙后的抗炎镇痛实验研究中，发现塞来昔布可以和阿司匹林达到同样的治疗效果（剂量为100 mg），起效时间约为45 min[30,31]。

在多项2～12周髋部与膝部骨关节炎症治疗实验中，口服标准剂量（200 mg/d或400 mg/d）与平常一日口服三次的50 mg双氯芬酸钠、口服两次的双氯芬酸钠–考来烯胺、口服两次的布洛芬/萘普生等治疗方案同样有效。并且在为期6～13周、安慰剂对照的动态校验实验中，每日200 mg或400 mg剂量的塞来昔布对髋部与膝部骨关节炎患者的症状治疗均有显著效果。在长达13周或26周的髋部或膝部骨关节炎症治疗中，每日服用200 mg/d的塞来昔布与其他昔布类药物，如30 mg的艾托考昔和100 mg的罗美昔布的疗效相同[29]。

鉴于对COX-2选择性抑制剂胃肠道不良反应的隐忧，研究者开展了两项关于COX-2抑制剂临床疗效跟踪评价的项目，分别是针对塞来昔布的CLASS（celecoxib long term arthritis safety study）试验和针对罗非昔布的VIGOR试验（Vioxx gastrointestinal outcomes research）[32,33]。CLASS项目研究发现，使用塞来昔布所致胃肠道损伤的发生率低于传统NSAIDs，如布洛芬；长期使用塞来昔布与传统NSAIDs治疗的心血管事件发生率无明显差异。VIGOR项目研究则显示，罗非昔布所致胃肠道不良反应比萘普生少，但高剂量长期服用可增加心血管疾病的危险，该研究结果直接导致了罗非昔布的撤市（著名的"万络"事件）。而塞来昔布由于其疗效好、安全性高得以继续应用于人类。

（六）塞来昔布的化学合成

目前，塞来昔布的合成研究已有很多报道，主要涉及缩合反应、1,3-偶极环加成反应、耦联反应和C-H芳基化反应等（图29-2-5）。

1. 缩合反应　最初合成塞来昔布是由二酮中间体（M2）和4-甲磺酰氨基苯肼盐酸盐（M3）经缩合得到。如图29-2-6所示，首先将4-甲基苯乙酮（M1）溶于甲醇中，之后加入25%甲醇钠溶液为缩合剂，最后添加三氟乙酸乙酯，通过Claisen缩合反应，即可得到二酮中间体（M2）。4-甲磺酰氨基苯肼盐酸盐（M3）和二酮中间体（M2）进行脱水环合最终得到塞来昔布，反应生成的塞来昔布与区域异构体53的比例为99.5 ∶ 0.05，产率为46%～56%。但该法区域选择性差、反应时间过长（20 h），且容易得到两种异构体，导致工业大量合成纯化困难[29, 34]。

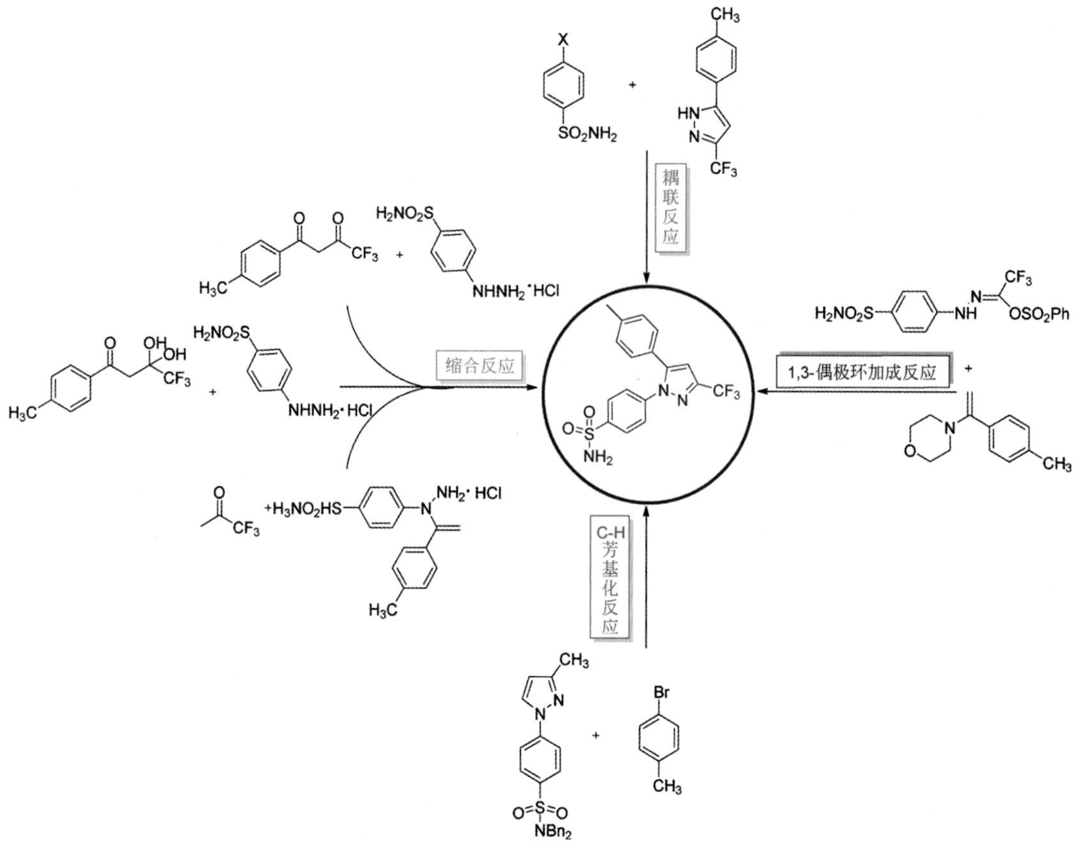

图 29-2-5　塞来昔布的化学合成研究（一）

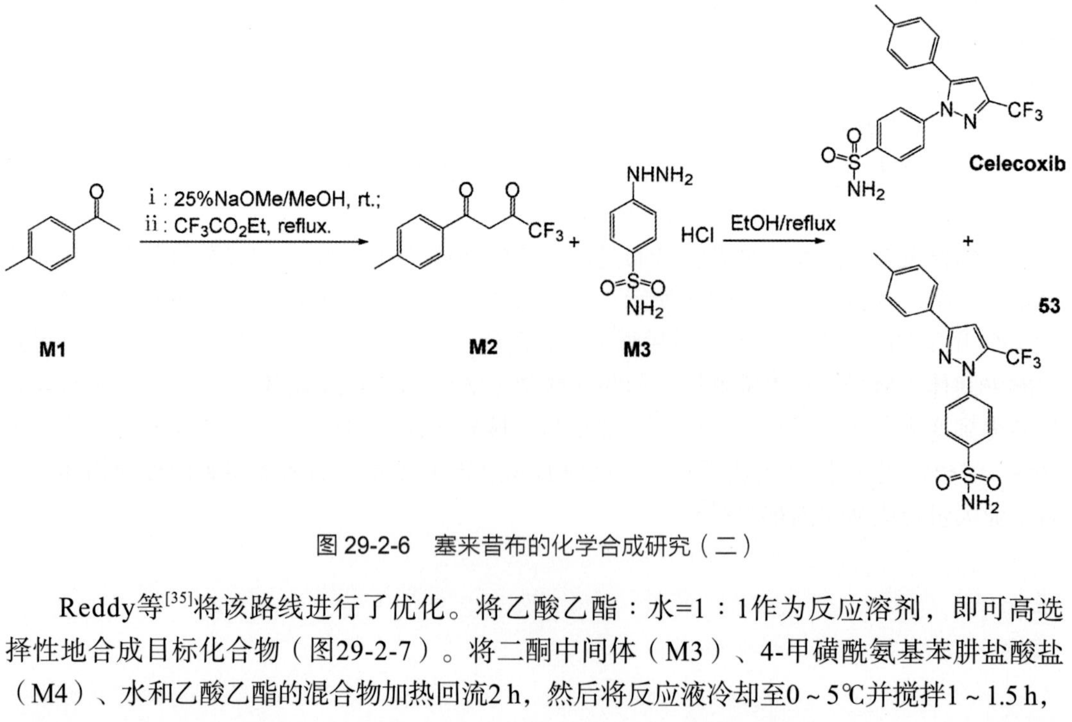

图 29-2-6　塞来昔布的化学合成研究（二）

　　Reddy等[35]将该路线进行了优化。将乙酸乙酯：水=1：1作为反应溶剂，即可高选择性地合成目标化合物（图29-2-7）。将二酮中间体（M3）、4-甲磺酰氨基苯肼盐酸盐（M4）、水和乙酸乙酯的混合物加热回流2 h，然后将反应液冷却至0~5℃并搅拌1~1.5 h，反应混合物过滤，用水洗涤后，将滤液加入甲苯中并加热至80～85℃，分离水层，然后将有机层冷却至10～15℃并搅拌1～1.5 h，最后过滤分离的固体即为塞来昔布，收率约为84%，其与异构体53的比例为99.97∶0.03。此法提高了塞来昔布的收率和区域选择性，但操作较为繁琐，仍不利于规模化生产。

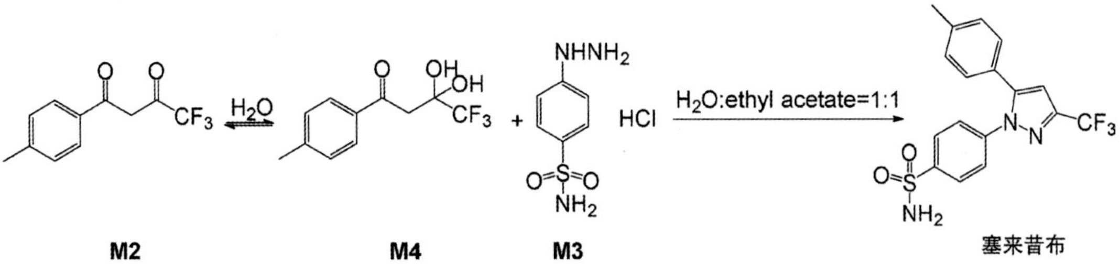

图 29-2-7　塞来昔布的化学合成研究（三）

Ambati等[36]报道了一种简单、高产率且对环境无害的商业规模合成塞来昔布的改进方法（图29-2-8）。在该方法中，二酮中间体（M2）与4-甲磺酰氨基苯肼（M4）在盐酸溶液和水存在下回流反应，然后用甲醇和甲苯的混合物冷却和处理反应液，可获得含有2.5%异构体（化合物53）的粗品，最后用乙醇和甲苯的混合物重结晶得到99.8%纯度的塞来昔布。

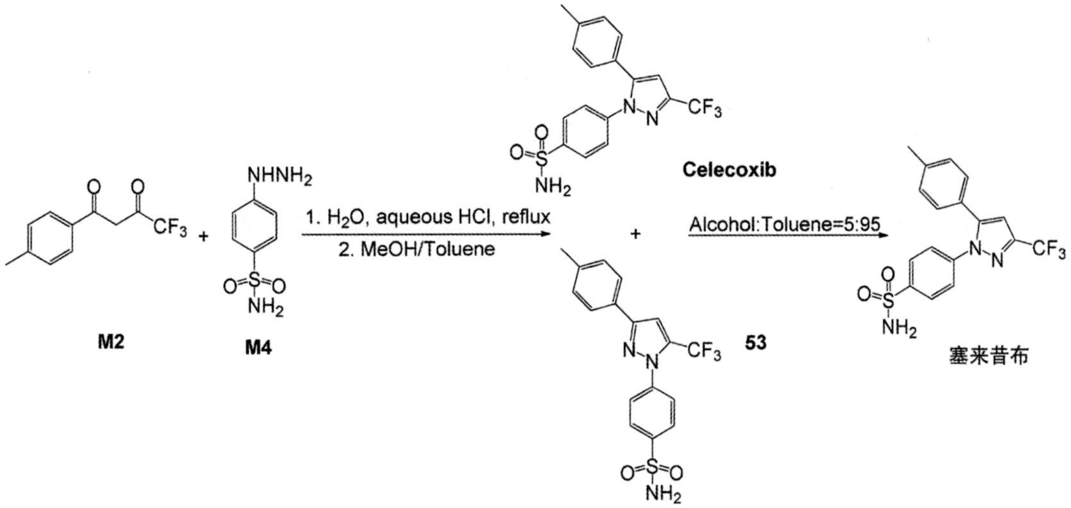

图 29-2-8　塞来昔布的化学合成研究（四）

2019年，梁松军等[37]报道了一种塞来昔布的制备方法。如图29-2-9所示，将4-甲磺酰氨基苯肼（M4）与乙醛反应，得到含有亚胺（M5）的反应液。然后向第一步所得反应液中加入对甲苯甲酰氯，通过酰化反应得含有化合物M6的反应液。再向第二步所得反应液中加入盐酸乙醇，得盐酸盐化合物M7，最后与1,1,1-三氟丙酮脱水环合生成塞来昔布。其中环合方式的改变从根本上避免了区域异构体杂质的生成，该制备方法将上保护、缩合、脱保护使用一锅法反应完成，反应条件温和，后处理操作简便，总收率达到了95.8%，更适合大规模工业化生产。

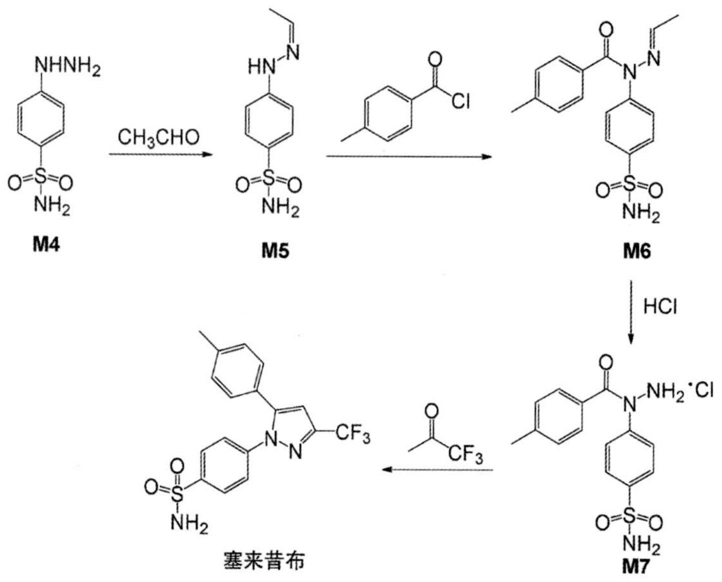

图 29-2-9   塞来昔布的化学合成研究（五）

2. 1,3- 偶极环加成反应   此外，研究人员发现化合物 1,1- 二取代烯胺亲偶极体（M10）与 1,1- 二取代烯胺亲偶极体（M10）通过 1,3- 偶极加成反应可以高收率、100% 区域选择性合成塞来昔布。如图 29-2-10 所示，三氟乙酸酐（TFAA）与 4- 甲磺酰氨基苯肼盐酸盐（M4）发生酰化反应得到中间体 M8。然后 M8 互变烯醇式和苯磺酰氯反应得到化合物 M9，再利用三乙胺原位生成腈亚胺偶极体与 1,1- 二取代烯胺亲偶极体（M10）之间的 1,3- 偶极环加成得到化合物 M11，最后吗啉基团和 β-H 消去得到塞来昔布，总收率为 52%。该法优点是具有完全区域选择性，无异构体生成，但其反应过程中的中间体性质不稳定，不易控制，也不适合工业化生产[38]。

3. 耦联反应   另有报道了一种通过耦联反应得到塞来昔布的合成方法，如图 29-2-11 所示。二酮中间体（M2）与水合肼加热脱水环合成化合物 M14，之后对氨基苯磺酰胺（M12）在重氮盐的盐酸盐中加入 CuX，发生 Sandmeyer 反应，重氮基被卤素取代，生成对卤苯磺酰胺（M13）。最后化合物 M13 和 M14 在碱和 CuI 催化剂条件下发生耦联反应得到塞来昔布，最后一步收率为 72.6%。该方法将二酮中间体直接与肼进行脱水环合生成二元取代吡唑环，有效降低了区域异构体的含量，提高了产品质量，产率高达 81.3%，且其中的区域异构体含量仅为 0.01%[39]。

4. C-H 芳基化反应   Gaulier 等报道了一种通过钯催化的 C-H 芳基化反应合成塞来昔布的新方法（图 29-2-12）[40]。该法首先用 4- 碘苯磺酰氯（M15）和 Bn2NH 反应得到中间体 N,N- 二苄基 4- 碘苯磺酰胺（M16），然后与三氟甲基吡唑（M17）通过 Ulmann 反应得到中间体 M18，之后在钯催化下，M18 与 1- 溴甲苯发生 C-H 芳基化反应得到 M19，最后用浓硫酸脱保护，得到塞来昔布，总产率为 33%，纯度＞ 95%。该法虽然属于创新方法，但反应中使用的醋酸钯价格昂贵，产率较低，不适合规模化生产。

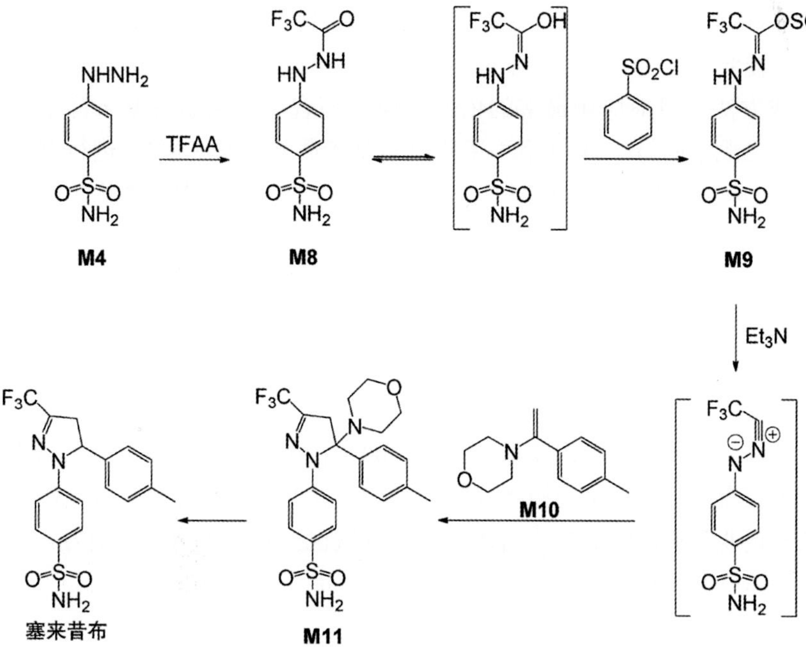

图 29-2-10　塞来昔布的化学合成研究（六）

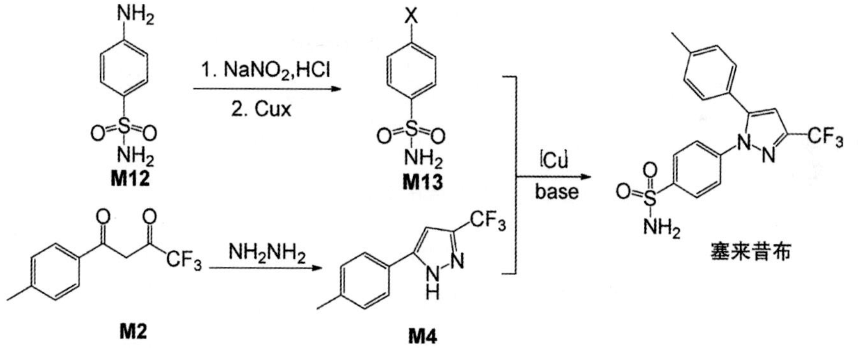

图 29-2-11　塞来昔布的化学合成研究（七）

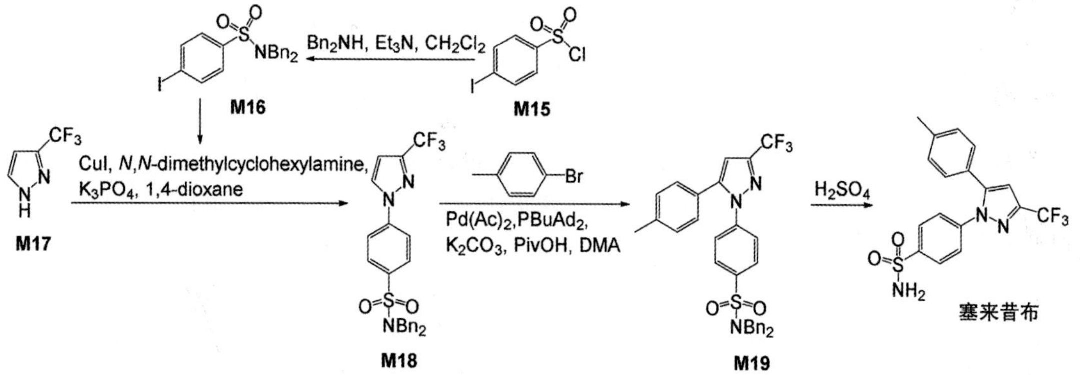

图 29-2-12　塞来昔布的化学合成研究（八）

由于塞来昔布应用广泛、社会需求量大，研究人员已经开发了多种合成方法，但目前仍然存在着收率较低、杂质含量高、工业化生产效率低的缺陷，需要继续探索其绿色、经济、高效的合成方法。目前应用最多的依然是通过缩合反应来制备塞来昔布，工业上主要合成方法是由二酮中间体（M2）和4-甲磺酰氨基苯肼盐酸盐（M3）进行缩合。对利用1,3-偶极环加成反应、耦联反应和C-H芳基化反应等新型策略合成塞来昔布的研究还需继续探索。

第三节   其他代表性昔布类药物

塞来昔布最早于1998年在美国获批上市，2000年在中国获批上市，商品名为西乐葆。一经上市，塞来昔布就开启了抗炎镇痛药物新时代，在2004年全球销售额就已达到33亿美元。国内外制药企业和科研院所在非甾体抗炎药领域也投入了大量人力物力，开发了多个昔布类药物，在随后的几年几乎每年都有同类新药上市（图29-3-1）。

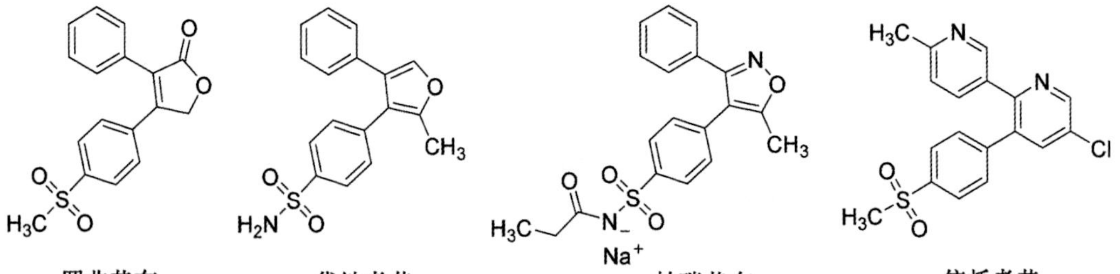

图 29-3-1   代表性昔布类药物的分子结构

罗非昔布与塞来昔布同为特异性COX-2抑制剂，能阻断炎症组织中PGs的合成和致炎作用。1999年5月经FDA批准由默克制药公司生产上市销售，商品名万络。罗非昔布的治疗适应证是骨性关节炎和类风湿性关节炎，用于缓解急性疼痛和治疗原发性痛经，其上市后短时间内即获得了巨大的成功，2003年销售额达到25亿美元。但由于罗非昔布对COX-1/COX-2的选择性抑制指数（38）要大大高于塞来昔布（6.3），其对COX-2高选择性的抑制减少了前列环素PGI_2的生成，进而起到了抑制血小板聚集和舒张血管的作用；且由于其对COX-1的抑制率低，虽然降低了药物对消化道造成的损伤，却增加了发生心肌梗死和脑卒中的风险。VIGOR临床跟踪数据表明，大剂量服用万络的患者心肌梗死和心脏猝死的危险明显增加，导致美国默克制药公司于2004年9月主动宣布停止使用罗非昔布并撤市。撤市声明发布当天，默克制药公司的股价应声大跌，重挫逾25%，也严重影响了整个COX-2抑制剂的研发和临床应用前景。在VIGOR项目数据披露以后，关于科研人员是否因受默克制药公司资助而在*The New England Journal of Medicine*发表的文章中未披露对公司不利的数据，FDA监管人员在收到相关致死案例信息之后并未立即阻止该药的临床使用，仅添加了黑框警示标签等，均引起了人们对于医药监管的巨大争议。2007年，默克制药公司同意支付48.5亿美元以解决有关Vioxx引发心脏病发作和其他疾病的数千起药品责任诉讼。这一著名的"万络"事件为以后的药物研发及监管提出了极高的要求。

辉瑞的伐地考昔于2001年由FDA批准上市，用于治疗骨关节炎和类风湿关节炎引起的疼痛，然而也因为存在心血管事件的隐患于2005年4月终止在美国市场的销售。之后，辉瑞制药公司的研究人员将伐地考昔衍生，将氨基丙酰化并制成钠盐，成为可溶性注射用药，称作帕瑞昔布，于2002年获FDA批准上市，成为唯一可注射用药的选择性COX-2抑制剂。虽然辉瑞的帕瑞昔布进入中国市场晚于塞来昔布，但从近年昔布类药物市场销售数据来看，帕瑞昔布销售额一直稳居昔布类药物的首位，尤其是2018—2019年增幅明显高于其他同类药物[41, 42]。

依托考昔也是COX-2高选择性抑制剂。临床研究表明，依托考昔对健康人群的COX-2活性影响呈时间和剂量依赖性，而对COX-1活性则未见明显影响，故能够降低胃肠道不良反应发生率。同时，依托考昔服用24 min即可迅速起到镇痛效果，且作用可持续24 h。

艾瑞昔布是由中国医学科学院药物研究所与江苏恒瑞医药股份有限公司自主研发的一类新药，于2011年5月获中国药监局批准上市。艾瑞昔布的研发是基于郭宗儒教授提出的对COX-1/COX-2"适度抑制"的策略进行的，药理研究显示，艾瑞昔布$IC_{50\ COX-1}/IC_{50\ COX-2}$为6.39，具有较低的不良反应发生率，体内代谢产物的抗炎活性和选择性与其相近，为治疗骨关节炎的安全有效药物（图29-3-2）。2017年，创新药艾瑞昔布进入新版医保目录，处于高速增长期，市场份额逐年提升[43]。

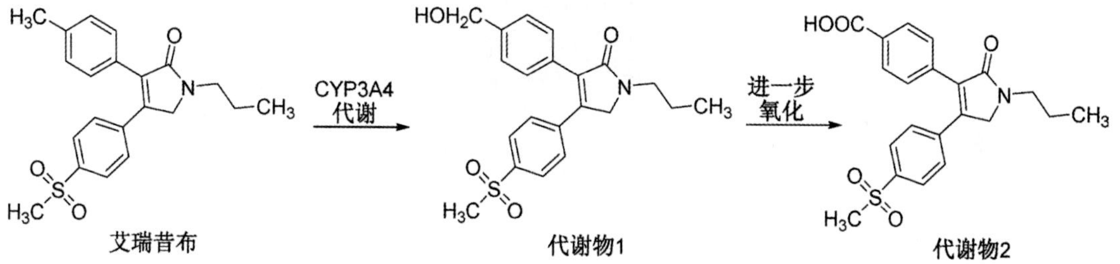

图 29-3-2　艾瑞昔布及其代谢物的化学结构

第四节　总结与展望

早期NSAIDs均是经动物表型/功能实验研究发现的，从20世纪70年代COX酶的发现到2000年前后多个昔布类选择性COX-2抑制剂的成功上市，经历近30余年的研发历程，最终人类开发了多个安全、有效、可控的抗炎镇痛药物，如塞来昔布，较大程度上满足了人们对抗炎镇痛的选择需求。期间，炎症相关的基础生物学研究的突破极大地推动了NSAIDs的研发进程。1971年Vane首次发现COX为NSAIDs的治疗靶点，成为从分子生物学角度探索NSAIDs作用机制的里程碑事件；20世纪90年代早期两种COX同工酶的发现，奠定了NSAIDs发挥药理功效和产生不良反应的分子基础，也推动了体外酶法实验大规模快速筛选抗炎活性化合物的高通量模式；90年代中期，先后报道的COX-1和COX-2的蛋白晶体结构，解析了药物与两个酶不同的作用模式，使药学家可以更精细地开展COX-2选择性抑制剂的合理设计及合成优化。

　　昔布类非甾体抗炎药物的成功开发也离不开药物化学家精巧的化学设计，以发现安全、有效、可控的候选药物。基于COX-1和COX-2两种酶催化活性位点氨基酸序列和结构上的不同，及两种酶在不同器官和组织分布的差异，研究者们合成并筛选了数以万计的化合物来考察其结构与抗炎活性、胃肠道毒性及代谢分布的关系，通过综合分析化合物的活性和成药性特点，再选定合适的临床候选药物。COX-2选择性抑制剂的发展历程也提示我们，有时不能过分强调对单一靶点（尤其是同源蛋白）的高活性和高选择性，这对药物化学家在设计和优化分子时尤为重要。在现代生物技术体系认知中，人类机体的复杂性和统一性使多数疾病并不是由单一基因或靶点造成，在药物研发过程中不能忽视药物对整个疾病历程及多个相关功能分子的影响及作用，尤其是对拟定的分子靶标，在相关生理和病理机制尚不完全明确时尤为重要。

　　在药物上市、临床大规模应用于患者之后，临床疗效和安全的跟踪评价必不可缺。本章提到的罗非昔布及伐地考昔的撤市给全球医药学界及时敲响了警钟，加强药物上市后的不良反应监测，保障用药安全，最大限度地避免对患者的伤害势在必行。

数字资源

利司扑兰

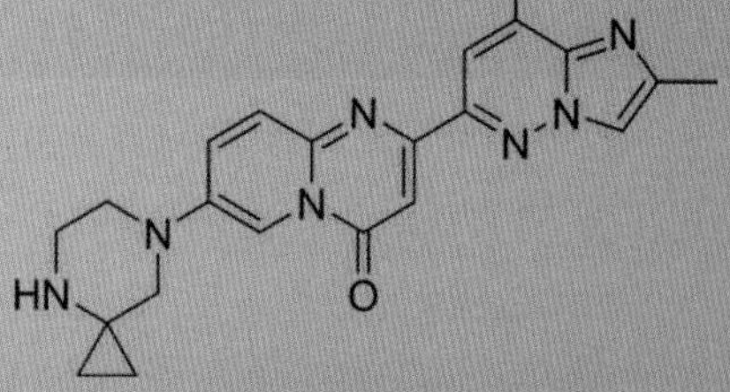

第三十章

治疗脊髓性肌萎缩症的存活运动神经元2
导向 RNA 剪切小分子调节剂利司扑兰

作者：Jie Jack Li　翻译：耿鹏飞　刘　刚　校对：周新洋，杨振军

第一节　研究背景及利司扑兰的作用机制

　　酶、受体和离子通道都是常见的蛋白质药物靶标。目前的整个制药工业是依赖蛋白调节剂建立起来的，而基于靶向核糖核酸（Ribonucleic Acid，RNA）的药物研发仍然缺乏足够的实践经验。换言之，利用小分子化合物选择性地靶向RNA进行药物开发仍然是一个巨大的科学问题，在实践过程中面临更多的挑战。

　　RNA主要存在于生物细胞以及部分病毒、类病毒中，是生物的遗传信息载体。RNA是由核糖核苷酸经磷酸二酯键缩合而成的长链状分子。一个核糖核苷酸分子由磷酸、核糖和碱基构成。RNA的碱基主要有4种，包括腺嘌呤（A）、鸟嘌呤（G）、胞嘧啶（C）、尿嘧啶（U），其中，U取代了DNA中的T（胸腺嘧啶）。核糖核苷酸（也称核糖核酸）在体内的作用主要是引导蛋白质的合成，但到目前为止，人类基因组中只有约1.5%的基因最终能表达出蛋白质，这一过程中的RNA被称为信使RNA（mRNA）；而70%～90%的基因则在转录完成后以各种其余形式的RNA存在，并发挥特定的生物学功能，因此，以RNA作为治疗靶点来开发药物极具吸引力。

　　但是，当以RNA为药物靶点开发新药时，人们不得不首先考虑其特有的风险。例如：不同于蛋白质由22个天然氨基酸组成，RNA仅由A、U、G和C等四个初级核苷酸单体作为基本构建单元组成，致使RNA的化学多样性（包括立体结构多样性）受限，因此在进行靶向RNA的药物筛选时常得到非特异性结合的小分子配体，这很可能是目前此类小分子药物仍然寥寥无几的重要原因之一[1]。

　　但失意中也有曙光，利司扑兰（Evrysdi，化合物1，图30-1-1）：治疗脊髓性肌萎缩症（spinal muscular atrophy，SMA）的SMN2导向的RNA剪切小分子调节剂，为开发靶向RNA药物提供了一个最新成功案例。

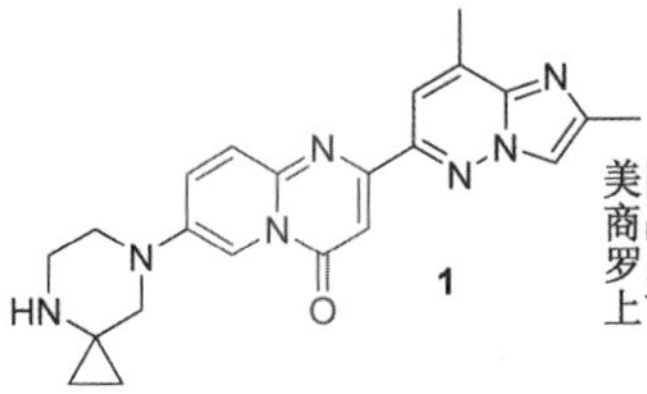

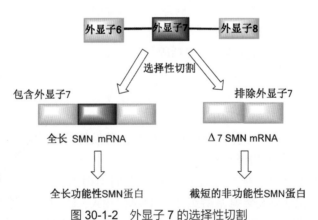

美国选定药名: risdiplam
商品名: Evrysdi
罗氏/PTC/SMA Foundation
上市时间: 2020

图 30-1-1   利司扑兰的化学结构

SMA是一种常见的遗传性神经肌肉疾病，每一万名活产婴儿中就有一例患病。尽管这是一种罕见病，但SMA的危害是巨大的，它能导致选择性及进行性运动神经元丢失，并最终导致进行性肌肉萎缩。典型SMA患者的脑干和脊髓中运动神经元会逐渐退化，最终导致肌肉萎缩和疾病相关的并发症，并有可能影响患者的生存。若幼年时发病且未能得到及时治疗，SMA可能会导致患者死亡，但若在晚年发病，症状会轻很多。

SMA患者染色体5q13上*SMN1*基缺失或突变，导致存活运动神经元（survival motor neuron, SMN）蛋白缺乏而致病。人类携带了两个普遍表达的*SMN1*和*SMN2*同源基因，其中*SMN1*全长mRNA所编码的SMN蛋白是人类正常发育和功能性稳态的必需蛋白质，当缺失SMN蛋白时，神经细胞就有可能萎缩并最终导致死亡。*SMN2*基因与*SMN1*基因存在5个位点的不同，最重要的区别在于7号外显子上的一个碱基由C变为T，此处刚好是7号外显子的剪接位点，因此直接影响了剪接增强子的活性；同时外显子7两侧的内含子较大，容易发生选择性剪接，也致使在SMN2基因转录时，85%的外显子7会被跳过，产生非全长的SMN Δ7 mRNA（图30-1-2）[2-4]。而由SMN Δ7 mRNA产生的蛋白则会被快速降解，故*SMN2*基因的表达并不能像*SMN1*那样产生SMN蛋白，因此无法有效增加生物体内总SMN蛋白的表达量。

外显子6   外显子7   外显子8

选择性切割

包含外显子7   排除外显子7

全长 SMN mRNA   Δ7 SMN mRNA

全长功能性SMN蛋白   截短的非功能性SMN蛋白

图 30-1-2   外显子 7 的选择性切割

现有的治疗方法是通过提高SMN蛋白表达水平来发挥治疗作用的。可以通过改变*SMN2*剪接过程来增加含有外显子7的mRNA含量或通过重新表达*SMN1*来实现SMN蛋白的表达量升高。虽然*SMN1*基因的缺失是导致SMA得根本原因，但*SMN2*是SMA得疾病修饰基因。

于2016年上市的诺西那生钠（spinaraza）是一个反义寡核苷酸（antisense oligonucleotide，ASO）药物，能够调节*SMN2*基因的选择性剪接，并在功能上将其转化为

*SMN1*基因，从而增加了中枢神经系统中SMN蛋白的水平。然而，诺西那生钠必须经鞘内给药（直接注入脊柱），且给药过程中必须麻醉，一些家长不得不选择提前1个月让患有SMA的孩子离开学校，以防止任何可能影响术期的疾病发生[1]。

另一种治疗SMA的方法是诺华制药公司基于腺相关病毒9（AAV9）开发的基因疗法onasemnogene（Zolgensma），是一种编码SMN蛋白的重组腺病毒载体，并于2019年获得批准上市。这一疗法理论上不依赖于*SMN2*基因，通过一次性注射到人体静脉中，同时需要至少使用2个月的皮质类固醇来保护肝脏。Zolgensma也是世界上最昂贵的药物，自2019年上市以来，每例患者治疗的费用高达215万美元[1]。

罗氏制药公司研发的利司扑兰（化合物1）是一种小分子药物，以"分子胶"（molecular glue）的形式诱导邻近RNA关联配对，并结合在U1的RNA和*SMN2*的pre-mRNA之间形成的RNA:RNA双链上，进而稳定5′-外显子7和U1小核核糖核蛋白（small nuclear ribonucleoprotein particles，snRNP）的剪接位点来实现*SMN2*外显子7的修饰剪接，产生功能性SMN蛋白。实验证实，利司扑兰与*SMN2* pre-mRNA的相互作用增加了外显子7的内含物，也提高了功能性SMN蛋白表达水平[5-7]。

第二节　优选化合物的构–效关系

2015年，诺华制药公司通过高通量筛选首次发现了二取代哒嗪骨架化合物布拉那普兰（化合物2，图30-2-1）是一种*SMN2*剪接调节剂，可增强U1 pre-mRNA关联，且可以治疗脊髓性肌萎缩小鼠。其SMN–ELISA半数最大有效浓度EC_{50}为20 nmol/L[8]。

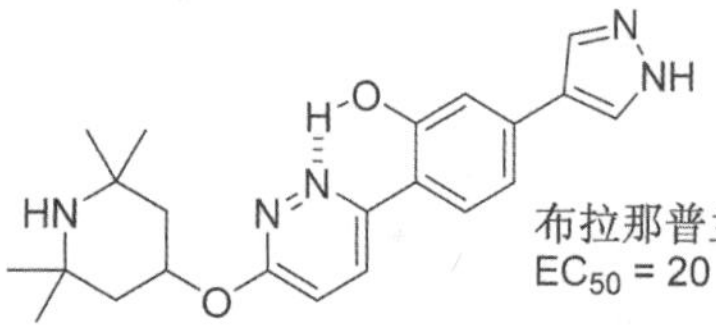

布拉那普兰 (**2**)
EC_{50} = 20 nmol/L

图 30-2-1　布拉那普兰的化学结构

随后，通过观察小分子化合物与*SMN2* pre-mRNA剪接过程中的核糖核酸组分相互作用，有效增加包含外显子7的能力，PTC制药公司（PTC Therapeutics）建立了不同的高通量药物筛选模型，并筛选了20万个化合物。其中香豆素衍生物（化合物3，图30-2-2）是最先被发现的苗头分子，其EC_{50}为220 nmol/L，但遗憾的是在细胞水平上未发现该化合物具有功能性治疗效果，活性仍较弱，无法明显增加SMA患者成纤维细胞中的SMN蛋白水平[9]。

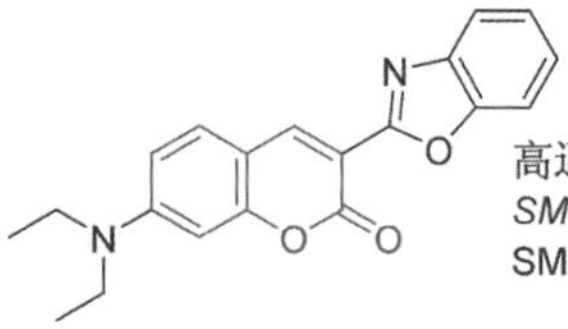

高通量筛选苗头化合物，香豆素3
SMN2 splicing $EC_{1.5x\ RNA}$ = 0.22 μmol/L
SMN 蛋白　　　$EC_{1.5x\ PRO}$ > 32 μmol/L

图 30-2-2　香豆素衍生物（化合物 3）的化学结构

于是，药物化学家开展了基于香豆素母核的构–效关系研究。表30-2-1展示了香豆素环C_3-取代基R的构–效关系。结果显示，分子的活性取决于R取代基杂环中红色标记关键氮原子（N）及关键甲基（Me）的相对位置。以活性最好的化合物4（咪唑并吡嗪结构）

和无活性化合物8（吡唑并吡嗪结构）为例，计算其香豆素基团与R之间单键旋转的相对能量，结果表明，分子最低能量的构象为香豆素环与R取代基共平面结构。当以平面方式绘制其构象时，化合物4的关键氮原子位于关键甲基的"上方"，而化合物8的关键氮原子则位于关键甲基的"下方"（图30-2-3）。依此类推，可以发现关键氮原子处于甲基"上方"的化合物4~化合物7均具有较强的活性，相反则基本无活性（如化合物8和化合物9）[9]。

表 31-2-1　C$_3$- 取代香豆素的体外活性：

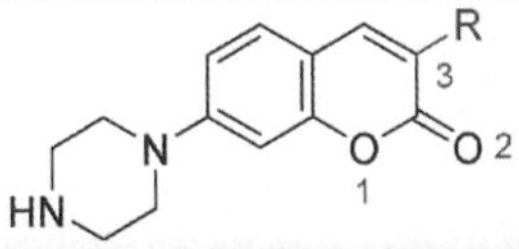

化合物	R	RNA mini-gene EC$_{1.5\times RNA}$（nmol/L）	SMN protein EC$_{1.5\times PRO}$（nmol/L）
4	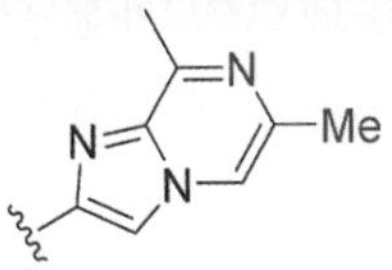	2	15
5	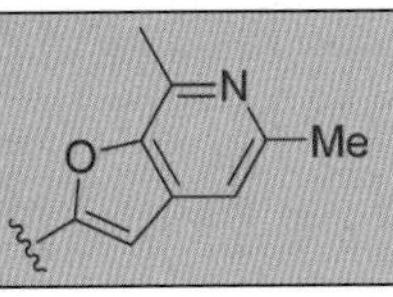	4	16
6	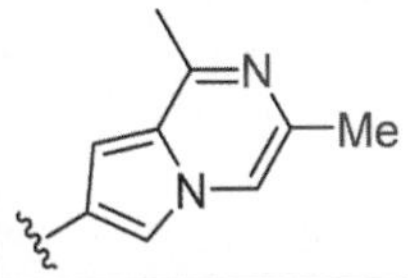	4	29
7	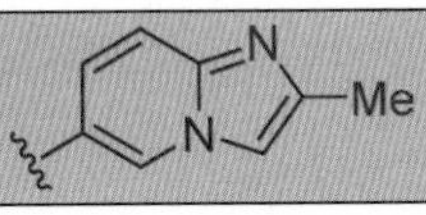	5	66
8	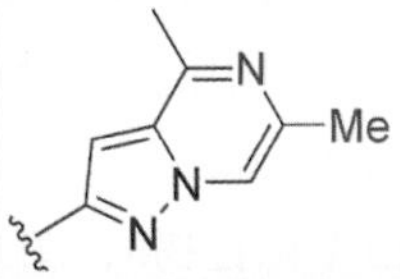	> 10 000	> 10 000
9	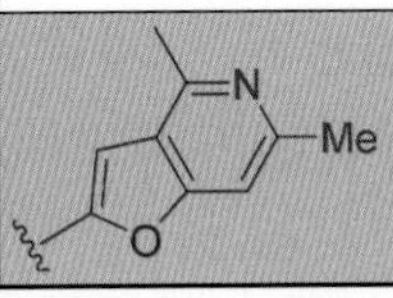	1500	> 10 000

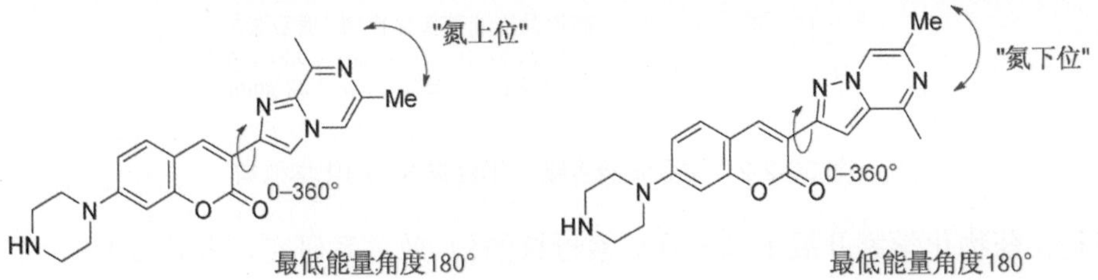

图 30-2-3　香豆素 C_3- 位与 R 取代基共平面可保持分子能量最低（A：化合物 4，B：化合物 8）

药物化学家也研究了异香豆素（图30-2-4）的构–效关系，发现化合物10具有较高的功能活性，其$EC_{1.5\times PRO}$值为120 nmol/L。且在大鼠上具有良好的吸收、分布、代谢和排泄等药代动力学特性，脑/血浆（B/P）分布比为11[9]。

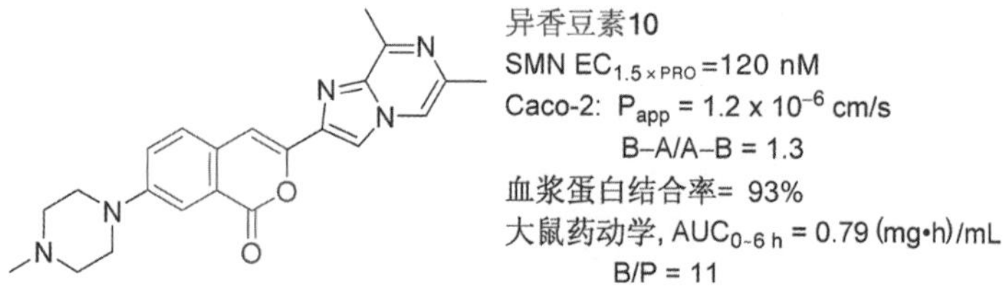
异香豆素10
SMN $EC_{1.5\times PRO}$=120 nM
Caco-2: P_{app} = 1.2 x 10^{-6} cm/s
B–A/A–B = 1.3
血浆蛋白结合率= 93%
大鼠药动学, $AUC_{0\text{-}6\,h}$ = 0.79 (mg•h)/mL
B/P = 11

图 30-2-4　异香豆素（化合物 10）的化学结构

但是化合物10在Ames试验中测试结果呈阳性，表明其具有潜在的致突变性，这可能源于结构右侧咪唑并吡嗪结构。另外，药物化学家也普遍认为香豆素和异香豆素类化合物均具有一定的光毒性，且异香豆素（化合物10）也表现出明显的人血浆不稳定性，在人血浆中孵育5 h后，母体分子10仅剩下55%，其中异香豆素的开环反应可能是其血浆不稳定性的原因。

当项目看起来“山穷水尽”时，药物化学家的智慧和手段给项目带来了真正意义上“柳暗花明”时刻，他们采取了电子等排策略对化合物结构进行了进一步的优化，尽管最初并未得到有活性的生物电子等排体化合物，但将香豆素骨架跃迁为吡啶并嘧啶-4-酮类似物时，分子又重新出现了活性。更有意义的是，香豆素和异香豆素的血浆不稳定也通过吡啶并嘧啶酮的结构改造而解决。

测试体外活性表明（表30-2-2），吡啶并嘧啶酮（化合物11）和（化合物12）的活性不如对应的香豆素（化合物4）和（化合物7）。有趣的是，尽管香豆素（化合物8）完全失活，但其吡啶并嘧啶酮类似物（化合物13）却展示出期望的体外活性[9]。

表 30-2-2　香豆素和吡啶并嘧啶酮的体外活性

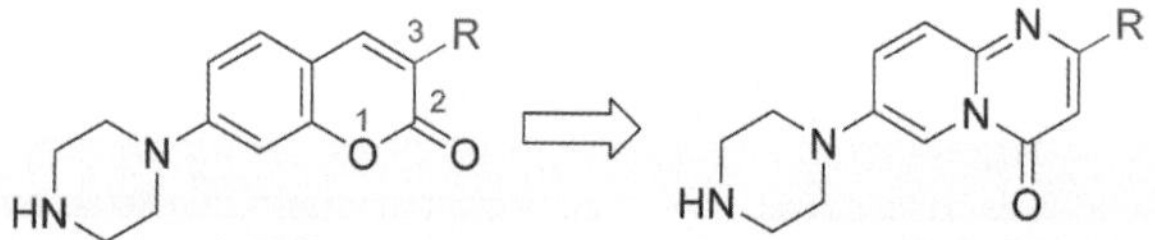
3
R
2
1
O
O
N
HN
N
R
N
N
O
N
HN

4, 7, 8　　11, 12, 13

化合物	R	RNA mini-gene $EC_{1.5\times RNA}$（nmol/L）	SMN protein $EC_{1.5\times PRO}$（nmol/L）
4	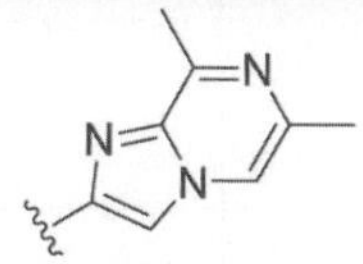	2	15
7	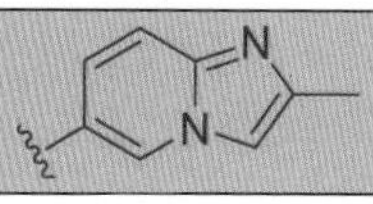	5	66

续表

化合物	R	RNA mini-gene $EC_{1.5}\times_{RNA}$（nmol/L）	SMN protein $EC_{1.5}\times_{PRO}$（nmol/L）
8		> 10 000	> 10 000
11		180	430
12		48	31
13		6	31

　　表30-2-3列举出对吡啶并嘧啶-4-酮类似物进一步优化的活性数据及Ames试验结果。化合物14在体外检测RNA和SMN蛋白质的实验中均具有活性，但对Ames试验仍呈阳性反应，研究者认为其毒性取决于结构右侧R片段，但此时具体有价值的结构仍然无法预测[10]。令人意外的是化合物17和化合物18，其中咪唑并嘧啶-4-酮17在艾姆斯试验中呈阳性，而多一个甲基的化合物18却呈阴性。（注：这是半经验式药物化学的规律，往往或者经常会因为一个最小的官能团改变，就改变了一个药物的命运。）

表 30-2-3　吡啶并嘧啶酮类化合物 R 取代基的结构 – 毒性关系

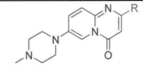

化合物	R	Activity in Ames assay	RNA and SMN $EC_{1.5}\times$（nmol/L）
14		positive	314/820
15		positive	3/13
16		positive	582/3 400

续表

化合物	R	Activity in Ames assay	RNA and SMN $EC_{1.5} \times$（nmol/L）
7	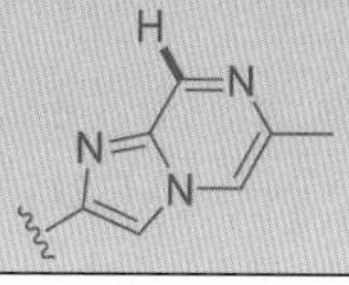	positive	182/760
18	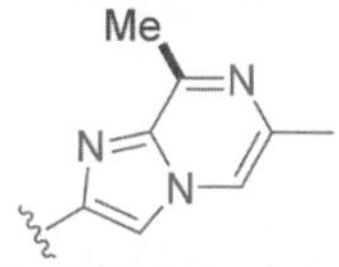	negative	7/14
19	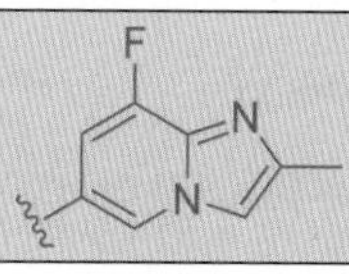	negative	32/40
20	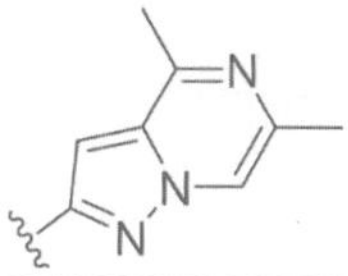	negative	92/170

由于提高中枢神经系统和外周血中的SMN蛋白水平对治疗SMA至关重要，PTC制药公司和罗氏制药公司均决定与脊髓性肌萎缩基金会合作，继续优化先导化合物，并将重点首先放在排除P-gp底物方面。研究人员制备了一系列多样性的吡啶并嘧啶酮衍生物，主要包括对左侧碱性胺类部分的替换，而右侧继续选用之前构–效关系中的优势杂环片段（图30-2-5），进而观察到分子的亲脂性是一个很好的预测分子外排率（ER）的指标，例如，当$\log D > 1.6$时，化合物一般不会是或仅是弱P-gp底物。最终鉴定出化合物21（RG7800，图30-2-6），其在包括食蟹猴等各种动物模型中均显示出良好的治疗效果、药代动力学特征以及可接受的安全窗口。RG7800是第一个进入人体临床试验的小分子SMN2剪接修饰剂[10]。

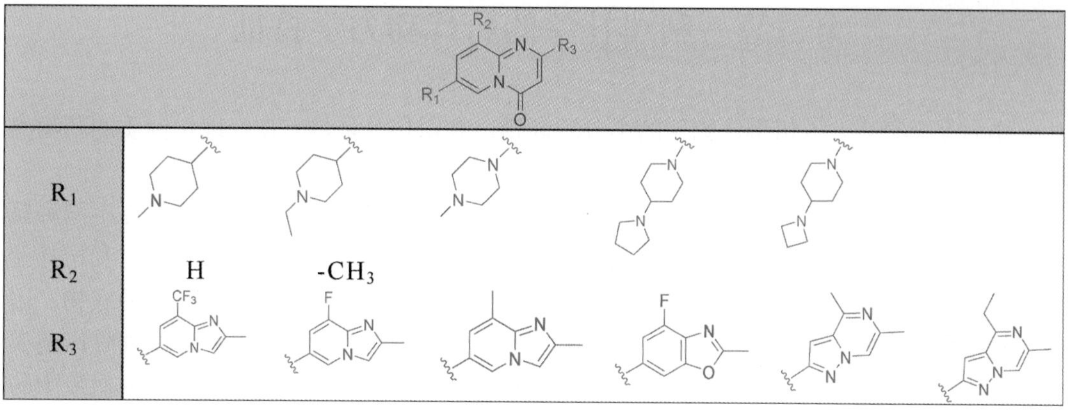

图30-2-5 进一步优化吡啶并嘧啶酮衍生物的取代基

遗憾的是，在39周的长期毒性实验研究中，RG7800诱导食蟹猴发生了视网膜不可逆的组织性病变；此时也发现RG7800还是一个hERG钾离子通道弱抑制剂，IC_{50}为

1.8 μmol/L，也具有潜在的心脏毒性（QT延长）风险。此外，该药物还可能会引起光毒性，因此RG7800的临床试验研究被搁置[11-13]。

RG7800引起的不良反应可能是由其脱靶效应所致，因此，增加药物靶点的特异性成为进一步优化的目的。同时，根据经验，药物化学家也认为，当左侧结构选择弱碱性胺（较低pK_a值）时，有可能在保持其活性的同时，也降低分子对hERG的抑制作用（导致QT-延长）并避免药物分子在溶酶体内蓄积而导致磷脂病；他们还考虑应在分子结构中同时避开易发生由细胞色素酶（CYP450）诱导的N-烷基脱除反应的结构，以减少肝代谢的负担。基于这些因素，新设计合成了近100个分子，其中发现了40个活性分子。利司扑兰由于具有理想的组织分布以及良好的其他药代动力学特征最终脱颖而出（图30-2-6）[12]。

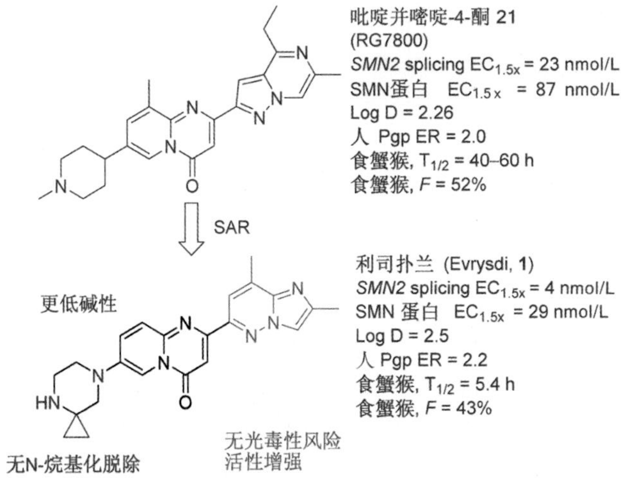

吡啶并嘧啶-4-酮 21
(RG7800)
SMN2 splicing EC$_{1.5x}$ = 23 nmol/L
SMN蛋白 EC$_{1.5x}$ = 87 nmol/L
Log D = 2.26
人 Pgp ER = 2.0
食蟹猴，T$_{1/2}$ = 40–60 h
食蟹猴，F = 52%

SAR

更低碱性

利司扑兰 (Evrysdi, 1)
SMN2 splicing EC$_{1.5x}$ = 4 nmol/L
SMN 蛋白 EC$_{1.5x}$ = 29 nmol/L
Log D = 2.5
人 Pgp ER = 2.2
食蟹猴，T$_{1/2}$ = 5.4 h
食蟹猴，F = 43%

无N-烷基化脱除

无光毒性风险
活性增强

图 30-2-6　RG7800 的结构优化发现利司扑兰（1）

第三节　利司扑兰的药代动力学特征

作为完全符合"五倍率法则"的小分子药物，利司扑兰是具有良好理化性质的药物类似物。

利司扑兰经口服后在中枢神经系统和外周组织中具有良好的生物利用度。在不同种属动物（小鼠、大鼠和猴子）的血浆、肌肉及脑中等各部位的药物分布水平相似。利司扑兰具有高被动渗透性且是非多重耐药蛋白1（multi-drug resistance gene，MDR1）的底物，因此，其脑脊液内的含量水平也基本反映了食蟹猴血浆中的游离药物浓度。体内外临床前实验数据均显示，经利司扑兰治疗后动物的中枢神经系统、肌肉和其他外周组织的血液中的SMN蛋白均得到显著增加。

临床试验结果显示，利司扑兰在一位14.9 kg的患者体内的表观清除率为2.1 L/h；健康成人的终末消除半衰期约为50 h。利司扑兰主要由黄素单加氧酶-1和-3，以及细胞色素酶CYP1A1、CYP2J2、CYP3A4和CYP3A7氧化代谢。血浆中药物分子浓度占药物分子及其相关代谢分子总和的83%。利用人肝微粒体和人肝细胞体外研究代谢发现，其主要代谢产物为*N*-羟基化衍生物（化合物22）（图30-3-1），代谢比例分别仅为3.8%和1.7%[14]。

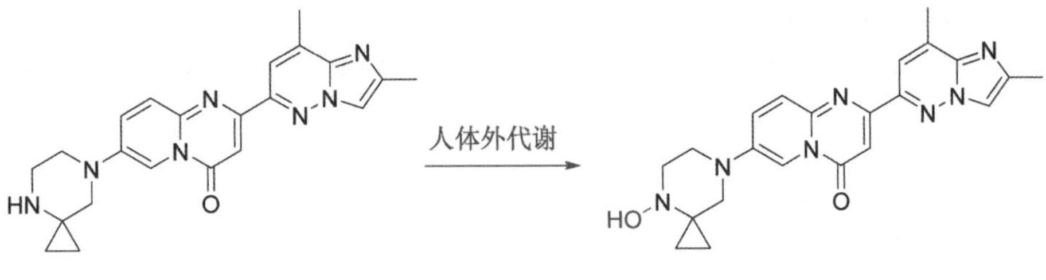

图 30-3-1　利司扑兰的人肝微粒体和人肝细胞代谢的 *N*-羟基化产物

第四节　利司扑兰有效性和安全性

利司扑兰是一种高效的*SMN2*剪接修饰剂，在体外实验和转基因小鼠*SMN2*转录物中均增加了外显子7内含物。临床试验中，利司扑兰也可以以剂量和时间依赖的方式提高SMN蛋白水平，用药1个月后，给予最大剂量的患者SMN蛋白的中位数比率增高约为2。

前文介绍的第一种临床试验药物候选物RG7800（化合物21）出现了几个药物相关的安全性问题，包括抑制hERG引起的QT-延长、潜在的光毒性和视网膜病变等，但利司扑兰克服了这些问题，因此，FDA重点审查了其可否会产生视网膜毒性。令人欣慰的是，在对SMA患者进行的眼科监测的实验中证实，在治疗剂量范围下，利司扑兰没有引起可观察到的儿童或成人SMA患者的视网膜病变。也因此，接受利司扑兰治疗的患者无需进行眼科视网膜病变监测。

虽然在高浓度下，利司扑兰对包括*STRN3*、*FOXM1*、*APLP2*、*MADD*和*SLC25A17*等多个基因的剪接会产生脱靶效应，可能会导致无法预料的不良反应；然而，庆幸的是在有限的临床试验中尚未发现与该药物相关的严重不良事件；显然，对于孤儿药来说，这些低选择性对利司扑兰治疗的应用尚没有产生负面的影响。

总之，利司扑兰已被证明是一个安全、有效的*SMN2*剪接修饰调节药物[15-16]。

第五节　利司扑兰的合成

PTC/罗氏于2018年公布了其实验室合成路线（图30-5-1）。首先二氯哒嗪23和氨发生亲核芳香取代S_NAr反应，由于反应位点没有选择性，得到两个区域异构体的混合物，不经过分离，直接与1-溴-2,2-二甲氧基丙烷进行*N*-烷基化取代反应，然后再发生分子内环化得到咪唑哒嗪。经分离得到所需区域异构体（化合物24），再通过Suzuki反应与二硼试剂（化合物25）耦联将其转化为相应的硼酸酯（化合物26）。同时，5-氟吡啶-2-胺27与丙二酸二甲酯缩合后，再用POCl₃氯化，得到氯代中间体（化合物28）。化合物28与硼酸酯（化合物26）再进行一次Suzuki耦联反应得到化合物29。最后，氟化物（化合物29）和4,7-二氮螺环[2,5]辛烷之间发生S_NAr反应生成利司扑兰。

罗氏巴塞尔公司于2019年披露了利司扑兰的工艺路线。与前述实验室的合成路线相

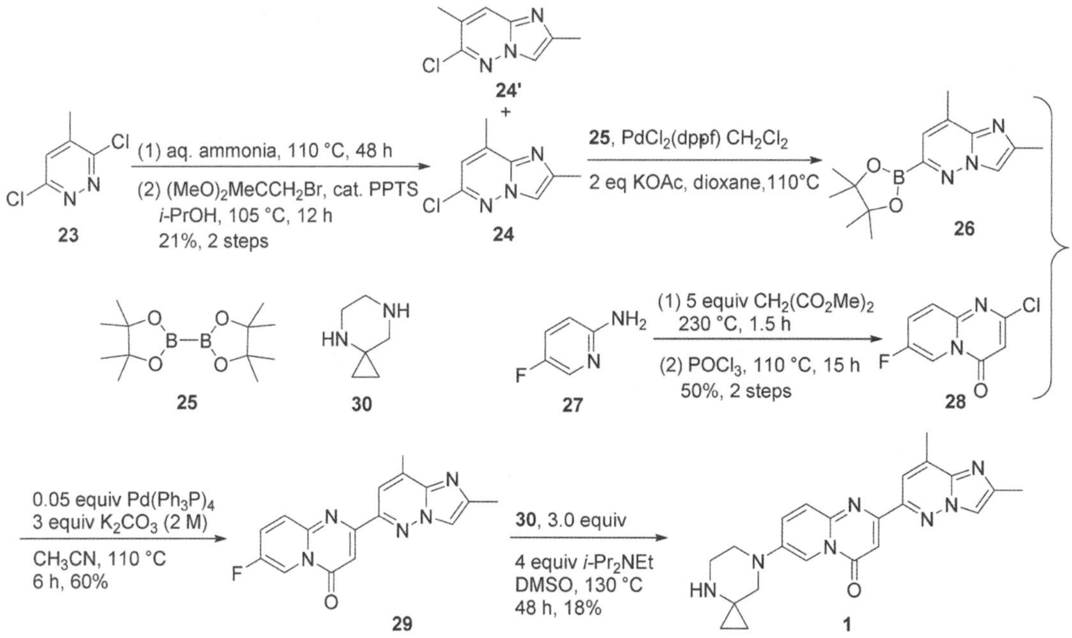

图 30-5-1　合成利司扑兰的反应路线

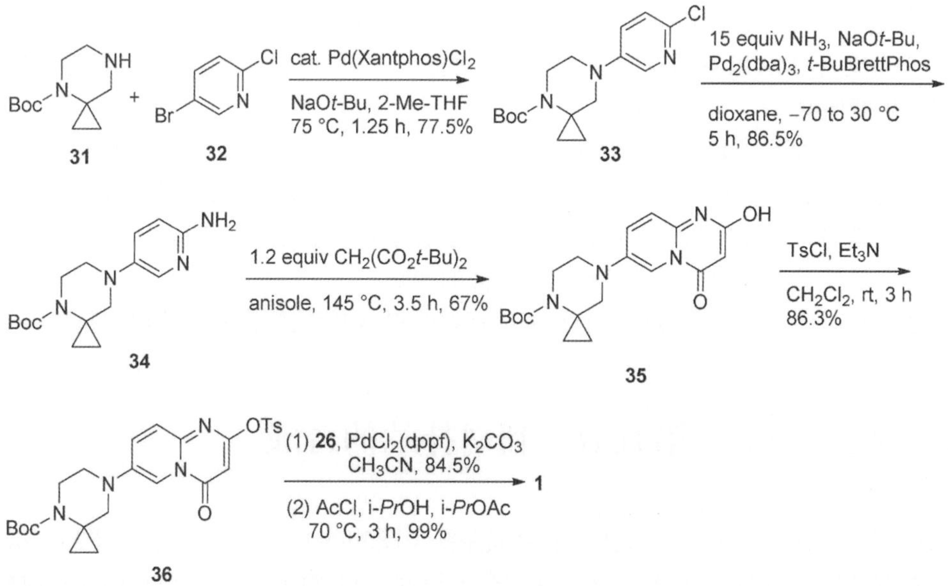

图 30-5-2　工业合成利司扑兰的反应路线

比，追求了更简洁、更便宜、更容易和更适合大规模生产的路线（图30-5-2）。该路线始于哌啶（化合物31）和5-溴-2-氯吡啶（化合物32）之间发生Buchwald–Hartwig耦联反应，以便选择性地获得溴耦联加合物（化合物33）。化合物33再发生一次Buchwald–Hartwig耦联，在氨存在下，借助于新型配体t-BuBrettPhos实现取代α-氯原子得到相应的胺（化合物34）。之后氨基吡啶（化合物34）与丙二酸叔丁酯进行缩合反应构建了吡啶嘧啶-4-酮的母核结构（化合物35）。值得一提的是，此步反应仅需要1.2当量的高沸点丙二酸叔丁酯，而换用低沸点丙二酸甲酯则需要使用5个当量丙二酸叔丁酯。然后将中间体（化合物35）转化为相应的对甲苯磺酸酯（化合物36），再与有机硼酸盐（化合物26）进行Suzuki耦联反应得到的加合物，直接移除Boc保护得到利司扑兰[17]。

第六节　总结与展望

了解上市药物的成功案例不仅十分有趣，而且十分有意义，由此可以学习、总结并吸取其中宝贵的成功及失败经验，因为没有一个药物的案例是可重复的。显然，由于是第一个成功上市的小分子调节相关*SMN2*基因剪接的药物，利司扑兰的成药故事尤其引人关注。利司扑兰是本书各章介绍的最前沿药物案例，也在一定程度上代表了现代药物研发的趋势及规律。在其上市前，已有前两种基因治疗方法得到批准用于治疗SMA患者，但它们既繁琐又昂贵。显然，口服的利司扑兰提供了更方便的治疗SMA的药物和方法，使患者的使用依从性大大提高，也能更有效地解决临床孤儿药的需求问题。

开发利司扑兰是从建立有效高通量筛选方法启动的，该方法可以方便地观察小分子化合物与*SMN2* pre-mRNA剪接过程中RNA组分的相互作用，有效增加包含外显子7内含物。通过筛选大量小分子化合物，发现了第一个可以在体外增加包含外显子7的香豆素类活性化合物3。电子等排策略是本章优化化合物的主要策略，药物化学家首先考虑并研究了异香豆素类化合物，发现化合物10不仅可在体外增强包含外显子7，而且在细胞水平上也可

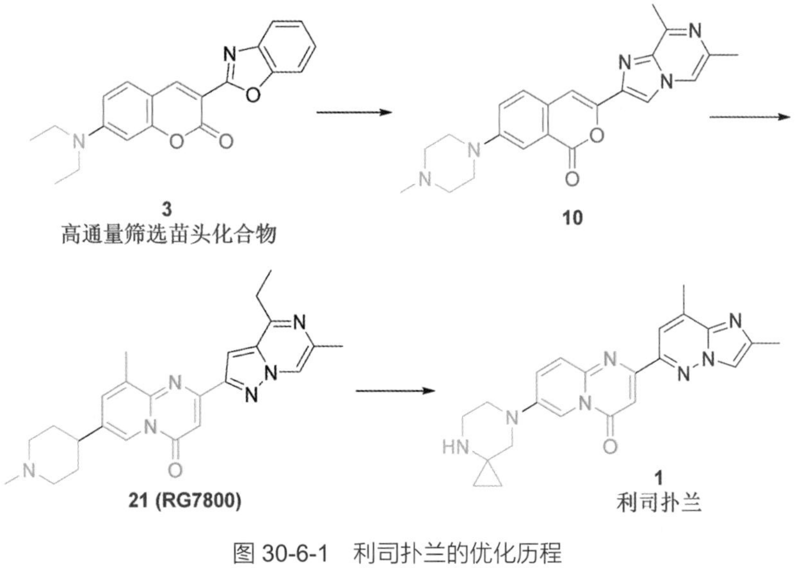

图 30-6-1　利司扑兰的优化历程

以提高SMN蛋白表达。而异香豆素（化合物10）的副作用以及代谢不稳定性等也促使药物化学家合成并发现了电子等排体结构吡啶并嘧啶-4酮类药物候选物（化合物21），并第一次开展了临床试验研究。化合物21在临床上表现出诱导视网膜病变副作用，研究者不得不再次优化方得到利司扑兰，后者克服了化合物21的眼毒性，并最终被批准上市，用于治疗孤儿病。期间，开发利司扑兰遇到了许多典型药物研发的问题，包括体内外活性、选择性（如脱靶安全问题）、Ames试验致突变问题、P-gp底物、潜在的心脏毒性（QT-延长）、血浆不稳定性、潜在光毒性、口服生物利用度（重点是组织分布）等，所有环节均有药物化学的主导和参与并得到解决。可以说，利司扑兰的故事是有关药物设计和药物化学知识的"聚宝盆"。图30-6-1展示了在利司扑兰的优化过程中的分子骨架及取代基的主要变化，可以根据相同颜色代表的结构变化到上文或者参考文献12中找到更详细的介绍。最重要的是，利司扑兰代表了研发小分子靶向RNA药物的分水岭，相信未来相关的药物候选物及药物会不断出现。

最后需要指出的是，一个多世纪以来一直被认为无法治愈的孤儿病，如今取得了令人兴奋的进展，包括两种基因治疗和一种化学药物疗法，但临床治疗效果依然未能完全令人满意，人类实现彻底治愈这种致命的遗传疾病还有很长的路要走。

数字资源

B(1-22): 5'-CAA TGC CAT CCT GGA GTT CCT G-3'
Casimersen

第三十一章

治疗杜氏肌营养不良症的反义核酸药物实例

周新洋　潘宇飞　杨振军

核酸是一类能够贮存遗传信息的重要生物分子，其自身及通过编码功能蛋白参与许多生命过程。多种功能寡核苷酸是当前的研究热点，用于基因水平生理过程调控及疾病治疗研究，包括反义核酸（ASOs）、小干扰RNA（siRNA）、miRNA、核酶（ribozyme）、核酸适配体（aptamer）、mRNA、质粒（plasmid）以及环二核苷酸（cDNs）等。因其生理条件下呈负电性，克服体内环境障碍、有效递送至胞内作用于其靶标是亟待解决的问题。

ASOs是一类人工合成或构建载体表达的15~20 nt单链脱氧核苷酸，与靶标mRNA结合，通过空间位阻效应阻断翻译，或激活RNase H进行降解；降低前体mRNA的稳定性及干扰其剪接，引起外显子、内含子跳跃等。首款福米韦生（全磷硫代，Fomivirsen）1998年获批，用于治疗艾滋病并发的巨细胞病毒视网膜炎。2016年后，用于治疗家族性高胆固醇血症的Mipomersen、遗传性转甲状腺素蛋白淀粉样变性的Inotersen、家族性乳糜微粒血症的Volanesorsen、杜氏肌营养不良症的Eteplirsen、Golodirsen、Viltolarsen和Casimersen获批，还有多款处于临床试验中。

国际上siRNA药物研发也受到广泛关注，数家公司积极投入。美国FDA于2018年批准了第一例Patisiran，治疗遗传性运甲状腺素蛋白淀粉样变性（hATTR），安全性优于相关反义核酸Inotersen。其中使用2′-O-Me修饰，并由DLin-MC3-DMA/DSPC/ PEG-DMG/胆固醇（LNP，50/10/1.5/38.5；siRNA，8%，w/w）包载递送。但随后Givosiran（GIVLAARI™）、Inclisiran、Fitusiran等最新批准和临床Ⅲ期的多款siRNA药物却使用了正义链3′-端半乳糖衍生物GalNAc缀合物，皮下给药靶向肝部治疗多种代谢性及病毒感染性疾病，全部2′-F/2′-O-Me修饰，部分磷硫代。特别是有四款治疗乙肝的GalNAc缀合物处于临床Ⅱ期试验中，包括siRNA药物ALN-HBV02、JNJ3989、DCR-HBVS及反义核酸药物GSK3389404。

核酸适配体多为长度15~80 nt的单链DNA或RNA，通过自身折叠形成稳定的三维结构与靶标分子发生特异性诱导契合作用。唯一获批的哌加他尼钠（Macugen®）用于治疗湿性年龄相关性黄斑变性。因有效性及安全性问题致Fovista（anti-PDGF）和Reg1（anti-FIXa）临床试验失败，随后多款核酸适配体类候选物终止于临床Ⅰ~Ⅱ期试验。

通过体外大规模扩增抗原的mRNA，其制剂接种后经由肌肉组织毛细血管入血，随后进入抗原呈递细胞并翻译获得抗原，由MHC呈递至T细胞激活免疫反应，其序列设计和生产周期均较短。已有两款新冠肺炎mRNA疫苗获得FDA紧急应用许可，即Pfizer-BioNTech公司的Comirnaty（BNT162b2）和Moderna公司的mRNA-1273，均携带编码SARS-CoV-2 S蛋白的mRNA，掺杂Ψ（假尿嘧啶）碱基，提高其稳定性及胞内翻译效率并降低潜在的免疫原性风险；同时引入S-2P突变，以稳定至S蛋白与受体结合前构象，提高抗体中和效率。前者使用ALC-0315/DSPC/胆固醇/ALC-0159（47.5/10/40.8/1.7；mRNA，3%~4%，w/w）脂质体递送，后者使用SM-102/DSPC/胆固醇/PEG2000-DMG（50/10/38.5/1.5；mRNA，5%，w/w），保护率高，分别为95%和94.1%，均可100%防止重症感染发生,但多种毒副作用明显。

CRISPR/Cas9是目前最热门的基因编辑工具之一，体外转入sgRNA及核酸酶Cas9，可以对特定基因位点删除或编辑，从而纠正致病基因。其中，Cas9可通过合理设计mRNA或质粒与sgRNA共同递送，多采用病毒载体进行递送，处于I/II期临床招募状态。对人体血液中提取的T细胞进行基因编辑，使其表达特异性嵌合抗原受体，再回输给患者，识别肿瘤抗原并诱导细胞死亡。国外共批准6款嵌合抗原受体T细胞（CAR-T）疗法，包括国内首个复星凯特生物科技的阿基仑赛注射液，治疗不同类型的淋巴瘤。

环二鸟苷酸及其类似物（cDN）是靶向STING蛋白的一类模式识别受体激动剂，可激活天然免疫中cGAS-STING信号通路，诱导I型干扰素和相关细胞因子释放，进而产生免疫应答，在抗肿瘤免疫、抗感染及自身免疫疾病治疗中具有重要作用。有多款类似物处于I/II期临床试验中，一种可生物降解的阳离子聚合物聚β-氨基酯（PBAE），包载cDNs（2 μg）联合PD-1给药与20 μg裸给cDNs治疗效果相当，可完全消除小鼠体内黑色素瘤，是极具潜力的肿瘤免疫治疗候选药物。

杜氏肌营养不良症是由于抗肌萎缩蛋白缺乏引起的X连锁隐性遗传性神经肌肉病，患儿通常寿命短，生存质量差，目前尚无有效治疗手段，而基因疗法的发展为这一疾病的治疗治愈带来了曙光。其中，反义核酸药物可经外显子跳跃原理，跳过1~2个突变的外显子使异常中断的阅读框恢复，从而可治疗80%的患者。截至2021年8月，已有4种治疗杜氏肌营养不良症的反义核酸药物获得FDA批准。

本章简述了杜氏肌营养不良症的特征，并从近5年FDA批准的反义核酸药物的研发过程入手，重点介绍反义核酸药物的作用原理、设计与修饰方法等，分析、梳理核酸药物的技术原理及研发历程和相关进展。

第一节　杜氏肌营养不良症

一、杜氏肌营养不良症简介

法国医生Duchenne于1861年发现了罕见的杜氏肌营养不良症（Duchenne Muscular Dystrophy，DMD），其基因于1987年被首次鉴定，通常全球年发病率低于10万例，但各国有所不同，由位于X染色体上的DMD基因突变引起，因此称为X-连锁遗传病，突变主要在男孩中显性表达，发病率约1/5 000，女孩通常为无症状的基因携带者[1]。我国每年约有400例杜氏肌营养不良症患儿出生，目前总计患者数量达7万人，是发患者数最多的国家。患儿在3～5岁时开始表现出包括运动迟缓等明显落后的发育症状。随着年龄的增长，运动功能呈现逐渐恶化现象，通常会伴有呼吸功能障碍，常需机械支持（图31-1-1）。同时患儿的大脑发育也会受到疾病恶化的影响，会导致注意力缺陷、自闭症、癫痫等在内的并发症。由于肌肉呈进行性和不可逆的破坏及萎缩，患者在10岁后便无法自行行走，需要依赖轮椅，最终在20～30岁时会因心肺功能衰竭而死亡，目前尚无有效的治愈手段，临床上通常使用药物治疗及物理措施来干预并发症，进而控制疾病的进程。现有的治疗手段仍是糖皮质激素和人工呼吸器的使用，可显著延长患者的寿命[2]。比如，使用大剂量糖皮质激素［泼尼松0.75 mg/（kg·d）］可以明显控制疾病恶化速度[3]。此外，目前已批准一款非氨基糖苷类药物Ataluren（Translarna™）和4种反义核酸药物，包括EXONDYS 51、VYONDYS 53、AMONDYS 45和VILTPSO用于治疗杜氏肌营养不良症。患儿需在医院进行血液检查以发现肌肉损伤的指标并进行基因检测，找到基因中的特定突变进行确诊；同时患儿亲属也需接受检测，以确定其是否也是该疾病基因的携带者。

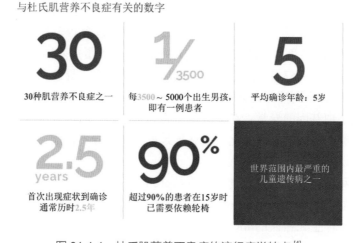

图 31-1-1　杜氏肌营养不良症的流行病学特点 [4]

二、杜氏肌营养不良症的治疗与外显子跳跃

肌纤维的结构完整性是由细胞骨架蛋白（cytoskeletal proteins）和肌膜蛋白组成的复杂系统维持的，其可以抵抗施加于肌膜上的物理收缩力。该类蛋白通过一定方式排列，将肌肉细胞内部的蛋白结构固定在基底膜和细胞外基质上。

抗肌萎缩蛋白（dystrophin）是一种重要的细胞骨架蛋白（图31-1-2），是高度组织化的收缩蛋白（427 kDa），主要在骨骼、心脏和平滑肌细胞中表达，少量在大脑和视网膜中表达，占肌肉总蛋白表达量的0.01%，肌基质细胞骨架蛋白的5%。抗肌萎缩蛋白位于肌膜的内部，在肌腱连接处和神经肌肉连接处的突触后膜处大量存在，是肌肉细胞骨架的重要组成部分，它将肌细胞内的收缩蛋白与肌膜连接起来，具有灵活的杆状结构。在肌肉收缩过程中发挥稳定肌细胞膜的关键作用。

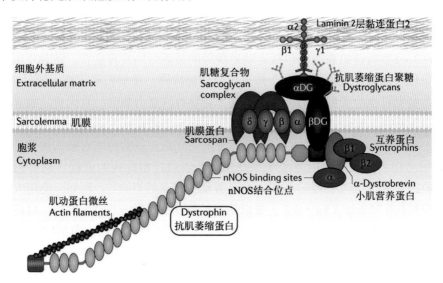

图 31-1-2　抗肌萎缩蛋白

细胞内肌动蛋白（Actin filaments）和细胞外基质（Extracellular matrix）之间的重要纽带[5]

DMD基因是人类基因组中最大的基因（2.2 Mb），包含79个外显子，编码抗肌萎缩蛋白。约65%患者的X染色体Xp21.22～Xp21.3区抗肌萎缩蛋白基因内部DNA片段的缺失和重复，其中外显子43～53最易发生突变，破坏开放阅读框，导致正常蛋白的翻译提前终止。用针对Xp21区各不同部分的多种DNA探针、内切酶酶谱分析和多重PCR等方法均可诊断出抗肌萎缩蛋白基因的异常。在缺失抗肌萎缩蛋白时，肌肉纤维收缩过程易受损，产生纤维化和脂肪组织替代的病理变化，最终导致杜氏肌营养不良症，在大脑中抗肌萎缩蛋白的缺失与患者认知功能下降有关[6]。

剪接体是一种核糖核蛋白复合物，负责从pre-mRNA分子中切除内含子，从而产生成熟的mRNA。外显子跳跃（exon skipping）即是在这一过程中去除某些外显子，以产生截短的mRNA。为了产生无错误的mRNA，剪接过程受到了严格的调控，但是90%的人类基因仍可发生可变剪接，用以丰富基因和蛋白的多样性，而其中最常见的可变剪接方式就是外显子跳跃，目前被应用于杜氏肌营养不良症的反义核酸药物研发。

具体来说，如图31-1-3所示，一半以上的杜氏肌营养不良症患者由于基因突变而出现了外显子缺失，破坏了正常的mRNA剪接过程，导致抗肌萎缩蛋白无法正常表达，异常表达的蛋白功能缺失则导致了杜氏肌营养不良症的发生。通过外显子跳跃治疗，可利用特异性反义寡核苷酸在DMD基因pre-mRNA剪接过程中，排除特定外显子以重建阅读框，使大多数患者在理论上可以产生截短的、具有部分功能的抗肌萎缩蛋白，是治疗杜氏肌营养不良症的有效策略。约80%的DMD基因突变可以通过跳跃1～2个特定的外显子纠正突变类型来恢复阅读框，其中，51号外显子的跳跃可治疗约13%的患者。

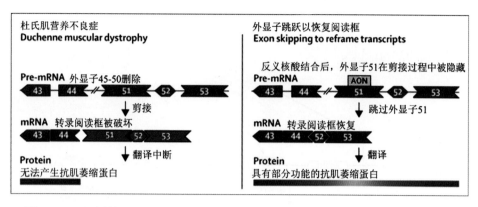

图31-1-3 通过外显子跳跃以恢复杜氏肌营养不良症患者的抗肌萎缩蛋白表达示意[7]

第二节 反义核酸药物的作用原理

pre-mRNA和mRNA是传递基因组所有信息的信使分子，其与自身或其他配对分子可通过碱基互补配对进行遗传信息的修改剪接及翻译，是不同于蛋白质的另一类药物作用靶点。反义核酸（antisense oligonucleotide，ASO）药物即是一段可与特定核酸序列（pre-mRNA或mRNA）互补配对、通常具有13~30 nt长度的寡核苷酸药物。其特征是通过序列特异性互补结合特定RNA调控基因表达。

反义核酸可通过多种机制发挥其生物学活性，主要包括激活RNase H对胞内靶杂交分子ASO/mRNA进行降解；通过空间位阻效应，反义核酸与靶标mRNA结合的复合物可阻断相关酶的结合与翻译（图31-2-1）。

一、核糖核酸酶H（RNase H）

RNase H是切割DNA/RNA杂交双链中RNA的核酸内切酶，主要分为RNase H1及RNase H2两种亚型[9]。真核生物的RNase H1具有与底物高亲和力的结合域，而RNase H2则是由三种不同蛋白组成，催化亚基（2A）以及另外两个功能不明但对催化起必要作用的亚基2B和2C。尽管两种亚型有相似的水解机制，但仍存在细微的差异（图31-2-2）。哺乳动物中的RNase H2比RNase H1丰富得多，但只有RNase H1参与ASO/靶RNA双链的切割[10-11]。

反义核酸进入细胞并在靶mRNA附近达到有效浓度后，便会与之结合并形成杂交双链激活的RNase H1，随后切割靶mRNA使其降解。有实验证实，ASO激活RNase H1的分子动力学过程较缓慢[13]。反义核酸在转染后大致需要1 h分布到细胞质或细胞核中，随后分别经过20~40 min的搜索并结合同源mRNA位点以及募集RNase H1等蛋白，而一旦RNase H1蛋白复合物募集完成，将对靶基因进行高效地剪切和降解，且RNase H1引起的靶mRNA降解速率比正常mRNA衰减的速率更快[14]。

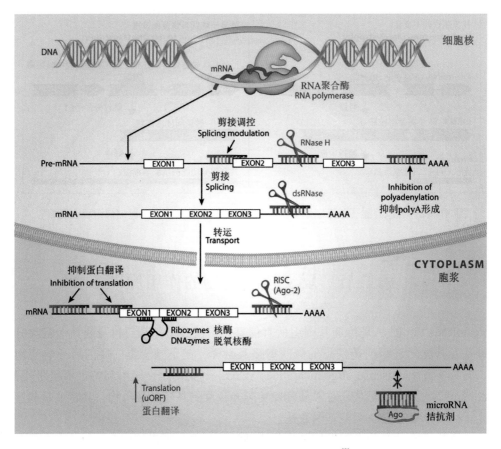

图 31-2-1　反义核酸的作用机制示意 [8]

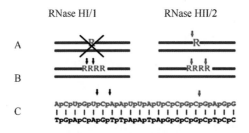

图 31-2-2　RNase HI/1 及 RNase HII/2 对不同底物位点剪切模式

A：双链DNA中的单个核糖核苷酸可被RNase HII/2切割，却不能被RNase HI/1切割；B/C：连续四个核糖核苷酸及RNA/DNA杂合双链的切割位点；黑色箭头表示RNase HI/1的切割位点，红色箭头表示RNase HII/2的切割位点[12]

二、其他途径

反义核酸进入细胞后除了通过激活RNase H剪接mRNA之外（图31-2-3 A），还可以靶向mRNA的起始位点或非翻译区域形成互补双链，阻止RNA结合蛋白（例如核糖体亚基）的结合从而中断蛋白质翻译过程（图31-2-3B，图31-2-3C）；还可以通过降低pre-mRNA稳定性及干扰pre-mRNA的剪接，引起外显子、内含子跳跃等（图31-2-3 D）；此外，也可以调控上游开放阅读框（uORF）的表达，从而增加ORF翻译蛋白质的量（图31-2-3 E）。

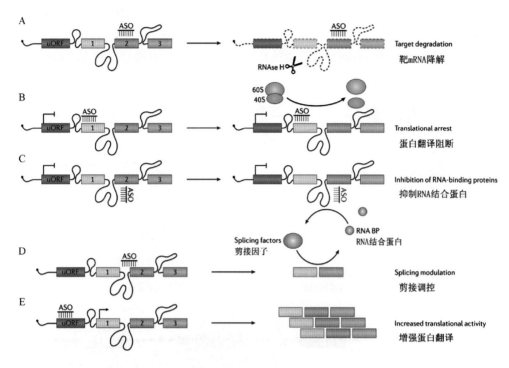

图 31-2-3　ASO 的功能机制

A：靶mRNA降解机制；B：翻译阻断；C：空间位阻作用抑制RNA结合蛋白结合；D：剪接调控；E：增强蛋白翻译能力[15]

三、外显子跳跃

基因被分成称为外显子和内含子的片段。外显子是编码蛋白质信息的DNA片段，在其中穿插着内含子，内含子在蛋白质生产过程中被切断和丢弃，只留下外显子，因此有时也把内含子叫作"DNA垃圾"。在这一过程中，如果靶细胞或组织中编码蛋白的基因发生了包括突变、插入和（或）缺失，以及错误剪接等插曲时，正常的成熟mRNA无法产生，基因转录为无义的mRNA，而这种异常mRNA会被胞内严格的监察机制发现，并将其降解，这一过程也被称为无意义密码子介导的mRNA降解（Nmol/LD），也因此会导致正常蛋白质的表达缺陷。

反义核酸介导的外显子跳跃就是在mRNA剪接过程中，通过碱基互补配对结合特异性结合异常的外显子，从而调控mRNA的成熟过程，以纠正异常剪接。反义核酸诱导的外显子跳跃可通过以下两种方式实现：①以图31-2-4 A为例，其中矩形表示框内外显子，尖形边代表外显子在边界携带部分密码子。当第2外显子发生无义突变或移码突变，会导致原本正常的阅读框移动，使转录过早终止，没有生成蛋白质。此时可设计反义核酸与第2外显子结合来掩蔽突变位点，诱导关键剪接序列的外显子发生跳跃，使突变的外显子被隐藏，从而实现合成较短的功能蛋白质。②当内含子发生突变造成假读码框时，位于外显子边界的密码子改变干扰正常阅读框从而影响mRNA的成熟，应用反义核酸可掩蔽突变关键位点诱导外显子跳跃，使这一假性的外显子被跳过，产生正常蛋白质（图31-2-4 B）[16]。

　　外显子跳跃目前被广泛地应用于杜氏肌营养不良症的治疗中。由于更温和的等位基因疾病贝克型肌营养不良症的存在，证明部分截短的抗肌萎缩蛋白可恢复杜氏肌营养不良症患者的肌肉功能，超过80%不同突变亚型的杜氏肌营养不良症可通过这种方式治疗。

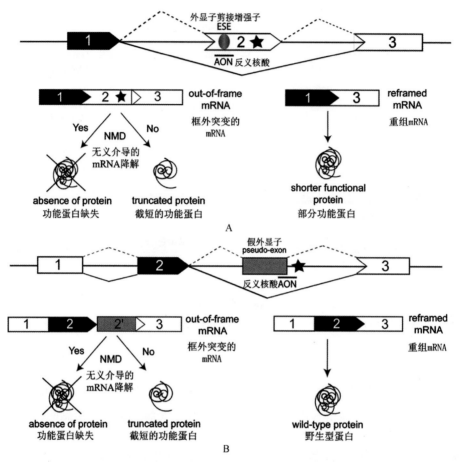

图 31-2-4　外显子跳跃重排原理示意 [16]

第三节　靶向 DMD 基因的反义核酸药物研发历程

　　目前治疗杜氏肌营养不良症的主要药物为类固醇，可以改善症状，延长生存时间。但仅为对症疗法，不仅无法根治疾病，且有效性也常被质疑，长期使用不良反应明显。因此，可以恢复抗肌萎缩蛋白表达的特效药物的研发至关重要。

　　虽然在研究杜氏肌营养不良症致病机制的遗传学方面取得了重大进展，但临床治疗此罕见病仍面临着极大的挑战。①该类疾病与神经系统相关，具有高度的隐蔽性，在向医生报告症状时有可能已经发生了一些不可逆的损伤。②传统小分子药物主要靶向蛋白，而杜氏肌营养不良症缺乏相关的蛋白靶点，很难采用传统的药物筛选方式发现特异性药物。

③神经疾病造成的神经退行性病变会引起多个下游反应，如蛋白质错误折叠、线粒体功能障碍、兴奋性毒性和氧化应激等。因此，单一靶点的药物几乎没有可能延迟疾病恶化。

递送人工合成的mRNA实现表达特定蛋白已在新冠疫苗的研发中获得成功，但因DMD基因过大，体内有效包载递送其mRNA的难度很大。

因此，反义寡核苷酸介导的外显子跳跃是目前最有希望的杜氏肌营养不良症治疗方法之一。外显子跳跃疗法通过使用合成的反义核酸靶向抗肌萎缩蛋白pre-mRNA的剪接，从而跳过至少一个外显子并恢复阅读框，产生截短但部分功能的抗肌萎缩蛋白。

1978年，Zamecnik和Stephenson使用可与Rous肉瘤病毒35S RNA互补配对的一段长度为13 nt的寡聚脱氧核酸成功抑制了肉瘤病毒复制和细胞感染[17]，这种被称为反义核酸的寡核苷酸药物进入了科学家的视野，且随着人类全基因组序列的破译，反义核酸药物的研究如火如荼。在1998年首个反义核酸药物福米韦生获FDA批准上市，经玻璃体注射用以治疗艾滋病患者并发的巨细胞病毒性视网膜炎。福米韦生的成功上市也为反义核酸的临床研发打了一针强心剂。

然而不尽如人意的是，在接下来的十多年中，不断失败的临床研究沉重打击了人们和投资者对这一药物的信心。随着"鸡尾酒疗法"的快速发展，HIV感染可得到有效治疗，使福米韦生的治疗市场逐渐缩小，并随后分别于2002年和2006年在欧洲和美国退市。此外，抗肿瘤反义核酸药物G3139临床有效性不足以及较大的毒副作用，使FDA拒绝了其上市申请；制药巨头礼来与IONIS联合研发的治疗晚期非小细胞肺癌的Affinitak在临床Ⅲ期研究中未能显著延长患者的生存时间，一系列证据不足的富有争议的临床结果使反义核酸的研发历程经历了漫长的寒冬。

反义核酸药物之所以面临应用困境，和其自身性质有极大关系。①反义核酸在血液循环和胞质中易被核酸酶降解，半衰期短，稳定性差；②其负电性和不稳定性限制了药物的给药方式，难以使用常规的患者依从性较好的口服方式，经静脉给药时，靶部位蓄积相对困难，靶细胞中检测到的药物量常常不足给药剂量的1%；③核酸药物在体内循环和细胞转运过程中，易被机体识别为外源RNA，激活免疫系统，产生非特异性导致的不良反应，以及反义核酸需要通过化学方法进行大规模体外合成，给药量也通常较大，因此具有合成成本高等问题。

但随着反义核酸药物研发技术的不断发展，通过合理的化学修饰、缀合和载体递送有效地避免了体内应用中的多种困境，自2016年后，井喷式的反义核酸药物获批也证明了这些策略的有效性。

一、反义核酸的化学修饰

核酸类药物主要的缺点是自身较强的负电性和亲水性，导致其在体内的药物代谢动力学性质不理想，如难以跨越生物膜屏障，致使入胞效率极低[18]，成药率较低。同时，核酸类药物对核酸酶较敏感，在血清中的稳定性较差，致使半衰期较短，一般未经化学修饰的反义核酸在人血清中30 min内即被完全清除[19]。还有，核酸类药物也容易被肝脏脾脏中的单核-吞噬细胞系统（RES）摄取蓄积从而引起肝脏和脾脏毒性等（图31-3-1）[20]。

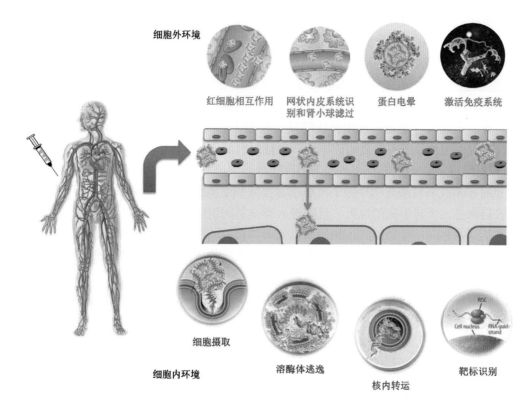

细胞外环境

红细胞相互作用　网状内皮系统识别和肾小球滤过　蛋白电晕　激活免疫系统

细胞摄取

细胞内环境　　　　溶酶体逃逸　　　核内转运　　　靶标识别

图 31-3-1　系统递送核酸药物障碍示意 [19]

化学修饰为提高核酸药物测的成药性提供了很好的手段，目前已经实现了磷酸骨架修饰、糖环2′-*O*-Me，2′-*O*-MOE，2′-F和LNA修饰，以及碱基修饰等（图31-3-2）[21] 这类修饰方法目的是增强寡核苷酸的抗核酸酶活性，同时提高对靶标的结合亲和力，以及降低核酸药物分子的免疫原性。

（一）磷酸二酯键修饰

硫代磷酸酯（PS，图31-3-2）修饰是最早使用的一种核酸化学修饰方法，也常被称为修饰反义核酸的"第一代"方法。利用硫原子替代磷酸二酯键中的非桥连氧原子可以明显提高反义核酸的抗核酸酶性质，并增加了与血清蛋白（如白蛋白）的结合能力。经PS修饰后，反义核酸在人血清的半衰期可增加至9 h，使其在人血浆、组织和细胞中具有足够的稳定性以靶向mRNA，因此组织蓄积及细胞摄取能力和生物利用度也有了明显的提升[22,23]。磷硫代修饰也存在缺点：增加了反义核酸的毒性和免疫原性，干扰蛋白的正常功能，激活补体导致免疫反应，与靶标mRNA的亲和力降低等[24]。另外，修饰后的磷酸二酯键会具有手性中心，也会导致一条全硫代的寡核苷酸新出现成百、甚至上千个药效不同的异构体。

磷硫代修饰的反义核酸结合mRNA后仍可成功激活RNase H1进行切割，使靶标降解。在PS修饰的基础上使用氮原子取代糖环3′-位置的氧原子的磷酸二酯键修饰策略（thiophosphoramidate）[25]可以提高其与靶标的亲和力和结合力，且耐酶解能力较强，但这一修饰后的反义核酸无法激活RNase H，仅可通过其他方式调控基因表达[26]。

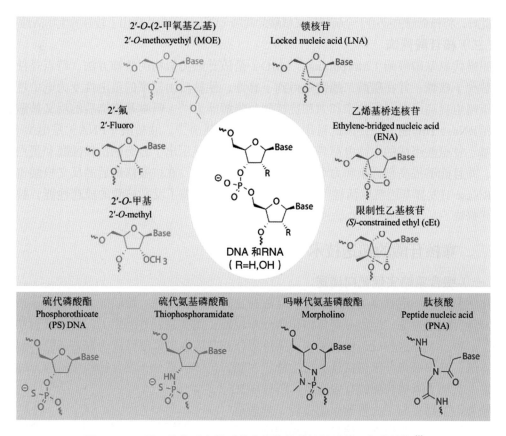

图 31-3-2　用于修饰反义核酸的化学修饰的核苷酸单元化学结构 [8]

（二）核糖修饰

糖环化学修饰后反义核酸的构象改变，影响其与互补mRNA的亲和力，以及与工具酶之间的相互作用，对糖环2′-位进行化学改造也被称为反义核酸的第二代修饰。2′-O-Me是使用较为广泛的一种糖环修饰，一定程度上提高了与靶标mRNA的亲和力，且能够增加酶稳定性[27]，发现2′-O-Me修饰的siRNA显示出较低的免疫原性[28]。2′-F化也是较为常见的一种糖环修饰。与2′-O-Me类似，2′-F化修饰后的核酸药物也增加了对靶标mRNA的亲和力[29]。2′-O-MOE［2′-O-（2-甲氧基乙基）］修饰同样增强了对靶标的亲和力和抗核酸酶切能力，已经被批准的反义核酸药物Mipomersen就是使用全硫代修饰以及2′-O-MOE的修饰策略研发成功。

核苷酸桥接（BNAs）是将核苷酸的第2和第4个碳原子连接起来，形成双环核苷结构，使核苷限制在固定构象中，最常用桥连策略是LNA、ENA、cEt，可增强对核酶的抵抗性和与靶标的亲和力。锁核苷（LNA）修饰是通过亚甲基将糖环2′-OH连接至C4′-位，将核苷酸的构型限制为刚性的双环结构，因此使核酸具有较高的稳定性，并且提高了反义核酸的生物活性[30]。cEt双环核苷单体是构成第2.5代反义寡核苷酸的重要单体，可以极大提高反义核酸的效能，相比于2′-O-MOE修饰的反义核酸提高了约10倍。cEt由Ionis研发，并且公司对其结构、制备方法和包含cEt的不同形式寡核苷酸分子通式都进行了严格地专利保护。

此外，将核糖修饰应用于全硫代反义核酸的两端（Gapmer）也表现出了较好的生物活性[31]。

（三）核苷酸修饰

吗啉代氨基磷酸酯（Morpholino，PMO）是核苷酸类似物的修饰方法，特点是使用吗啉环替代了核糖，并在磷酸二酯键中得到了修饰，使核酸由原来的负电性变为电中性。该修饰策略也提高了对靶标的亲和力和抗核酸酶降解能力[32]。吗啉基修饰后的反义核酸会缺乏激活RNase H的能力[33]，因此可用来作为翻译抑制剂[29]。肽核酸（PNA）是由N-（2-氨基乙基）甘氨酸组成的中性电荷骨架，修饰后的核酸显示出了显著的抗核酸酶和蛋白酶活性[34]，并且能够提高靶标亲和力[35]。与吗啉基修饰类似，肽核酸修饰后的反义核酸也不能激活RNase H发挥基因沉默活性[29]。这两种修饰显著提高了反义核酸的成药性能，被称为第三代修饰。

二、寡核苷酸的递送技术

（一）缀合策略实现靶向递送

化学修饰在一定程度上提高了寡核苷酸药物的体内稳定性、跨膜能力、与靶标亲和力以及降低免疫原性等，但仍存在体内靶向分布较差（尤其是肝外组织）、药物半衰期短等问题[36]。为了克服这些成药性的障碍，共价缀合和载体递送策略已成为提高基因传递效率的新方法，其中缀合分子包括糖类衍生物、多肽、抗体、高分子聚合物和脂质等，均在不同程度上实现了寡核苷酸的有效递送（图31-3-3）[37-39]。

糖类衍生物参与了大量的生物过程，如通过凝集素、糖类结合蛋白参与信号传输和细胞表面识别[40,41]。N-乙酰氨基半乳糖（GalNAc）是一个具有高亲和性的靶向基团，它能特异性结合肝脏中去唾液酸糖蛋白受体（ASGPR）[42]，用于核酸药物的肝靶向递送，效果显著[43-45]，如上市的siRNA药物Givosiran、Lumasiran、Inclisiran。GalNAc缀合的反义核酸临床上完全没有发生与

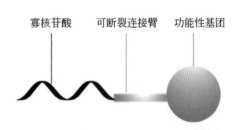

图 31-3-3　寡核苷酸药物一般修饰策略

寡核苷酸　可断裂连接臂　功能性基团

皮下给药相关的局部不良反应，安全性和耐受性大大提高，而且给药频率很低。临床上通常使用三簇GalNAc缀合物[46]，但其无法应用于非肝部疾病的治疗，一般结构如图31-3-4所示。

GalNAc$_3$缀合的反义核酸（在动物和人体内的药代动力学性质已经得到了很好的表征，在血液中稳定，并特异性地将反义核酸递送至肝脏的实质细胞内，经肝细胞内化后，缓慢代谢释放反义核酸，消除半衰期可达到3～5周，可按月给药，安全性大幅提高。而GalNAc会在肝细胞中快速代谢，随后经胆管和肾排出。有数据表明，去唾液酸糖蛋白受体介导的反义核酸摄取是非线性的，可以在非常高的剂量水平下饱和。但GalNAc$_3$结合的ASOs的临床剂量通常较低，大多数远低于每月给予120 mg的水平。在肝细胞摄取饱和后，更多的药物可能会经肾排出[47]。

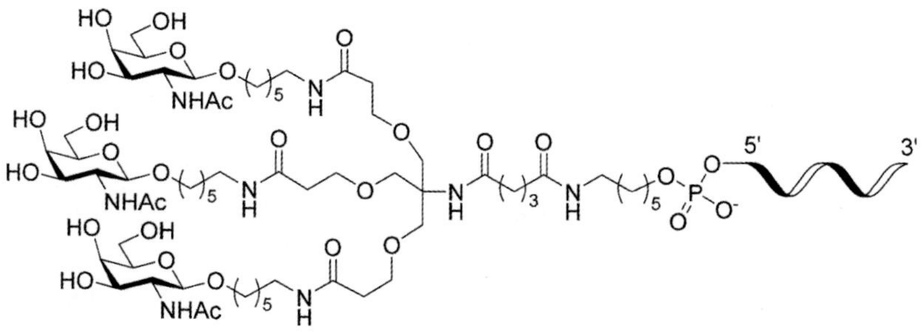

图 31-3-4　GalNAc$_3$ 缀合核酸药物结构

多肽分子缀合：将特定的肽段通过共价缀合的方式连接于反义核酸末端可以提高其组织靶向性和跨膜能力。细胞穿膜肽（cell penetrating peptide，CPP）是一类短阳离子多肽，用于多种小分子和大分子（如抗体、蛋白质或核酸）的转运[48]。天然或人工合成的细胞穿膜肽可以跨越细胞质膜和血-脑脊液屏障等，其中经静脉给药的CPP-反义核酸缀合物可有效分布至大脑的各个位置，且没有明显毒性。大多数细胞穿膜肽侧链带有正电荷胍盐基团，可以与细胞膜上的多种负电荷基团（如硫酸、磷酸或羧酸盐基团）产生静电相互作用，从而形成一个可供反义核酸进入细胞的"通道"，使其可在无转染试剂的情况下通过膜的扩散作用内化至胞内。在杜氏肌肉营养不良症的临床前研究中已证明缀合细胞穿膜肽的反义核酸具有改善的组织分布的特点[49]。本章作者针对MEK1 mRNA（siMek1）和突变B-RAF mRNA（siMB3）的siRNA，通过将多肽KALLAL耦联到正义链及反义链的3′-端，在体外长时间有效沉默相应的蛋白表达，并显示出良好的血清稳定性，半衰期延长了21倍[50]。

脂质分子缀合：寡核苷酸是一种高度亲水的高负电性大分子，具有较差的药理特性。未经修饰的寡核苷酸通常不与任何血清蛋白结合，因此通过肾脏过滤迅速从血液循环中排出。为增加寡核苷酸的亲脂性，赋予其"药物样"特性，脂肪酸、胆固醇或者其他疏水性基团已成为改善核酸性质（如细胞摄取，沉默活性，血清稳定性和其他药代动力学特征）的重要脂溶性分子（图31-3-5）。胆固醇是最早用于核酸缀合的疏水基团，可修饰于反义核酸的5′-、3′-或中间位点。Smidt等[51]合成了在5′-端具有胆固醇修饰的16-mer寡核苷酸（chol-ODN）。与未修饰的ODN相比，chol-ODN的半衰期从不到1 min提高到大约10 min。所得的chol-ODN可以进一步与低密度脂蛋白（LDL）结合形成chol-ODN-LDL复合物，且提高了大鼠血清核酸酶稳定性。除此之外，二十二碳六烯酸（DHA），二十二碳酸（DCA），二十碳五烯酸（EPA），石碳酸（LA），维生素维甲酸（RA），琥珀酸α-生育酚酯（TS）等也被用于构建反义核酸缀合物研究[52]。

（二）载体递送

核酸递送系统主要可以分为病毒类载体与非病毒类载体两类。病毒类载体是利用病毒具有传送其基因组进入其他细胞、进行感染的分子机制。常见病毒载体包括逆转录病毒载体、腺病毒载体、腺相关病毒载体、单纯疱疹病毒载体、慢病毒载体等。由于转染效率高，病毒类载体在基因治疗研究中得到广泛应用[53]。然而，病毒类载体同样可能会激发宿主免疫应答，降低后续再次给药时的递送效率。非病毒类载体包括蛋白质以及肽的纳米材

料、有机聚合物、无机纳米材料、基于脂质的纳米材料等。其中，脂质体以其具有良好的
生物兼容性、易修饰等特点而被广泛研究应用[54]。

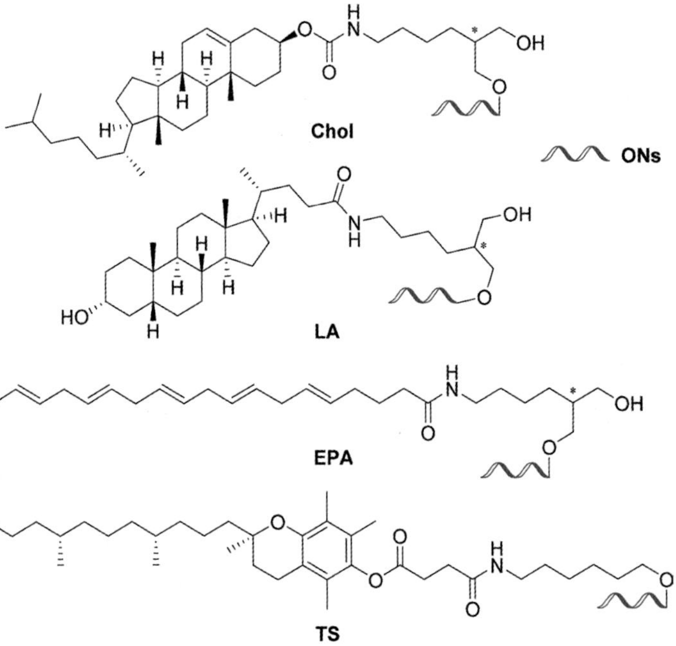

图 31-3-5   用于核酸缀合的脂质分子

1. 阳离子脂质体   脂质体在药物递送领域有着非常重要的地位，在寡核酸药物的转染
中也有较广泛的应用，尽管在实现转染的道路上仍有诸多障碍，但对使用脂质体递送核酸
药物的追求却从未停止过[55]。

目前使用较多的是阳离子脂材[56]。所谓阳离子脂材是指亲水的头部上含有阳离子基
团，可以通过静电相互作用将带有负电荷的核酸吸附到脂质体表面或包封到脂质体内部，
从而提高核酸药物的转染效率，降低给药剂量（图31-3-6）[57,58]。包载后形成的复合物表
面通常具有过量正电荷，能吸附于带负电荷的细胞膜表面，通过内吞作用进入细胞与溶酶
体融合[54]，随后，质子海绵效应会导致溶酶体溶胀将复合物释放到细胞质中[59]。

于2018年上市的siRNA药物Patisiran使用了脂质体递送策略（图31-3-7），该递送系
统以阳离子脂质体DLin-MC3-DMA为核心，添加两性离子脂质体DSPC增强溶酶体逃逸能
力，使用胆固醇提高了膜流动性并降低阳离子毒性，PEG-lipid则用来提高纳米颗粒在体内
的循环时间[60]。虽然阳离子脂质体能高效递送核酸类药物入胞，但其毒性问题同样不容忽
视：具体指复合物的过量正电荷还可能与血浆内带有负电性的蛋白等物质产生非特异性
结合，进而激起机体的免疫应答效应，并导致自身失效[61]。因此，目前处于临床研究的大
多数反义核酸药物并未使用脂质体进行递送。

2. 核苷脂材   除了通过使用静电作用结合的阳离子和阴离子脂材以外，含有核苷头部
的脂材也已经引起了广泛的关注。该类核苷脂材通常具有碱基、核苷或核苷酸头部，并具
有两个脂肪链作为疏水性尾部。它们的碱基头部可以通过氢键作用和 π-π 堆积作用与核
酸药物的碱基结合，进而自组装形成纳米颗粒或胶束，从而实现递送核酸药物的目的。由

于核苷脂材主要由可生物降解的核苷（酸）和脂肪链组成，因此体内应用更安全，毒性也很低。根据其是否具有电荷可分为离子型核苷脂材和中性核苷脂材。离子型核苷脂材分为阳离子型核苷脂材、阴离子型核苷脂材和两性离子型核苷脂材。

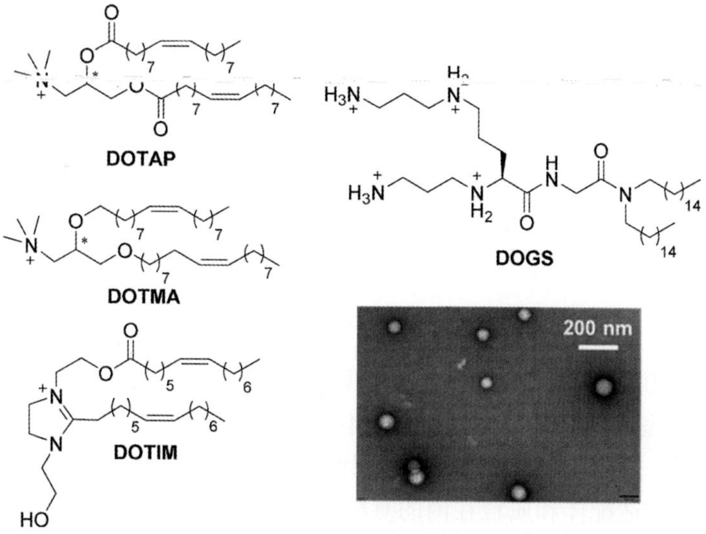

图 31-3-6　常见阳离子脂材化学结构及一般脂质体电镜微观化学结构

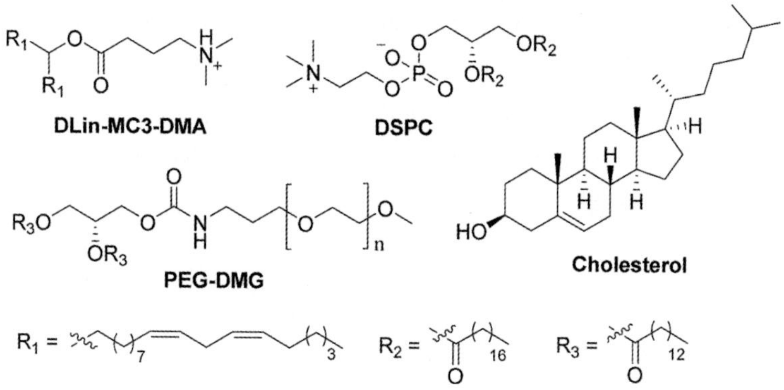

图 31-3-7　核酸递送系统 SNALP 技术

阳离子核苷脂材可以通过其核苷头部与阳离子基团的组合提高氢键和静电作用双重结合力。Barthélémy 等设计了一种名为 DOUPC 的阳离子核苷脂材（图 31-3-8）[62]，可以形成大小为 50～150 nm 的纳米颗粒，DNA 掺入后脂质复合物的结构由单层转变为多层。DOUPC/质粒的摩尔比为 18/1 时即可转染 pEGFP 进入细胞。改进的 DOTAU 可以形成 60 nm 的纳米颗粒，并可将 DNA 包裹在具有多层结构的纳米颗粒的层与层之间[63]。随后，研究者设计合成了以缩酮作为疏水尾链连接基团的新型阳离子核苷脂材 KNL（图 31-3-8）[64]。KNL 在 N/P = 10 时形成 100 nm 球形复合物，可以有效地包载并递送 siRNA。除了使用尿嘧啶作为核苷碱基的头部外，以硝基吡咯通用碱基作为头部的阳离子核苷酸脂质 TRN（图 31-3-8）可高效转染 siRNA，其脂质复合物的粒径在 108～360 nm 具有较宽的分布，Zeta 电位为 37 mV，颗粒带正电[65]。进一步研究表明碱基头部的立体化学结构影响 siRNA 脂质复合物的形成，β端基异构体与siRNA的亲和力最强[66]。阴离子核苷脂材也可以用作核酸的递送系统。

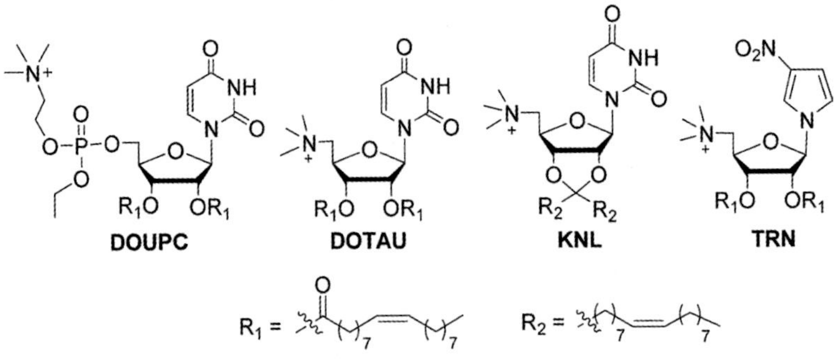

图31-3-8　阳离子核苷脂材的化学结构

　　然而阳离子核苷脂材的结构中仍然含有氨基，因此核苷碱基部分在转染中的作用不明。本章作者实验室成功开发了系列中性核苷脂材（DXBAs: DNCA、DNTA、DOCA、DOTA，图31-3-9），可利用氢键和π-π堆积作用包载递送包括反义核酸药物（ASOs）、siRNA、G-四链核酸适配体和质粒在内的寡核苷酸，通过共同退火DXBA脂材和核酸实现纳米颗粒的自组装[67]。另外，本章作者实验室设计合成的阳离子脂质CLD可在相对较低的N/P比下有效递送siRNA，且二硫键能在胞内断裂，提升了溶酶体逃逸能力,加速了核酸药物释放过程。CLD作为一种经典的阳离子脂质体具有包封率高、递送效率高等优势，但其在高浓度下的毒性问题仍是其进一步应用的障碍（图31-3-9）[68-70]。将DNCA与CLD按一定比例进行混合，研究显示以该混合脂材可以高效、低毒地包载递送化学修饰的反义核酸、核酸适配体、siRNA及其缀合物，并展现较好的细胞及动物水平生物学活性，说明其可能推进核酸药物进一步发展[71-75]。

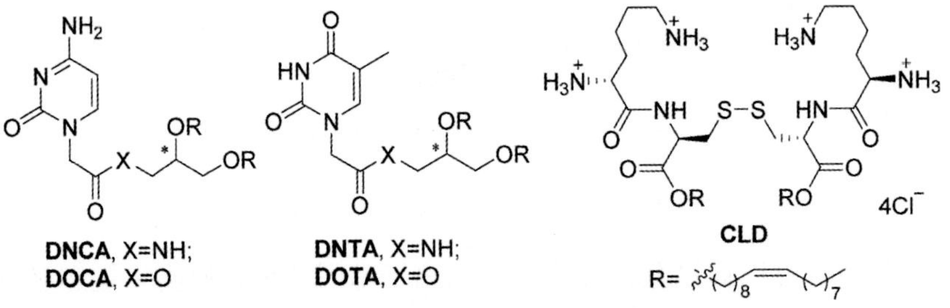

图31-3-9　核苷脂材 DOTA/DOCA/DNTA/DNCALU 及阳离子脂材 CLD 的化学结构

三、反义核酸药物作用下外显子跳跃治疗DMD

　　DMD基因有大量的易缺失外显子，患者中约有20%、13%、12%和11%的外显子缺失可通过外显子51、53、45和44的跳过进行修正[76]。目前已有四种反义核酸药物获批用于治疗最常见的3种外显子缺失（表31-3-1）。新产生的抗肌萎缩蛋白尽管丢失了几个外显子，但最终产物还是保留了绝大部分氨基酸序列，因此也保存了基本的生物功能，患者症状会得到极大改善。

表 31-3-1　已获批治疗杜氏肌营养不良症的反义核酸

名　　称	修饰	序列长度	给药方式	靶点（外显子）	获批时间
Eteplirsen	PMO	25	Ⅳ	51	2016
Golodirsen	PMO	25	Ⅳ	53	2019
Viltolarsen	PMO	21	Ⅳ	53	2020
Casimersen	PMO	25	Ⅳ	45	2021

该类药物为孤儿药，开发进程相对较为迟滞，但由于以上修饰策略的发展和成熟，近5年已批准了4个治疗杜氏肌营养不良症新品种，为患者治疗提供了更多的临床药物选择。

（一）依特立生（Eteplirsen，商品名：Ex-ondys51，2016）

依特立生（Sarepta Therapeutics Inc.）于2016年获得美国FDA的加速批准，是第一个用于杜氏肌营养不良症患者的反义核酸药物，适合大约13%的患者使用。依特立生适用于治疗DMD基因突变的，且适合外显子51跳跃的杜氏肌营养不良症患者，其使用了PMO修饰。

然而依特立生的获批颇为坎坷。由于杜氏肌营养不良症是罕见病，患者人数少，因此参与Ⅱ期临床研究的患儿仅有12位。数据的缺乏使FDA拒绝提前批准上市，并要求补充Ⅲ期临床试验。但参与了临床研究并从中受益的患儿母亲曾公开要求FDA提前批准Eteplirsen，来自这类严重致命疾病患者家属的诉求通常会施加给FDA极大压力，使药物上市的标准适当放宽。

但2016年4月，FDA专家组投票（7∶6）否决了依特立生的临床疗效，在BioMarin公司的同类型药物Drisapersen因Ⅲ期临床失败而被拒绝上市的背景下，依特立生的上市几乎是很多患儿和家属最后的希望。然而其Ⅲ期临床研究显示，治疗后患者的抗肌萎缩蛋白水平与安慰剂无明显差异。在具有可评估结果的12例患者中，治疗前的抗肌萎缩蛋白水平仅为健康受试者水平的0.16%±0.12%，经48周治疗后，这一比例提高至0.44%±0.43%。换句话说，即使经过了近1年治疗，患者的抗肌萎缩蛋白水平仅增长了正常水平的0.28%。FDA的每个审查员都同意："依特立生临床试验的设计和操作存在重大缺陷"。但患者却认为，治疗组有效改善的症状应归功于"依特立生"，并表示"如果不能100%证明这一药物无效，就应批准它"。这一观点显然违背了FDA所具有的权威性和科学性，最终专家组投票否决了其上市申请。

然而FDA药审中心（CDER）主任Janet Woodcock却坚持用FDA的加速审评路径批准了此药。批准依特立生似乎采用了"救援规则"，她提出的两个理由匪夷所思。一是罕见病患者少，招募困难，所以不能按正常药物审批。另一个是如果不批准，Sarepta可能会破产，新药会更加遥遥无期。这一批准为以后严重疾病药物上市开了一个不良先例，科学将面临更多感情的干扰，且可能会导致有限的医疗资源浪费在无效的疗法上。也因此多个保险公司发表声明拒绝支付这一药物，尽管依特立生一年需要花费至少30万美元。

（二）Golodirsen（商品名：Vyondys 53®，2019）

Golodirsen（Sarepta Therapeutics，使用PMO修饰策略（图31-3-10），由Sarepta Therapeutics研发成功，靶向结合抗肌萎缩蛋白前体mRNA。临床试验结果显示，在确认的适合外显子53跳跃疗法的25名杜氏肌营养不良症男孩患者中，Golodirsen在安全性、耐受性、药代动力学性质以及抗肌萎缩蛋白的表达状况均达到了生物学终点，包括正确完成外显子跳跃的RNA的转录、抗肌萎缩蛋白的表达量及肌肉强度的增加。接受超过48周的治疗后，患者平均抗肌萎缩蛋白水平从正常水平的0.1%提高至1.02%。2019年12月获FDA批准上市，用于治疗杜氏肌营养不良。

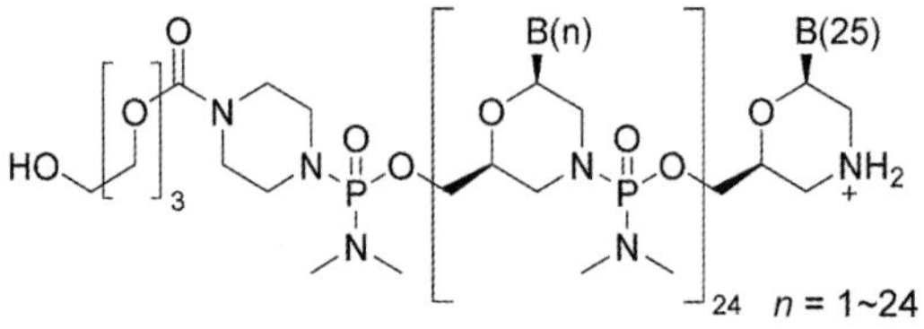

B(1-25): GTT GCC TCC GGT TCT GAA GGT GTT C

图 31-3-10　Golodirsen 的化学结构

　　Golodirsen的审批也颇为波折。在提交新药申请并经FDA的神经病学产品部审查后，神经病学产品部推荐批准。然而，FDA的药物评价办公室却在2019年8月发布了一封完整回应函，这其实是来自FDA的拒信。回应函中不仅质疑了Golodirsen的肾毒性和感染风险，并且重提了于2016年上市的依特立生所带来的争议，在上市3年后已有469位患者使用了依特立生，但Sarepta Therapeutics仍未提供有效的对照试验结果。

　　Sarepta Therapeutics根据FDA的相关指南随后提出了正式的争端解决请求。在神经病学产品部的支持下，FDA新药办公室主任Peter Stein博士迅速评估和解决了回应函中提出的问题，随后批准了Sarepta的上诉，该公司之后重新向神经病学产品部提交了新药申请，神经病学产品部迅速审查并批准了Golodirsen。但作为加速批准的一部分，FDA要求Sarepta Therapeutics进行临床试验，验证这一疗法的临床效益，如结果不足以证实临床效益，FDA可能会收回审批。

（三）维特塞普索（Viltolarsen，商品名：Viltepso®，2020）

　　维特塞普索使用PMO修饰（图31-3-11），由日本新药株式会社开发成功，靶向抗肌萎缩蛋白pre-mRNA，对于43～52、45～52、47～52、48～52、50～52或52外显子缺失的杜氏肌营养不良症患者有效。维特塞普索的推荐剂量为80 mg/kg，每周静脉注射一次[77]。值得一提的是，维特塞普索是第一个也是唯一被证实在年龄低至4岁的儿童中可增加抗肌萎缩蛋白水平的第53号外显子跳过疗法。

　　FDA的结论认为，申请人的数据表明，在杜氏肌营养不良症患者中，抗肌萎缩蛋白的产量增加，这可能合理预测了维特塞普索的临床益处，但该药的临床疗效尚未证实。在做出这一决定时，FDA考虑了与该药相关的潜在风险、该病的致命性和衰弱性以及缺乏可用的治疗方法。

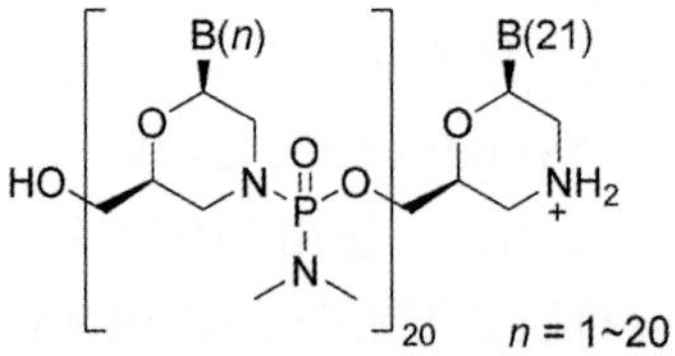

B(1-21): CCT CCG GTT CTG AAG GTG TTC

图 31-3-11　维特塞普索的化学结构

在接受维特塞普索治疗的患者中观察到的骨骼肌中抗肌萎缩蛋白的增加。临床试验数据显示：16名4～10岁可接受外显子跳跃53疗法的患者，在为期20～24周的维特塞普索治疗与平均抗肌萎缩蛋白表达的显著增加相关。每周40 mg/kg组和80 mg/kg组在试验前的抗萎缩蛋白平均基线水平为0.3%和0.6%，相比之下试验后平均水平分别提高至5.7%和5.9%。该药于2020年3月获PMDA批准上市，8月获FDA批准上市，用于治疗杜氏肌营养不良症。

（四）Casimersen（商品名：AMONDYS 45，2021）

FDA于2021年3月有条件地批准了Sarepta Therapeutics的Casimersen作为确诊DMD基因突变且适合外显子45跳跃的杜氏肌营养不良症患者的首款治疗方法，也是该公司获批的第三款杜氏肌营养不良症反义核酸药物，但其获得完全批准还需要预计2024年结束的全球Ⅲ期ESSENCE研究（NCT02500381）结果更全面的数据支持。对于这一进展，Sarepta Therapeutics总裁兼首席执行官Doug Ingram表示：Casimersen与其他已批准疗法一起，将有可能治疗美国近30%的杜氏肌营养不良症患者。

Casimersen使用PMO修饰（图31-3-12），推荐剂量是每周一次，30 mg/kg，静脉注射给药。尽管在临床研究中并未观察到肾毒性，但在给药期间需要检测患者的肾功能，包括血清胱抑素C、尿试纸、和尿蛋白/肌酐比值[78]。

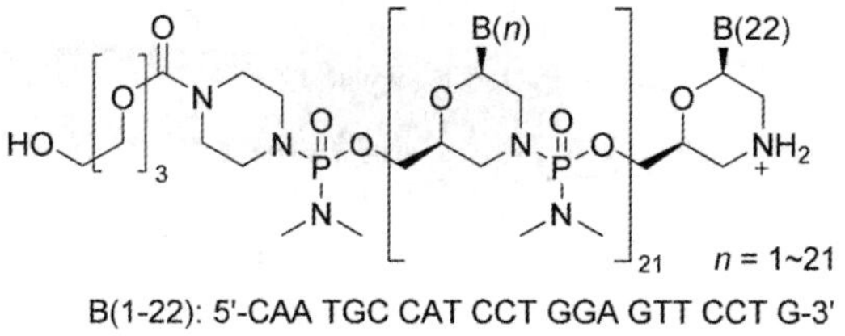

B(1-22): 5'-CAA TGC CAT CCT GGA GTT CCT G-3'

图 31-3-12 Casimersen 的化学结构

在4～30 mg/kg的给药剂量范围内，Casimersen暴露量与剂量大致成正比。单次静脉注射后，在输注结束时可达到血浆浓度峰值。Casimersen与人血浆蛋白的结合率较低（8%～32%）且与浓度无关。静脉注射Casimersen 30 mg/kg后，稳态时的平均表观分布容积为367 mL/kg。Casimersen血浆清除率为180 mL/（h·kg），其消除半衰期为3.5 h。大部分（＞90%）以原形药物通过尿液排泄。由于Casimersen不经历肝脏代谢，其全身清除率不会受到肝功能损害的影响，并与临床相关药物相互作用的可能性也较低[79]。

由此提醒读者注意，由于DMD基因突变的差异性，FDA批准的治疗方法并不适用于每个患者，目前普遍适用于所有杜氏肌营养不良症患者的治疗方案仍有限。FDA也极为严格地要求制药企业不得在上市药物的说明书中夸大适应证范围。

第四节 总结与展望

孤儿药品种的困惑之一是市场份额，也是孤儿药研发的痛点。罕见病的突变类型具有多样性以及患者独特性的特点，而反义核酸药物的模板化发展，使"一药一患者"的精准治疗成为可能，显然这也会导致药物研发成本大大增加。反义核酸疗法治疗罕见病的成本居高不下。比如，用于治疗脊髓性肌萎缩症的Spinraza第一年需花费75万美元，随后每年也需花费37.5万美元用以维持疗效。而治疗杜氏肌营养不良症的依特立生根据患者的体重每年最多花费可至100万美元。因此，医疗保险公司、政策制定者和制药公司迫切需要找到降低反义核酸药物定价的方法，使更多的药物进入市场并可被患者负担。

除此以外，目前批准的治疗杜氏肌营养不良症的反义核酸药物的有效性也仍被质疑，亟待更多临床数据用以确切证实药物上市科学合理。同时，有效利用最新化学修饰和递送策略进一步提高药物药效也是当前困境的可靠出路。

从药物研发公司的角度考虑，杜氏肌营养不良症属于罕见病范畴，相较于常见的代谢类疾病或肿瘤，患者数量少、市场份额小，因此难以产生高额的利润，也很难吸引更多的新药开发公司加入进来。针对具有更多患者的代谢类疾病，如高胆固醇血症、乙肝以及癌症等，市场前景广阔并会吸引更多的药物研发者加入。反义核酸、RNAi、基因编辑相较于小分子药物仍处于新时代，坚信广大研发参与者将大有可为。

数字资源